I0034134

日本語訳：谷浦あゆみ

ノアム先生とは私がタイのチェンマイで先生のタイ式指圧療法の講座を受講したときに知り合い、ご縁がありこの度はノアム先生の著書の翻訳という大役を与かりました。1冊の本を翻訳するという作業は根気と集中力が必要で楽な作業ではありませんでしたが、夫には煮詰まった時アドバイスをもらったり、翻訳の見直しなど沢山助けてもらいました。本当にありがとう。

私の高校時代の友人であり、柔道整復師の勝谷君には翻訳の見直しを快く引き受けてもらいとても感謝しています。

ノアム先生が来日する際はぜひ彼の講座の受講をおすすめします。タイマッサージ師、指圧療法師として長年に渡り活躍する彼の知識と技術を直接学べるのはとても価値のあることです。このタイ古来のすばらしい 知識が少しで多くの人の手に渡ることを祈っています。

2017年8月　谷浦あゆみ (ayumitaniura@gmail.com)
(誤字・脱字、誤り等ありましたらEメールでお知らせください。重版の際訂正いたします。)

นวดกดจุดบำบัดโรค

ヌアッド・コド・ジュド

バンコク・ワットポー大学指導基準による
整形外科の疾患の為の

タイ式指圧療法

ヌアッド・コド・ジュド・ブンブド・ロク
(疾患を治療する経絡の押圧)

動画でタイ式指圧療法を学ぼう
www.thaiacu.com へアクセス

お問い合わせ先
info@thaiacu.com
www.thaiacu.com

バンコク・ワットポー指導基準による整形外科の疾患の為のタイ式指圧療法
ISBN 978-965-92242-5-8

この本に含まれる施術手順は手指療法の有資格者のみの使用を勧めます。

この本は、医師、専門医、またはその他医療従事者の専門知識ならびに判断の代用とすることを意図していません。信頼性のある医療診断ならびに治療を行うには、専門的な医療従事者の診察を勧めます。施術者が必修の訓練を受けていない場合指圧療法の施術はすべきではありません。施術者と受け手は施術の際、各章に書かれている禁止事項、施術すべきでない兆候と症状、注意点を留意し、外傷や疾患により健康上に問題がある場合医師の診断を仰ぎましょう。施術中または施術後もし受け手が長引く強い痛みを感じる場合深刻な疾患の可能性があるので直ちに医師の診断を仰ぎましょう。本の著者及び編集者はこの本の内容を不適切に使用した場合に起きる問題について一切の責任を負いません。

2008年原本発行ノアム・テイラー著
P.B. 430, Ha-Iros 37, Metula 10292, Israel

Eメールアドレス noamtyroler@gmail.com
ウェブサイト http://www.thaiacu.com

編集者 **Robin Treistman**

医療編集者 **Gilaad Holy-Or**

装丁 **Nicole Gluch**
Noam Tyroler & **Zohar Sde-Or**

構成 **Amy Caron**
with **Chamutal Leket**

撮影 **Dudi Ardon**

解剖図編集 **Alon Lindenbaum**

画像加工 **Alon Lindenbaum**

解剖図解 **Ayala Arad**

中国式経穴 **Eran Goldstein**

モデル **Daniel Loebenstein**

施術者 **Noam Tyroler**

親愛なる両親
Rachel & Jano Tyroler

妻、**Idit**
娘達 **Gal & Ilil**

Judy Becker Worsley は彼女の著書 "*Traditional Chinese Acupuncture Meridians and Points*"
から人体図の借用を快く許可してくれました。感謝しています。

Mrs. Maureen Postins
にもたくさん助けていただいたことに感謝をします。

以下の人たちにも感謝を捧げます:

私の父 Jano Tyroler &友人の Izhar Atzmon
が資金援助をしてくれたおかげでこの本が出版できました。

Sally Reidman,
レイドマン国際代替医療大学の創設者であり理事長の彼からは私のタイマッサー
ジと指圧療法の研究において長年にわたり暖かいサポートと励ましを受けました。

Sanghati (Gary) Kshepitzki
彼からはこの本の出版において重要なアドバイスと助けをもらいました。

Eran Goldstein
彼にはこの本を出版するというアイディアと経穴の位置などのたくさんのアドバイスをもらいました。

Roy Henig
彼からはとても有益なアドバイスと励ましをもらいました。

Professor Avshalom Mizrahi,
レイドマン大学の自然療法学主任教授の彼からはたくさんの励ましとアドバイスをもらいました。

Muli Glazer
彼には暖かい指導と熱意をもらいました。

Dalia Avigdor
彼女からは有益な助言をもらいました。

Amos Bahat
彼には印刷工程で寛容に助けてもらいました。

以下の人々にも感謝の気持ちを伝えます。
Mr. Preeda Tangtrongchitr – ワットポー創設者と
Mr. Serat Tangtrongchitr – ワットポー支配人
の彼らには私の質問に丁寧に返答してくれたことに感謝をします。

私の大切な医療用タイ式指圧療法の講師です。
Mr. Suchat Wonguraprasert (Ting)
Mrs. Guniga Piyapong (Kanika)

私の大切なタイマッサージの講師です。
The teachers of the Shivaga Komarpaj Thai Massage School of the Traditional Old Hospital in Chiang Mai

Mr. Pichet Boonthamme
優れたタイ医療マッサージ師です。

Mr. Chongkol Setthakorn (John)
優れた講師でありITMチェンマイの創設者です。

Dr. Sombat Tapanya
素晴らしい講師でありタイ古式マッサージの本の著者です。

Mr. Sutichai Tameesak (Piak)
才能ある施術者で講師です。

Mrs. Nid Chaimongkol
素敵な女性であり講師です。

Mr. Chayut Priazit
数え切れないほどのタイマッサージのテクニックを熟知した素晴らしい施術者です。

深い感謝を込めて：
Avi Treistman, Daniel Lobenstein, Ayala Arad, Ziv Raviv, Rinat Goffer, Yosi Rachmani, Sarit Barak, Roee Tsuk, Meirav Avraham, Shlomi Patito, and Javier Yusupoff.

わたしのタイマッサージと指圧療法の生徒達にその伝統的な癒しの芸術への情熱を共有してくれることに感謝をします。

何百年にも渡り伝えられきた身体を癒し治癒するこの教えを守り磨いてきた多くの講師やそれを学ぶ生徒に感謝をします。

よくある症状又は珍しい症状

この本の中で説明する60種類の各施術手順はよくある症状と珍しい症状とで分けられている。とてもよくある症状の施術手順をじっくり学ぶこと。診断の際受け手の症状は一般的に起こりやすい症状の確率が高い。

経絡ライン

鍼灸治療で気の流れを表した線で経穴(ツボ)はこの線上に存在する。施術の際時間が許す限り強いポイントへの押圧の前にこの経絡ラインをマッサージする。手順でポイントを押圧する際そのポイントが通る経絡ラインのマッサージも併せて行う。ポイントの押圧をせず、経絡ラインのマッサージのみ行っても効果が得られるが、ポイントの押圧をすることにより更に高い効果が期待できる。本書の解剖図解を参照し経絡図を確認してみよう。

経絡(ライン)の名称

エネルギーラインはタイ式のセンラインを元にしているがタイ式の名称は使用していない。この本で使用される経絡の名称はワットポーで使用されているものである。

黄色のポイント

予備ポイント。図の黄色のポイント1は通常のポイント1の予備ポイントであり受け手により稀に通常のポイントより予備ポイントで効果が得られる場合がある。どちらにより効果が見られるかポイントを両方試すことを勧める。両方のポイントで効果が見られる場合もある。

ポイント(経穴)の名称

各ポイントの名称はそのポイントを含む経絡の名称に合わせてある。例えば親指ラインの最初のポイントは親指1、3つ目のポイントは親指3という要領である。

ポイント

タイ式指圧のポイントで経絡の線上にある。施術手順はそれぞれのポイントを1から順番に10〜15秒ずつ押圧する構成となっている。1周したら続けて2周目と続け必要であれば最大10周まで繰り返す。

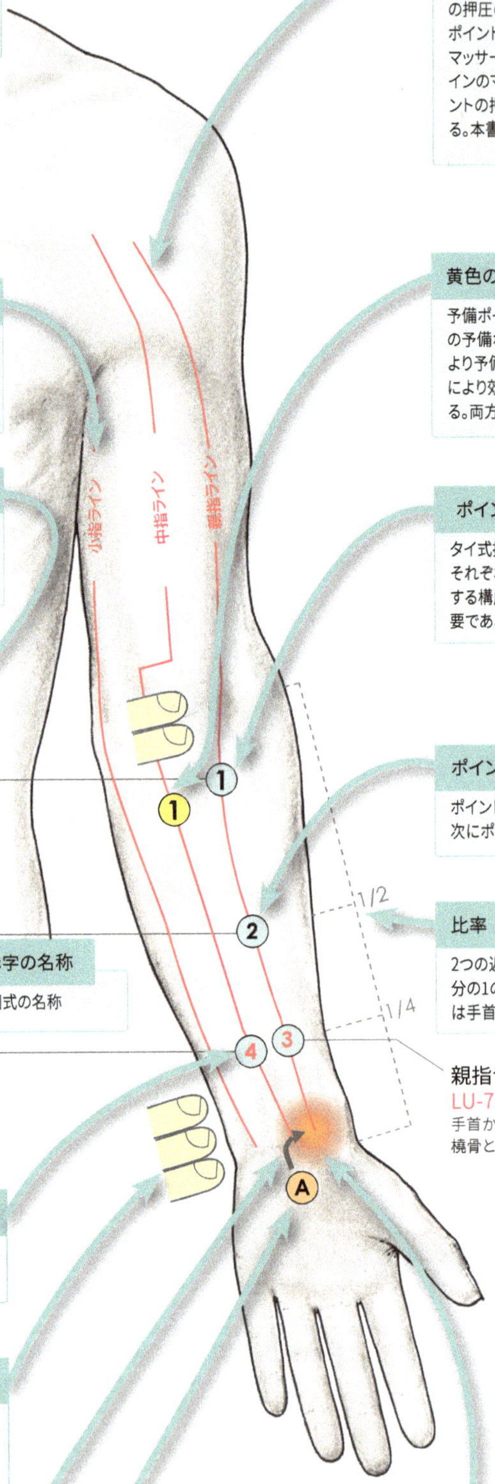

小指ライン
中指ライン
親指ライン
1/2
1/4

親指ライン-3
肘関親節の一番窪んだ部分から指2本分下。腕橈骨筋と橈側手根屈筋の間の溝。橈骨を押圧。押すと親指に響く。

ポイントの数字

ポイントを押圧する順番を示している。まずポイント1、次にポイント2の要領である。

親指ライン-2
肘関節と手首の2分の1の位置。腕橈骨筋と橈側手根屈筋の間から少し内側の溝。

赤字の名称

中国式の名称

比率

2つの近い位置のポイントの説明には2分の1の位置、4分の1の位置等の表記が使用される。この図のポイント2は手首と肘の2分の1の位置である。

腕内側中心ライン-1 P-6
手首から肘関節方向へ指3本分上。長掌筋と橈側手根屈筋の間のくぼみ

親指ライン-1
LU-7 列缺(れっけつ)付近
手首から肘関節方向へ指3本分上。橈骨と橈側手根屈筋の間の溝。

赤字の数字

中国式鍼治療と一致している経穴である。鍼灸師の経歴がある読者にはポイントの位置が明確であろう。

赤字の名称+付近

タイ式のポイントが鍼灸の経穴の位置と近い場合"〜付近"と示される。

指幅

目的のポイントの位置を図るための単位である。図のポイント3とポイント4は受け手の手首から指3本分肘側となる。もし受け手の体格が自分より大きい又は小さい場合指幅の範囲を狭める又は広げて調節する。

矢印

通常の体の中心方向以外に押圧を行う際の方向を示している。

オレンジ色のポイント

補足ポイント。いくつかの手順で補足ポイントが追加されており、効果が得られれば手順に追加し得られなければ使用しなくてよい。

痛みの中心

もっとも痛みが強い部分。

(指)	距離の計測
①	タイ式指圧ポイント
①(黄)	予備ポイント
Ⓐ	補足ポイント
①(赤字)	中国式鍼治療の経穴
●(橙)	痛みの中心
↱	押圧の方向

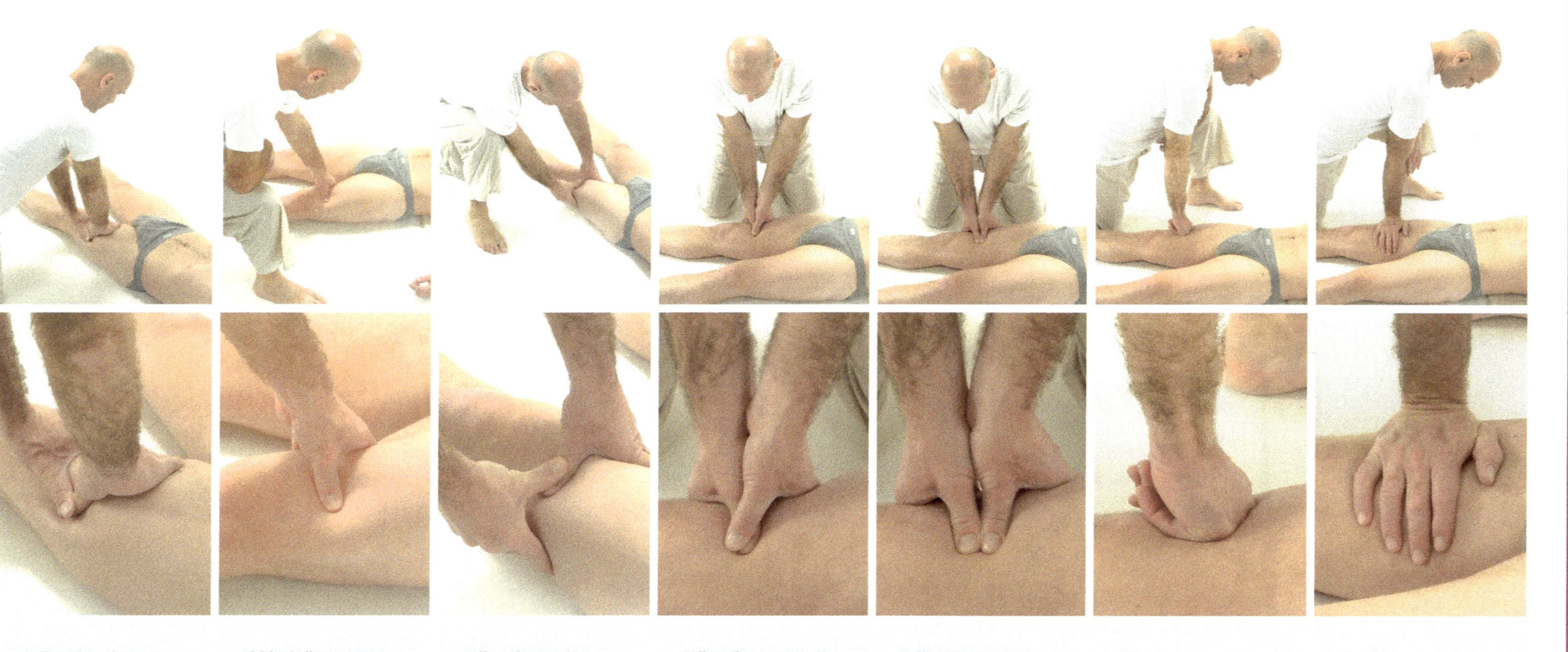

親指を重ね、交差しての押圧
自分の前方または下方への押圧で使用する。もっとも多く使われるテクニックである。

片側の親指での押圧
自分に向かって、または前方、下方への押圧で使用する。よく使われる親指での押圧のテクニックである。

親指を重ねての押圧
真下または自分の前方にに向かって押圧するときによく使われる親指での押圧テクニックである。

親指を重ねての返し手
下向きまたは自分に向かっての押圧で使用する。自分の体の位置を変えず受け手の反対側を押圧する際に使う。

親指を揃えての押圧
下向きまたは自分に向かっての押圧で使用する。表面的な押圧に使用する。

拳
下向きの押圧で使用する。表面的かつ深い押圧をする際と親指が疲弊した際に使用する。

手のひら
下向きの押圧で使用する。敏感な箇所へ軽くじっくりとした押圧をする際に使用する。

目次

経穴（ツボ）の組み合わせ

すぐに活用できるツボの組み合わせは多くの異なった鍼灸や指圧の流派によって使用されている。このツボの組み合わせが優れている点は施術者に医学的知識がなく基本的な手指療法の知識しか持ち合わせていなくても効果的な治療手段になり得るということである。

ワットポー流の経穴（ツボ）の組み合わせ

この本には60種類の経穴の組み合わせが掲載されており、それらはロイヤル医療マッサージを含むタイ式医療用指圧療法の基本手順である。この基本手順は1955年にワットポーの創設者プレーダ・タングトロングチター氏によって講習会が開かれ、そこに集められた講師達によって集約されたものである。

その講習会ではそれぞれの講師達の基本の全身マッサージ手順と一般的な整形外科の疾患の治療に長年使用され効果があることが証明されている経穴の組み合わせの知識が共有された。それ以来ワットポーの全身マッサージと医療用マッサージ学科ではその時と知識が生徒に伝えられている。

一般的な整形外科の疾患

この本で紹介される手順はよくある整形外科の疾患のうち手指療法で治療が可能なものを取り上げている。人体の軟部組織の障害である筋肉の過緊張、筋筋膜のトリガーポイント、筋力低下、肉離れ及び腱障害の内、腱症、腱炎、腱鞘炎、靭帯の捻挫、変形性関節症、神経絞扼症候群、神経の過緊張などである。しかし、骨折、脱臼などの深刻な病理とウイルス性、細菌性、内在性、全身性疾患を原因とする整形外科の疾患はこの本に紹介される手順での治療はできない。この本はタイの医療用指圧療法で使用されている手順の全てを含んでいないので学びを深めたい施術者はタイで色々な学校や講師のクラスを受講することをお勧めする。

この本はタイ式指圧療法の講座で使用される教科書としてならびに手指療法の施術者の為に発行された。この60種類の手順は講師の立会いがなくとも使用が可能だか、経験豊富な講師から直接の指導を受けることを強くお勧めする。

この本に紹介される手順でまず家族や友人に施術をすることを勧める。ポイントの位置や施術手順に慣れてからこの本を参照しながら実際の患者の施術を行おう。

この本は伝統的に口承で伝えられてきた時に不明瞭な情報を明確に伝達する意図で書かれている。伝統的には口承で長い時間をかけ学んできた知識だが、今日では短い時間で集中的に伝達される形式がとられている。そのため旧式の様に心で学を得ることが難しい。この膨大な知識を短時間の講座で学ぶには解りやすい教科書を使用し講座を終えた後も学びを深めていく必要がある。

更にこの本はこの忘れ去られかけた医学の伝統をすべての手指療法師に伝えるために書かれたものでもある。容易に学べ、ここまで整形外科の疾患に効果が得られる技術を私は他には知らない。これらの施術手順は直接痛みのある位置を解し、まさにピンポイントで症状を完全してくれるので試しざるを得ないであろう。

整形外科の疾患による痛みの治療の際、大切なのは過敏で”そこが痛みの根源”と感じる飢えているポイント、ライン、エリアを見つけることである。
受け手自身が押圧、マッサージが必要な部位を施術者に伝えることが必要である。受け手自身が自分でその場所を刺激、押圧しようと試みたり、どこを押圧してほしいか施術者に伝えられる場合もある。繊細な感覚と経験のある施術者は治療に必要なポイントをすべてみつけることができる。 例えば私がタイで経験した施術で施術者は一度も指圧療法の経穴の組み合わせを学習したことがないにもかかわらず、すべてのポイントを完璧な組み合わせで使用していたことがある。

それぞれの整形外科の疾患では特定のラインとポイントが緊張し、過敏になりその症状の緩和、治療の為にマッサージや押圧の施術が必要になる。

このポイントの組み合わせは施術者が受け手の緊張し過敏な部位を見つけ出すのに大きな助けとなる。施術に必要なポイントやラインを見つけ出すことができる経験をもった施術者はそう多くはいないので初めからポイントの組み合わせを知っていればすぐに施術に取り入れることができる。この本では短い時間で症状の診断ができるのですぐにどの手順が受け手の症状に適しているか判断することが容易である。

この本に紹介されている手順を試してみればその効果を実感することができるだろう。あなたにも私の様にタイ式の癒しの芸術の素晴らしさに惚れ込んでほしい。

指圧療法の手順
指圧の施術は床にひいたマットレス、ベッド、マッサージ台、椅子（上半身の施術の場合）で行う。受け手は着衣である。タイでは稀に男性のみ上半身裸で施術を受ける場合もある。この本では受け手は着衣ではないのは、イントやラインの位置をわかりやすくするためである。

施術手順と全身マッサージ
医学的な見解から言うと全身マッサージは予防療法として利用されるのが理想的である。全身マッサージと違い指圧療法は既往の痛みや障害を治療するためであり施術する体の部位、ライン、ポイント（ストレッチ技法も稀に使う）は限られている。症状と関連のあるラインやポイントの押圧やマッサージが施術の中心でありその他の体の部位は時間に余裕がある場合のみ施術を行う。既往の症状の治療に関係のない部位に施術を行っても時間の無駄であり、受け手の利益にもつながらない。受け手は痛みや症状を緩和してもらいたいので痛みと無関係の部位に施術するのは受け手の希望に反しているであろう。症状の緩和を助けるラインやポイントに施術を行った後で全身のマッサージを行うのは良いが痛みを引き起こすような押圧やストレッチは避けること。

短時間での施術 - ポイントの押圧のみ - 20～30分間
もし時間に制限がある場合ポイントの組み合わせのみ使用する。手順の最初のポイントから2番目のポイントへと続き施術時間が終わるまで複数回繰り返す。それぞれのポイントは自分の良いと思うだけ、だいたい10秒～15秒間押圧する。押圧は受け手が心地よいと思える限り深く強くする。受け手が体を強張らせたり、押圧を避ける場合は強さを加減する。

通常の施術時間 - 1.5～3時間
理想的な施術時間の長さは受け手がマッサージと押圧が必要な限り続けるとよい。症状により20分で治療が終わる場合もあれば3時間必要な場合もある。例えば腰痛の場合長時間の施術が必要な場合もあれば25分程度で完了する場合もある。理想的には施術時間は症状の改善が見られ、受け手が希望するかぎり続ける。ポイントが”疲弊”したら押圧をやめる。経験のある施術者は押圧の止め時が感覚でわかるものである。

急性の症状への施術
急性の症状の施術を行う場合特に慎重に行う。症状の改善を促すラインとポイントのみに押圧やマッサージを施す。症状がひどい場合ラインのマッサージすら痛みを伴う場合もある。そのような時はポイントの押圧のみを行う。痛みが改善してきたら施術の最後の方にラインのマッサージを加えてもよい。同じポイントの症状に改善が見られるまで繰り返し押圧する。症状の改善と無関係の部位に施術をして時間を無駄にしないこと。全身マッサージやストレッチは症状を悪化させる恐れもある。

慢性的な症状への施術
慢性的な症状への施術例えば腰の痛みではなく強張りなどは脚と背中のマッサージとストレッチが効果的であることがわかる。症状に改善が見られたらマッサージをどんどん取り入れていくと良い。受け手の症状に関連したラインに特に気を払いながら結果的に全身マッサージを行うことになる場合が多い。

基本のマッサージは施術の最初と最後に行う。予防療法としての施術では最初に、リハビリとしての施術では最後に行う。1、2週間に一回のマッサージは予防療法としてとてもよい。

はじめに この本の使い方

手順を一つ選び施術を行う
この本にはそれぞれの症状を治療するための手順と手順の選び方、施術の進め方が含まれている。

1. 該当する章を選ぶ
痛みの位置と痛みが悪化する動作を明確にする。例えばもし首に痛みがあり首を動かすと痛みが悪化する場合首の章を参照し、腰の場合腰痛の章を参照する。

2. 選んだ章から手順を一つ選ぶ
それぞれの章には手順の選び方と診断表があり受け手の症状と最も一致するものを選ぶ。稀に2種類の手順の施術が必要な場合もある。

3. 施術手順のページの指示に従い施術を開始する
番号に従い施術を開始する。施術時間が短い場合は”ポイントの押圧”のみ行う。

4. 手順にあるポイントとラインの位置を見つける
解剖図と指での計測方などで位置を確認する。”使用したタイ式ポイント”の写真も参考にするとよい。

5. ポイントの位置がわからない時
解剖図解のページを参照する。

施術手順

ウォーミングアップ
施術をはじめる際、時間のある場合は、施術手順に記載があれば手の平で脚、腕、背中、肩、腹部をマッサージする。

経絡・エネルギーライン
手順の中の経絡ラインを親指で深く押圧していく。時間が許す限り手順のポイントを押圧する前にポイントがある経絡ラインを押圧するとさらに高い効果が期待できる。ラインの押圧のみでも十分症状の改善が期待できるが、ポイントの押圧をすると更によい。

ポイントの組み合わせ
次に施術手順の中で一番重要なステップ、ポイントの押圧を行う。数回手順にある順番でポイントを最大10回押圧する。もし施術時間に限りがある場合ポイントの押圧のみを行う。それでも高い効果がでるだろう。

補足手順
ポイントへの必要な施術が終わり、時間に余裕がある場合施術手順のページの”補足手順”も行う。例えば首の慢性的な症状の治療の際はストレッチ技法や背中や腰のラインへの施術も加えるとより高い効果が見込める。

全身のマッサージ
全ての手順を終えまだ時間に余裕がある場合必要だと思う箇所のマッサージをしてもよいが、ポイントの押圧で過敏になった箇所は痛みがでる場合もあるので避ける。

手順の選び方

タイ式指圧療法の手順は痛みの箇所と痛みの種類、痛みを悪化させる動きから選ぶ。受け手の症状と最も一致する手順を選ぶ。経験のある施術者は1～2分で該当する手順を選ぶことができる。

1. まず痛みのある箇所と痛みを伴うまたは悪化させる動きを明確にする

受け手に次の質問をする
痛みのでるまたは悪化する動きや姿勢をとってもらう。
痛みがでるまたは悪化した時にその箇所を指差ししてもらう。

2. 手順を一つ選ぶ

一般的な現代医学を元にした病状の診断には囚われず、タイ式の症状別の診断表を元に受け手の症状と比較し、その章の中の手順から一つ選ぶ。施術中、受け手と受け手の筋肉の反応を観察し、症状の緩和が見られれば、症状に対する適切な治療法であるといえる。稀に複数の障害が同時に併発している場合もある。その場合手順を2種類使用してもよいが、現実には一つの手順のみで症状が改善する場合が多くあることを覚えておく。この本の60種類の手順は”よくある症状”と”珍しい症状”で区別してある。受け手の症状の診断中、”よくある症状”である確率は高いが”珍しい症状”である可能性もあることを覚えておく。

3. 施術を開始し正しい手順を選んだか再度確認する

施術を開始し、選んだ手順のラインやポイントが有効であるか確認する。診断は施術を実際に初めてから再度確認することが大切である。経験のある施術者はラインやポイントの施術をはじめると正しい手順を選んだか否かがわかる。受け手も正しい手順をであるか否かを感じることができるはずである。ポイントを押圧をする際、選んだ手順が的確で効果が得られるかどうか受け手の反応を観察する。受け手にもポイントへの刺激と感覚へ集中するように促し、施術者からの質問は必要最低限にとどめる。受け手が心地よく感じていて次の施術の予約を希望する場合その施術はとてもよい効果があった証拠である。

それぞれの症状の診断については各章を参照する。

症状の改善に効果のあるポイント

症状の診断と施術に役に立つ能力としてそのポイントが症状の改善に効果があるかないか判ることである。受け手によってはどのポイントに効果がありどのポイントに効果がないか正確に施術者に伝えることができる。効果のあるポイントの位置、押圧を加える方向、力加減と圧を加える長さなどを施術者に伝えてくれる。どこを押すと効果があるか施術者に伝えることができない受け手もいるが大抵の場合施術を開始しポイントの押圧を始めればそのポイントが心地いいは伝えてくれるだろう。稀にどこが心地いいか、効果があるかまったくわからない受け手もいる。そのような場合は指で押した時のポイントの感触をと受け手の表情や身振りをよく観察する。

3つの一般的な効果のあるポイント

症状の改善に効果のあるポイントは施術者、受け手と共にそうでないものとは感触が異なる。まず一番わかりやすいポイントは固く、詰まった感じのポイントである。このようなポイントは繰り返しの押圧が必要になる。受け手には敏感で痛みを感じる可能性もあるが心地よく、押圧を必要としている、そして痛みの中心が触られている感覚がある。

２番目は固く、平坦で簡単には見つけづらいがとても重要なポイントである。詰まっている感じはなく表面が出っ張っていることもないが、形容するならば閉じている、空洞、生気がないポイントといえる。施術者はこのようなポイントを深く、長く押圧し、脈と反応を感じたくなるがこのようなポイントは受け手には感覚がなく押圧しても何も感じないことがある。長時間の深い押圧が必要になることが多い。受け手が眠くなる場合もある。

３番目は簡単に見分けられるがとても重要なポイントである。このポイントはとても深く施術者の親指を引き込んでいき、長く押圧することを望んでいる（大抵１５秒以上、３０～６０秒、長くて数分）そして徐々に親指を押し返していく。受け手はこのようなポイントを”飢えている”ポイントと感じる。受け手が眠くなる場合もある。

痛みの段階

施術の効果が出ているか否かは受け手の痛みの変化によって測ることができる。施術の前後で痛みを１０段階で表してもらい、施術後に痛みが減っていたら効果があると考えてよい。

可動の質と可動域

施術前に可動域を確認し、施術後と比較する。もし可動域が広がり、可動がスムーズになったら施術の効果があるということである。

施術の効果の皆無が不明瞭な場合

施術中、ラインやポイントに手応えがなく受け手が押圧を心地いいと感じない場合、その他の手順、または別の章の手順を試して見る必要がある。例えば肩の痛みは首の障害からくる場合もある。

施術により痛みが悪化したまたは痛みが出た場合

施術により痛みが悪化した、新しい痛みがでた場合施術を中止する、使用した手順に誤りがあったか、タイ式の深い指での押圧がその症状には不適当であった場合がある。例えば腰痛の場合ある症状ではポイントの指での押圧は症状を悪化させる恐れがあるが腹部と脚のポイントの押圧は良い結果が得られる場合がある。

はじめに 効果的な施術の秘訣

サマタ

他の手指療法と同様にタイ式指圧療法は高い集中力を維持し施術を行う。受け手の集中力は自然に高まっていく。施術者の集中力も自然に高まっていくが受け手ほど短時間ではない。施術者の役割は受け手が深い瞑想状態に入れるように促すことでありそれを妨げる行為は極力避ける。必要以上の会話や他の雑音（電話、ドアをノックする音など）は集中を妨げる。瞑想的な雰囲気は施術をより効果的にする。完全な無音や重厚な雰囲気を作る必要はない。あくまで施術者自身と受け手が集中しやすい空間作りが大切である。

感覚的に施術を行う

施術の効果は施術者の技術、経験と質に大きく左右される。例え症状を正しく診断し正しい手順を選び、ポイントの位置を正確に押圧したとしても施術の効果が見られない場合もある。施術の効果はラインとポイントをどうやって押圧するかによって大きく左右される。経験の有る無しに影響されるが、経験の浅い施術者がとても良い施術をすることは不可能ではない。経験の浅い施術者が杓子定規にポイントとラインの押圧をし感覚的に受け手の体とのコミュニケーションを取る事をしない場合が多くある。だがこれはこの技術を学ぶための大切なステップである。まずラインとポイントの位置を正確に把握すれば経験を積むほど感覚的な部分得る洞察力が鍛えられていく。

体重を使い押圧する

それぞれのポイントを押圧する際無理のない姿勢で自分の体重を使う。深い長時間（10～15秒）の押圧が可能な姿勢や体の位置を見つけ出す。無理のない姿勢で深い押圧ができれば施術は高い効果を発揮する。

一つ一つのポイントをしっかり感じる

自分の親指、ポイント、ポイントを通じての受け手の感覚を感じることが効果的な施術をする鍵である。

自分自身に次の質問をする：

ポイントに触れる前に：どうやってこのポイントをほぐすか？このポイントはどういう感触か？
ポイントに触れるとき：ここが押圧したいポイントか？どっちの方向に押圧するか？どのくらいの深さがこのポイントには効果的か？どこが一番深く押圧できるポイントか？もう少し深く押圧するか？力加減は？少し力を緩めるか？もう少し押圧を保持するか？このポイントは十分押圧されたか？

一つのポイントで体全体を治療する

例えば頭痛の治療で痛みがあるのは頭だけではなく体全体である。症状に効果のある手順のポイントは体全体を治療する。押圧しているポイントが手順の中にはないポイントのときそれは局部的なポイントを押圧しているにすぎない。手順の中に含まれているポイントを押圧するときその施術は体全体を治療していることになり高い効果が見込める。

受け手の症状がこの本に記載されていないポイントの組み合わせの場合

効果が得られるラインとポイントを自身で探ってみる。痛む部分をほぐすマッサージから始める。まず手のひらで次に親指で経絡ラインを押圧する。施術中ある一定のラインとポイントに手応えを感じるだろう。大抵固く張っていたり、血液の流れが滞っている場所である。効果のあるポイントは押圧を必要としているが押圧に敏感な場合もある。受け手に経験があればそのポイントやラインが効果的か答えてくれるだろう。

はじめに 外傷、反復性外傷、整形外科でない疾患について

外傷性疾患の治療

外傷性疾患は交通事故、スポーツでの怪我、転倒、打撲などが原因である。タイ式指圧療法はいくつかの外傷性疾患の治療に有効であるが深刻な外傷の治療は避けるべきである。特に医師や専門家の診断を仰ぐ前の状態の急性の症状への施術禁忌である。炎症、筋スパズムは骨折、脱臼、腱、靭帯の裂傷、神経系、血管、内臓の損傷などの深刻な症状の可能性がある。外傷が原因の慢性症状の治療は安全で高い効果が期待できるが常に細心の注意を払うこと。

反復性外傷の治療

反復性外傷は軟部組織、骨、筋膜の障害で悪姿勢、精神的ストレス、運動不足、加齢による磨耗、仕事、スポーツでの繰り返しの動作が原因である。タイ式指圧療法は反復性外傷の治療に適しており、効果が期待できるが、重症の場合は慎重に取り扱うこと。

内臓疾患、全身性疾患の治療

タイ式指圧療法ではウイルス性の感染症による関節や中枢神経の疾患、腫瘍、痛風、関節リウマチ、栄養失調、先天性の障害、自己免疫疾患など内臓疾患または全身性疾患が原因の整形外科の痛みを治療することはできない。

これらの症状は緊急性が高い。もしこれらの症状を訴える患者が施術に来た場合直ちに医師の診断を仰ぐように指示する。関節リウマチや痛風の寛解期に全身のタイマッサージは効果があるが、この本に紹介される手順はこれらの症状の治療のためではない。整形外科の痛みのある受け手でその他直接関係のない内臓疾患（例：糖尿病）のある者への治療は可能である。

はじめに 急性、亜急性、慢性の症状について

急性の症状への施術

この本で使用される"急性"という言葉は深刻で激しい症状の初期段階 - 起きてから1、2日または3日以内の症状である。症状が一番深刻なピーク時という意味である。

症状が深刻な場合、深刻な急性症状とし、症状が軽い場合軽症の急性症状とする。急性期は激しい痛み、明白な過敏性、筋肉の痙攣、激しい可動域の制限、腫れを伴う。

タイ式指圧療法は急性期の症状にも効果が得られるが、施術者はその症状が緊急性のあるものか、手指療法によって悪化する恐れがないか判断する必要性がある。もし疑わしい場合は医師や専門家の診断を仰いだ後に施術を行う。施術を行う場合はゆっくり慎重に行いストレッチ技法は使用せず、受け手の反応に気を配る。タイ式指圧療法は多くの場合過敏性を伴う急性の症状には刺激が強すぎる場合がある。もし受け手が不快に感じるまたは触られるのを避ける場合、施術を中止する。押圧により痛みが悪化したり新しい痛みが現れる場合も施術を中止する。2～3日様子をみてから再度施術を試みる。

亜急性の症状への施術

この本で使用される"亜急性"という言葉は症状が一番深刻なピークから回復傾向にある状態である。痛みや過敏性はまだあるが初期段階ほど深刻ではない。筋痙攣は強張りへと変化し、可動域は少し広がり、炎症が少しおさまった状態である。

亜急性期の症状はまだ深刻な場合がある。注意を払って施術を行う。ゆっくりと慎重に行いストレッチ技法は避け、受け手の反応に注意を払う。強めの押圧も必要ならば可能だが加減をして行う。

慢性症状への施術

この本で使用される"慢性"という言葉は軽い症状か亜急性期から回復した状態を指す。症状の停滞期であり症状の変化や回復はあまりみられない。痛みはあるが激しくはない。筋肉の強張り、可動域の制限がある。この慢性期はその症状や治療方により数日から数ヶ月、数年または生涯にわたり続く可能性がある。未治療の場合症状は長く続く。

慢性期でも深刻な症状である場合がある。注意を払って施術行う。ゆっくりと慎重に行いストレッチ技法は手順に紹介されているものを使用する。軽度の慢性症状の場合その他のストレッチ技法を使用しても良い。ストレッチにより痛みが悪化したり、痛みが出る場合すぐに中止する。強めの押圧も必要ならば可能だが加減をして行う。

はじめに 整形外科の疾患について

現代医学で定義されている病理は色々な症状を生じさせる。この本で紹介される手順で治療できる症状とそうでない症状があることを覚えておく。例えば椎間板ヘルニアは程度と位置と方向により様々な健康状態と症状を引き起こす。タイ式指圧療法はそのうちのいくつかの症状を効果的に治療するが、そうでない症状もある。反対に、その他の幾つかの症状は一つの手順で治療が可能である。手順"腕の挙上に伴う痛みと肩のこり"は癒着性関節包炎（五十肩）、肩峰下滑液包炎、石灰沈着性腱板炎、肩回旋筋腱板の損傷、肩関節インピンジメント症候群、上腕二頭筋腱炎、関節唇損傷などの異なった症状を治療するのに高い効果がある。下記の表にはこの本に紹介される特定の手順で治療可能な症状とそうでないものをまとめてある。（症状の程度にもよる）それぞれの章を読み進め現代医学の病理とタイ式の手順が関連しているか参照する。

足、足首、下腿

治療可能な症状	治療に適さない症状
足首外側の腱の損傷	モートン病
足首内側の腱の損傷	外反母趾
足根管症候群	槌趾
踵骨後方滑液包炎	モートン神経腫
アキレス腱障害	足底筋膜炎
足指の捻挫	足の疲労骨折
足首靭帯結合損傷	アキレス腱断裂
	前脛骨区画症候群
	過労性脛部痛
	脚の疲労骨折

膝と大腿部

治療可能な症状	治療に適さない症状
膝蓋腱炎（ジャンパーひざ）	ハムストリングスの筋違え
膝蓋大腿部痛症候群（ランナーひざ）	
膝蓋前滑液包炎（女中ひざ）	
膝窩嚢胞（ベーカー嚢胞）	
腸脛靭帯炎	
半月板損傷	
膝窩神経絞扼障害	
総腓骨神経絞扼障害	
前十字靭帯捻挫	
後十字靭帯捻挫	
内側側副靭帯捻挫	
外側側副靭帯捻挫	
内転筋の筋違え（そけい部痛）	

腰回りと骨盤

治療可能な症状	治療に適さない症状
梨状筋症候群	
仙腸関節機能障害	
大転子滑液包炎	
小臀筋と中臀筋腱炎	
変形性股関節症	
弾発股	

腰椎と胸椎

治療可能な症状	治療に適さない症状
脊椎症	
腰椎間関節症候群	
腰椎分離症と腰椎すべり症	
髄核ヘルニア	
座骨神経痛	

頚椎

治療可能な症状	治療に適さない症状
頸椎椎間関節症候群	
髄核ヘルニア	
頸部脊椎症	
むち打ち症	
斜頸	
脊柱靭帯の損傷	

肩、肩甲骨、上背

治療可能な症状	治療に適さない症状
癒着性関節包炎（五十肩）	肩の脱臼と亜脱臼
肩峰下滑液包炎	
石灰沈着性腱板炎	
肩回旋筋腱板の損傷	
肩関節インピンジメント症候群	
上腕二頭筋腱炎	
関節唇損傷	
肩甲上腕関節の変形性関節症	

上腕、肘、前腕	
治療可能な症状	治療に適さない症状
胸郭出口症候群	内側上果炎
外側上顆炎（テニス肘）	肘頭部滑液包炎
	肘部管症候群
	円回内筋症候群
	橈骨神経管症候群

手と手首	
治療可能な症状	治療に適さない症状
手根管症候群	ばね指（弾発指）
尺骨神経圧迫症候群	
ガングリオン	
伸筋腱炎	
ド・ケルバン病	
指の捻挫	

タイ式指圧療法
施術手順

本編

第1 章 頭痛

この章での治療手順

1 - 両側頭部に感じる痛み
2 - ドライアイとかすみ目を伴う偏頭痛
3 - ストレス性の頭痛
4 - こめかみに感じる痛み

頭痛の主な原因と治療方法

頭痛は誰もが経験した事がある症状で深刻に取り扱われることは少ない。頭痛の症状の内の98%は深刻な病気との繋がりはなく、マッサージ、指圧などの手技療法がとても有効である。特にタイ式の手技は筋肉の緊張による頭痛もしくは、血管の収縮によって起こる偏頭痛の緩和に効果的である。

手順1の”両側頭部の痛み”、手順3の”ストレス性の頭痛”、手順4の”こめかみの痛み”は筋肉の緊張によって起こる頭痛である。

手順2の血管の収縮によって起こる”ドライアイとかすみ目を伴う偏頭痛”は強い痛みになる前の初期段階で施術を行うのが最も効果的である。もし受け手が激しい痛みを訴えている場合、手技療法が有効でない場合もある。

ここでは一般的な現代医学を元にした病状の診断には囚われず、タイ式の症状別の診断表を元に受け手の症状と比較し、上記の4つの手順から一つ選び施術を行う。

施述中、受け手と受け手の筋肉の反応を観察し、症状の緩和が見られれば、症状に対する適切な治療法であるといえる。

タイ式治療手順	考えられる原因
両側頭部の痛み	筋肉の緊張 血管の収縮、血流の滞り
ドライアイとかすみ目を伴う偏頭痛	筋肉の緊張 血管の収縮、血流の滞り
ストレス性の頭痛	筋肉の緊張
こめかみの痛み	筋肉の緊張

頭痛の原因

筋肉の緊張によって起こる頭痛

頭痛の原因の内、90%は筋肉の緊張によるものに分類される。主なものとして首の寝違え、姿勢の悪さによる筋肉の緊張、精神的ストレス、筋スパズム又はじん帯の炎症、頸椎のずれ、顎関節症、トリッガーポイントを伴う筋肉のコリなどがある。デスクワークなど職業上、人間工学上、無理な姿勢を長時間維持することを原因とする場合が多い。

血管の収縮によって起こる頭痛

頭痛の原因の内、8%は血管の収縮によるものに分類される。多くの場合強い痛みを伴うが、明確な原因は明らかにされていない。

偏頭痛は脳半球の血管の収縮から始まり、その後血管が拡張する際に血液が勢いよく脳半球に戻るため髄膜に過剰な流体圧がかかり、激痛をもたらす。

一般的に偏頭痛は男性よりも女性に多くみられ、遺伝性の強い傾向が見られる。

代表的な病状として、強い片側頭痛、吐き気、嘔吐、強い光や音への過敏反応、頭部を動かすことでの痛みの悪化などが挙げられる。痛みは数時間から数日に及ぶ場合もある。

その他の血管収縮性頭痛の種類

典型的偏頭痛

痛みに伴い、視界がぼやけたりチカチカする。

一般的な偏頭痛

片側のみに痛みがあり、同じ側の目、鼻から涙、鼻水が出る。

持続性偏頭痛

あまり一般的ではなく女性よりも男性に多い症状である。激しい痛みが長時間続き、数日間もしくは数週間に及ぶ場合もある。通常夜中に起こり、顔面の腫れや片側のみの発汗を伴う場合もある。蓄膿性偏頭痛は蓄膿の圧迫による頭痛で、蓄膿症患者に起こる。

牽引性または炎症性の頭痛
牽引性または炎症性の頭痛は緊急に集中治療を施さなければならない兆候であり、タイ式マッサージ、指圧を含む手技治療は禁忌とされてる。頭痛の原因の内2%が次に挙げる緊急性を伴う病状の兆候である。脳中枢のウイルス性の感染症、脳梗塞、脳動脈瘤などである。
症状として、高熱、激しい継続的な痛み、数日間に渡る頭痛、運動制御障害があげられる。

禁止事項

- 牽引性または炎症性頭痛への施術
- 症状を悪化させる過敏な部分への刺激または押圧
- 受け手が拒絶反応を見せる部分への刺激または押圧

施術に適さない症状と兆候

以下の症状が受け手に見られるようであれば、直ちに医師の診断を仰ぐこと

- 最近の外傷による頭痛
- 脳中枢ウイルス性感染症、脳梗塞、脳動脈瘤の恐れのある症状
- 首のこわばり又は可動制限、特に屈曲(前屈)に制限を伴う頭痛
- 発熱を伴う頭痛
- 休みなく続く激しい頭痛
- 4〜5日以上継続している頭痛
- 運動障害、言語障害、又は身体に麻痺の症状が見られる頭痛

手順の選び方

1. 痛む箇所、痛みの特徴、慢性的か急性的な痛みかを明確にする。
受け手に痛む箇所、特徴と痛みを伴うまでの経緯を問診する。

2. 手順を選ぶ
診断表のページと受け手の問診を元に該当する手順を選ぶ。

3. 施術を始め適切な手順を選んだか再度確認する
ポイントを押圧をする際、選んだ手順が的確で効果が得られるかどうか受け手の反応を観察する。受け手にもポイントへの刺激と感覚へ集中するように促し、施術者からの質問は必要最低限にとどめる。多くの場合一巡目の施術では受け手が押圧したポイントが効果的であるかを自覚できることは少ない。施術者は手順を繰り返し施すことによって受け手の症状の緩和が見られることを覚えておくこと。

手順1 (34ページ)	手順2 (36ページ)
両側頭部の痛み • 頭の両側の痛み • 慢性的ではなく急性な痛み • 長時間の読書、テレビ、コンピュータの使用が原因の場合もある	**ドライアイとかすみ目を伴う偏頭痛** • 片側のみに感じる痛みで通常眼球の圧迫感を伴う • ドライアイとかすみ目の症状を伴う • 急性ではなく徐々に痛みが増す • 痛みの悪化に伴い大きな音や強い光、体を動かすことに敏感になる
痛む箇所	痛む箇所

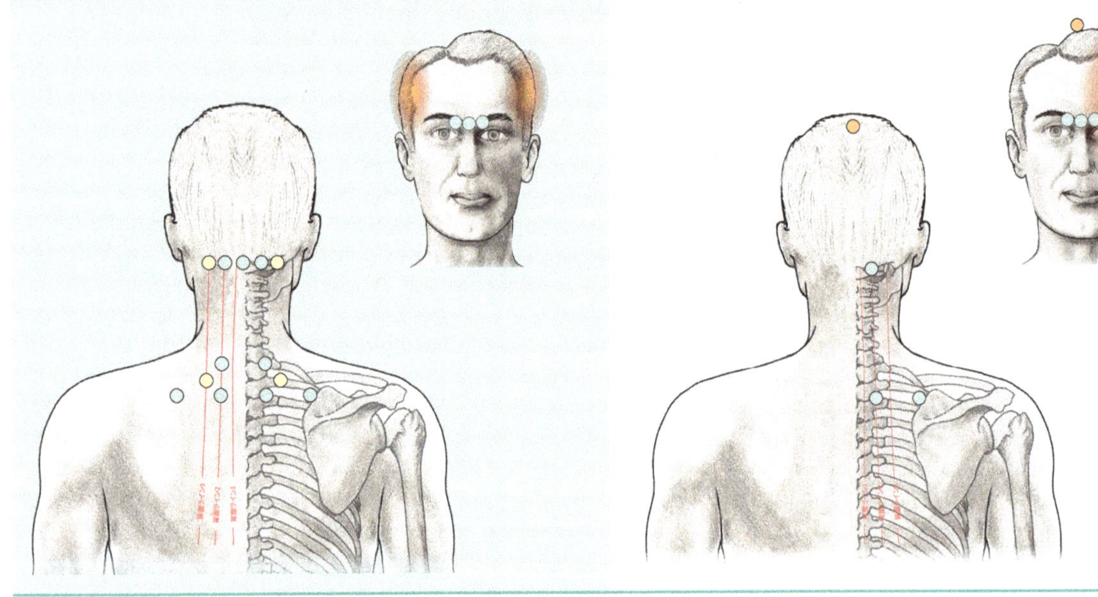

手順3 (38ページ)

ストレス性の頭痛

- 痛みを頭全体に感じる
- 首、肩、背中、肩甲骨のコリや痛みを伴う
- 日常的にデスクワークなどの首、肩、腕、肩甲骨の動作と目を酷使する
- 身体的または精神的ストレスが原因の場合もある

手順4 (40ページ)

こめかみの痛み

- 片側もしくは両側のこめかみに痛みがある
- 痛みは耳と目の間の狭い範囲に限定されている
- ズキズキとした痛みを伴う

痛む箇所　　**痛む箇所**

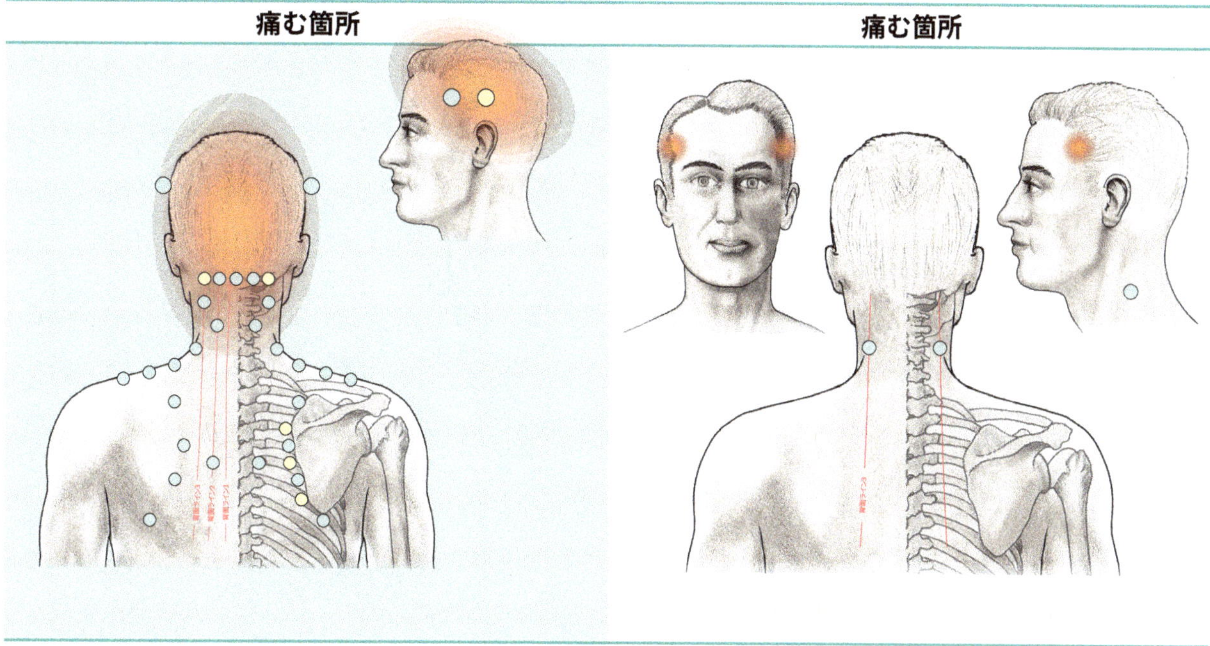

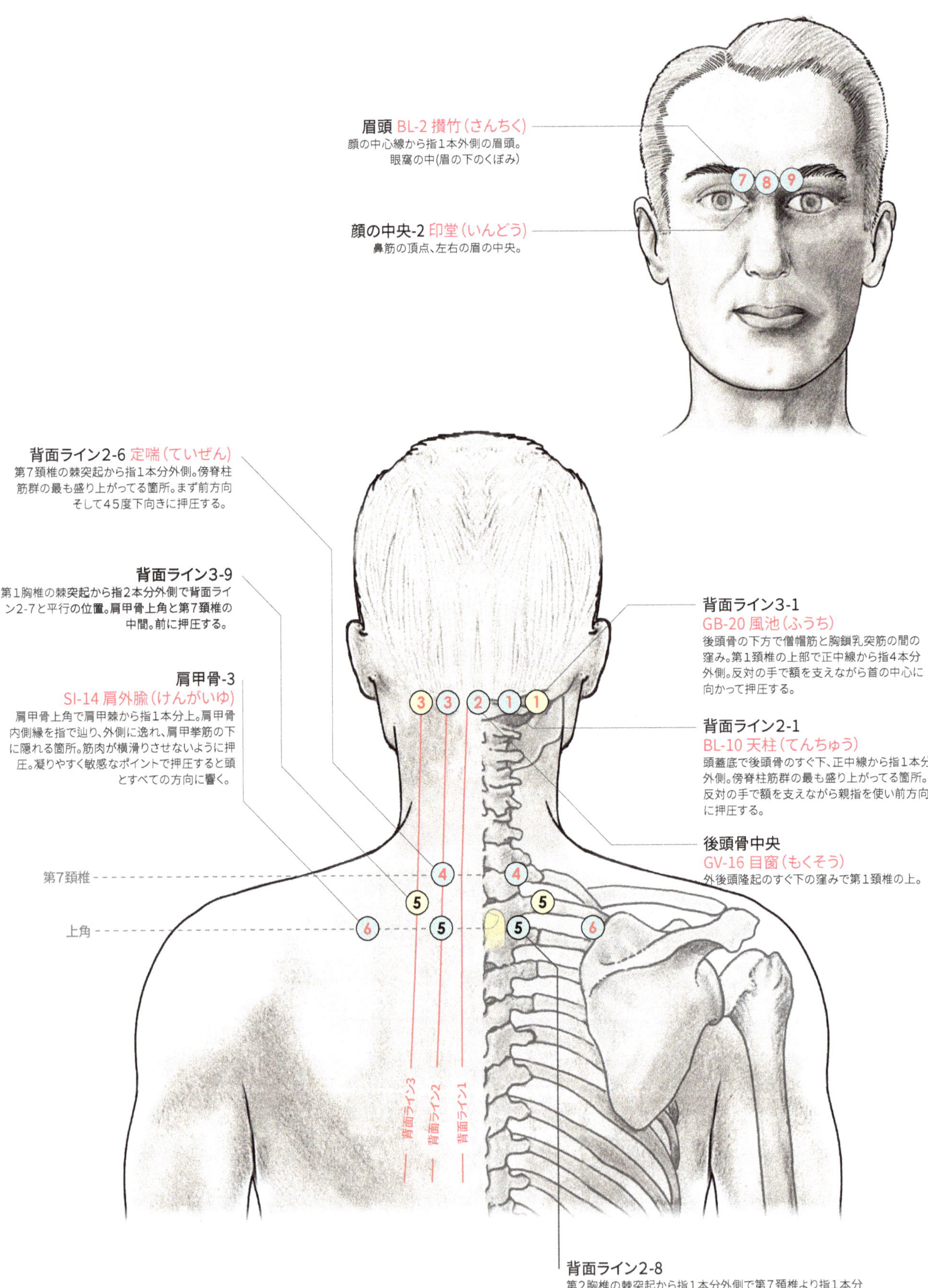
眉頭 BL-2 攅竹（さんちく）
顔の中心線から指1本外側の眉頭。
眼窩の中(眉の下のくぼみ)
顔の中央-2 印堂（いんどう）
鼻筋の頂点、左右の眉の中央。
7
8
9
背面ライン2-6 定喘（ていぜん）
第7頚椎の棘突起から指1本分外側。傍脊柱筋群の最も盛り上がってる箇所。まず前方向そして45度下向きに押圧する。
背面ライン3-9
第1胸椎の棘突起から指2本分外側で背面ライン2-7と平行の位置。肩甲骨上角と第7頚椎の中間。前に押圧する。
肩甲骨-3
SI-14 肩外兪（けんがいゆ）
肩甲骨上角で肩甲棘から指1本分上。肩甲骨内側縁を指で辿り、外側に逸れ、肩甲挙筋の下に隠れる箇所。筋肉が横滑りさせないように押圧。凝りやすく敏感なポイントで押圧すると頭とすべての方向に響く。
背面ライン3-1
GB-20 風池（ふうち）
後頭骨の下方で僧帽筋と胸鎖乳突筋の間の窪み。第1頚椎の上部で正中線から指4本分外側。反対の手で額を支えながら首の中心に向かって押圧する。
背面ライン2-1
BL-10 天柱（てんちゅう）
頭蓋底で後頭骨のすぐ下、正中線から指1本分外側。傍脊柱筋群の最も盛り上がってる箇所。反対の手で額を支えながら親指を使い前方向に押圧する。
後頭骨中央
GV-16 目窗（もくそう）
外後頭隆起のすぐ下の窪みで第1頚椎の上。
3
3
2
1
1
4
4
5
5
5
5
6
6
第7頚椎
上角
背面ライン3
背面ライン2
背面ライン1
背面ライン2-8
第2胸椎の棘突起から指1本分外側で第7頚椎より指1本分下。肩甲骨上角と水平の位置。傍脊柱筋群の最も盛り上がってる箇所。まず前方向そして45度下向きに押圧する。

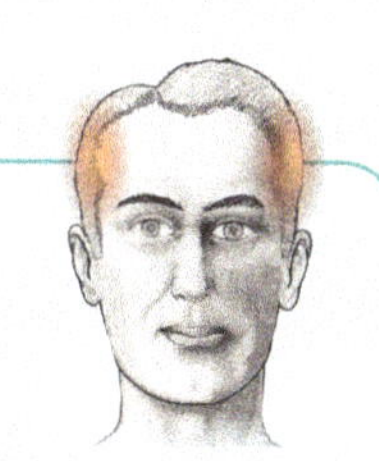

症状の概要

- 側頭部両側に感じる痛み
- 徐々に悪化したのではない急性の痛み
- 長時間にわたる読書、テレビ鑑賞、コンピューターの使用が原因の恐れがある痛み
- 痛みが悪化すると大きな音、強い光、頭部を動かすことに敏感になる

施術手順

1. 静かな環境を整える

カーテンを閉める又は照明を消すなどして強い光が入らないようにします。受け手をあまり動かさないように静かに座らせ、施術者も必要以上の会話をせず、ゆっくりと落ち着いて施術を行います。受け手が施術前にきちんと水分補給しているか確認してください。

2. 首と肩の施術

受け手はあぐらか足を伸ばした状態で座ります。床に座りづらい場合は、クッションまたは椅子を使用します。首、背中の胸椎、肩甲骨周りをタイ式またはその他得意の方法でほぐします。この時ストレッチ技法は避けましょう。

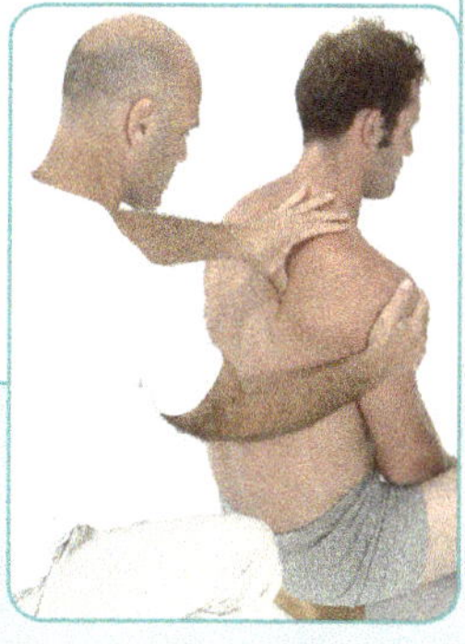

3. ポイントへの押圧

A: ポイント①から⑥まで親指で押圧します。それぞれのポイントを各10〜15秒押圧し、最大10ターンまで症状の改善が見られるまで繰り返します。繰り返しの押圧によりポイントが過敏又は痛みを感じる前で止めます。受け手の筋肉硬さ、反応を観察し適度な強さで押圧します。

B: ポイント⑦から⑨を押圧します。ポイント⑦と⑨を同時に、その後⑧を押圧します。各ポイントを10〜15秒押圧し受け手が心地よさを感じる程度に数ターン繰り返します。これらのポイントは過敏な場合が多いので受け手の反応を見ながら力を加減します。

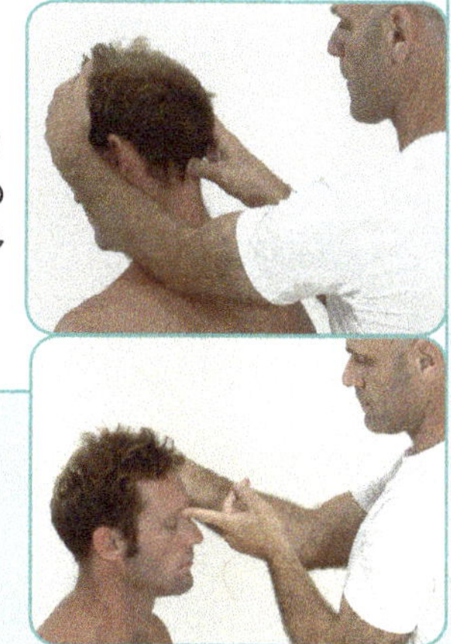

補足手順

4. 顔のマッサージ

オプションとして顔のマッサージを座位または仰向けの姿勢で行います。

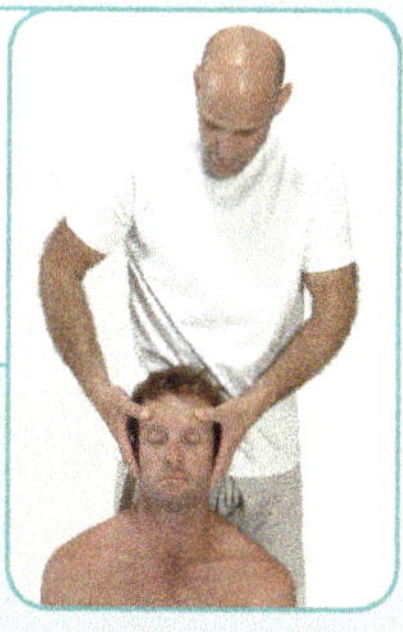

5. 手足のマッサージ

オプションとして手足のマッサージを座位または仰向けの姿勢で行います。

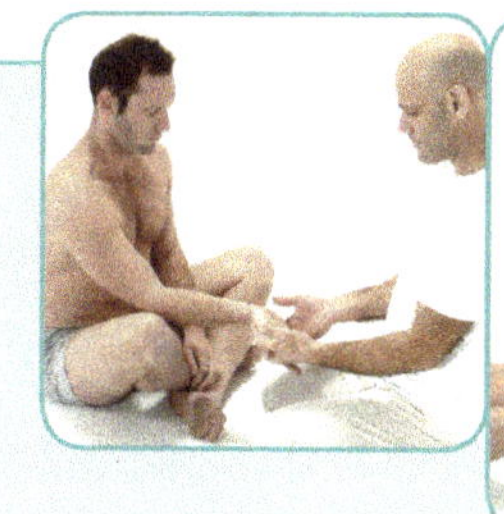

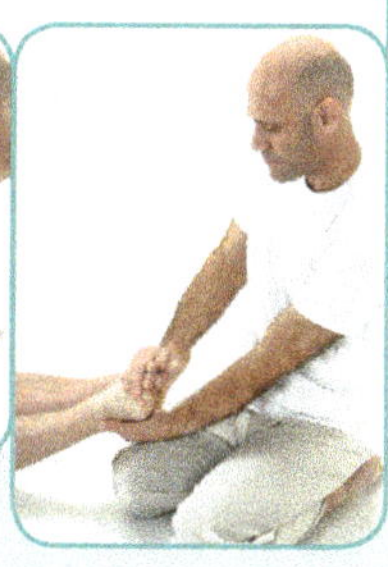

注意点

- 受け手の症状が急性であり、手技療法が適しているか疑わしい場合はすぐに医師の診断を仰ぐ
- 症状の悪化の恐れがあるので必要以上に受け手の頭、体を動かすのを避ける
- 明かりの少ない静かな環境で施術し、会話も静かにゆっくりと行う
- 受け手が常に十分な水分補給をしているか確認する
- 施術は既往の症状の緩和、改善の為に行い、予防治療には使用しない
- この施術を予防治療の意図で行うと受け手に頭痛を招く恐れがある

使用したタイ式ポイント

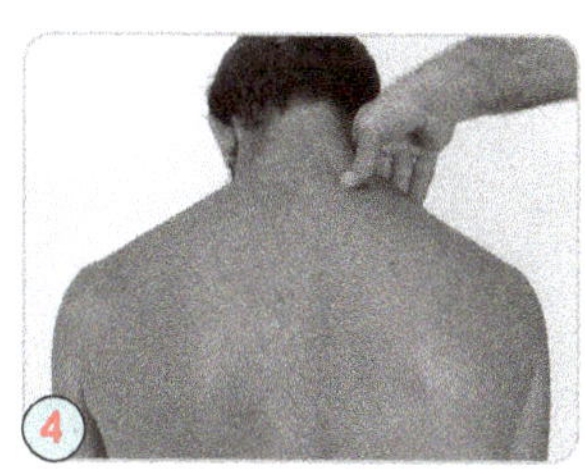
4

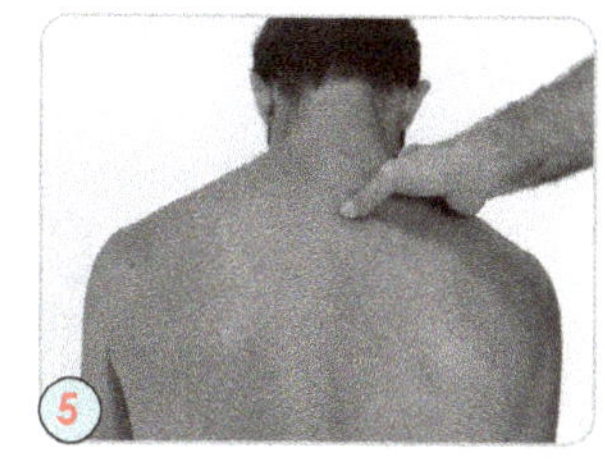
5

手順 2 頭痛
偏頭痛

●●● 一般的に起こりやすい症状

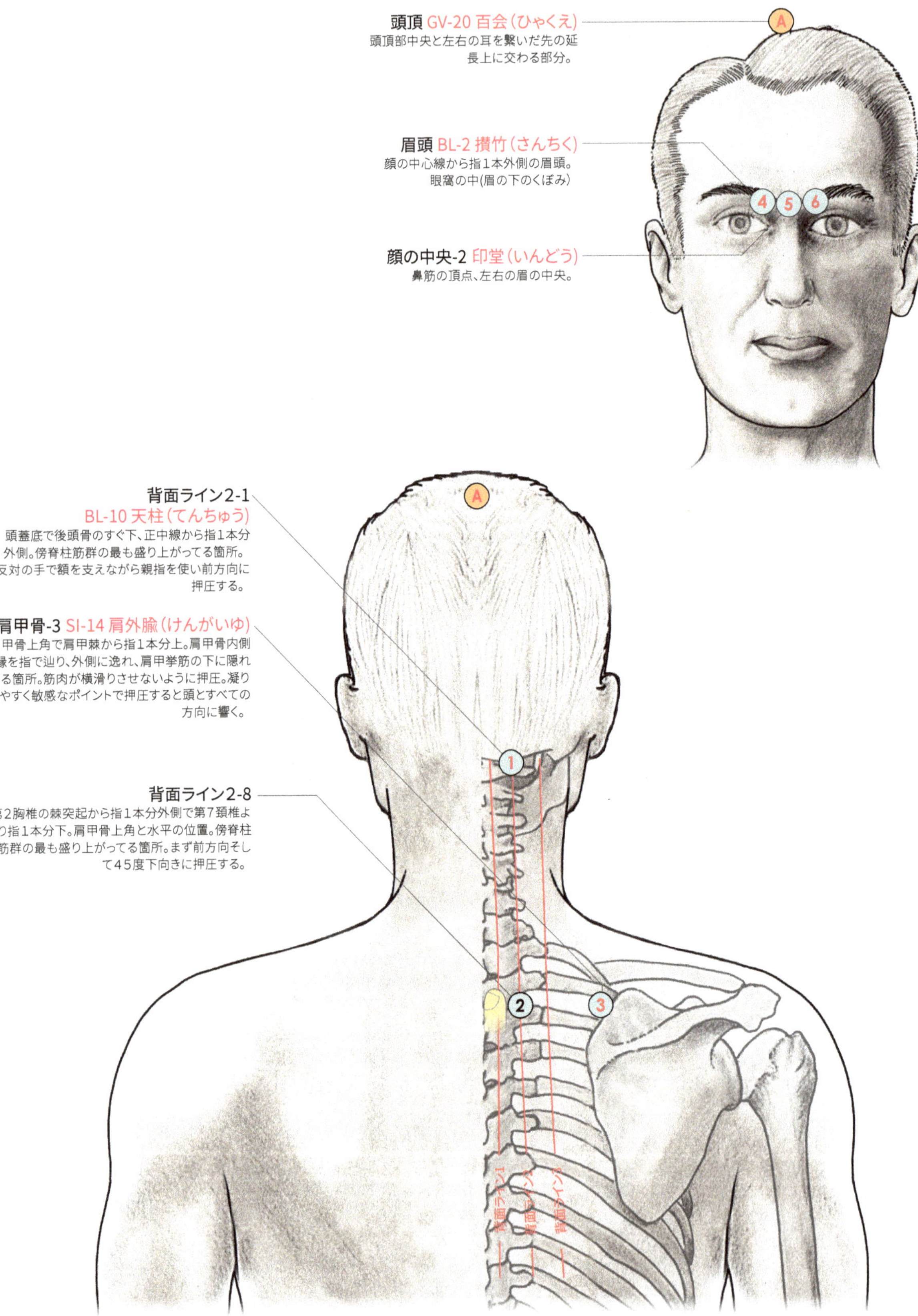

頭頂 GV-20 百会(ひゃくえ)
頭頂部中央と左右の耳を繋いだ先の延長上に交わる部分。
眉頭 BL-2 攅竹(さんちく)
顔の中心線から指1本外側の眉頭。眼窩の中(眉の下のくぼみ)
顔の中央-2 印堂(いんどう)
鼻筋の頂点、左右の眉の中央。
A
4
5
6
背面ライン2-1
BL-10 天柱(てんちゅう)
頭蓋底で後頭骨のすぐ下、正中線から指1本分外側。傍脊柱筋群の最も盛り上がってる箇所。反対の手で額を支えながら親指を使い前方向に押圧する。
肩甲骨-3 SI-14 肩外兪(けんがいゆ)
肩甲骨上角で肩甲棘から指1本分上。肩甲骨内側縁を指で辿り、外側に逸れ、肩甲挙筋の下に隠れる箇所。筋肉が横滑りさせないように押圧。凝りやすく敏感なポイントで押圧すると頭とすべての方向に響く。
背面ライン2-8
第2胸椎の棘突起から指1本分外側で第7頚椎より指1本分下。肩甲骨上角と水平の位置。傍脊柱筋群の最も盛り上がってる箇所。まず前方向そして45度下向きに押圧する。
1
2
3

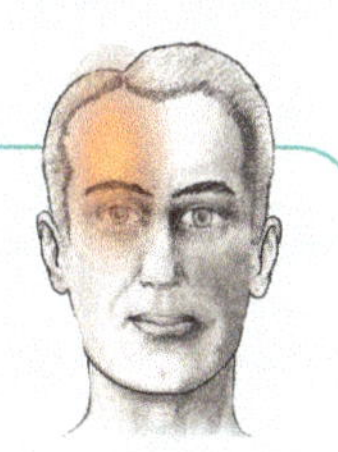

症状の概要

- 眼球への圧迫感を伴い、頭の片側に痛みを感じる
- ドライアイとかすみ目の症状を伴う
- 痛みは急性でなく、徐々に悪化する
- 痛みが悪化すると眩しい光、大きな音、体を動かすことに過敏になる

施術手順

1. 静かな環境を整える

カーテンを閉める又は照明を消すなどして強い光が入らないようにします。受け手をあまり動かさないように静かに座らせ、施術者も必要以上の会話をせず、ゆっくりと落ち着いて施術を行います。受け手が施術前にきちんと水分補給しているか確認してください。

2. 首と肩の施術

受け手はあぐらか足を伸ばした状態で座ります。床に座りづらい場合は、クッションまたは椅子を使用します。首、背中の胸椎、肩甲骨周りをタイ式またはその他得意の方法でほぐします。この時ストレッチ技法は避けましょう。

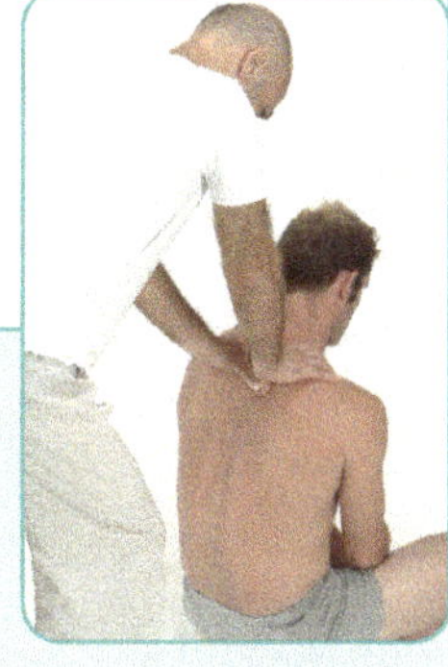

3. ポイントへの押圧

A: ポイント①から③まで親指で押圧します。それぞれのポイントを各10～15秒押圧し、最大10ターンまで症状の改善が見られるまで繰り返します。繰り返しの押圧によりポイントが過敏又は痛みを感じる前で止めます。受け手の筋肉硬さ、反応を観察し適度な強さで押圧します。
B: ポイント④から⑥を押圧します。ポイント④と⑥を同時に押圧し、その後⑤を押圧します。それぞれ5～10秒キープし、受け手が心地よさを感じる程度に数ターン繰り返します。これらのポイントは過敏な場合が多いので受け手の反応を見ながら力を加減します。
C: ポイントⒶを押圧し、もし効果が見られれば、2～3回繰り返します。

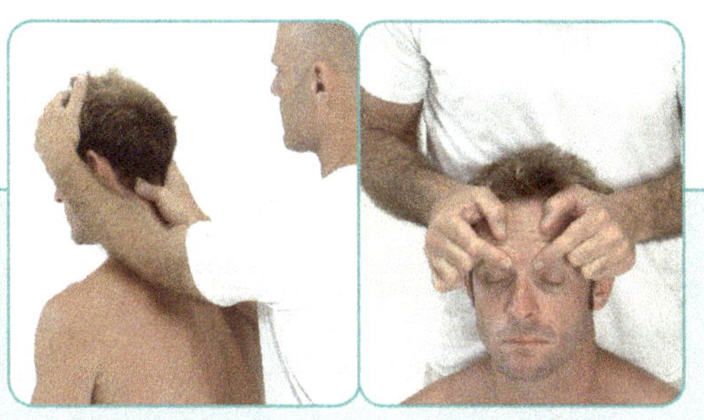

補足手順

4. 顔のマッサージ

オプションとして顔のマッサージを座位または仰向けの姿勢で行いましす。

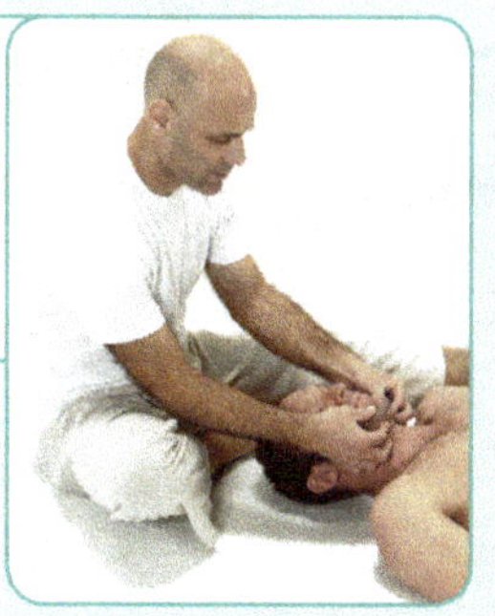

5. 手足のマッサージ

オプションとして手足のマッサージを座位または仰向けの姿勢で行います。

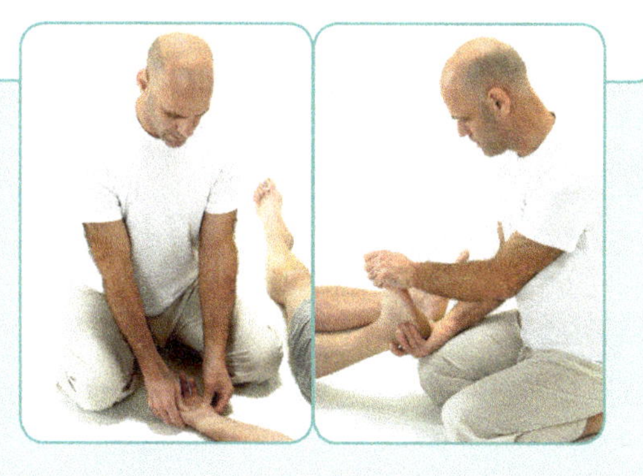

注意点

- 受け手の症状が急性であり、手技療法が適しているか疑わしい場合はすぐに医師の診断を仰ぐ
- 症状の悪化の恐れがあるので必要以上に受け手の頭、体を動かすのを避ける
- 明かりの少ない静かな環境で施術し、会話も静かにゆっくりと行う
- 受け手が常に十分な水分補給をしているか確認する
- 施術は既往の症状の緩和、改善の為に行い、予防治療には使用しない
- この施術を予防治療の意図で行うと受け手に頭痛を招く恐れがある

使用したタイ式ポイント

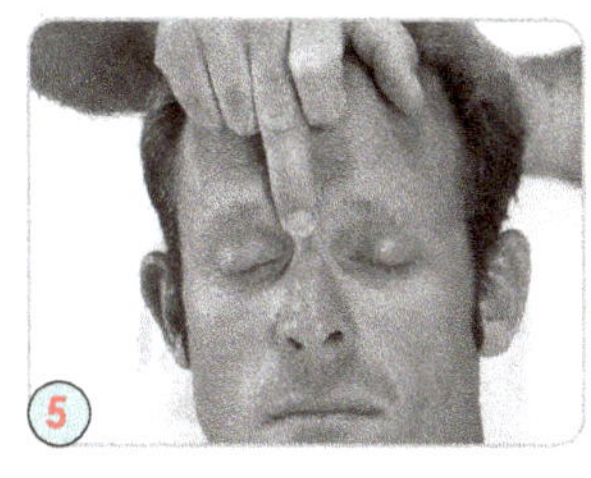
5

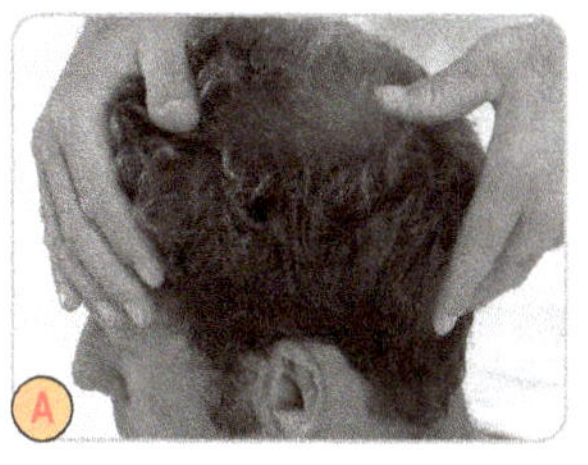
A

手順3 頭痛
緊張性の頭痛

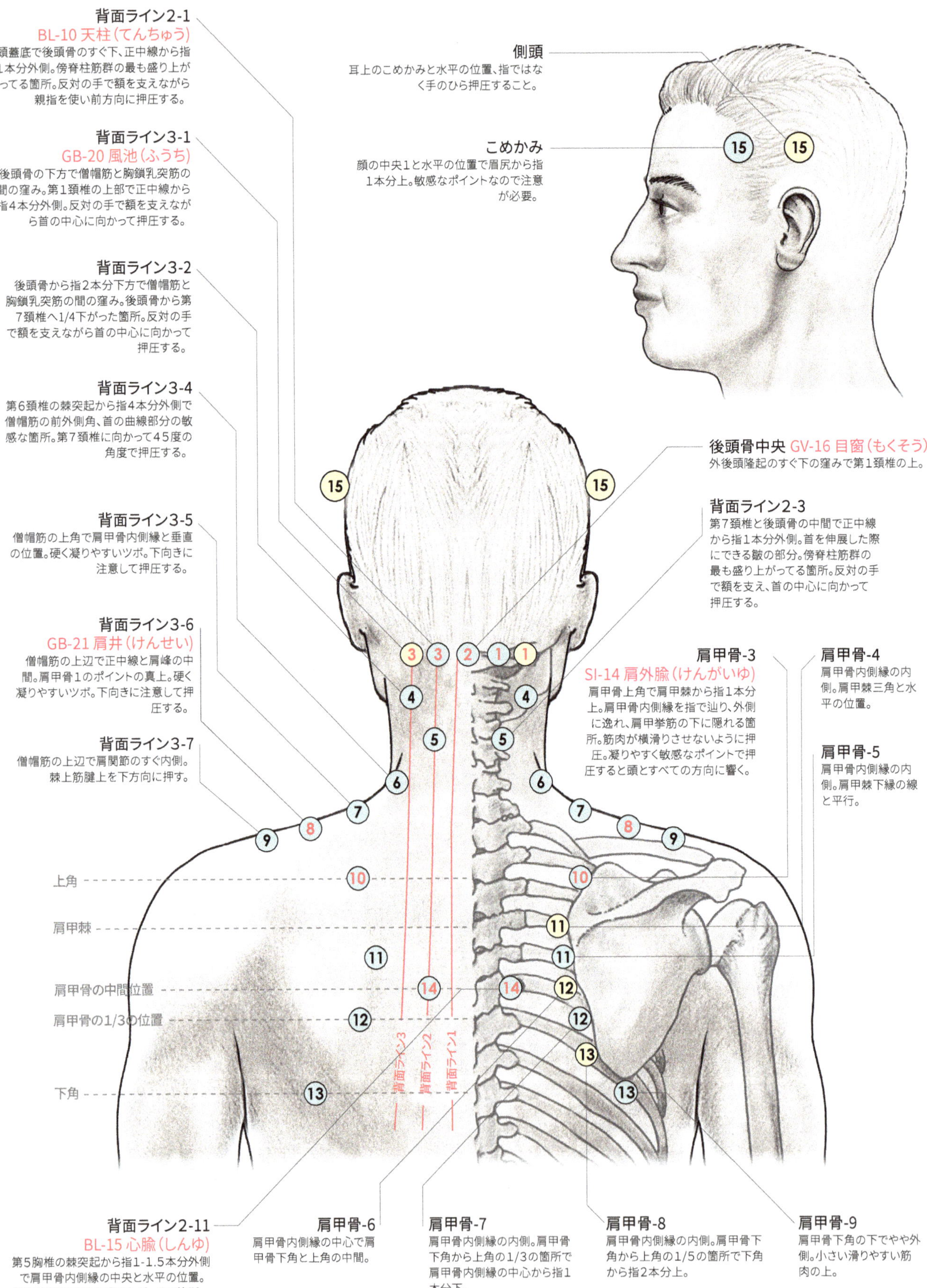

背面ライン2-1
BL-10 天柱（てんちゅう）
頭蓋底で後頭骨のすぐ下、正中線から指1本分外側。傍脊柱筋群の最も盛り上がってる箇所。反対の手で額を支えながら親指を使い前方向に押圧する。
背面ライン3-1
GB-20 風池（ふうち）
後頭骨の下方で僧帽筋と胸鎖乳突筋の間の窪み。第1頚椎の上部で正中線から指4本分外側。反対の手で額を支えながら首の中心に向かって押圧する。
背面ライン3-2
後頭骨から指2本分下方で僧帽筋と胸鎖乳突筋の間の窪み。後頭骨から第7頚椎へ1/4下がった箇所。反対の手で額を支えながら首の中心に向かって押圧する。
背面ライン3-4
第6頚椎の棘突起から指4本分外側で僧帽筋の前外側角、首の曲線部分の敏感な箇所。第7頚椎に向かって45度の角度で押圧する。
背面ライン3-5
僧帽筋の上角で肩甲骨内側縁と垂直の位置。硬く凝りやすいツボ。下向きに注意して押圧する。
背面ライン3-6
GB-21 肩井（けんせい）
僧帽筋の上辺で正中線と肩峰の中間。肩甲骨1のポイントの真上。硬く凝りやすいツボ。下向きに注意して押圧する。
背面ライン3-7
僧帽筋の上辺で肩関節のすぐ内側。棘上筋腱上を下方向に押す。
側頭
耳上のこめかみと水平の位置、指ではなく手のひら押圧すること。
こめかみ
顔の中央1と水平の位置で眉尻から指1本分上。敏感なポイントなので注意が必要。
後頭骨中央 GV-16 目窗（もくそう）
外後頭隆起のすぐ下の窪みで第1頚椎の上。
背面ライン2-3
第7頚椎と後頭骨の中間で正中線から指1本分外側。首を伸展した際にできる皺の部分。傍脊柱筋群の最も盛り上がってる箇所。反対の手で額を支え、首の中心に向かって押圧する。
肩甲骨-3
SI-14 肩外兪（けんがいゆ）
肩甲骨上角で肩甲棘から指1本分上。肩甲骨内側縁を指で辿り、外側に逸れ、肩甲挙筋の下に隠れる箇所。筋肉が横滑りさせないように押圧。凝りやすく敏感なポイントで押圧すると頭とすべての方向に響く。
肩甲骨-4
肩甲骨内側縁の内側。肩甲棘三角と水平の位置。
肩甲骨-5
肩甲骨内側縁の内側。肩甲棘下縁の線と平行。
上角
肩甲棘
肩甲骨の中間位置
肩甲骨の1/3の位置
下角
背面ライン3
背面ライン2
背面ライン1
15
15
15
15
3
3
2
1
1
4
4
5
5
6
6
7
7
8
8
9
9
10
10
11
11
11
14
14
12
12
12
13
13
13
背面ライン2-11
BL-15 心兪（しんゆ）
第5胸椎の棘突起から指1-1.5本分外側で肩甲骨内側縁の中央と水平の位置。傍脊柱筋群の最も盛り上がってる箇所。
肩甲骨-6
肩甲骨内側縁の中心で肩甲骨下角と上角の中間。
肩甲骨-7
肩甲骨内側縁の内側。肩甲骨下角から上角の1/3の箇所で肩甲骨内側縁の中心から指1本分下。
肩甲骨-8
肩甲骨内側縁の内側。肩甲骨下角から上角の1/5の箇所で下角から指2本分上。
肩甲骨-9
肩甲骨下角の下でやや外側。小さい滑りやすい筋肉の上。

症状の概要

- 頭部全体に感じる痛み
- 首、肩、背中の胸椎周り、肩甲骨周りにコリがある
- デスクワークなど目を酷使し腕、肩、肩甲骨、首に負担のかかる姿勢が原因である場合が多い
  精神的ストレス、過度の緊張によっても起こる
- 痛みが悪化すると大きな音、強い光、頭部を動かすことに敏感になる

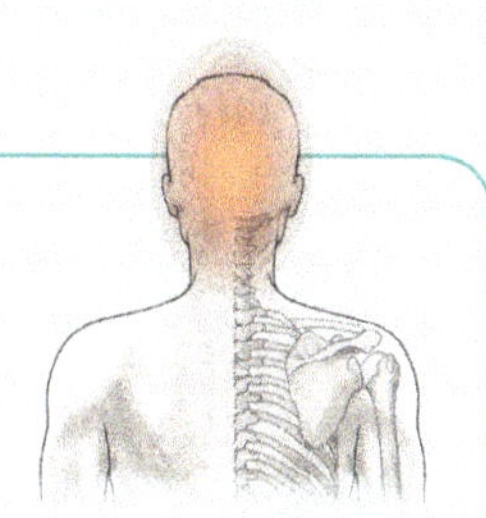

施術手順

1. 静かな環境を整える

カーテンを閉める又は照明を消すなどして強い光が入らないようにします。受け手をあまり動かさないように静かに座らせ、施術者も必要以上の会話をせず、ゆっくりと落ち着いて施術を行います。受け手が施術前にきちんと水分補給しているか確認してください。

2. 首と肩の施術

受け手はあぐらか足を伸ばした状態で座ります。床に座りづらい場合は、クッションまたは椅子を使用します。首、背中の胸椎、肩甲骨周りをタイ式またはその他得意の方法でほぐします。この時ストレッチ技法は避けましょう。

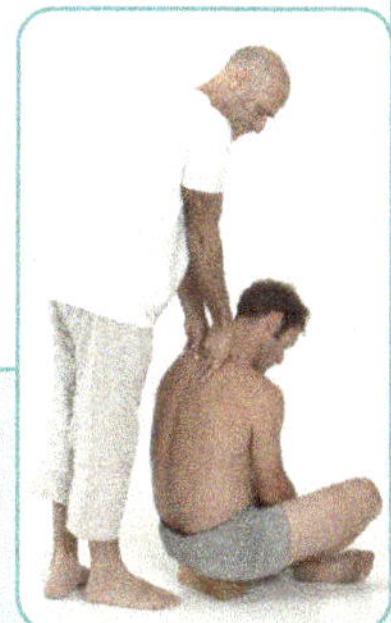

3. ポイントへの押圧

A: ポイント ① から ⑭ まで親指で押圧します。ポイント10は左右同時押圧します。それぞれのポイントを各10～15秒押圧し、最大 ⑩ ターンまで症状の改善が見られるまで繰り返します。繰り返しの押圧によりポイントが過敏又は痛みを感じる前で止めます。受け手の筋肉硬さ、反応を観察し適度な強さで押圧します。

B: ポイント ⑮ と ⑯ を手のひらを使って押圧します。ゆっくりと圧を加え、5秒間かけて手のひらスライドして押し上げます。受け手が心地よさを感じるなら3～4ターン繰り返します。このポイントは過敏な場合があるので受け手の反応を見ながら力を加減します。

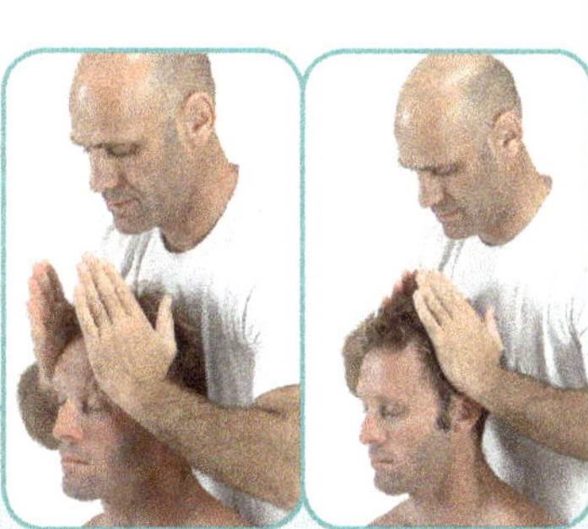

補足手順

4. 顔のマッサージ

オプションとして顔のマッサージを座位または仰向けの姿勢で行いましす。

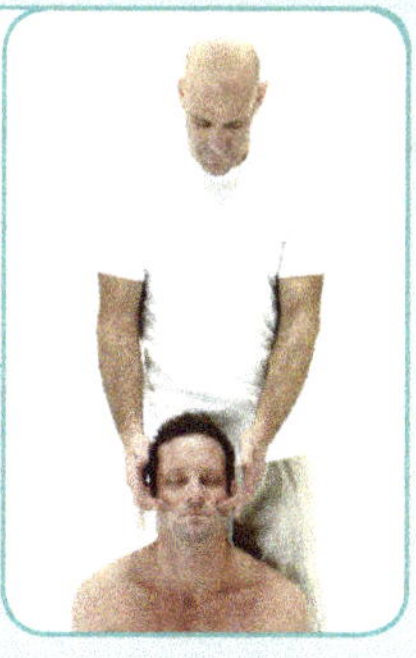

5. 手足のマッサージ

オプションとして手足のマッサージを座位または仰向けの姿勢で行います。

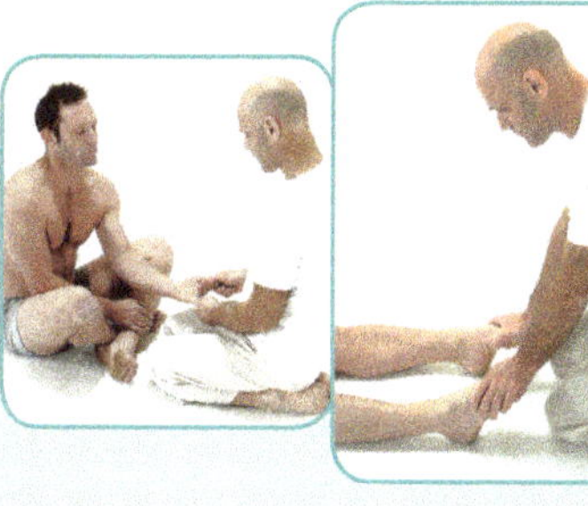

注意点

- 受け手の症状が急性であり、手技療法が適しているか疑わしい場合はすぐに医師の診断を仰ぐ
- 症状の悪化の恐れがあるので必要以上に受け手の頭、体を動かすのを避ける
- 明かりの少ない静かな環境で施術し、会話も静かにゆっくりと行う
- 受け手が常に十分な水分補給をしているか確認する
- 施術は既往の症状の緩和、改善の為に行い、予防治療には使用しない
- この施術を予防治療の意図で行うと受け手に頭痛を招く恐れがある

使用したタイ式ポイント

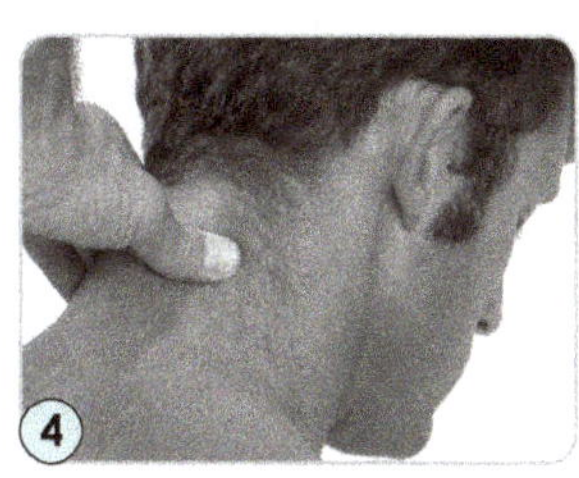
4

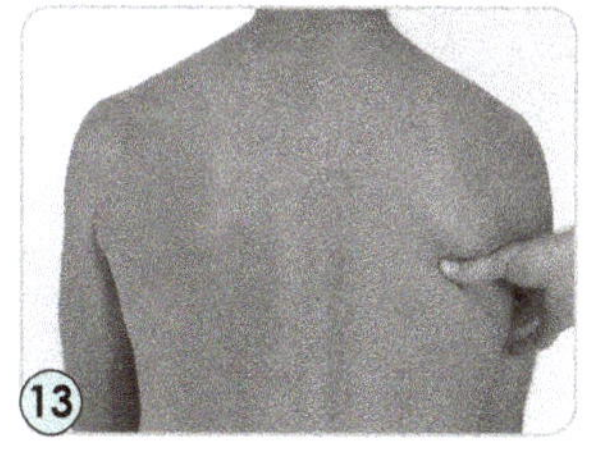
13

手順 4 頭痛
こめかみの痛み

● 珍しい症状

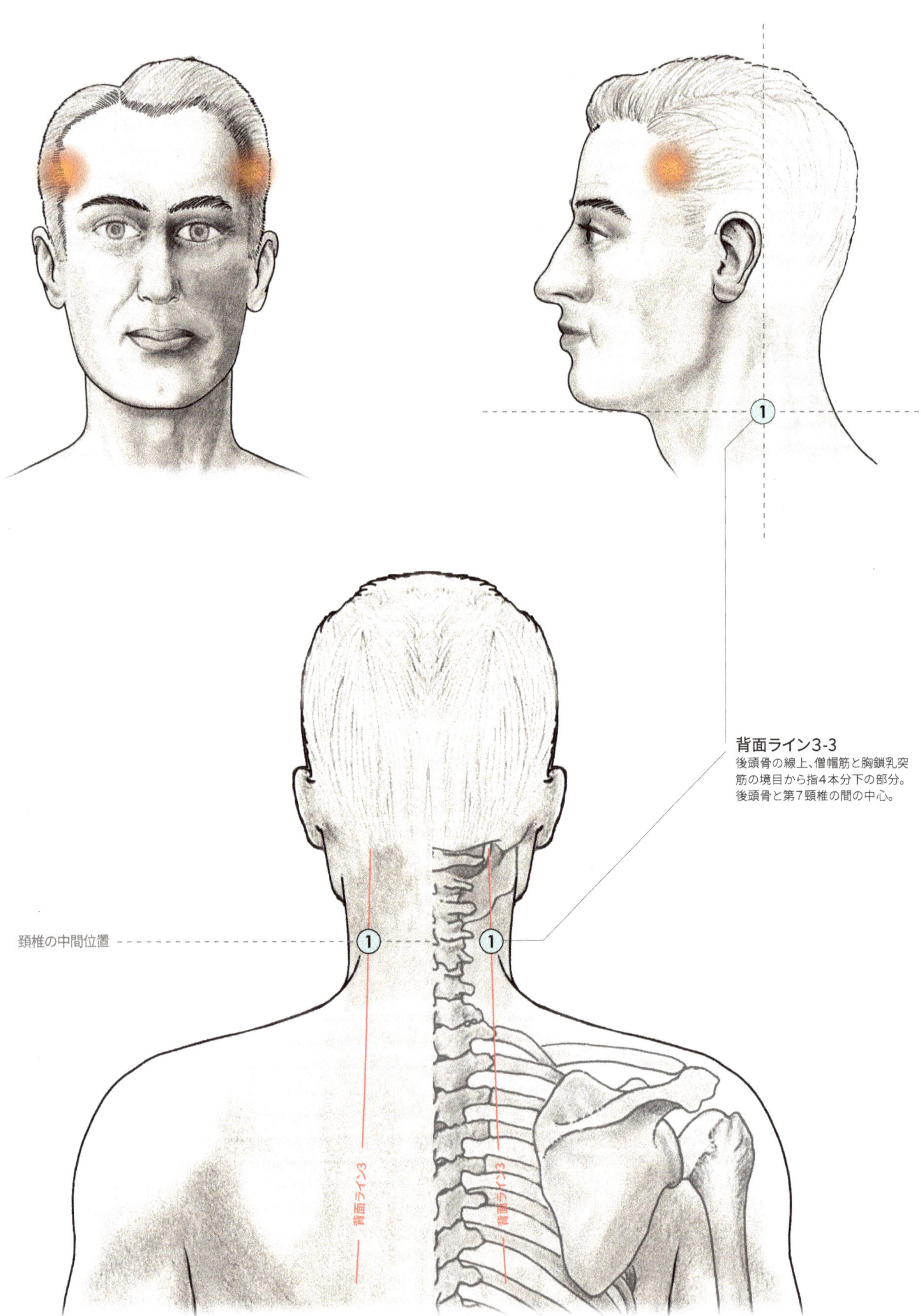

背面ライン3-3
後頭骨の線上、僧帽筋と胸鎖乳突筋の境目から指4本分下の部分。後頭骨と第7頸椎の間の中心。
頚椎の中間位置
1
1
1
背面ライン3
背面ライン3

症状の概要

- 片側、または両側のこめかみに起きる痛み
- 他の頭痛の症状とは違い、目尻と耳の間の狭い箇所に起きる痛み
- ズキズキと脈動的な痛み
- 痛みが悪化すると大きな音、強い光、頭部を動かすことに敏感になる

施術手順

1. 静かな環境を整える

カーテンを閉める又は照明を消すなどして強い光が入らないようにします。受け手をあまり動かさないように静かに座らせ、施術者も必要以上の会話をせず、ゆっくりと落ち着いて施術を行います。受け手が施術前にきちんと水分補給しているか確認してください。

2. 首と肩の施術

受け手はあぐらか足を伸ばした状態で座ります。床に座りづらい場合は、クッションまたは椅子を使用します。首、背中の胸椎、肩甲骨と背骨の間をタイ式またはその他得意の方法でほぐします。この時ストレッチ技法は避けましょう。

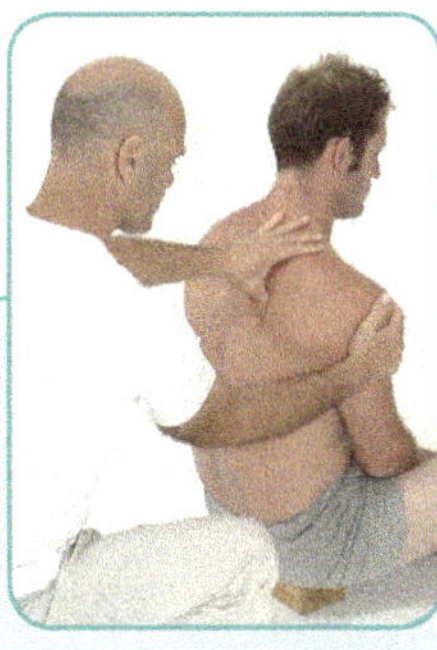

3. ポイントへの押圧

ポイント①を片側頭痛の場合痛みのある側、両側頭痛の場合は両方同時に数回押圧します。両方同時に押す場合は手を組み親指で左右同時に10〜15秒押圧し、最大10ターンまで症状の改善が見られるまで繰り返します。繰り返しの押圧によりポイントが過敏又は痛みを感じる前で止めます。受け手の筋肉硬さ、反応を観察し適度な強さで押圧します。

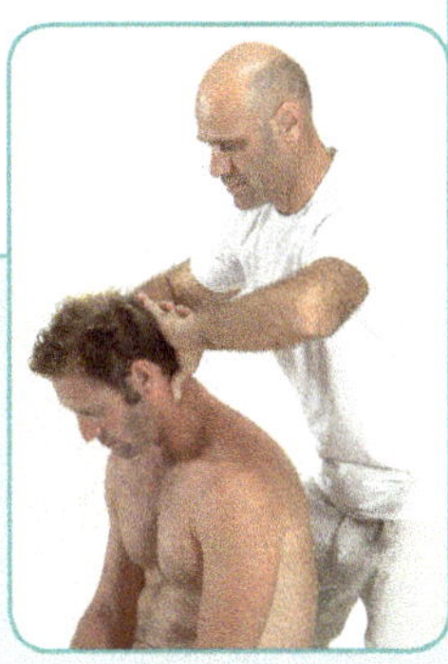

補足手順

4. 顔のマッサージ

オプションとして顔のマッサージを座位または仰向けの姿勢で行いましす。

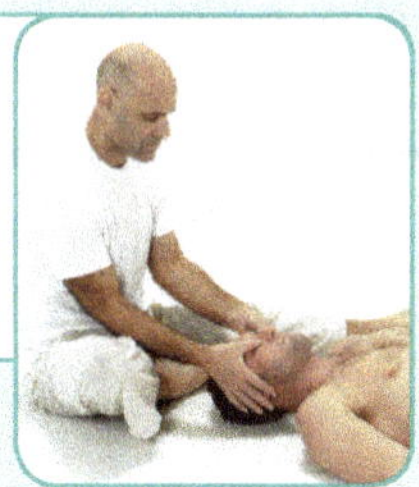

5. 手足のマッサージ

オプションとして手足のマッサージを座位または仰向けの姿勢で行います。

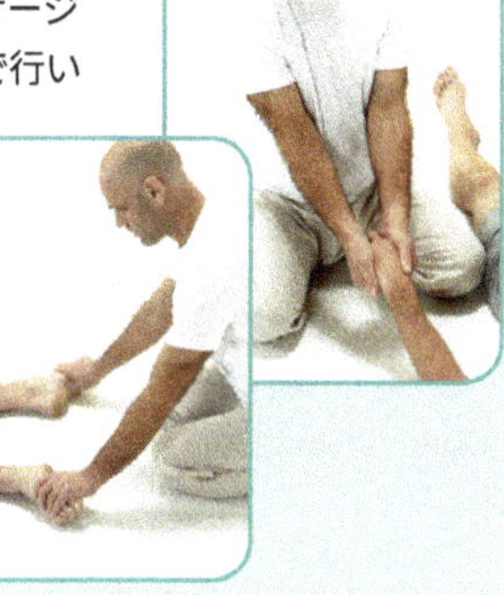

セルフマッサージ方法

受け手自身が手を組んで親指で同じポイントを押すことができます。

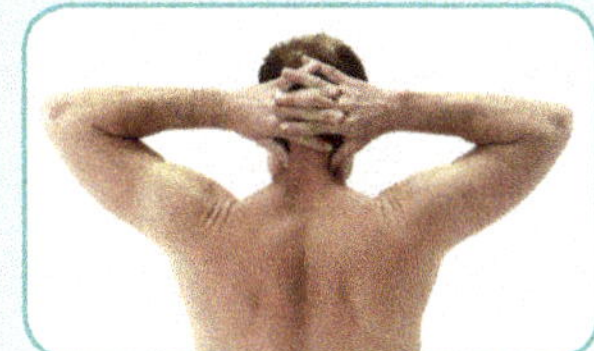

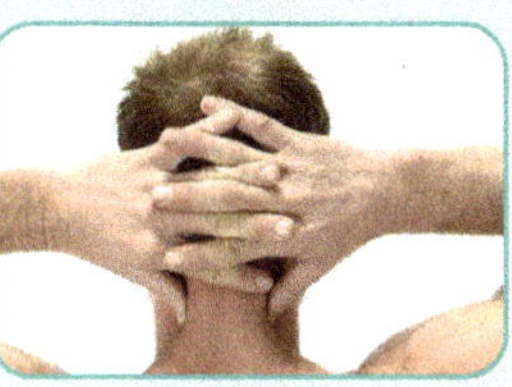

注意点

- 受け手の症状が急性であり、手技療法が適しているか疑わしい場合はすぐに医師の診断を仰ぐ
- 症状の悪化の恐れがあるので必要以上に受け手の頭、体を動かすのを避ける
- 明かりの少ない静かな環境で施術し、会話も静かにゆっくりと行う
- 受け手が常に十分な水分補給をしているか確認する
- 施術は既往の症状の緩和、改善の為に行い、予防治療には使用しない
- この施術を予防治療の意図で行うと受け手に頭痛を招く恐れがある

第2 顔

この章で使用される手順

5 - 顔面の麻痺 (ベル麻痺)

6 - 顎の痛み(顎関節症)

主な原因と治療方法

ベル麻痺、顎関節症はあまり一般的な病状ではないが、タイ式の施術は効果的であり症状の好転が見込める。

ここでは一般的な現代医学を元にした病状の診断には囚われず、タイ式の症状別の診断表を元に受け手の症状と比較し、上記の2つの手順から一つ選び施術を行う。

施述中、受け手と受け手の筋肉の反応を観察し、症状の緩和が見られれば、症状に対する適切な治療法であるといえる。

タイ式治療手順	考えられる原因
顔面の麻痺	顔面神経の機能不全
顎の痛み	顎関節の障害

顔面に起きる症状の原因

顎関節症

顎関節症の主な原因は先天的な骨格障害、リウマチ、ストレス性の筋肉の過緊張、片側での過度の咀嚼、歯科治療、歯ぎしりなどが考えられる。

主な症状は顎関節の痛み、口が大きく開けられない、咀嚼時に痛み又は音が鳴る、耳の痛み、頭痛、首又は背中の痛みなどが挙げらる。

顔面神経の障害(ベル麻痺)

ベル麻痺とは顔面神経の麻痺によって障害側の顔面筋のコントロールができなくなった状態である。主な原因は頭蓋骨底辺の小さな穴を通る顔面神経の圧迫、腫れ、炎症である。このうちウイルス性の炎症ではヘルペス、インフルエンザ、エプスタイン・バール・ウイルスさらにライム病の症状のひとつでもある。通常ウイルス感染後、1-2週間で症状が表れ数週間から最長3カ月で自然治癒する。しかし適切な治療を行わないと後遺症が残る恐れもある。

主な症状は、障害の見られる側から唾液が垂れる、表情筋の強張り、動かしづらい、瞬きができない、舌の先で味覚が感じられないなどがある。痛みを感じることは少ない。

禁止事項

- 症状が悪化する恐れのある過敏なライン、部位への押圧
- 受け手が拒絶反応を見せる箇所への押圧

施術すべきでない症状と兆候

以下の症状が受け手に見られるようであれば、直ちに医師の診断を仰ぐこと

- 外傷が原因の恐れ
- 顔と顔以外の部分にも症状が見られる
- 継続的な又は悪化する痛み
- 突然現れた強い痛みを伴う症状で明確な原因がわからない場合
- 激痛
- 異常な症状

手順の選び方

1. 顔面の片側のみに見られる症状か、口の開閉、咀嚼によって感じる顎の痛みか確認する

2. 手順を選ぶ

3. ポイントを押圧をする際、選んだ手順が的確で効果が得られるかどうか受け手の反応を観察する。受け手にもポイントへの刺激と感覚へ集中するように促し、施術者からの質問は必要最低限にとどめる。多くの場合一巡目の施術では受け手が押圧したポイントが効果的であるかを自覚できることは少ない。施術者は手順を繰り返し施すことによって受け手の症状の緩和が見られることを覚えておくこと。

手順5 (46ページ)

顔面麻痺 (ベル麻痺)

- 顔の片側に麻痺があり口から唾液が垂れたり、表情筋の強張りが見られる。飲み込みづらい、瞼が閉じづらいなどの症状もみられる
- 痛みは特にない
- 症状は突然現れ、2-3日で自然になくなる
- 症状は口元か目元のみに現れる

手順6 (48ページ)

顎の痛み(顎関節症)

- 顎に痛みがあり首肩の痛みも伴う場合がある
- 口を大きく開けたり、咀嚼すると痛みが増す
- 顎の筋肉に張りがみられる
- 主な原因として歯科治療で口を長時間大きく開けたり、片側のみでの咀嚼、ストレスによる睡眠時の歯ぎしりなどが挙げられる。

痛む箇所

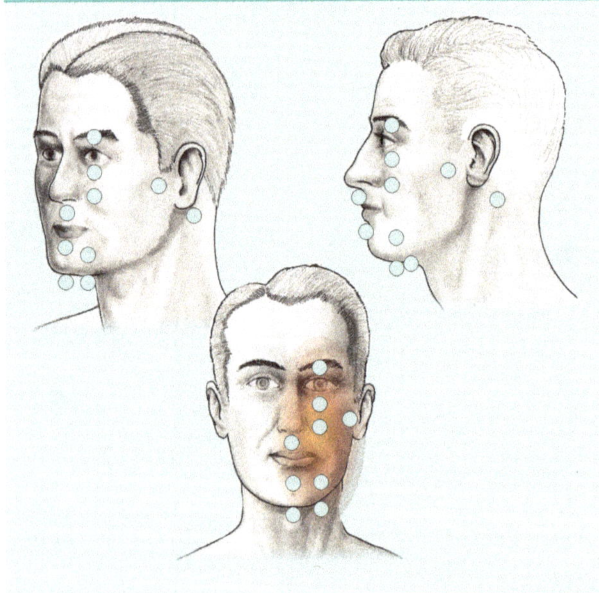

痛む箇所

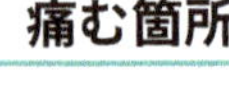

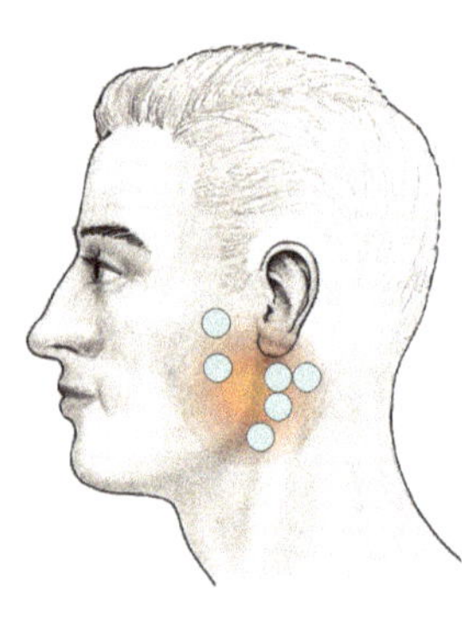

手順 5 顔
顔面の麻痺(ベル麻痺)

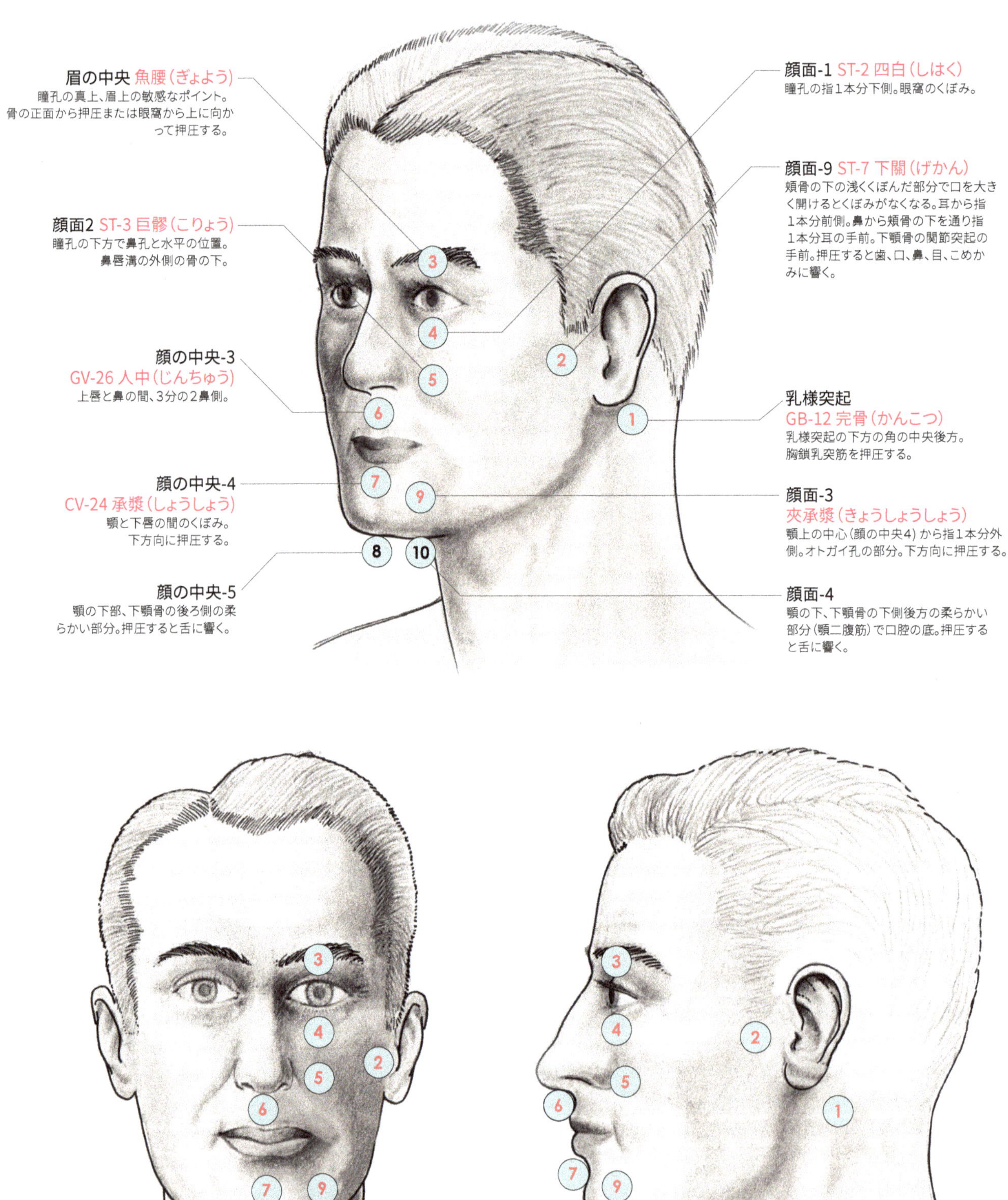

眉の中央 魚腰(ぎょよう)
瞳孔の真上、眉上の敏感なポイント。骨の正面から押圧または眼窩から上に向かって押圧する。
顔面2 ST-3 巨髎(こりょう)
瞳孔の下方で鼻孔と水平の位置。鼻唇溝の外側の骨の下。
顔の中央-3
GV-26 人中(じんちゅう)
上唇と鼻の間、3分の2鼻側。
顔の中央-4
CV-24 承漿(しょうしょう)
顎と下唇の間のくぼみ。下方向に押圧する。
顔の中央-5
顎の下部、下顎骨の後ろ側の柔らかい部分。押圧すると舌に響く。
顔面-1 ST-2 四白(しはく)
瞳孔の指1本分下側。眼窩のくぼみ。
顔面-9 ST-7 下関(げかん)
頬骨の下の浅くくぼんだ部分で口を大きく開けるとくぼみがなくなる。耳から指1本分前側。鼻から頬骨の下を通り指1本分耳の手前。下顎骨の関節突起の手前。押圧すると歯、口、鼻、目、こめかみに響く。
乳様突起
GB-12 完骨(かんこつ)
乳様突起の下方の角の中央後方。胸鎖乳突筋を押圧する。
顔面-3
夾承漿(きょうしょうしょう)
顎上の中心(顔の中央4)から指1本分外側。オトガイ孔の部分。下方向に押圧する。
顔面-4
顎の下、下顎骨の下側後方の柔らかい部分(顎二腹筋)で口腔の底。押圧すると舌に響く。
1
2
3
4
5
6
7
8
9
10

症状の概要

・顔の片側に麻痺があり口から唾液が垂れたり、表情筋の強張りが見られる。飲み込みづらい、瞼が閉じづらいなどの症状もみられる
・痛みは特にない
・症状は突然現れ、2-3日で自然になくなるが稀に数ヶ月に渡る症状とその為の治療が必要になる場合もある
・施術は症状の早期治癒を助け慢性的な症状を予防する
・症状は口元か目元のみに現れる

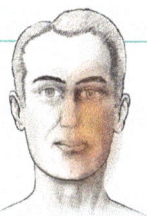

施術手順

1. ポイントへの押圧

親指でポイント①から⑩を順番に押圧し症状の改善が見られるまで最大10ターン繰り返します。繰り返しの押圧によってポイントが過敏又は痛みに感じる前で止めます。受け手の筋肉硬さ、反応を観察し適度な強さで押圧します。症状が目元のみに見られる場合ポイント①から④のみ使用します。症状が口元のみに見られる場合ポイント③と④を除き使用します。

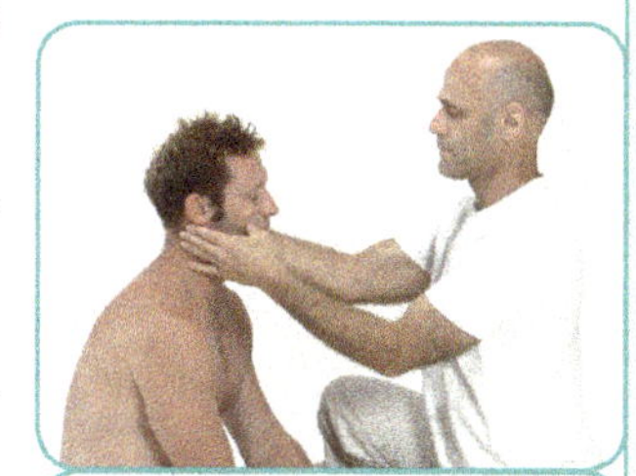

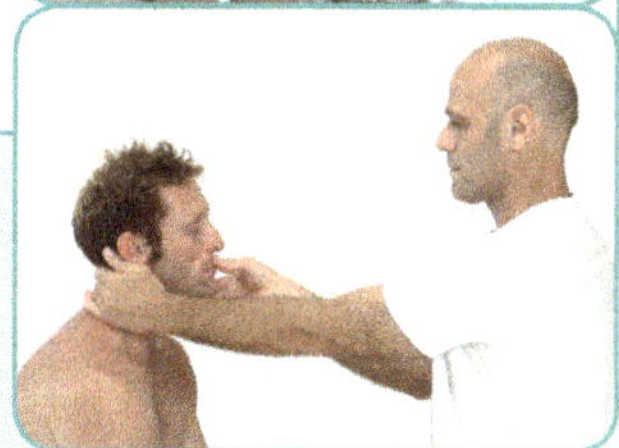

4. 首と肩のマッサージ

首、肩、肩甲骨、背中のマッサージを行います。相性が良く効果的です。

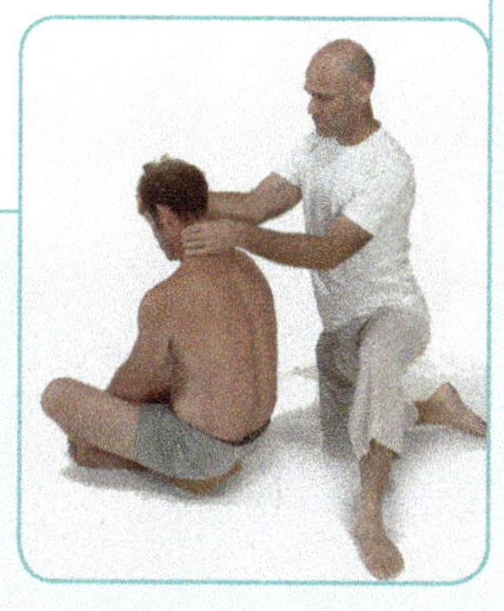

注意点

- 医師にベル麻痺と診断されてから施術を行う
- 症状の改善が見られるまで毎日施術する。症状が慢性的な場合は週に2回ほど施術を行う
- 受け手が前回の施術の痛みを残している場合、続けての施術はしないこと

予備手順

2. 顔のストレッチ

手のひらで受け手の顔の皮膚を鼻から耳にむかって数回ひっぱり伸ばします。
または人差し指で頬骨のラインを鼻から耳に向けてマッサージします。

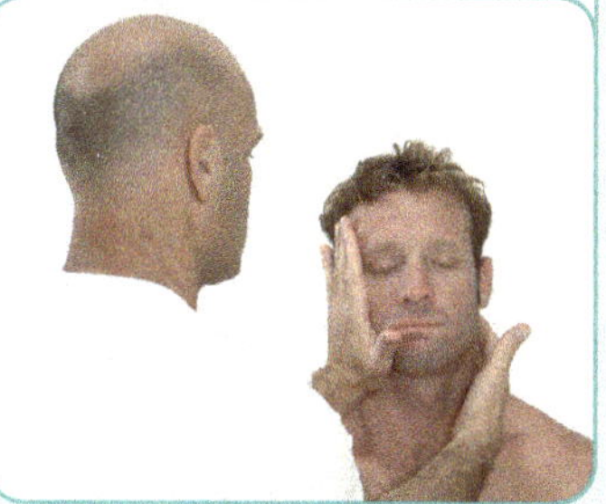

3. 顔のマッサージ

タイ式または得意な方法で顔のマッサージを行います。

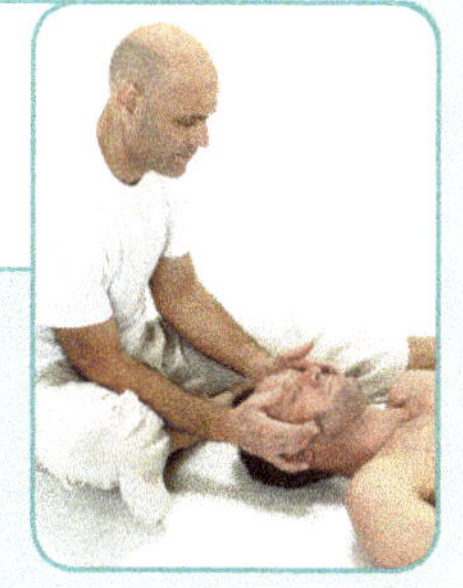

使用したタイ式ポイント

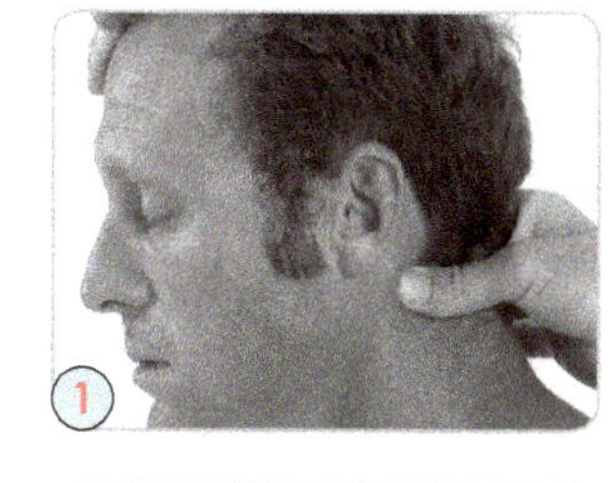
1

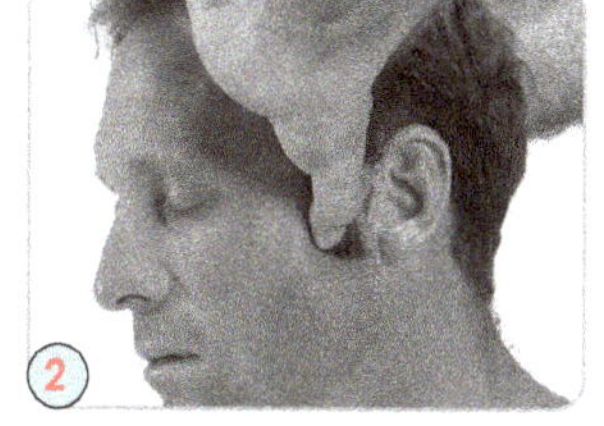
2

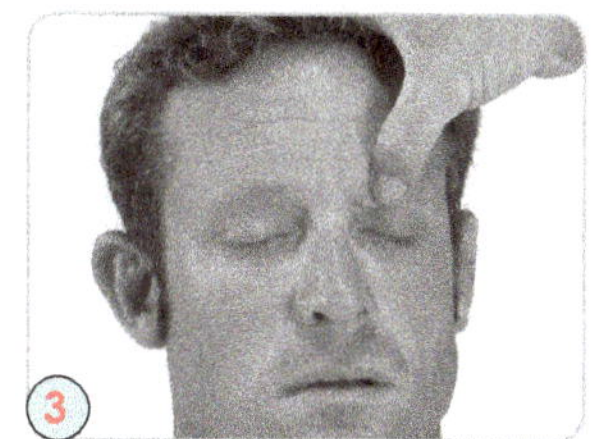
3

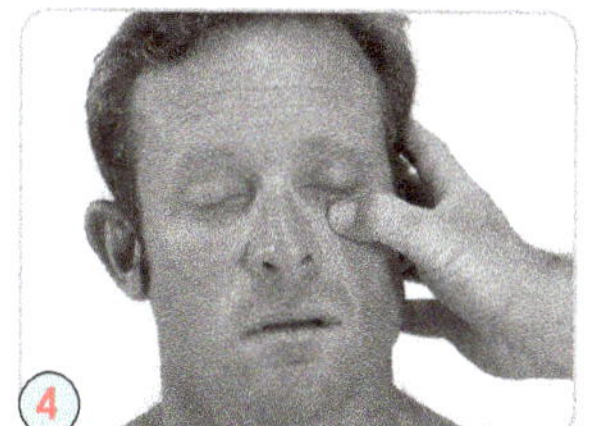
4

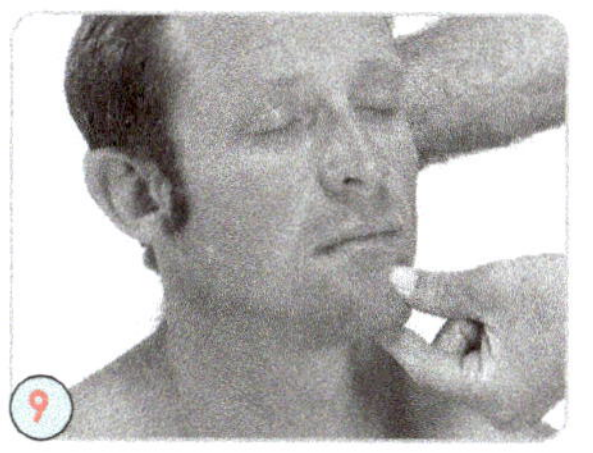
9

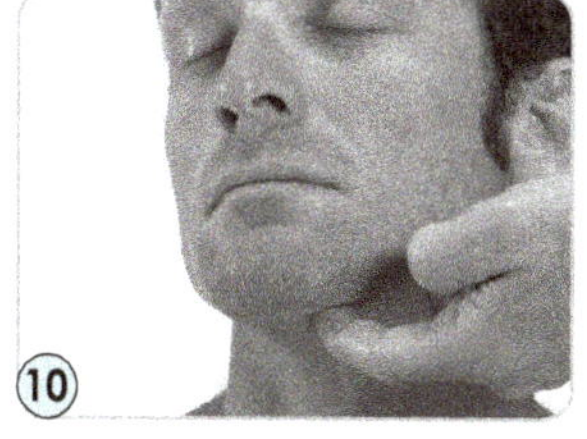
10

顎の痛み(顎関節症)

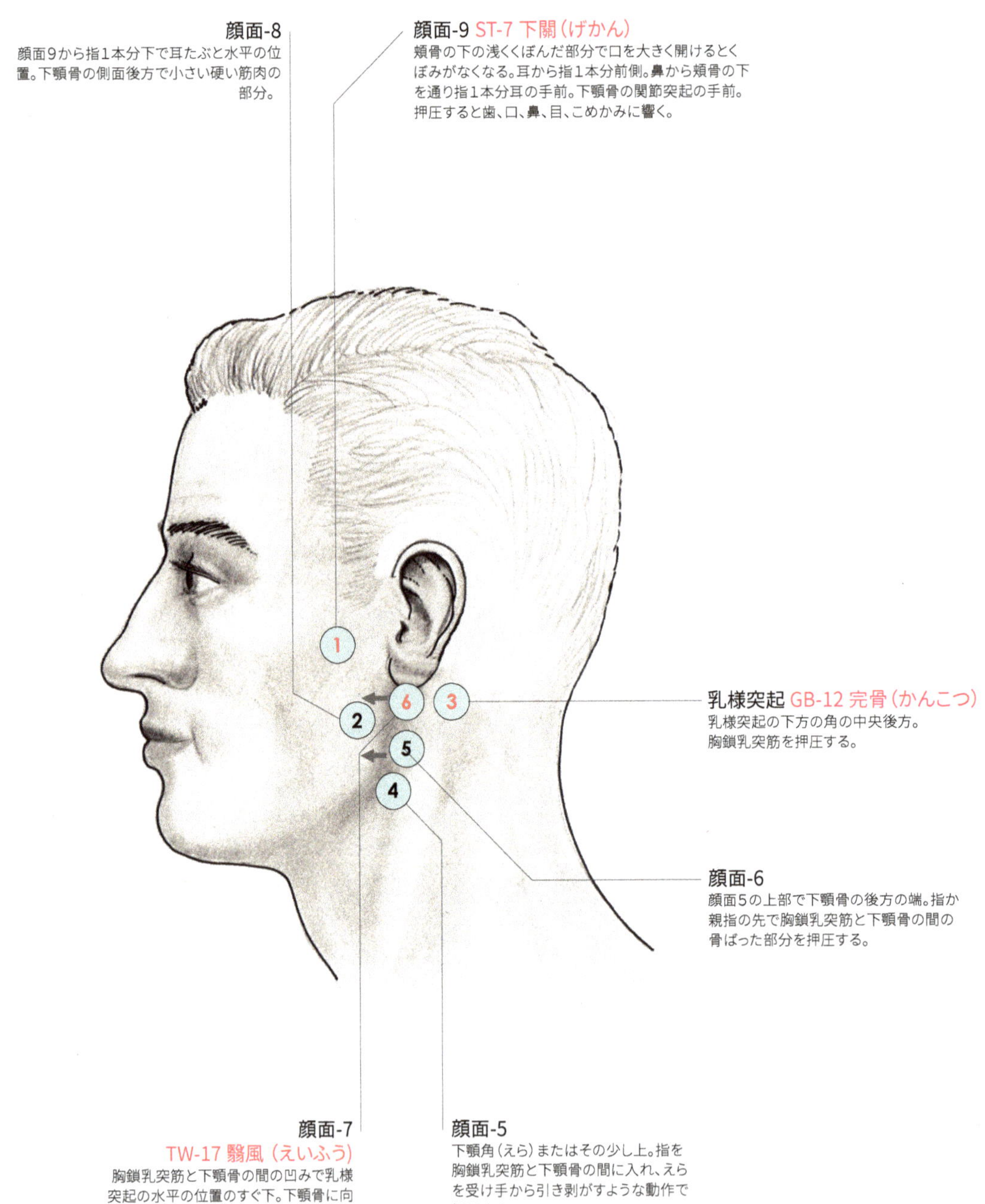

顔面-8
顔面9から指1本分下で耳たぶと水平の位置。下顎骨の側面後方で小さい硬い筋肉の部分。
顔面-9 ST-7 下関(げかん)
頬骨の下の浅くくぼんだ部分で口を大きく開けるとくぼみがなくなる。耳から指1本分前側。鼻から頬骨の下を通り指1本分耳の手前。下顎骨の関節突起の手前。押圧すると歯、口、鼻、目、こめかみに響く。
1
6
3
2
5
4
乳様突起 GB-12 完骨(かんこつ)
乳様突起の下方の角の中央後方。胸鎖乳突筋を押圧する。
顔面-6
顔面5の上部で下顎骨の後方の端。指か親指の先で胸鎖乳突筋と下顎骨の間の骨ばった部分を押圧する。
顔面-7
TW-17 翳風(えいふう)
胸鎖乳突筋と下顎骨の間の凹みで乳様突起の水平の位置のすぐ下。下顎骨に向かって押圧する。
顔面-5
下顎角(えら)またはその少し上。指を胸鎖乳突筋と下顎骨の間に入れ、えらを受け手から引き剥がすような動作で押圧する。

症状の概要

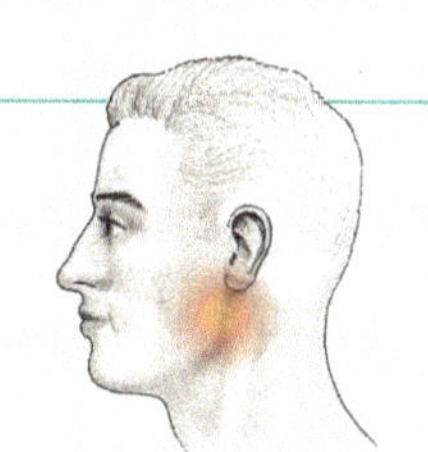

- 顎に痛みがあり首、肩の痛みも伴う場合がある
- 口を大きく開けたり、咀嚼すると痛みが増す
- 顎の筋肉に張りがみられる
- 主な原因として歯科治療で口を長時間大きく開けたり、片側のみでの咀嚼、ストレスによる睡眠時の歯ぎしりなどが挙げられる。

施術手順

1. ポイントへの押圧

親指でポイント①から⑥を順番に押圧します。ポイント④のみ人差し指使い下あごを引っ張ります。(写真参照) 症状の改善が見られるまで最大10ターン繰り返す。繰り返しの押圧でポイントが過敏又は痛みに感じる前で止めます。受け手の筋肉硬さ、反応を観察し適度な強さで押圧します。

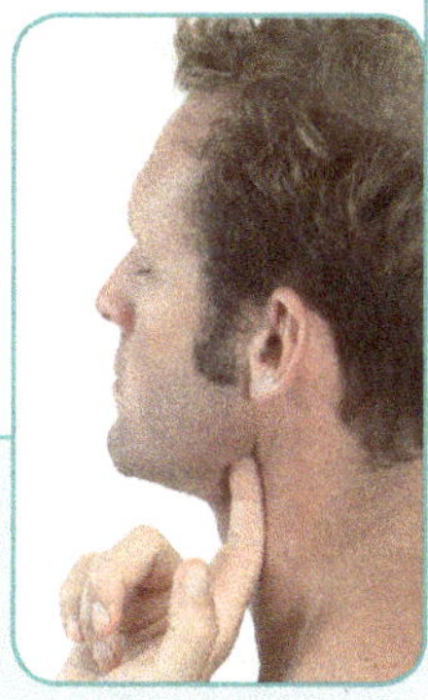

注意点

- 受け手の症状が急性であり、手技療法が適しているか疑わしい場合はすぐに医師の診断を仰ぐ
- 症状の改善が見られるまで毎日施術する。症状が慢性的な場合は週に2回ほど施術を行う
- 受け手が前回の施術の痛みを残している場合、続けての施術はしないこと

使用したタイ式ポイント

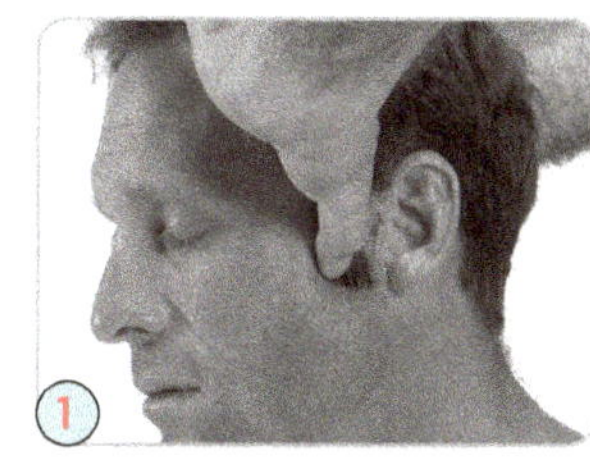

1

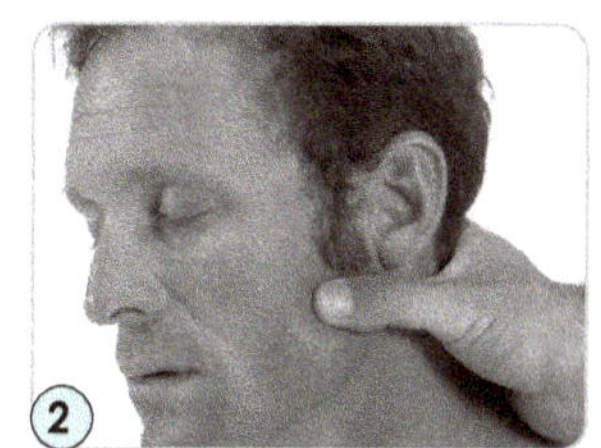

2

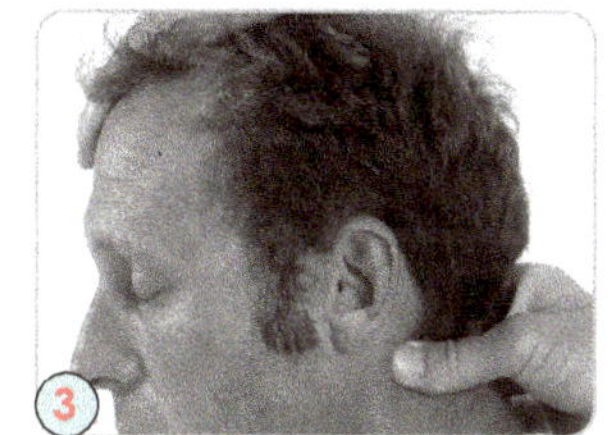

3

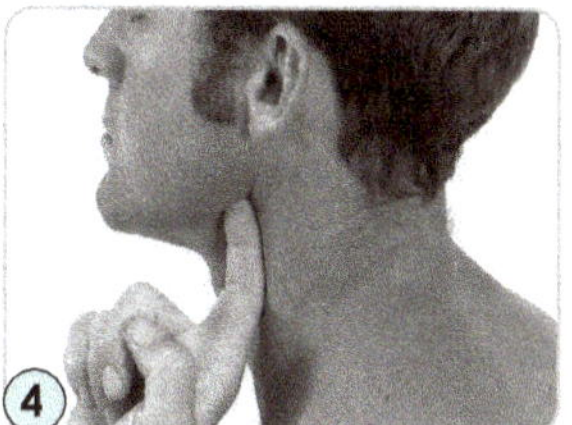

4

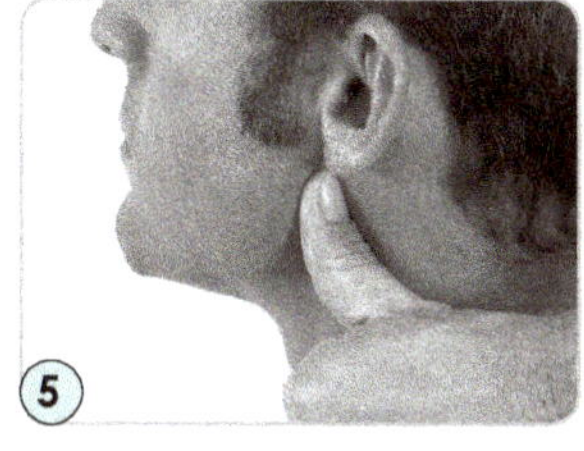

5

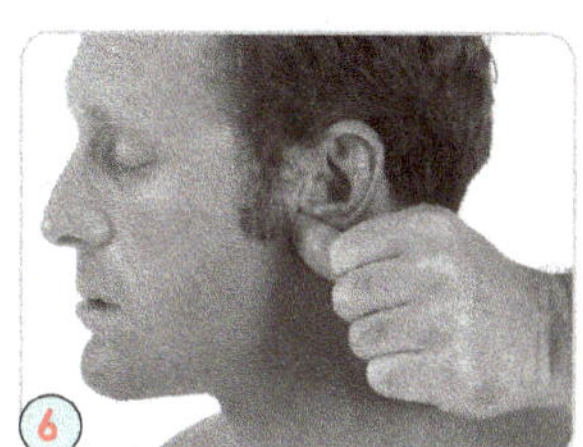

6

予備手順

2. 顔のマッサージ

タイ式または得意な方法で顔のマッサージを行います。

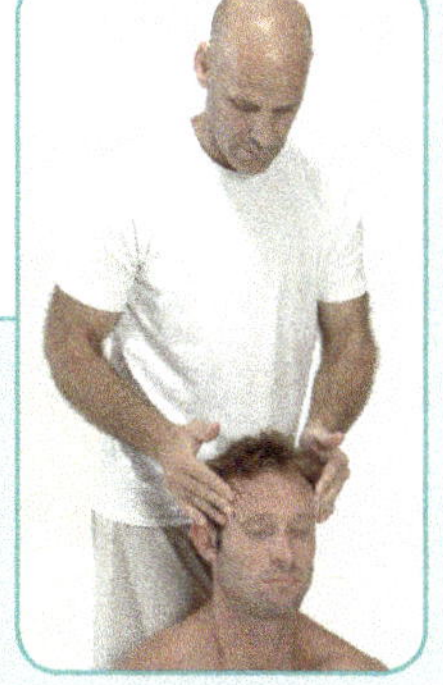

3. 首と肩のマッサージ

首、肩、肩甲骨、背中のマッサージを行います。相性が良く効果的です。

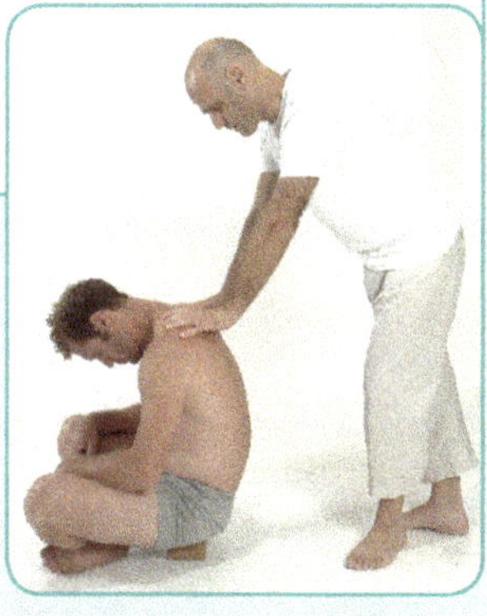

第3章　首

この章で使用される手順

7 - 頸椎の捻挫
8 - 首のコリ
9 - 首の回旋に伴う痛み - 1
10 - 首の回旋に伴う痛み - 2

この章で使用される手順

首の痛みは腰痛に次いで、とても起こりやすい症状である。首は頭を支え、広範囲の可動域を持つが故、筋肉や靭帯に負担がかかりやすい。頸椎は胸椎や腰椎と比べ強度が劣っており怪我が起こりやすい部位である。姿勢の悪さ、骨格の歪み、精神的ストレス、繰り返しの動作、怪我などは全て頸椎の障害の原因になり得る。タイ式の手技治療は首の痛みの改善に高い効果が期待できる。回復に時間がかかる場合もあるが、深刻な頸椎の病状でも手術の必要がない限り好転の助けとなる。ここでは一般的な現代医学を元にした病状の診断には囚われず、タイ式の症状別の診断表を元に受け手の症状と比較し、4つの手順から一つ選び施術を行う。施述中、受け手と受け手の筋肉の反応を観察し、症状の緩和が見られれば、症状に対する適切な治療法であるといえる。

タイ式治療手順	考えられる原因
首の捻挫	むち打ち症 寝違え(筋違え) 脊柱靭帯の損傷 トリガーポイントを伴う筋肉または筋膜の張り 髄核ヘルニア 頸部脊椎症 頸椎椎間関節症候群 頸椎脊椎管狭窄症 斜頸 ねこ背 頭部前方位姿勢 ストレートネック
頸椎のこり	寝違え(筋違え) 脊柱靭帯の損傷 トリガーポイントを伴う筋肉または筋膜の張り 髄核ヘルニア 頸椎椎間関節症候群 頸部脊椎症 頸椎脊椎管狭窄症 ねこ背 頭部前方位姿勢 ストレートネック
首の回旋に伴う痛み-1	トリガーポイントを伴う筋肉または筋膜の張り 寝違え(筋違え) 脊柱靭帯の損傷 頸椎椎間関節症候群 頸部脊椎症
首の回旋に伴う痛み-2	トリガーポイントを伴う筋肉または筋膜の張り ねこ背

首の痛みの原因:

原因は一つではなく筋組織の複数の不具合よる場合が多い。

頸椎椎間関節症候群

頸椎椎間関節の怪我による損傷、骨格の歪み、椎間板の磨耗によって起こる。症状として、首、広背筋、肩甲骨、腕、頭に痛みが出る。長時間座りっぱなしの姿勢や、寝起きに痛む場合もある。一番痛みが悪化するのは椎間関節を外旋しさらに横方向に屈曲する動作である。

頸椎椎間板ヘルニアと圧迫神経

椎間板がはみ出し神経根、靭帯や硬膜嚢を圧迫する症状で、原因は外傷、加齢による椎間板の磨耗などが考えられる。神経への圧迫が続き重症例になると回復不可能な神経の損傷につながる。

硬膜と脊椎を直接圧迫する頸椎ヘルニアは運動または感覚神経の障害の原因となる。主な症状は急性もしくは慢性的な首、上背、肩甲骨の痛みがある。首の可動域の減少と一定の動きへの痛み、さらには肩、腕に響く鋭い痛み、指先の麻痺やしびれ、体や脚に感じる熱気や寒気も起こり、ひどい場合は歩行障害も起こる。首の動かし方や位置によって症状が緩和したり悪化したりする。

頸部脊椎症

頸部脊椎の老化、加齢により椎間関節が磨耗し、脊椎の椎間板と靭帯が炎症を起こす、または椎骨の並びにズレを起こす。病状が進行すると骨棘の出っぱりができて骨が変形し結果として神経根と脊椎を圧迫する。第5ー第6頸椎と第6ー第7頸椎に起こることが多く、長期間に渡る姿勢の悪さが1番の原因である。

慢性的な症状としては首や上背のこり、痛み、可動域の減少、腕のしびれなどがある。急性かつ重度の症状では可動に伴う激痛、可動域の減少、手や腕の痛み、一定の筋肉の虚弱化、反射神経の変化、しびれや麻痺などが起こる。最悪の場合椎骨同士が前方に屈曲した状態でくっつき、首が固定されてしまう。

頸椎脊椎管狭窄症

脊椎管狭窄症とは脊椎症の進行または外傷をきっかけとする症状の慢性化によって起きる。椎骨が分厚くなるまたは骨棘の変形により椎孔の間が狭くなる。この椎孔と脊柱管の狭窄により神経根、脊椎に圧力がかかる。この圧迫により強い神経障害が続くと手術治療をしなければ治すことは難しく、数週間治療が遅れたために永久に神経障害が残る場合もある。

一般的に50歳以上の人に起こりやすいが、若い人でも脊椎の怪我により起こる場合もある。症状は徐々に進行するか病状の部位、圧迫の程度によって全く自覚症状のない場合もある。主な症状は首の痛み、上背、肩甲骨の痛み、腕、脚の痺れ、などがある。体や両脚に感じる熱気や寒気、歩行障害がある場合脊椎管に強い圧迫があることを意味する。重度の場合排尿、排便障害も起こりその場合手術治療が必要になる。

むち打ち症

車両事故などによる重度または軽度の首の外傷で症、状として頸椎の筋肉、靭帯、椎間板、椎間関節の損傷、脱臼、脊髄の伸縮、脳障害などがある。

外傷の程度により症状は色々あるが、首の痛み、頭痛、肩と肩甲骨の痛み、腰痛、手や腕の麻痺または痛み、めまい、耳鳴り、かすみ目、記憶障害、イライラ、睡眠障害、四肢麻痺などがある。

斜頸

首の片側の筋肉の痛みにより頭が傾いている症状で、怪我、ストレス、筋肉の過労によって起こる。深刻な症状になると首の筋肉が弱くなり頭をまっすぐに安定させることが難しくなる。症状が慢性化すると骨格の歪みに繋がる。痙性（けいせい）斜頸などの先天的な神経組織の障害による弊害も考えられる。乳幼児にこの症状が見られる場合、妊娠後期に胎児の頭部子が宮内でまがり筋肉と関節が歪んだ結果である。症状として首のコリ、痛み、可動域の制限、首が常に片側に曲がってしまうなどがある。

脊柱靭帯の損傷

重度または軽度の靭帯の損傷で、過剰なストレッチによる怪我、スポーツなどで過剰な動きの繰り返しによって起きる。靭帯が損傷すると慢性的な痛み、症状へと発展する。筋肉のこり、関節の痛み、可動の制限などおきる。主な症状として、首の痛み、こり、肩、肩甲骨の痛み、可動域の制限など挙げられる。靭帯の損傷は頭痛、胸部、腕の痛みの原因にもなり得る。

寝違え(筋違え)

重度または軽度の怪我または慢性的な筋肉のコリや痛みにより、脊椎の筋肉が急激に伸びた状態。筋膜や筋繊維が傷つき完全に治癒していない状態で筋肉のコリ、痛み、可動域の制限などの症状が挙げられる。

トリガーポイントを伴う筋肉または筋膜の張り

頸椎と胸椎の痛みやコリで、姿勢の悪さ、骨格の歪み、同じ動作の繰り返しなどにより筋繊に微量な外傷がおき、筋膜の一部がしこりの様に固くなり痛みや可動域制限を起こしている状態。このしこりが筋肉、筋繊維、筋膜内で範囲が大きくなると直接または間接的な痛みが首、上背、肩、肩甲骨に起きる。筋膜の張りは重度の脊柱の病理が原因の可能性もある。

猫背

重度の猫背の原因は先天的な骨格の歪みからくるもの、または全身的な症状(骨粗相症、リウマチ、ショイエルマン病)、発達障害、姿勢の悪さ、加齢などがあげられる。めまい、頚椎または胸椎の痛み、肩、肩甲骨の痛みは猫背が大元の原因である場合がある。

頭部前方位姿勢

頭部を後屈した際、頚椎の下部が屈曲している状態で、姿勢の悪さや癖が胸椎と頚椎の筋肉に歪みをおこし、これが原因となったトリガーポイントにより首、上背、胸部への痛み、または間接的に頭痛、顎の痛みが起きる。頭部前方位姿勢はその他の頚椎の症状の潜在的な原因の場合がある。

ストレートネック

むち打ち症、転倒、頚椎の手術等の後遺症により、頚椎のカーブが減少している状態。通常一時的な頚椎の前方への湾曲が筋肉の痙攣、先天的な骨格異常、長期間にわたる姿勢の悪さなどが原因となり起きる。悪化すると、トリガーポイントを伴う筋肉または筋膜の張りを起こす。椎間間接症候群、椎間板変性症、椎間板ヘルニアの潜在的な原因の場合もある。

注意事項

頚椎の重度な症状は(特に怪我の後遺症によるもの)早急な医師の診断が必要な場合がある。悪化している頚椎の症状は神経系の損傷を防ぐために緊急の手術が必要な場合もある。その様なケースは例えば首の痛みが自覚症状として現れず、頚部脊髄の圧迫により歩行障害を引き起こす場合もある。深刻な首の痛みへの施術は医師の許可を得て、ゆっくりと慎重に行いストレッチ技法は避ける。むち打ち症などにより筋肉が炎症や痙攣を起こしている場合はツボを深く刺激するタイ式ツボ療法は適当ではない場合があるので、痛みが出てから3日以内に施術を行うのは避けること。強い痛みや筋肉の痙攣がおさまり、医師の許可を得られた場合にのみ施術を行う。

60歳以上の特に女性に施術を行う場合もゆっくりと慎重に行う必要がある。高齢になると強い押圧で血管を傷つけたり、骨粗鬆症、変形性関節炎、関節リウマチなど症状により関節が弱くなる。特に第2頚椎は症状が出やすい箇所なので注意が必要。

脊柱管狭窄症が悪化し症状が進行している場合、専門の医師による診断と治療更には手術が必要となる場合もある。脊柱管狭窄症にはツボの押圧による施術は効果的ではない場合もあるが、患者の症状に手術の必要がない場合はツボ式療法により症状の一時的または長期的な緩和が見られる可能性もある。

頚椎椎間板ヘルニアは深刻な症状の一つだが、自覚症状がない場合も多くある。専門家の中には頚椎の痛みの主な原因は椎間板が筋肉や靭帯を刺激しているが神経根には届いていない状態と述べる者もいる。靭帯や筋肉が刺激されると痛みの症状となり、神経根が刺激された痛みとは異なる。神経根が刺激されている場合、断続的な痛みや腕のしびれなどの症状が一定期間または長期的に続く。この様な症状の患者に施術を行う際はかならず医師の許可が必要となる。ツボ式療法によって症状の好転が見られるのには時間がかかり、長期に渡る治療が必要となる。特に長期の慢性的な症状には好転がみられない可能性も考えられる。

禁止事項

- 筋攣縮（きんれんしゅく）が起きている箇所への押圧
- 炎症を起こしている組織への押圧
- 症状を悪化させる過敏な部分への刺激または押圧
- 受け手が拒絶反応を見せる部分への刺激または押圧

施術に適さない症状と兆候

以下の症状が受け手に見られるようであれば、直ちに医師の診断を仰ぐこと

- 重度の外傷
- 継続的または悪化する痛み
- 突然現れた原因不明の痛み
- 腕（特に両腕）のズキズキする痛み、痺れ、指の麻痺。神経根が圧迫されている深刻な症状の場合がある。
- 頚椎の著しい可動域の減少、特に前方向への屈曲時に頭痛を伴う場合。髄膜炎の可能性がある。
- 激痛を伴う深刻な症状
- 異常がみられる場合

次の症状が見られる場合神経系の問題がある場合がある。

- 頭痛
- めまい
- ふらつき
- 耳鳴り、かすみ目
- 集中力欠如、物忘れ
- イライラ、不眠症、疲労
- 首の痛みはないが腕、脚へ響く痛み、麻痺がある
- 歩行障害、脚の痛み、体力の減少
- 脚への強い痛み、熱または冷え
- 頻尿、失禁、便秘などの排泄障害
- 肩、肩甲骨、腕に響く強い痛み、指の痺れや麻痺

第3章 首

手順の選び方

1. 痛みを引き起こす動きと痛む箇所を明確にする
受け手に首を前方に屈曲し、顎を胸につける動きと頭を後方に倒し首を伸展、さらに首を左右に回旋してもらう。その際に痛みが現れるまたは悪化する箇所がどこか問診する。この方法で痛む箇所を正確に把握することができる。

2. 手順を選ぶ
痛む箇所または動きがわかったら、診断表を元に手順を選ぶ。

3. 施術を開始し、適切な手順を選んだか再度確認する
ポイントを押圧をする際、選んだ手順が的確で効果が得られるかどうか受け手の反応を観察する。受け手にもポイントへの刺激と感覚へ集中するように促し、施術者からの質問は必要最低限にとどめる。多くの場合一巡目の施術では受け手が押圧したポイントが効果的であるかを自覚できることは少ない。施術者は手順を繰り返し施すことによって受け手の症状の緩和が見られることを覚えておくこと。

第7頚椎の見つけ方

首の正中線上を指でなぞり、最初に見つけやすいのは第6頚椎である。受け手が首を過伸展させる（頭を後ろに倒す）と第6頚椎は手で触って感じられなくなる。第7頚椎はその下にあり、首が過伸展された状態だと見つけやすい。受け手が首を左右に回旋させると第7頚椎も少し回旋するが第1胸椎は動かない。

手順7 (58ページ)

首の捻挫

- 急性または慢性的な痛みで主に第7頚椎よりも下の脊椎と肩甲骨上角に現れる
- 首の両側に痛みがあり、片側の痛みが強い
- 痛み箇所を詳しく調べると第7頚椎より上に痛みはない
- 痛みは主に脊柱、肩甲骨の中心の高さに感じられるが肩甲骨内側縁と外側縁、腕にある場合もある
- 首を屈曲し顎を胸に近づける動きと伸展する動きで痛みが悪化する
- 首を左右に回旋させる動きが一番痛みが悪化し、特に片側の痛みが強い
- 首を右回旋させると首の右側に痛みがでる。左も同様
- 頚椎に歪みが見られる

痛む箇所

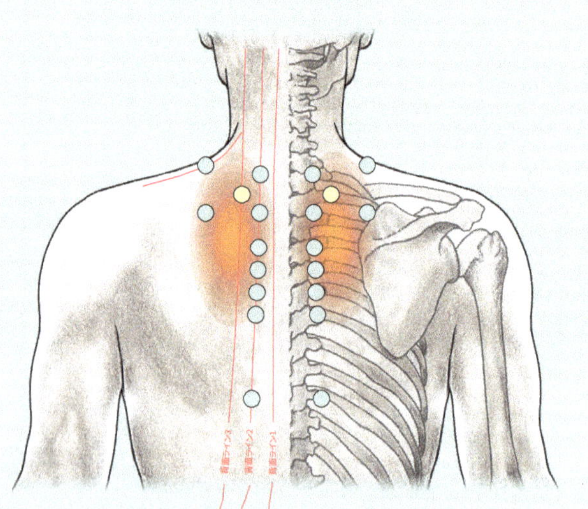

痛みが悪化する動き

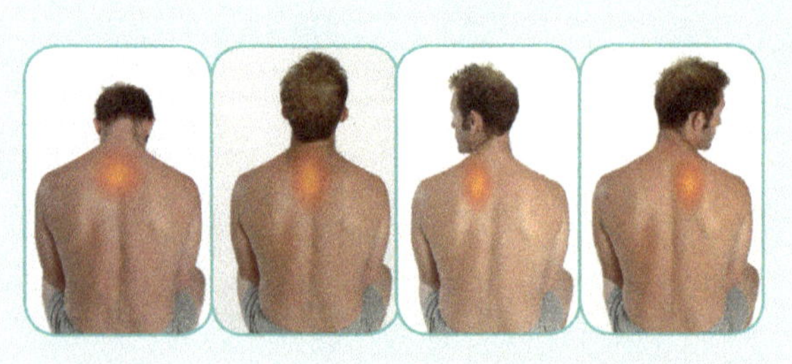

手順8 (60ページ)

頚椎のこり

- 慢性的な首のこりとで主に第7頚椎より下の脊椎と肩甲骨上角に痛み、または痛みがない場合
- 強い痛みはないが、筋肉のこりが主な症状である
- 痛みやこりは首の両側にあるがどちらか片側の痛みが強い
- 痛みは主に脊柱、肩甲骨の中心の高さに感じられるが肩甲棘上部にある場合もある
- 天井を見上げる動作など、首を伸展させる時に痛みが悪化し、主に痛む箇所は首の中心である
- 首の屈曲に制限はあり痛みがある
- 首を左右回旋させるときに首のこりが感じ、特にどちらか片方に強く感じられる
- 首を右回旋させると首の右側に痛みがでる。左も同様

痛む箇所

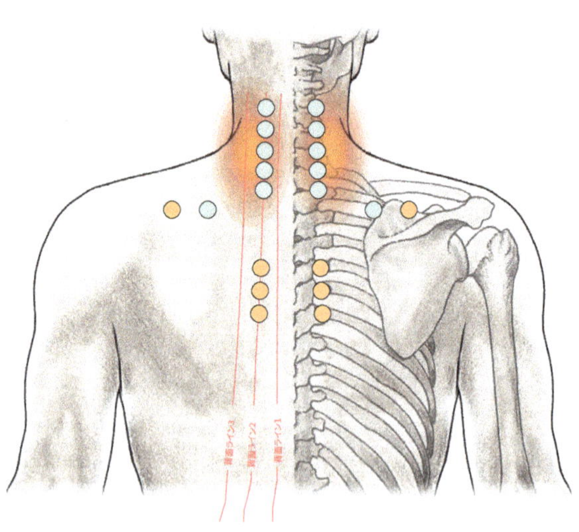

痛みが悪化する動き

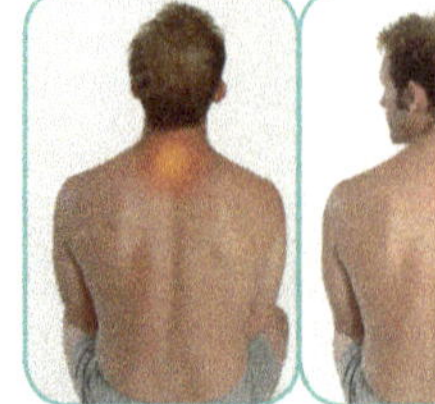
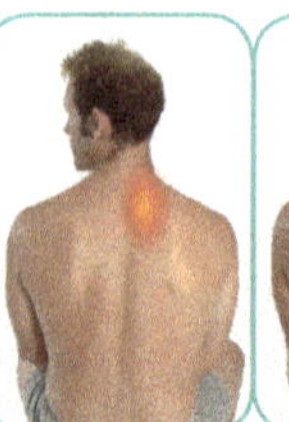
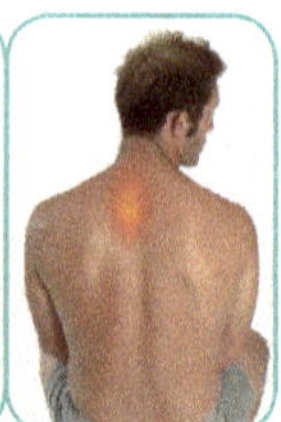

手順 9 (62 ページ)

首の回旋に伴う痛み-1

- 急性または慢性的な痛みで主に第7頚椎よりも下の脊椎と肩甲骨上角に現れる
- 痛みは首の側面（ライン3）と僧帽筋上部に沿って感じられる
- 痛みが肩と腕に響く
- 痛みは常に片側のみにある
- 首の屈曲と伸展の動作で痛みはほぼ悪化しない
- 首の回旋で特に片側のみに痛みがあり、右回旋では右に痛みがでる。左も同様
- 腕にあげる動作に痛みがあり、可動域の制限がある

痛む箇所

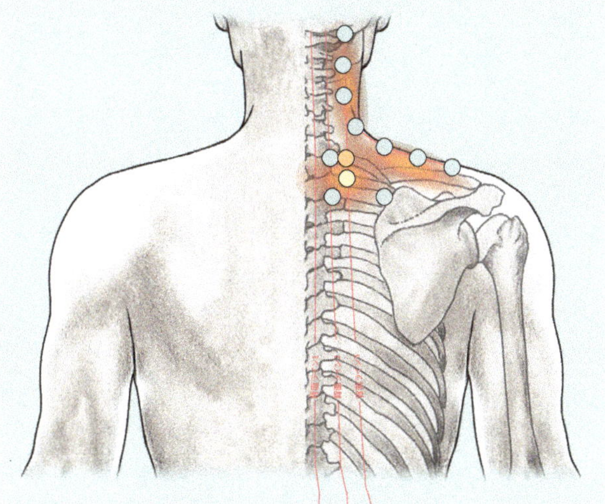

痛みが悪化する動き

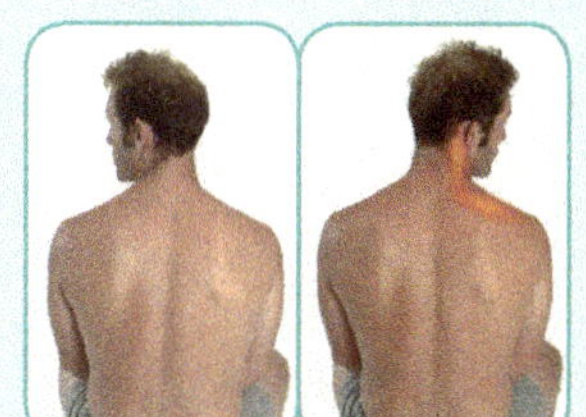

手順 10 (66 ページ)

首の回旋に伴う痛み-2

- 慢性的な痛みとこりが図の3箇所のツボにある
- 僧帽筋上部に痛みが響く
- 首の屈曲と伸展の動作で痛みはほぼ悪化しない

首の屈曲と伸展の動作で痛みはほぼ悪化しない

首の回旋で特に片側のみに痛みがあり、右回旋では反対の左側に痛みがでる。左も同様。同じ側に痛みがでる場合もある

痛む箇所

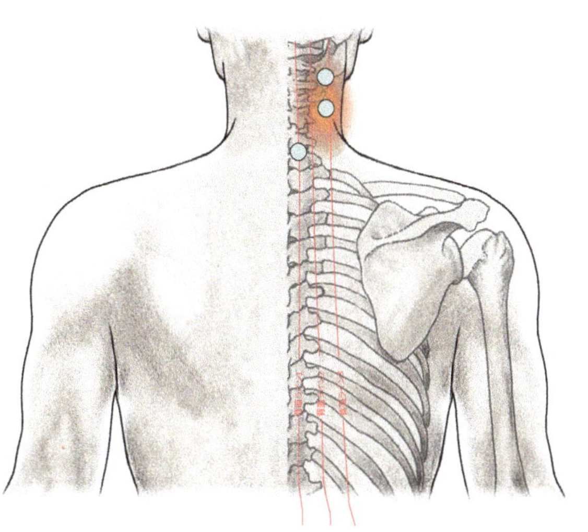

痛みが悪化する動き

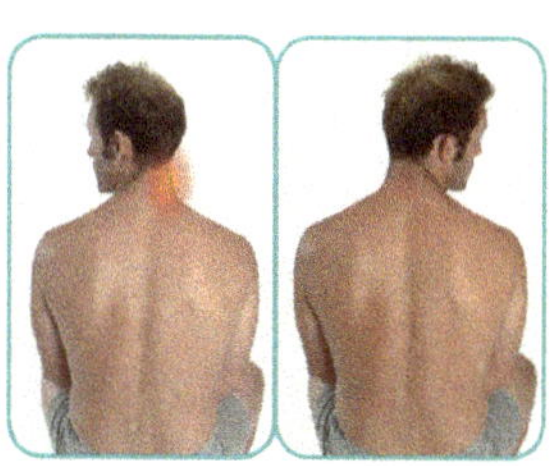

首 - 7 手順
首の捻挫

●●● 一般的に起こりやすい症状

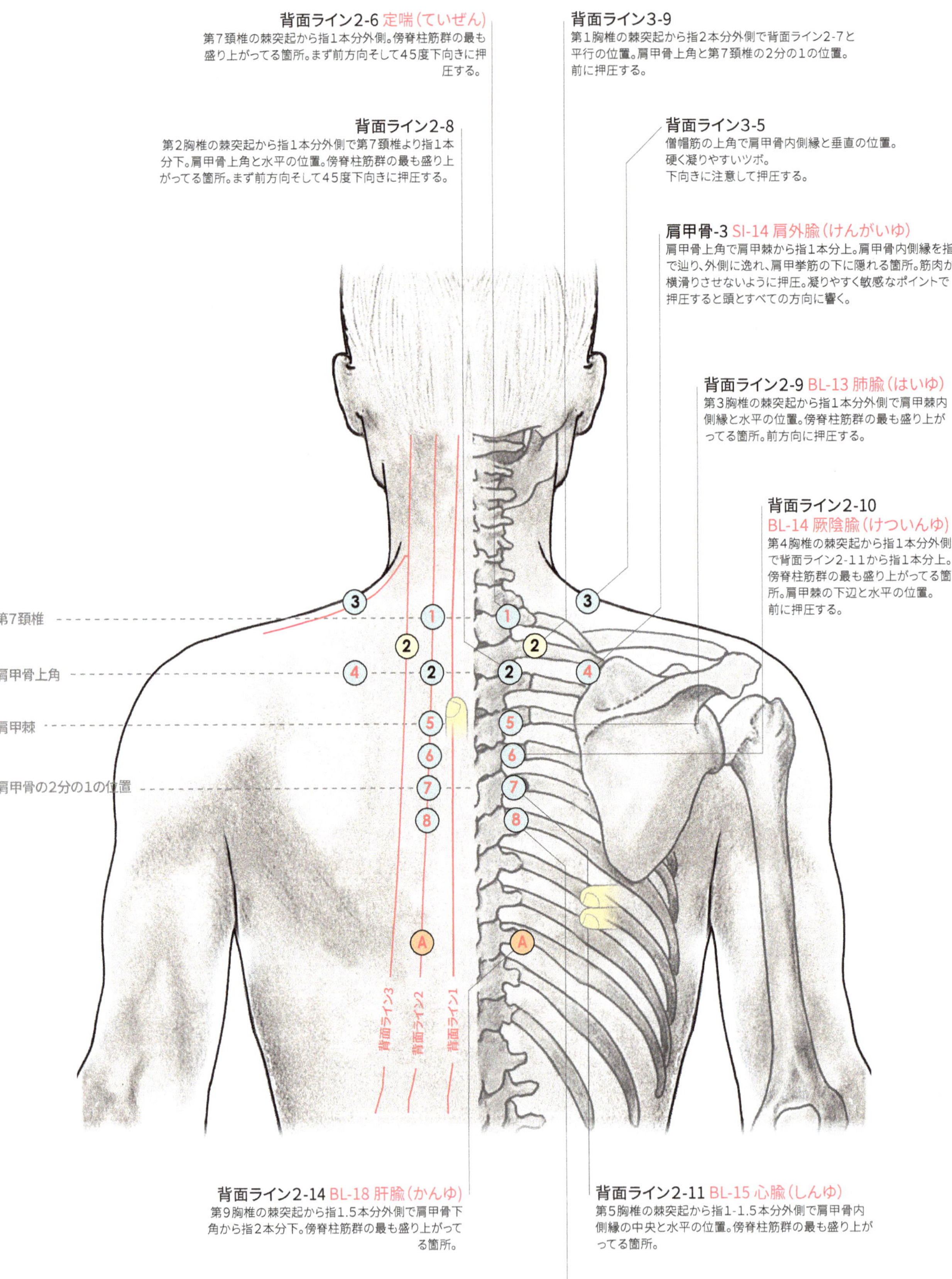

背面ライン2-6 定喘（ていぜん）
第7頸椎の棘突起から指1本分外側。傍脊柱筋群の最も盛り上がってる箇所。まず前方向そして45度下向きに押圧する。
背面ライン3-9
第1胸椎の棘突起から指2本分外側で背面ライン2-7と平行の位置。肩甲骨上角と第7頸椎の2分の1の位置。前に押圧する。
背面ライン2-8
第2胸椎の棘突起から指1本分外側で第7頸椎より指1本分下。肩甲骨上角と水平の位置。傍脊柱筋群の最も盛り上がってる箇所。まず前方向そして45度下向きに押圧する。
背面ライン3-5
僧帽筋の上角で肩甲骨内側縁と垂直の位置。硬く凝りやすいツボ。下向きに注意して押圧する。
肩甲骨-3 SI-14 肩外兪（けんがいゆ）
肩甲骨上角で肩甲棘から指1本分上。肩甲骨内側縁を指で辿り、外側に逸れ、肩甲挙筋の下に隠れる箇所。筋肉が横滑りさせないように押圧。凝りやすく敏感なポイントで押圧すると頭とすべての方向に響く。
背面ライン2-9 BL-13 肺兪（はいゆ）
第3胸椎の棘突起から指1本分外側で肩甲棘内側縁と水平の位置。傍脊柱筋群の最も盛り上がってる箇所。前方向に押圧する。
背面ライン2-10
BL-14 厥陰兪（けついんゆ）
第4胸椎の棘突起から指1本分外側で背面ライン2-11から指1本分上。傍脊柱筋群の最も盛り上がってる箇所。肩甲棘の下辺と水平の位置。前に押圧する。
第7頸椎
肩甲骨上角
肩甲棘
肩甲骨の2分の1の位置
背面ライン3
背面ライン2
背面ライン1
背面ライン2-14 BL-18 肝兪（かんゆ）
第9胸椎の棘突起から指1.5本分外側で肩甲骨下角から指2本分下。傍脊柱筋群の最も盛り上がってる箇所。
背面ライン2-11 BL-15 心兪（しんゆ）
第5胸椎の棘突起から指1-1.5本分外側で肩甲骨内側縁の中央と水平の位置。傍脊柱筋群の最も盛り上がってる箇所。
背面ライン2-12 BL-16 督兪（とくゆ）
第6胸椎の棘突起から指1-1.5本分外側で肩甲骨上角と下角をつなぐ線の3分の1の位置。背面ライン2-11から指1本分下。傍脊柱筋群の最も盛り上がってる箇所。

症状の概要：

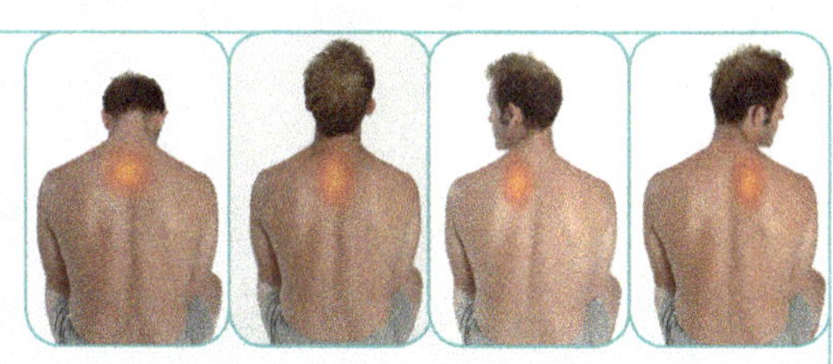

- 慢性的または急性の痛みがいくつかもしくはべての箇所特にポイント①,②,③,④にある
- 常に両側に痛みがあるが、片側が特に痛む
- 詳しく検査すると第7頸椎より上に痛みは感じられない
- ポイント①,②,③,④が主に痛みがあるが、肩甲骨内側・外側縁が痛み、腕に響く場合もある
- 首の屈曲（顎を胸に近づける動作）と伸展で痛みが悪化する
- 首の回旋すると片側にに強い痛みがある
- 右回旋では右に痛みがでる。左も同様
- 頚椎に歪みが見られる

施術手順

1. 首と肩の施術

受け手はあぐらか足を伸ばした状態で座ります。床に座りづらい場合は、クッションまたは椅子を使用します。首、背中の胸椎、肩甲骨周りをタイ式またはその他得意の方法でほぐします。この時ストレッチ技法は避けましょう。

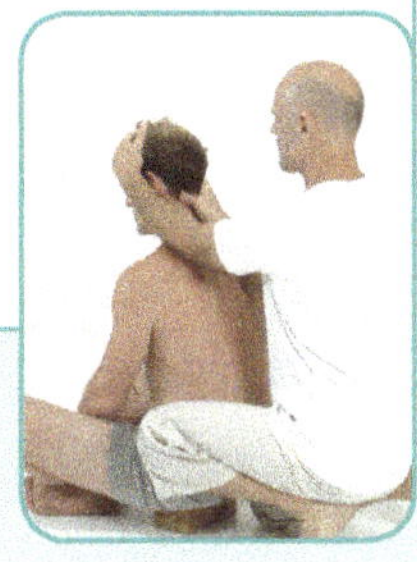

2. ポイントへの押圧

片側のポイント①から④まで順番に押圧し、反対側も同様に行います。次にポイント5から8まで同様に片側づつ押圧をします。ポイントⒶが効果的なポイントか確認します。受け手の反応を見ながら力を加減します。

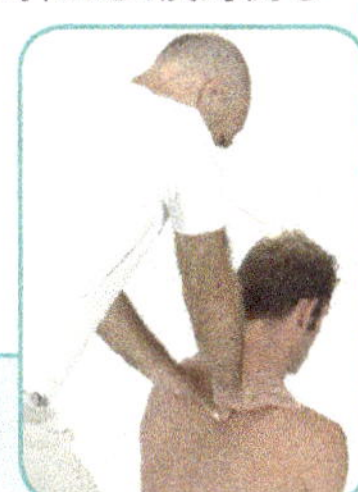

補足手順

3. 首の屈曲と伸展

両方の親指でポイント①を両側同時に押圧し、受け手に頭を前後にゆっくり何度か動かすよう指示します。同様にポイント②,⑤,⑥⑦を押圧をしながら受け手に頭を前後に動かす動作を行ってもらいます。受け手に過剰にストレッチをしないように促し、痛みがないか確認をします。

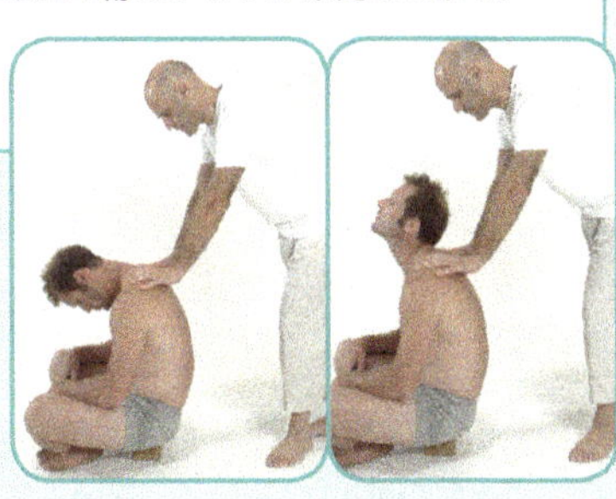

4. 首の回転

次に親指ではなく拳を使って手順3と同じ順序で同じポイントを押圧します。受け手に頭を前方に倒し、顎を左右に動かすように指示します。痛みがない範囲でゆっくり慎重に行います。

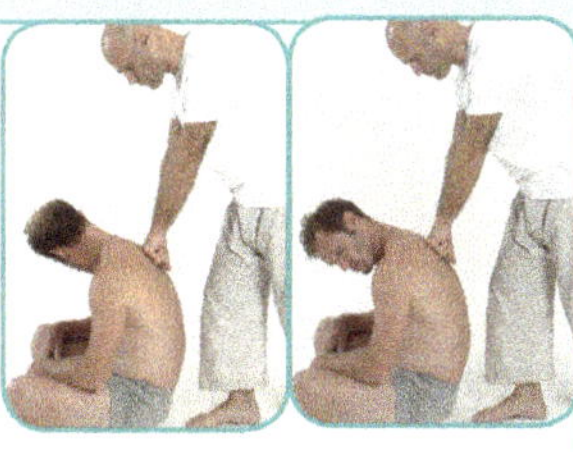

5. 背中と腰のマッサージ

側臥位で背中ラインと腰をタイ式の手順でマッサージします。

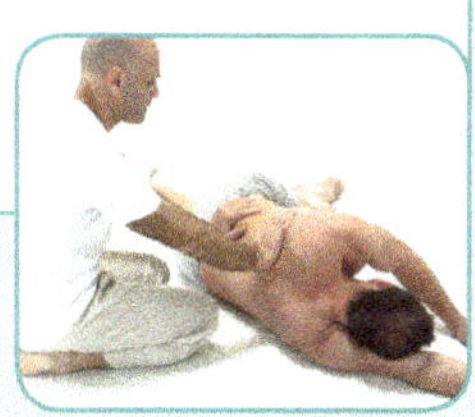

6. 首のストレッチ

軽度の症状の場合、慎重に首のストレッチを行います。タイ式の施術の場合、座位より仰臥位がより安全に行えます。
もし痛みがある場合ストレッチは中止します。

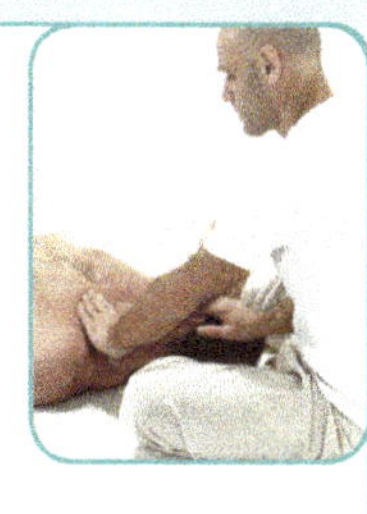

注意点：

- 受け手の症状が急性であり、手技療法が適しているか疑わしい場合はすぐに医師の診断を仰ぐ
- 重度の症状の場合ストレッチ技法は避ける
- 高齢（60歳以上）の受け手の首への押圧は特に慎重に行う
- 症状が好転が見られるまで毎日施術を行う。軽度の慢性的な症状は週二回程度施術を行う
- 前回の施術後の痛みやもみ返しが受け手にある場合、続けての施術はしない
- 受け手に急な動きや痛みが悪化する姿勢や運動は避けるよう促す
- 受け手にうつ伏せでの睡眠は避けるよう促し、もし避けられない場合枕は使わないよう指示する

首 - 8 手順
首のコリ

●●● とてもよくある症状

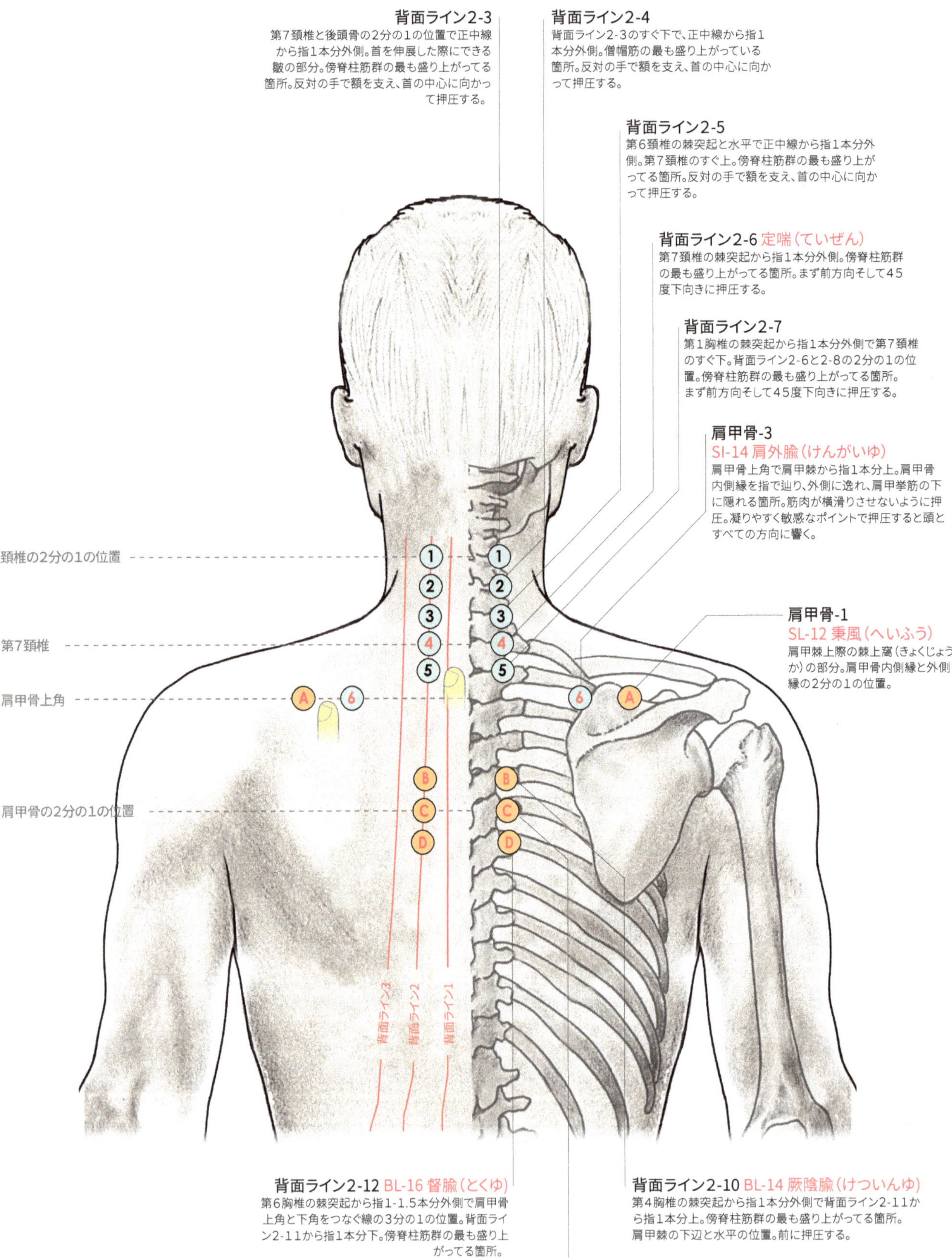

背面ライン2-3
第7頚椎と後頭骨の2分の1の位置で正中線から指1本分外側。首を伸展した際にできる皺の部分。傍脊柱筋群の最も盛り上がってる箇所。反対の手で額を支え、首の中心に向かって押圧する。
背面ライン2-4
背面ライン2-3のすぐ下で、正中線から指1本分外側。僧帽筋の最も盛り上がっている箇所。反対の手で額を支え、首の中心に向かって押圧する。
背面ライン2-5
第6頚椎の棘突起と水平で正中線から指1本分外側。第7頚椎のすぐ上。傍脊柱筋群の最も盛り上がってる箇所。反対の手で額を支え、首の中心に向かって押圧する。
背面ライン2-6 定喘（ていぜん）
第7頚椎の棘突起から指1本分外側。傍脊柱筋群の最も盛り上がってる箇所。まず前方向そして45度下向きに押圧する。
背面ライン2-7
第1胸椎の棘突起から指1本分外側で第7頚椎のすぐ下。背面ライン2-6と2-8の2分の1の位置。傍脊柱筋群の最も盛り上がってる箇所。まず前方向そして45度下向きに押圧する。
肩甲骨-3
SI-14 肩外兪（けんがいゆ）
肩甲骨上角で肩甲棘から指1本分上。肩甲骨内側縁を指で辿り、外側に逸れ、肩甲挙筋の下に隠れる箇所。筋肉が横滑りさせないように押圧。凝りやすく敏感なポイントで押圧すると頭とすべての方向に響く。
頚椎の2分の1の位置
第7頚椎
肩甲骨上角
肩甲骨の2分の1の位置
肩甲骨-1
SL-12 秉風（へいふう）
肩甲棘上際の棘上窩（きょくじょうか）の部分。肩甲骨内側縁と外側縁の2分の1の位置。
1
2
3
4
5
6
A
B
C
D
背面ライン3
背面ライン2
背面ライン1
背面ライン2-12 BL-16 督兪（とくゆ）
第6胸椎の棘突起から指1-1.5本分外側で肩甲骨上角と下角をつなぐ線の3分の1の位置。背面ライン2-11から指1本分下。傍脊柱筋群の最も盛り上がってる箇所。
背面ライン2-10 BL-14 厥陰兪（けついんゆ）
第4胸椎の棘突起から指1本分外側で背面ライン2-11から指1本分上。傍脊柱筋群の最も盛り上がってる箇所。肩甲棘の下辺と水平の位置。前に押圧する。
背面ライン2-11 BL-15 心兪（しんゆ）
第5胸椎の棘突起から指1-1.5本分外側で肩甲骨内側縁の中央と水平の位置。傍脊柱筋群の最も盛り上がってる箇所。

症状の概要：

- 慢性的または急性の痛みがいくつかもしくはすべての箇所特にポイント④,⑤,⑥にある
- 鋭い痛みはなく、痛みよりコリが主な症状である
- 両側または片側のみに症状がある
- ポイント③,②,①に主に痛みがありポイントⒶ,Ⓑ,Ⓒにも痛みが出る場合がある
- 首の伸展（天井を見上げる動作）で痛みが悪化し、特にポイント1と首の中心が痛む
- 首の屈曲に制限があり、痛む場合もある
- 両側への首の回旋は常に動かしづらく、特に片側の症状が重い

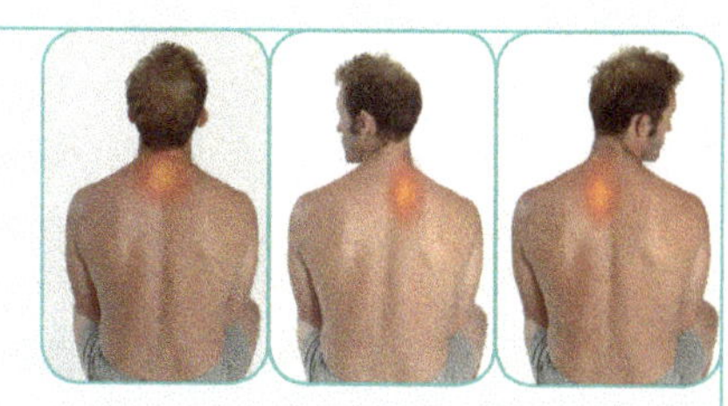

施術手順

1. 首と肩の施術

受け手はあぐらか足を伸ばした状態で座ります。床に座りづらい場合は、クッションまたは椅子を使用します。首、背中の胸椎、肩甲骨周りをタイ式またはその他得意の方法でほぐします。この時ストレッチ技法は避けましょう。

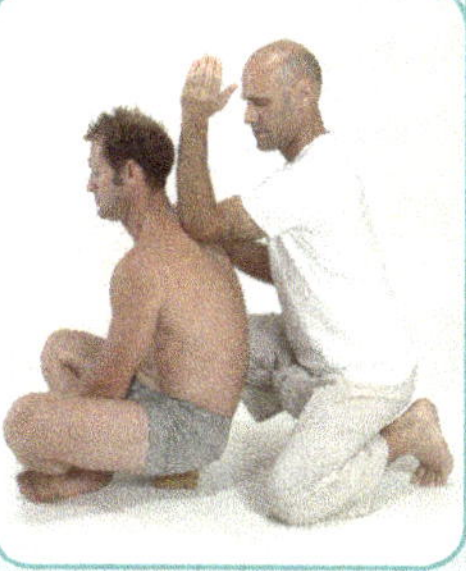

2. ポイントへの押圧

ポイント①から⑥とⒶからⒹをそれぞれ10～15秒押圧し、症状の改善が見られるまで最大10セット繰り返します。もしポイントⒶからⒸまたはⒹが効果的ではない場合は押圧はしなくてもよい。繰り返しの押圧によりポイントが過敏又は痛みを感じる前で止めます。受け手の筋肉硬さ、反応を観察し適度な強さで押圧します。

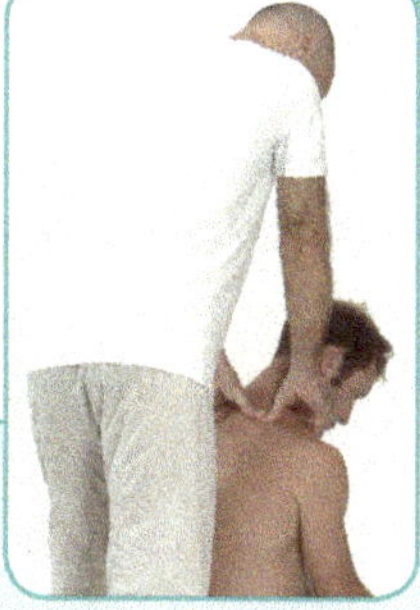

補足手順

3. 背中と腰のマッサージ

側臥位で背中ラインと腰をタイ式の手順でマッサージします。

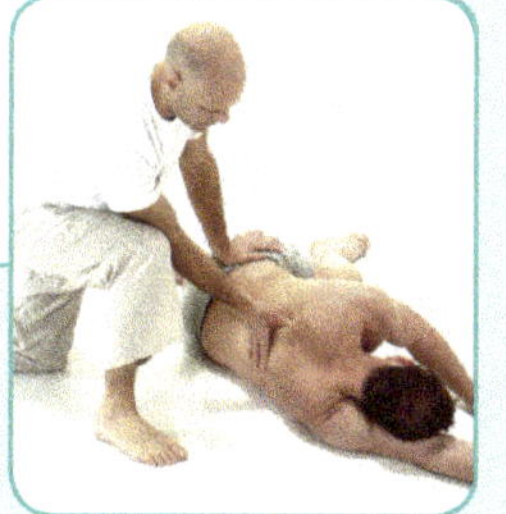

4. 首のストレッチ

軽度の症状の場合、慎重に首のストレッチを行います。タイ式の施術の場合、座位より仰臥位がより安全に行えます。
もし痛みがある場合ストレッチは中止します。

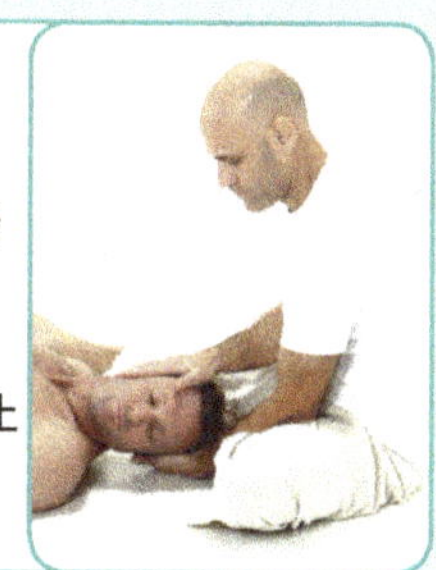

注意点：

- 受け手の症状が急性であり、手技療法が適しているか疑わしい場合はすぐに医師の診断を仰ぐ
- 重度の症状の場合ストレッチ技法は避ける
- 高齢（60歳以上）の受け手の首への押圧は特に慎重に行う
- 症状が好転が見られるまで毎日施術を行う。軽度の慢性的な症状は週二回程度施術を行う
- 前回の施術後の痛みやもみ返しが受け手にある場合、続けての施術はしない
- 受け手に急な動きや痛みが悪化する姿勢や運動は避けるよう促す
- 受け手にうつ伏せでの睡眠は避けるよう促し、もし避けられない場合枕は使わないよう指示する

使用したタイ式ポイント

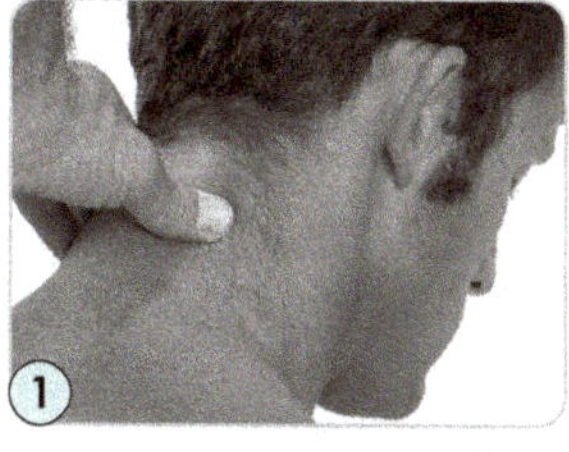
1

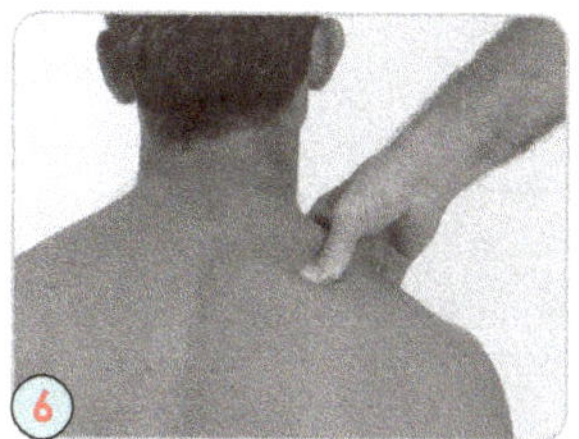
6

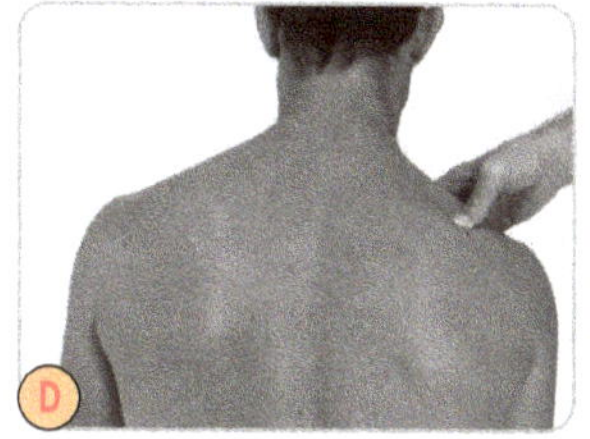
D

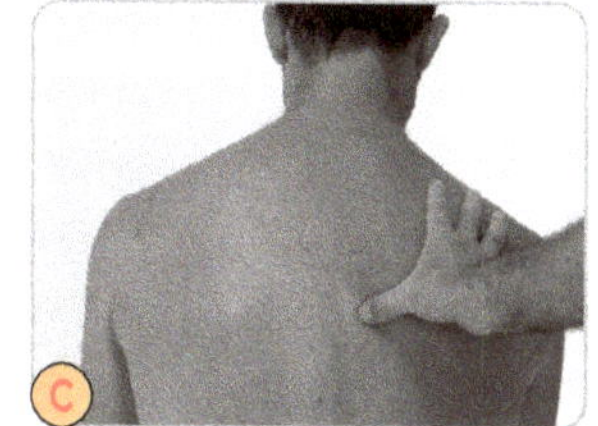
C

首の回旋に伴う痛み-1

●●● とてもよくある症状

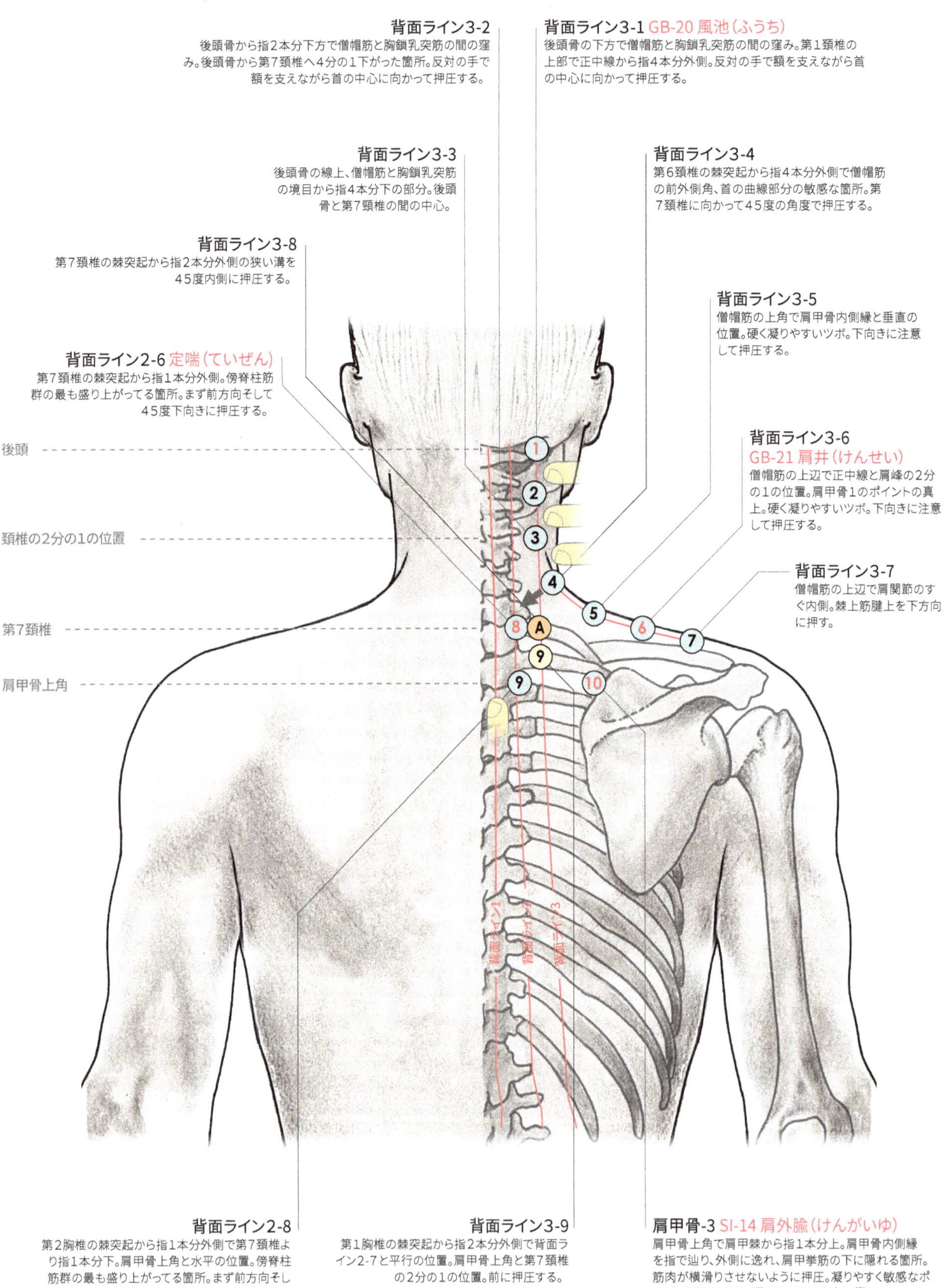
背面ライン3-2
後頭骨から指2本分下方で僧帽筋と胸鎖乳突筋の間の窪み。後頭骨から第7頚椎へ4分の1下がった箇所。反対の手で額を支えながら首の中心に向かって押圧する。
背面ライン3-1 GB-20 風池（ふうち）
後頭骨の下方で僧帽筋と胸鎖乳突筋の間の窪み。第1頚椎の上部で正中線から指4本分外側。反対の手で額を支えながら首の中心に向かって押圧する。
背面ライン3-3
後頭骨の線上、僧帽筋と胸鎖乳突筋の境目から指4本分下の部分。後頭骨と第7頚椎の間の中心。
背面ライン3-4
第6頚椎の棘突起から指4本分外側で僧帽筋の前外側角、首の曲線部分の敏感な箇所。第7頚椎に向かって45度の角度で押圧する。
背面ライン3-8
第7頚椎の棘突起から指2本分外側の狭い溝を45度内側に押圧する。
背面ライン3-5
僧帽筋の上角で肩甲骨内側縁と垂直の位置。硬く凝りやすいツボ。下向きに注意して押圧する。
背面ライン2-6 定喘（ていぜん）
第7頚椎の棘突起から指1本分外側。傍脊柱筋群の最も盛り上がってる箇所。まず前方向そして45度下向きに押圧する。
背面ライン3-6
GB-21 肩井（けんせい）
僧帽筋の上辺で正中線と肩峰の2分の1の位置。肩甲骨1のポイントの真上。硬く凝りやすいツボ。下向きに注意して押圧する。
後頭
頚椎の2分の1の位置
背面ライン3-7
僧帽筋の上辺で肩関節のすぐ内側。棘上筋腱上を下方向に押す。
第7頚椎
肩甲骨上角
1
2
3
4
5
6
7
8
A
9
9
10
背面ライン1
背面ライン2
背面ライン3
背面ライン2-8
第2胸椎の棘突起から指1本分外側で第7頚椎より指1本分下。肩甲骨上角と水平の位置。傍脊柱筋群の最も盛り上がってる箇所。まず前方向そして45度下向きに押圧する。
背面ライン3-9
第1胸椎の棘突起から指2本分外側で背面ライン2-7と平行の位置。肩甲骨上角と第7頚椎の2分の1の位置。前に押圧する。
肩甲骨-3 SI-14 肩外腧（けんがいゆ）
肩甲骨上角で肩甲棘から指1本分上。肩甲骨内側縁を指で辿り、外側に逸れ、肩甲挙筋の下に隠れる箇所。筋肉が横滑りさせないように押圧。凝りやすく敏感なポイントで押圧すると頭とすべての方向に響く。

症状の概要:

- 慢性的または急性の痛みがいくつかまたはすべての箇所特にポイン ⑤, ⑧, ⑨, ⑩ にある
- 痛みはポイント ①, ②, ③, ④, ⑥, ⑦ とその周辺にある
- 痛みは肩、腕に響く場合もある
- 首の伸展（天井を見上げる動作）と屈曲で痛みが悪化することは少ない
- 両側への首の回旋は常に痛みがあり、特に片側の症状が重く首を右回旋すると右に痛みがでる。左も同様
- 腕をあげる動作での痛みや肩関節の可動制限がある場合もある

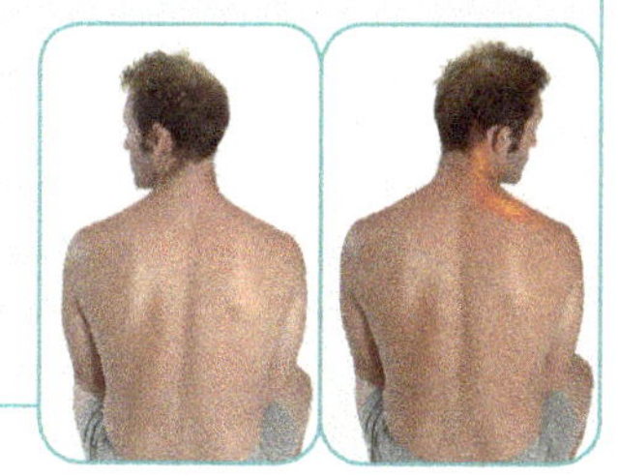

施術手順

1. 首と肩の施術

受け手はあぐらか足を伸ばした状態で座ります。床に座りづらい場合は、クッションまたは椅子を使用します。首、背中の胸椎、肩甲骨周りをタイ式またはその他得意の方法でほぐします。この時ストレッチ技法は避けましょう。

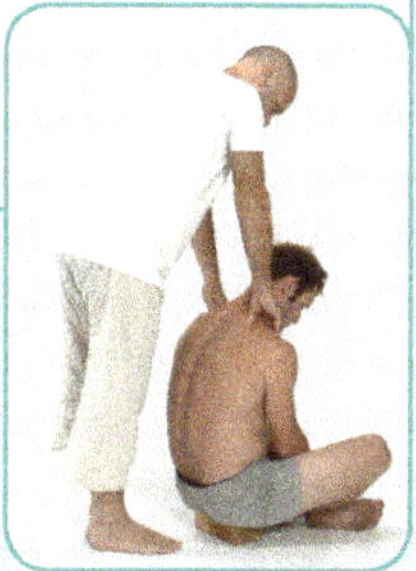

2. ポイントへの押圧

ポイント ① からh ⑩ をそれぞれ10～15秒押圧し、症状の改善が見られるまで繰り返します。繰り返しの押圧によりポイントが過敏又は痛みを感じる前で止めます。受け手の筋肉硬さ、反応を観察し適度な強さで押圧します。

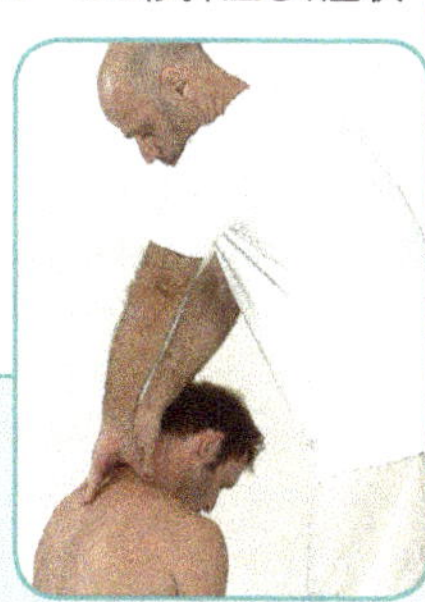

補足手順

3. 肘でのマッサージ

肘を使いポイント ⑧, ⑨, ⑩ を次の要領でマッサージします：肘をポイントに合わせ受け手の皮膚を下に引っ張るように肘を押し下げ、筋肉が滑る感覚を肘で感じ押圧を加えながら皮膚を上に押し上げます。このテクニックは痛気持ちいい深く強い押圧を与えることができます。刺激が強すぎる場合はこの手順は省きます。

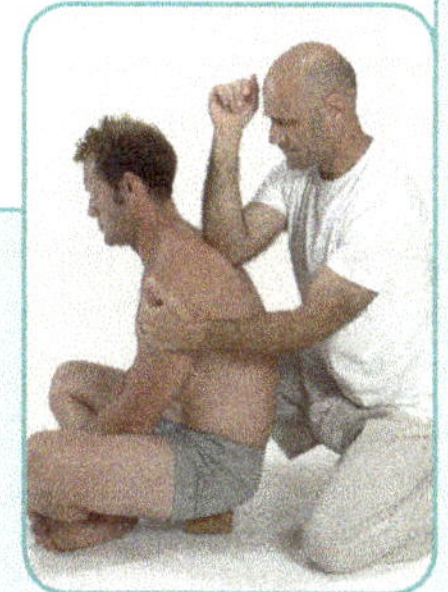

4. 体幹を捻る

受け手に指を組んで首の後ろに手を当てるように指示し、片側の肘を手前に引き反対側は肩甲骨に手を添えて前に押します。この時肩甲骨側の足で受け手の腿を抑え動きを固定し、ゆっくり受け手の上半身をツイストします。足で腿を抑える際強く押しすぎないように注意します。受け手に痛みが出ない程度までねじり、反対側を同じように行います。2セット行います。

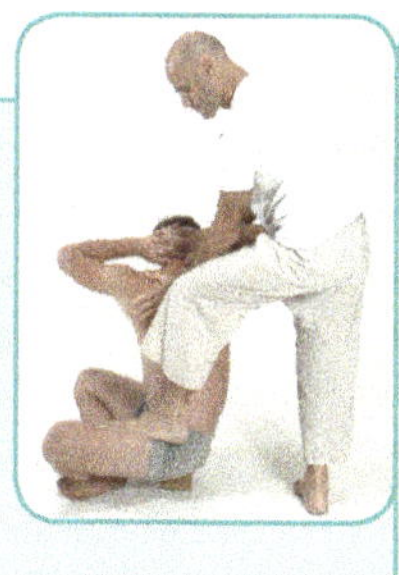

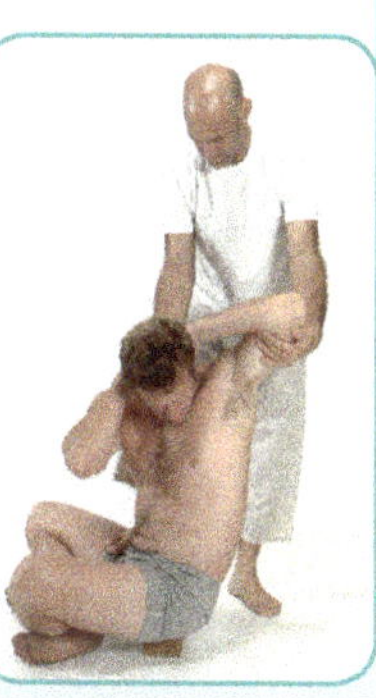

5. 胸椎の矯正

この手順は以下の技法の施術経験がある場合のみに行います。受け手に両腕を胸の前で交差させ、体の力を完全に抜くように指示し受け手の背中を膝に添わせます。膝の位置は背骨の両側に合わせます。受け手の手を後ろに引っ張り自分の体を後ろに添わせると同時に膝を受け手の背中に押し当てます。徐々に強く押圧し受け手の背骨をポキッと鳴らし矯正します。膝の位置を指5本分上にずらしそれぞれ二回づつこの動作を繰り返します。

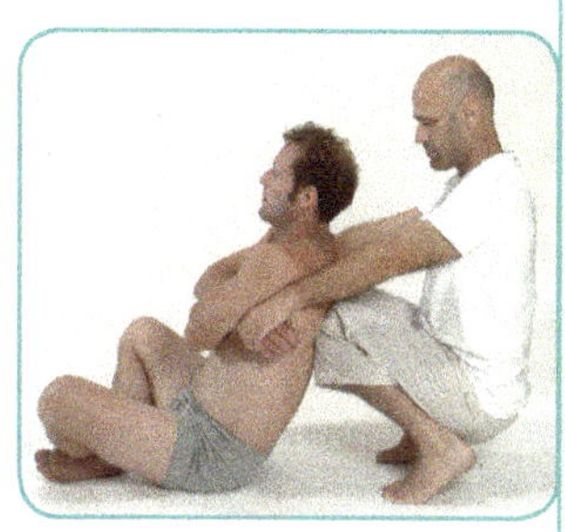

次のページに続く ➤

➤ 続き

首の回旋に伴う痛み-1

6. 首の回転

受け手に首の回旋をするように指示し、ポイント④または⑤を押圧する。押圧は20秒キープと数秒緩めるを数回繰り返す。通常ポイントへの押圧で痛みを感じるが受け手が首を強くストレッチしないように注意する。通常ストレッチに痛みは伴わない。

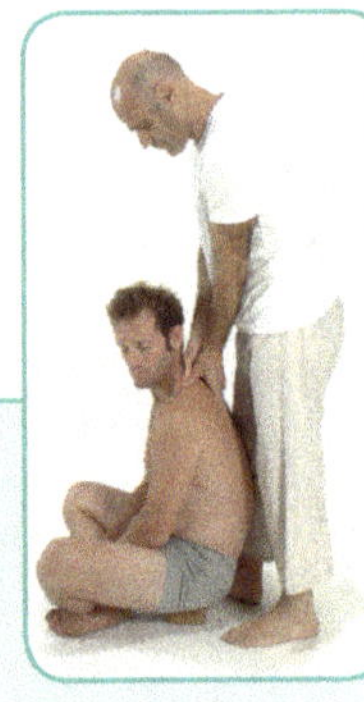

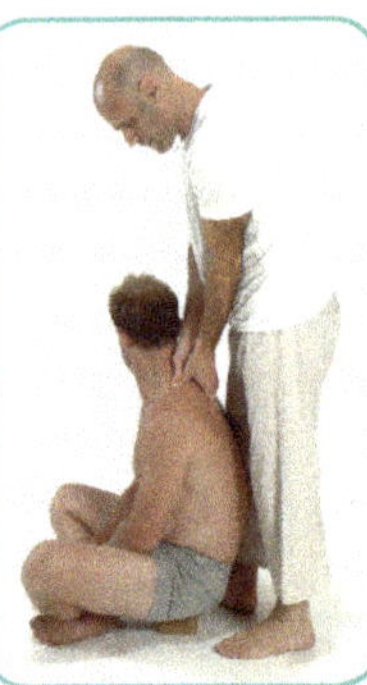

7. 背中と腰のマッサージ

側臥位で背中ラインと腰をタイ式の手順でマッサージします。

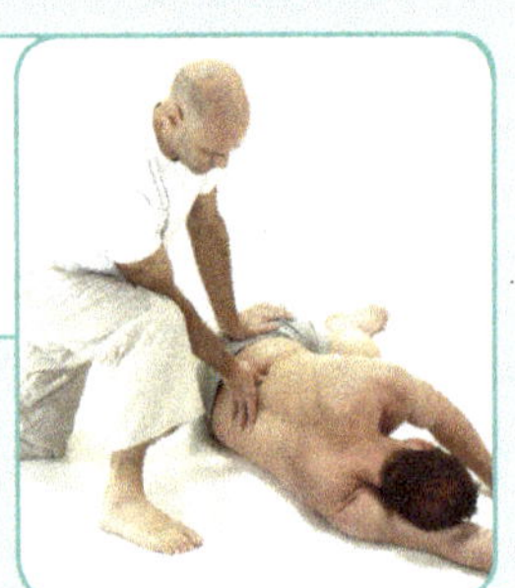

8. 首のストレッチ

軽度の症状の場合、慎重に首のストレッチを行います。タイ式の施術の場合、座位より仰臥位がより安全に行えます。もし痛みがある場合ストレッチは中止します。

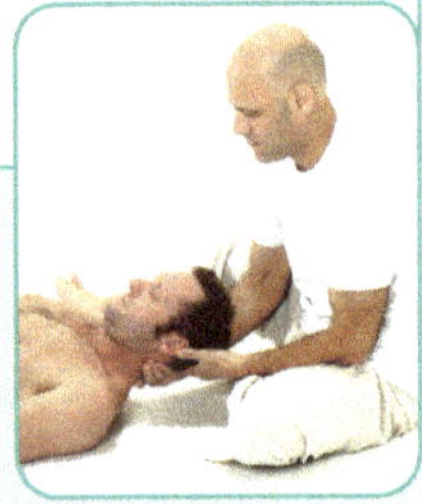

注意点：

- 受け手の症状が急性であり、手技療法が適しているか疑わしい場合はすぐに医師の診断を仰ぐ
- 重度の症状の場合ストレッチ技法は避ける
- 高齢（60歳以上）の受け手の首への押圧は特に慎重に行う
- 症状が好転が見られるまで毎日施術を行う。軽度の慢性的な症状は週二回程度施術を行う
- 前回の施術後の痛みやもみ返しが受け手にある場合、続けての施術はしない
- 受け手に急な動きや痛みが悪化する姿勢や運動は避けるよう促す
- 受け手にうつ伏せでの睡眠は避けるよう促し、もし避けられない場合枕は使わないよう指示する

使用したタイ式ポイント

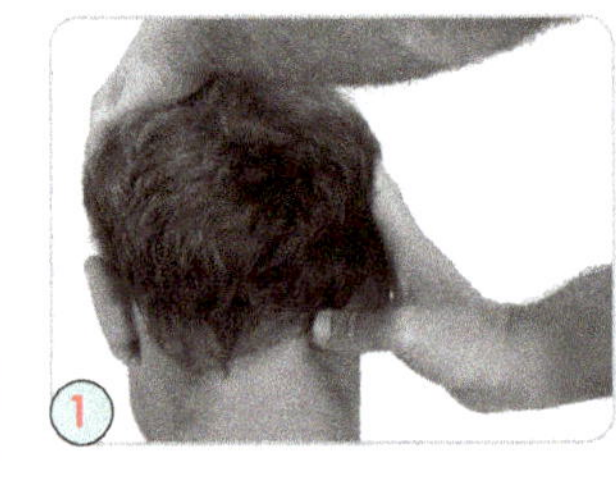
1

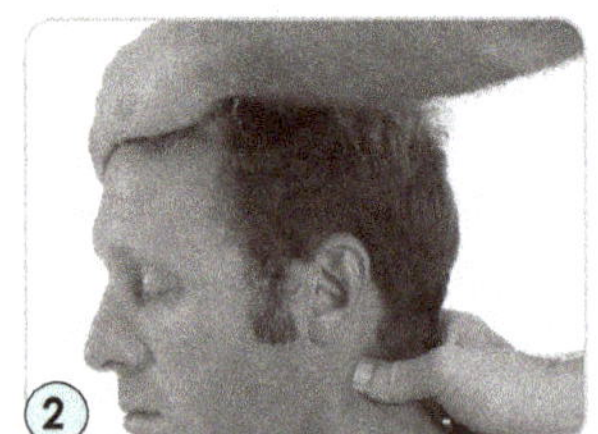
2

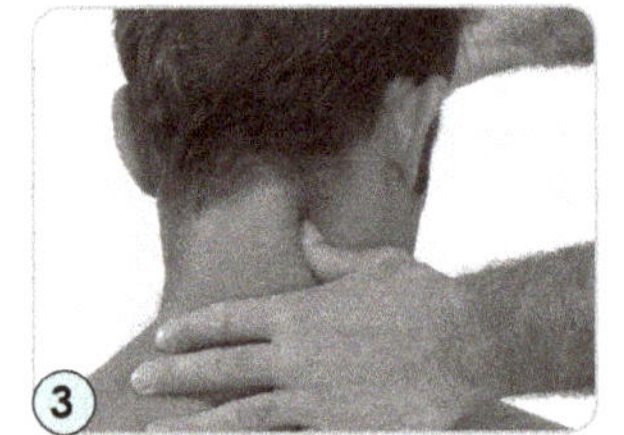
3

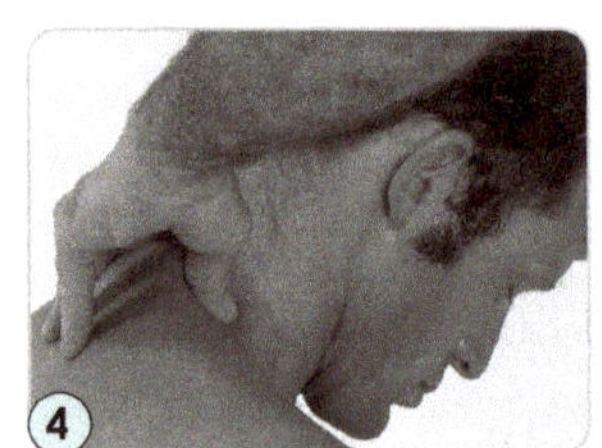
4

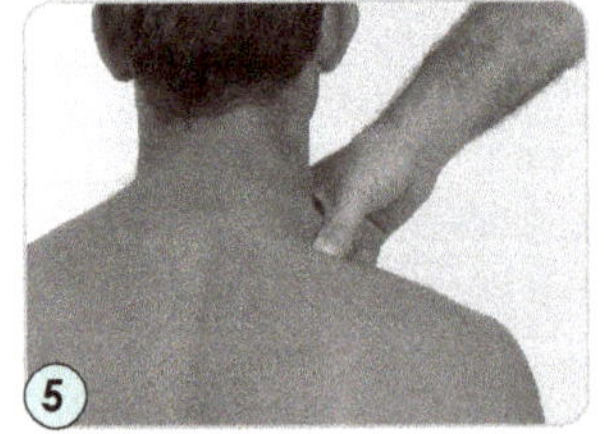
5

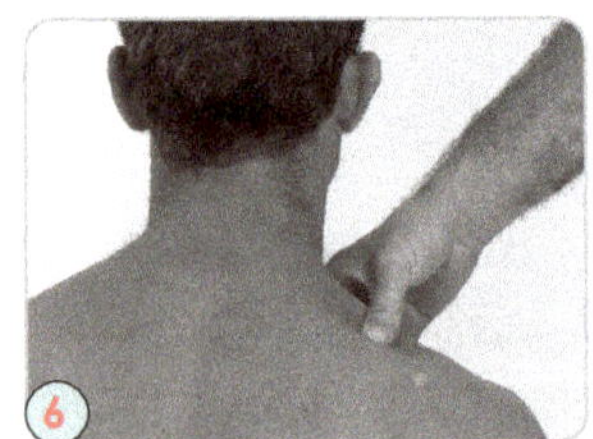
6

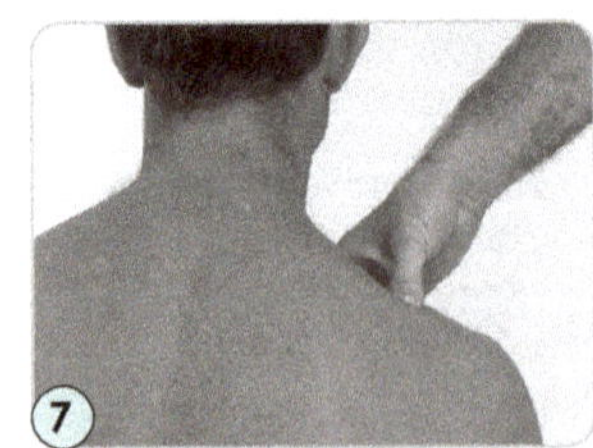
7

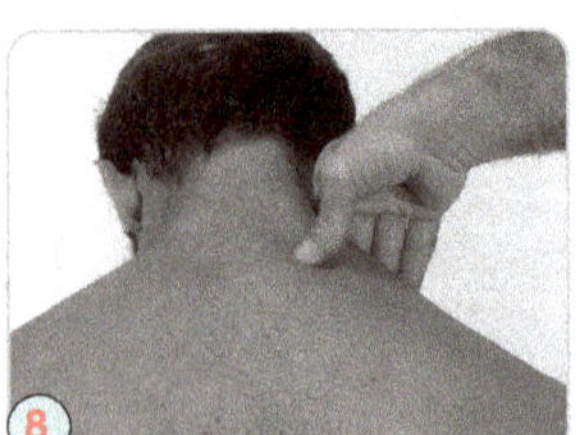
8

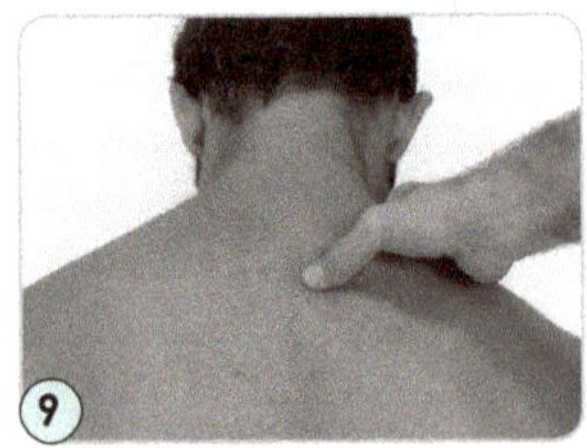
9

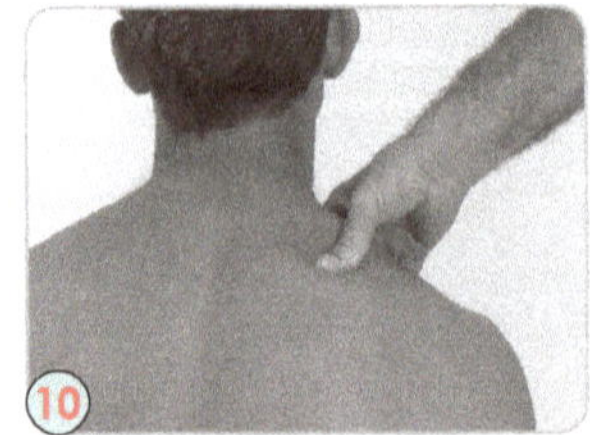
10

首 - 10 手順
首の回旋に伴う痛み-2

● 珍しい症状

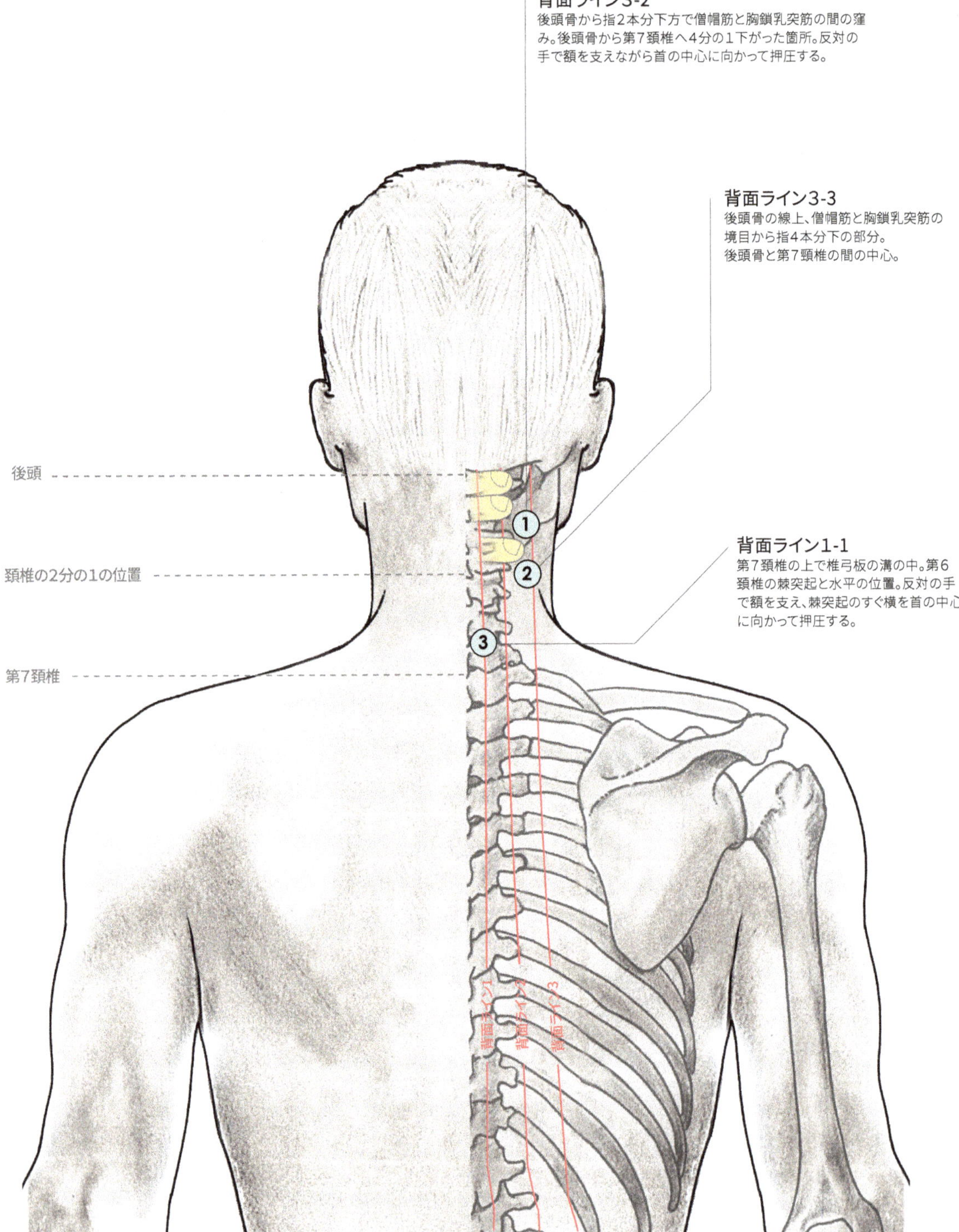

背面ライン3-2
後頭骨から指2本分下方で僧帽筋と胸鎖乳突筋の間の窪み。後頭骨から第7頚椎へ4分の1下がった箇所。反対の手で額を支えながら首の中心に向かって押圧する。
背面ライン3-3
後頭骨の線上、僧帽筋と胸鎖乳突筋の境目から指4本分下の部分。
後頭骨と第7頚椎の間の中心。
後頭
頚椎の2分の1の位置
背面ライン1-1
第7頚椎の上で椎弓板の溝の中。第6頚椎の棘突起と水平の位置。反対の手で額を支え、棘突起のすぐ横を首の中心に向かって押圧する。
第7頚椎
1
2
3

症状の概要:

- 慢性的なコリや痛みがポイント1から3にある
- 痛みが僧帽筋上部にある
- 首の屈曲、伸展で痛みの悪化は感じられない
- 首を右回旋すると左に痛みがでる。左も同様。同じ側に痛みが出る場合もある

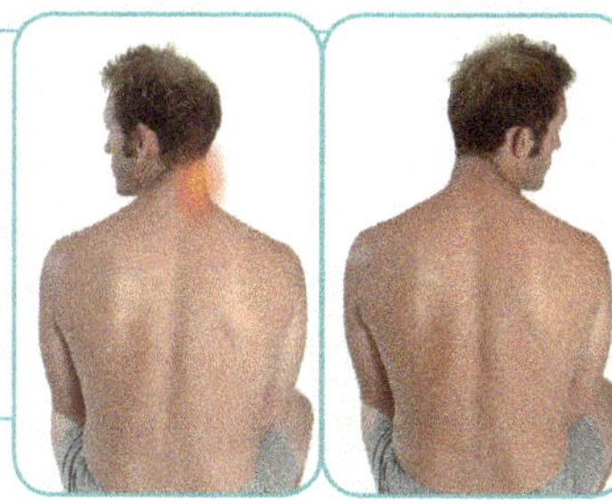

施術手順

1. 首と肩の施術

受け手はあぐらか足を伸ばした状態で座ります。床に座りづらい場合は、クッションまたは椅子を使用します。首、背中の胸椎、肩甲骨周りをタイ式またはその他得意の方法でほぐします。この時ストレッチ技法は避けましょう。

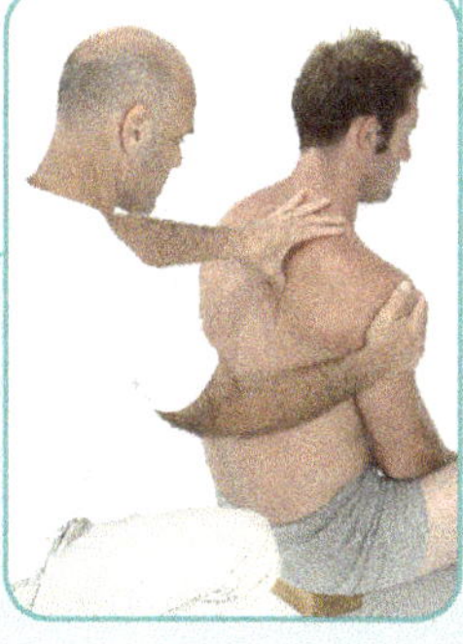

2. ポイントへの押圧

ポイント①から③をそれぞれ10〜15秒押圧し、症状の改善が見られるまで繰り返します。繰り返しの押圧によりポイントが過敏又は痛みを感じる前で止めます。受け手の筋肉硬さ、反応を観察し適度な強さで押圧します。

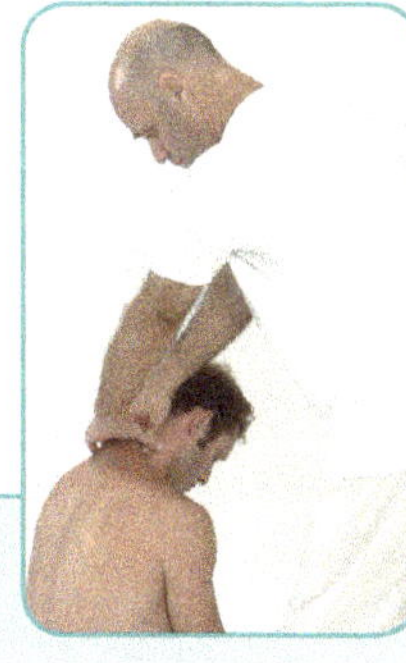

4. 首のストレッチ

軽度の症状の場合慎重に首のストレッチを行います。タイ式の施術の場合座位より仰臥位がより安全にでしょう。もし痛みがある場合ストレッチは中止します。

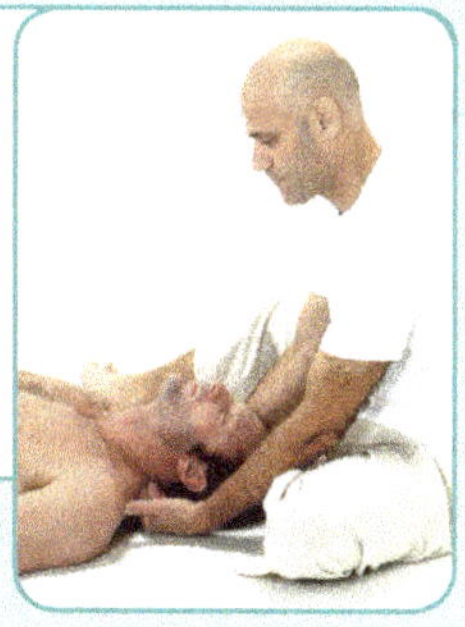

注意点:

- 受け手の症状が急性であり、手技療法が適しているか疑わしい場合はすぐに医師の診断を仰ぐ
- 重度の症状の場合ストレッチ技法は避ける
- 高齢(60歳以上)の受け手の首への押圧は特に慎重に行う
- 症状が好転が見られるまで毎日施術を行う。軽度の慢性的な症状は週二回程度施術を行う
- 前回の施術後の痛みやもみ返しが受け手にある場合、続けての施術はしない
- 受け手に急な動きや痛みが悪化する姿勢や運動は避けるよう促す
- 受け手にうつ伏せでの睡眠は避けるよう促し、もし避けられない場合枕は使わないよう指示する

補足手順

3. 背中と腰のマッサージ

側臥位で背中ラインと腰をタイ式の手順でマッサージします。

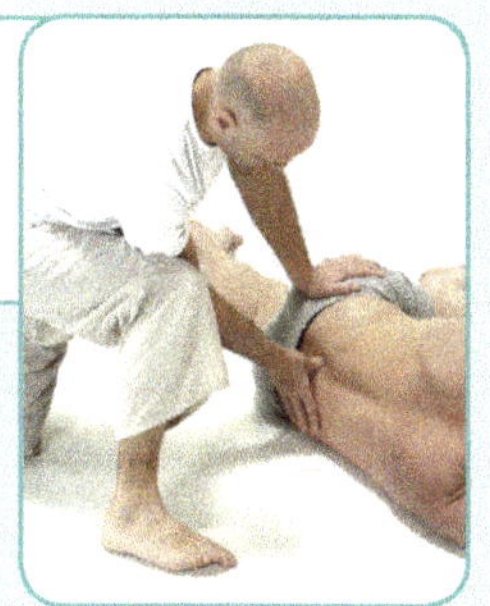

使用したタイ式ポイント

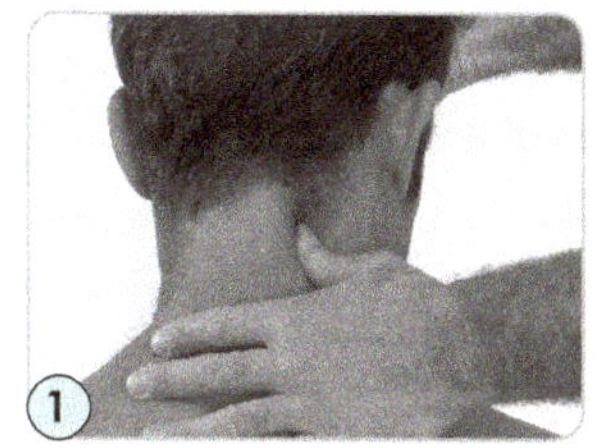
1

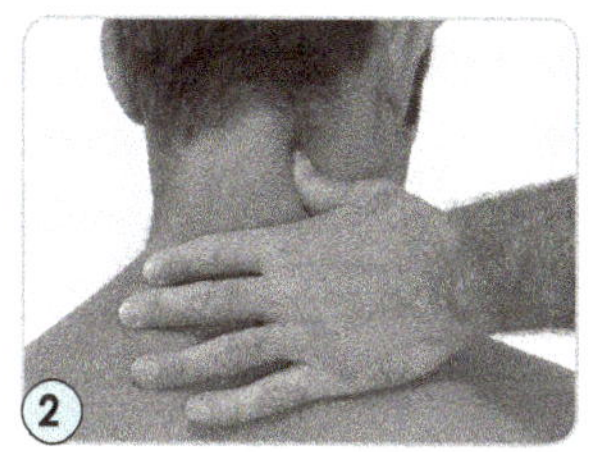
2

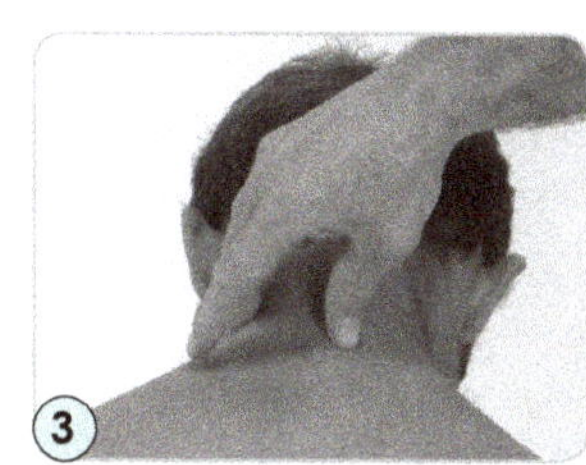
3

第4章 肩

この章で使用される手順

次の4つの症状は肩の可動に関わらず感じる痛みである：

11 - 肩甲骨内側縁中央の痛み

12 - 肩甲骨内側縁下部の痛み

13 - 呼吸時に悪化する肩の痛み

14 - 胸椎と肩甲骨下部中央の痛み

次の2つの症状は肩の可動に伴う痛みである：

15 - 腕の拳上に伴う痛みと肩のこり

16 - 腕を背中側に回す動作に伴う肩の痛み

上背、肩甲骨、肩の痛みの原因と治療方法

肩の痛みは腰痛、首の痛みに次いで一般的な筋骨格の症状である。

肩の痛みの原因は外傷はもちろんのこと、職業、スポーツでの筋の酷使、姿勢の悪さ、骨格の歪み、精神的ストレスなどがあげられる。この章では肩の可動により生じる痛みと上背、肩甲骨の可動障害と痛みの2つのグループに分けて説明する。最初のグループは肩関節（肩甲上腕と肩峰鎖骨）の可動障害で一般的に深刻な症状が多く長期間に渡る治療が必要になる。これにタイ式ツボ療法は手術が必要でない症状に対し非常に効果的であると結果が出ている。関節包の癒着（癒着性関節包炎）を伴う"本物"の五十肩の治療は特に難しく、1～3年かけての自然治癒を待つのが得策である。第2グループは胸椎と肩甲骨の可動障害で通常深刻な症状は少なく、手指療法での治療は高い効果が見込める。タイ式ツボ療法では肩の脱臼、亜脱臼の治療はできないので整形外科等の専門医の診察を仰ぐこと。脱臼等の怪我を原因とする慢性的な痛みの治療はタイ式ツボ療法で治療が可能であるがストレッチ技法の使用は避ける。ここでは一般的な現代医学を元にした病状の診断には囚われず、タイ式の症状別の診断表を元に受け手の症状と比較し、6つの手順から一つ選び施術を行う。施述中、受け手と受け手の筋肉の反応を観察し、症状の緩和が見られれば、症状に対する適切な治療法であるといえる。

タイ式治療手順	考えられる原因
肩甲骨内側縁中央の痛み	トリガーポイントを伴う筋肉または筋膜の張り 筋違え 非特異性の神経血管圧迫症候群 ねこ背 側湾症
肩甲骨内側縁下部の痛み	トリガーポイントを伴う筋肉または筋膜の張り 筋違え 非特異性の神経血管圧迫症候群 ねこ背 側湾症
呼吸時に悪化する肩の痛み	トリガーポイントを伴う筋肉または筋膜の張り 非特異性の神経血管圧迫症候群 肋骨脊柱の痛み ねこ背 側湾症
胸椎と肩甲骨下部中央の痛み	トリガーポイントを伴う筋肉または筋膜の張り 非特異性の神経血管圧迫症候群 ねこ背 側湾症

腕の挙上に伴う痛みと肩の可動制限	癒着性関節包炎（五十肩） 肩峰下滑液包炎 石灰沈着性腱板炎 肩回旋筋腱板の損傷 肩関節インピンジメント症候群 上腕二頭筋腱炎 関節唇損傷 肩甲上腕関節の変形性関節症 肩鎖関節捻挫 肩鎖関節離開の後遺症 肩脱臼または亜脱臼の後遺症 トリガーポイントを伴う筋肉または筋膜の張り 非特異性の神経血管圧迫症候群 ねこ背 側湾症
腕を背中側に回す動作に伴う肩の痛み	癒着性関節包炎（五十肩） 石灰沈着性腱板炎 肩関節インピンジメント症候群 上腕二頭筋腱炎 関節唇損傷 トリガーポイントを伴う筋肉または筋膜の張り 非特異性の神経血管圧迫症候群 肩鎖関節捻挫 ねこ背

肩、肩甲骨、上背の痛みの原因：

肩の痛みは通常複数の病理や腱の機能障害が原因となっている。

癒着性関節包炎（五十肩）

肩関節関節包の癒着や靭帯が縮むことにより、関節の動きを妨げるため重度の可動域の減少が起こり痛みがでる。この症状は自己免疫疾患と関わりがあると言われ治癒には長期に渡る治療が必要となる場合が多い。

肩峰下滑液包炎

過剰な繰り返しのストレスや怪我が原因で烏口肩峰アーチが肩峰下包を圧迫し炎症を起こしている状態。痛みと肩の可動域制限を伴い特に腕をあげる動作に支障がでる。

石灰沈着性腱板炎

上腕二頭筋または回旋筋腱板の腱の内部（主に棘上筋）でカルシウムが結晶化し肩の可動制限や痛みを引き起こした状態。

肩回旋筋腱板の損傷

一番多い肩関節の障害で外傷やオーバーユースが原因となり、主に棘上筋、棘下筋、小円筋、肩甲下筋に進行性の損傷を引き起こした状態で肩関節の可動制限、痛み、クラッキング、関節不安定症などを伴う。重度の症状になると肩の動作が極度に制限される場合もある。

肩関節インピンジメント症候群

骨格の歪み、肩の障害により上腕骨頭と烏口肩峰アーチの間の軟組織が圧迫され腱または滑液包に炎症を起こした状態。典型的な肩関節インピンジメント症候群は約９０度まで外転の動きという制限がある。

上腕二頭筋腱炎

職業上やスポーツなどで反復した繰り返しの動きにより肩の前面の上腕二頭筋長頭と短頭が腱鞘炎を起こした状態で痛みと可動域制限を伴う。

関節唇損傷

怪我、オーバーユース、磨耗により関節唇が損傷または裂傷した状態。この症状はスポーツなどで上腕二頭筋付着している関節唇が強く引き離される動作が原因となる。肩に強い痛みと可動制限が起きる。

肩甲上腕関節の変形性関節症

関節の軟骨組織と靭帯の磨耗により炎症や関節不安定症を引き起こし、結果として骨棘や軟組織の衝突、痛み、可動制限が起きた状態。

第4章　肩

肩鎖関節捻挫

重度または軽度の肩鎖関節の捻挫により肩関節が硬くなったり痛みを引き起こした状態。異なる肩関節の動作で痛むが主に水平外転で痛みが悪化する。

肩脱臼または亜脱臼

肩甲上腕関節が怪我などにより脱臼または亜脱臼した状態。肩脱臼と亜脱臼は回旋筋腱板を痛める原因となる。主な症状は強い痛み、肩の動きの制限などがある。

注意：タイ式ツボ療法では肩の脱臼、亜脱臼の治療はできないので接骨医等の専門医の診察を仰ぐこと。脱臼等の怪我を原因とする慢性的な痛みの治療はタイ式ツボ療法で治療が可能であるがストレッチ技法の使用は避ける。

筋違え

重度または軽度の怪我により肩帯と上背の筋肉の過剰なストレッチを引き起こし、痛みや可動制限を伴う。

トリガーポイントを伴う筋肉または筋膜の張り

頚椎、胸椎、肩帯の痛みやコリで、姿勢の悪さ、骨格の歪み、同じ動作の繰り返しなどにより筋繊に微量な外傷がおき筋膜の一部がしこりの様に固くなり痛みや可動域制限を起こしている状態。このしこりが筋肉、筋繊維、筋膜内で範囲が大きくなると直接または間接的な痛みが首、上背、肩、肩甲骨に起きる。

非特異性の神経血管圧迫症候群

頚椎、胸椎また肩から関節の神経根、末梢神経、血管を圧迫された状態。圧迫症候群は怪我による急性の症状、長時間にわたる姿勢の維持、骨格の歪み、筋膜の張りが原因である。主な症状は痛み、発熱、しびれ、重く感じるなどの他、胸椎、肩甲骨、肩関節、手腕の麻痺などがある。睡眠時を含む異なる動作、姿勢などで神経圧迫が起こり症状が悪化する。

猫背

重度の猫背の原因は先天的な骨格の歪みからくるもの、または全身的な症状（骨粗相症、リウマチ、ショイエルマン病）、発達障害、姿勢の悪さ、加齢などがあげられる。めまい、頚椎または胸椎の痛み、肩、肩甲骨の痛みは猫背が大元の原因である場合がある。

側湾症

主に胸椎と腰椎が側方に湾曲している骨格障害である。側湾症は機能性側弯症と構築性側弯症に分類され先天性または後天性の脊椎の症状で不均衡な筋肉のつき方や骨性の奇形が原因となる。不均衡な筋肉と過緊張を伴い症状として腰椎、胸椎の痛みと可動域制限がある。側湾症が原因となり腰痛、背中の痛み、肩、肩甲骨周りの痛みのが引き起こされる場合もある。しかし重・軽度の側湾症の患者でも日常的な運動やストレッチなどを行えば痛みなどの症状を全く伴わない場合もある。

肋椎関節の痛み

軽度の怪我や骨格の歪みにより肋骨と背骨の間の関節が刺激され胸部の可動時（呼吸）または胸椎に直接的または関節的な痛みを引き起こしている状態。

禁止事項と注意点

- 肩関節の亜脱臼または脱臼の恐れがある場合施術は行わない。接骨医などによる適切な治療の後はタイ式の施術は有効な場合もある。ストレッチ技法は避けること
- 肩関節の亜脱臼または脱臼の経験のある患者にストレッチ技法は避けること
- 肩関節の外傷が起きてから3日以内で強い痛みと筋スパズムがある場合施術は行わないこと。痛みと筋スパズムが和らぎ、専門医の許可が得られた場合のみに施術を行う
- 肩関節を動した際に痛みが出る場合ストレッチ技法は避ける。慢性的な症状の治療の場合慎重にストレッチ技法を行うこと
- 肩関節の炎症を起こしている部分への直接的な押圧は行わない。慢性的な症状の場合表面的なマッサージは効果的である
- 受け手が拒絶反応を見せる部分への刺激または押圧

施術に適さない症状と兆候

以下の症状が受け手に見られるようであれば、直ちに医師の診断を仰ぐこと

- 交通事故や転倒などによる重度の外傷
- 骨折の恐れのある骨と靭帯の損傷による重度の痛み
- 重度の関節の障害の恐れがあり脊髄反射によって筋スパズムが起きている場合
- 継続的または悪化する痛み
- 突然現れた原因不明の痛み
- 骨、筋肉以外の痛み
- 発汗、精神不安を伴う肩の痛み - 心臓の異常の恐れがある
- 異常がみられる場合

手順の選び方

1. 痛みを引き起こす動きと痛む箇所を明確にするため受け手に次の動きを行ってもらう：
肩関節の屈曲 - 肘が真っ直ぐな状態で腕を前方から挙げる。
肩関節の外転 - 肘が真っ直ぐな状態で腕を側方から挙げる。
肩関節の内転 - 腕を水平に動かし反対側の肩に触る。
肩関節の伸展 - 肘が真っ直ぐな状態で腕を後方に引く。
肩関節の回旋 - 肘を曲げ背中に手の甲をつける。

2. 肩の可動が痛みを引き起こす原因でない場合、受け手に痛む箇所がどこか質問する：
肩甲骨の内側縁の中心が痛むか
痛みは肩甲骨の内側縁の中心より下で下角より指２－３本分上か
痛みの中心は肩甲骨下方と胸骨の間か
痛みは肩甲棘内角と水平の位置で背中ライン2の上か
息を吸うと痛みが増すか

3. 手順を選ぶ
痛む箇所と痛みを引き起こす動きが特定できたら診断表を元に手順を選ぶ。

4. 施術を開始し、適切な手順を選んだか再度確認する
ポイントを押圧をする際、選んだ手順が的確で効果が得られるかどうか受け手の反応を観察する。受け手にもポイントへの刺激と感覚へ集中するように促し、施術者からの質問は必要最低限にとどめる。多くの場合一巡目の施術では受け手が押圧したポイントが効果的であるかを自覚できることは少ない。施術者は手順を繰り返し施すことによって受け手の症状の緩和が見られることを覚えておくこと。

手順 - 11 (78 ページ)	手順 - 12 (80 ページ)
肩甲骨内側縁中央の痛み • 肩甲骨の内側縁の中心あたりに痛みを伴うまたは伴わないこり、張りがある • 一定の動きで痛みが突然現れたり、睡眠時に肩に体重がかかった姿勢で痛みが悪化する • 痛みは胸部まで響く • 首を動かす、反対側の肩を手で触る動作、前屈みで手を交差し両方の肩を触る動作、体幹を捻る動作で痛みが増す	**肩甲骨内側縁下部の痛み** • 肩甲骨の内側縁で下角より指２－３本分上が痛み、張りやこりを伴う • 長期間にわたる繰り返しの動作やストレスが原因の恐れがある痛み • 痛む箇所の軟組織に強張りがある

痛む箇所	痛む箇所
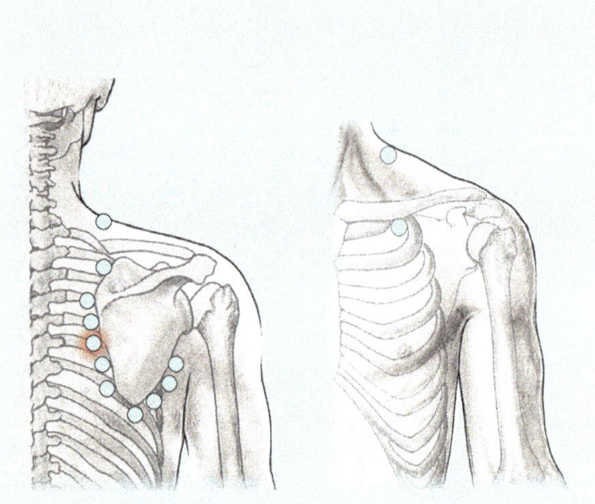	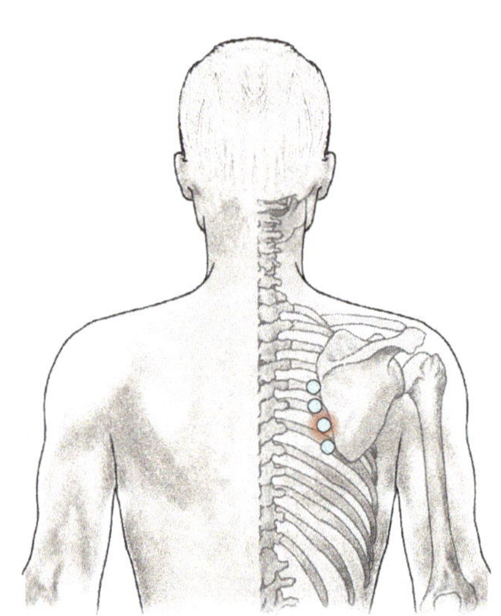

手順 - 13 (82 ページ)	手順 - 14 (84 ページ)
呼吸時に悪化する肩の痛み 呼吸すると肩が痛む、悪化する場合2つの類似しているが異なる症状が考えられる。肩の痛みと共に胸部にも痛みが伴う場合背中の3つのツボを押圧する手順を使用する。反対に背中に痛みが伴う場合胸部の3つのツボを押圧する手順を使用する • 慢性的または急性の痛みが背中のポイント3もしくは胸のポイント1に息を吸うと現れる。呼吸時に痛みが悪化する場合通常ポイント3に既往の痛みがある場合が多い	**胸椎と肩甲骨下部中央の痛み** • 痛みは胸椎沿いと肩甲骨内側縁の下方にある • 肩甲骨内側に強張りやこりがある
痛む箇所	**痛む箇所**
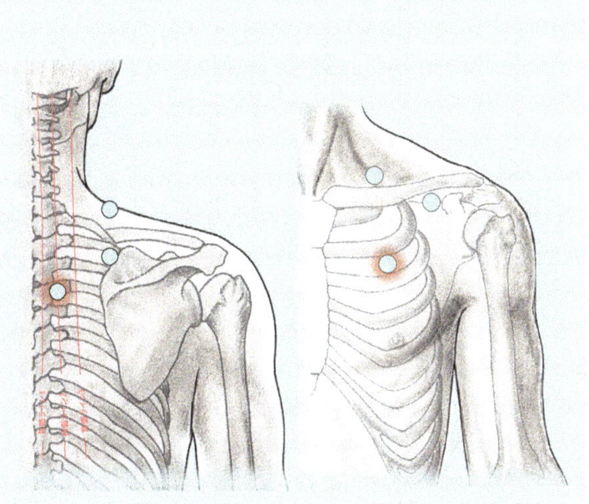	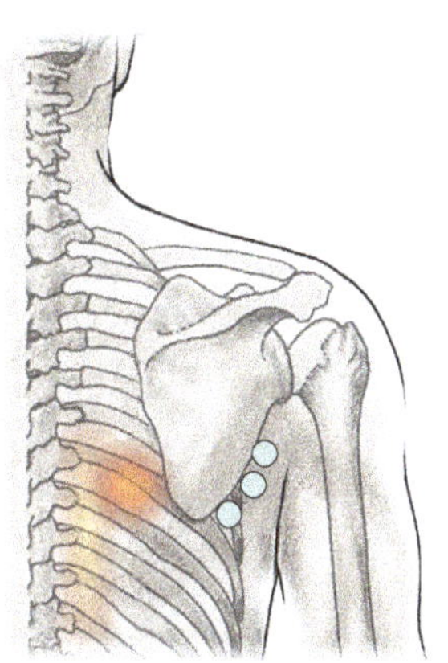

手順 - 15 (86 ページ)	手順 - 16 (88 ページ)
腕の挙上に伴う痛みと肩の可動制限 • 慢性的または急性の痛みが肩の前または後ろにある • 腕の挙上（屈曲）と外転させ反対側の肩を触る動作と肘を曲げ腕を背中に回す（内旋）動作で痛みが悪化する	**腕を背中側に回す動作に伴う肩の痛み** • 急性または慢性的な痛みが肩の前面にある • 腕を後方に挙げる（伸展）動きと腕を背中側に回す（内旋）動きで痛みが増す
痛む箇所	**痛む箇所**
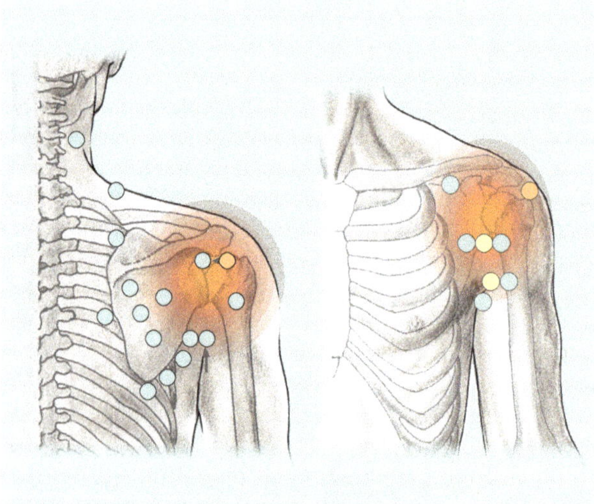	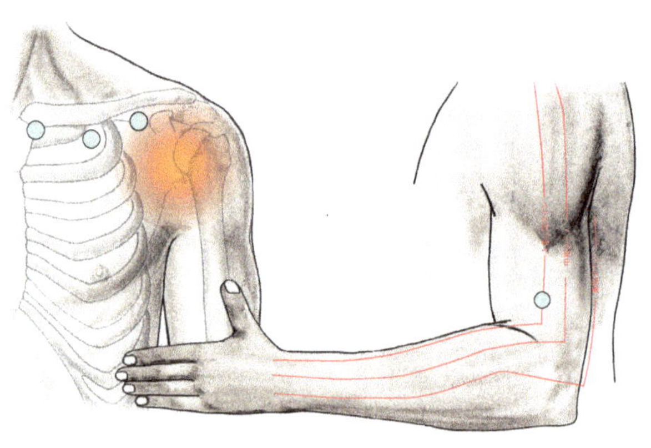
痛みを伴う動作	**痛みを伴う動作**
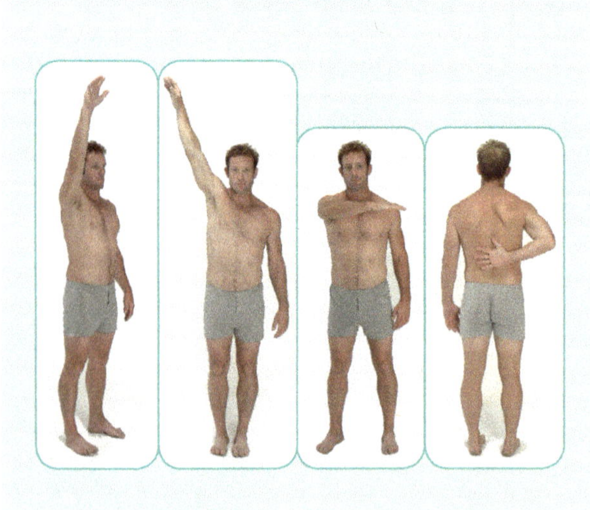	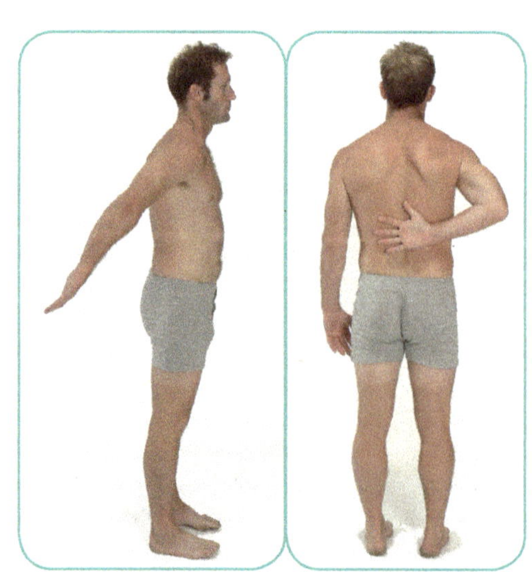

手順 - 11 肩と肩甲骨
肩甲骨内側縁中央の痛み

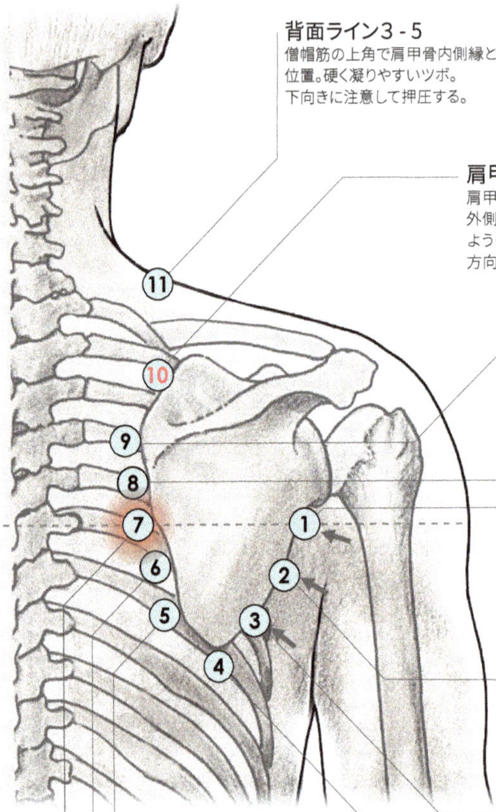

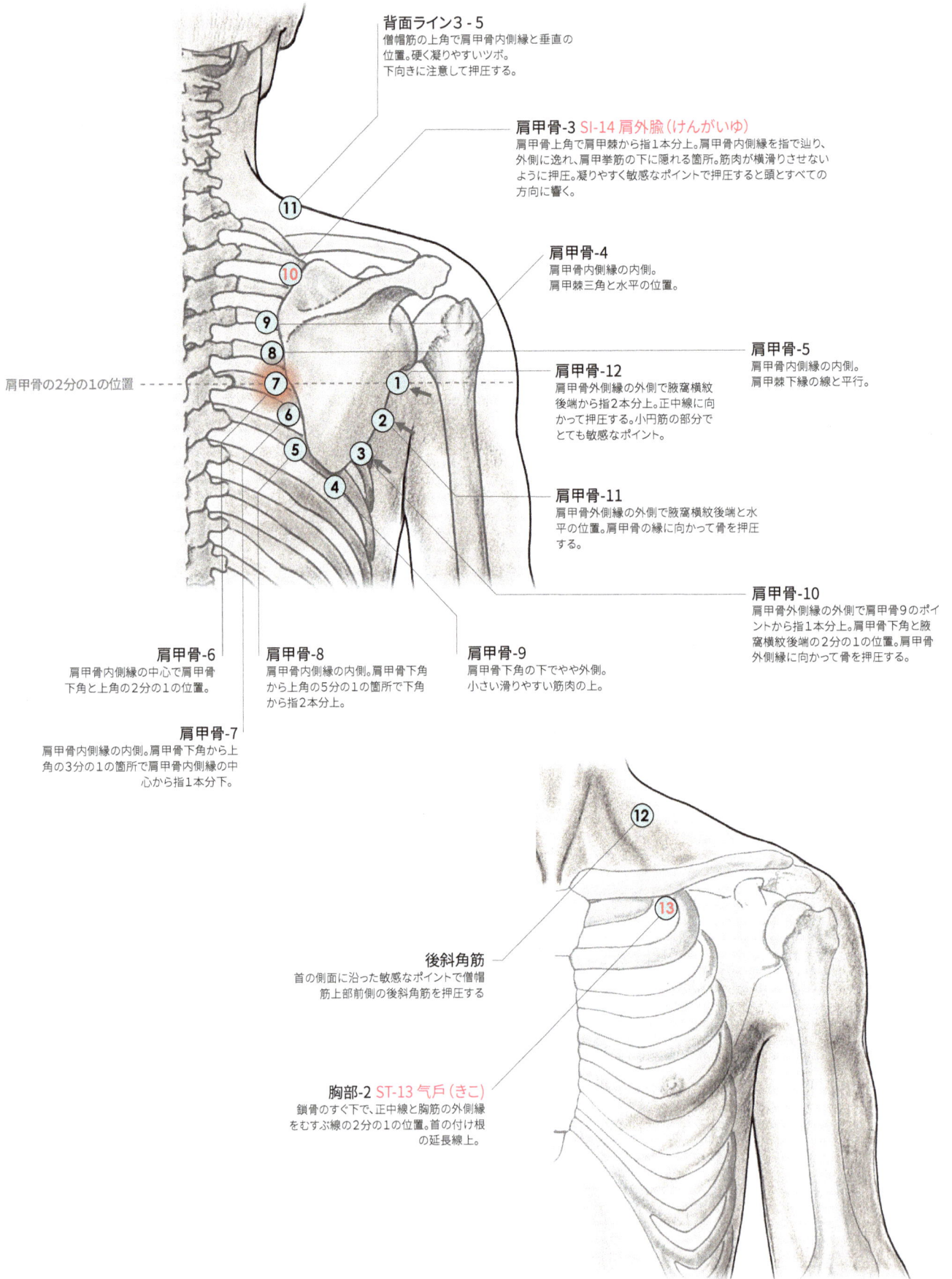

背面ライン3 - 5
僧帽筋の上角で肩甲骨内側縁と垂直の位置。硬く凝りやすいツボ。下向きに注意して押圧する。

肩甲骨-3 SI-14 肩外兪（けんがいゆ）
肩甲骨上角で肩甲棘から指1本分上。肩甲骨内側縁を指で辿り、外側に逸れ、肩甲挙筋の下に隠れる箇所。筋肉が横滑りさせないように押圧。凝りやすく敏感なポイントで押圧すると頭とすべての方向に響く。

肩甲骨-4
肩甲骨内側縁の内側。肩甲棘三角と水平の位置。

肩甲骨-5
肩甲骨内側縁の内側。肩甲棘下縁の線と平行。

肩甲骨の2分の1の位置

肩甲骨-12
肩甲骨外側縁の外側で腋窩横紋後端から指2本分上。正中線に向かって押圧する。小円筋の部分でとても敏感なポイント。

肩甲骨-11
肩甲骨外側縁の外側で腋窩横紋後端と水平の位置。肩甲骨の縁に向かって骨を押圧する。

肩甲骨-10
肩甲骨外側縁の外側で肩甲骨9のポイントから指1本分上。肩甲骨下角と腋窩横紋後端の2分の1の位置。肩甲骨外側縁に向かって骨を押圧する。

肩甲骨-6
肩甲骨内側縁の中心で肩甲骨下角と上角の2分の1の位置。

肩甲骨-8
肩甲骨内側縁の内側。肩甲骨下角から上角の5分の1の箇所で下角から指2本分上。

肩甲骨-9
肩甲骨下角の下でやや外側。小さい滑りやすい筋肉の上。

肩甲骨-7
肩甲骨内側縁の内側。肩甲骨下角から上角の3分の1の箇所で肩甲骨内側縁の中心から指1本分下。

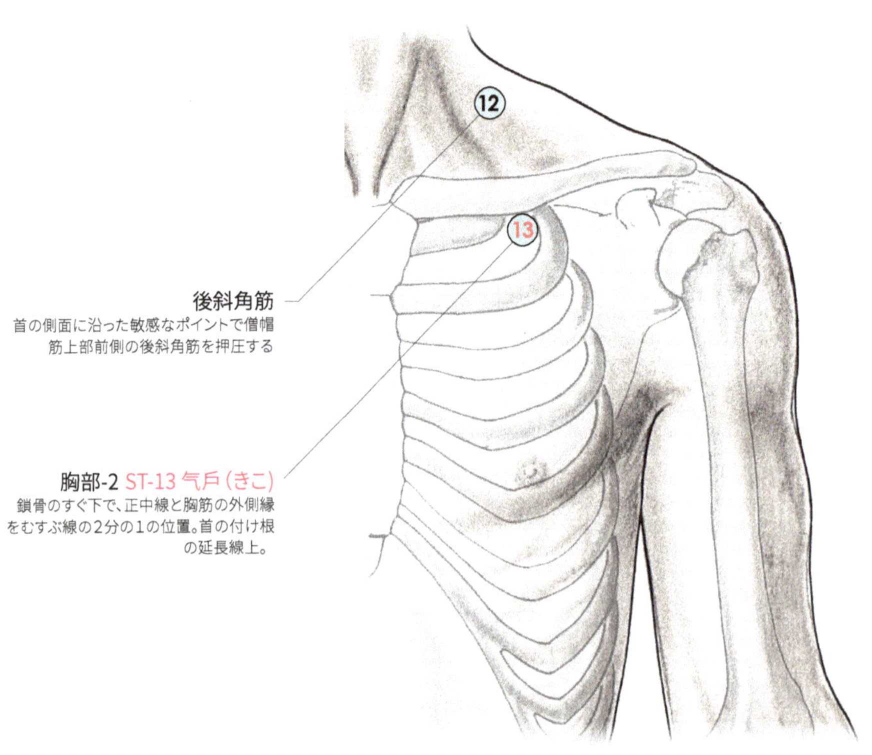
12
13
後斜角筋
首の側面に沿った敏感なポイントで僧帽筋上部前側の後斜角筋を押圧する
胸部-2 ST-13 気戸（きこ）
鎖骨のすぐ下で、正中線と胸筋の外側縁をむすぶ線の2分の1の位置。首の付け根の延長線上。

症状の概要：
- 肩甲骨の内側縁の中心あたりに痛みを伴うまたは伴わないこり、張りがある
- 一定の動きで痛みが突然現れたり、睡眠時に肩に体重がかかった姿勢で痛みが悪化する
- 痛みは胸部まで響く
- 首を動かす、反対側の肩を手で触る動作、前屈みで両方の肩を手を交差し触る動作、体幹を捻る動作で痛みが増す

施術手順

1. 首と肩への施術

受け手はあぐらか足を伸ばした状態で座ります。床に座りづらい場合は、クッションまたは椅子を使用します。首、背中の胸椎、肩甲骨内側をタイ式またはその他得意の方法でほぐします。この時ストレッチ技法は避けましょう。

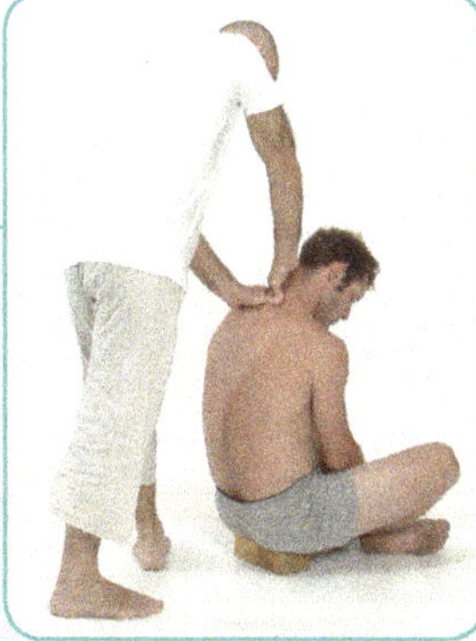

2. ポイントへの押圧

ポイント①から⑫を各10～15秒それぞれ2～3回押圧し、さらに胸部のポイント⑬も押圧します。もう一度ポイント①から⑫と⑬への押圧を繰り返します。症状の改善が見られるまで最大10セット繰り返します。繰り返しの押圧によりポイントが過敏又は痛みを感じる前で止めます。受け手の筋肉硬さ、反応を観察し適度な強さで押圧します。

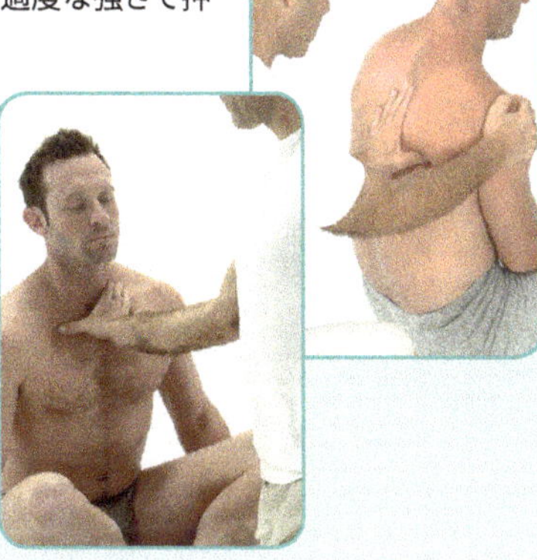

注意点：
- 受け手の症状が急性であり、手技療法が適しているか疑わしい場合はすぐに医師の診断を仰ぐ
- 重度の症状の場合ストレッチ技法は避ける
- 症状が好転が見られるまで毎日施術を行う
- 前回の施術後の痛みやもみ返しが受け手にある場合、続けての施術はしない
- 受け手が急な動きや痛みが悪化する姿勢や運動は避けるよう促す

使用したタイ式ポイント

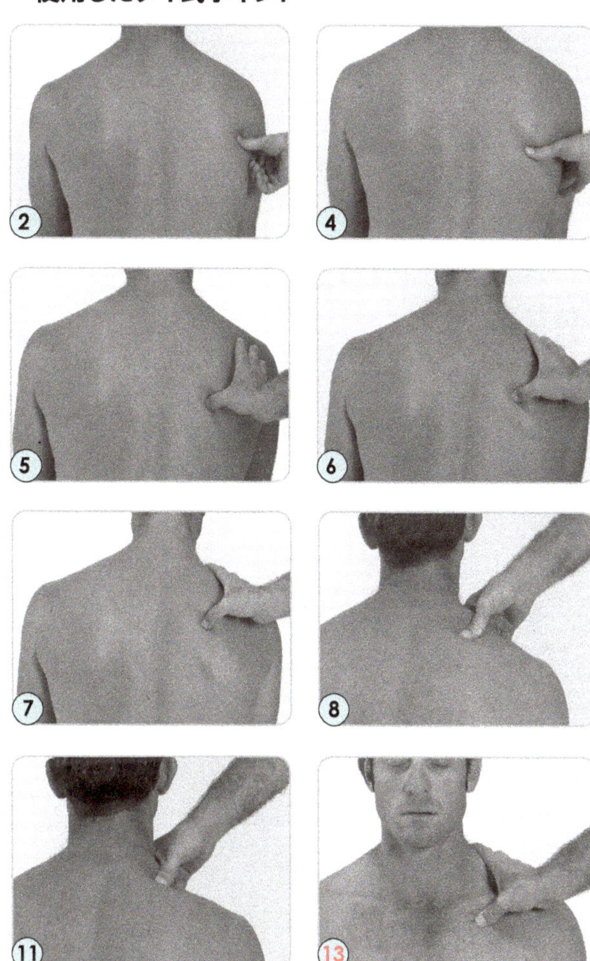
2
4
5
6
7
8
11
13

肩甲骨内側縁下部の痛み

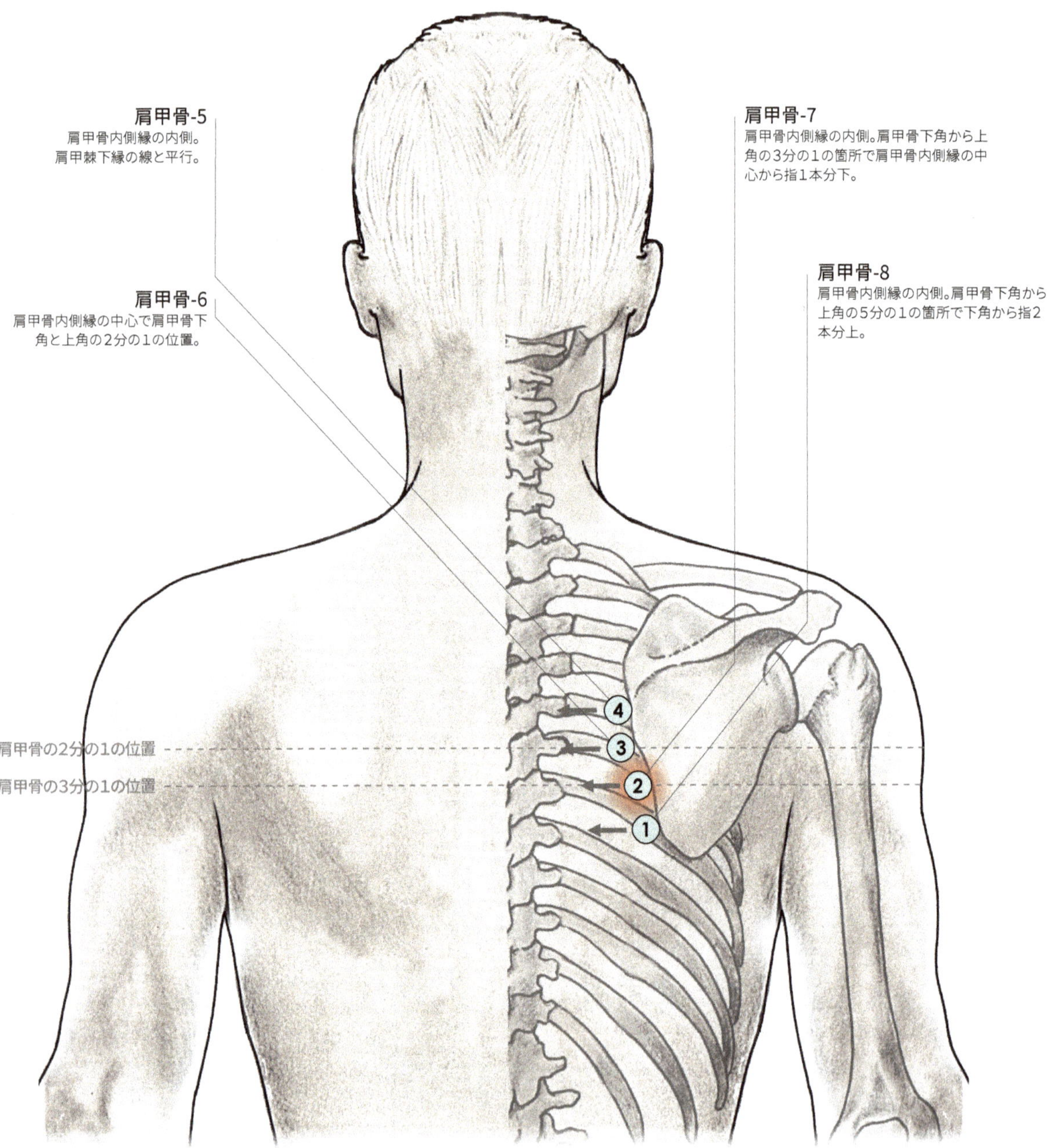

肩甲骨-5
肩甲骨内側縁の内側。
肩甲棘下縁の線と平行。
肩甲骨-6
肩甲骨内側縁の中心で肩甲骨下角と上角の2分の1の位置。
肩甲骨-7
肩甲骨内側縁の内側。肩甲骨下角から上角の3分の1の箇所で肩甲骨内側縁の中心から指1本分下。
肩甲骨-8
肩甲骨内側縁の内側。肩甲骨下角から上角の5分の1の箇所で下角から指2本分上。
肩甲骨の2分の1の位置
肩甲骨の3分の1の位置
4
3
2
1

症状の概要：

- 肩甲骨の内側縁で下角より指２－３本分上が痛み、張りやこりを伴う
- 長期間にわたる繰り返しの動作やストレスが原因の恐れがある痛み
- 痛む箇所の軟組織に強張りがある

施術手順

1. 首と肩への施術

受け手はあぐらか足を伸ばした状態で座ります。床に座りづらい場合は、クッションまたは椅子を使用します。首、背中の胸椎、肩甲骨内側をタイ式またはその他得意の方法でほぐします。この時受け手が腕を挙げる動作を行わないで済む様にストレッチ技法は避けましょう。肘を使って肩甲骨内側の皮膚を押し下げ圧を加えながら肘を押し上げ筋肉を弾くようにほぐします。この動きを数回繰り返します。

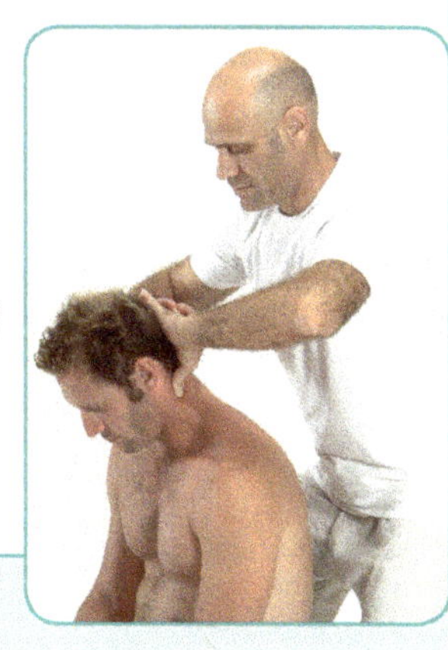

2. ポイントへの押圧

この手順では親指での長時間のポイントへの押圧は効果的ではないのでポイント①から④までこれまでとは異なった方法で押圧します:

A: まず膝で受け手の腿を押さえ固定します。受け手の肘を持ち腕を反対側の肩に向かって水平に内旋させる動きを繰り返します。肘を押すと同時にギターの弦を弾く要領で肩甲骨から背骨へポイントを引き離すように押圧します。肘の位置を戻すときに押圧を緩めます。次のポイントも同様に押圧し硬いコリが指に感じられる限り最大10ターン繰り返します。繰り返しの押圧によりポイントが過敏又は痛みを感じる前で止めます。受け手の筋肉硬さ、反応を観察し適度な強さで押圧します。

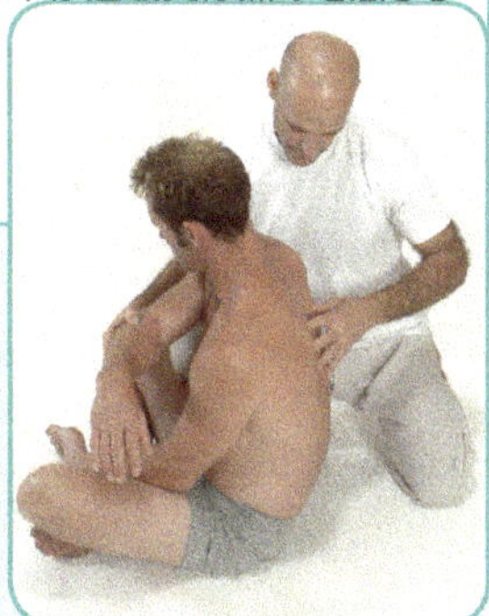

B: 受け手に手を反対側の方に置くように指示し、マッサージ師はその手を抑え受け手が腕をリラックスできるようにします。肘を使って肩甲骨内側縁をマッサージします。肘を背中にあて皮膚を押し下げる要領で下向きにずらし、筋肉に圧を加えながら肘を押し上げます。数回この動作を繰り返します。

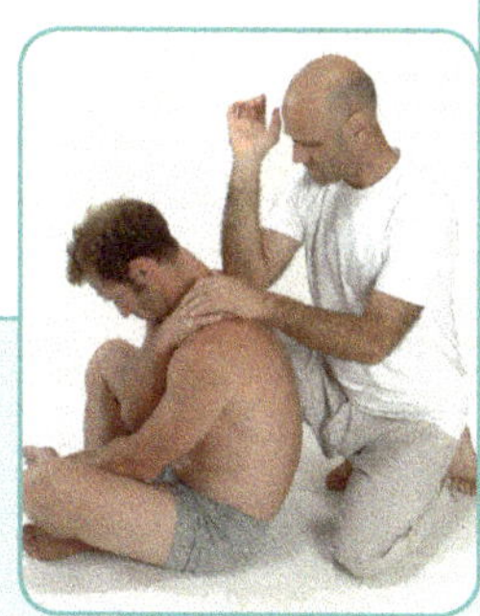

注意点：

- 受け手の症状が急性であり、手技療法が適しているか疑わしい場合はすぐに医師の診断を仰ぐ
- 重度の症状の場合ストレッチ技法は避ける
- 症状が好転が見られるまで毎日施術を行う
- 前回の施術後の痛みやもみ返しが受け手にある場合、続けての施術はしない
- 受け手が急な動きや痛みが悪化する姿勢や運動は避けるよう促す

使用したタイ式ポイント

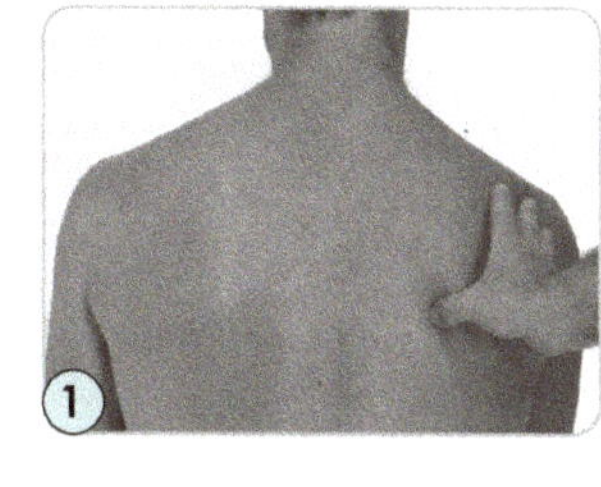
1

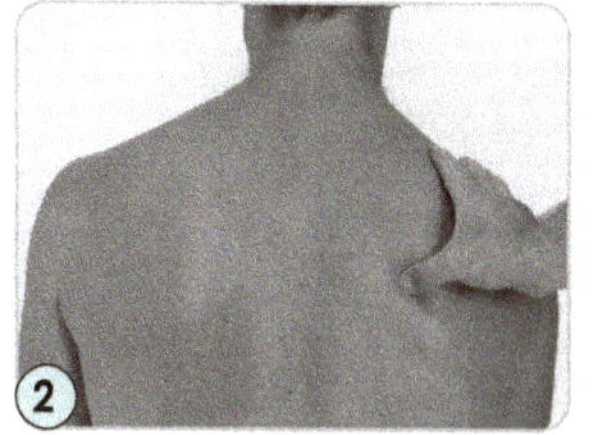
2

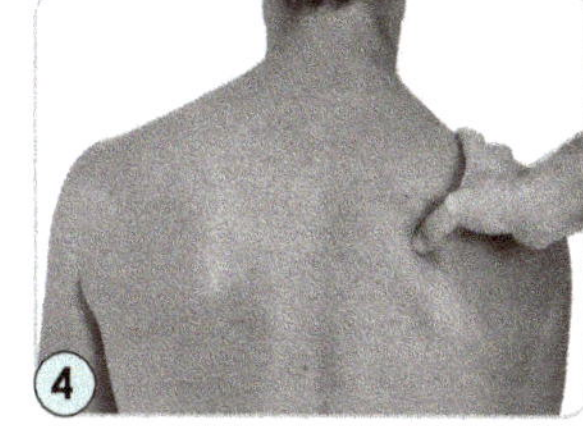
4

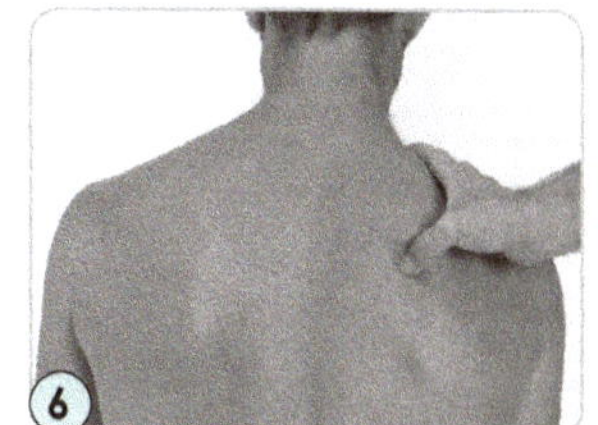
6

手順 - 13 肩と肩甲骨
呼吸時に悪化する肩の痛み

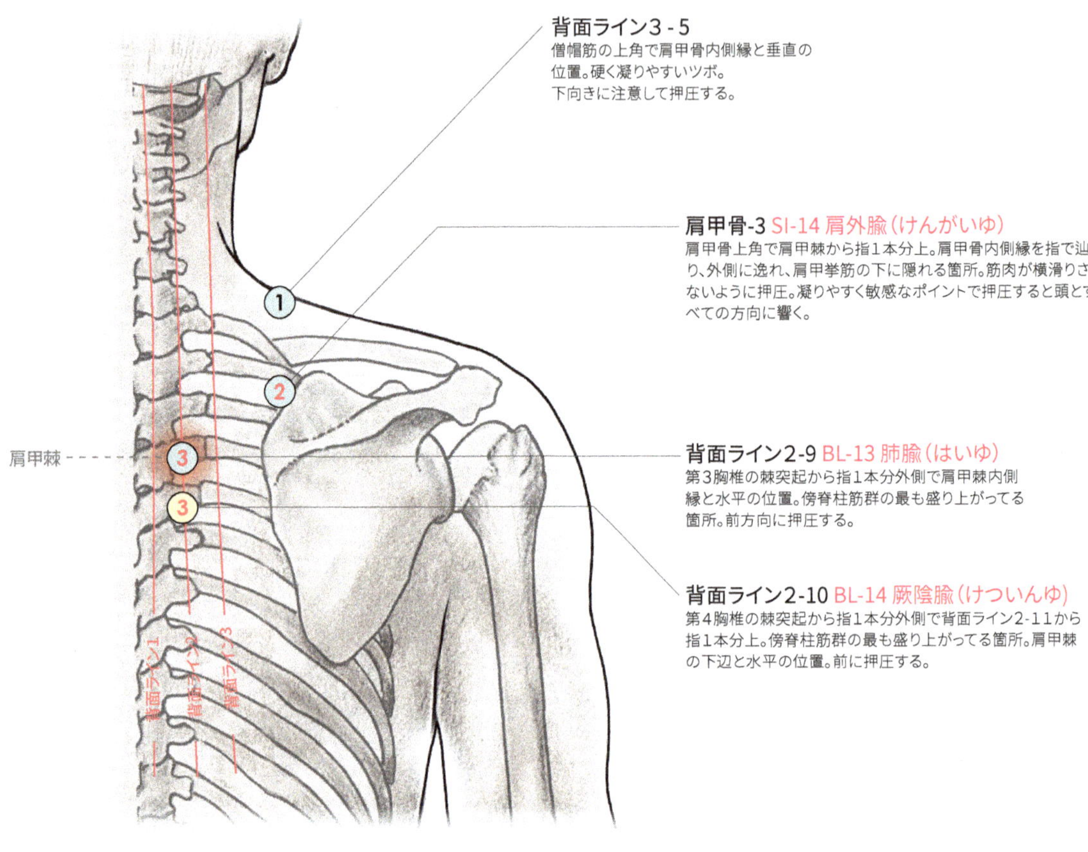
背面ライン3 - 5
僧帽筋の上角で肩甲骨内側縁と垂直の位置。硬く凝りやすいツボ。下向きに注意して押圧する。
肩甲骨-3 SI-14 肩外腧（けんがいゆ）
肩甲骨上角で肩甲棘から指1本分上。肩甲骨内側縁を指で辿り、外側に逸れ、肩甲挙筋の下に隠れる箇所。筋肉が横滑りさせないように押圧。凝りやすく敏感なポイントで押圧すると頭とすべての方向に響く。
肩甲棘
背面ライン2-9 BL-13 肺腧（はいゆ）
第3胸椎の棘突起から指1本分外側で肩甲棘内側縁と水平の位置。傍脊柱筋群の最も盛り上がってる箇所。前方向に押圧する。
背面ライン2-10 BL-14 厥陰腧（けついんゆ）
第4胸椎の棘突起から指1本分外側で背面ライン2-11から指1本分上。傍脊柱筋群の最も盛り上がってる箇所。肩甲棘の下辺と水平の位置。前に押圧する。
背面ライン1
背面ライン2
背面ライン3

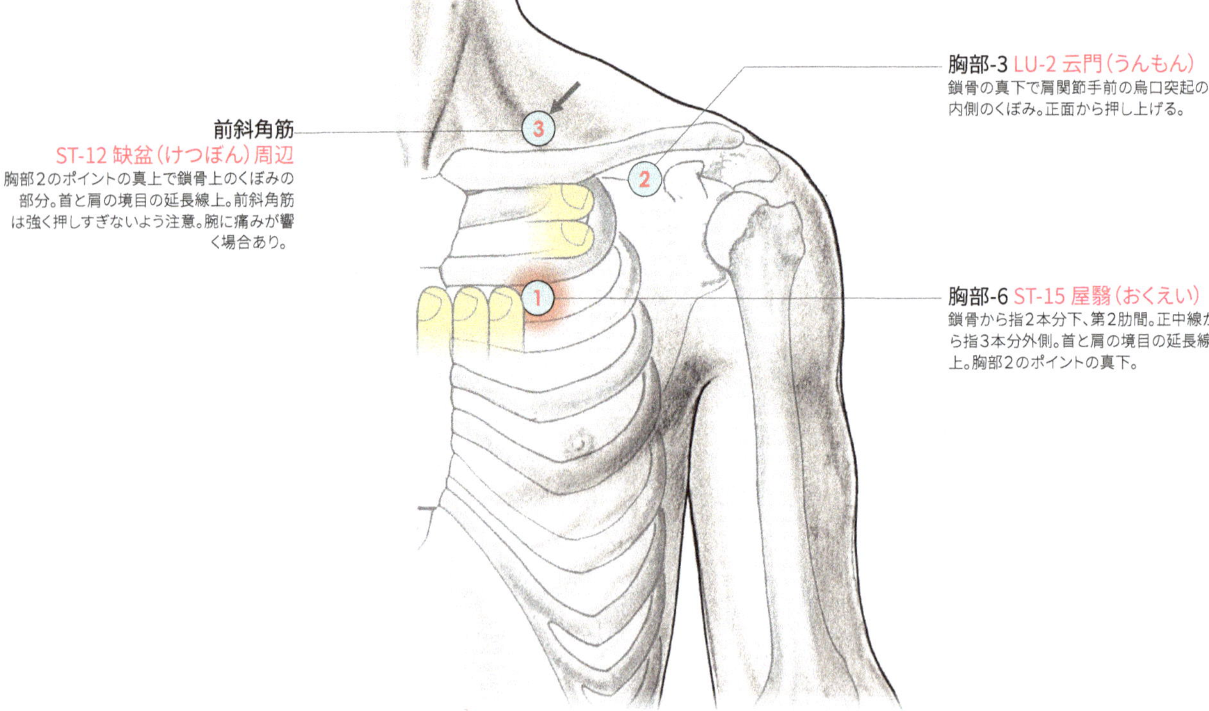
胸部-3 LU-2 云門（うんもん）
鎖骨の真下で肩関節手前の烏口突起の内側のくぼみ。正面から押し上げる。
前斜角筋
ST-12 缺盆（けつぼん）周辺
胸部2のポイントの真上で鎖骨上のくぼみの部分。首と肩の境目の延長線上。前斜角筋は強く押しすぎないよう注意。腕に痛みが響く場合あり。
胸部-6 ST-15 屋翳（おくえい）
鎖骨から指2本分下、第2肋間。正中線から指3本分外側。首と肩の境目の延長線上。胸部2のポイントの真下。

症状の概要：

- 慢性的または急性の痛みが背中のポイント③にある
- 息を吸うと更に背中のポイント③か胸のポイント①に痛みが出る。呼吸時に痛みが悪化する場合通常ポイント③に既往の痛みがある場合が多い
- 痛みが悪化する動作の断定しづらいが動かし方によっては痛みが増す
- 気分が落ち込む、憂鬱な気分の時に症状が現れる場合がある

施術手順

1. 首と肩への施術

受け手はあぐらか足を伸ばした状態で座ります。床に座りづらい場合は、クッションまたは椅子を使用します。首、背中の胸椎、肩甲骨内側をタイ式またはその他得意の方法でほぐします。この時ストレッチ技法は避けましょう。

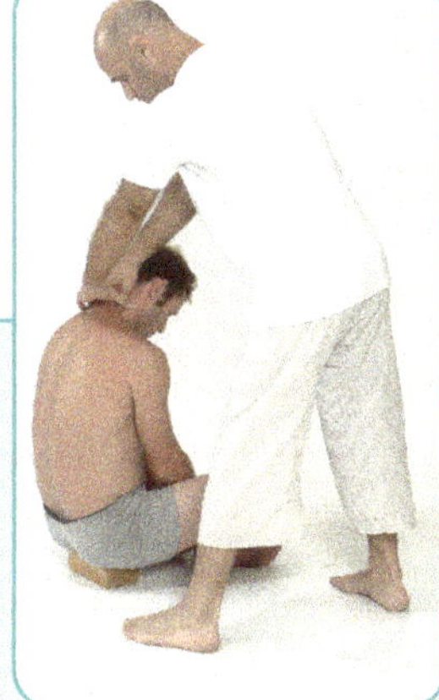

2. ポイントへの押圧

痛みを感じる側の反対側に施術します。呼吸時に胸に痛みが出ている時は背中のポイント①から③を、呼吸時に背中に痛みが出ている時に胸のポイント①から③を親指でそれぞれ10～15秒押圧し、症状の改善が見られるまで最大10セット繰り返します。繰り返しの押圧によりポイントが過敏又は痛みを感じる前で止めます。受け手の筋肉硬さ、反応を観察し適度な強さで押圧します。

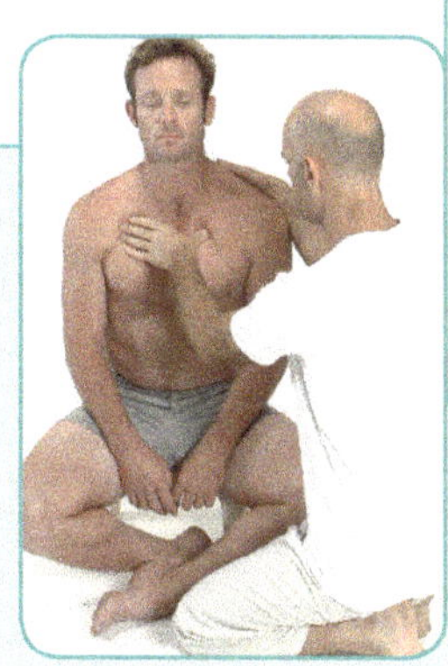

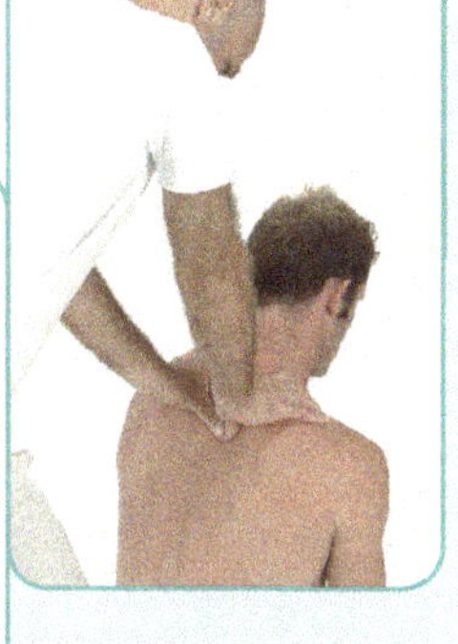

注意点：

- 受け手の症状が急性であり、手技療法が適しているか疑わしい場合はすぐに医師の診断を仰ぐ
- 重度の症状の場合ストレッチ技法は避ける
- 症状が好転が見られるまで毎日施術を行う。軽度の慢性的な症状は週二回程度施術を行う
- 前回の施術後の痛みやもみ返しが受け手にある場合、続けての施術はしない
- 受け手が急な動きや痛みが悪化する姿勢や運動は避けるよう促す

使用したタイ式ポイント

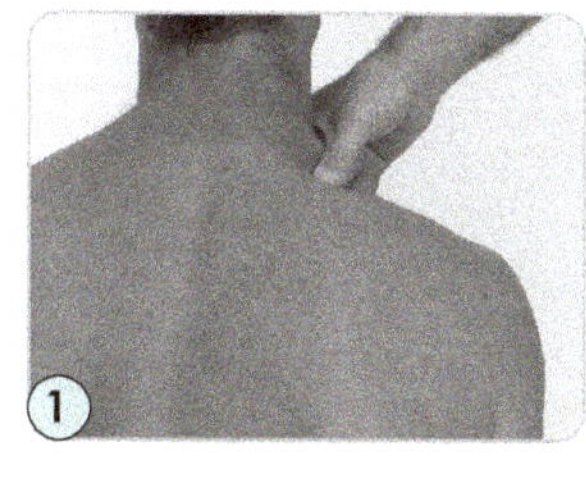
1

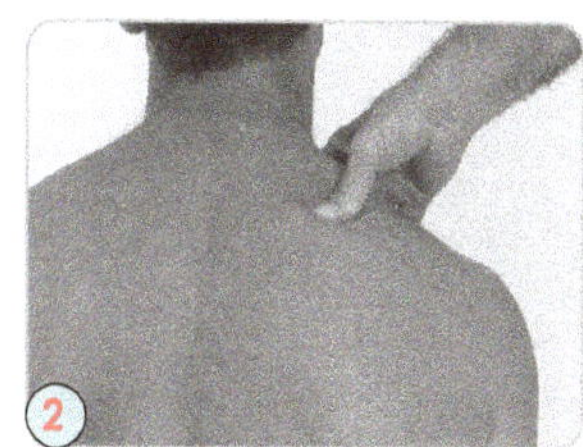
2

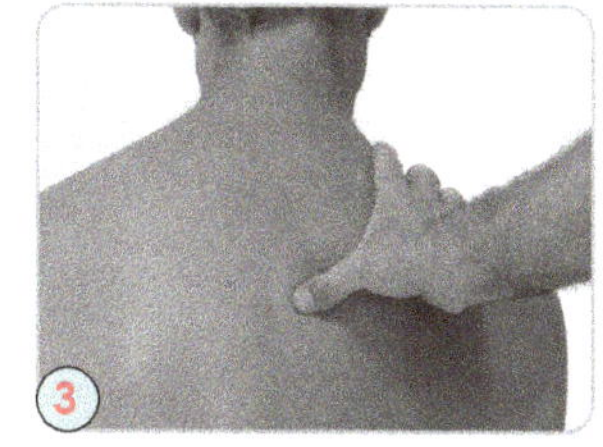
3

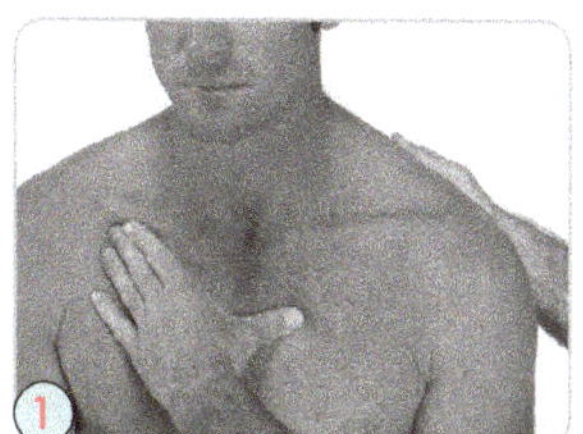
1

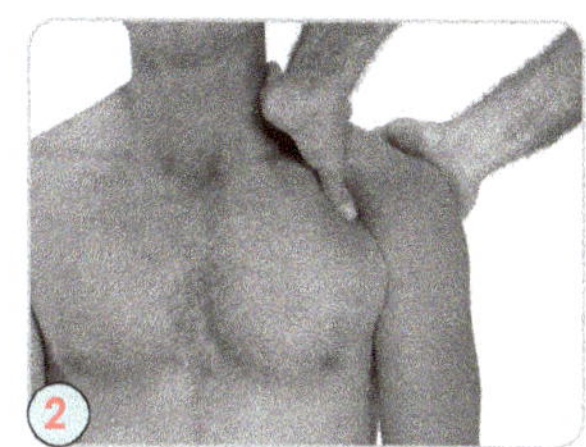
2

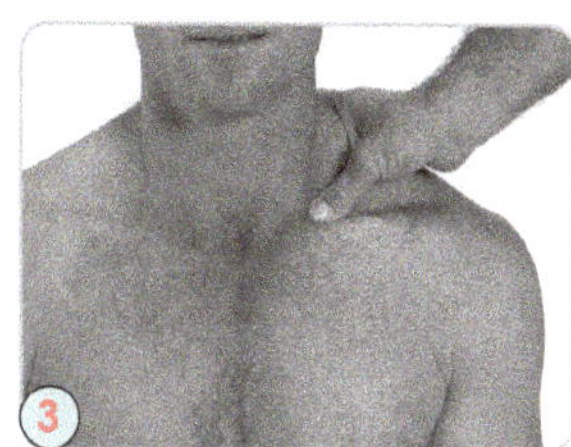
3

胸椎と肩甲骨下部中央の痛み

● 珍しい症状

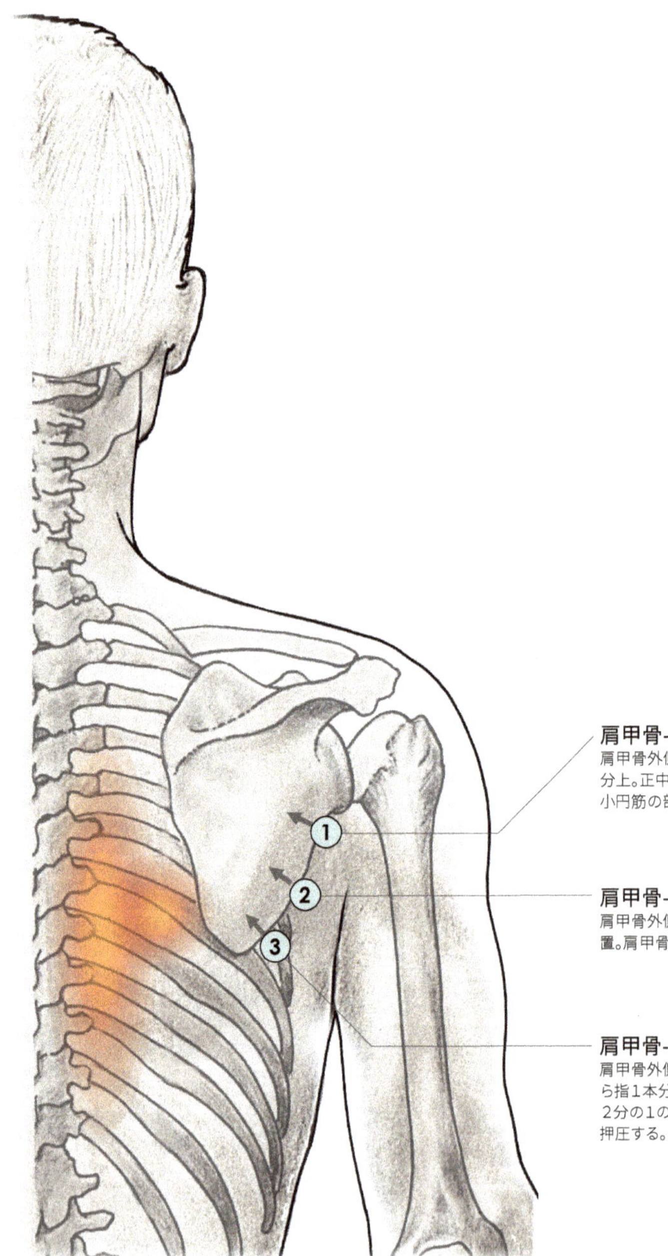
1
2
3

肩甲骨-12
肩甲骨外側縁の外側で腋窩横紋後端から指2本分上。正中線に向かって押圧する。
小円筋の部分でとても敏感なポイント。

肩甲骨-11
肩甲骨外側縁の外側で腋窩横紋後端と水平の位置。肩甲骨の縁に向かって骨を押圧する。

肩甲骨-10
肩甲骨外側縁の外側で肩甲骨9のポイントから指1本分上。肩甲骨下角と腋窩横紋後端の2分の1の位置。肩甲骨外側縁に向かって骨を押圧する。

症状の概要:
- 痛みは胸椎沿いと肩甲骨内側縁の下方にある
- 肩甲骨内側に強張りやこりがある

施術手順

1. 首と肩への施術

受け手はあぐらか足を伸ばした状態で座ります。床に座りづらい場合は、クッションまたは椅子を使用します。首、背中の胸椎、肩甲骨内側、外側、腕の外側の薬指ラインをタイ式またはその他得意の方法でほぐします。

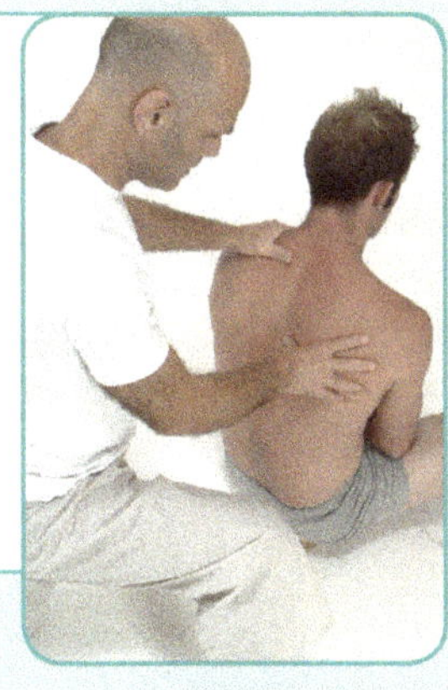

2. ポイントへの押圧

ポイント①から③をそれぞれ10〜15秒間押圧する。

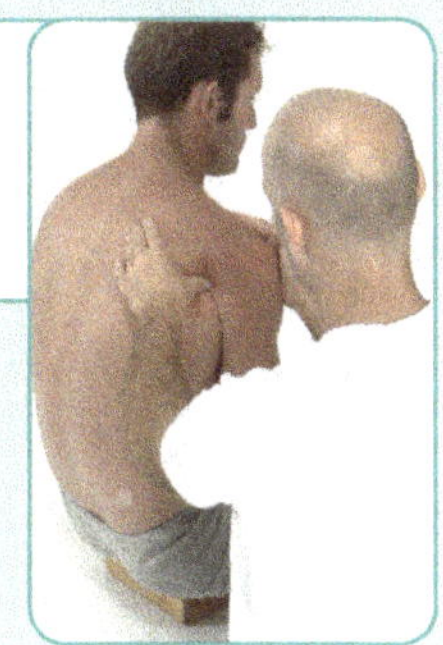

補足手順

3. 弦を弾くようにポイントを押す

ギターを弾くように親指でポイント①から③を肩甲骨外側押し付けるように押圧します。どちらかの方法で症状の改善が見られるまで最大10セット繰り返します。繰り返しの押圧によりポイントが過敏又は痛みを感じる前で止めます。受け手の筋肉硬さ、反応を観察し適度な強さで押圧します。

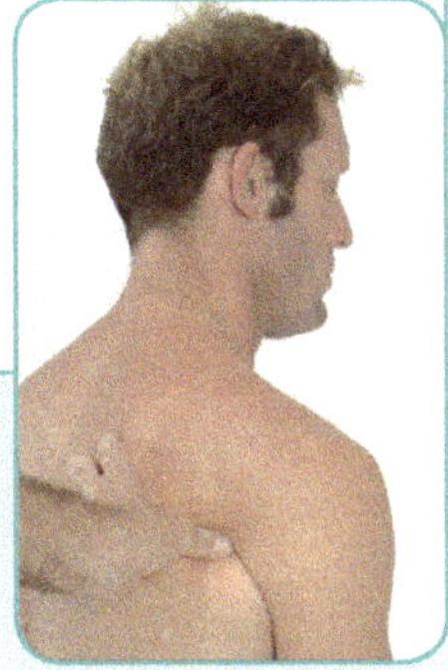

注意点:
- 受け手の症状が急性であり、手技療法が適しているか疑わしい場合はすぐに医師の診断を仰ぐ
- 重度の症状の場合ストレッチ技法は避ける
- 症状が好転が見られるまで毎日施術を行う。軽度の慢性的な症状は週二回程度施術を行う
- 前回の施術後の痛みやもみ返しが受け手にある場合、続けての施術はしない
- 受け手が急な動きや痛みが悪化する姿勢や運動は避けるよう促す

使用したタイ式ポイント

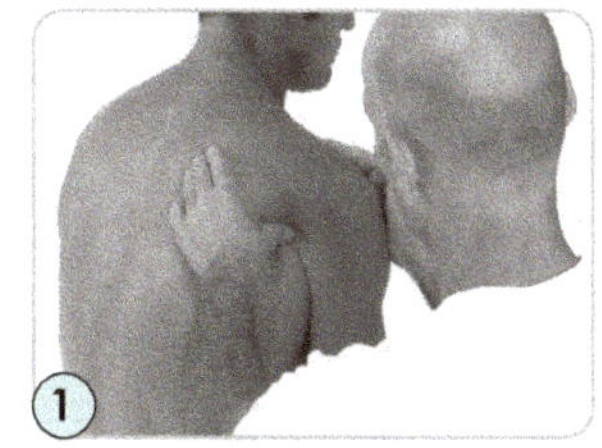
1

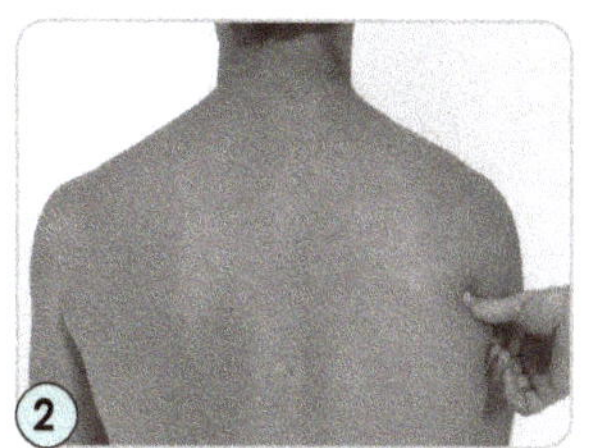
2

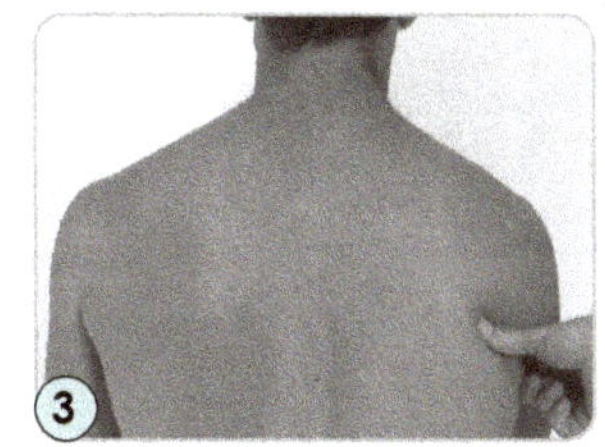
3

手順 - 15 肩と肩甲骨
腕の挙上に伴う痛みと肩の可動制限

●●● とてもよくある症状

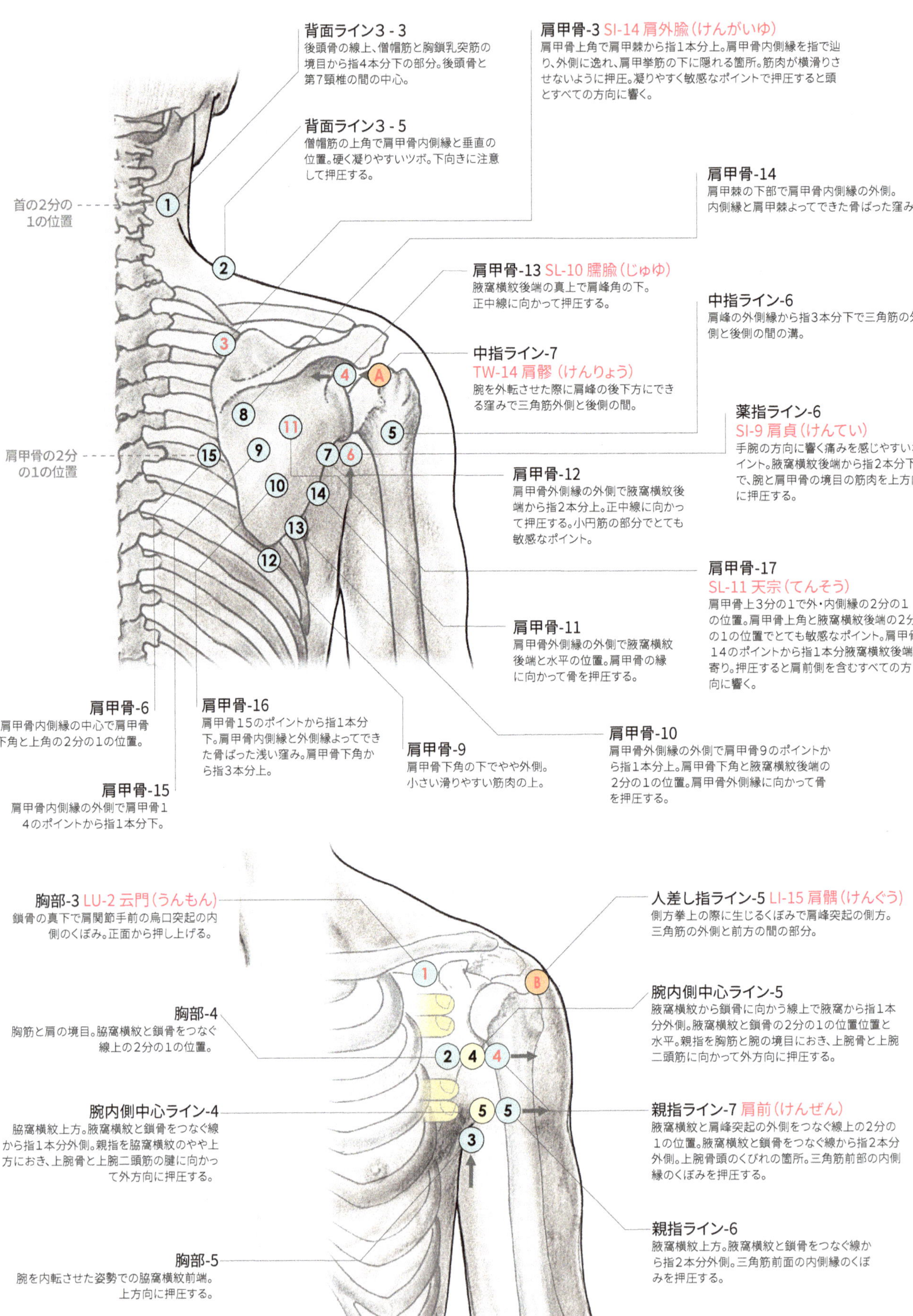

背面ライン3 - 3
後頭骨の線上、僧帽筋と胸鎖乳突筋の境目から指4本分下の部分。後頭骨と第7頸椎の間の中心。
背面ライン3 - 5
僧帽筋の上角で肩甲骨内側縁と垂直の位置。硬く凝りやすいツボ。下向きに注意して押圧する。
肩甲骨-3 SI-14 肩外兪（けんがいゆ）
肩甲骨上角で肩甲棘から指1本分上。肩甲骨内側縁を指で辿り、外側に逃れ、肩甲挙筋の下に隠れる箇所。筋肉が横滑りさせないように押圧。凝りやすく敏感なポイントで押圧すると頭とすべての方向に響く。
肩甲骨-14
肩甲棘の下部で肩甲骨内側縁の外側。内側縁と肩甲棘よってできた骨ばった窪み。
首の2分の1の位置
肩甲骨-13 SL-10 臑兪（じゅゆ）
腋窩横紋後端の真上で肩峰角の下。正中線に向かって押圧する。
中指ライン-6
肩峰の外側縁から指3本分下で三角筋の外側と後側の間の溝。
中指ライン-7
TW-14 肩髎（けんりょう）
腕を外転させた際に肩峰の後下方にできる窪みで三角筋外側と後側の間。
薬指ライン-6
SI-9 肩貞（けんてい）
手腕の方向に響く痛みを感じやすいポイント。腋窩横紋後端から指2本分下で、腕と肩甲骨の境目の筋肉を上方向に押圧する。
肩甲骨の2分の1の位置
肩甲骨-12
肩甲骨外側縁の外側で腋窩横紋後端から指2本分上。正中線に向かって押圧する。小円筋の部分でとても敏感なポイント。
肩甲骨-17
SL-11 天宗（てんそう）
肩甲骨上3分の1で外・内側縁の2分の1の位置。肩甲骨上角と腋窩横紋後端の2分の1の位置でとても敏感なポイント。肩甲骨14のポイントから指1本分腋窩横紋後端寄り。押圧すると肩前側を含むすべての方向に響く。
肩甲骨-11
肩甲骨外側縁の外側で腋窩横紋後端と水平の位置。肩甲骨の縁に向かって骨を押圧する。
肩甲骨-6
肩甲骨内側縁の中心で肩甲骨下角と上角の2分の1の位置。
肩甲骨-16
肩甲骨15のポイントから指1本分下。肩甲骨内側縁と外側縁よってできた骨ばった浅い窪み。肩甲骨下角から指3本分上。
肩甲骨-9
肩甲骨下角の下でやや外側。小さい滑りやすい筋肉の上。
肩甲骨-10
肩甲骨外側縁の外側で肩甲骨9のポイントから指1本分上。肩甲骨下角と腋窩横紋後端の2分の1の位置。肩甲骨外側縁に向かって骨を押圧する。
肩甲骨-15
肩甲骨内側縁の外側で肩甲骨14のポイントから指1本分下。
1
2
3
4
A
5
6
7
8
9
10
11
12
13
14
15
胸部-3 LU-2 云門（うんもん）
鎖骨の真下で肩関節手前の烏口突起の内側のくぼみ。正面から押し上げる。
人差し指ライン-5 LI-15 肩髃（けんぐう）
側方拳上の際に生じるくぼみで肩峰突起の側方。三角筋の外側と前方の間の部分。
胸部-4
胸筋と肩の境目。腋窩横紋と鎖骨をつなぐ線上の2分の1の位置。
腕内側中心ライン-5
腋窩横紋から鎖骨に向かう線上で腋窩から指1本分外側。腋窩横紋と鎖骨の2分の1の位置位置と水平。親指を胸筋と腕の境目におき、上腕骨と上腕二頭筋に向かって外方向に押圧する。
腕内側中心ライン-4
脇窩横紋上方。腋窩横紋と鎖骨をつなぐ線から指1本分外側。親指を脇窩横紋のやや上方におき、上腕骨と上腕二頭筋の腱に向かって外方向に押圧する。
親指ライン-7 肩前（けんぜん）
腋窩横紋と肩峰突起の外側をつなぐ線上の2分の1の位置。腋窩横紋と鎖骨をつなぐ線から指2本分外側。上腕骨頭のくびれの箇所。三角筋前部の内側縁のくぼみを押圧する。
親指ライン-6
腋窩横紋上方。腋窩横紋と鎖骨をつなぐ線から指2本分外側。三角筋前面の内側縁のくぼみを押圧する。
胸部-5
腕を内転させた姿勢での脇窩横紋前端。上方向に押圧する。
1
B
2
4
4
5
5
3

症状の概要：

- 慢性的または急性の痛みが肩の前または後ろ にある
- 腕の挙上（屈曲）と外転させ反対側の肩を触る動作と肘を曲げ腕を背中に回す（内旋）動作で痛みが悪化する
- 大小の可動域制限がある。個人差はあるが一定の位置を越えると激しい痛みを感じる。

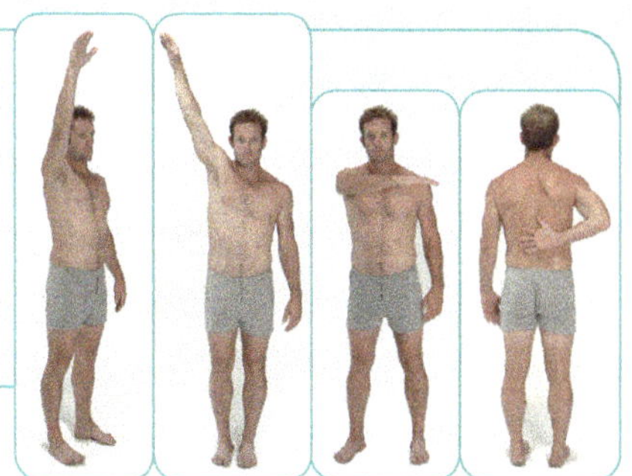

施術手順

1. 首と肩への施術

受け手はあぐらか足を伸ばした状態で座ります。床に座りづらい場合は、クッションまたは椅子を使用します。首、背中の胸椎、肩甲骨周りをタイ式またはその他得意の方法でほぐします。この時ストレッチ技法は避けましょう。

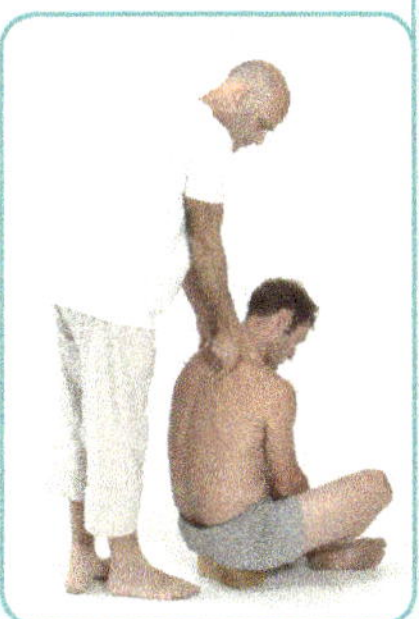

2. ポイントへの押圧

背中のポイント①から⑮と胸の①から⑤を親指で押圧します。更に補足ポイントⒶとⒷも押圧しそれぞれ10〜15秒押圧し、症状の改善が見られるまで最大10セット繰り返します。もし背中側または胸側どちらか一方のポイントしか効果的ではない場合は効果がある側のみ押圧すればよい。繰り返しの押圧によりポイントが過敏又は痛みを感じる前で止めます。受け手の筋肉硬さ、反応を観察し適度な強さで押圧します。

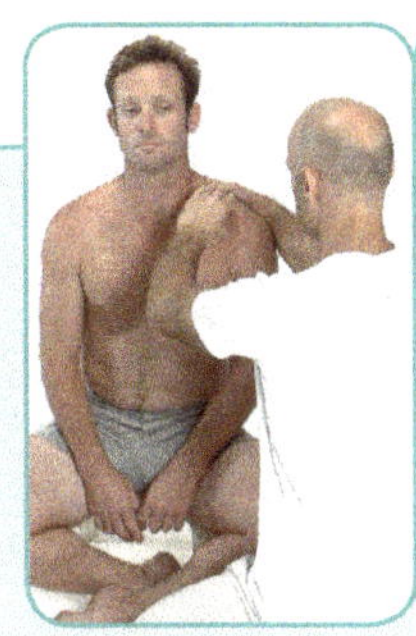

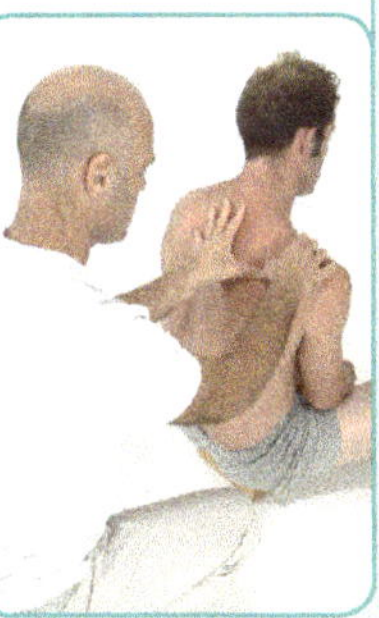

補足手順

3. 肩関節の水平内旋

受け手の肘を持ち腕を痛みが出る直前まで水平に内旋させます。腕を引き元の位置に戻します。この動きを数回繰り返し、更に背中のポイント⑤を押圧します。肘を引く時に押圧を緩めます。

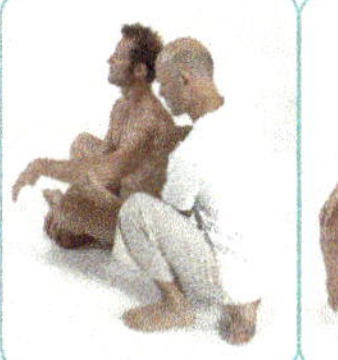

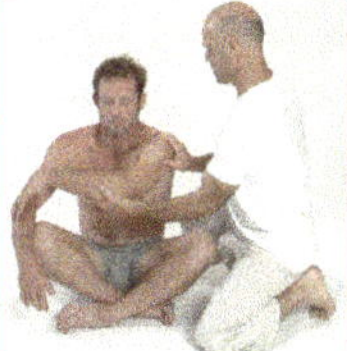

4. 上腕二頭筋と三頭筋への施術

受け手に腕を伸ばしたままゆっくり痛みが出ないよう手をマッサージ師の肩に乗せるように促します。その姿勢で腕外側の人差し指ライン（上腕骨）を肩から肘にかけて片方の手の指先で上腕二頭筋を上腕骨引き下げるようにもう片方は三頭筋を引き下げるようにリズミカルに左右交互に数往復マッサージします。

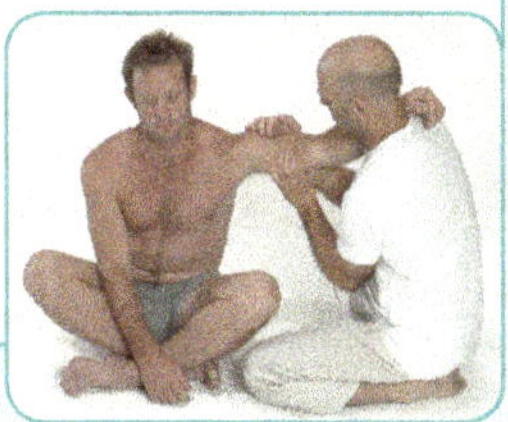

注意点：

- 受け手の症状が急性であり、手技療法が適しているか疑わしい場合はすぐに医師の診断を仰ぐ
- 重度の症状の場合ストレッチ技法は避ける
- 施術中に痛みを伴う箇所を越える動きは避ける
- 症状が好転が見られるまで毎日施術を行う。軽度の慢性的な症状は週二回程度施術を行う
- 前回の施術後の痛みやもみ返しが受け手にある場合、続けての施術はしない
- 受け手が急な動きや痛みが悪化する姿勢や運動は避けるよう促す

使用したタイ式ポイント

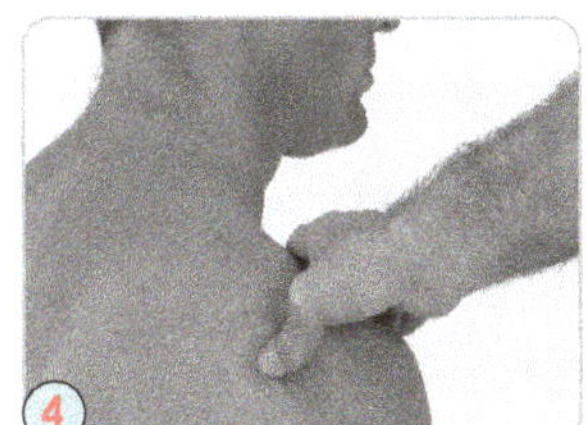
4

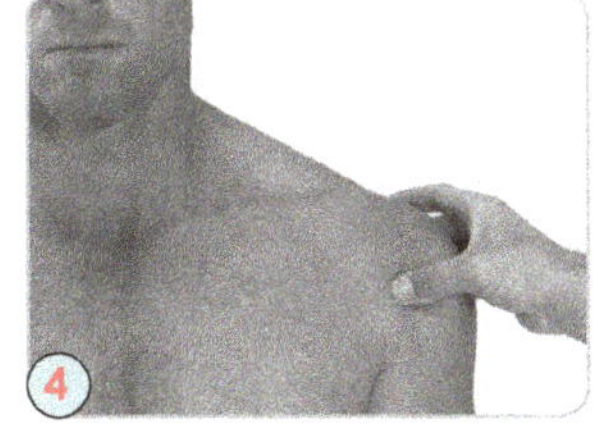
4

腕を背中側に回す動作に伴う肩の痛み

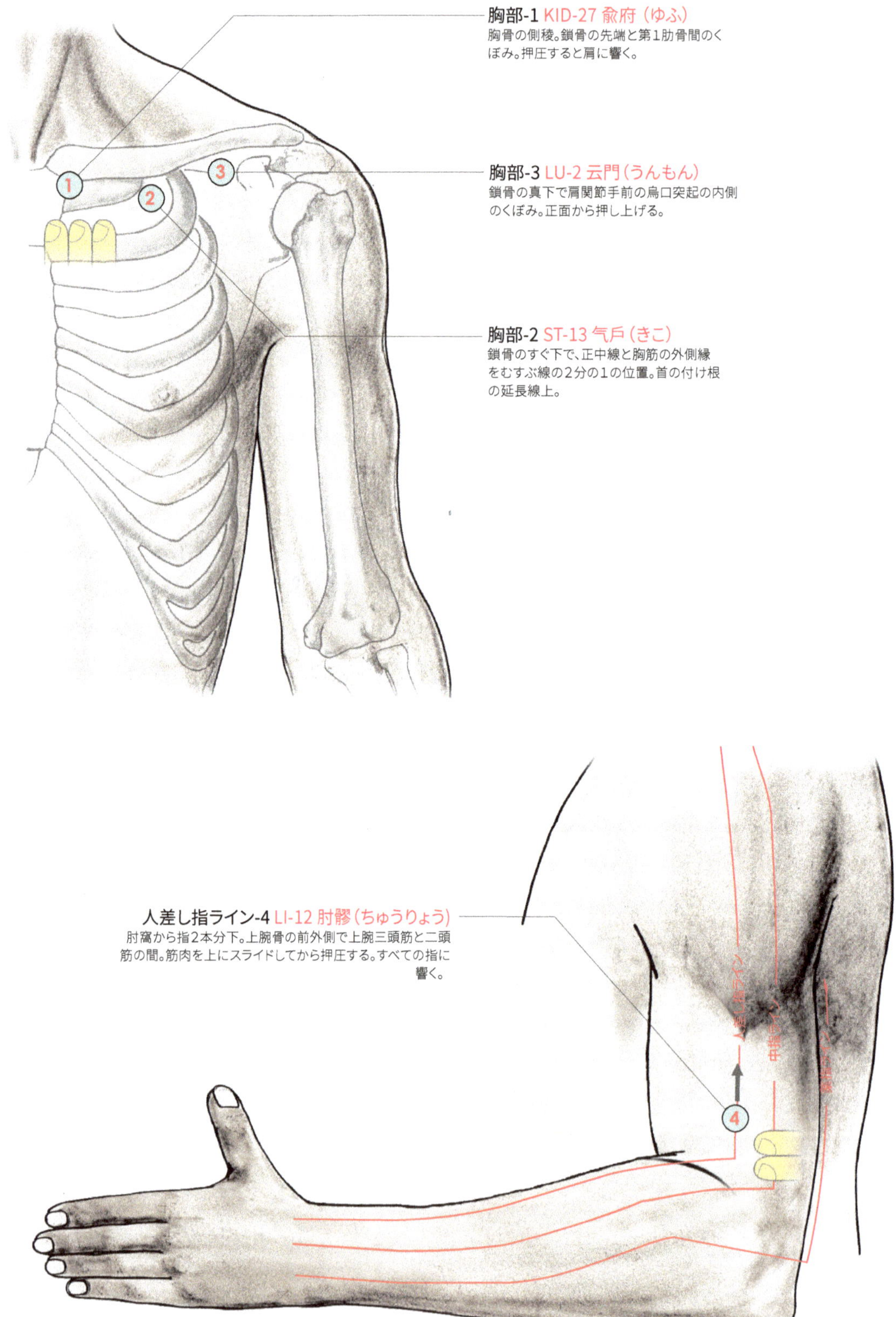
胸部-1 KID-27 兪府（ゆふ）
胸骨の側稜。鎖骨の先端と第1肋骨間のくぼみ。押圧すると肩に響く。
胸部-3 LU-2 云門（うんもん）
鎖骨の真下で肩関節手前の烏口突起の内側のくぼみ。正面から押し上げる。
胸部-2 ST-13 気戸（きこ）
鎖骨のすぐ下で、正中線と胸筋の外側縁をむすぶ線の2分の1の位置。首の付け根の延長線上。
1
2
3
人差し指ライン-4 LI-12 肘髎（ちゅうりょう）
肘窩から指2本分下。上腕骨の前外側で上腕三頭筋と二頭筋の間。筋肉を上にスライドしてから押圧する。すべての指に響く。
人差し指ライン
中指ライン
薬指ライン
4

症状の概要:

- 急性または慢性的な痛みが肩の前面にある
- 腕を後方に挙げる(伸展)動きと腕を背中側に回す(内旋)動きで痛みが増す
- 大小の可動域制限がある。個人差はあるが一定の位置を越えると激しい痛みを感じる

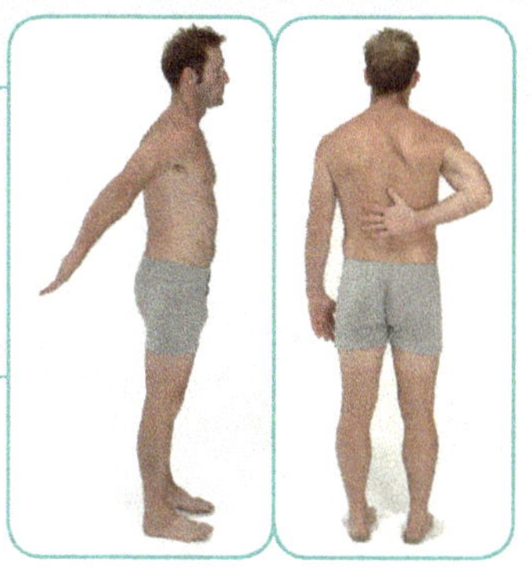

施術手順

1. 首と肩への施術

受け手はあぐらか足を伸ばした状態で座ります。床に座りづらい場合は、クッションまたは椅子を使用します。首、背中の胸椎、肩甲骨周りをタイ式またはその他得意の方法でほぐします。この時ストレッチ技法は避けましょう。

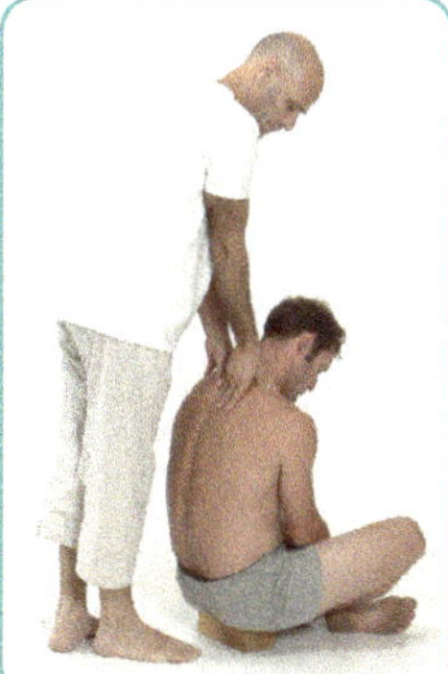

2. 腕の経絡(ライン)

3種類の腕外側ラインと親指ライン、人差し指ラインを特に注意しながらマッサージする。腋窩横紋から肘の間のマッサージを1〜3回繰り返す。タイ式で行う場合親指で押圧する。

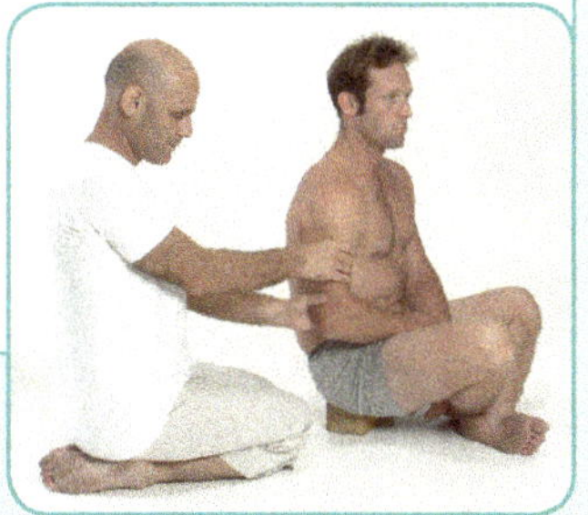

3. ポイントへの押圧

ポイント①から④をそれぞれ10〜15秒押圧し、症状の改善が見られるまで最大10セット繰り返します。繰り返しの押圧によりポイントが過敏又は痛みを感じる前で止めます。受け手の筋肉硬さ、反応を観察し適度な強さで押圧します。

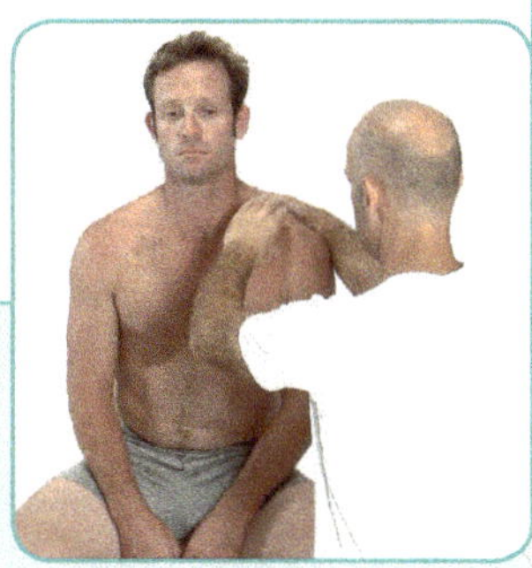

注意点:

- 受け手の症状が急性であり、手技療法が適しているか疑わしい場合はすぐに医師の診断を仰ぐ
- 重度の症状の場合ストレッチ技法は避ける
- 施術中に痛みを伴う箇所を越える動きは避ける
- 症状が好転が見られるまで毎日施術を行う。軽度の慢性的な症状は週二回程度施術を行う
- 前回の施術後の痛みやもみ返しが受け手にある場合、続けての施術はしない
- 受け手が急な動きや痛みが悪化する姿勢や運動は避けるよう促す

使用したタイ式ポイント

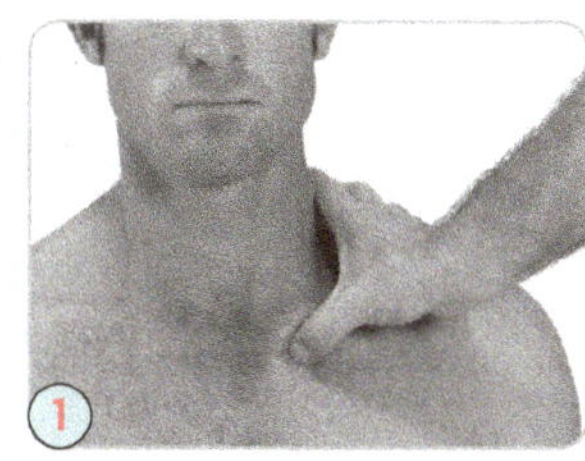
1

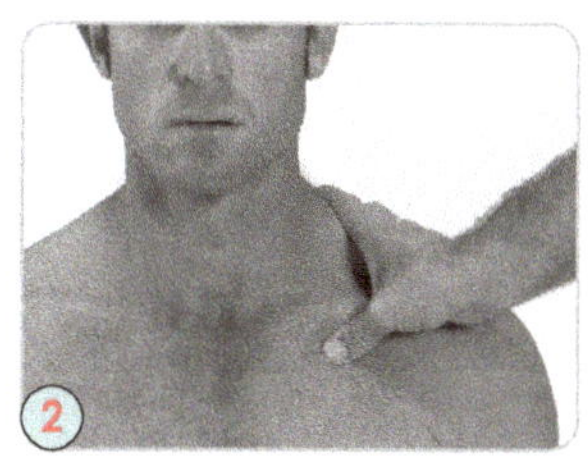
2

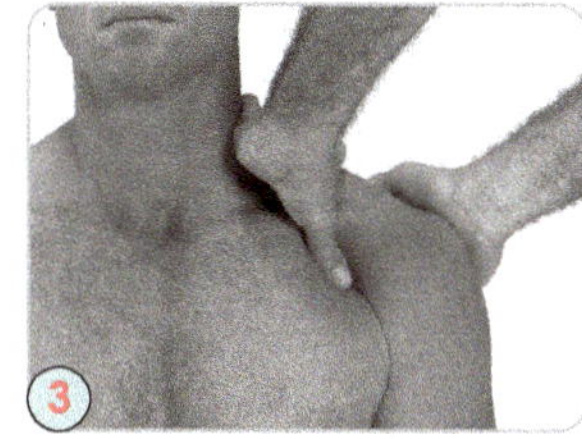
3

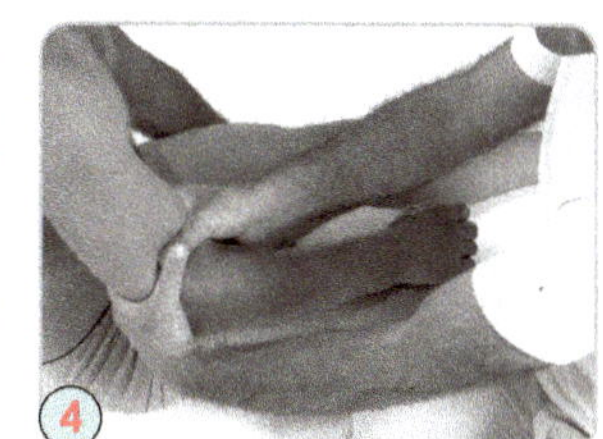
4

第5章　腕と手

この章で使用される手順

17 - だるい腕
18 - 重い腕
19 - 手の痺れ
20 - 肩から手首にかけての痛み

主な原因と治療方法

この章では腕のあまり一般的でなく特定の病名を持たない症状を和らげる4つの施術手順を紹介する。ここでは一般的な西洋医学を元にした病状の診断には囚われず、タイ式の症状別の診断表を元に受け手の症状と比較し、4つの手順から一つ選び施術を行う。施述中、受け手と受け手の筋肉の反応を観察し、症状の緩和が見られれば、症状に対する適切な治療法であるといえる。

タイ式治療手順	考えられる原因
だるい腕	胸郭出口症候群 非特異性の神経血管圧迫症候群 ねこ背 筋肉の過緊張 筋筋膜のトリガーポイント
重い腕	胸郭出口症候群 非特異性の神経血管圧迫症候群 筋肉の過緊張 筋筋膜のトリガーポイント ねこ背
肩から手首にかけての痛み	胸郭出口症候群 非特異性の神経血管圧迫症候群 ねこ背
手の痺れ	胸郭出口症候群 非特異性の神経血管圧迫症候群 筋肉の過緊張 筋筋膜のトリガーポイント ねこ背

腕の症状の原因：

胸郭出口症候群
骨格異常、歪み、怪我、オーバーユース、筋肉の過緊張によって頚椎、鎖骨、第1肋骨の神経や血管が圧迫され様々な症状が起こる。神経血管性の障害は腕や手に重さ、だるさ、冷え、麻痺、むくみ、腫れ、痛み、痺れなどの症状を引き起こす。腕を横方向から挙げるなど動作や可動または睡眠時の姿勢で胸郭出口が圧迫され症状が悪化する。

非特異性の神経血管圧迫症候群
頚椎、胸椎また肩から腕にかけての関節の神経根、末梢神経、血管を圧迫された状態。圧迫症候群は怪我による急性の症状、長時間にわたる姿勢の維持、骨格の歪み、繰り返しの動きによるオーバーユースや精神的ストレスによる慢性的な筋肉の過緊張が原因である。主な症状は痛み、発熱、感覚異常、しびれ、重く感じる、力が入らない、冷え、麻痺、腫れなどがある。睡眠時を含む異なる動作、姿勢などで神経や血管圧迫が起こり症状が悪化する。

ねこ背
重度の猫背の原因は先天的な骨格の歪みからくるもの、または全身的な症状（骨粗相症、リウマチ、ショイエルマン病）、発達障害、姿勢の悪さ、加齢などがあげられる。めまい、頚椎または胸椎の痛み、肩、肩甲骨、腕の痛みは猫背が大元の原因である場合がある。

筋肉の過緊張
姿勢の悪さ、骨格の歪み、同じ動作の繰り返し、精神的ストレスなどが原因で頚椎、胸椎、上背、肩甲骨、腕の筋肉が慢性的に硬くなり、筋肉の神経機能を妨害され首、上背、肩甲骨、肩回り、腕、手に痛みやこりが起きている状態。

筋筋膜のトリガーポイント
首、上背、肩甲骨、肩、腕の筋肉のしこりの様に固くなり直接または間接的な痛みを頭、顎、胸、首、上背、肩、肩甲骨、腕、手に起こす。

禁止事項

- 症状を悪化させる過敏な部分への刺激または押圧
- 受け手が拒絶反応を見せる部分への刺激または押圧

施術に適さない症状と兆候

以下の症状が受け手に見られるようであれば、直ちに医師の診断を仰ぐこと

- 重度の外傷
- 継続的または悪化する痛み
- 突然現れた原因不明の痛み
- 腕のズキズキする痛み、痺れ、指の麻痺。特に両手、両腕感じる場合、神経根が圧迫されている深刻な症状の場合がある。
- 急性の症状
- 異常がみられる場合

手順の選び方

4つの中から的確な手順を選ぶのは初心者には難しく、特に重い腕と力の入らない腕は症状の違いを判断するのは容易ではない。.

1. まず受け手に腕の痛み、重さ、力が入らない、手の痺れや麻痺があるのか、またどのような動作で症状が悪化するのか質問する。

受け手に次の質問をします:
a.どのような種類の症状か -腕の痛み、重さ、力が入らないもしくは手の痺れ、麻痺
B.症状がないまたは少ない方の腕を挙げてもらい重さを感じる方と比べる
片側が継続的に重く感じるか確認する。(重く感じる方の腕は"重い腕"の手順ではなく"力が入らない腕"の手順を使う
c. 色々な腕の動作を行ってもらい痛みの出る動きや動かしずらい動きを明確にする。("重い腕"とは異なった痛み)
d.痛みの箇所を指差してもらう

2. 手順を選ぶ

受け手の症状が腕の痛み、重さ、力が入らない、手の痺れや麻痺があるのか、またどのような動作で症状が悪化するのかが分かれば的確な手順を選ぶことができる。(診断表を参照する)

3. 施術を開始し、適切な手順を選んだか再度確認する

ポイントを押圧をする際、選んだ手順が的確で効果が得られるかどうか受け手の反応を観察する。受け手にもポイントへの刺激と感覚へ集中するように促し、施術者からの質問は必要最低限にとどめる。多くの場合一巡目の施術では受け手が押圧したポイントが効果的であるかを自覚できることは少ない。施術者は手順を繰り返し施すことによって受け手の症状の緩和が見られることを覚えておくこと。

手順 17 (96 ページ)	手順 18 (98 ページ)
だるい腕 • 腕に力が入りづらく重い。痛みが伴う場合と伴わない場合がある • 痛む箇所の特定はできないが、痛みは指先に向かって響く • 症状は腕を挙上する動作（腕の伸展と外転）で悪化する • 通常誰もがどちらか一方の腕が多少重く感じるが、この症状ではその差が歴然である	**重い腕** • 腕が重い • 痛みは腕の外側と前腕に一定の動作で起こる • 腕を使う作業や動作のあとに痛みが悪化する • 痛みのため腕の動作が不自然になる
痛む箇所	痛む箇所
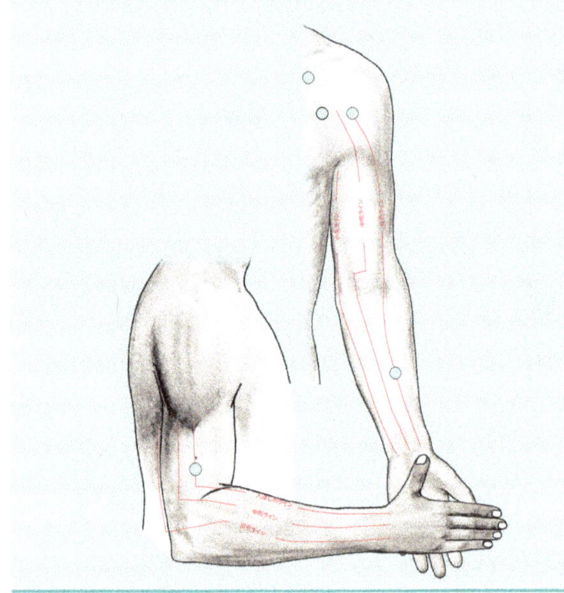	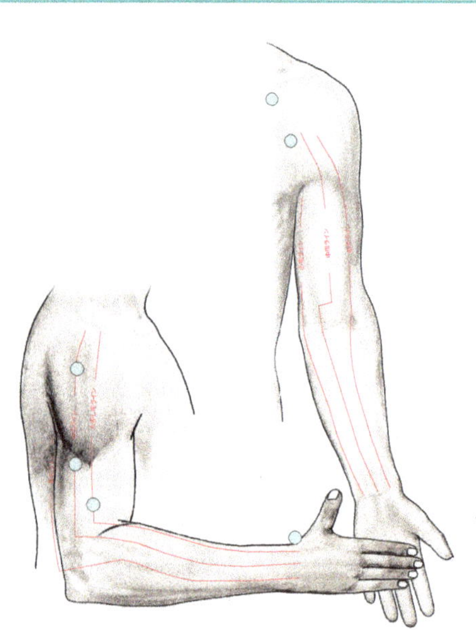

手順 19 (100 ページ)

手の痺れ

- 手に痺れを感じる
- 手に麻痺している部分がある

痛む箇所

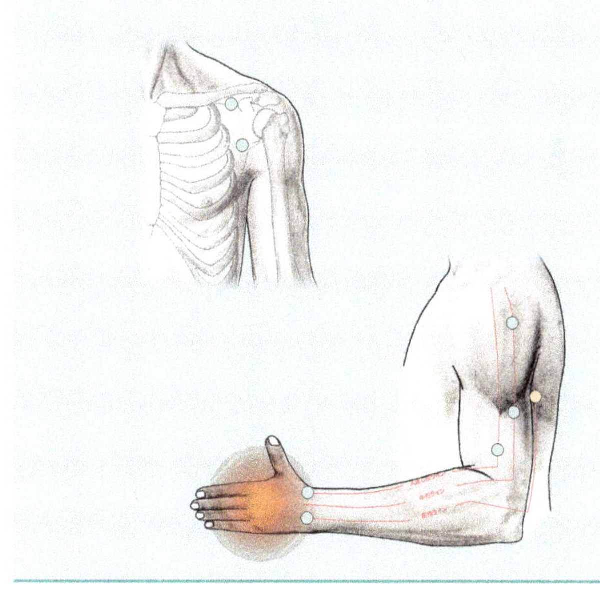

手順 20 (102 ページ)

肩から手首にかけての痛み

- 肩から腕、手首の外側にかけて痛みがある
- 腕、肩まれに首を動かすと痛みが悪化する
- 気分が落ち込むと痛みが出る

痛む箇所

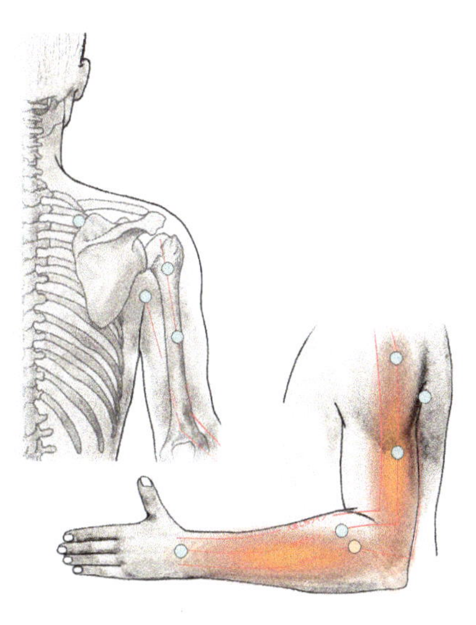

手順 - 17 腕と手
だるい腕

● 珍しい症状

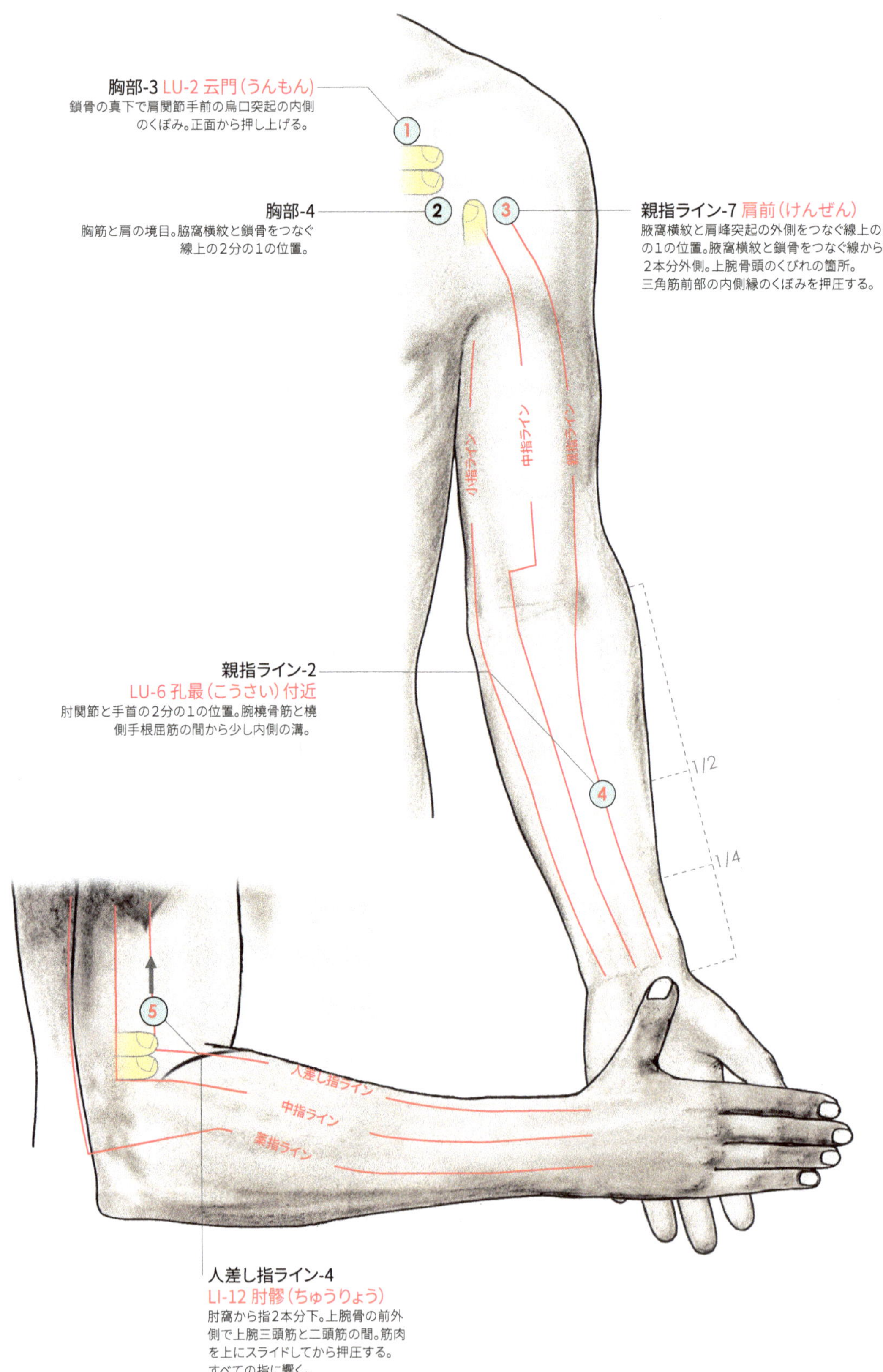
胸部-3 LU-2 云門（うんもん）
鎖骨の真下で肩関節手前の烏口突起の内側のくぼみ。正面から押し上げる。
胸部-4
胸筋と肩の境目。脇窩横紋と鎖骨をつなぐ線上の2分の1の位置。
親指ライン-7 肩前（けんぜん）
腋窩横紋と肩峰突起の外側をつなぐ線上の2分の1の位置。腋窩横紋と鎖骨をつなぐ線から指2本分外側。上腕骨頭のくびれの箇所。三角筋前部の内側縁のくぼみを押圧する。
1
2
3
小指ライン
中指ライン
親指ライン-2
LU-6 孔最（こうさい）付近
肘関節と手首の2分の1の位置。腕橈骨筋と橈側手根屈筋の間から少し内側の溝。
4
1/2
1/4
5
人差し指ライン
中指ライン
薬指ライン
人差し指ライン-4
LI-12 肘髎（ちゅうりょう）
肘窩から指2本分下。上腕骨の前外側で上腕三頭筋と二頭筋の間。筋肉を上にスライドしてから押圧する。すべての指に響く。

症状の概要:

- 腕に力が入りづらく重い。痛みを伴う場合とそうでない場合がある
- 痛む箇所は特定できないが指先に向かって痛みが響く
- 腕を挙上する動作(伸展と外転)で腕のだるさ,重さが悪化する
- 通常誰もがどちらか一方の腕が多少重く感じるが、この症状ではその差が歴然である
- 腕の力が入りづらいのはオーバーユース、繰り返しの動き、姿勢の悪さなどが原因である

施術手順

1. 腕のマッサージ

受け手はあぐらか足を伸ばした状態で座ります。床に座りづらい場合は、クッションまたは椅子を使用します。腕の内側と外側ラインを得意の方法でマッサージします。体重を使い腋窩横問紋から手首にかけて1-3往復繰り返します。タイ式の場合手のひら下方を使って押圧します。

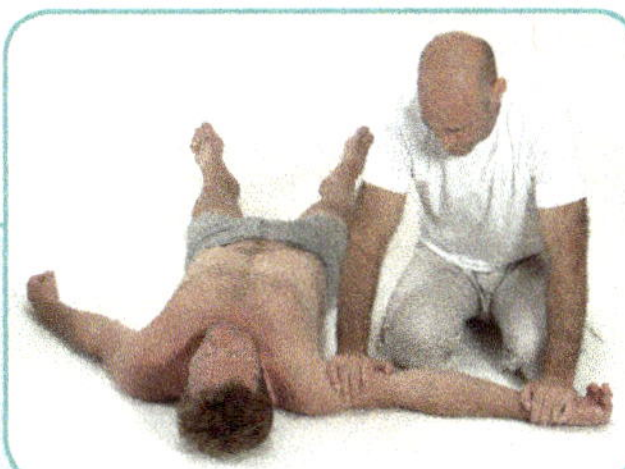

2. 腕のセンライン(経絡)

腕の内側と外側ラインと特に親指ラインと中指ラインに注意は払って、得意の方法でマッサージをします。腋窩横紋から手首にかけて1 - 3往復繰り返します。タイ式の場合親指を使って押圧します。

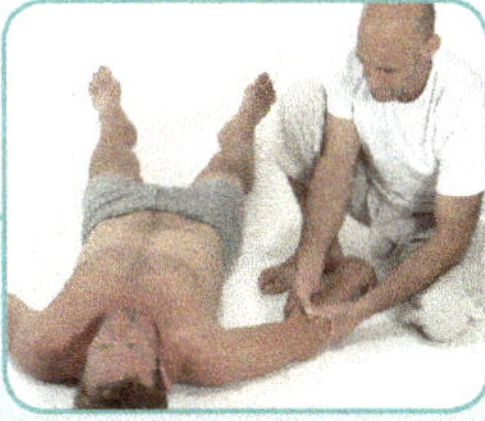

3. ツボの押圧

ポイント①から⑤を親指で押圧し、症状の改善が見られるまで最大10セット繰り返します。繰り返しの押圧によりポイントが過敏又は痛みを感じる前で止めます。受け手の筋肉硬さ、反応を観察し適度な強さで押圧します。受け手が仰向けの姿勢で胸部のポイント①と②を押圧する際、受け手の腕を上方に動かしながら押圧すると親指が更に深くポイントを刺激することができます。

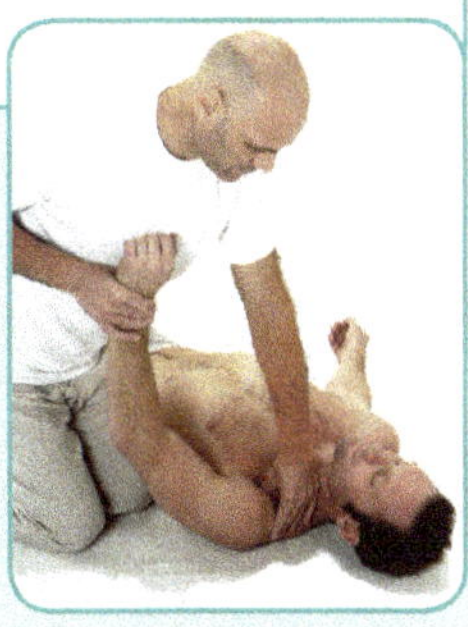

補足手順

4. 腕のストレッチ

腕全体を得意の方法でストレッチします。

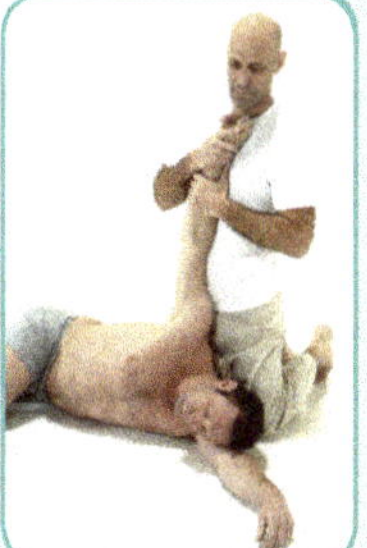

5. 胸部のマッサージ

胸部を得意の方法でマッサージします。

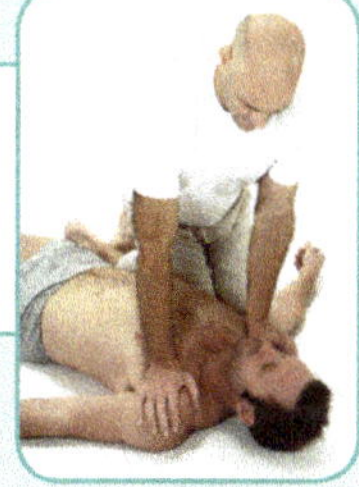

6. 首のマッサージ - 仰臥位

仰向けの姿勢で首を得意の方法でマッサージします。

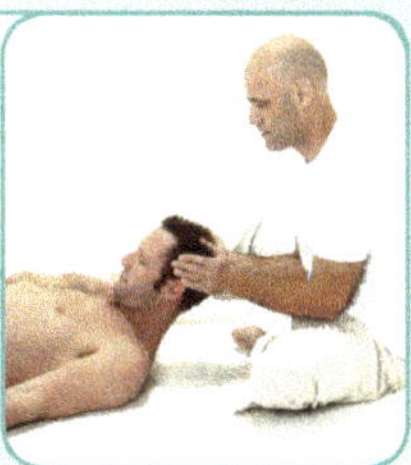

7. 首と肩への施術

得意の方法で首、肩、上背、肩甲骨をマッサージします。ストレッチ技法を取り入れても構いません。

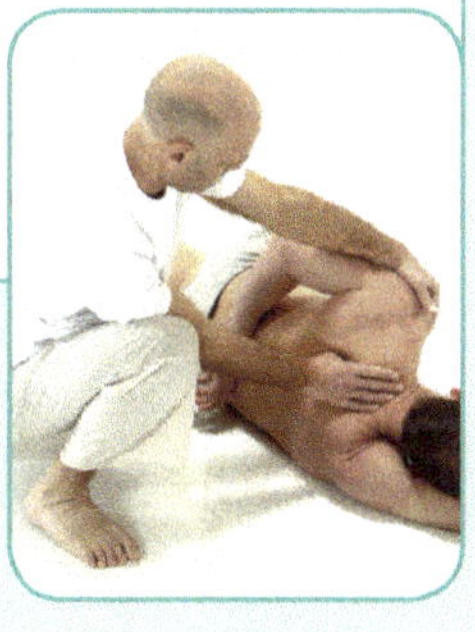

注意点:

- 受け手の症状が急性であり、手技療法が適しているか疑わしい場合はすぐに医師の診断を仰ぐ
- 症状が好転が見られるまで毎日施術を行う。軽度の慢性的な症状は週二回程度施術を行う
- 前回の施術後の痛みやもみ返しが受け手にある場合、続けての施術はしない
- 受け手が急な動きや痛みが悪化する姿勢や運動は避けるよう促す

重い腕

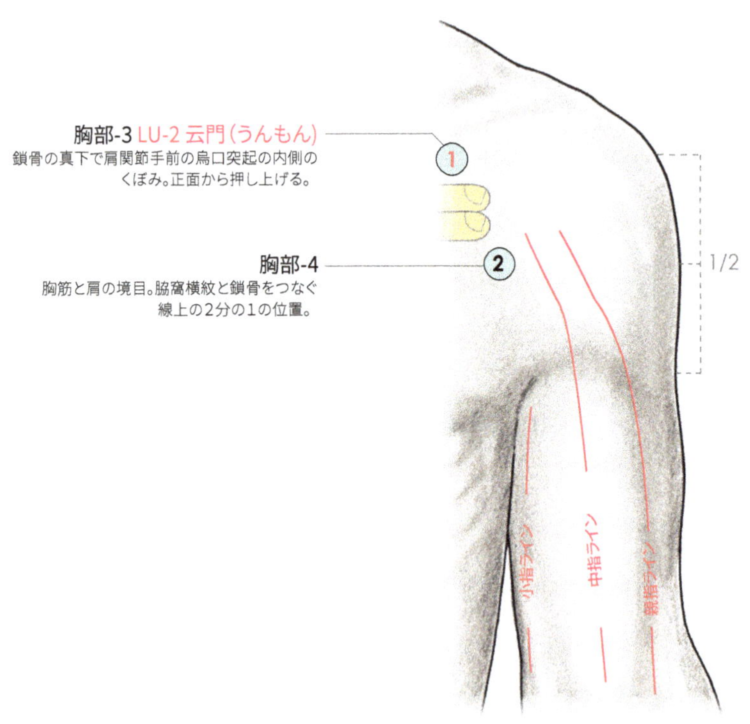
胸部-3 LU-2 云門（うんもん）
鎖骨の真下で肩関節手前の烏口突起の内側のくぼみ。正面から押し上げる。
1
胸部-4
胸筋と肩の境目。脇窩横紋と鎖骨をつなぐ線上の2分の1の位置。
2
1/2
小指ライン
中指ライン
親指ライン

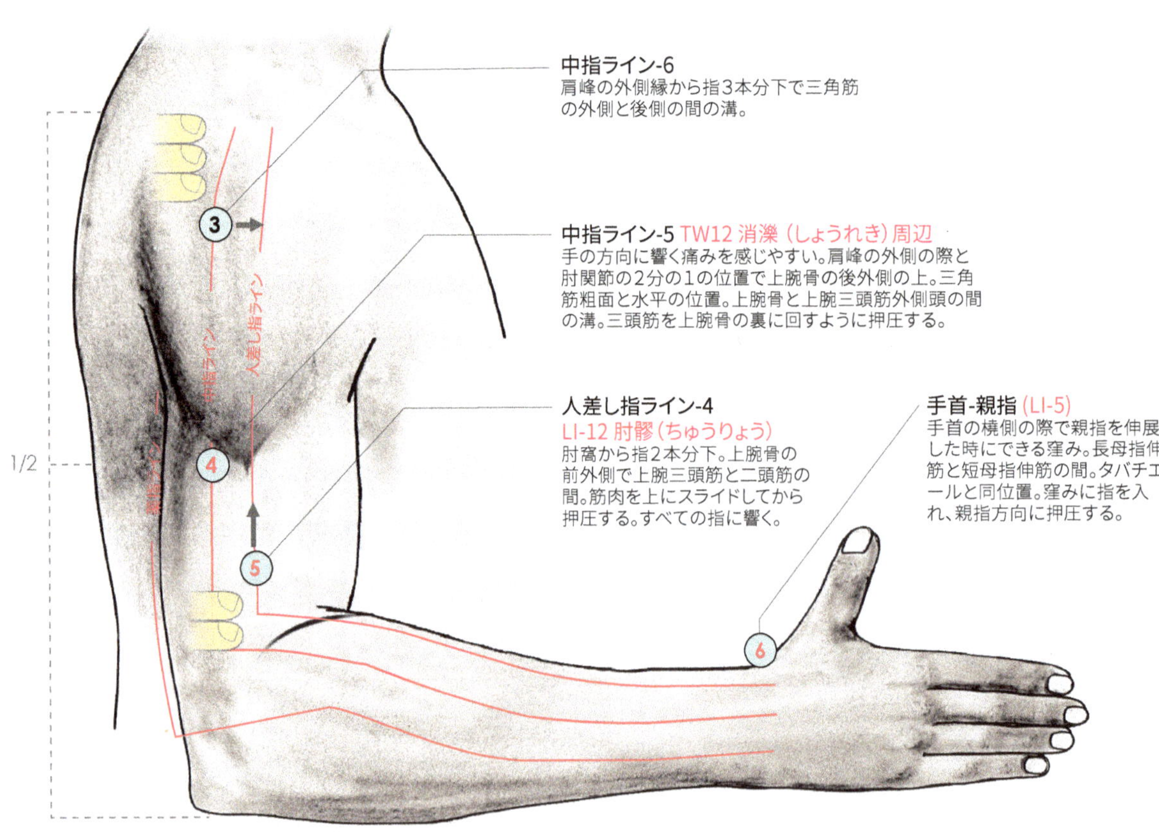
中指ライン-6
肩峰の外側縁から指3本分下で三角筋の外側と後側の間の溝。
中指ライン-5 TW12 消濼（しょうれき）周辺
手の方向に響く痛みを感じやすい。肩峰の外側の際と肘関節の2分の1の位置で上腕骨の後外側の上。三角筋粗面と水平の位置。上腕骨と上腕三頭筋外側頭の間の溝。三頭筋を上腕骨の裏に回すように押圧する。
人差し指ライン-4
LI-12 肘髎（ちゅうりょう）
肘窩から指2本分下。上腕骨の前外側で上腕三頭筋と二頭筋の間。筋肉を上にスライドしてから押圧する。すべての指に響く。
手首-親指（LI-5）
手首の橈側の際で親指を伸展した時にできる窪み。長母指伸筋と短母指伸筋の間。タバチエールと同位置。窪みに指を入れ、親指方向に押圧する。
3
4
5
6
1/2
中指ライン
人差し指ライン

症状の概要:

- 腕が重い
- 痛みは腕の外側と前腕に一定の動作で起こる
- 腕を使う作業や動作のあとに痛みが悪化する
- 痛みのため腕の動作が不自然になる
- 繰り返しの動き、オーバーユース、姿勢の悪さ、腕に体重がかかった状態での睡眠などが原因の場合がある

施術手順

1. 腕のマッサージ

受け手はあぐらか足を伸ばした状態で座ります。床に座りづらい場合は、クッションまたは椅子を使用します。腕の内側と外側ラインを得意の方法でマッサージします。体重を使い腋窩横問紋から手首にかけて1-3往復繰り返します。タイ式の場合手のひら下方を使って押圧します。

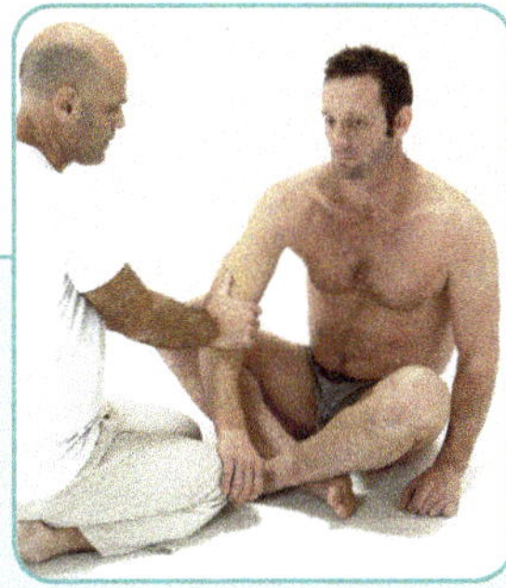

2. 腕外側のセンライン(経絡)

中指ラインと薬指ラインを肩から手首まで1 - 3往復得意の方法でマッサージします。タイ式の場合親指使って押圧します。

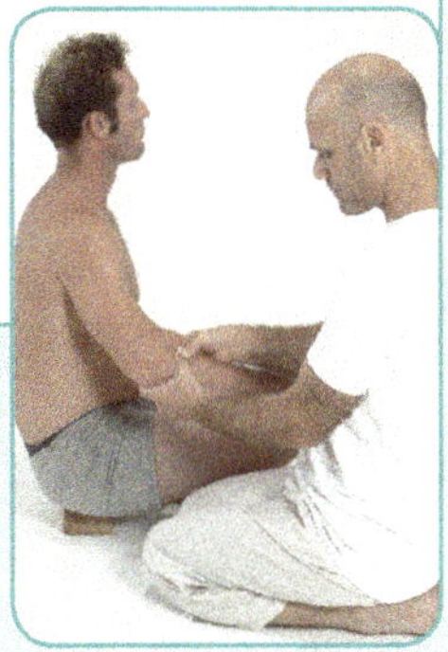

3. ツボの押圧

ポイント(1)から(6)を親指で押圧し、症状の改善が見られるまで最大10セット繰り返します。繰り返しの押圧によりポイントが過敏又は痛みを感じる前で止めます。受け手の筋肉硬さ、反応を観察し適度な強さで押圧します。受け手が仰向けの姿勢で胸部のポイント(1)と(2)を押圧する際、受け手の腕を上方に動かしながら押圧すると親指が更に深くポイントを刺激することができます。

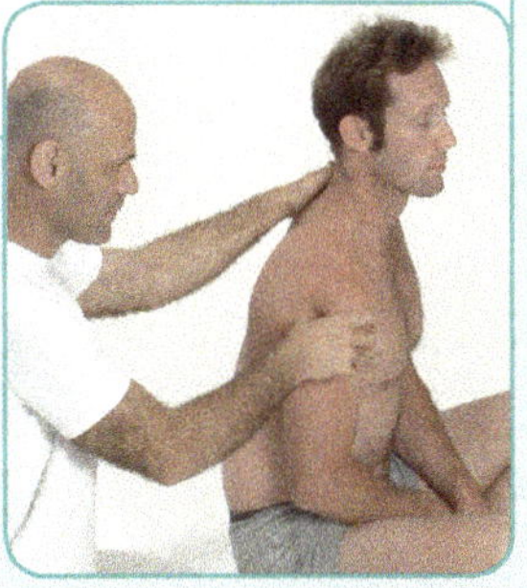

補足手順

4. 腕のストレッチ

腕全体を得意の方法でストレッチします。

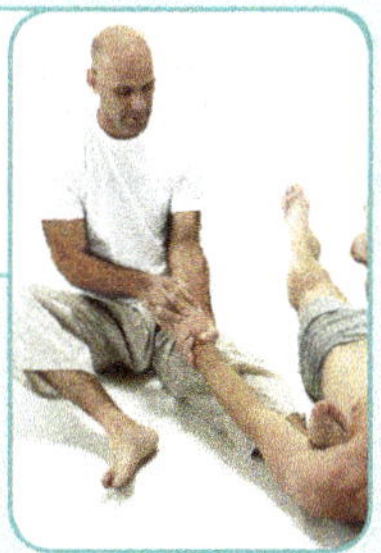

5. 胸部のマッサージ

胸部を得意の方法でマッサージします。

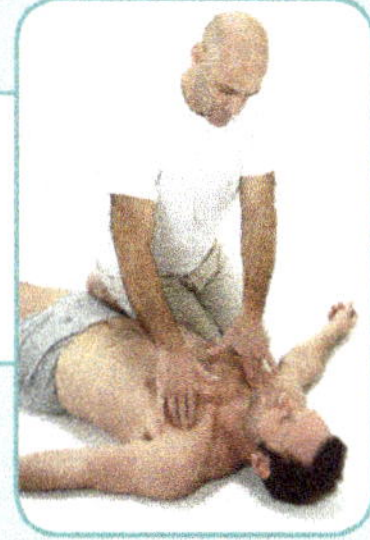

6. 首のマッサージ - 仰臥位

仰向けの姿勢で首を得意の方法でマッサージします。

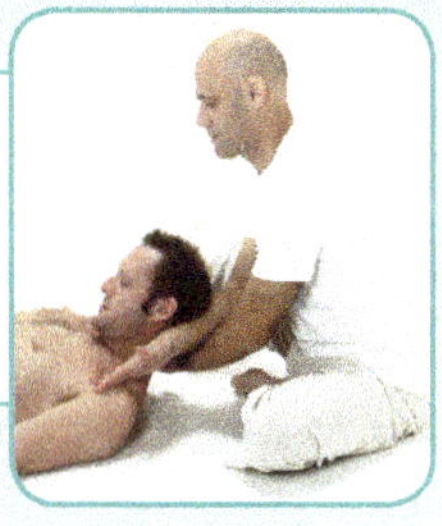

7. 首と肩への施術

得意の方法で首、肩、上背、肩甲骨をマッサージします。ストレッチ技法を取り入れても構いません。

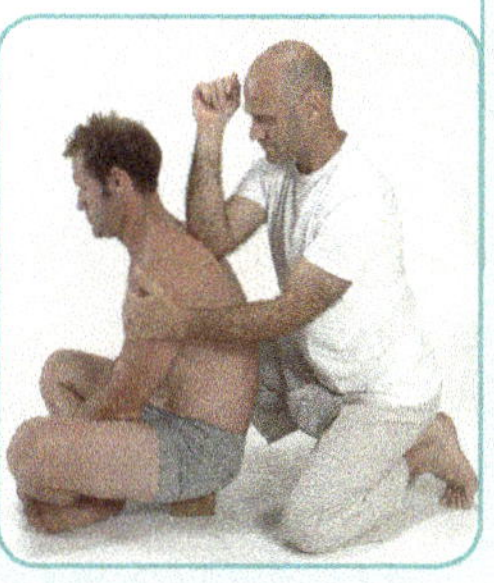

注意点:

- 受け手の症状が急性であり、手技療法が適しているか疑わしい場合はすぐに医師の診断を仰ぐ
- 症状が好転が見られるまで毎日施術を行う。軽度の慢性的な症状は週二回程度施術を行う
- 前回の施術後の痛みやもみ返しが受け手にある場合、続けての施術はしない
- 受け手が急な動きや痛みが悪化する姿勢や運動は避けるよう促す

手の痺れ

この手順で示すポイントが効果的でない場合、手順9と前斜角筋と後斜角筋のポイントを試してみましょう。

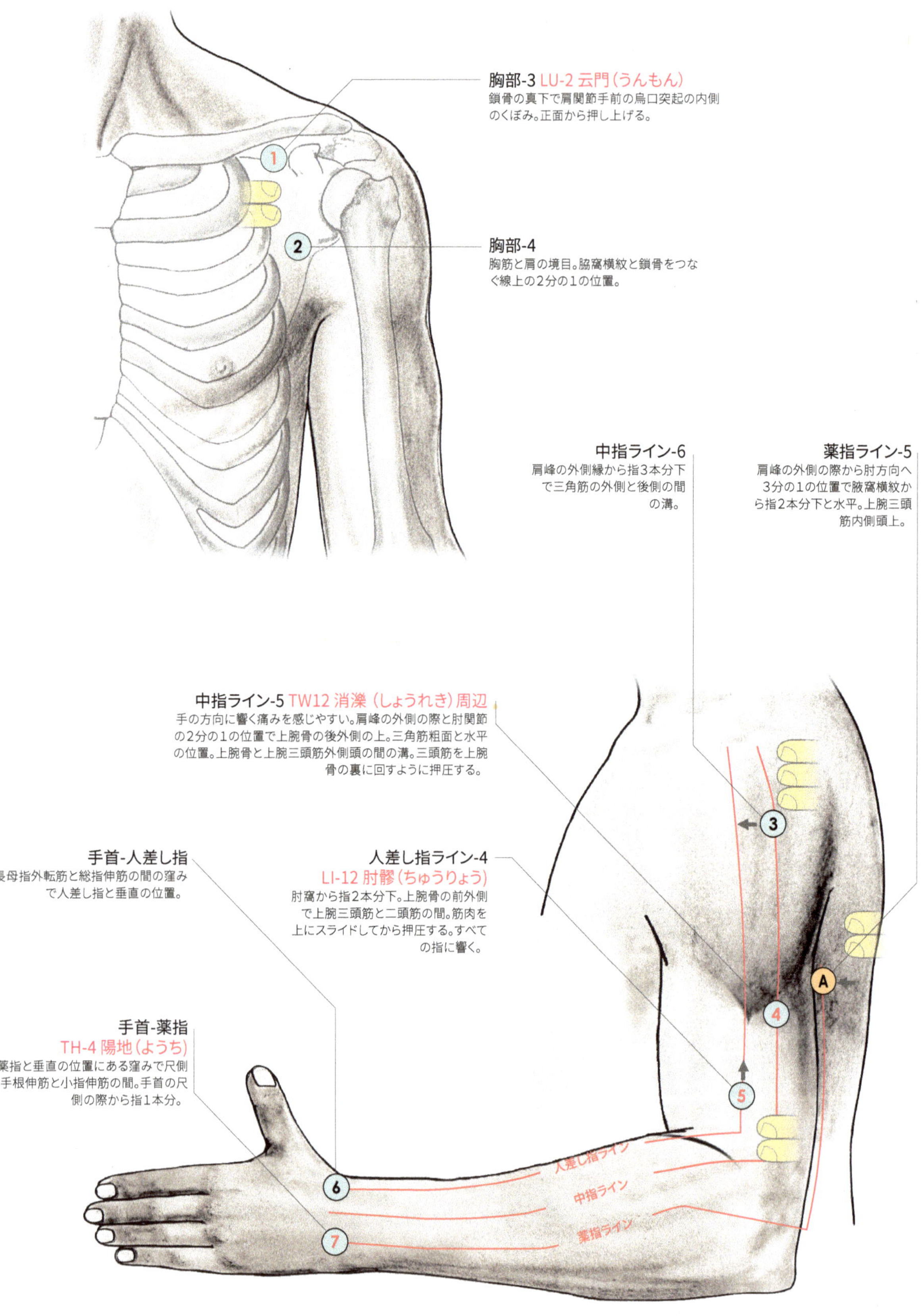

胸部-3 LU-2 云門（うんもん）
鎖骨の真下で肩関節手前の烏口突起の内側のくぼみ。正面から押し上げる。
1
2
胸部-4
胸筋と肩の境目。脇窩横紋と鎖骨をつなぐ線上の2分の1の位置。
中指ライン-6
肩峰の外側縁から指3本分下で三角筋の外側と後側の間の溝。
薬指ライン-5
肩峰の外側の際から肘方向へ3分の1の位置で腋窩横紋から指2本分下と水平。上腕三頭筋内側頭上。
中指ライン-5 TW12 消濼（しょうれき）周辺
手の方向に響く痛みを感じやすい。肩峰の外側の際と肘関節の2分の1の位置で上腕骨の後外側の上。三角筋粗面と水平の位置。上腕骨と上腕三頭筋外側頭の間の溝。三頭筋を上腕骨の裏に回すように押圧する。
手首-人差し指
長母指外転筋と総指伸筋の間の窪みで人差し指と垂直の位置。
人差し指ライン-4
LI-12 肘髎（ちゅうりょう）
肘窩から指2本分下。上腕骨の前外側で上腕三頭筋と二頭筋の間。筋肉を上にスライドしてから押圧する。すべての指に響く。
3
A
4
5
手首-薬指
TH-4 陽地（ようち）
薬指と垂直の位置にある窪みで尺側手根伸筋と小指伸筋の間。手首の尺側の際から指1本分。
6
7
人差し指ライン
中指ライン
薬指ライン

症状の概要:

- 手に痺れを感じる
- 手に麻痺している部分がある
- 繰り返しの動き、オーバーユース、姿勢の悪さ、腕に体重がかかった状態での睡眠などが原因の場合がある

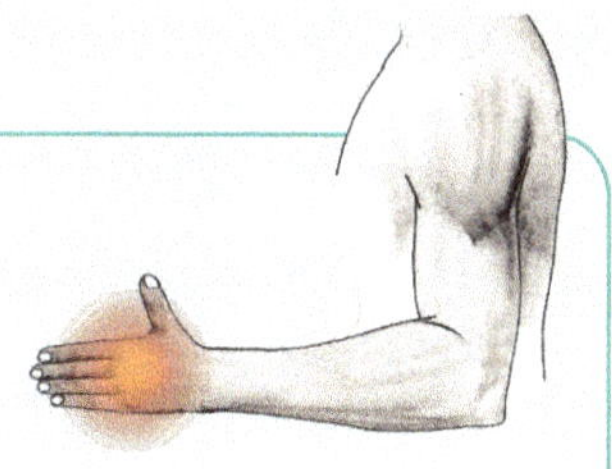

施術手順

1. 腕のマッサージ

受け手はあぐらか足を伸ばした状態で座ります。床に座りづらい場合は、クッションまたは椅子を使用します。腕の内側と外側ラインを得意の方法でマッサージします。体重を使い腋窩横問紋から手首にかけて1-3往復繰り返します。タイ式の場合手のひら下方を使って押圧します。

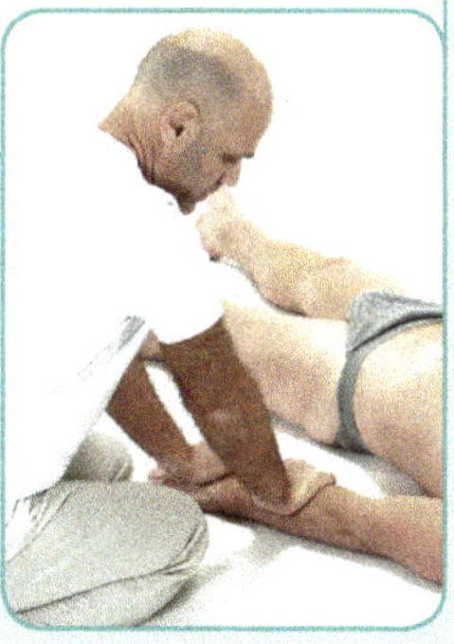

2. 腕のセンライン(経絡)

腕の内側と外側ラインを得意の方法でマッサージし、特に人差し指ラインと中指ラインを重点的にほぐします。手首から肩にかけて1 - 3往復繰り返します。タイ式の場合手のひらの下方を使って押圧します。

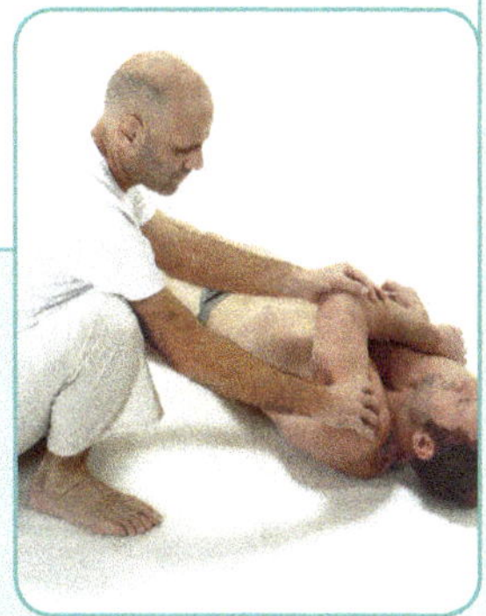

3. ツボの押圧

ポイント①から⑦を親指で押圧し、症状の改善が見られるまで最大10セット繰り返します。繰り返しの押圧によりポイントが過敏又は痛みを感じる前で止めます。受け手の筋肉硬さ、反応を観察し適度な強さで押圧します。受け手が仰向けの姿勢で胸部のポイント①と②を押圧する際、受け手の腕を上方に動かしながら押圧すると親指が更に深くポイントを刺激することができます。

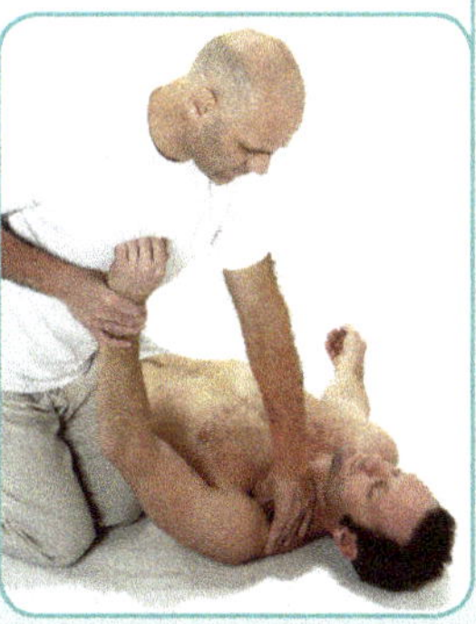

補足手順

4. 手のマッサージと腕のストレッチ

手全体のマッサージと腕のストレッチを行います。

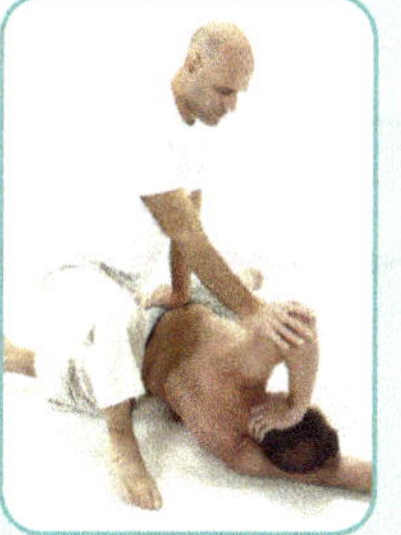

5. 胸部のマッサージ

胸部を得意の方法でマッサージします。

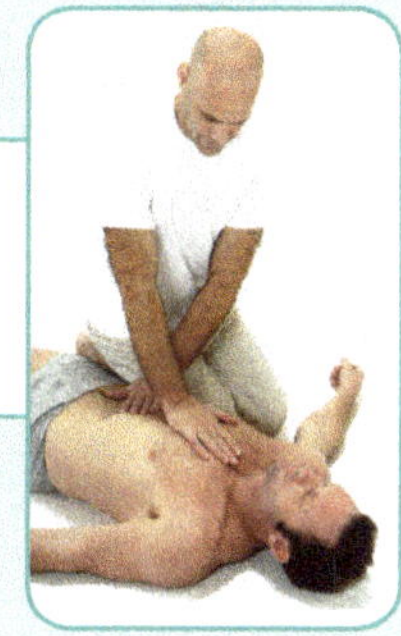

6. 首のマッサージ - 仰臥位

仰向けの姿勢で首を得意の方法でマッサージします。

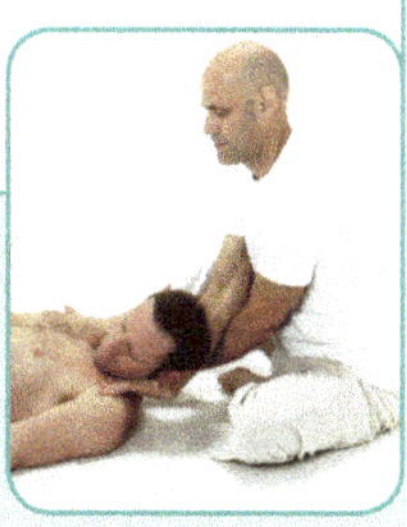

7. 首と肩への施術

得意の方法で首、肩、上背、肩甲骨をマッサージします。ストレッチ技法を取り入れても構いません。

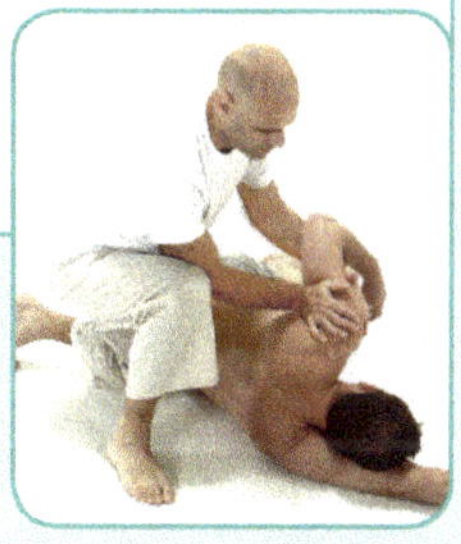

注意点:

- 受け手の症状が急性であり、手技療法が適しているか疑わしい場合はすぐに医師の診断を仰ぐ
- 押圧により症状が悪化した場合すぐに施術を中止する
- 前回の施術後の痛みやもみ返しが受け手にある場合、続けての施術はしない
- 受け手が急な動きや痛みが悪化する姿勢や運動は避けるよう促す

肩から手首にかけての痛み

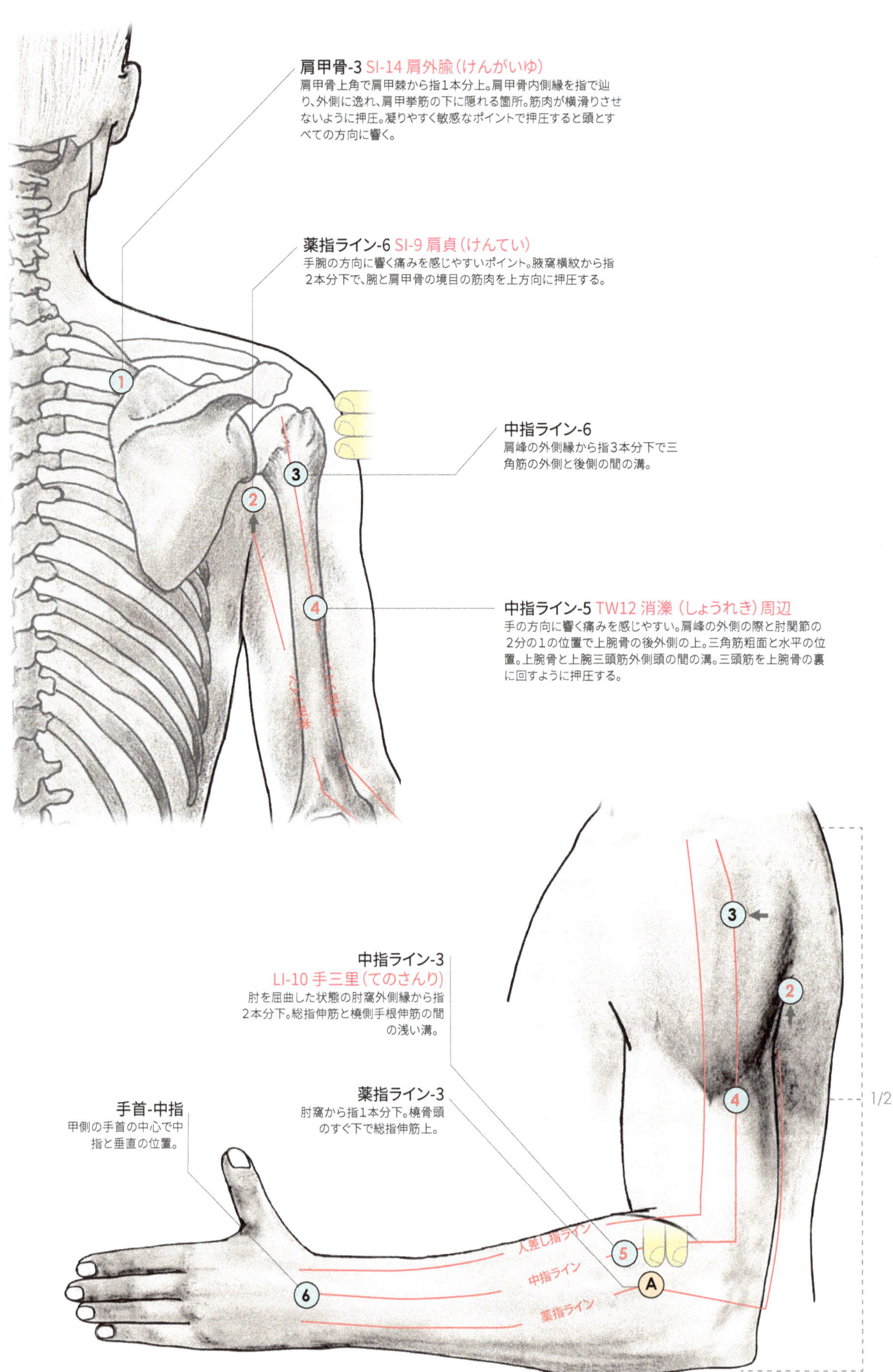
肩甲骨-3 SI-14 肩外兪（けんがいゆ）
肩甲骨上角で肩甲棘から指1本分上。肩甲骨内側縁を指で辿り、外側に逸れ、肩甲挙筋の下に隠れる箇所。筋肉が横滑りさせないように押圧。凝りやすく敏感なポイントで押圧すると頭とすべての方向に響く。
薬指ライン-6 SI-9 肩貞（けんてい）
手腕の方向に響く痛みを感じやすいポイント。腋窩横紋から指2本分下で、腕と肩甲骨の境目の筋肉を上方向に押圧する。
中指ライン-6
肩峰の外側縁から指3本分下で三角筋の外側と後側の間の溝。
中指ライン-5 TW12 消濼（しょうれき）周辺
手の方向に響く痛みを感じやすい。肩峰の外側の際と肘関節の2分の1の位置で上腕骨の後外側の上。三角筋粗面と水平の位置。上腕骨と上腕三頭筋外側頭の間の溝。三頭筋を上腕骨の裏に回すように押圧する。
中指ライン-3
LI-10 手三里（てのさんり）
肘を屈曲した状態の肘窩外側縁から指2本分下。総指伸筋と橈側手根伸筋の間の浅い溝。
薬指ライン-3
肘窩から指1本分下。橈骨頭のすぐ下で総指伸筋上。
手首-中指
甲側の手首の中心で中指と垂直の位置。
人差し指ライン
中指ライン
薬指ライン
1/2

症状の概要：

- 肩から腕、手首の外側にかけて痛みがある
- 腕、肩まれに首を動かすと痛みが悪化する
- 気分が落ち込むと痛みが出る

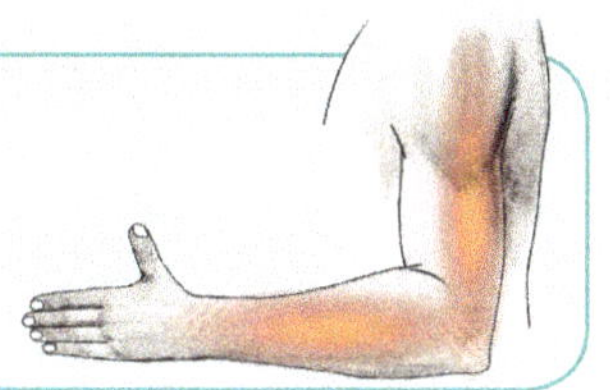

施術手順

1. 首と肩への施術

受け手はあぐらか足を伸ばした状態で座ります。床に座りづらい場合は、クッションまたは椅子を使用します。首、肩、上背、肩甲骨をマッサージします。この時ストレッチ技法は避けます。

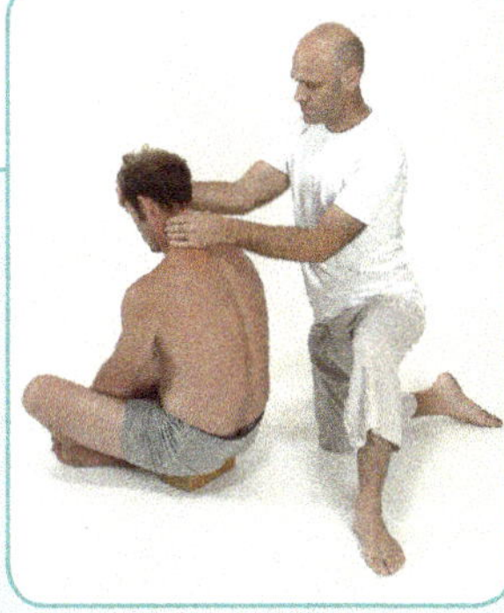

2. 腕のセンライン（経絡）

腕の3つの外側ラインを得意の方法でマッサージし、特に人差し指ラインと中指ラインを重点的にほぐします。手首から腋窩横紋にかけて1 - 3往復繰り返します。タイ式の場合手のひらの下方を使って押圧します。

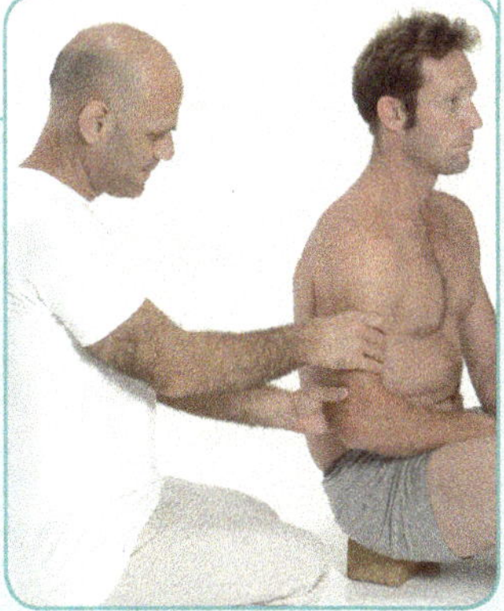

3. ツボの押圧

ポイント①から⑥を親指で押圧し、症状の改善が見られるまで最大10セット繰り返します。繰り返しの押圧によりポイントが過敏又は痛みを感じる前で止めます。受け手の筋肉硬さ、反応を観察し適度な強さで押圧します。

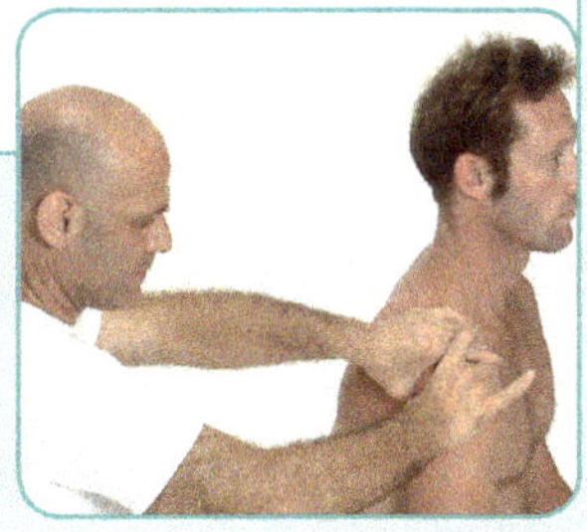

補足手順

4. 首のマッサージ - 仰臥位

仰向けの姿勢で首を得意の方法でマッサージします。

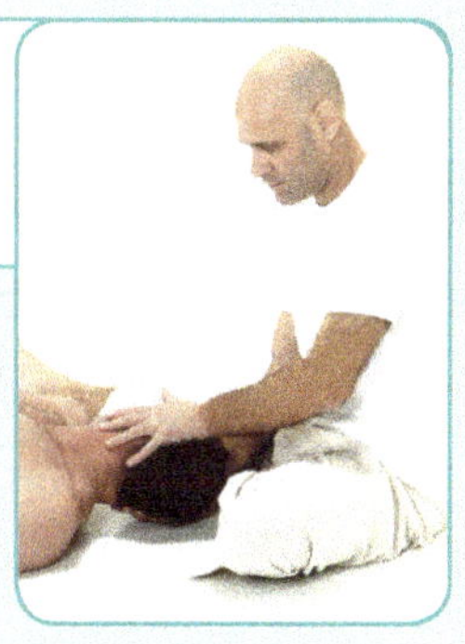

注意点：

- 受け手の症状が急性であり、手技療法が適しているか疑わしい場合はすぐに医師の診断を仰ぐ
- 症状が好転が見られるまで毎日施術を行う。軽度の慢性的な症状は週二回程度施術を行う
- 前回の施術後の痛みやもみ返しが受け手にある場合、続けての施術はしない
- 受け手が急な動きや痛みが悪化する姿勢や運動は避けるよう促す

使用したタイ式ポイント

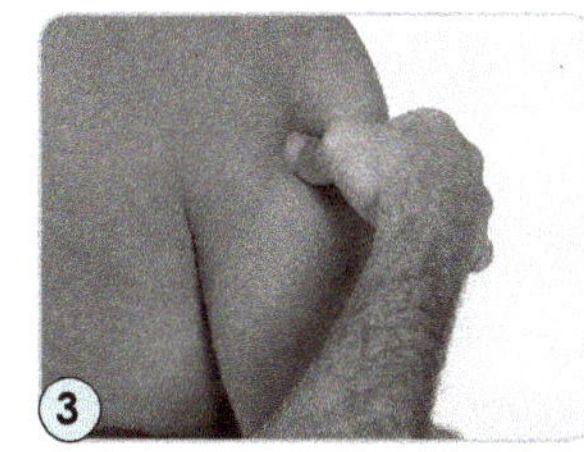
3

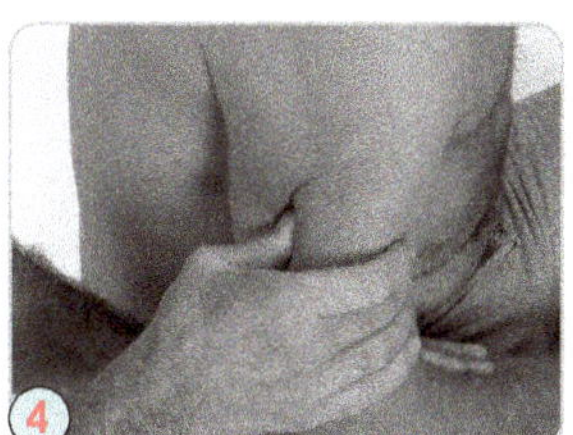
4

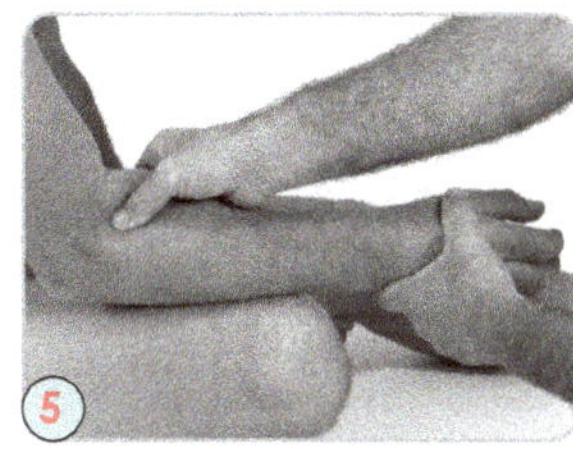
5

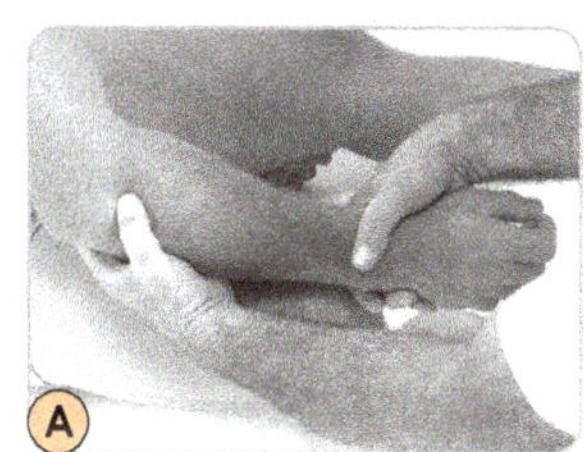
A

第6章　肘

この章で使用される手順

21 - テニス肘

22 - 肘の曲げ伸ばしに伴う痛み

主な原因と治療方法

この章では2つの施術手順を紹介する。最初の手順は一般的よく知られているテニス肘の治療に高い効果が期待できる。2つ目の手順は幾つかの異なった肘の痛みや動かしづらさの治療に使用できる。ここでは一般的な現代医学を元にした病状の診断には囚われず、タイ式の症状別の診断表を元に受け手の症状と比較し、上記の2つの手順から一つ選び施術を行う。施述中、受け手と受け手の筋肉の反応を観察し、症状の緩和が見られれば、症状に対する適切な治療法であるといえる。

タイ式治療手順	考えられる原因
テニス肘	外側上顆炎（テニス肘） 筋肉の過緊張と筋筋膜トリガーポイント 変形性肘関節症 腱鞘炎 肘部管症候群
肘の曲げ伸ばしに伴う痛み	怪我の後遺症 腱鞘炎 肘部管症候群 変形性肘関節症 肘靭帯損傷 肘関節の炎症 怪我の後遺症

肘の痛みの原因：

外側上顆炎（テニス肘）

手首の伸筋の腱で特に短橈側手根伸筋が繰り返しの物を掴む動作などにより腱と外側上顆の接続部分に炎症またはコラーゲンの磨耗が起きている状態。テニス肘はよくある運動や職業性の外傷で段階的に進行する。不快感と痛み、稀に激しい痛みが肘の外側か前腕にかけて響き物を掴む動作が困難になる。痛みは肘と前腕の回内外運動、手首の伸展、手または腕を使うなどの異なる動作によって悪化する。一般的に治療の経過は遅く回復には時間が掛かる。

腱鞘炎

器械体操などの腕を酷使する激しいスポーツなどで肘の腱に繰り返し圧力がかかり関節のコラーゲンが磨耗した状態。

筋肉の過緊張と筋筋膜トリガーポイント

繰り返しの動作と圧力により上腕と前腕の筋肉が硬くなり筋膜に硬いしこりができ肘関節が動かしづらくなったり痛みを感じる状態。

肘部管症候群

肘を通る神経が圧迫され、痛みや動かしづらさを引き起こしている状態。

肘靭帯損傷

重・軽度の怪我や器械体操などの腕を酷使する激しいスポーツなどで肘の腱に繰り返し圧力がかかり肘靭帯に損傷が起きた状態。職業性のオーバーユースでも肘関節に痛みや動かしづらさを引き起こす。

肘関節の炎症

重・軽度の怪我や器械体操などの腕を酷使する激しいスポーツなどで肘の関節包や軟骨組織に炎症が起きている状態。

変形性肘関節症

繰り返しの怪我、後遺症、加齢や代謝などの先天的な要因によって慢性的で進行性の肘関節の骨の間の軟骨の退化、変形が起きる状態。

主な症状は肘関節の変形、骨棘、痛み、熱を伴う腫れ、可動域制限、力が入りづらいなどがあり時間の経過と共に症状が進行する。

怪我の後遺症

肘や肩の脱臼、骨折から長期に渡り肘関節を動かさない為に、肘に痛み、曲げ伸ばしの制限、力が入りづらいなどの症状がある状態。

禁止事項

- 急性の症状へのストレッチ技法の使用。慢性的な症状の場合慎重にストレッチを行うのは効果的な場合もあるが、急性の症状には向かない
- 症状を悪化させる過敏な部分への刺激または押圧
- 受け手が拒絶反応を見せる部分への刺激または押圧

施術に適さない症状と兆候

以下の症状が受け手に見られるようであれば、直ちに医師の診断を仰ぐこと

- 重度の外傷
- 継続的または悪化する痛み
- 突然現れた原因不明の痛み
- 激痛を伴う深刻な症状
- 異常がみられる場合

手順の選び方

1. 痛みを引き起こす動きと痛む箇所を明確にする

受け手に次の異なった動作で痛む位置を指さすよう指示する

a.肘関節の伸展と屈曲時

b.手首の伸展と屈曲時

c.肘関節の回内外の動作時

2. 手順を選ぶ

痛む箇所または動きがわかったら、診断表を元に手順を選ぶ

3. 施術を開始し、適切な手順を選んだか再度確認する

ポイントを押圧をする際、選んだ手順が的確で効果が得られるかどうか受け手の反応を観察する。受け手にもポイントへの刺激と感覚へ集中するように促し、施術者からの質問は必要最低限にとどめる。多くの場合一巡目の施術では受け手が押圧したポイントが効果的であるかを自覚できることは少ない。施術者は手順を繰り返し施すことによって受け手の症状の緩和が見られることを覚えておくこと。

手順 21 (108 ページ)

テニス肘

- 腕の外側の肘の上下に痛みがあり関節が動かしづらい
- 痛みは肘と前腕の回内外運動、手首の伸展、手または腕を使うなどの異なる動作によって悪化する

痛む箇所

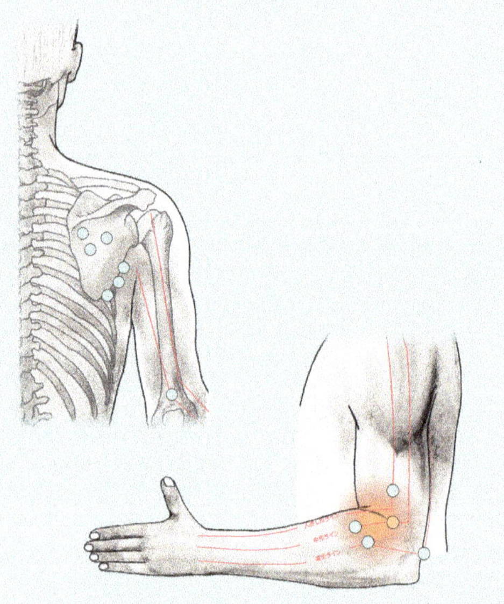

痛みの悪化する動き

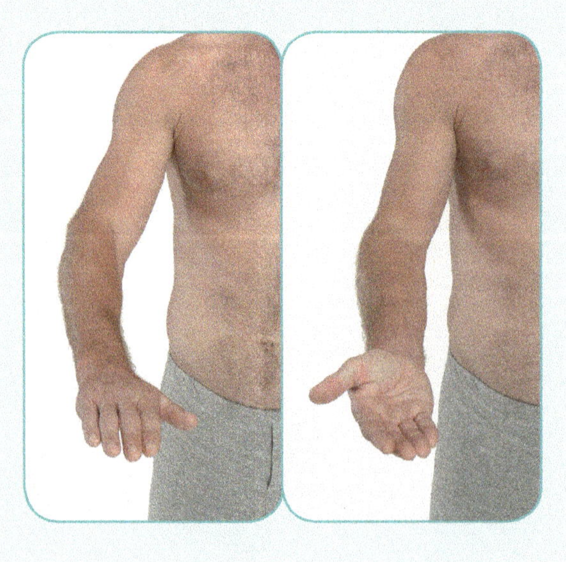

手順 22 (110 ページ)

肘の曲げ伸ばしに伴う痛み

- 肘関節を曲げたり伸ばしたりすると痛みがあり動かしづらい
- 骨折などで関節がギプスで固定され関節の可動の制限が原因の場合がある

痛む箇所

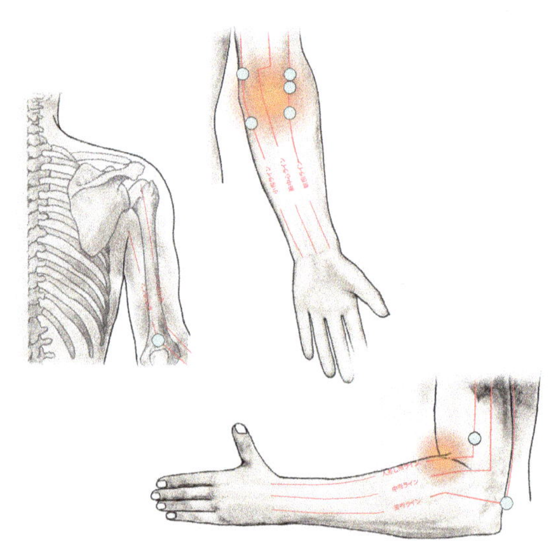

痛みの悪化する動き

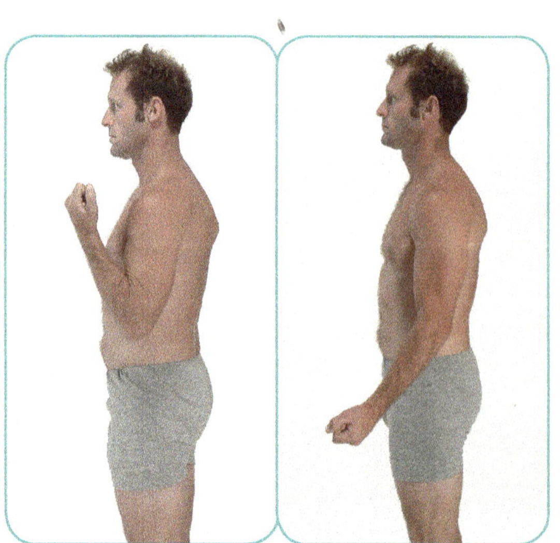

ゴルフ肘への施術は薬指ラインを腋窩横紋から肘と小指ラインを手首から脇までマッサージし更に薬指4、小指3、小指4のポイントを押圧する。

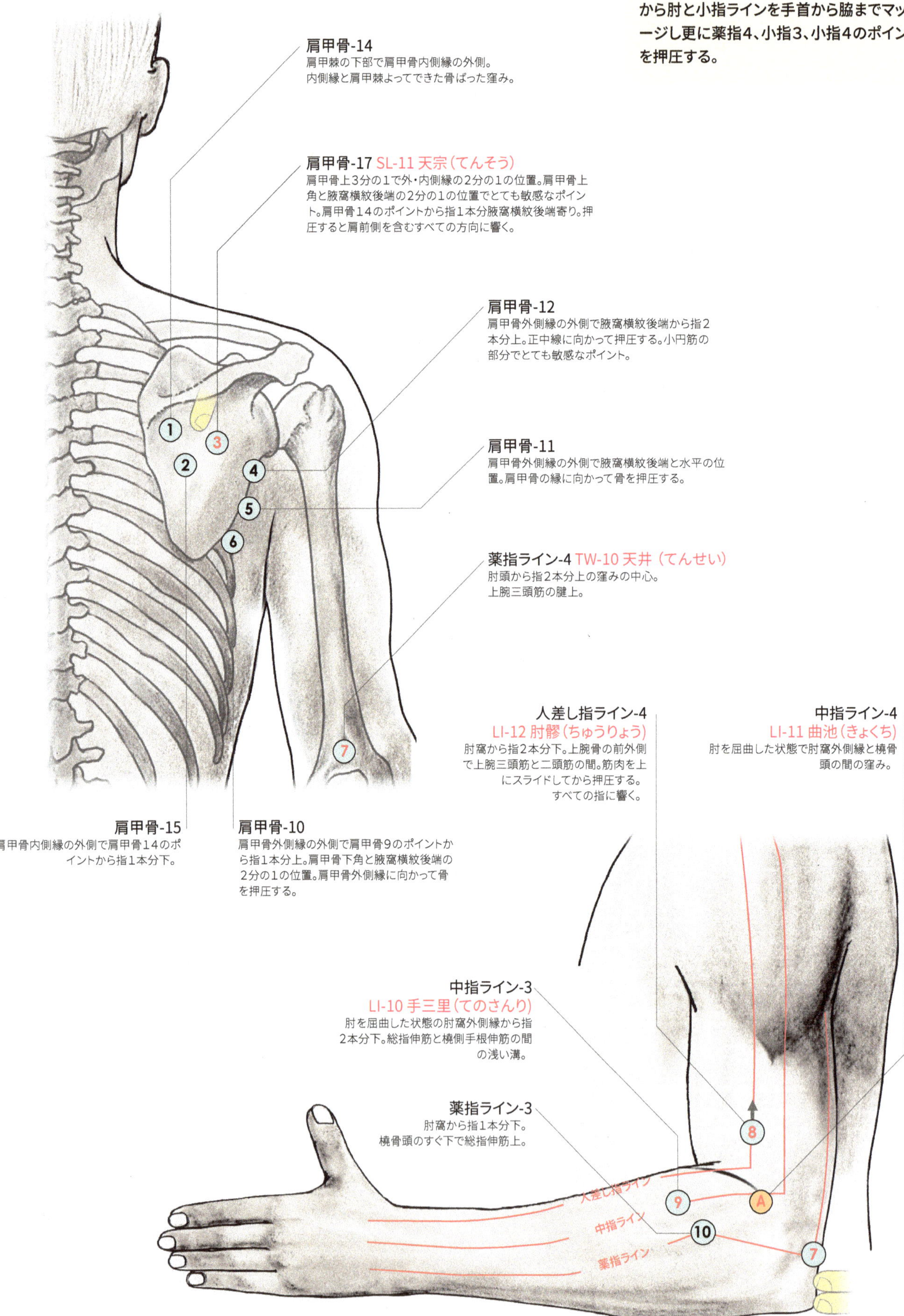
肩甲骨-14
肩甲棘の下部で肩甲骨内側縁の外側。
内側縁と肩甲棘よってできた骨ばった窪み。
肩甲骨-17 SL-11 天宗（てんそう）
肩甲骨上3分の1で外・内側縁の2分の1の位置。肩甲骨上角と腋窩横紋後端の2分の1の位置でとても敏感なポイント。肩甲骨14のポイントから指1本分腋窩横紋後端寄り。押圧すると肩前側を含むすべての方向に響く。
肩甲骨-12
肩甲骨外側縁の外側で腋窩横紋後端から指2本分上。正中線に向かって押圧する。小円筋の部分でとても敏感なポイント。
肩甲骨-11
肩甲骨外側縁の外側で腋窩横紋後端と水平の位置。肩甲骨の縁に向かって骨を押圧する。
薬指ライン-4 TW-10 天井（てんせい）
肘頭から指2本分上の窪みの中心。
上腕三頭筋の腱上。
1
2
3
4
5
6
7
肩甲骨-15
肩甲骨内側縁の外側で肩甲骨14のポイントから指1本分下。
肩甲骨-10
肩甲骨外側縁の外側で肩甲骨9のポイントから指1本分上。肩甲骨下角と腋窩横紋後端の2分の1の位置。肩甲骨外側縁に向かって骨を押圧する。
人差し指ライン-4
LI-12 肘髎（ちゅうりょう）
肘窩から指2本分下。上腕骨の前外側で上腕三頭筋と二頭筋の間。筋肉を上にスライドしてから押圧する。
すべての指に響く。
中指ライン-4
LI-11 曲池（きょくち）
肘を屈曲した状態で肘窩外側縁と橈骨頭の間の窪み。
中指ライン-3
LI-10 手三里（てのさんり）
肘を屈曲した状態の肘窩外側縁から指2本分下。総指伸筋と橈側手根伸筋の間の浅い溝。
薬指ライン-3
肘窩から指1本分下。
橈骨頭のすぐ下で総指伸筋上。
8
人差し指ライン
9
A
中指ライン
10
薬指ライン
7

症状の概要：

- 腕の外側の肘の上下に痛みがあり関節が動かしづらい
- 痛みは肘と前腕の回内外運動、手首の伸展、手または腕を使うなどの異なる動作によって悪化する

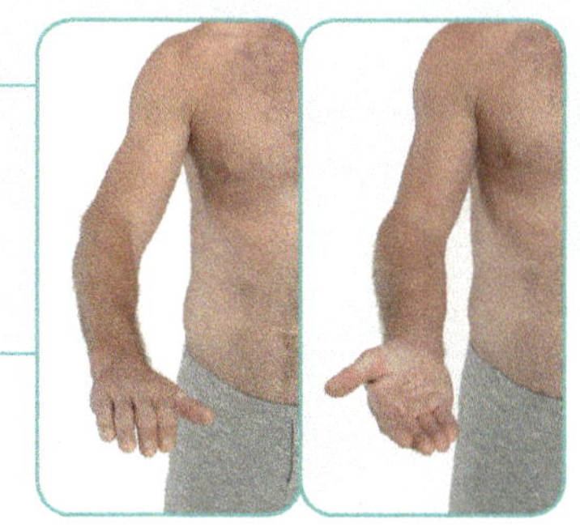

施術手順

1. 肩甲骨外側のマッサージ

受け手はあぐらか足を伸ばした状態で座ります。床に座りづらい場合は、クッションまたは椅子を使用します。肩甲骨外側縁を得意の方法でマッサージします。

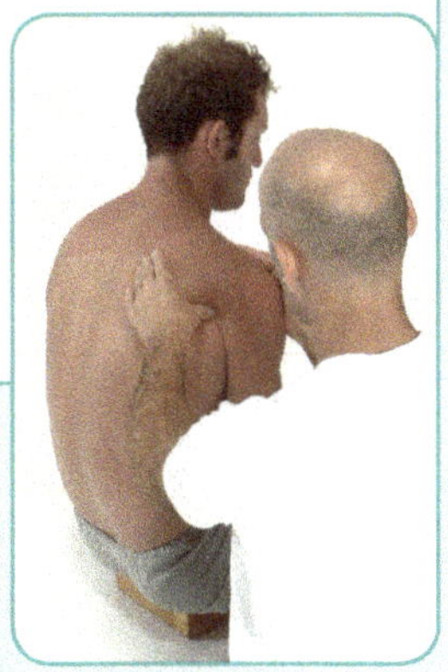

2. 腕外側のセンライン（経絡）

3つの腕外側ラインと特に薬指ラインの節に注意は払って、得意の方法でマッサージをします。肩から手首にかけて1 - 3往復繰り返します。タイ式の場合親指を使って押圧します。

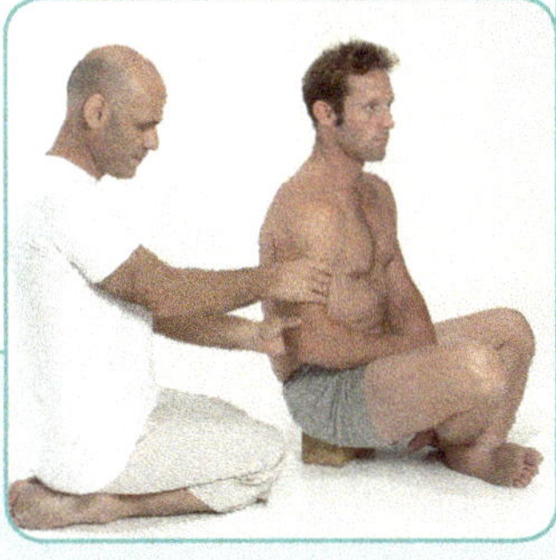

3. ツボの押圧

ポイント ① から ⑩ と補足ポイント Ⓐ を親指で押圧し、症状の改善が見られるまで最大10セット繰り返します。繰り返しの押圧によりポイントが過敏又は痛みを感じる前で止めます。受け手の筋肉硬さ、反応を観察し適度な強さで押圧します。

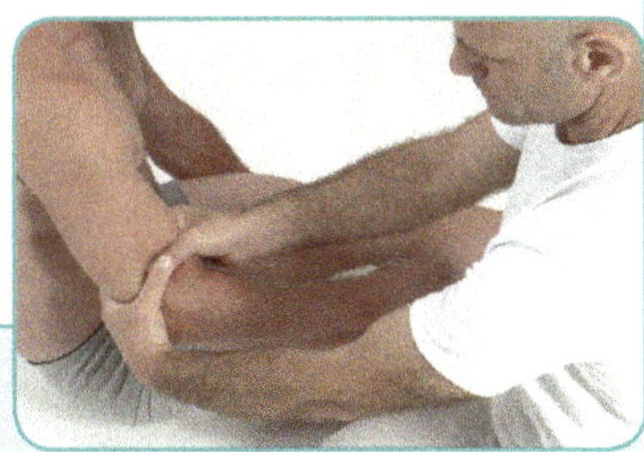

補足手順

4. 首と肩のマッサージ

得意の方法で首、肩、上背、肩甲骨をマッサージします。ストレッチ技法を取り入れても構いません。

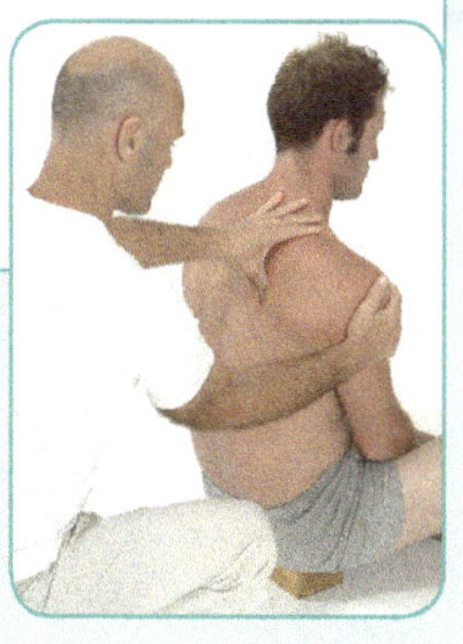

注意点：

- 受け手の症状が急性であり、手技療法が適しているか疑わしい場合はすぐに医師の診断を仰ぐ
- 症状が好転が見られるまで毎日施術を行う。軽度の慢性的な症状は週二回程度施術を行う
- 前回の施術後の痛みやもみ返しが受け手にある場合、続けての施術はしない
- 受け手が急な動きや痛みが悪化する姿勢や運動は避けるよう促す

使用したタイ式ポイント

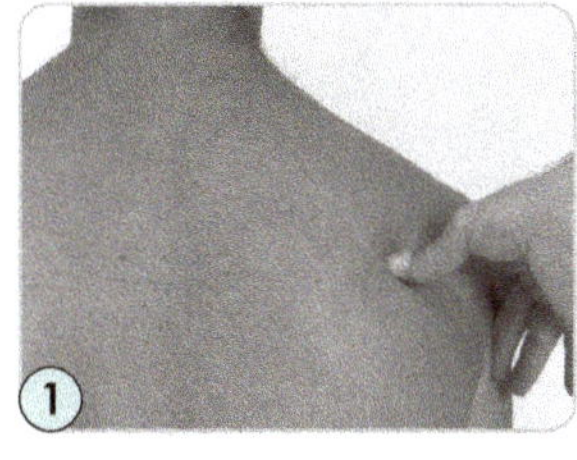
1

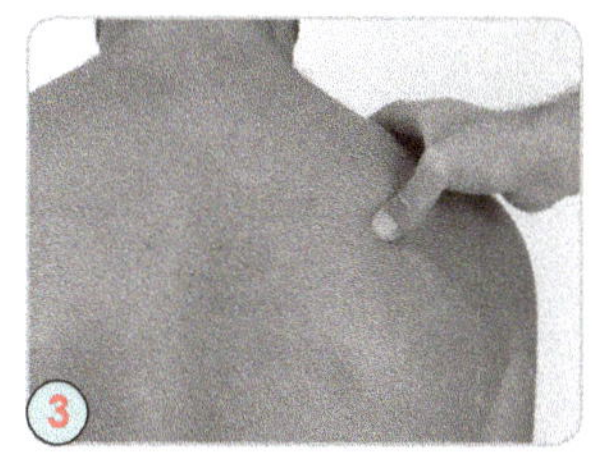
3

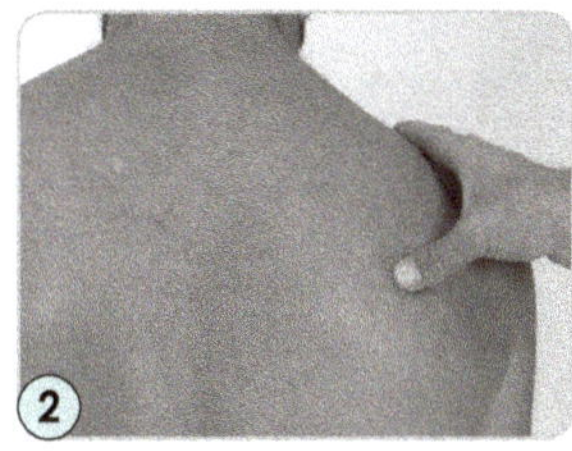
2

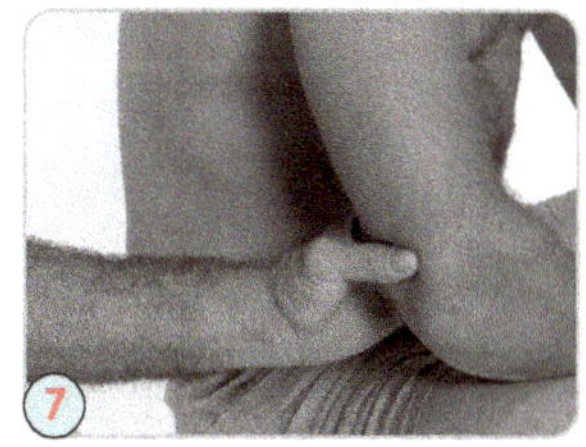
7

肘の曲げ伸ばしに伴う痛み

● 珍しい症状

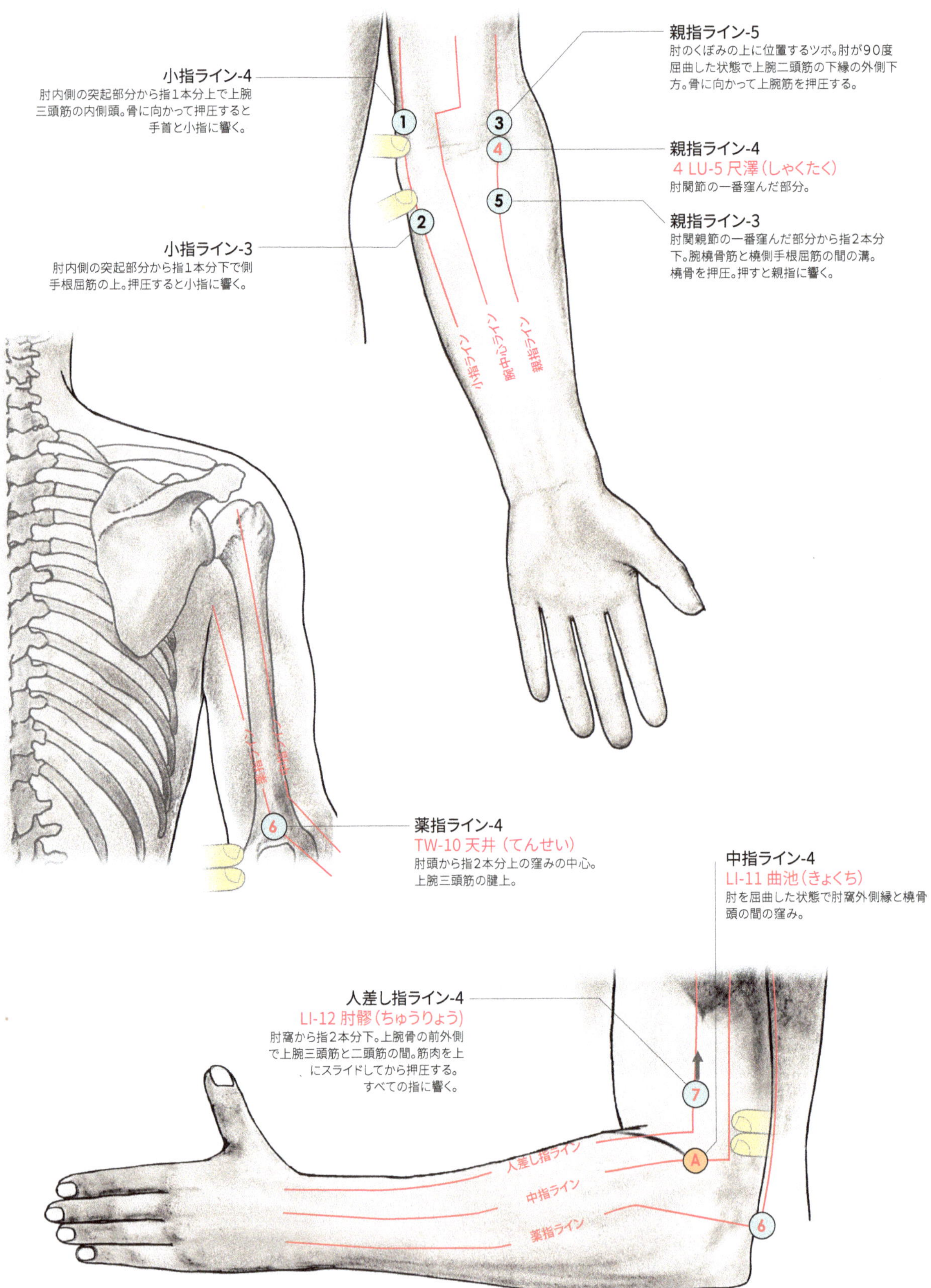
親指ライン-5
肘のくぼみの上に位置するツボ。肘が90度屈曲した状態で上腕二頭筋の下縁の外側下方。骨に向かって上腕筋を押圧する。
小指ライン-4
肘内側の突起部分から指1本分上で上腕三頭筋の内側頭。骨に向かって押圧すると手首と小指に響く。
親指ライン-4
4 LU-5 尺澤(しゃくたく)
肘関節の一番窪んだ部分。
親指ライン-3
肘関親節の一番窪んだ部分から指2本分下。腕橈骨筋と橈側手根屈筋の間の溝。橈骨を押圧。押すと親指に響く。
小指ライン-3
肘内側の突起部分から指1本分下で側手根屈筋の上。押圧すると小指に響く。
小指ライン
腕中心ライン
親指ライン
薬指ライン-4
TW-10 天井(てんせい)
肘頭から指2本分上の窪みの中心。上腕三頭筋の腱上。
中指ライン-4
LI-11 曲池(きょくち)
肘を屈曲した状態で肘窩外側縁と橈骨頭の間の窪み。
人差し指ライン-4
LI-12 肘髎(ちゅうりょう)
肘窩から指2本分下。上腕骨の前外側で上腕三頭筋と二頭筋の間。筋肉を上にスライドしてから押圧する。すべての指に響く。
人差し指ライン
中指ライン
薬指ライン

症状の概要:

- 肘関節を曲げたり伸ばしたりすると痛みがあり動かしづらい
- 骨折などで関節がギプスで固定され関節の可動の制限が原因の場合がある

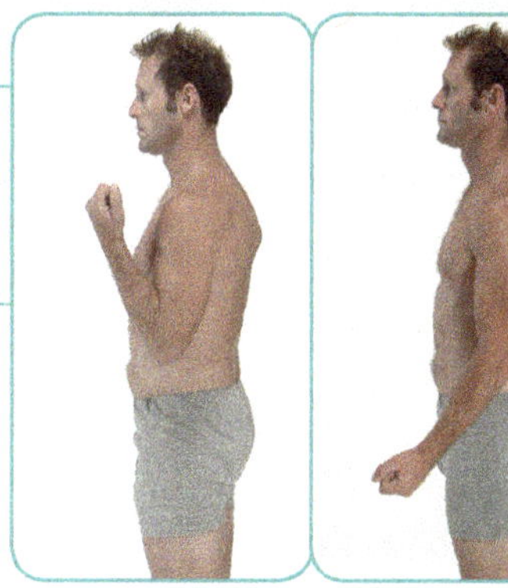

施術手順

1. 腕のマッサージ

受け手はあぐらか足を伸ばした状態で座ります。床に座りづらい場合は、クッションまたは椅子を使用します。腕全体を得意の方法でマッサージします。体重を使い腋窩横問紋から手首にかけて1-3往復繰り返します。タイ式の場合腕の内側と外側ラインを手のひら下方を使って押圧します。

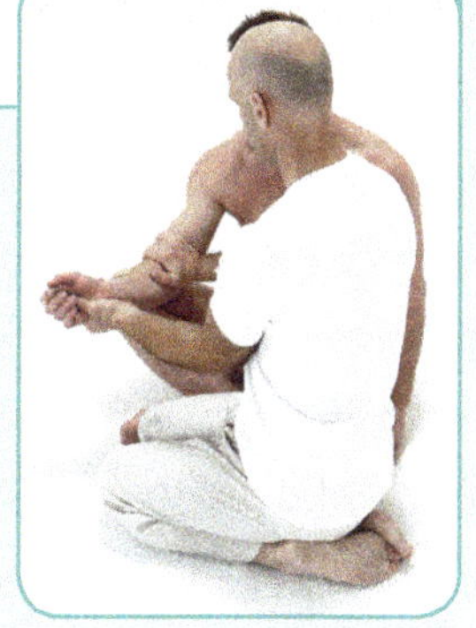

2. 腕のセンライン（経絡）

3つの腕内側ラインと特に親指ライン、小指ライン、薬指ラインに注意は払って得意の方法でマッサージをします。手首から腋窩横紋にかけて1 - 3往復繰り返します。タイ式の場合親指を使って押圧します。

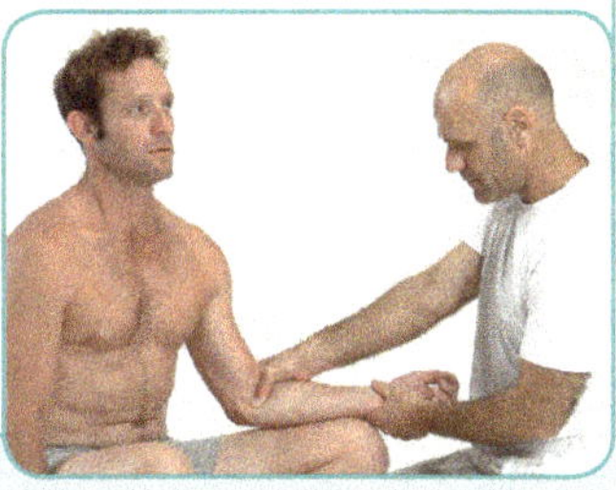

3. ツボの押圧

ポイント①から⑦とポイントⒶを親指で押圧し、症状の改善が見られるまで最大10セット繰り返します。繰り返しの押圧によりポイントが過敏又は痛みを感じる前で止めます。受け手の筋肉硬さ、反応を観察し適度な強さで押圧します。

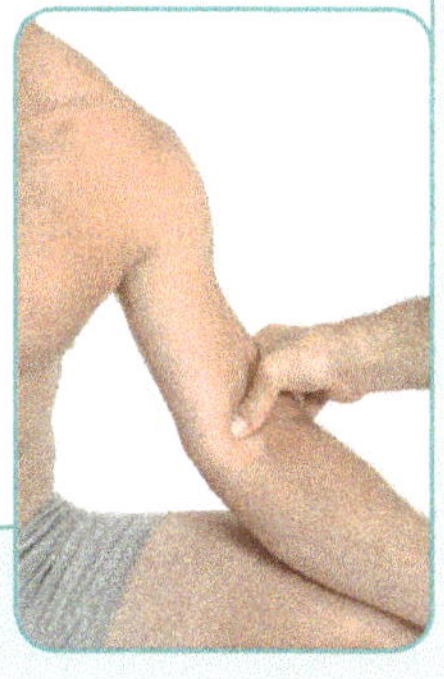

補足手順

4. 首と肩のマッサージ

得意の方法で首、肩、上背、肩甲骨をマッサージします。ストレッチ技法を取り入れても構いません。

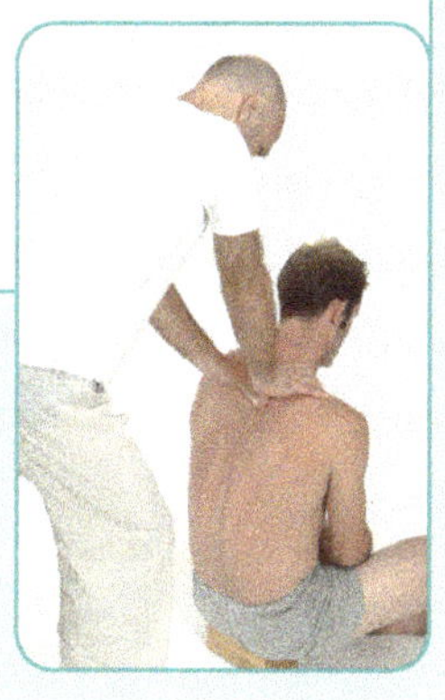

注意点:

- 受け手の症状が急性であり、手技療法が適しているか疑わしい場合はすぐに医師の診断を仰ぐ
- 症状が好転が見られるまで毎日施術を行う。軽度の慢性的な症状は週二回程度施術を行う
- 前回の施術後の痛みやもみ返しが受け手にある場合、続けての施術はしない
- 受け手が急な動きや痛みが悪化する姿勢や運動は避けるよう促す

使用したタイ式ポイント

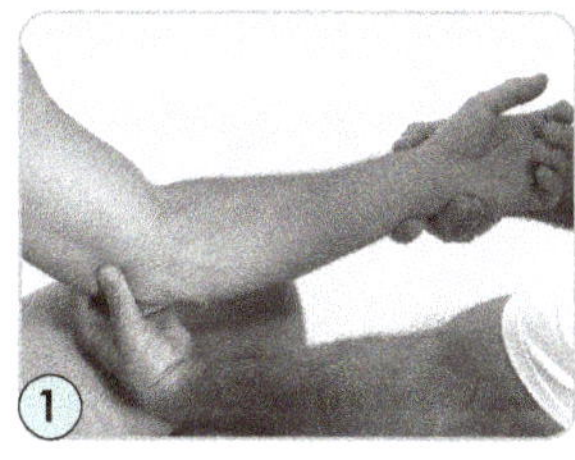
1

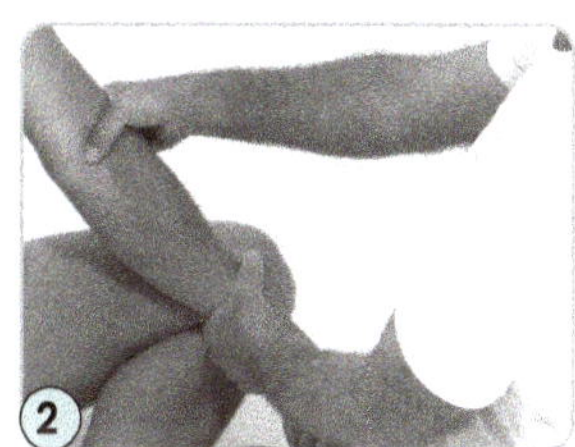
2

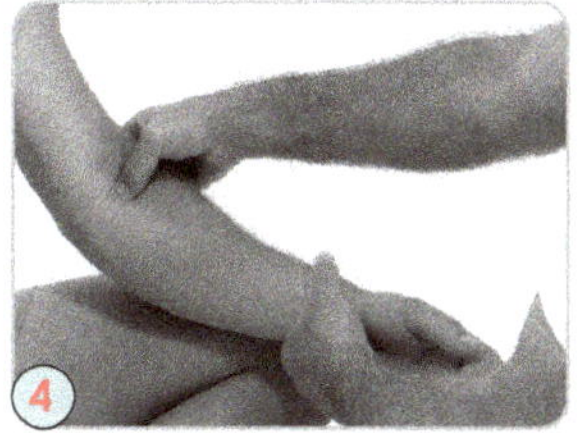
4

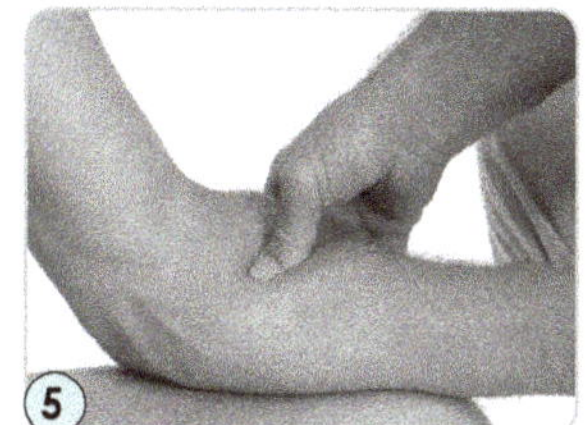
5

第７章　手首

この章で使用される手順

23 - 小指ラインの手首の痛み
24 - 親指ラインの手首の痛み
25 - 中指ラインの手首の痛み
26 - 手首の腫れ

主な原因と治療方法

手首の痛みはとてもよくある症状でタイ式の治療で効果が期待できる。職業やスポーツでは手を使う場面がとても多く手首の症状のほとんどが繰り返しの動作の結果により起こる。例えばマッサージ師は典型的な手を酷使する職業の一つであるが、キーボードやマウスの操作などの一見筋力を使わない作業でも痛みや深刻な手首の症状へ発展する場合がある。手首の骨、関節、腱、靭帯はサイズが小さい為スポーツを始め、転倒などで外傷や捻挫が起こりやすい。手根管症候群やギヨン管症候群は手術が必要になる場合があるが、そうでない場合様々な手首のストレッチを繰り返すことにより症状の好転が期待できる。しかしツボへの押圧は適さない。ここでは一般的な現代医学を元にした病状の診断には囚われず、タイ式の症状別の診断表を元に受け手の症状と比較し、4つの手順から一つ選び施術を行う。施述中、受け手と受け手の筋肉の反応を観察し、症状の緩和が見られれば、症状に対する適切な治療法であるといえる。

タイ式治療手順	考えられる原因
小指ラインの手首の痛み	変形性関節症 腱鞘炎 捻挫 筋肉の過緊張と筋筋膜トリガーポイント
親指ラインの手首の痛み	腱鞘炎 ド・ケルバン病 変形性関節症 捻挫 筋肉の過緊張と筋筋膜トリガーポイント
中指ラインの手首の痛み	ガングリオン 腱鞘炎 伸筋腱炎 変形性関節症 捻挫 筋肉の過緊張と筋筋膜トリガーポイント
手首の腫れ	腱鞘炎 伸筋腱炎 ド・ケルバン病 変形性関節症 捻挫

手首の痛みの原因

手根管症候群

正中神経の圧迫により、その神経が通っている部分への症状やサインが現れる。外傷などで腱を繰り返し傷めると手根管の神経が圧迫され腫れる。稀に妊娠中の浮腫み、骨折の後遺症、初期段階の関節リウマチで厚くなった腱の滑液鞘が神経圧迫の原因の場合もある。妊娠中のこの症状が起きる場合もある。

主な症状は痛み、腫れ、痺れや、焼けるような感覚、特に夜間に起こる手首、手のひら(橈側)、指(親指、人差し指、中指、薬指の半分)の痛みを伴う感覚麻痺がある。通常全ての指に症状がでる場合がほとんどである。痛みは肘まで及ぶ。症状が進行すると親指の筋力が弱り物をつかむ動作が難しくなる。この症状は一般的に30-60歳前後の女性に多く見られる。腫れは見た目では分かりづらいが触診で見つけやすい。伸展のストレッチが効果的である。

ギヨン管症候群

手の屈筋支体、豆状骨、三角骨の間のギヨン管を通る尺骨神経の圧迫でその神経が通っている薬指と小指に症状やサインが現れる。

ガングリオン

繊維質の腫れが通常手首の甲側にできる。根本的な原因はわかっていないが腱や関節の外傷や反復性外傷によるものと考えられている。ゼリー状の液体で関節の動きを滑らかにする働きがある。ガングリオンは手や手首にとても起こりやすい症状である。

主な症状は大小の硬質または軟質の隆起物が手首の甲側にできる。神経圧迫が起きない限り無害であるが、痛みを伴う場合もある。普通自然治癒するが再発する可能性は高い。局部の腫れは手首を屈曲したときのみ明らかになる場合がある。

腱症と腱鞘炎

腱鞘炎は手首の腱のコラーゲンが減少することにより起き、腱鞘炎は手首の腱と腱鞘が繰り返しのオーバーユース、ストレッチなどにより細かい裂傷が起き炎症する症状である。スポーツ、コンピュータのマウスやキーボードの使用、絵を描く、針仕事、振動する電動工具の使用などは腱に損傷を起こす恐れがある。主な症状は炎症、腫れ、筋肉の使用による手首の痛みなどで進行すると安静時にも痛みがでる。

伸筋腱炎

手首の裏側の伸筋腱の一部または全体の腱鞘の線維鞘が炎症を起こし分厚くなり腱の可動を妨げている状態。この症状は20～40代の手を多く使う職業の人に起きる。主な症状は腫れ、痛み、手首が敏感になるなどがあげられ、動かすと痛みが増す。

ド・ケルバン病

親指の腱の滑液鞘が炎症を起こし厚みが増し腱で滑液鞘を動かしづらくなる。主な症状は腫れ、痛み、親指側の手首が敏感になる。物を掴むなどの拳を握るまたは手首を動かす動作で症状が気づく場合が多い。腱鞘の上を通る神経が圧迫され親指の裏側や人差し指が麻痺したり、肘にまで痛みが及ぶ場合もある。

変形性関節症

手首の関節の炎症性変性疾患で骨の間の軟骨組織が磨耗し、慢性的に進行する症状である。病状が進行すると軟骨組織がすり減り、骨が直接擦れ関節の炎症を引き起こす。反復性外傷、関節の列不正、怪我の後遺症、加齢、新陳代謝、遺伝性などの機械的な要因がこの疾患の根本的な原因である。主な症状は手首、手指の関節の変形、骨棘による手首の柔軟性の減少、痛み、熱を伴う腫れ、安静時と運動時共に手首の力が入りづらい、気候の変化に敏感になるなどがある。症状は寒さで悪化し、暖かいと緩和する。進行が進み年齢が70歳を越えるほとんどの人にこの疾患が見られる。

捻挫

転倒や手首を捻る動作により手首の靭帯が過剰に引き伸ばされっ靭帯が伸びているまたは裂傷が起きている状態。軽度の靭帯の伸びから重度の裂傷まで症状の幅がある。主な症状は手首の痛み、あざ、腫れ、運動時の痛み、不安定性などがある。重度の捻挫は骨折を伴う可能性もある。

筋肉の過緊張と筋筋膜トリガーポイント

繰り返しの動作と圧力により前腕と手の筋肉が硬くなり筋膜に硬いしこりができ動かしづらくなったり痛みを感じる状態。

第7章　手首

禁止事項

- **炎症を起こしている箇所への押圧**
  ほとんどの手首の症状は炎症を伴うものが多い。炎症を起こしている箇所への直接の押圧は症状を悪化させるので避けること。慢性的な症状への表面的なマッサージは良い効果が得られる場合が多い
- **受け手の反応に関わらず、急性の手首の症状へのタイ式のツボの押圧は適していない。亜急性または慢性的な症状のみに施術を行う**
- **症状を悪化させる過敏な部分への刺激または押圧**
- **受け手が拒絶反応を見せる部分への刺激または押圧**

施術に適さない症状と兆候

以下の症状が受け手に見られるようであれば、直ちに医師の診断を仰ぐこと

- **重度の外傷**
- **骨折の恐れのある関節の変形が伴う怪我**
- **手首または前腕に腫れ、目立つ痣がある**
- **激しい痛みと可動域の制限がある**
- **手、手首、腕が使えない、動かせない場合**
- **睡眠が阻害される手首の痛み**
- **突然現れた原因不明の痛み**
- **皮膚が赤くなる、発熱など感染症の症状がある**
- **異常がみられる場合**

手順の選び方

1. 手首の腫れを左右見比べる

a.もし手首の腫れがあり痛みを伴わない場合、補足ポイントを含まない"手首の腫れ"の手順を使用する

b.もし手首の腫れがあり痛みを伴う場合補足ポイントを含んだ同様の手順を使用する

2. 受け手に次の動作を行ってもらう

a.痛むが悪化する動きを行ってもらう

b.痛みが出るまたは悪化する動きでどの部分が痛むのか説明してもらう

3. 手順を選ぶ

手首の腫れの皆無に関わらず痛む箇所が特定できたら診断表を元に手順を選ぶ。

4. 施術を開始し、適切な手順を選んだか再度確認する

ポイントを押圧をする際、選んだ手順が的確で効果が得られるかどうか受け手の反応を観察する。受け手にもポイントへの刺激と感覚へ集中するように促し、施術者からの質問は必要最低限にとどめる。多くの場合一巡目の施術では受け手が押圧したポイントが効果的であるかを自覚できることは少ない。施術者は手順を繰り返し施すことによって受け手の症状の緩和が見られることを覚えておくこと。

手順 23 (118 ページ)	手順 24 (120 ページ)
小指ラインの手首の痛み • 痛みは尺側の小指ライン上で手首の内側にある • 手や腕を使ったり動かすと痛みが悪化する • 小指ラインと中指ラインが硬く施術が必要な場合が多い • 指のラインを押圧すると痛みのある箇所へ響く	**親指ラインの手首の痛み** • 痛みは橈側の親指ライン上で手首の内側にある • 手や腕を使ったり動かすと痛みが悪化する • 親指ラインと中指ラインが硬く施術が必要な場合が多い • 指のラインを押圧すると痛みのある箇所へ響く
痛む箇所	痛む箇所
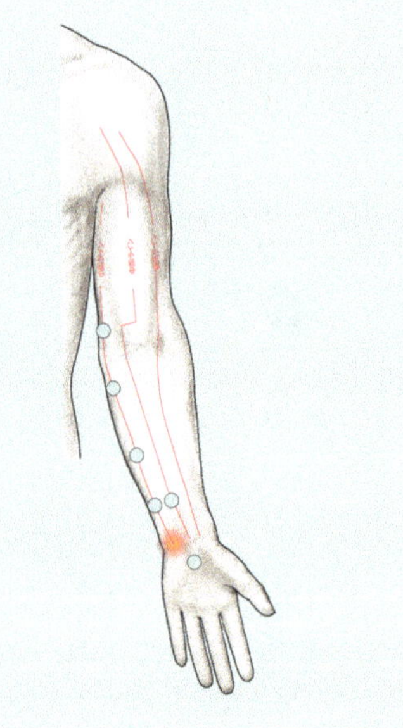	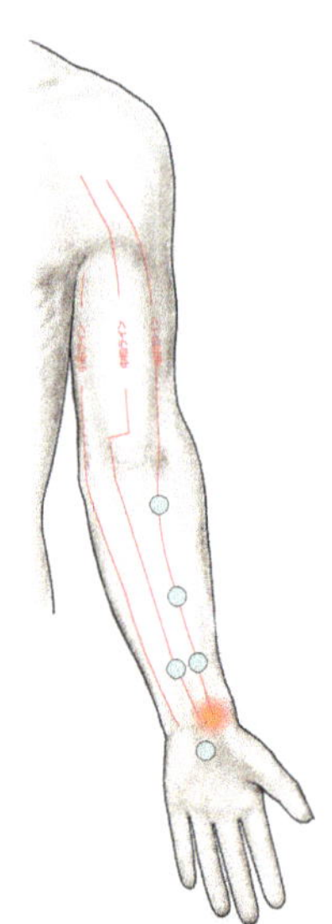

手順 25 (122 ページ)

中指ラインの手首の痛み

- 痛みは手の甲の中心の中指ライン上にある
- 手や腕を使ったり動かすと痛みが悪化する
- 中指ラインと腕中心ラインが硬く施術が必要な場合が多い
- 指のラインを押圧すると痛みのある箇所へ響く

痛む箇所

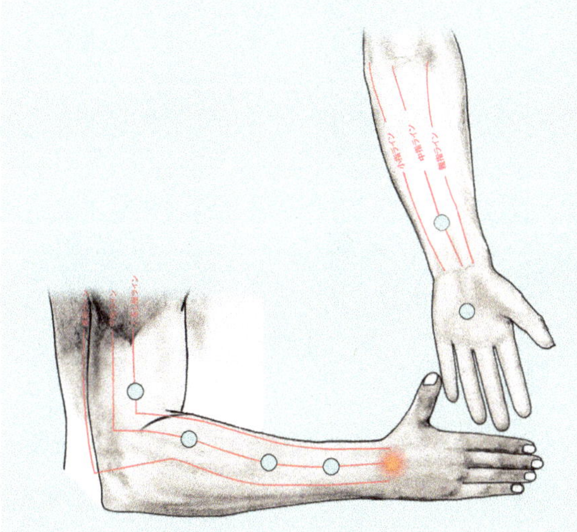

手順 26 (124 ページ)

手首の腫れ

- 手首に腫れがあり痛みを伴うまたは伴わない
- 痛みを伴わないが手首の腫れの場合腕を圧迫した睡眠の姿勢かリンパ流れに滞っている可能性がある
- 痛みを伴う場合、次の3つのすべてか複数の箇所に痛みがある：尺側の手首の内側（小指ライン）、橈側の手首の内側（親指ライン）、手の甲側の手首の中心（中指ライン）、または手首全体
- 腫れている部分は熱があり、直接の刺激に敏感である

痛む箇所

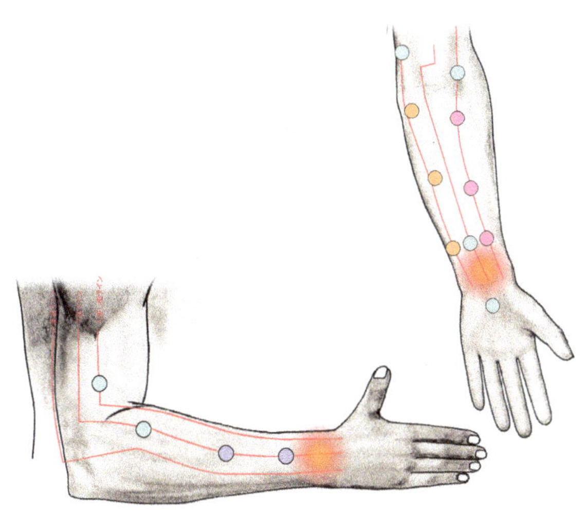

手順 - 23 手首
小指ラインの手首の痛み

● 珍しい症状

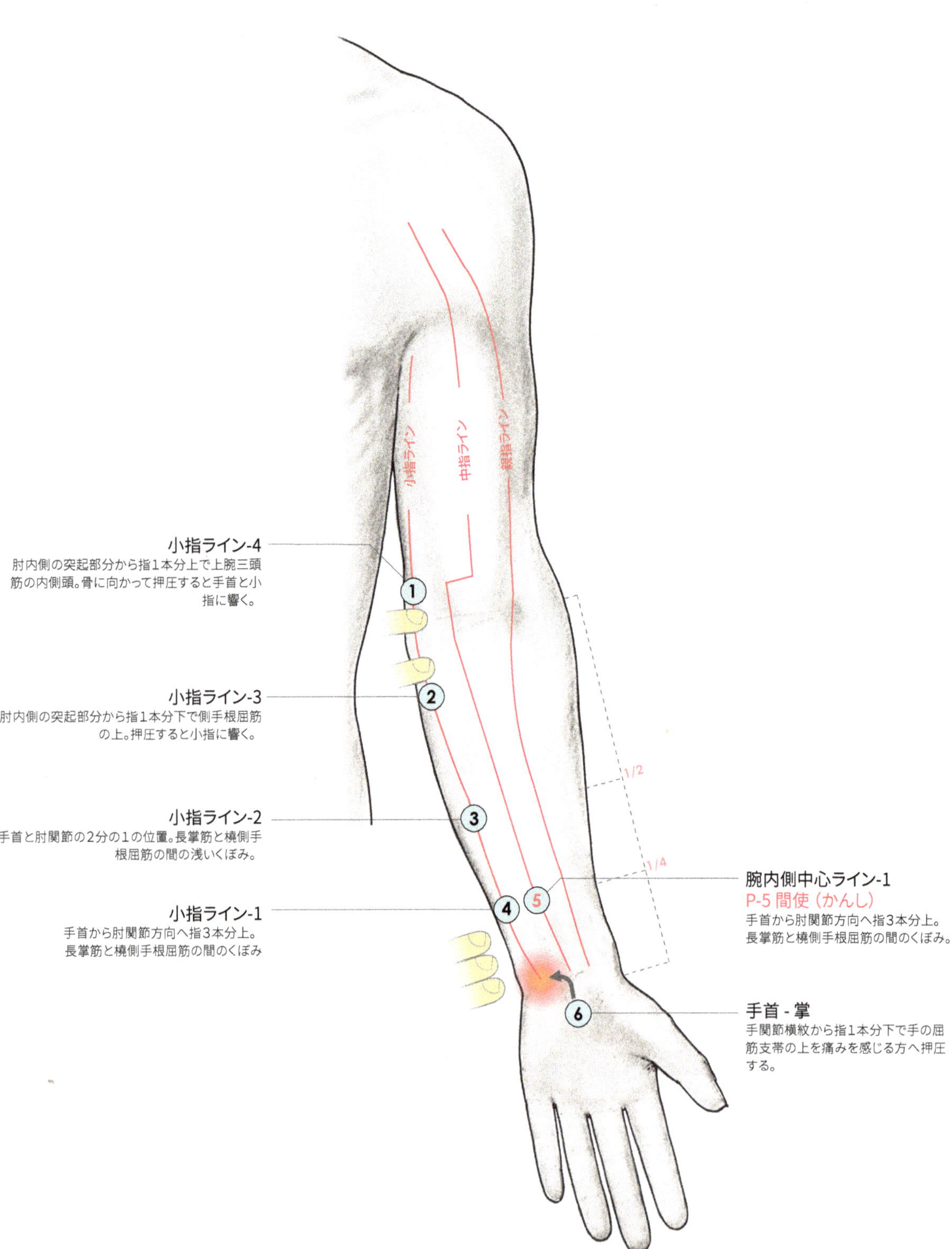

小指ライン
中指ライン
親指ライン
小指ライン-4
肘内側の突起部分から指1本分上で上腕三頭筋の内側頭。骨に向かって押圧すると手首と小指に響く。
小指ライン-3
肘内側の突起部分から指1本分下で側手根屈筋の上。押圧すると小指に響く。
小指ライン-2
手首と肘関節の2分の1の位置。長掌筋と橈側手根屈筋の間の浅いくぼみ。
小指ライン-1
手首から肘関節方向へ指3本分上。長掌筋と橈側手根屈筋の間のくぼみ
1/2
1/4
腕内側中心ライン-1
P-5 間使（かんし）
手首から肘関節方向へ指3本分上。長掌筋と橈側手根屈筋の間のくぼみ。
手首 - 掌
手関節横紋から指1本分下で手の屈筋支帯の上を痛みを感じる方へ押圧する。
1
2
3
4
5
6

症状の概要：

- 痛みは尺側の小指ライン上で手首の内側にある
- 手や腕を使ったり動かすと痛みが悪化する
- 小指ラインと中指ラインが硬く施術が必要な場合が多い
- 指のラインを押圧すると痛みのある箇所へ響く

施術手順

1. 腕のマッサージ

受け手はあぐらか足を伸ばした状態で座ります。床に座りづらい場合は、クッションまたは椅子を使用します。腕を得意の方法でマッサージします。体重を使い腋窩横問紋から手首にかけて1-3往復繰り返します。タイ式の場合手のひら下方で腕の内側と外側を押圧します。

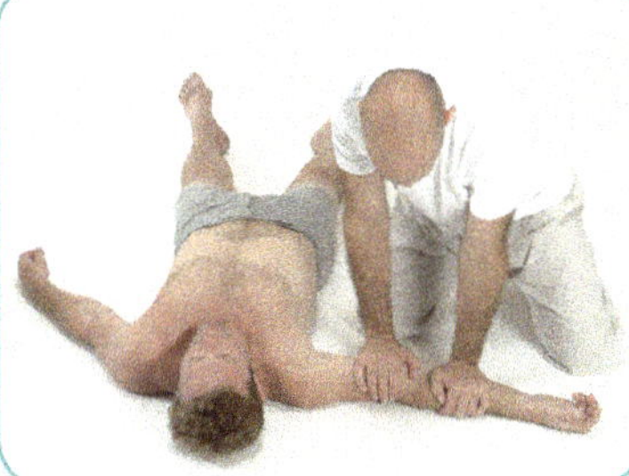

2. 親指でのセラピーラインの押圧

小指ライン、腕中心ラインを腋窩横紋から手首にかけて得意の方法で1-3往復マッサージします。タイ式の場合親指で押圧します。

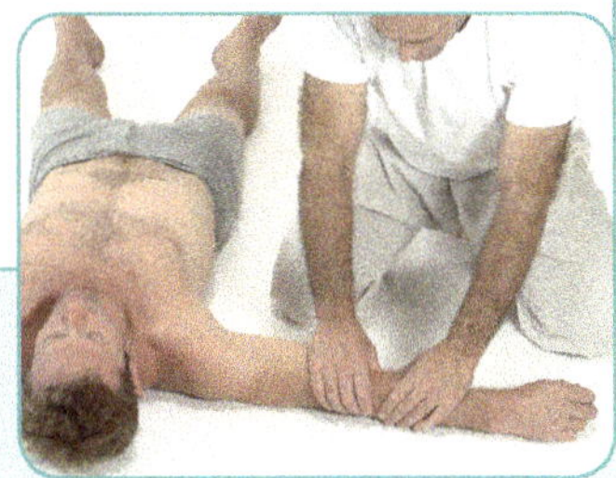

3. ポイントの押圧

ポイント①から⑥を親指で押圧し、症状の改善が見られるまで最大10セット繰り返します。繰り返しの押圧によりポイントが過敏又は痛みを感じる前で止めます。受け手の筋肉硬さ、反応を観察し適度な強さで押圧します。

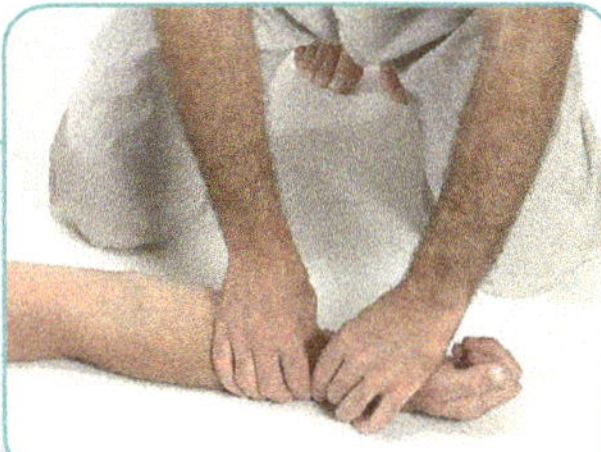

補足手順

4. 拳を握る&手を開く運動

受け手に拳を握る、開くの動作を行ってもらいながらポイントを押圧するとさらに効果が増します。

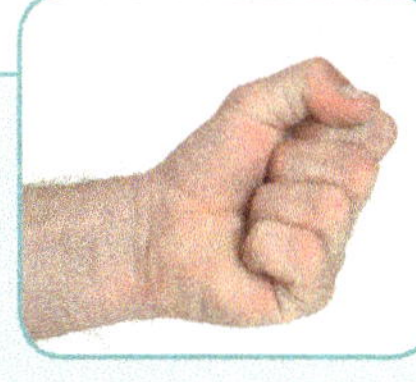

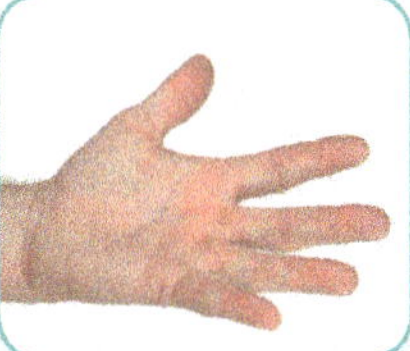

5. 首と肩のマッサージ

得意の方法で首、肩、上背、肩甲骨をマッサージします。ストレッチ技法を取り入れても構いません。

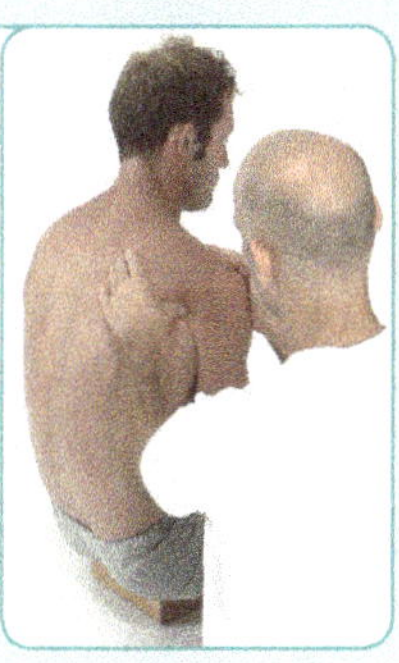

6. 腕と手首のストレッチ

急性の症状施術ではマッサージとセンラインへの押圧のみを行いストレッチ技法は避ける。それ以外の症状では腕の回旋、ストレッチ、手首の牽引などのストレッチ技法を行う。

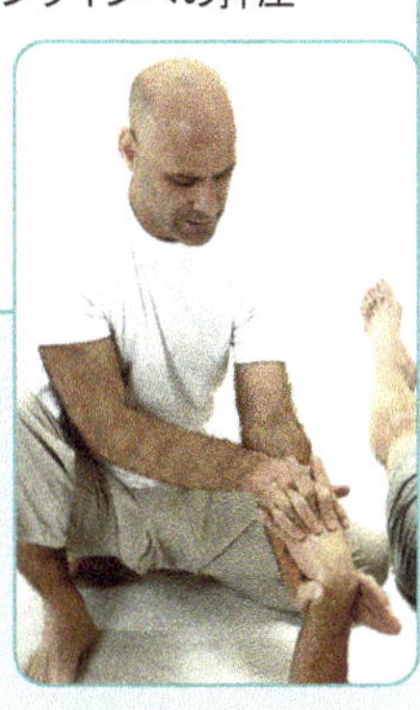

注意点：

- 受け手の症状が急性であり、手技療法が適しているか疑わしい場合はすぐに医師の診断を仰ぐ
- 痛む箇所に直接押圧はしないこと
- 急性の症状に施術を行う場合ストレッチ技法は避ける
- 症状が好転が見られるまで毎日施術を行う。軽度の慢性的な症状は週二回程度施術を行う
- 前回の施術後の痛みやもみ返しが受け手にある場合、続けての施術はしない
- 受け手が急な動きや痛みが悪化する姿勢や運動は避けるよう促す

親指ラインの手首の痛み

● 珍しい症状

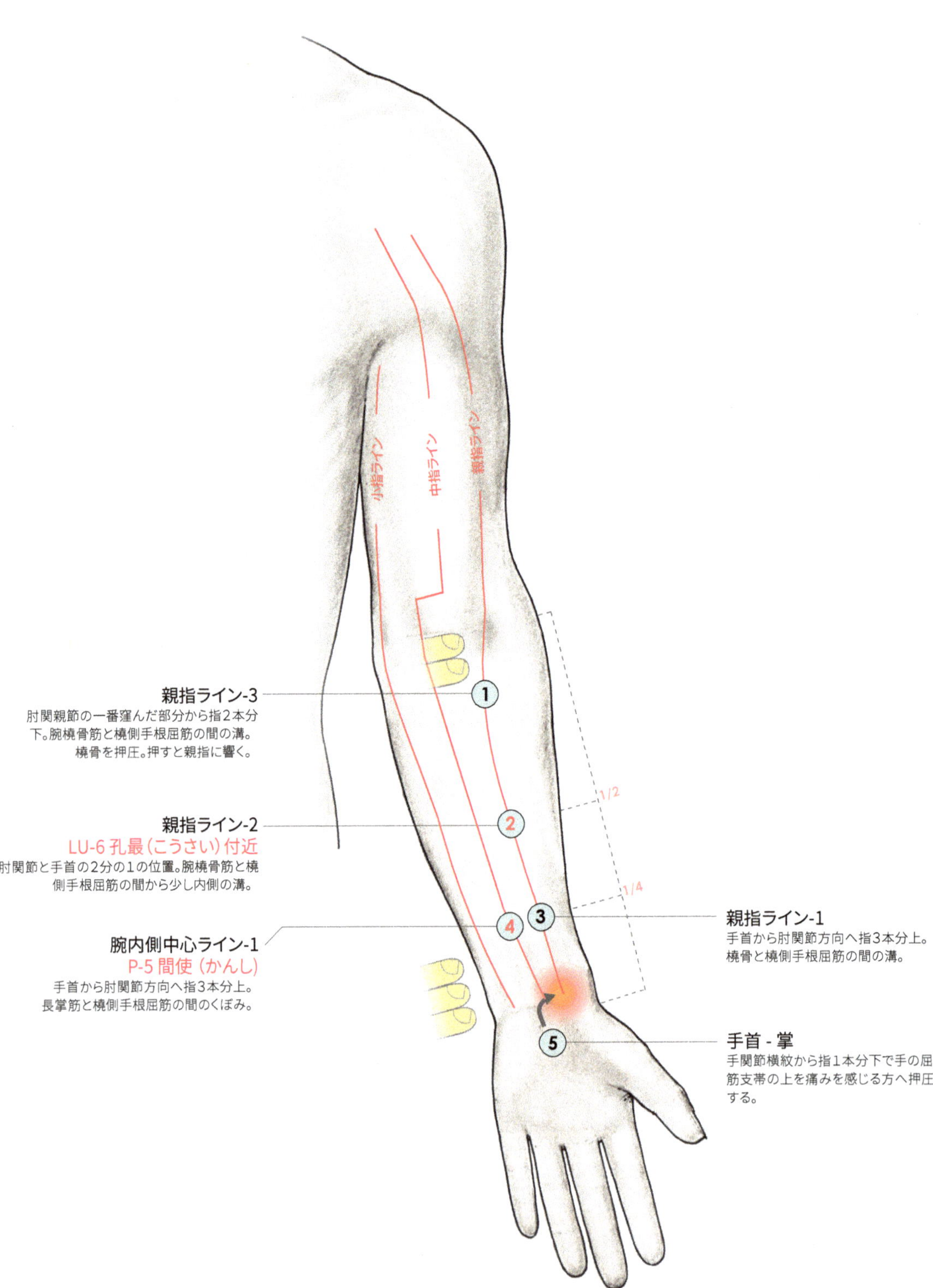
小指ライン
中指ライン
親指ライン
1/2
1/4
1
2
3
4
5
親指ライン-3
肘関親節の一番窪んだ部分から指2本分
下。腕橈骨筋と橈側手根屈筋の間の溝。
橈骨を押圧。押すと親指に響く。
親指ライン-2
LU-6 孔最（こうさい）付近
肘関節と手首の2分の1の位置。腕橈骨筋と橈
側手根屈筋の間から少し内側の溝。
腕内側中心ライン-1
P-5 間使（かんし）
手首から肘関節方向へ指3本分上。
長掌筋と橈側手根屈筋の間のくぼみ。
親指ライン-1
手首から肘関節方向へ指3本分上。
橈骨と橈側手根屈筋の間の溝。
手首 - 掌
手関節横紋から指1本分下で手の屈
筋支帯の上を痛みを感じる方へ押圧
する。

症状の概要：
- 痛みは橈側の親指ライン上で手首の内側にある
- 手や腕を使ったり動かすと痛みが悪化する
- 親指ラインと中指ラインが硬く施術が必要な場合が多い
- 指のラインを押圧すると痛みのある箇所へ響く

施術手順

1. 腕のマッサージ

受け手はあぐらか足を伸ばした状態で座ります。床に座りづらい場合は、クッションまたは椅子を使用します。腕を得意の方法でマッサージします。体重を使い腋窩横間紋から手首にかけて1-3往復繰り返します。タイ式の場合手のひら下方で腕の内側と外側を押圧します。

2. センラインの押圧（経絡）

親指ライン、腕中心ラインを腋窩横紋から手首にかけて得意の方法で1-3往復マッサージします。タイ式の場合親指で押圧します。

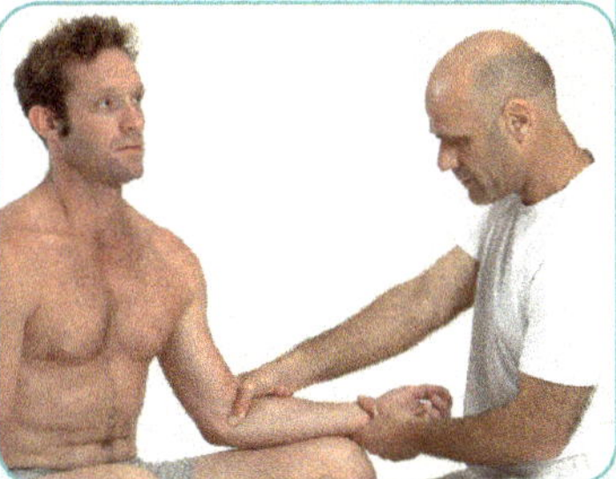

3. ポイントの押圧

ポイント①から⑤を親指で押圧し、症状の改善が見られるまで最大10セット繰り返します。繰り返しの押圧によりポイントが過敏又は痛みを感じる前で止めます。受け手の筋肉硬さ、反応を観察し適度な強さで押圧します。

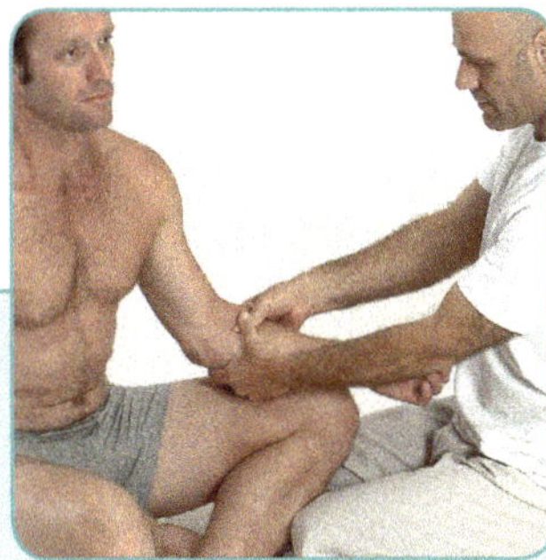

補足手順

4. 拳を握る&手を開く運動

受け手に拳を握る、開くの動作を行ってもらいながらポイントを押圧するとさらに効果が増します。

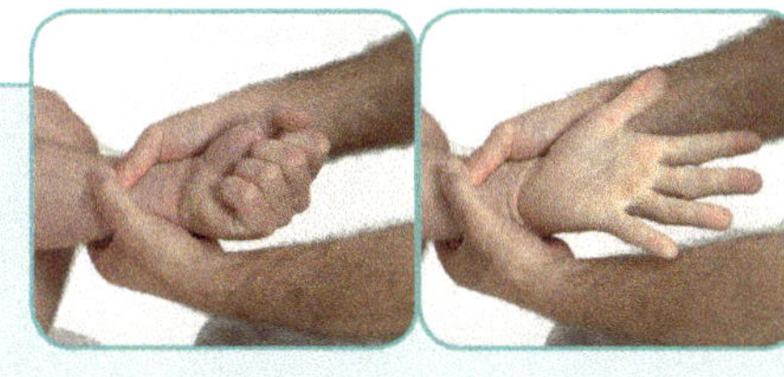

5. 首と肩のマッサージ

得意の方法で首、肩、上背、肩甲骨をマッサージします。ストレッチ技法を取り入れても構いません。

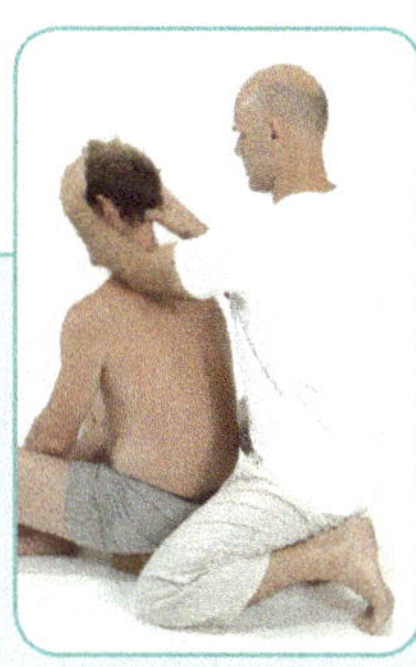

6. 腕と手首のストレッチ

急性の症状施術ではマッサージとセンラインへの押圧のみを行いストレッチ技法は避ける。それ以外の症状では腕の回旋、ストレッチ、手首の牽引などのストレッチ技法を行う。

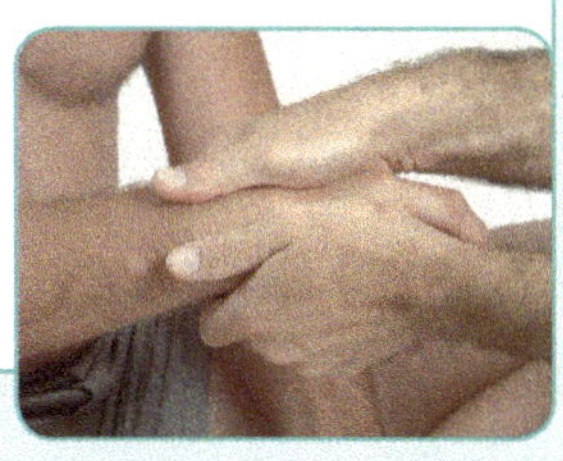

注意点：
- 受け手の症状が急性であり、手技療法が適しているか疑わしい場合はすぐに医師の診断を仰ぐ
- 痛む箇所に直接押圧はしないこと
- 急性の症状に施術を行う場合ストレッチ技法は避ける
- 症状が好転が見られるまで毎日施術を行う。軽度の慢性的な症状は週二回程度施術を行う
- 前回の施術後の痛みやもみ返しが受け手にある場合、続けての施術はしない
- 受け手が急な動きや痛みが悪化する姿勢や運動は避けるよう促す

手順 - 25 手首
中指ラインの手首の痛み

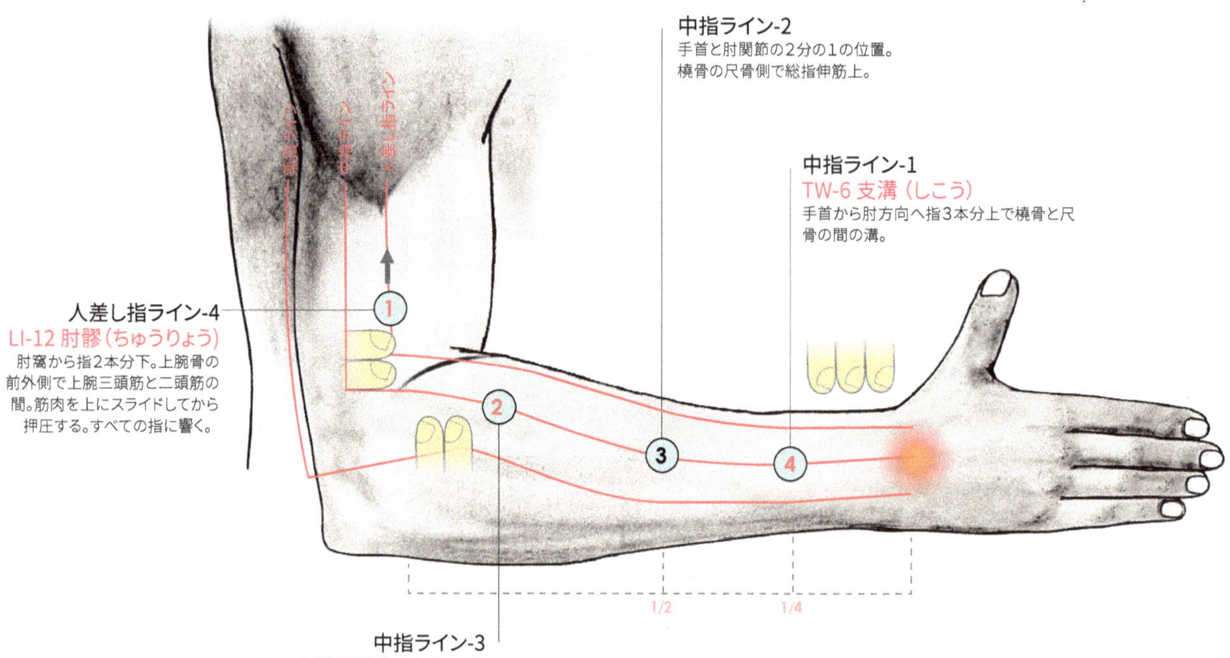

薬指ライン
中指ライン
人差し指ライン
1
2
3
4
1/2
1/4

中指ライン-2
手首と肘関節の2分の1の位置。
橈骨の尺骨側で総指伸筋上。

中指ライン-1
TW-6 支溝（しこう）
手首から肘方向へ指3本分上で橈骨と尺骨の間の溝。

人差し指ライン-4
LI-12 肘髎（ちゅうりょう）
肘窩から指2本分下。上腕骨の前外側で上腕三頭筋と二頭筋の間。筋肉を上にスライドしてから押圧する。すべての指に響く。

中指ライン-3
LI-10 手三里（てのさんり）
肘を屈曲した状態の肘窩外側縁から指2本分下。
総指伸筋と橈側手根伸筋の間の浅い溝。

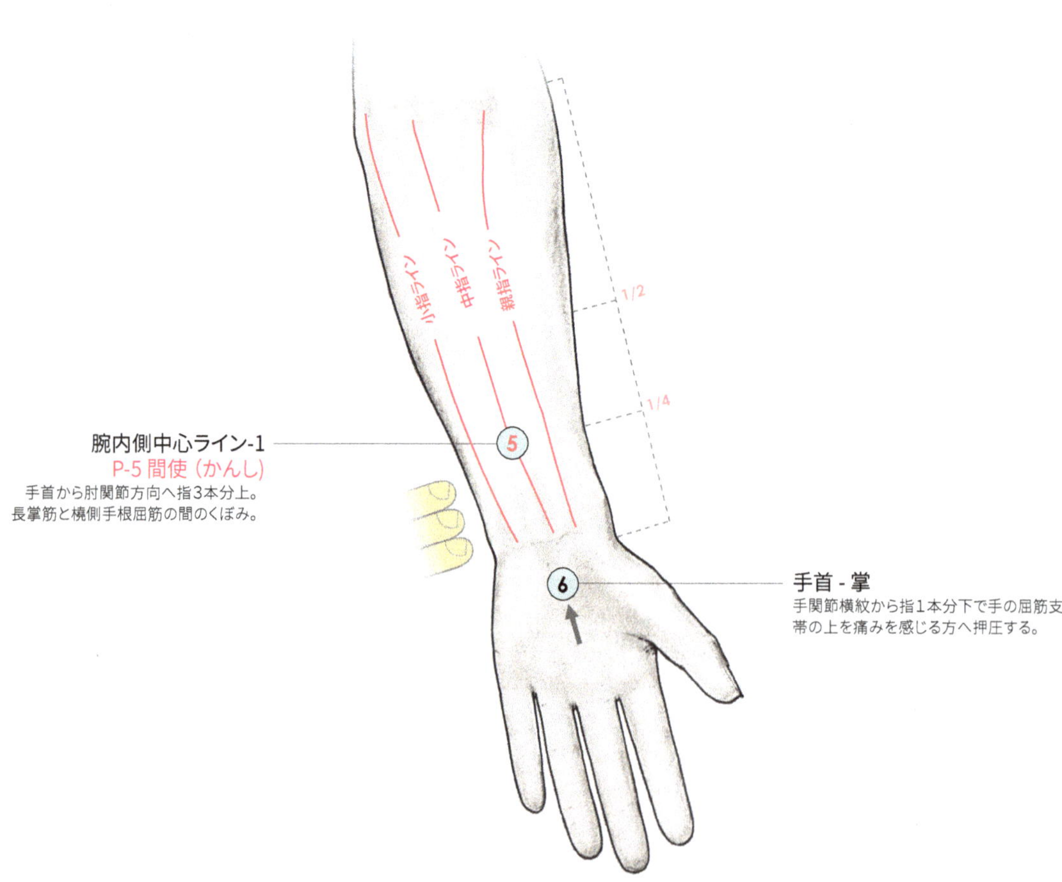

小指ライン
中指ライン
親指ライン
1/2
1/4
5
6

腕内側中心ライン-1
P-5 間使（かんし）
手首から肘関節方向へ指3本分上。
長掌筋と橈側手根屈筋の間のくぼみ。

手首 - 掌
手関節横紋から指1本分下で手の屈筋支帯の上を痛みを感じる方へ押圧する。

症状の概要：
- 痛みは手の甲の中心の中指ライン上にある
- 手や腕を使ったり動かすと痛みが悪化する
- 中指ラインと腕中心ラインが硬く施術が必要な場合が多い
- 指のラインを押圧すると痛みのある箇所へ響く

施術手順

1. 腕のマッサージ

受け手はあぐらか足を伸ばした状態で座ります。床に座りづらい場合は、クッションまたは椅子を使用します。腕を得意の方法でマッサージします。体重を使い腋窩横問紋から手首にかけて1-3往復繰り返します。タイ式の場合手のひら下方で腕の内側と外側を押圧します。

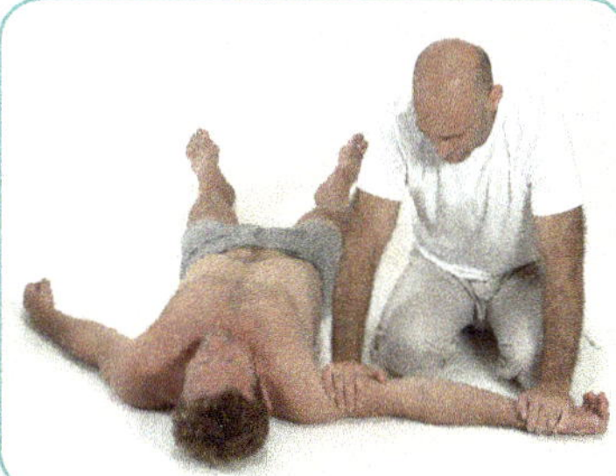

2. センラインの押圧（経絡）

中指ライン、腕中心ラインを腋窩横紋から手首にかけて得意の方法で1-3往復マッサージします。タイ式の場合親指で押圧します。

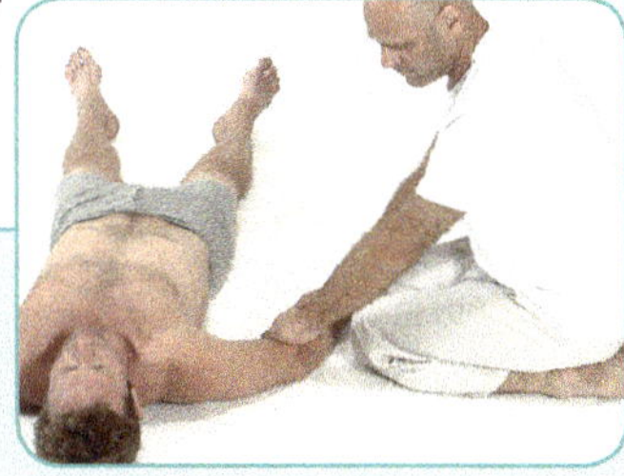

3. ポイントの押圧

ポイント①から⑥を親指で押圧し、症状の改善が見られるまで最大10セット繰り返します。繰り返しの押圧によりポイントが過敏又は痛みを感じる前で止めます。受け手の筋肉硬さ、反応を観察し適度な強さで押圧します。

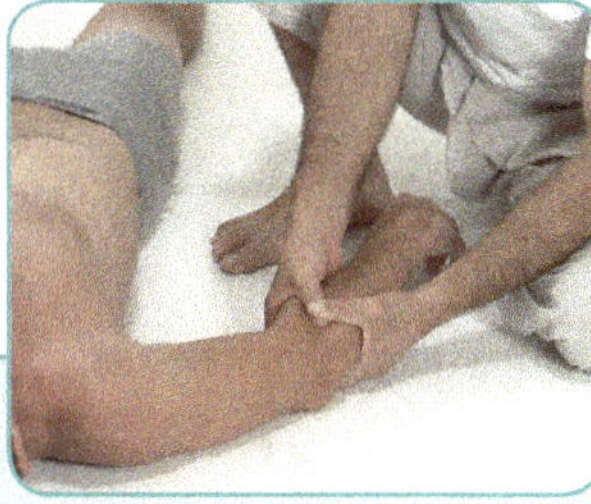

補足手順

4. 拳を握る&手を開く運動

受け手に拳を握る、開くの動作を行ってもらいながらポイントを押圧するとさらに効果が増します。

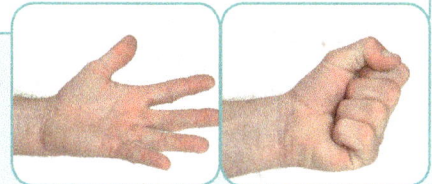

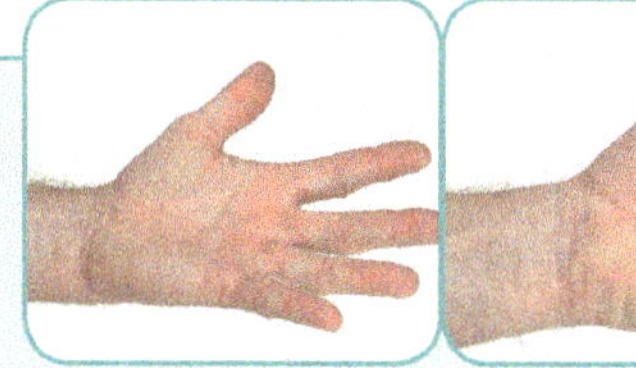

5. 首と肩のマッサージ

得意の方法で首、肩、上背、肩甲骨をマッサージします。ストレッチ技法を取り入れても構いません。

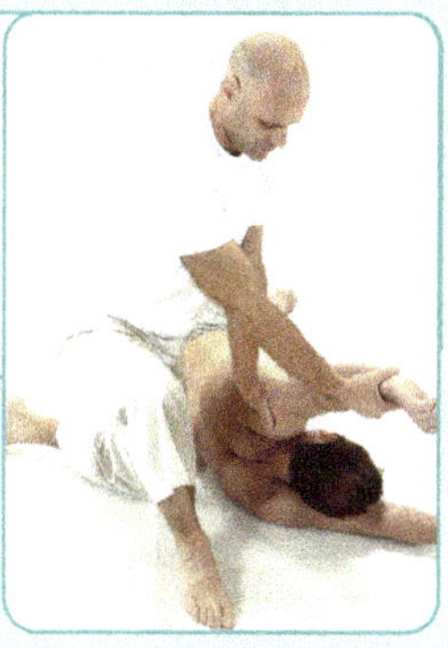

6. 腕と手首のストレッチ

急性の症状施術ではマッサージとセンラインへの押圧のみを行いストレッチ技法は避ける。それ以外の症状では腕の回旋、ストレッチ、手首の牽引などのストレッチ技法を行う。

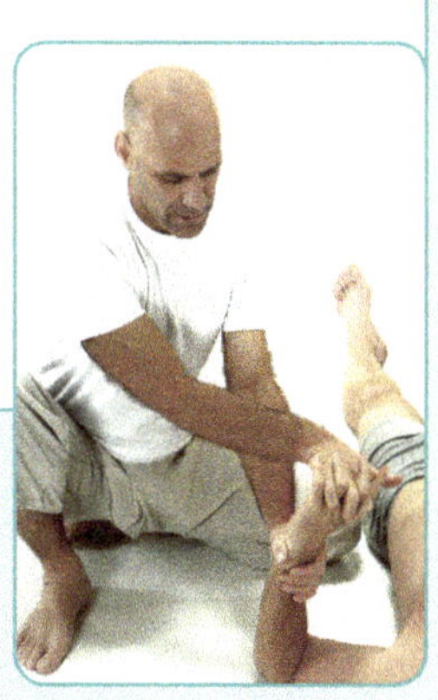

注意点：
- 受け手の症状が急性であり、手技療法が適しているか疑わしい場合はすぐに医師の診断を仰ぐ
- 痛む箇所に直接押圧はしないこと
- 急性の症状に施術を行う場合ストレッチ技法は避ける
- 症状が好転が見られるまで毎日施術を行う。軽度の慢性的な症状は週二回程度施術を行う
- 前回の施術後の痛みやもみ返しが受け手にある場合、続けての施術はしない
- 受け手が急な動きや痛みが悪化する姿勢や運動は避けるよう促す

手順 - 26 手首
手首の腫れ

● 珍しい症状

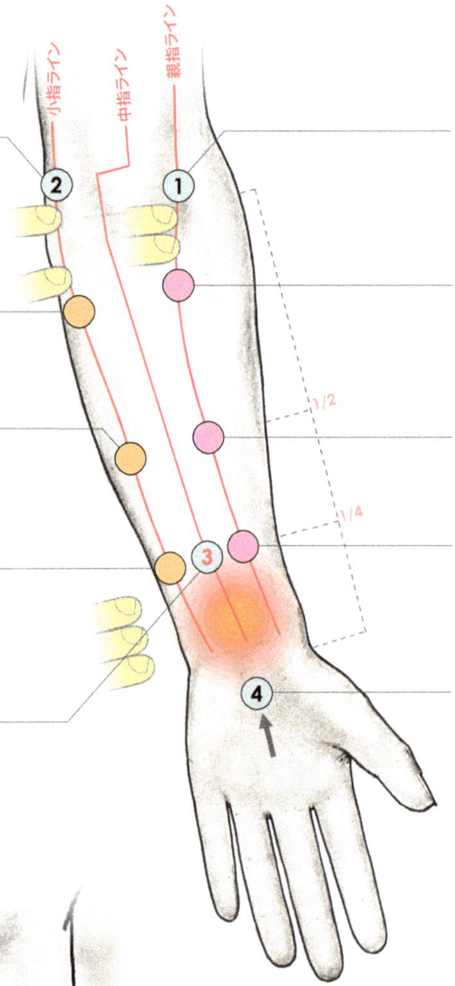

小指ライン 中指ライン 親指ライン

小指ライン-4
肘内側の突起部分から指1本分上で上腕三頭筋の内側頭。骨に向かって押圧すると手首と小指に響く。

親指ライン-5
肘のくぼみの上に位置するツボ。肘が90度屈曲した状態で上腕二頭筋の下縁の外側下方。骨に向かって上腕筋を押圧する。

小指ライン-3
肘内側の突起部分から指1本分下で側手根屈筋の上。押圧すると小指に響く。

親指ライン-3
肘関親節の一番窪んだ部分から指2本分下。腕橈骨筋と橈側手根屈筋の間の溝。橈骨を押圧。押すと親指に響く。

小指ライン-2
手首と肘関節の2分の1の位置。長掌筋と橈側手根屈筋の間の浅いくぼみ。

親指ライン-2 LU-6 孔最（こうさい）付近
肘関節と手首の2分の1の位置。腕橈骨筋と橈側手根屈筋の間から少し内側の溝。

1/2

1/4

親指ライン-1
手首から肘関節方向へ指3本分上。橈骨と橈側手根屈筋の間の溝。

小指ライン-1
手首から肘関節方向へ指3本分上。長掌筋と橈側手根屈筋の間のくぼみ。

手首 - 掌
手関節横紋から指1本分下で手の屈筋支帯の上を痛みを感じる方へ押圧する。

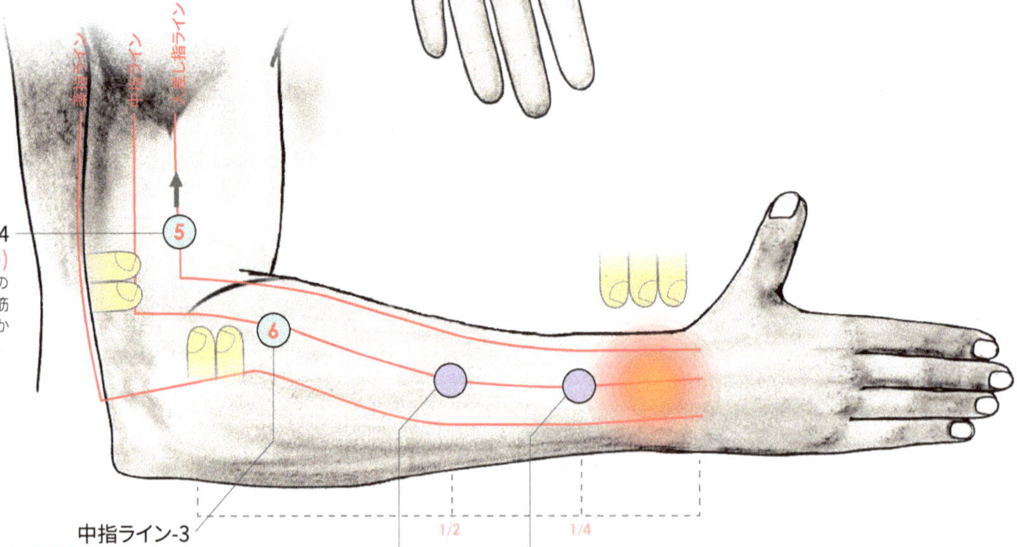

腕内側中心ライン-1
P-5 間使（かんし）
手首から肘関節方向へ指3本分上。長掌筋と橈側手根屈筋の間のくぼみ。

薬指ライン 中指ライン 人差し指ライン

人差し指ライン-4
LI-12 肘髎（ちゅうりょう）
肘窩から指2本分下。上腕骨の前外側で上腕三頭筋と二頭筋の間。筋肉を上にスライドしてから押圧する。すべての指に響く。

1/2 1/4

中指ライン-3
LI-10 手三里（てのさんり）
肘を屈曲した状態の肘窩外側縁から指2本分下。総指伸筋と橈側手根伸筋の間の浅い溝。

中指ライン-1
TW-6 支溝（しこう）
手首から肘方向へ指3本分上で橈骨と尺骨の間の溝。

中指ライン-2
手首と肘関節の2分の1の位置。橈骨の尺骨側で総指伸筋上。

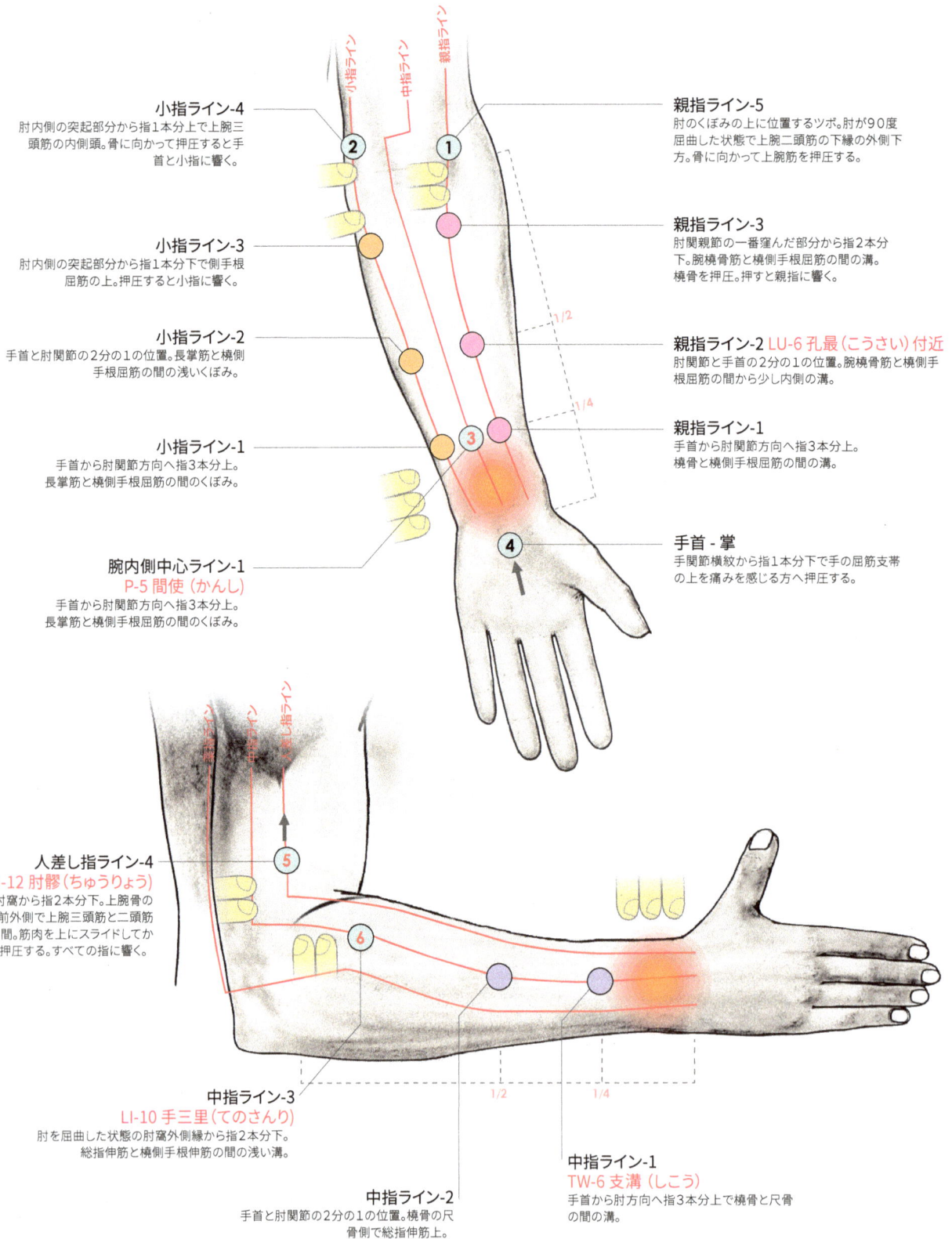

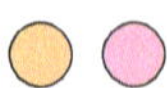
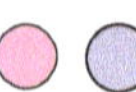
補足ポイントについてステップ4を参照

症状の概要：

- 手首に腫れがあり痛みを伴うまたは伴わない
- 痛みを伴わないが手首の腫れの場合腕を圧迫した睡眠の姿勢かリンパ流れに滞っている可能性がある
- 痛みを伴う場合、次の3つのすべてか複数の箇所に痛みがある：尺側の手首の内側（小指ライン）、橈側の手首の内側（親指ライン）、手の甲側の手首の中心（中指ライン）、または手首全体
- 腫れている部分は熱があり、直接の刺激に敏感である
- 手首を動かすと痛みが増す、または安静時にも痛みがある

施術手順

1. 腕のマッサージ

受け手はあぐらか足を伸ばした状態で座ります。床に座りづらい場合は、クッションまたは椅子を使用します。腕を得意の方法でマッサージします。体重を使い腋窩横問紋から手首にかけて1-3往復繰り返します。
タイ式の場合手のひら下方で腕の内側と外側を押圧します。

2. センラインの押圧（経絡）

親指ライン、腕中心ライン、小指ライン、中指ラインを腋窩横紋から手首にかけて得意の方法で1-3往復マッサージします。腫れている箇所は避けます。タイ式の場合親指で押圧します。

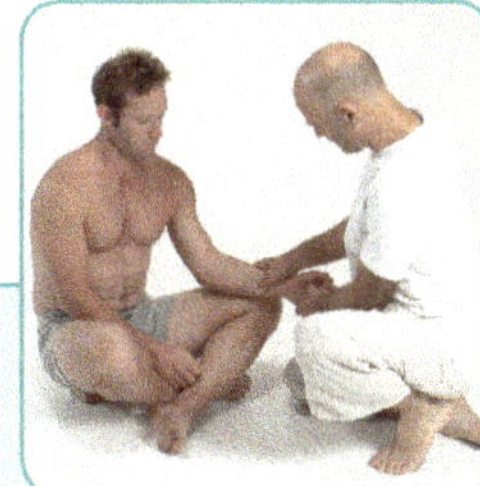

3. ポイントの押圧

ポイント①から⑥を親指で押圧します。痛みの症状がない場合水色のポイントのみ押圧します。痛みがある場合は下記に説明されているの補足ポイントを使用します。受け手の筋肉硬さ、反応を観察し適度な強さで押圧します。

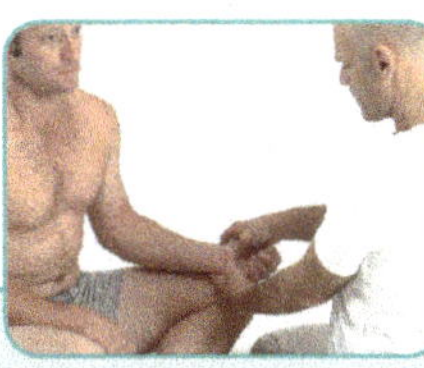

4. 痛みを伴う場合の補足ポイントの押圧

小指ラインに痛みがある場合オレンジのポイントを親指ラインに痛みがある場合ピンクのポイントを中指ラインに痛みがある場合紫のポイントをそれぞれ親指で押圧する。手首全体に痛みがある場合、オレンジ、ピンク、紫すべてのポイントを使用する。

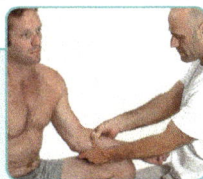

補足手順

5. 拳を握る&手を開く運動

受け手に拳を握る、開くの動作を行ってもらいながらポイントを押圧するとさらに効果が増します。

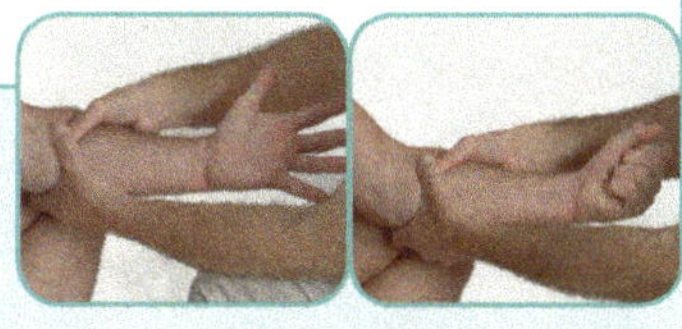

6. 首と肩のマッサージ

得意の方法で首、肩、上背、肩甲骨をマッサージします。ストレッチ技法を取り入れても構いません。

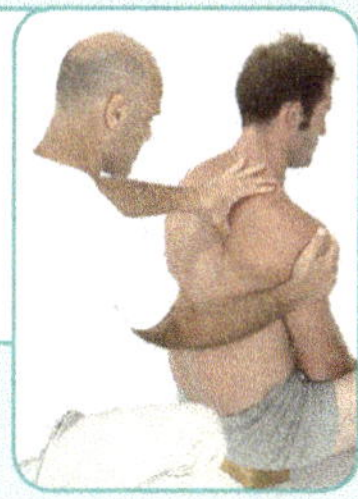

7. 腕と手首のストレッチ

急性の症状施術ではマッサージとセンラインへの押圧のみを行いストレッチ技法は避ける。それ以外の症状では腕の回旋、ストレッチ、手首の牽引などのストレッチ技法を行う。

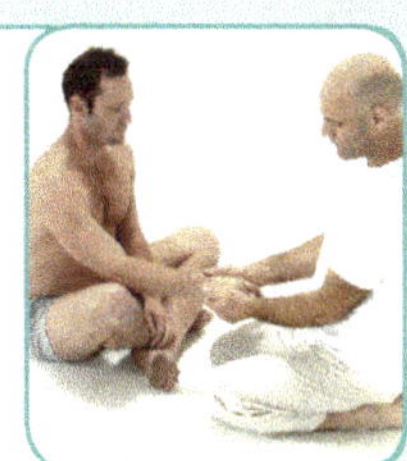

注意点：

- 受け手の症状が急性であり、手技療法が適しているか疑わしい場合はすぐに医師の診断を仰ぐ
- 腫れている箇所に直接押圧はしないこと。急性でない症状のみ表面的なマッサージは効果が高い
- 急性の症状に施術を行う場合ストレッチ技法は避ける
- 症状が好転が見られるまで毎日施術を行う。軽度の慢性的な症状は週二回程度施術を行う
- 前回の施術後の痛みやもみ返しが受け手にある場合、続けての施術はしない
- 受け手が急な動きや痛みが悪化する姿勢や運動は避けるよう促す

第8章　指

この章で使用される手順

27 - 親指の捻挫
28 - 人差し指の捻挫
29 - 中指の捻挫
30 - 薬指の捻挫
31 - 小指の捻挫

主な原因と治療方法

この章で紹介される手順は外傷性の指の捻挫を治療するものだが、マッサージ師を始め親指を酷使する職業のオーバーユースによる反復性緊張外傷の治療にも効果が期待できる。

親指の捻挫の施術手順はド・ケルバン病（滑液鞘炎）の治療にも効果が得られる。施述中、受け手と受け手の筋肉の反応を観察し、症状の緩和が見られれば、症状に対する適切な治療法であるといえる。

タイ式治療手順	考えられる原因
小指の捻挫	突き指 指靭帯の反復性緊張外傷
薬指の捻挫	突き指 指靭帯の反復性緊張外傷
中指の捻挫	突き指 指靭帯の反復性緊張外傷
人差し指の捻挫	突き指 指靭帯の反復性緊張外傷
親指の捻挫	突き指 指靭帯の反復性緊張外傷 ド・ケルバン病（滑液鞘炎）

指の痛みの原因

突き指

転倒やスポーツ特に球技で起こりやすい外傷性の指の捻挫で痛みと炎症を伴う。主に中手指節関節に起こりやすいが稀に親指の手根中手骨関節にも起こる。

指靭帯の反復性緊張外傷

外傷性でない靭帯の損傷はスポーツや職業上の反復した動作の蓄積によって起こる。過労による疲労した靭帯は痛みや炎症を起こす。主に中手指節関節に起こりやすいが稀に親指の手根中手骨関節にも起こる。

ド・ケルバン病（滑液鞘炎）

親指の腱の滑液鞘が炎症を起こし厚みが増し腱で滑液鞘を動かしづらくなる。主な症状は腫れ、痛み、親指側の手首が敏感になる。物を掴むなどの拳を握るまたは手首を動かす動作で症状が気づく場合が多い。腱鞘の上を通る神経が圧迫され親指の裏側や人差し指が麻痺したり、肘にまで痛みが及ぶ場合もある。

禁止事項

- 急性の症状へのストレッチ技法の使用。慢性的な症状の場合慎重にストレッチを行うのは効果的な場合もあるが、急性の症状には向かない
- 症状を悪化させる過敏な部分への刺激または押圧
- 受け手が拒絶反応を見せる部分への刺激または押圧

施術に適さない症状と兆候

以下の症状が受け手に見られるようであれば、直ちに医師の診断を仰ぐこと

- 重度の外傷
- 継続的または悪化する痛み
- 骨折の恐れのある関節部分の変形
- 突然現れた原因不明の痛み
- 激痛を伴う深刻な症状
- 異常がみられる場合

手順の選び方

5つの中から容易に的確な手順を選ぶことができる。

1. 痛みや怪我をしている指を見つける

痛む箇所と痛みを引き起こす動作を受け手に質問する。

2. 手順を選ぶ

痛む箇所または動きがわかったら、診断表を元に手順を選ぶ。

3. 施術を開始し、適切な手順を選んだか再度確認する

ポイントを押圧をする際、選んだ手順が的確で効果が得られるかどうか受け手の反応を観察する。受け手にもポイントへの刺激と感覚へ集中するように促し、施術者からの質問は必要最低限にとどめる。多くの場合一巡目の施術では受け手が押圧したポイントが効果的であるかを自覚できることは少ない。施術者は手順を繰り返し施すことによって受け手の症状の緩和が見られることを覚えておくこと。

手順 27 (130 ページ)

親指の捻挫

- 痛みは親指の手根中手骨関節または中手指節関節から親指の外側、手首に向かって親指の付け根、手のひらと甲の筋肉に起こる。稀に肘にまで痛みが出る場合もある
- 親指の動作、使用で痛み、特に無理やりの外転、伸展、マッサージなどの親指を圧縮させる動きで痛みが悪化する
- 症状の原因は外傷または反復性のオーバーユースによる

痛む箇所

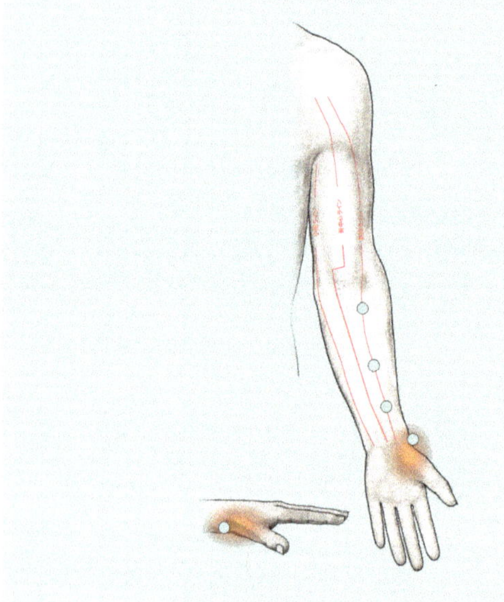

手順 28 (132 ページ)

人差し指の捻挫

- 痛みは人差し指の中手指節関節に起こる
- 人差し指の動作、使用で痛む
- 症状の原因は主に外傷である

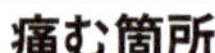

痛む箇所

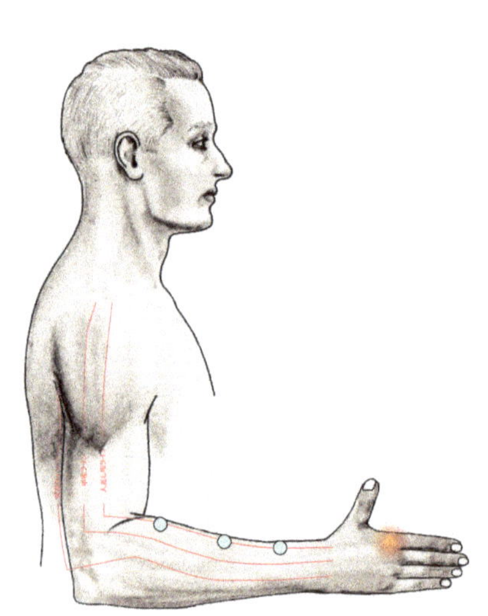

手順 29 (134 ページ)	手順 30 (136 ページ)	手順 31 (138 ページ)
中指の捻挫 • 痛みは中指の中手指節関節に起こる • 中指の動作、使用で痛む • 症状の原因は主に外傷である	**薬指の捻挫** • 痛みは薬指の中手指節関節に起こる • 薬指の動作、使用で痛む • 症状の原因は主に外傷である	**小指の捻挫** • 痛みは小指の中手指節関節に起こる • 小指の動作、使用で痛む • 症状の原因は主に外傷である
痛む箇所	**痛む箇所**	**痛む箇所**
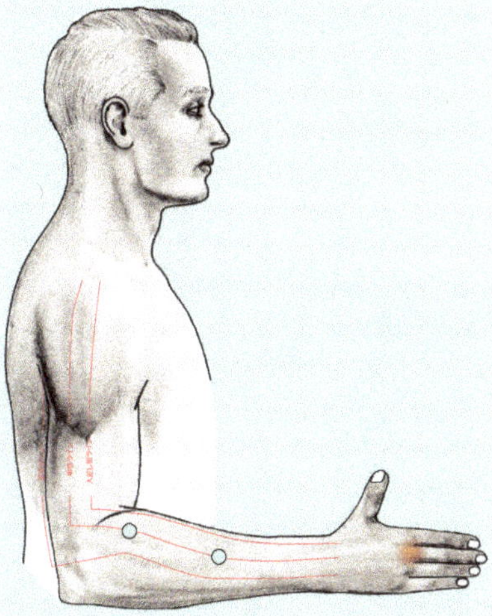	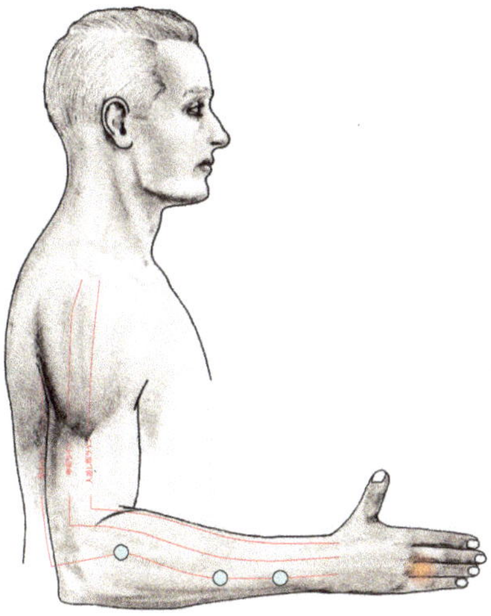	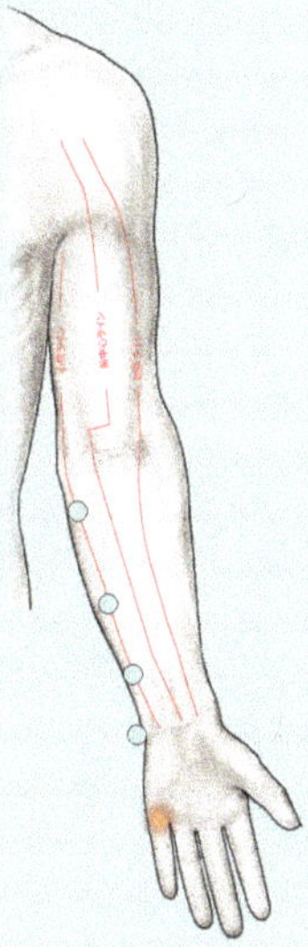

手順 - 27 指
親指の捻挫

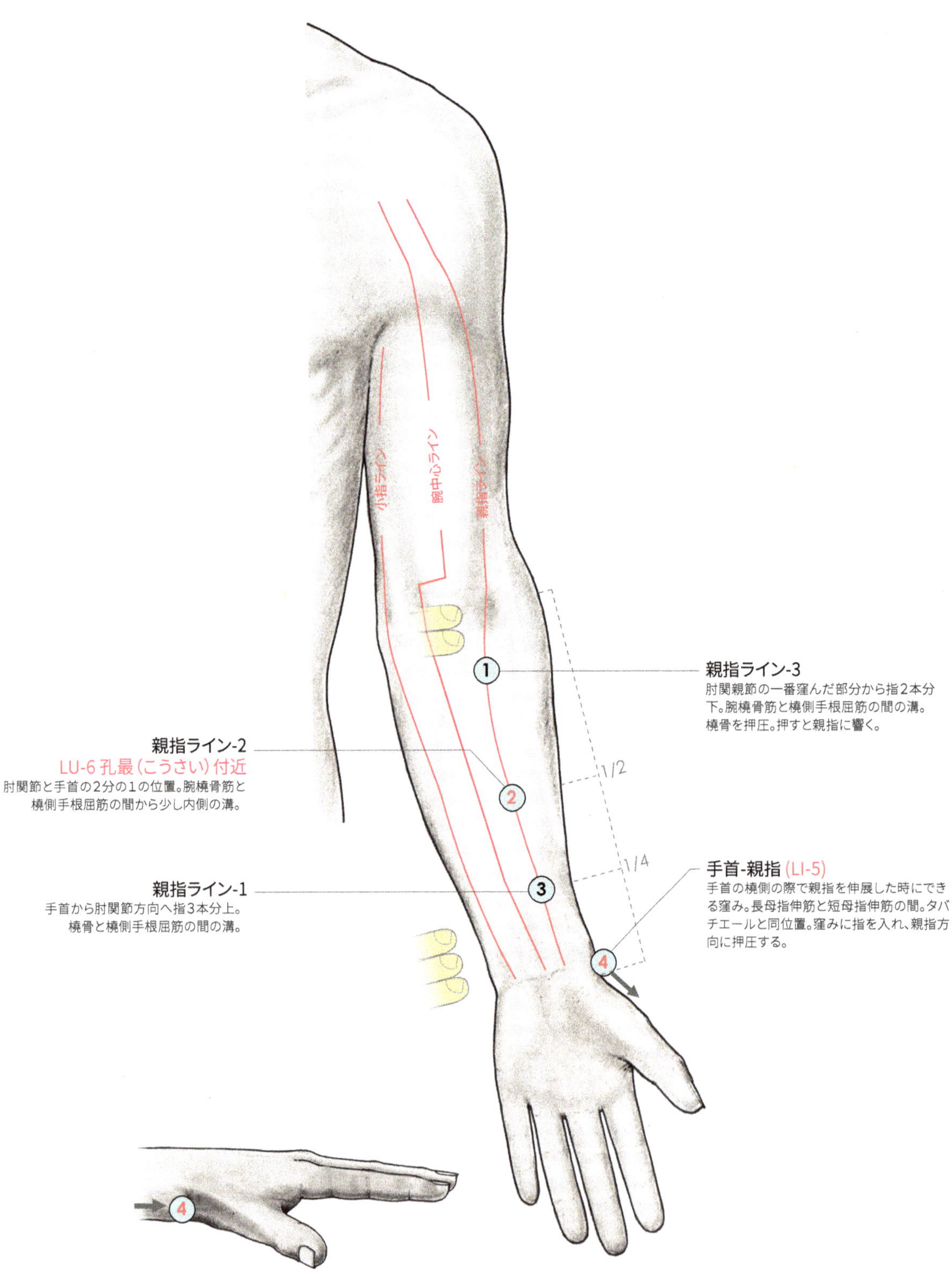
小指ライン
腕中心ライン
親指ライン
1/2
1/4

親指ライン-3
肘関節の一番窪んだ部分から指2本分下。腕橈骨筋と橈側手根屈筋の間の溝。橈骨を押圧。押すと親指に響く。

親指ライン-2
LU-6 孔最（こうさい）付近
肘関節と手首の2分の1の位置。腕橈骨筋と橈側手根屈筋の間から少し内側の溝。

親指ライン-1
手首から肘関節方向へ指3本分上。橈骨と橈側手根屈筋の間の溝。

手首-親指 (LI-5)
手首の橈側の際で親指を伸展した時にできる窪み。長母指伸筋と短母指伸筋の間。タバチエールと同位置。窪みに指を入れ、親指方向に押圧する。

症状の概要：

- 痛みは親指の手根中手骨関節または中手指節関節から親指の外側、手首に向かって親指の付け根、手のひらと甲の筋肉に起こる。稀に肘にまで痛みが出る場合もある
- 親指の動作、使用で痛み、特に無理やりの外転、伸展、マッサージなどの親指を圧縮させる動きで痛みが悪化する
- 症状の原因は外傷または反復性のオーバーユースによる

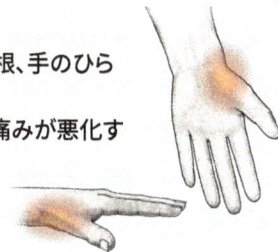

施術手順

1. 腕内側のマッサージ

受け手はあぐらか足を伸ばした状態で座ります。床に座りづらい場合は、クッションまたは椅子を使用します。腕を得意の方法で腕の内側をマッサージします。体重を使い腋窩横紋から手首にかけて1-3往復繰り返します。

タイ式の場合手のひら下方で腕の内側を押圧します。

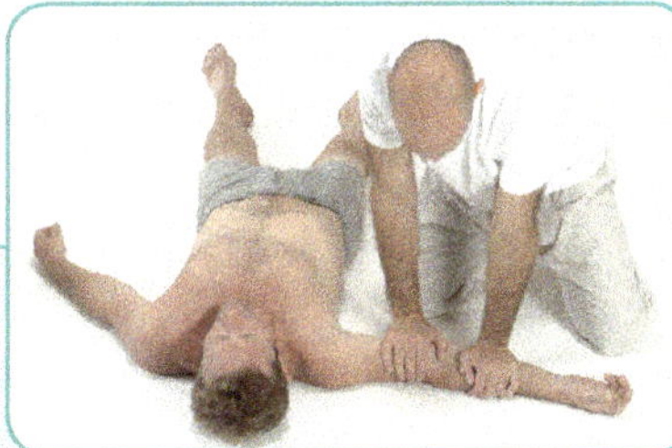

2. 腕内側セラピーラインの押圧

親指ラインを肘から手首にかけて得意の方法で1-3往復マッサージします。タイ式の場合親指で押圧します。

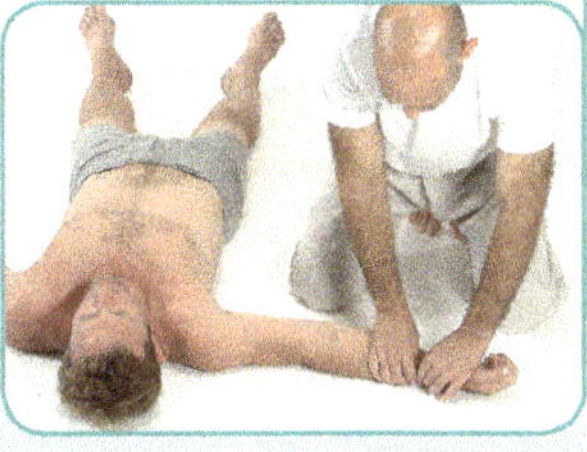

3. ポイントの押圧

a: ポイント①から③を親指で押圧し、症状の改善が見られるまで最大10セット繰り返します。繰り返しの押圧によりポイントが過敏又は痛みを感じる前で止めます。受け手の筋肉硬さ、反応を観察し適度な強さで押圧します。

b: 両手の親指重ねポイント④押圧します。上から押し更に図の矢印の方向に引き、母指関節を手首から離します。更に手首の親指側をストレッチしても構いません。

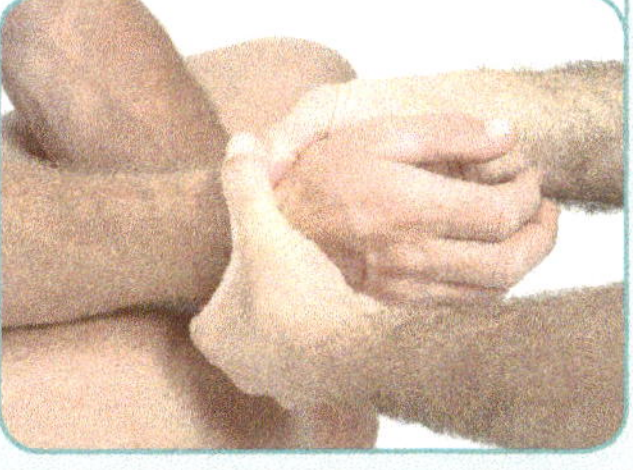

補足手順

4. 拳を握る&手を開く運動

受け手に拳を握る、開くの動作を行ってもらいながらポイントを押圧するとさらに効果が増します。

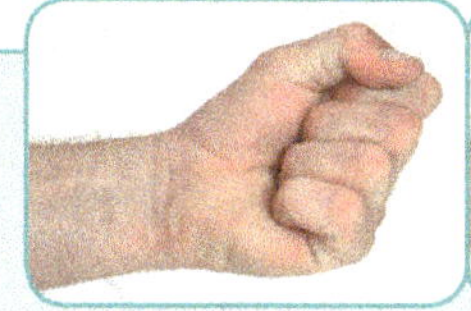

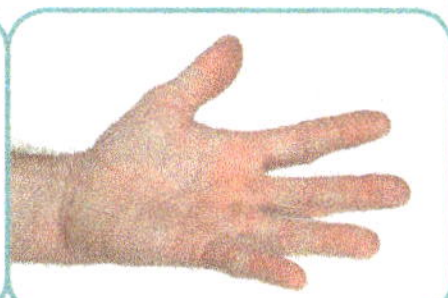

5. 親指のマッサージ

円を描く様に親指の外側の腱と関節の両側をマッサージします。急性の症状でない場合親指をポキッと鳴らす要領で引っ張ってストレッチしても構いません。

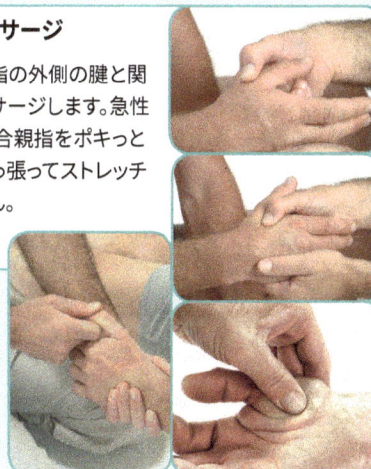

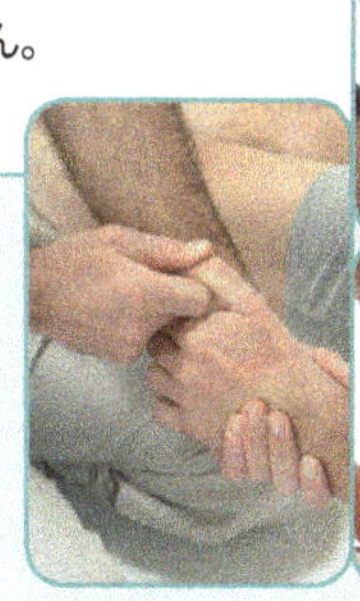

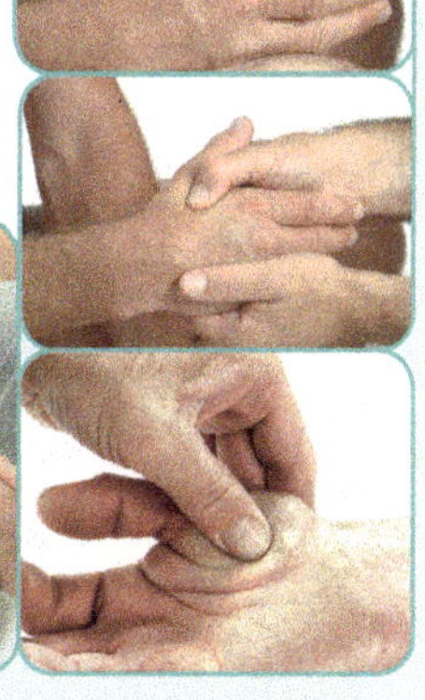

6. セルフマッサージ

受け手とマッサージ師共に親指を酷使する職業の人はポイント4以外の手順を自分の肘を使ってマッサージすることができます。

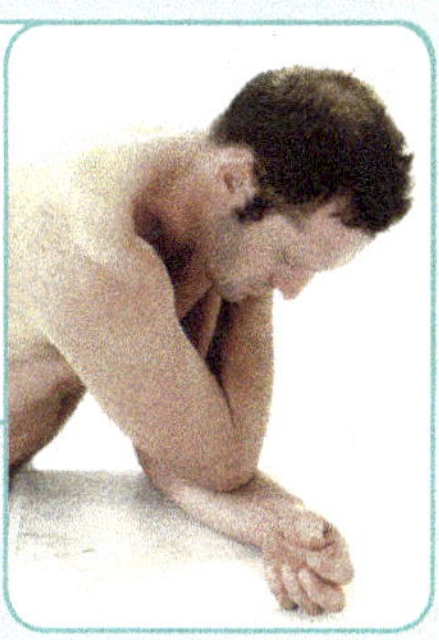

注意点：

- 受け手の症状が急性であり、手技療法が適しているか疑わしい場合はすぐに医師の診断を仰ぐ
- 症状が好転が見られるまで毎日施術を行う。軽度の慢性的な症状は週二回程度施術を行う
- 前回の施術後の痛みやもみ返しが受け手にある場合、続けての施術はしない
- 受け手が急な動きや痛みが悪化する姿勢や運動は避けるよう促す

手順 - 28 指
人差し指の捻挫

● 珍しい症状

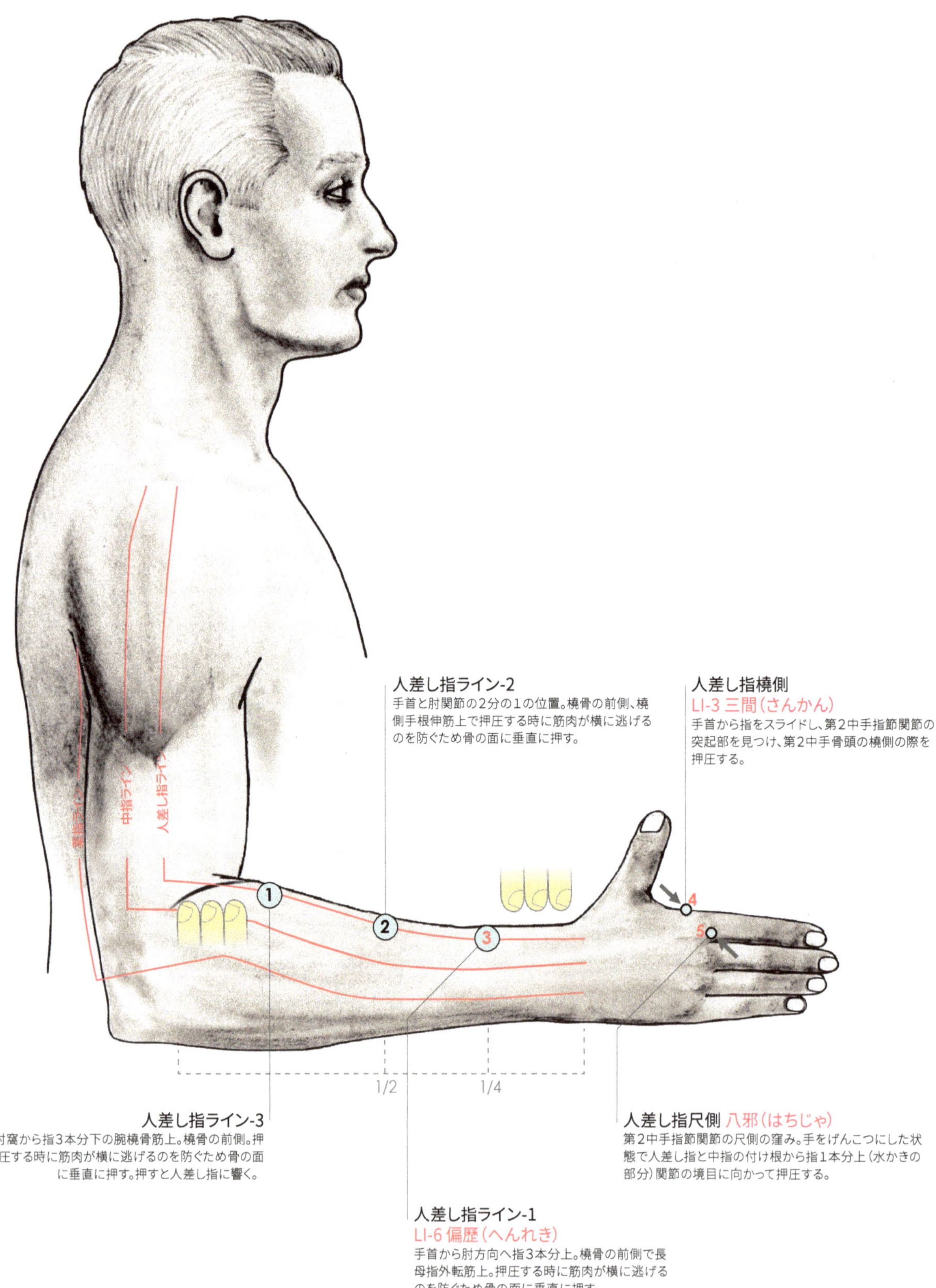

人差し指ライン-2
手首と肘関節の2分の1の位置。橈骨の前側、橈側手根伸筋上で押圧する時に筋肉が横に逃げるのを防ぐため骨の面に垂直に押す。
人差し指橈側
LI-3 三間（さんかん）
手首から指をスライドし、第2中手指節関節の突起部を見つけ、第2中手骨頭の橈側の際を押圧する。
中指ライン
人差し指ライン
1
2
3
4
5
1/2
1/4
人差し指ライン-3
肘窩から指3本分下の腕橈骨筋上。橈骨の前側。押圧する時に筋肉が横に逃げるのを防ぐため骨の面に垂直に押す。押すと人差し指に響く。
人差し指尺側 八邪（はちじゃ）
第2中手指節関節の尺側の窪み。手をげんこつにした状態で人差し指と中指の付け根から指1本分上（水かきの部分）関節の境目に向かって押圧する。
人差し指ライン-1
LI-6 偏歴（へんれき）
手首から肘方向へ指3本分上。橈骨の前側で長母指外転筋上。押圧する時に筋肉が横に逃げるのを防ぐため骨の面に垂直に押す。

症状の概要:

- 痛みは人差し指の中手指節関節に起こる
- 人差し指の動作、使用で痛む
- 症状の原因は主に外傷である

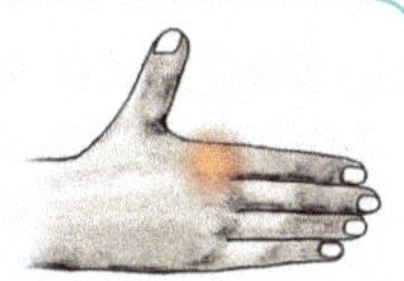

施術手順

1. 腕のマッサージ

受け手はあぐらか足を伸ばした状態で座ります。床に座りづらい場合は、クッションまたは椅子を使用します。腕を得意の方法でマッサージします。体重を使い肩から手首にかけて1-3往復繰り返します。タイ式の場合手のひら下方で腕の外側を押圧します。

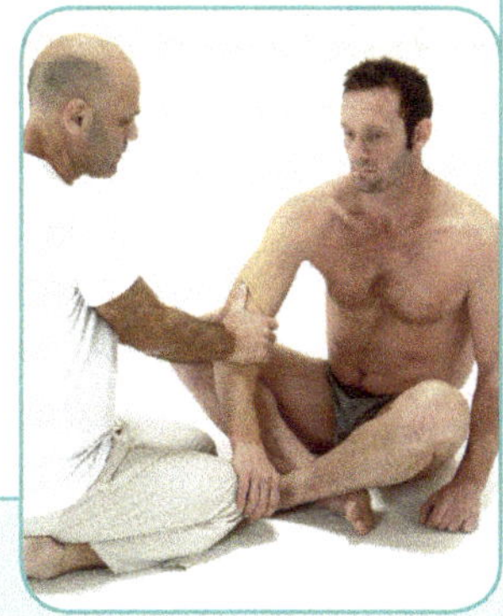

2. 腕外側セラピーラインの押圧

人差し指ラインを肘から手首にかけて得意の方法で1-3往復マッサージします。タイ式の場合親指で押圧します。

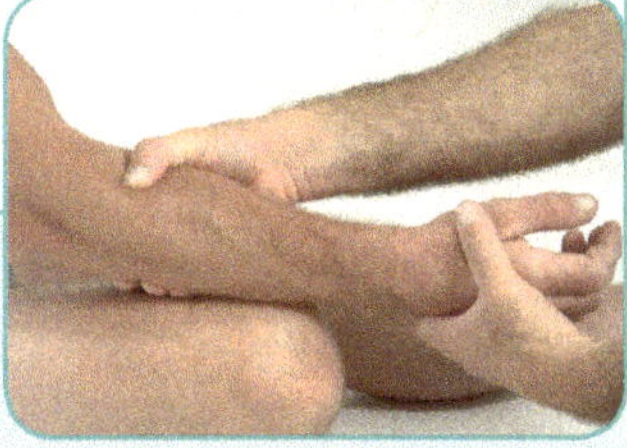

3. ポイントの押圧

ポイント(1)から(5)を親指で押圧し、症状の改善が見られるまで最大10セット繰り返します。繰り返しの押圧によりポイントが過敏又は痛みを感じる前で止めます。受け手の筋肉硬さ、反応を観察し適度な強さで押圧します。

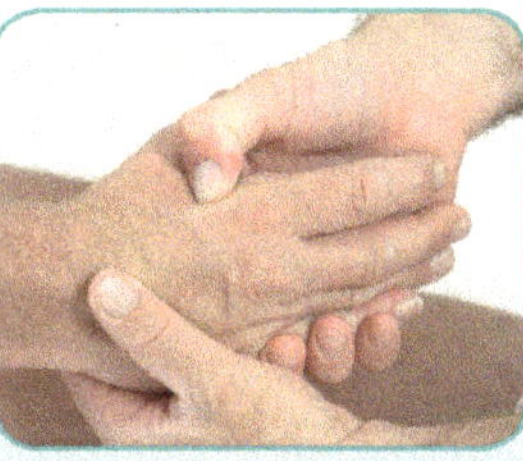

補足手順

4. 拳を握る&手を開く運動

受け手に拳を握る、開くの動作を行ってもらいながらポイントを押圧するとさらに効果が増します。

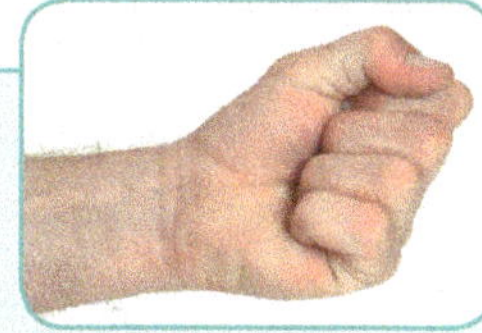

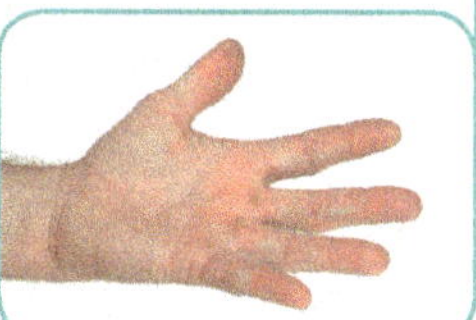

5. 人差し指のマッサージ

円を描く様に人差し指の外側の腱と関節の両側をマッサージします。急性の症状でない場合人差し指をポキっと鳴らす要領で引っ張ってストレッチしても構いません。

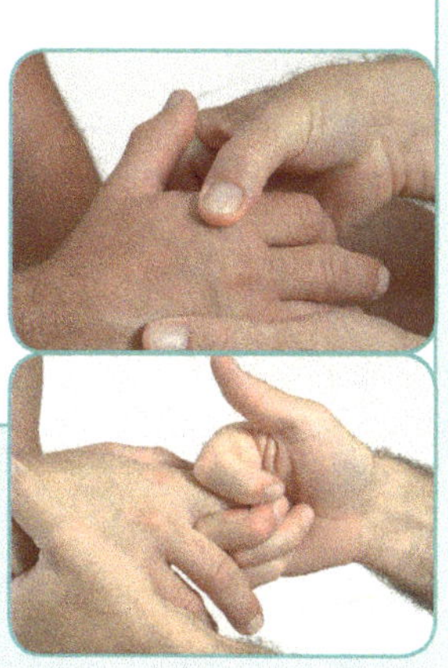

注意点:

- 受け手の症状が急性であり、手技療法が適しているか疑わしい場合はすぐに医師の診断を仰ぐ
- 症状が好転が見られるまで毎日施術を行う。軽度の慢性的な症状は週二回程度施術を行う
- 前回の施術後の痛みやもみ返しが受け手にある場合、続けての施術はしない
- 受け手が急な動きや痛みが悪化する姿勢や運動は避けるよう促す

使用したタイ式ポイント

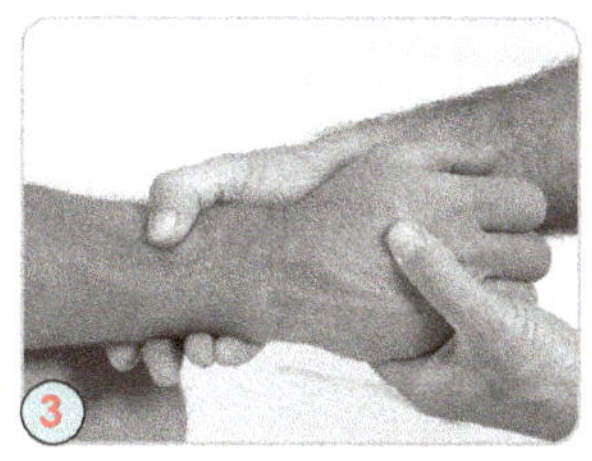
3

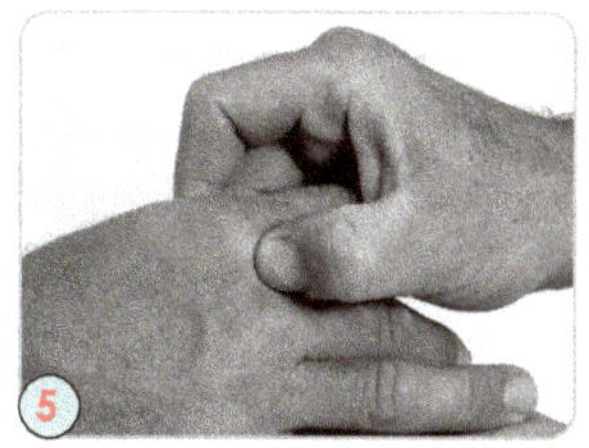
5

手順 - 29 指
中指の捻挫

珍しい症状

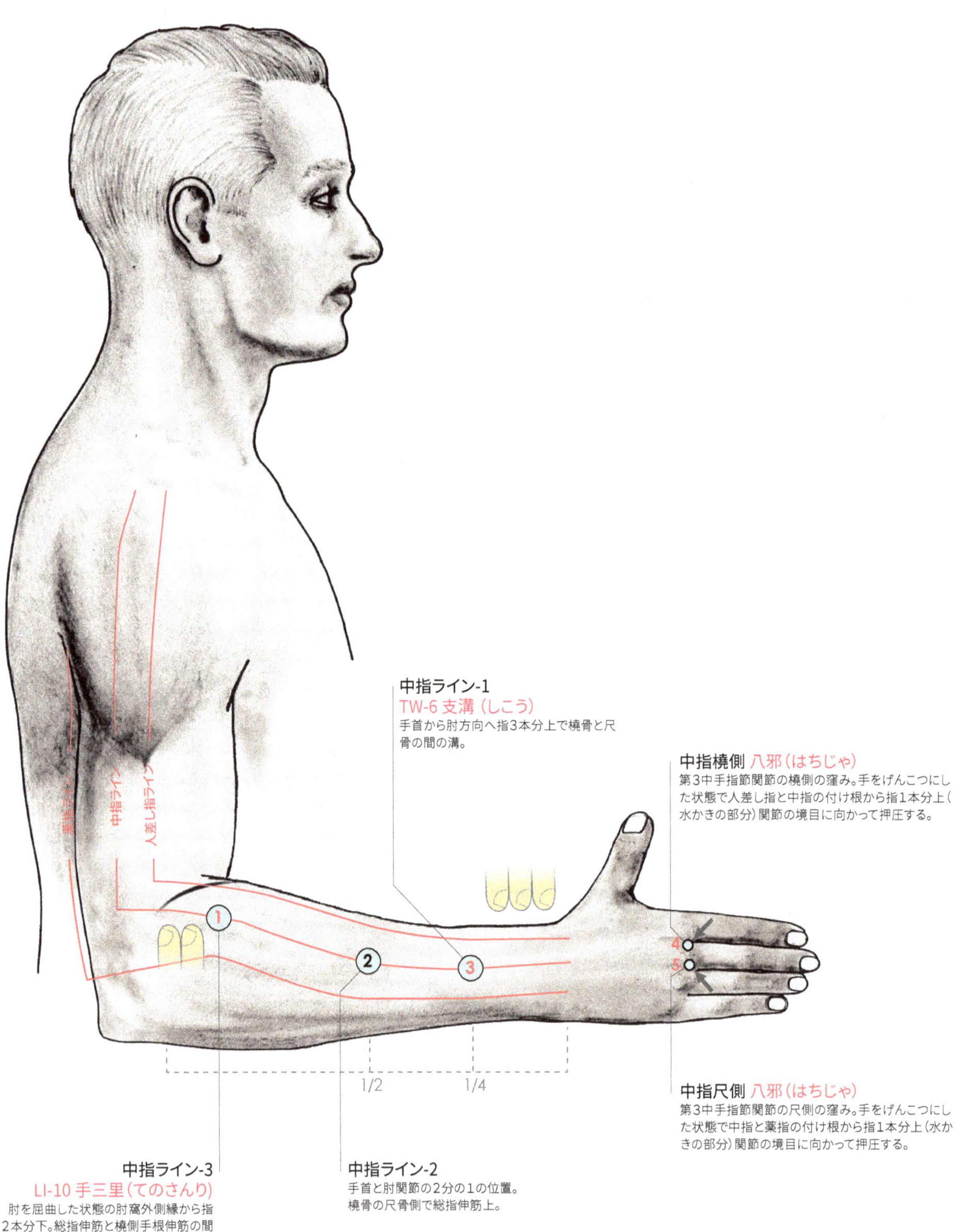

薬指ライン
中指ライン
人差し指ライン
1
2
3
4
5
1/2
1/4
中指ライン-1
TW-6 支溝（しこう）
手首から肘方向へ指3本分上で橈骨と尺骨の間の溝。
中指橈側 八邪（はちじゃ）
第3中手指節関節の橈側の窪み。手をげんこつにした状態で人差し指と中指の付け根から指1本分上（水かきの部分）関節の境目に向かって押圧する。
中指尺側 八邪（はちじゃ）
第3中手指節関節の尺側の窪み。手をげんこつにした状態で中指と薬指の付け根から指1本分上（水かきの部分）関節の境目に向かって押圧する。
中指ライン-3
LI-10 手三里（てのさんり）
肘を屈曲した状態の肘窩外側縁から指2本分下。総指伸筋と橈側手根伸筋の間の浅い溝。
中指ライン-2
手首と肘関節の2分の1の位置。
橈骨の尺骨側で総指伸筋上。

症状の概要：
- 痛みは中指の中手指節関節に起こる
- 中指の動作、使用で痛む
- 症状の原因は主に外傷である

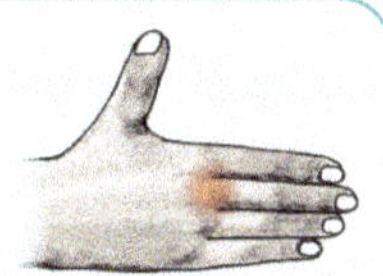

施術手順

1. 腕外側のマッサージ

受け手はあぐらか足を伸ばした状態で座ります。床に座りづらい場合は、クッションまたは椅子を使用します。腕外側を得意の方法でマッサージします。体重を使い肩から手首にかけて1-3往復繰り返します。
タイ式の場合手のひら下方で腕の外側を押圧します。

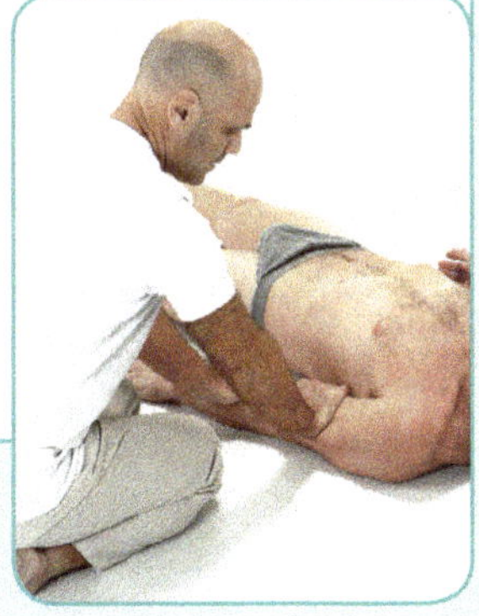

2. 腕外側セラピーラインの押圧

中指ラインを肘から手首にかけて得意の方法で1-3往復マッサージします。タイ式の場合親指で押圧します。

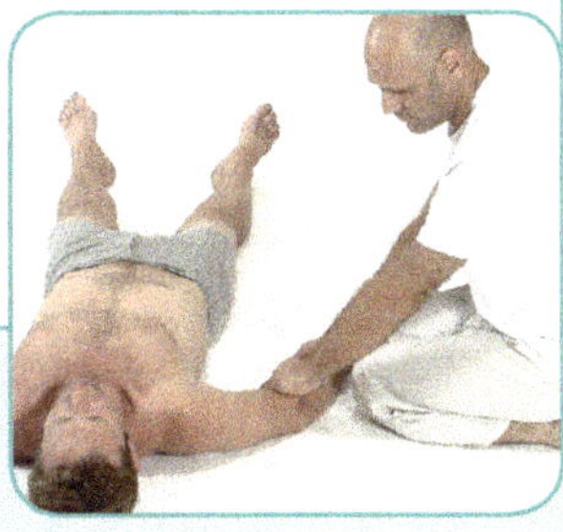

3. ポイントの押圧

ポイント①から⑤を親指で押圧し、症状の改善が見られるまで最大10セット繰り返します。繰り返しの押圧によりポイントが過敏又は痛みを感じる前で止めます。受け手の筋肉硬さ、反応を観察し適度な強さで押圧します。

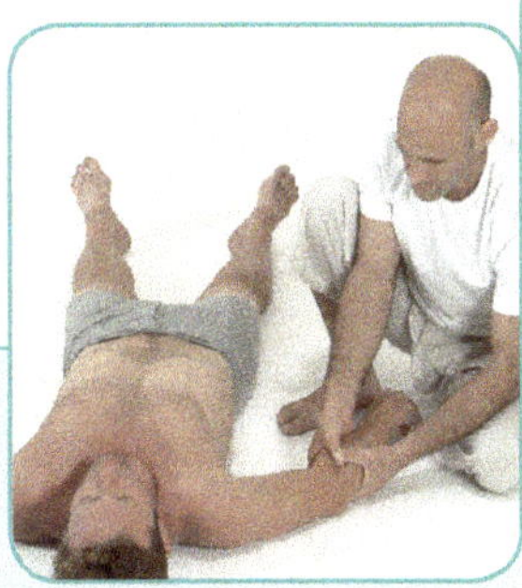

補足手順

4. 拳を握る&手を開く運動

受け手に拳を握る、開くの動作を行ってもらいながらポイントを押圧するとさらに効果が増します。

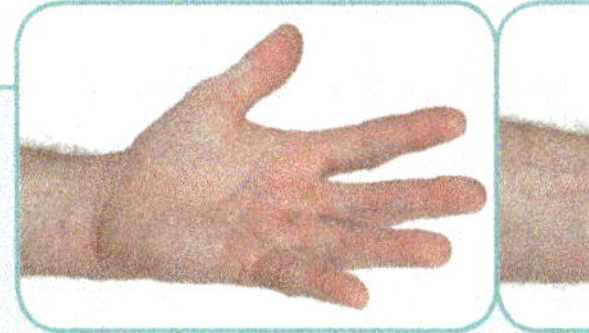

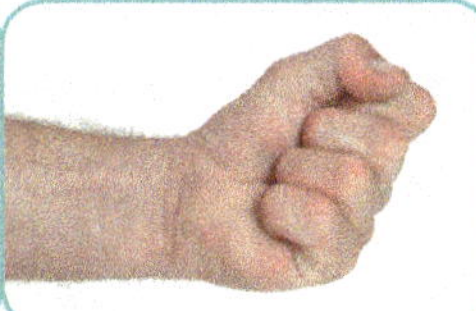

5. 中指のマッサージ

円を描く様に中指の外側の腱と関節の両側をマッサージします。急性の症状でない場合中指をポキッと鳴らす要領で引っ張ってストレッチしても構いません。

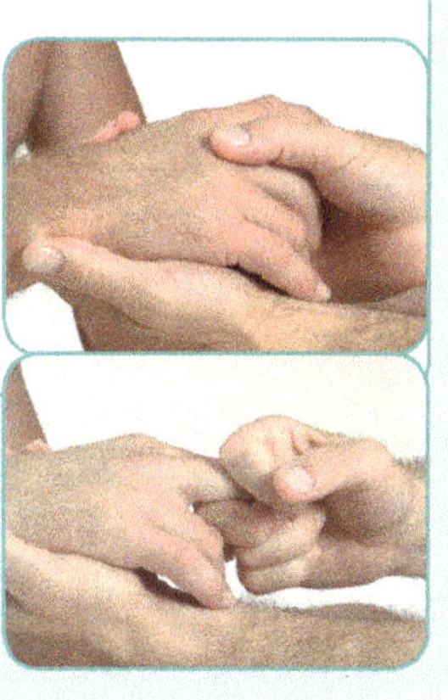

注意点：
- 受け手の症状が急性であり、手技療法が適しているか疑わしい場合はすぐに医師の診断を仰ぐ
- 症状が好転が見られるまで毎日施術を行う。軽度の慢性的な症状は週二回程度施術を行う
- 前回の施術後の痛みやもみ返しが受け手にある場合、続けての施術はしない
- 受け手が急な動きや痛みが悪化する姿勢や運動は避けるよう促す

使用したタイ式ポイント

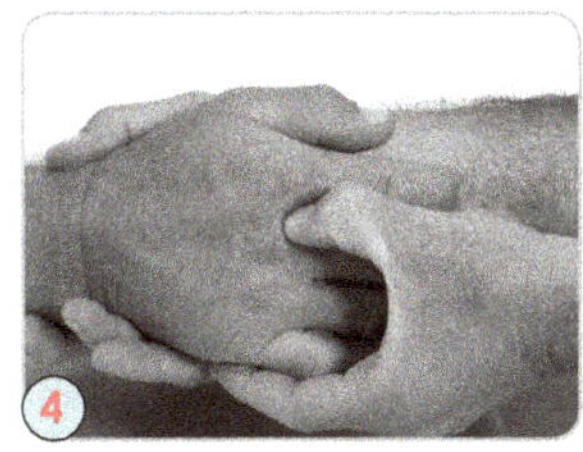
4

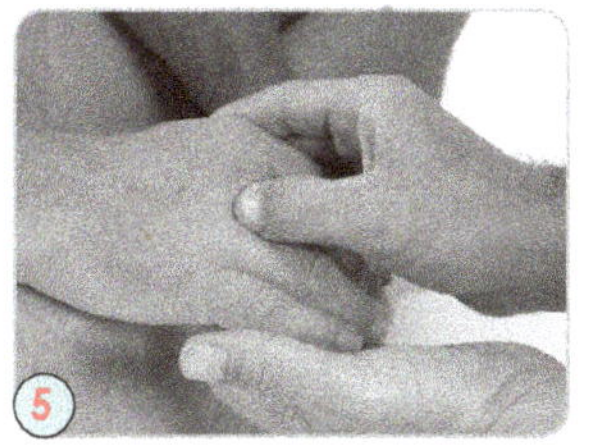
5

手順 - 30 指
薬指の捻挫

● 珍しい症状

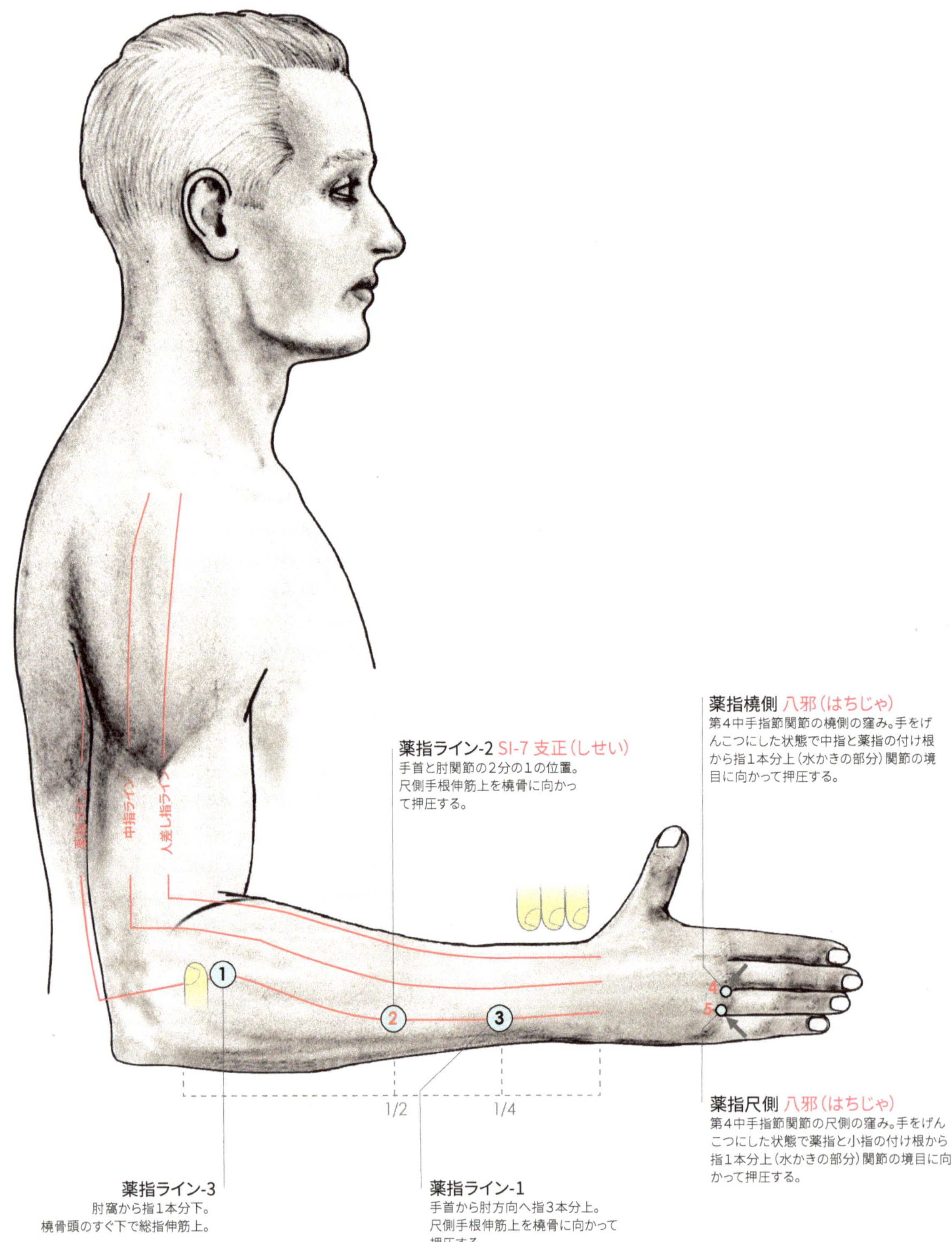
中指ライン
人差し指ライン
1
2
3
4
5
1/2
1/4
薬指橈側 八邪（はちじゃ）
第4中手指節関節の橈側の窪み。手をげんこつにした状態で中指と薬指の付け根から指1本分上（水かきの部分）関節の境目に向かって押圧する。
薬指ライン-2 SI-7 支正（しせい）
手首と肘関節の2分の1の位置。尺側手根伸筋上を橈骨に向かって押圧する。
薬指尺側 八邪（はちじゃ）
第4中手指節関節の尺側の窪み。手をげんこつにした状態で薬指と小指の付け根から指1本分上（水かきの部分）関節の境目に向かって押圧する。
薬指ライン-3
肘窩から指1本分下。
橈骨頭のすぐ下で総指伸筋上。
薬指ライン-1
手首から肘方向へ指3本分上。
尺側手根伸筋上を橈骨に向かって押圧する。

症状の概要:

- 痛みは薬指の中手指節関節に起こる
- 薬指の動作、使用で痛む
- 症状の原因は主に外傷である

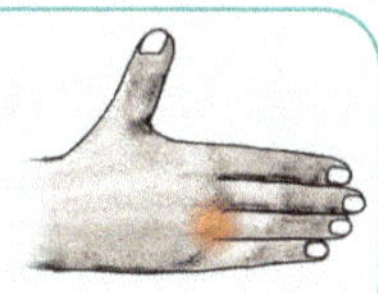

施術手順

1. 腕外側のマッサージ

受け手はあぐらか足を伸ばした状態で座ります。床に座りづらい場合は、クッションまたは椅子を使用します。腕外側を得意の方法でマッサージします。体重を使い肩から手首にかけて1-3往復繰り返します。
タイ式の場合手のひら下方で腕の外側を押圧します。

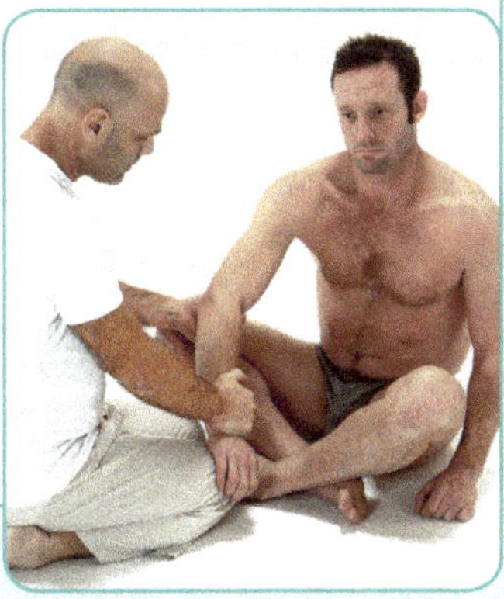

2. 腕外側セラピーラインの押圧

薬指ラインを肘から手首にかけて得意の方法で1-3往復マッサージします。タイ式の場合親指で押圧します。

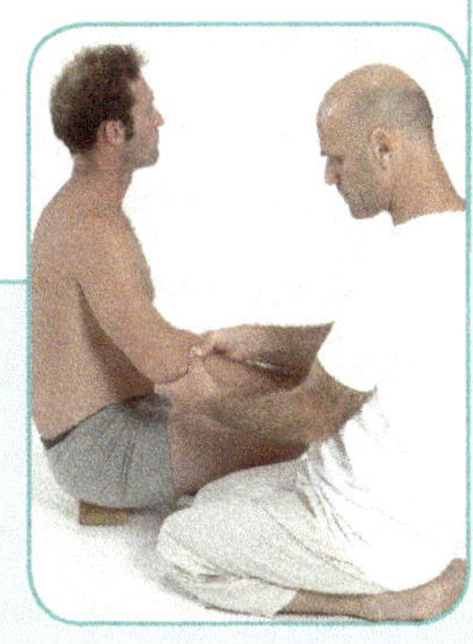

3. ポイントの押圧

ポイント(1)から(5)を親指で押圧し、症状の改善が見られるまで最大10セット繰り返します。繰り返しの押圧によりポイントが過敏又は痛みを感じる前で止めます。受け手の筋肉硬さ、反応を観察し適度な強さで押圧します。

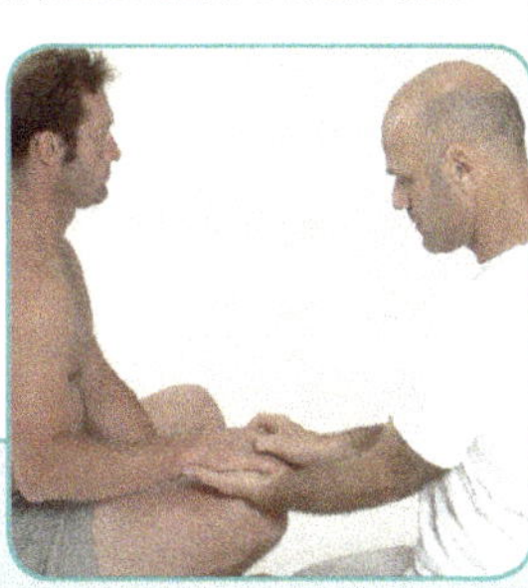

補足手順

4. 拳を握る&手を開く運動

受け手に拳を握る、開くの動作を行ってもらいながらポイントを押圧するとさらに効果が増します。

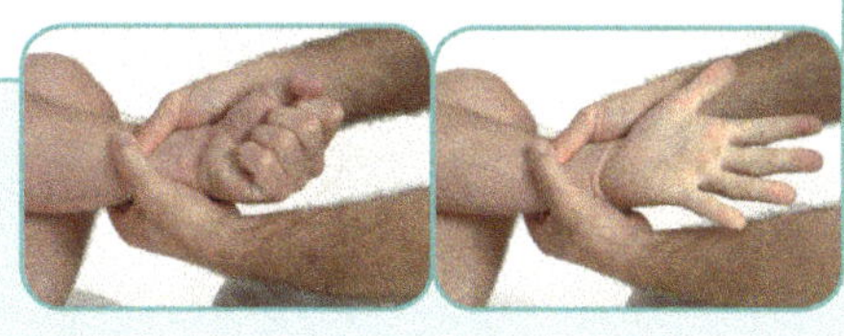

5. 薬指のマッサージ

円を描く様に薬指の外側の腱と関節の両側をマッサージします。急性の症状でない場合薬指をポキッと鳴らす要領で引っ張ってストレッチしても構いません。

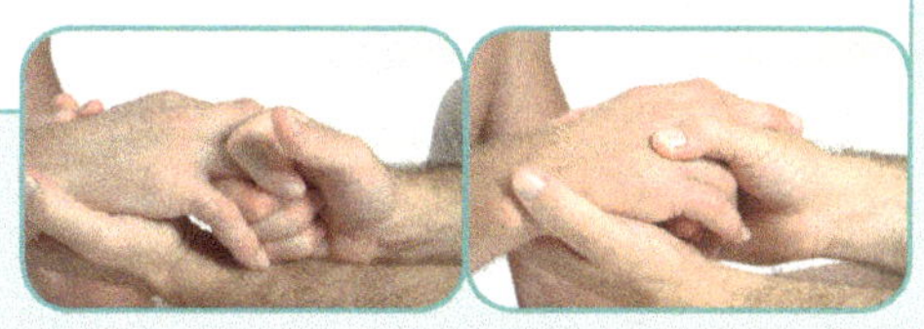

注意点:

- 受け手の症状が急性であり、手技療法が適しているか疑わしい場合はすぐに医師の診断を仰ぐ
- 症状が好転が見られるまで毎日施術を行う。軽度の慢性的な症状は週二回程度施術を行う
- 前回の施術後の痛みやもみ返しが受け手にある場合、続けての施術はしない
- 受け手が急な動きや痛みが悪化する姿勢や運動は避けるよう促す

使用したタイ式ポイント

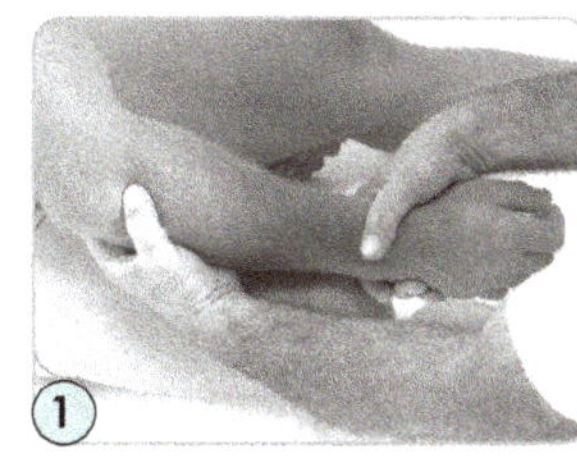
1

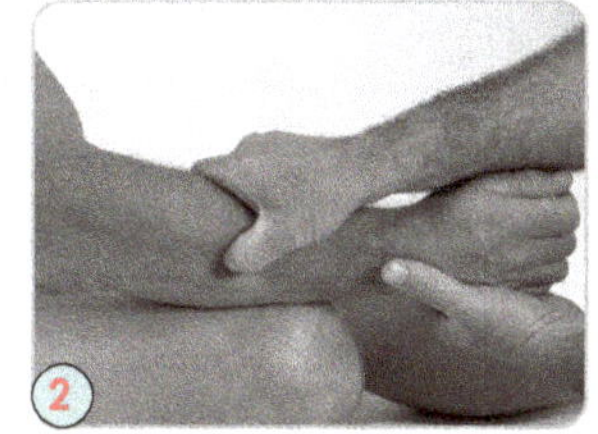
2

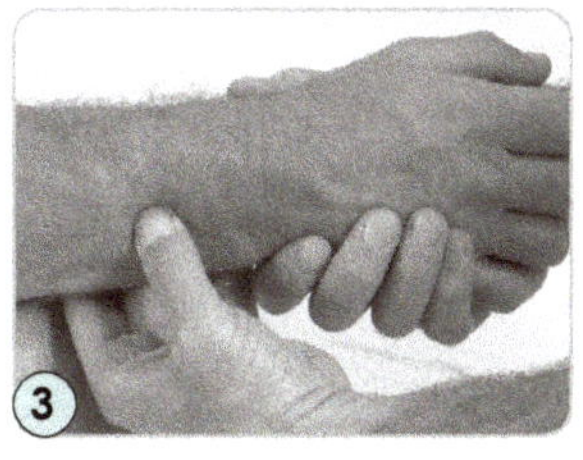
3

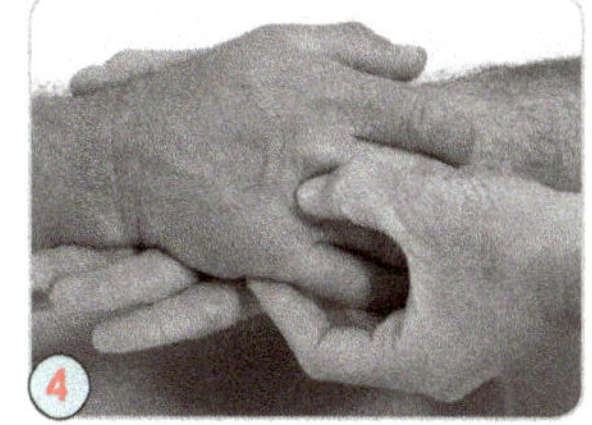
4

手順 - 31 指
小指の捻挫

珍しい症状

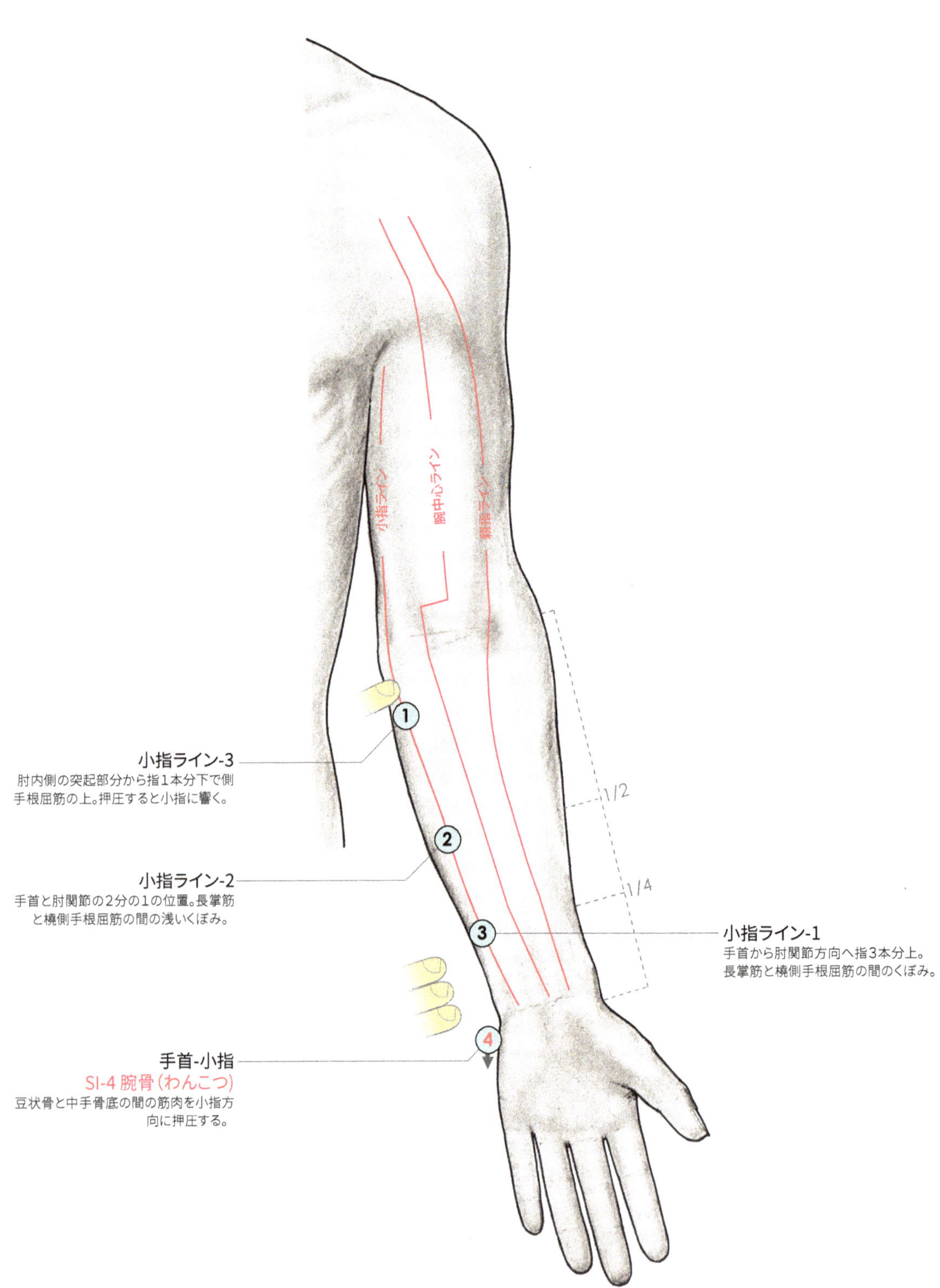

小指ライン
腕中心ライン
1/2
1/4
1
2
3
4
小指ライン-3
肘内側の突起部分から指1本分下で側手根屈筋の上。押圧すると小指に響く。
小指ライン-2
手首と肘関節の2分の1の位置。長掌筋と橈側手根屈筋の間の浅いくぼみ。
小指ライン-1
手首から肘関節方向へ指3本分上。長掌筋と橈側手根屈筋の間のくぼみ。
手首-小指
SI-4 腕骨（わんこつ）
豆状骨と中手骨底の間の筋肉を小指方向に押圧する。

症状の概要:

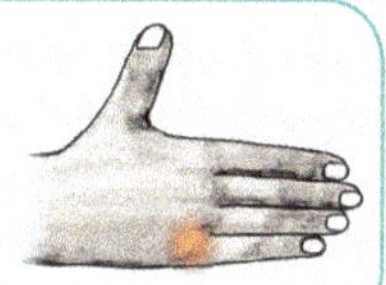

- 痛みは小指の中手指節関節に起こる
- 小指の動作、使用で痛む
- 症状の原因は主に外傷である

施術手順

1. 腕内側のマッサージ

受け手はあぐらか足を伸ばした状態で座ります。床に座りづらい場合は、クッションまたは椅子を使用します。腕を得意の方法で腕の内側をマッサージします。体重を使い腋窩横紋から手首にかけて1-3往復繰り返します。

タイ式の場合手のひら下方で腕の内側を押圧します。

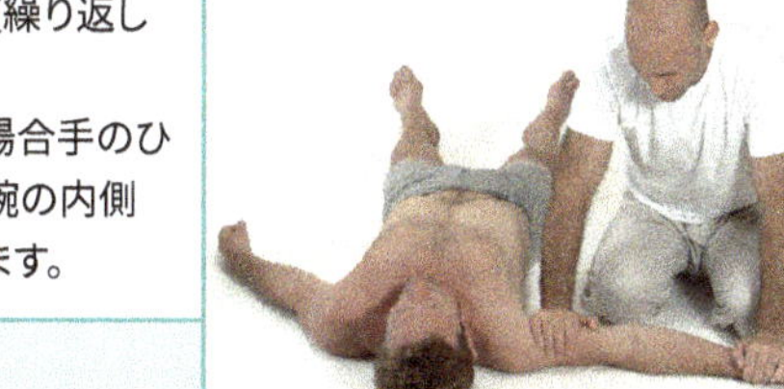

2. 腕内側セラピーラインの押圧

小指ラインを肘から手首にかけて得意の方法で1-3往復マッサージします。タイ式の場合親指で押圧します。

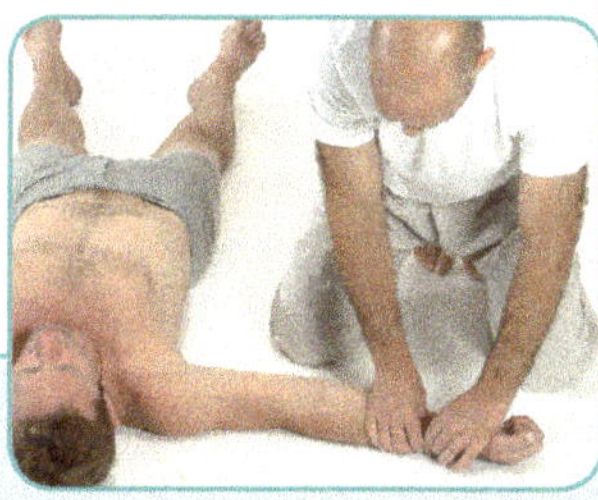

3. ポイントの押圧

a: ポイント(1)から(3)を親指で押圧し、症状の改善が見られるまで最大10セット繰り返します。繰り返しの押圧によりポイントが過敏又は痛みを感じる前で止めます。受け手の筋肉硬さ、反応を観察し適度な強さで押圧します。

b: 両手の親指重ねポイント(4)を押圧します。上から押し更に図の矢印の方向に引き、手を手首から離します。更に手首の小指側をストレッチしても構いません。親指でポイント(4)を押圧するには受け手に肘を曲げた状態で腕を挙上してもらいます。

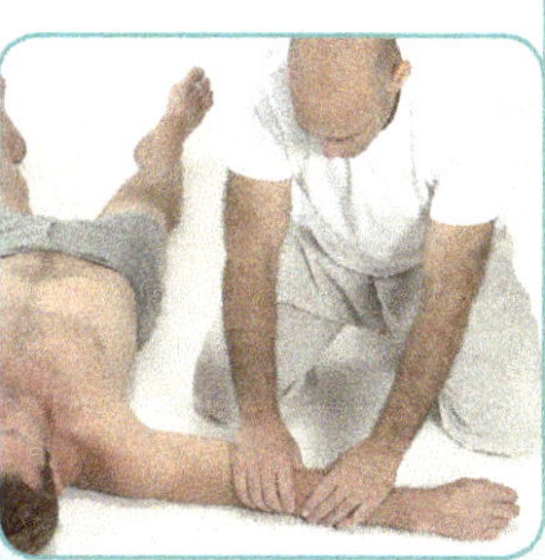

補足手順

4. 拳を握る&手を開く運動

受け手に拳を握る、開くの動作を行ってもらいながらポイントを押圧するとさらに効果が増します。

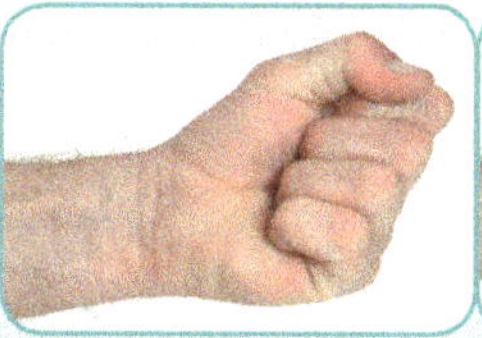

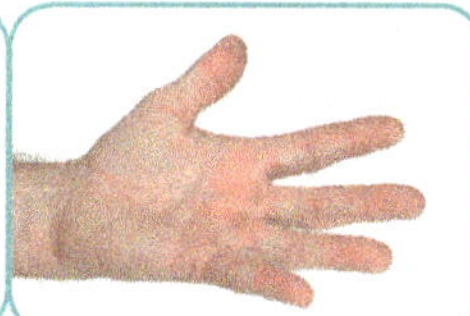

5. 小指のマッサージ

円を描く様に小指の外側の腱と関節の両側をマッサージします。急性の症状でない場合小指をポキッと鳴らす要領で引っ張ってストレッチしても構いません。

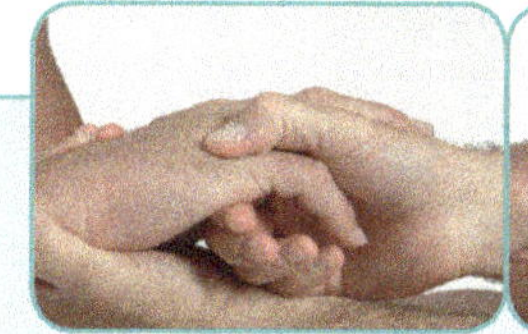

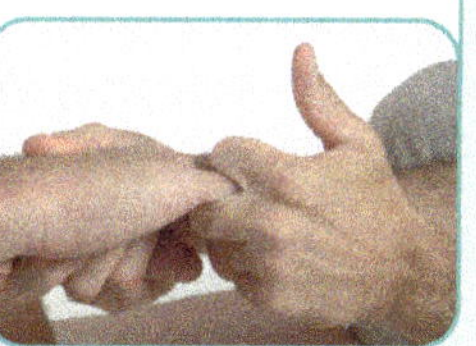

注意点:

- 受け手の症状が急性であり、手技療法が適しているか疑わしい場合はすぐに医師の診断を仰ぐ
- 症状が好転が見られるまで毎日施術を行う。軽度の慢性的な症状は週二回程度施術を行う
- 前回の施術後の痛みやもみ返しが受け手にある場合、続けての施術はしない
- 受け手が急な動きや痛みが悪化する姿勢や運動は避けるよう促す

使用したタイ式ポイント

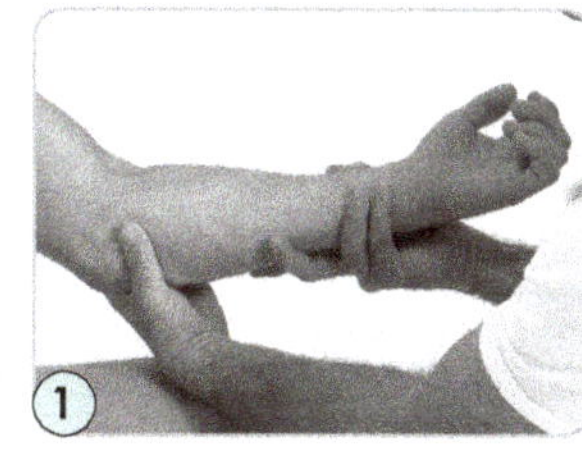
1

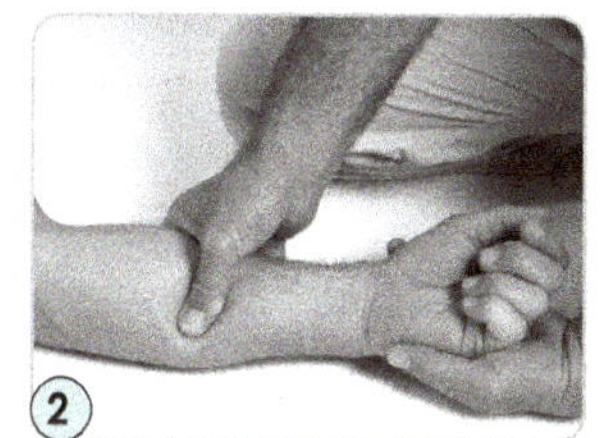
2

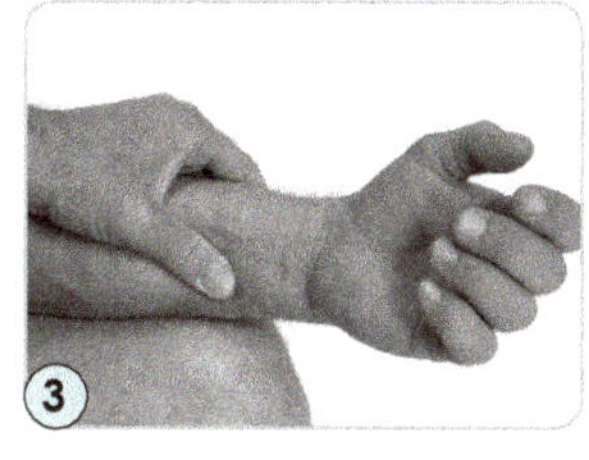
3

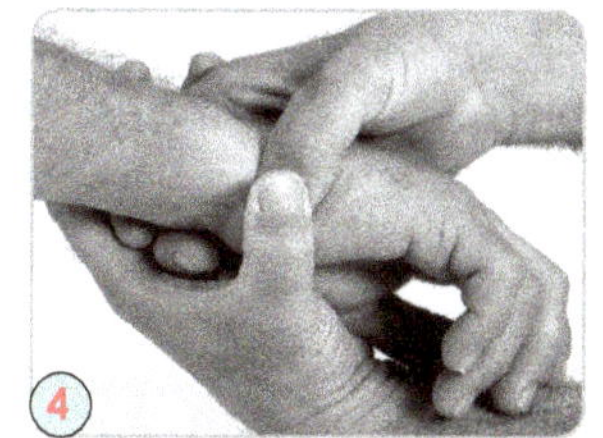
4

第9章　背中

この章で使用される手順

32 - 背中の痛み
33 - 腰椎と上背の痛み
34 - 腿裏に響く痛みを伴う背中の痛み

主な原因と治療方法

手順32の"背中の痛み"は一般的な背中の症状の緩和に効果があり、他の2つの手順はその他のあまり一般的でない症状、特に腿裏に響く痛みを伴う背中の痛みの緩和を助ける。これらの症状はたとえ急性であっても腰痛や頚椎の痛みに比べると深刻な症状は少ない。ここでは一般的な現代医学を元にした病状の診断には囚われず、タイ式の症状別の診断表を元に受け手の症状と比較し、上記の3つの手順から一つ選び施術を行う。施術中、受け手と受け手の筋肉の反応を観察し、症状の緩和が見られれば、症状に対する適切な治療法であるといえる。

タイ式治療手順	考えられる原因
背中の痛み	肋椎関節の痛み 非特異性神経絞扼障害 トリガーポイントを伴う筋肉または筋膜の張り 椎間関節症候群 椎間板ヘルニア 筋違え 脊柱靭帯の捻挫 側湾症 ねこ背
腰椎と上背の痛み	トリガーポイントを伴う筋肉または筋膜の張り 側湾症 ねこ背
腿裏に響く痛みを伴う背中の痛み	筋違え トリガーポイントを伴う筋肉または筋膜の張り 非特異性神経絞扼障害と神経の伸張 椎間板ヘルニア 側湾症 ねこ背

背中の痛みの原因

肋椎関節の痛み

軽度の怪我や骨格の歪みにより肋骨と椎骨が圧迫され刺激されている状態。異なる動作で胸（呼吸時）や胸骨の痛みと間接的な痛みをその他の箇所に引き起こす。

側湾症

主に胸椎と腰椎が側方に湾曲している骨格障害である。側湾症は機能性側弯症と構築性側弯症に分類され先天性または後天性の脊椎の症状で不均衡な筋肉のつき方や骨性の奇形が原因となる。不均衡な筋肉と過緊張を伴い症状として腰椎、胸椎の痛みと可動域制限がある。側湾症が原因となり腰痛、背中の痛み、肩、肩甲骨周りの痛みのが引き起こされる場合もある。しかし重・軽度の側湾症の患者でも日常的な運動やストレッチなどを行えば痛みなどの症状は全く伴わない場合もある。

ねこ背

重度の猫背の原因は先天的な骨格の歪みからくるもの、または全身的な症状（骨粗相症、リウマチ、ショイエルマン病）、発達障害、姿勢の悪さ、加齢などがあげられる。めまい、頚椎または胸椎の痛み、肩、肩甲骨の痛みは猫背が大元の原因である場合がある。

非特異性神経絞扼障害と神経の伸張

脊柱の神経根、腰または脚の末梢神経、血管の圧迫または伸張が起きた状態。主な原因は外傷、長時間にわたる姿勢の維持、骨格の歪み、繰り返しの動作、オーバーユースによる筋膜の張り、精神的ストレスが挙げられる。主な症状は胸椎、脚に痛み、発熱、しびれ、重く感じるなどがある。異なる動作、姿勢などで神経圧迫が起こり症状が悪化する。

筋肉の過緊張と筋筋膜トリガーポイント

胸椎、腰椎の筋肉の痛みやコリが姿勢の悪さ、骨格の歪み、同じ動作の繰り返し、精神的ストレス、怪我が原因となり起こる。筋筋膜のトリガーポイントは硬いしこりが胸椎と腰椎の筋肉の過緊張によってでき痛みやコリ、間接的な痛みを体の他の部分へと引き起こす。

筋違え
重軽度の外傷により胸椎の筋肉が過剰にストレッチされた痛みやコリを引き起こした状態。

椎間関節症候群
椎間関節が怪我や生体力学的な反復したストレスにより刺激され痛みを引き起こした状態。椎間板の磨耗や重度の場合骨棘が原因の場合がある。主な症状は背骨付近の痛みと間接的な痛みで体を動かしたり、一定の姿勢を長く保つと悪化する。起床時に痛みがある場合が多い。

椎間板ヘルニア
ヘルニアには次の4つの段階がある：
椎間板突起 - 髄核がはみ出しているが繊維輪の裂傷を伴わない状態；脱出型 - 髄核がはみ出し繊維輪の裂傷が部分的にある状態；椎間板突出 - 髄核が繊維輪から突き出た状態；椎間板分離 - 繊維輪が完全に裂傷した状態。

症状は段階や箇所、髄核のはみ出している方向により異なる。局部的または間接的な痛みは損傷の起きている椎間板が要因となっている場合と脊柱靭帯、棘筋、神経根、脊髄がはみ出した椎間板によって圧迫されて起きるものがある。一般的に座るなどの様々な静止姿勢で上からの重量で髄核の圧迫が続くと症状が悪化する。まったく自覚症状のない椎間板ヘルニアもよくあるケースである。過去には手術が主な治療方法だったが現在では深刻なケースを除いては手術治療は稀である。

脊柱靭帯の捻挫
突然の強い引張応力によって胸椎の靭帯が損傷した状態。椎間板ヘルニアも脊柱靭帯を痛める原因となる。反復した繰り返しのストレスが胸椎靭帯を傷つけ、脊椎関節が少しの圧力に過敏となる。捻挫した靭帯は局部への痛みと広範囲に広がる痛みがある。

禁止事項

- 急性の症状へのストレッチ技法の使用。慢性的な症状の場合慎重にストレッチを行うのは効果的な場合もあるが、急性の症状には危険であり、症状の悪化や筋スパズム引き起こす可能性がある。すでに損傷している靭帯や筋肉を動かし更に神経根への圧迫を強め症状を悪化させる結果になる場合がある
- 炎症や過敏な箇所への直接の押圧。急性の症状は過敏な炎症を起こしている場合がありその様な箇所への直接の押圧は症状を悪化させる恐れがある。もし腰椎部分への押圧が不快で筋スパズムを悪化させる場合、代わりに上背や腰の押圧し、直接の押圧を避けるほうが効果が得られる場合もある
- 症状を悪化させる過敏な部分への刺激または押圧
- 受け手が拒絶反応を見せる部分への刺激または押圧

施術に適さない症状と兆候
以下の症状が受け手に見られるようであれば、直ちに医師の診断を仰ぐこと

- 重度の外傷
- 継続的または悪化する痛み
- 不自然な痛み
- 突然現れた原因不明の痛み
- 激痛を伴う深刻な症状
- 異常がみられる場合

以下の症状は脊髄の圧迫が起きている可能性ある。適切な診断が遅れると神経系への取り返しのつかない損傷へと繋がる。
- 腸、膀胱、性機能障害
- 進行性の神経障害
- 脚の筋肉虚弱による歩行障害
- 左右両側のしびれ、麻痺、ズキズキする痛み、脚に感じる熱

第9章　背中

手順の選び方

1. 痛みを引き起こす動きと痛む箇所を明確にする

受け手に以下の質問をする:
a.ゆっくり前屈しどの角度で痛みがでるか
b.ゆっくり前屈から戻り、後屈しどの角度で痛みがでるか
c.その他の痛みを引き起こす動作は何か
上記の動作で痛みが出るまたは悪化する場合の受け手にその箇所を指差してもらうと位置が正確に把握できる。

2. 手順を選ぶ

痛む箇所または動きがわかったら、診断表を元に手順を選ぶ。

3. 施術を開始し、適切な手順を選んだか再度確認する

ポイントを押圧をする際、選んだ手順が的確で効果が得られるかどうか受け手の反応を観察する。受け手にもポイントへの刺激と感覚へ集中するように促し、施術者からの質問は必要最低限にとどめる。多くの場合一巡目の施術では受け手が押圧したポイントが効果的であるかを自覚できることは少ない。施術者は手順を繰り返し施すことによって受け手の症状の緩和が見られることを覚えておくこと。

手順 32 (146 ページ)	手順 33 (148 ページ)
背中の痛み • 急性または慢性的な痛みが肩甲骨の下の範囲にある • 痛みは片側または両側にあり、急性または慢性的である	**腰椎と上背の痛み** • 慢性的な痛みが腰椎と胸椎に沿い、肩甲棘まである • 痛みは両側にあり、急性な痛みになることは稀である
痛む箇所	痛む箇所
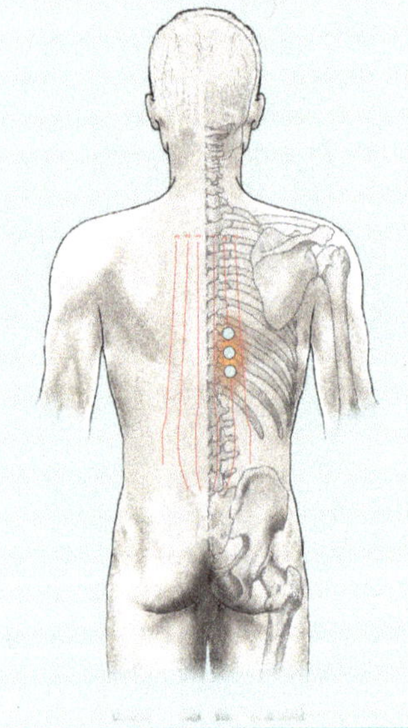	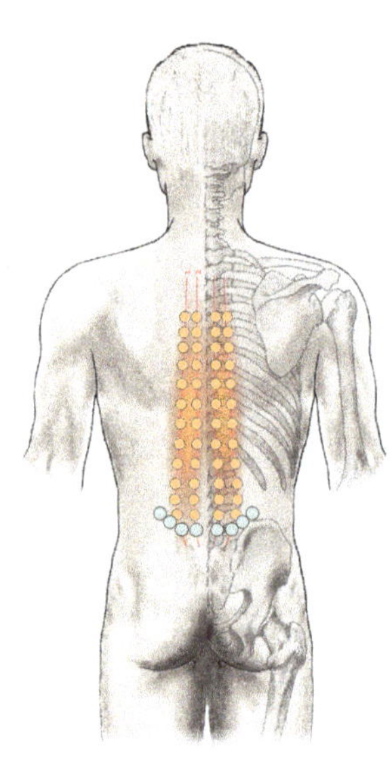

手順 34 (150 ページ)

腿裏に響く痛みを伴う背中の痛み

- 急性または慢性的な痛みが肩甲骨より下側にあり、痛みは腿の裏側の脚外側ライン1側臥位沿いにある

痛む箇所

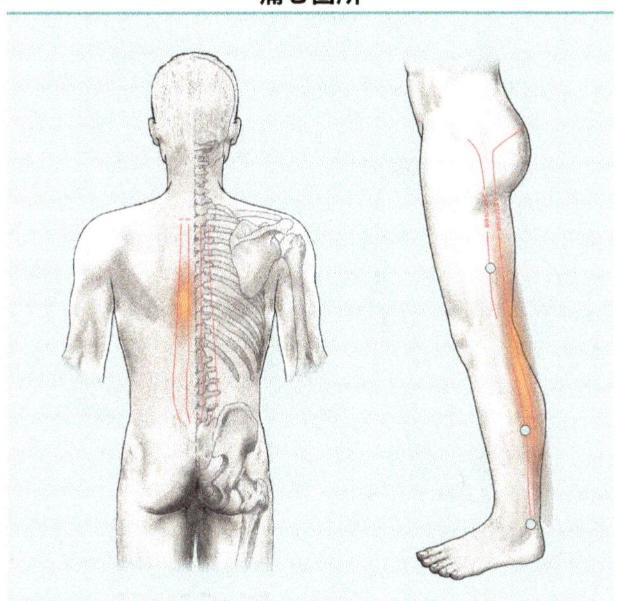

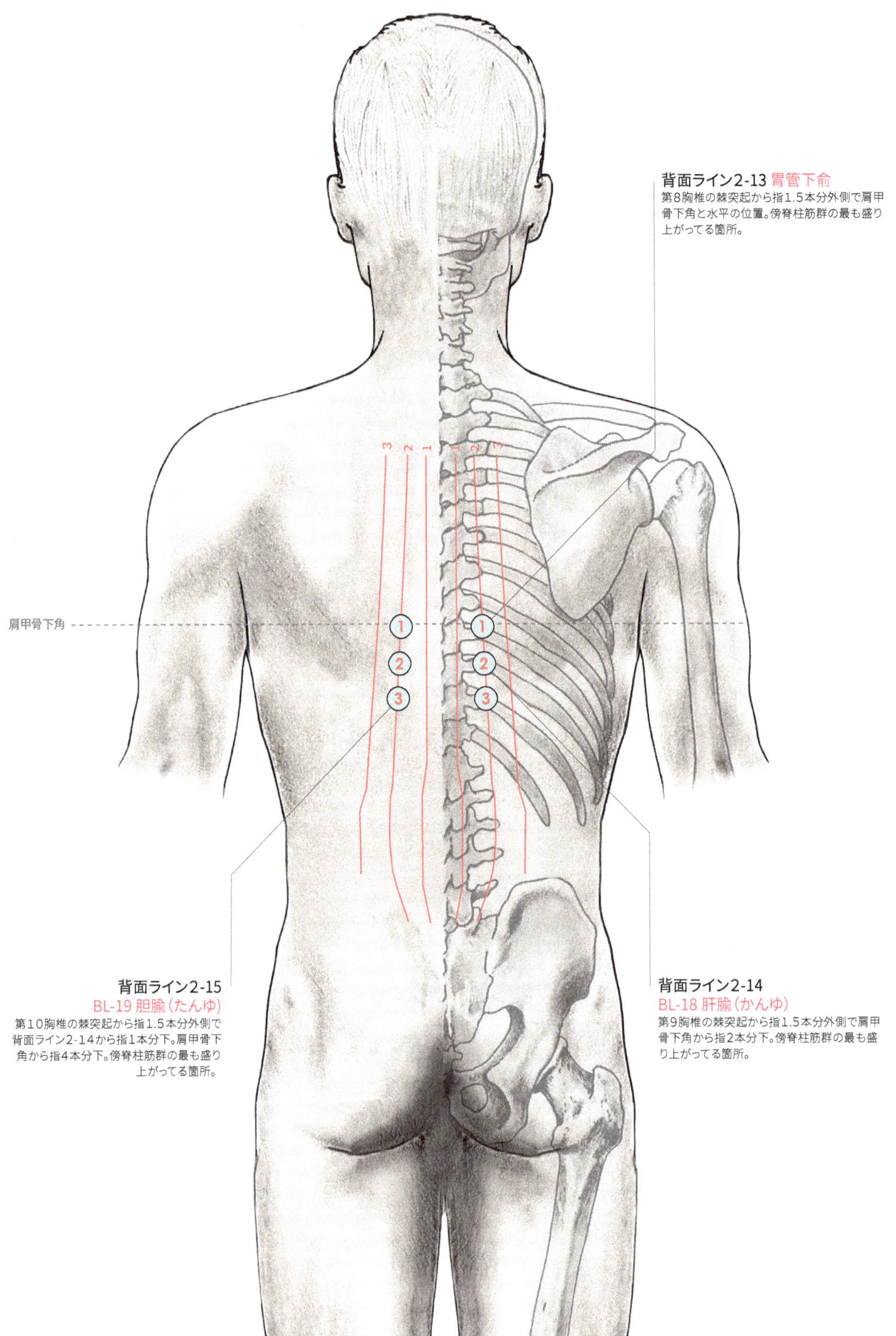
背面ライン2-13 胃管下俞
第8胸椎の棘突起から指1.5本分外側で肩甲骨下角と水平の位置。傍脊柱筋群の最も盛り上がってる箇所。
肩甲骨下角
3
2
1
1
2
3
1
2
3
1
2
3
背面ライン2-15
BL-19 胆腧（たんゆ）
第10胸椎の棘突起から指1.5本分外側で背面ライン2-14から指1本分下。肩甲骨下角から指4本分下。傍脊柱筋群の最も盛り上がってる箇所。
背面ライン2-14
BL-18 肝腧（かんゆ）
第9胸椎の棘突起から指1.5本分外側で肩甲骨下角から指2本分下。傍脊柱筋群の最も盛り上がってる箇所。

うつ伏せまたは側臥位

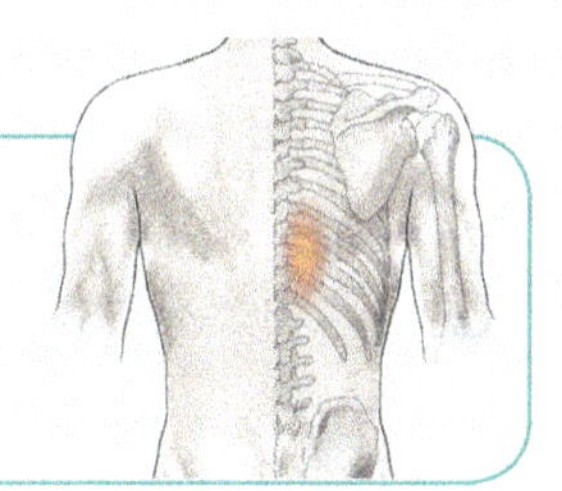

症状の概要：
- 急性または慢性的な痛みが肩甲骨の下の範囲にある
- 痛みは片側または両側にある
- 痛みは異なった動作で悪化し可動制限を引き起こす

施術手順

基本的に痛みのある側に施術を行う。
左右両方痛みがある場合は両側に施術する。

1. 背中のセンライン（経絡）

受け手に側臥位またはうつ伏せになってもらう。このとき痛みが悪化しない姿勢を選ぶこと。親指で背中ライン1と2を押圧します。特に背中ライン2を複数回腰から首まで往復します。

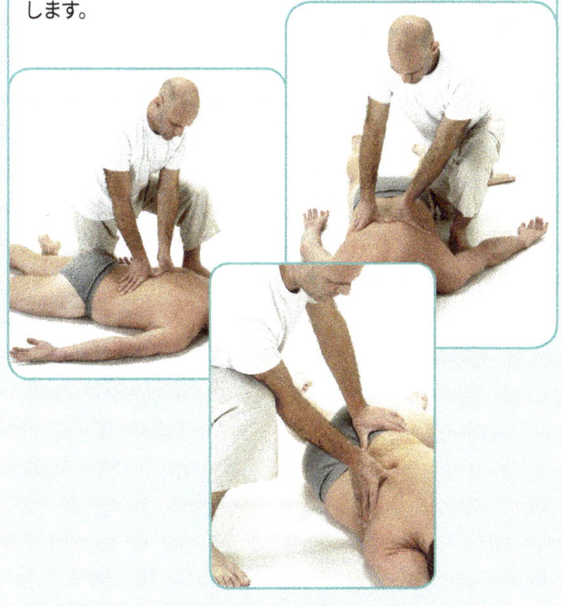

2. ポイントへの押圧

親指でポイント①,②と③を各10～15秒それぞれ押圧し、症状の改善が見られるまで最大10セット繰り返します。繰り返しの押圧によりポイントが過敏又は痛みを感じる前で止めます。受け手の筋肉硬さ、反応を観察し適度な強さで押圧します。

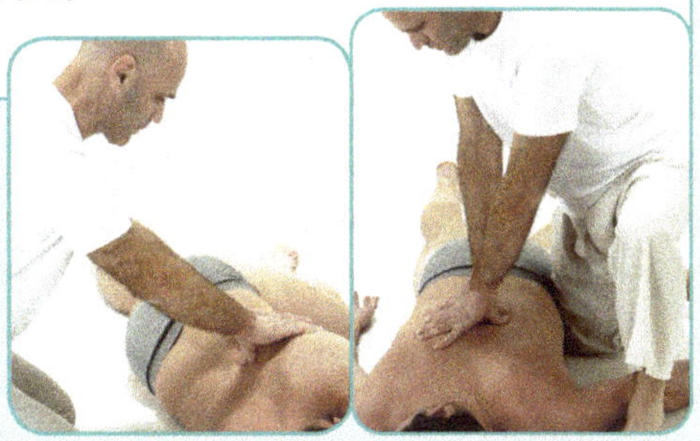

補足手順

3. 背中のストレッチ

症状が急性でない場合、慎重に受け手の背中をストレッチします。ストレッチによって痛みが出る場合直ちに中止します。胸椎の伸展、屈曲、回旋のストレッチを得意の方法で行います。

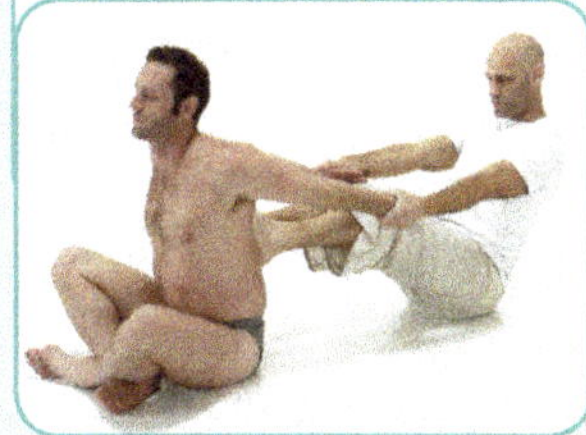

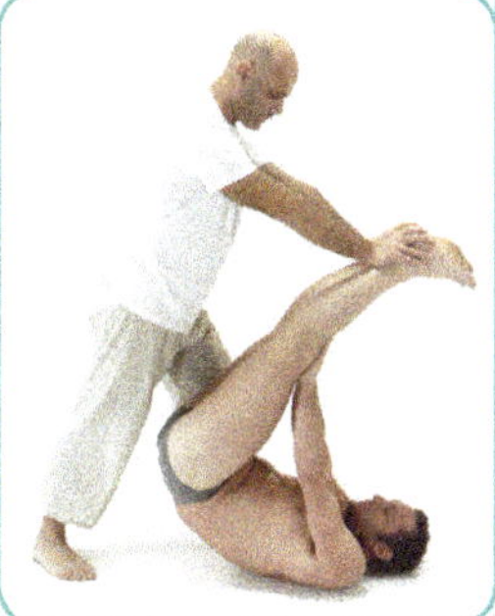

注意点：
- 受け手の背中の痛みの症状が急性であり、手技療法が適しているか疑わしい場合はすぐに医師の診断を仰ぐ
- 重度の症状の場合ストレッチ技法は避ける
- 症状が好転が見られるまで毎日施術を行う。軽度の慢性的な症状は週二回程度施術を行う
- 前回の施術後の痛みやもみ返しが受け手にある場合、続けての施術はしない

使用したタイ式ポイント

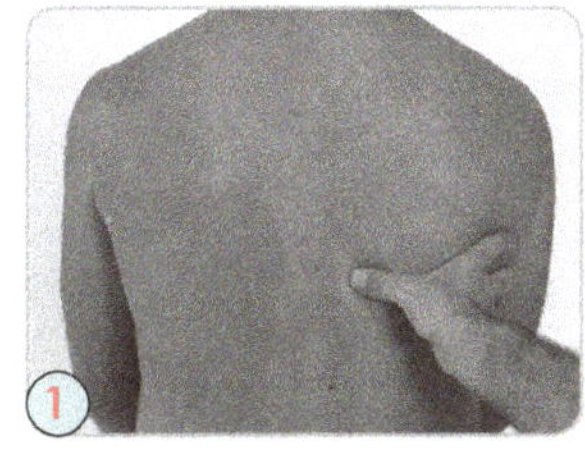
1

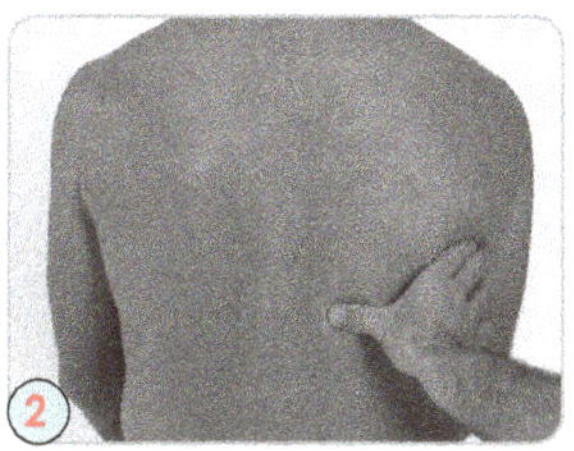
2

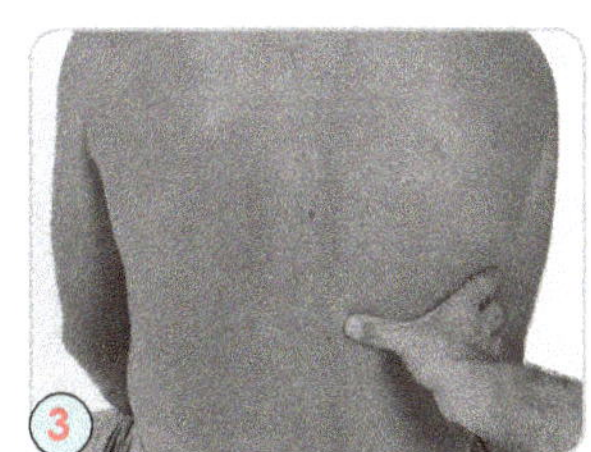
3

手順 - 33 背中
腰椎と上背の痛み

● 珍しい症状

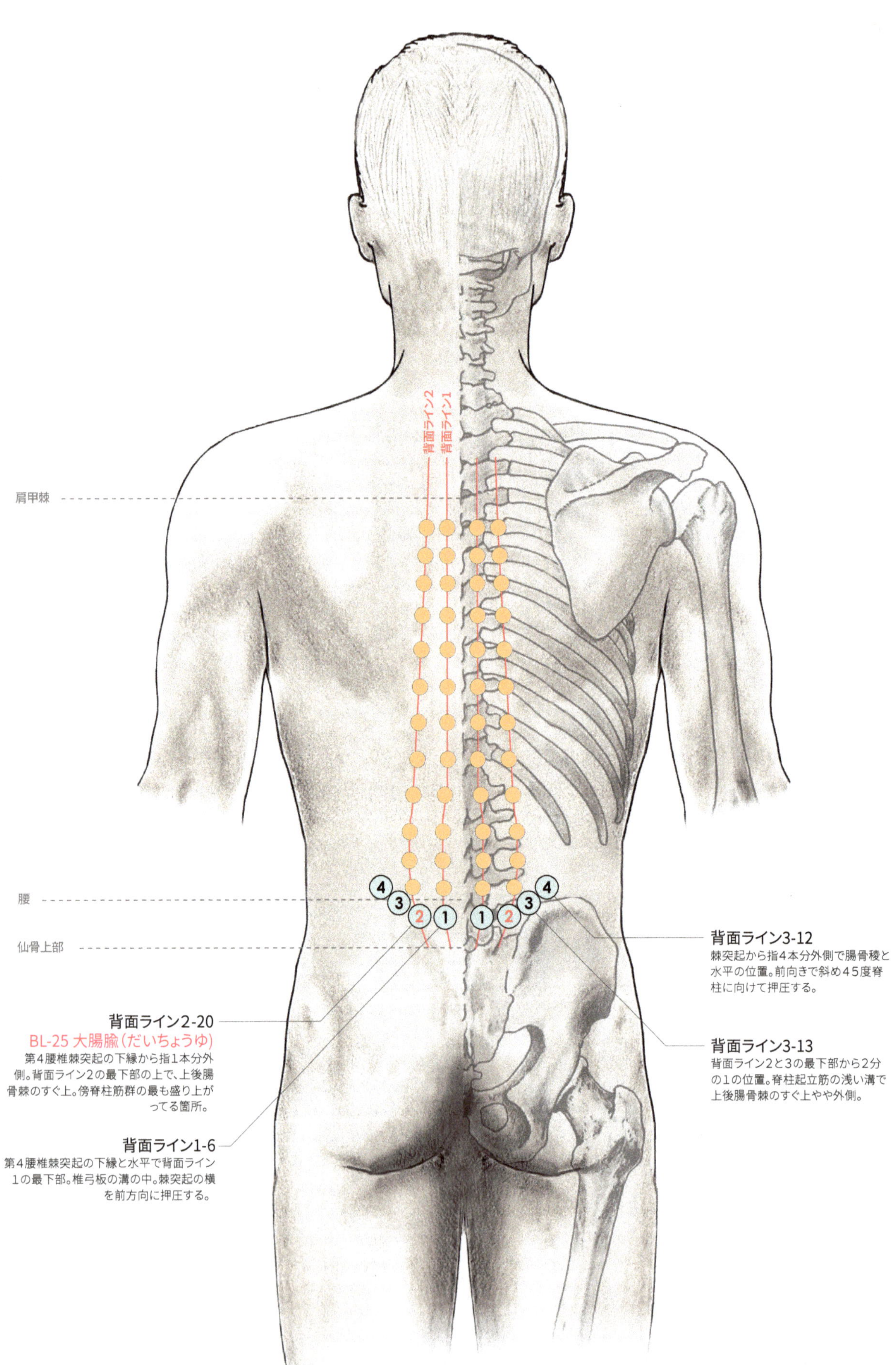

背面ライン2
背面ライン1
肩甲棘
腰
仙骨上部
4
3
2
1
1
2
3
4
背面ライン3-12
棘突起から指4本分外側で腸骨稜と水平の位置。前向きで斜め45度脊柱に向けて押圧する。
背面ライン3-13
背面ライン2と3の最下部から2分の1の位置。脊柱起立筋の浅い溝で上後腸骨棘のすぐ上やや外側。
背面ライン2-20
BL-25 大腸兪(だいちょうゆ)
第4腰椎棘突起の下縁から指1本分外側。背面ライン2の最下部の上で、上後腸骨棘のすぐ上。傍脊柱筋群の最も盛り上がってる箇所。
背面ライン1-6
第4腰椎棘突起の下縁と水平で背面ライン1の最下部。椎弓板の溝の中。棘突起の横を前方向に押圧する。

うつ伏せまたは側臥位

症状の概要：

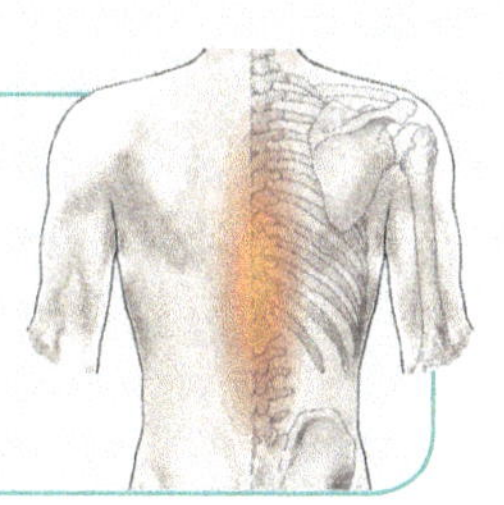

- 慢性的な痛みが腰椎と胸椎に沿い、肩甲棘の位置まである
- 痛みは両側にあり、急性な痛みになることは稀である
- 痛みは体を動かしたり、立つ、座る、寝るなど一定の姿勢を長く保つと悪化する

施術手順

基本的にこの手順を背中左右それぞれ2回づつ行う。
時間に余裕がある場合さらに2回づつ、計4回行う。

1. 背中センライン（経絡）とポイントの押圧

受け手に側臥位またはうつ伏せになってもらいます。

a: 親指でポイント①を10〜15秒間2セット押圧し、次に背面ライン1をポイント①から肩甲棘の高さまで各ポイントを3秒づつ押圧し、往復します。

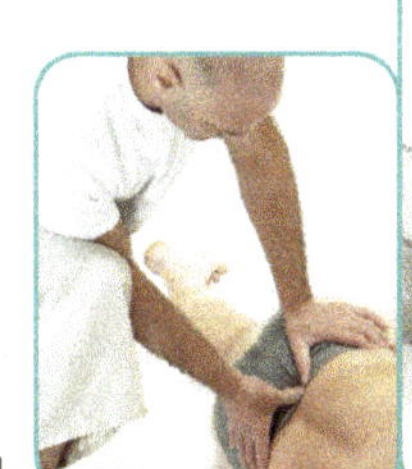

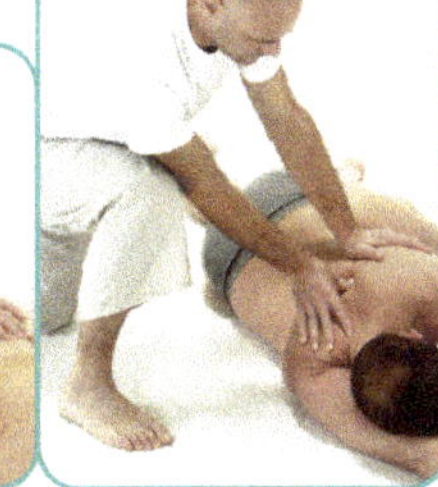

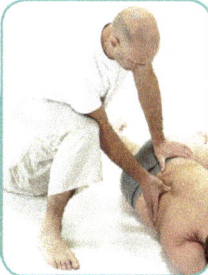

b: 親指でポイント②を10〜15秒間2セット押圧し、次に背面ライン2をポイント②から肩甲棘の高さまで各ポイントを3秒づつ押圧し、往復します。

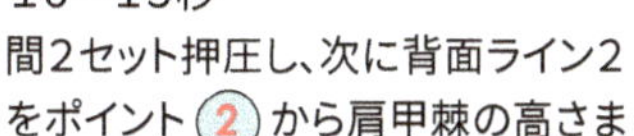

c:親指でポイント③と④を10〜15秒押圧します。

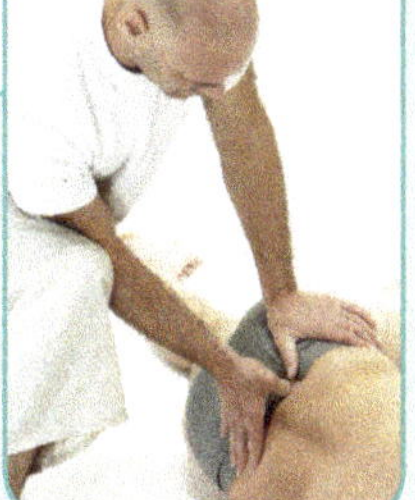

補足手順

2. 背中のストレッチ

症状が急性でない場合、慎重に受け手の背中をストレッチします。ストレッチによって痛みが出る場合直ちに中止します。胸椎の伸展、屈曲、回旋のストレッチを得意の方法で行います。

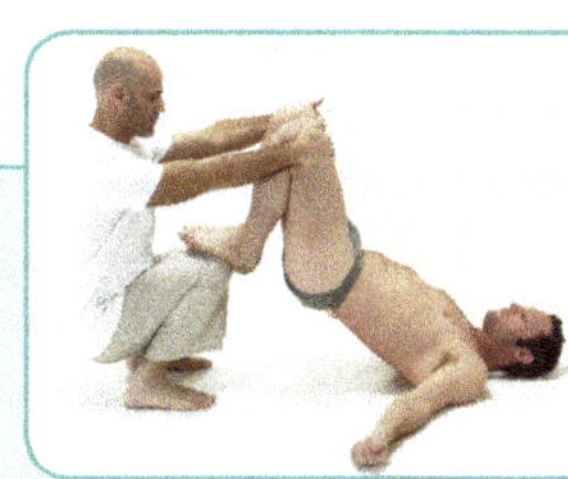

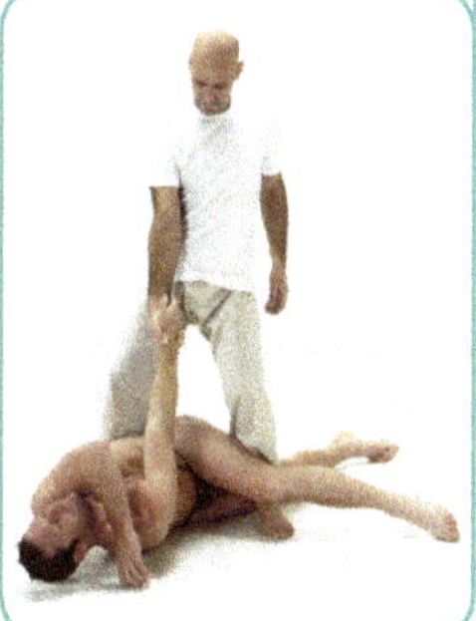

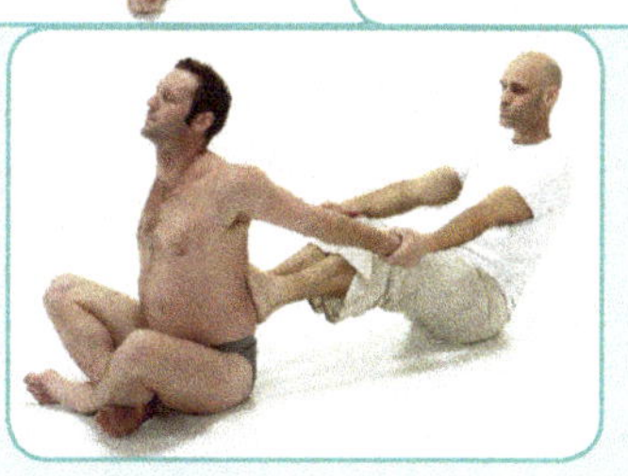

注意点：

- 受け手の背中の痛みの症状が急性であり、手技療法が適しているか疑わしい場合はすぐに医師の診断を仰ぐ
- 症状が好転が見られるまで毎日施術を行う
- 前回の施術後の痛みやもみ返しが受け手にある場合、続けての施術はしない

使用したタイ式ポイント

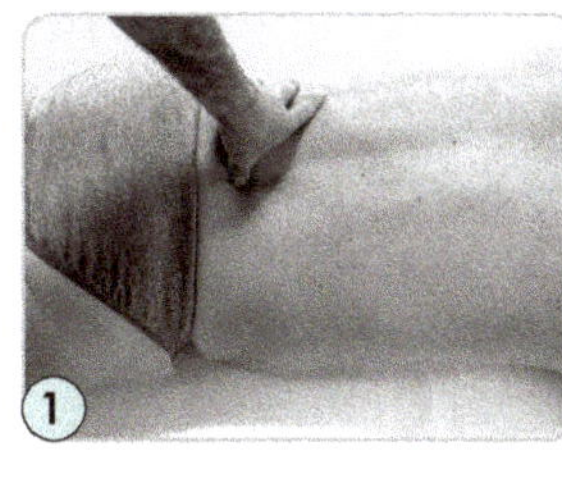
1

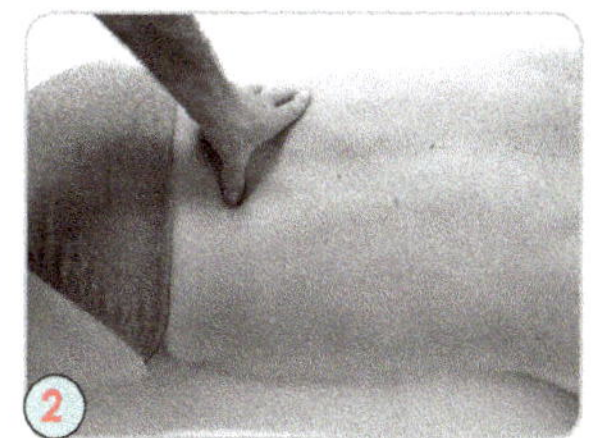
2

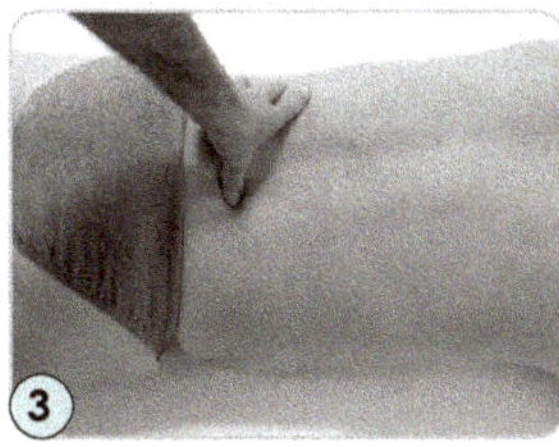
3

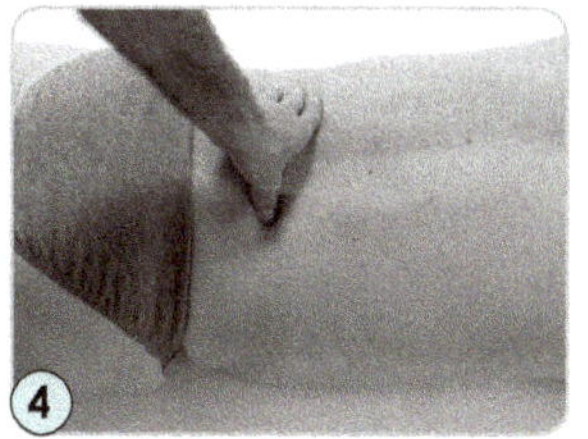
4

手順 - 34 背中
腿裏に響く痛みを伴う背中の痛み

● 珍しい症状

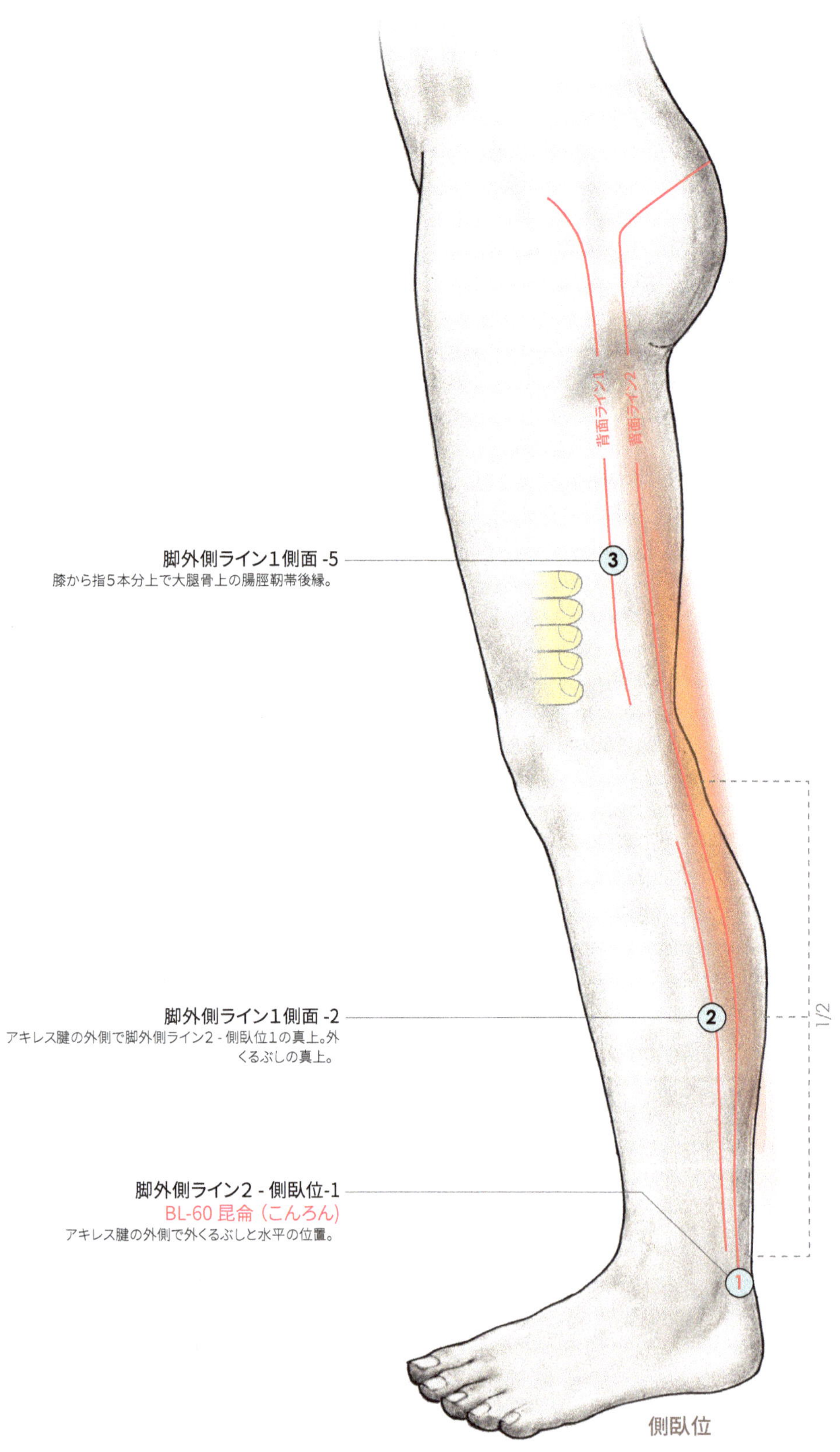

背面ライン1
背面ライン2
脚外側ライン1側面 -5
膝から指5本分上で大腿骨上の腸脛靭帯後縁。
脚外側ライン1側面 -2
アキレス腱の外側で脚外側ライン2 - 側臥位1の真上。外くるぶしの真上。
1/2
脚外側ライン2 - 側臥位-1
BL-60 昆侖（こんろん）
アキレス腱の外側で外くるぶしと水平の位置。
側臥位

症状の概要：
- 急性または慢性的な痛みが背中の胸椎付近にある
- 急性または慢性の痛みが片側もしくは両側の腿の裏側の脚外側ライン1側臥位沿いに響く
- 異なった動作で痛みが悪化し、重度の場合特に後屈の動作が制限される

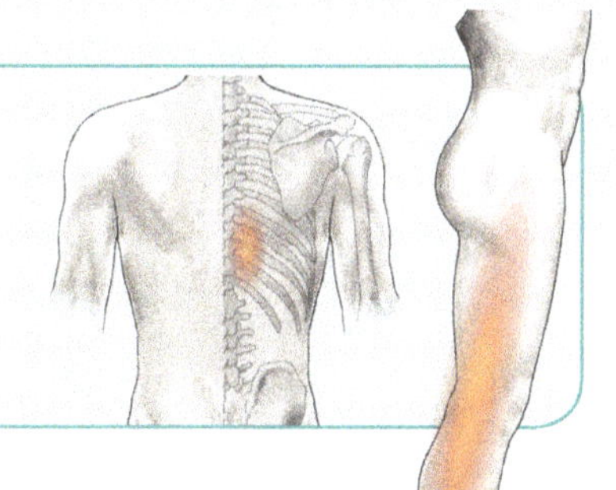

施術手順

基本的にこの手順では背中に押圧のポイントはなく、背中への施術は効果的ではない。

1. 脚外側ライン1側臥位

受け手を側臥位にし、親指で脚外側ライン1を足から腰まで1～2往復押圧します。

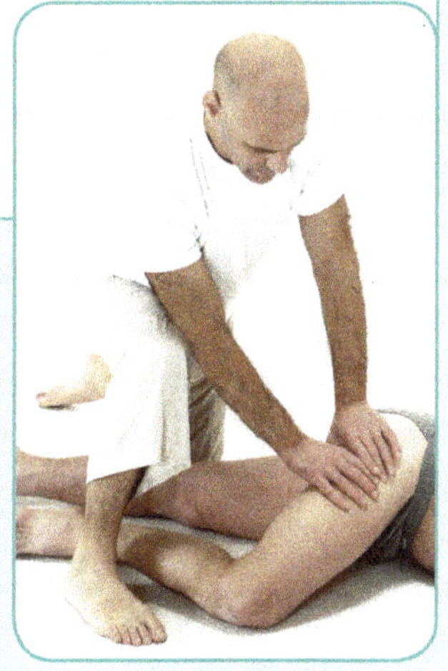

2. ポイントへの押圧

ポイント①, ②, ③を親指で押圧し、症状の改善が見られるまで最大10セット繰り返します。繰り返しの押圧によりポイントが過敏又は痛みを感じる前で止めます。受け手の筋肉硬さ、反応を観察し適度な強さで押圧します。

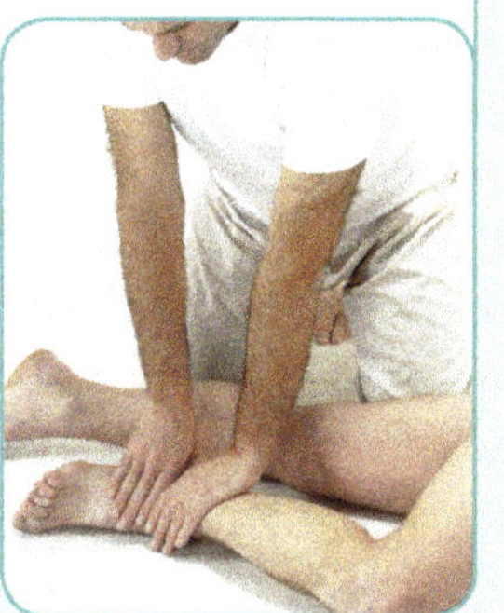

注意点：
- 受け手の背中の痛みの症状が急性であり、手技療法が適しているか疑わしい場合はすぐに医師の診断を仰ぐ
- 重度の症状の場合ストレッチ技法は避ける
- 症状が好転が見られるまで毎日施術を行う
- 前回の施術後の痛みやもみ返しが受け手にある場合、続けての施術はしない

使用したタイ式ポイント

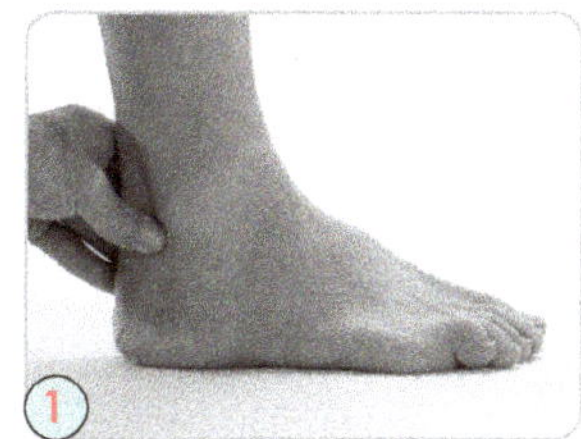
1

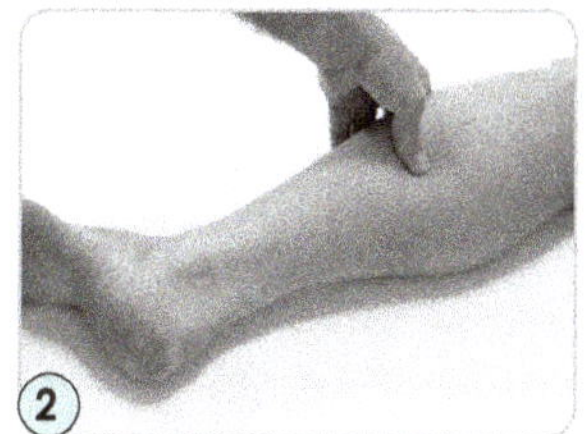
2

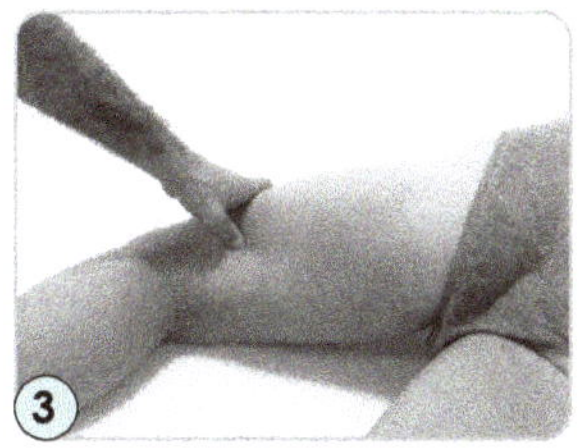
3

第10章　腰痛

この章で使用される手順

35 - 第五腰椎から第一仙椎の範囲の痛み
36 - 腰椎の痛み
37 - 臀部の痛みを伴う腰の痛み
38 - 脚に響く痛み
39 - 前屈に伴う腰の痛み
40 - 後屈に伴う腰の痛み
41 - 回旋に伴う腰の痛み

主な原因と治療方法

腰痛は整形の中でももっとも多い症状である。ほとんどのケースで詳細な症状の診断はされずに腰痛と分類される。腰痛は構造的に二足歩行をする人間には自然に起きやすいが個人の先天的な傾向によるものも多い。肉親に腰痛持ちが多い場合自身も腰痛を患う場合が多い。普段の姿勢の悪さや肉体的、精神的な繰り返しのストレスが腰痛の主な原因である。手指療法に加え、普段から姿勢に気をつけ、姿勢の矯正、適度な運動（1日20分程度の歩行など）を心がければ腰痛の予防と改善が大きく見込める。ここで紹介するタイ式の施術手順は極めて安全であり、効果的であるが施術を行う前に受け手の症状に手術治療の必要の皆無を見極める必要がある。（"施術に適さない症状と兆候"参照）

脚への関連痛を伴う強い腰の痛みと可動の制限はとてもよくある症状である。

タイ式の施術は安全で上記のような急性の症状でもほとんどの場合高い効果が見込めるが深刻な症状であるか判断がしかねる場合医師の診断を仰ぐのが賢明である。医療用ハイテク機械を使用した症状の診断が必要になる場合もある。腰椎すべり症、髄核ヘルニア、脊柱管狭窄症の深刻なケースで馬尾に直接圧迫が起きている場合手術治療が必要となる。

しかし、ほとんどの急性または深刻でない症状で手術が必要でない場合手指療法は高い効果が見込める。狭窄症の症状で永久的に脊柱管が狭まっている場合マッサージ、鍼灸、指圧などは効果は期待できない。それでも手術治療が必要でない狭窄症はタイ式の施術を行うことができるが効果が得られるまで時間を要する場合が多い。

ここでは一般的な現代医学を元にした病状の診断には囚われず、タイ式の症状別の診断表を元に受け手の症状と比較し、7つの手順から一つ選び施術を行う。施術中、受け手と受け手の筋肉の反応を観察し、症状の緩和が見られれば、症状に対する適切な治療法であるといえる。

タイ式治療手順	考えられる原因
第五腰椎から第一仙椎の範囲の痛み	腰椎分離症と腰椎すべり症 腰椎間関節症候群 髄核ヘルニア 仙腸関節機能障害 脊柱靱帯の損傷 筋肉の過緊張と筋筋膜トリガーポイント 骨格または姿勢の歪み
腰椎の痛み	脊椎症と狭窄症 腰椎分離症と腰椎すべり症 腰椎間関節症候群 髄核ヘルニア 脊柱靱帯の損傷 筋肉の過緊張と筋筋膜トリガーポイント 骨格または姿勢の歪み
臀部の痛みを伴う腰の痛み	脊椎症と狭窄症 腰椎分離症と腰椎すべり症 腰椎間関節症候群 髄核ヘルニア 馬尾症候群 座骨神経痛と梨状筋症候群 仙腸関節機能障害 脊柱靱帯の損傷 筋肉の過緊張と筋筋膜トリガーポイント 骨格または姿勢の歪み

脚に響く痛み	脊椎症と狭窄症 腰椎分離症と腰椎すべり症 腰椎間関節症候群 髄核ヘルニア 馬尾症候群 座骨神経痛と梨状筋症候群 仙腸関節機能障害 筋肉の過緊張と筋筋膜トリガーポイント 骨格または姿勢の歪み
前屈に伴う腰の痛み	脊椎症と狭窄症 腰椎分離症と腰椎すべり症 腰椎間関節症候群 髄核ヘルニア 座骨神経痛と梨状筋症候群 脊柱靭帯の損傷 筋肉の過緊張と筋筋膜トリガーポイント 骨格または姿勢の歪み
後屈に伴う腰の痛み	脊椎症と狭窄症 腰椎分離症と腰椎すべり症 腰椎間関節症候群 髄核ヘルニア 座骨神経痛と梨状筋症候群 仙腸関節機能障害 脊柱靭帯の損傷 筋肉の過緊張と筋筋膜トリガーポイント 骨格または姿勢の歪み
回旋に伴う腰の痛み	腰の筋肉の過緊張と筋筋膜トリガーポイント

腰痛の原因

腰痛の痛みの原因を区別するのは理論的に可能であるが、大抵複数の症状が併発している場合が多い。

脊椎症と狭窄症

脊椎の老化、加齢により椎間関節が磨耗し、脊椎の椎間板と靭帯が炎症を起こす、または椎骨の並びにズレを起こす。病状が進行すると骨棘の出っぱりができて骨が変形し結果として神経根と脊椎を圧迫する。脊椎症は高齢者によくみられるが必ずしも深刻な症状になるとは限らない。

脊椎狭窄症は脊椎症の症状の一つであり、脊柱管の一つまたは複数の椎孔の間が骨棘など骨の変形により狭くなり、神経根を圧迫する。さらに脊柱管の間が狭くなると脊柱管と繋がっている馬尾を圧迫する。神経根の圧迫が悪化すると深刻な神経障害へと繋がる。脊柱狭窄症は主に50歳以上に多くみられるが若年者でも脊椎の怪我で脊柱管が狭くなるとリスクが高まる。症状は徐々に現れるか脊柱の位置によっては全く自覚症状が無い場合もある。神経根の圧迫の度合いによって腰痛、臀部の痛み、麻痺、脚の痛みの症状があり、深刻な症状の場合手術治療は免れない。

腰椎分離症と腰椎すべり症

骨への圧迫や遺伝子的欠陥により脊椎が骨折した状態。腰椎の過度な伸展を必要とするダンサーやアスリートに多く見られる。激しい運動のみが原因となるのではなく長期に渡る慢性的な脊柱への圧迫も原因となりうる。症状が悪化すると脊椎が完全に分離しすべり症となる。もっとも多いのは第五腰椎と第一仙椎間である。深刻なすべり症の症状は神経根と馬尾を覆う硬膜を圧迫し、腰痛、臀部の痛み、脚への関連痛などの症状を引き起こす。

腰椎間関節症候群

椎間関節が怪我や生体力学的な反復したストレスにより刺激され痛みを引き起こした状態。椎間板の磨耗や重度の場合骨棘が原因の場合がある。主な症状は背骨付近の痛みと間接的な痛みで体を動かしたり、一定の姿勢を長く保つと悪化する。起床時に痛みがある場合が多い。

第10章　腰痛

椎間板ヘルニア

ヘルニアには次の4つの段階がある：
椎間板突起 - 髄核がはみ出しているが繊維輪の裂傷を伴わない状態；脱出型 - 髄核がはみ出し繊維輪の裂傷が部分的にある状態；椎間板突出 - 髄核が繊維輪から突き出た状態；椎間板分離 - 繊維輪が完全に裂傷した状態。
症状は段階や箇所、髄核のはみ出している方向により異なる。局部的または間接的な痛みは損傷の起きている椎間板が要因となっている場合と脊柱靭帯、棘筋、神経根、脊髄がはみ出した椎間板によって圧迫されて起きるものがある。一般的に座るなどの様々な静止姿勢で上からの重量で髄核の圧迫が続くと症状が悪化する。まったく自覚症状のない椎間板ヘルニアもよくあるケースである。過去には手術が主な治療方法だったが現在では深刻なケースを除いては手術治療は稀である。

馬尾症候群

馬尾は第十二胸椎から下の脊柱の脊椎管にあり馬の尻尾のように沢山の神経を束ねたようになっており、硬膜で覆われている。椎間板が後方に脱出し、馬尾が圧迫される。強い圧迫が続くと痛み、臀部、脚前後の麻痺なでを含む深刻な病状になり、手術治療が必要な場合もある。

座骨神経痛と梨状筋症候群

座骨神経が炎症を起こし、痛みや麻痺を臀部と脚に引き起こしている状態。通常腰痛の椎間板が座骨神経を圧迫することで炎症を起こす。または筋肉、主に梨状筋が坐骨神経を圧迫することによって座骨神経痛が起こる。梨状筋症候群は通常座骨神経の圧迫よるが上臀神経または後大腿皮神経の圧迫による場合もあり、その神経経路に沿って痛みがでる。

仙腸関節機能障害

仙腸関節のずれで主な症状は寝返りを打った際に痛みがでる、可動域制限の為の歩行障害、腰痛、仙骨上部と臀部の痛み、脚への関連痛などがある。症状は歩行や、階段を上るなどの体重が脚へ掛かる際に悪化する。

骨格または姿勢の歪み

側湾症、腰椎の過前彎、腰椎の直立、骨盤の前斜、後斜、ねじれ、左右の傾きなどの歪みが左右非対称に腰の筋肉、靭帯、脊椎を圧迫し様々な腰の症状の遠因となる。同時に骨格の歪みは腰痛や腰の症状によって悪化する場合がある。症状が緩和し痛みが自然になくなっても根本的な原因を治療せず一時的な骨格の歪みを放置すると慢性的な症状になる場合もある。

脊柱靭帯の捻挫

突然の強い引張応力によって胸椎の靭帯が損傷した状態。椎間板ヘルニアも脊柱靭帯を痛める原因となる。反復した繰り返しのストレスが胸椎靭帯を傷つけ、脊椎関節が少しの圧力に過敏となる。捻挫した靭帯は局部への痛みと広範囲に広がる痛みを伴う。

腰の筋肉の過緊張と筋筋膜トリガーポイント

腰椎の筋肉の痛みやコリが姿勢の悪さ、骨格の歪み、同じ動作の繰り返し、精神的ストレス、怪我が原因となり起こる。筋筋膜のトリガーポイントは硬いしこりが腰椎の筋肉の過緊張によってでき痛みやコリ、間接的な痛みを背中、腰、脚へと引き起こす。

禁止事項

- **急性の症状へのストレッチ技法の使用**
  慢性的な症状への慎重なストレッチ技法の使用は効果的である場合が多いが、急性の場合は危険である。脊椎骨、椎間板がずれ神経根や脊髄の圧迫が強くなり症状の悪化や取り返しのつかない損傷を与える恐れがある。
- **受け手がうつ伏せの状態での腰椎を前方向へ押圧する**
  特に手のひらを使っての腰痛の両側の押圧は避ける。
  腰椎を動かす原因となり神経圧迫を悪化させる恐れがある。親指で腰のポイントを押圧した際、その箇所に深い痛みがあり脊椎を動かすことでその痛みが悪化する場合直ちに押圧を中止する。腰のポイントを押圧する際は側臥位で両膝を軽くまげている姿勢で行う方が痛みを感じにくく安全である。もし側臥位でのポイントの押圧でも痛みを感じる場合は腰への押圧は中止し、手順の中のその他経絡ラインやポイントのみに施術を行う。
- **炎症を起こしていたり、敏感な箇所への直接の押圧**
  急性の腰の症状は過敏性や炎症を伴うものがある。そのような箇所への直接の押圧は症状を悪化させる恐れがあるので禁忌である。
  押圧が不快で腰に筋スパズムを起こすまたは悪化させる場合た直ちにその箇所への施術は中止し、腹部、脚、臀部などの手順の中のその他経絡ラインやポイントのみに施術を行う。タイ式手指技法は腰へ直接施術をしなくても効果的である。
- **症状を悪化させる過敏な部分への刺激または押圧**
- **受け手が拒絶反応を見せる部分への刺激または押圧**

施術に適さない症状と兆候

以下の症状が受け手に見られるようであれば、直ちに医師の診断を仰ぐこと

- **重度の外傷**
- **継続的または悪化する痛み**
- **不自然な痛み**
- **突然現れた原因不明の痛み**
- **激痛を伴う深刻な症状**
- **異常がみられる場合**
  以下の症状は馬尾への圧迫が起きている可能性ある。
- **腸、膀胱、性機能障害**
- **進行性の神経障害**
- **脚の筋肉虚弱による歩行障害**
- **左右両側のしびれ、麻痺、ズキズキする痛み、脚に感じる熱**

第 10 章　腰痛

手順の選び方

1. 痛みを引き起こす動きと痛む箇所を明確にする
受け手に以下の質問をする:
a.ゆっくり前屈しどの角度で痛みがでるか
b.ゆっくり前屈から戻り、後屈しどの角度で痛みがでるか
上記の動作で痛みが出るまたは悪化する場合の受け手にその箇所を指差してもらうと位置が正確に把握できる。
もし前屈、後屈共に痛みがでないまたは悪化しない場合、あぐらの姿勢で左右にゆっくり回旋してもらう。

2. 手順を選ぶ
a. 痛む箇所または動きがわかったら、以下から診断表を元に手順を選ぶ。
-第五腰椎から第１仙椎の範囲の痛み
-腰椎の痛み
-臀部の痛みを伴う腰の痛み
-脚に響く痛み
b.受け手の痛む箇所、動作が上記の手順に当てはまらない場合、痛む動き、箇所を元に以下から手順を選ぶ。
-前屈に伴う腰の痛み
-後屈に伴う腰の痛み
-回旋に伴う腰の痛み

手順”脚に響く痛み”を施術する際は常に手順”前屈に伴う腰の痛み”または”後屈に伴う腰の痛み”のどちらかを痛みのでる動作により合わせて行う。

受け手の症状が”前屈に伴う腰の痛み”または”後屈に伴う腰の痛み”の説明と一致し、脚への関連痛も伴う場合手順”脚に響く痛み”も合わせて施術する。

3. 施術を開始し、適切な手順を選んだか再度確認する
ポイントを押圧をする際、選んだ手順が的確で効果が得られるかどうか受け手の反応を観察する。受け手にもポイントへの刺激と感覚へ集中するように促し、施術者からの質問は必要最低限にとどめる。多くの場合一巡目の施術では受け手が押圧したポイントが効果的であるかを自覚できることは少ない。施術者は手順を繰り返し施すことによって受け手の症状の緩和が見られることを覚えておくこと。

手順 35 (162 ページ)	手順 36 (164 ページ)
第五腰椎から第一仙椎の範囲の痛み • 慢性または急性の痛みが第五腰椎から第一仙椎にかけてある。通常急性の痛みではない場合が多い • 痛みは腰の低い位置に左右対象にある • 関連痛はない • 痛みは腰椎の伸展、屈曲、回旋を要する動作と座る、寝るなどの一定時間の停止姿勢で悪化する	**腰椎の痛み** • 慢性または急性の痛みが腰椎にある。通常慢性の痛みの場合が多い • 痛みは局部的で腰の広範囲にはない。腰椎の脊椎２箇所（通常第二、第三、第四）が痛みの中心である • 痛みは腰椎の伸展、屈曲、回旋を要する動作と座る、寝るなどの一定時間の停止姿勢で悪化する
痛む箇所	**痛む箇所**
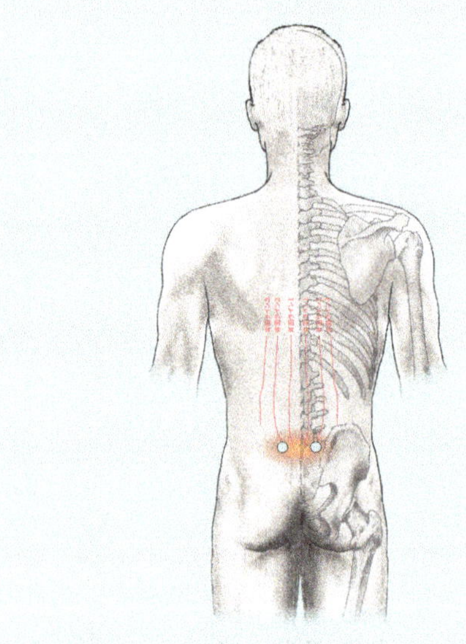	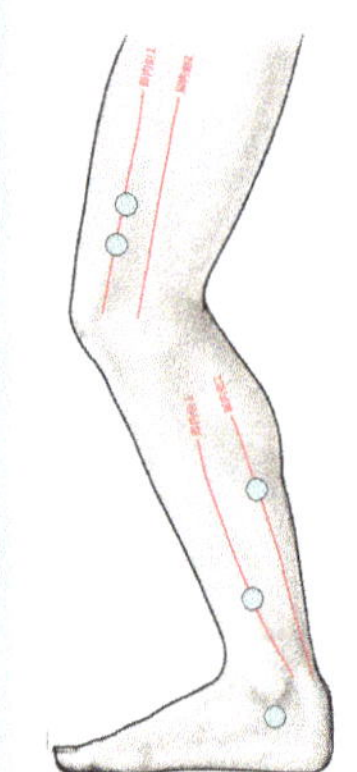 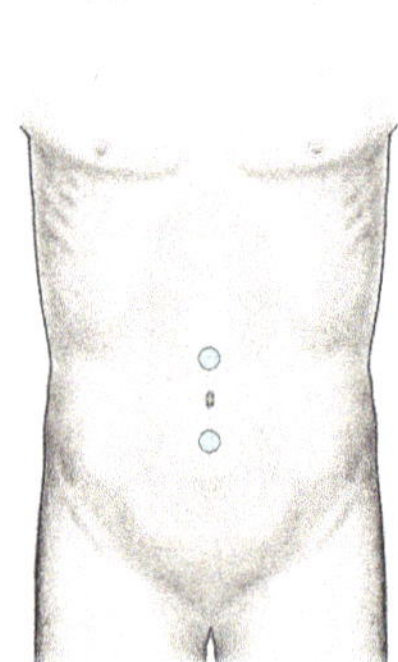 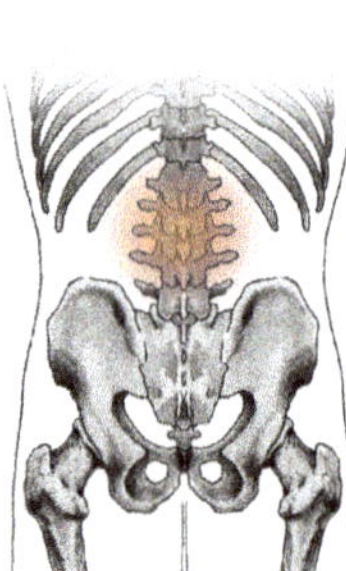

手順 37 (166 ページ)	手順 38 (170 ページ)
臀部の痛みを伴う腰の痛み • 慢性または急性の痛みが臀部の片側または両側にある。通常腰より臀部への痛みが強い • 臀部の痛みの他、腰痛と脚への関連痛も伴う • 痛みは腰椎の伸展（歩行など）、屈曲（座る、靴下を履く動作など）、回旋（運転時の後退など）を要する動作で悪化する • 骨盤周辺に骨格の歪みがある	**脚に響く痛み** • 慢性または急性の関連痛が脚の片側または両側にある。（通常腿の片側） • 脚の痛みの他、急性または慢性的な腰痛が片側または両側にある • 痛みは腰椎の伸展（歩行など）、屈曲（座る、靴下を履く動作など）、回旋（運転時の後退など）を要する動作で悪化する • 骨盤周辺に骨格の歪みがある

痛む箇所	痛む箇所

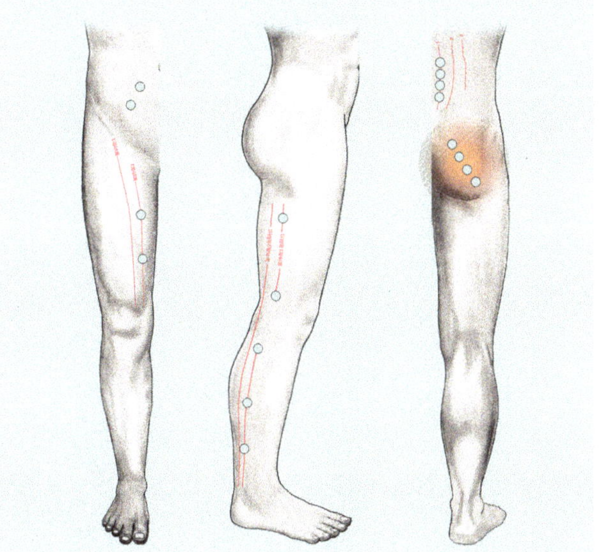

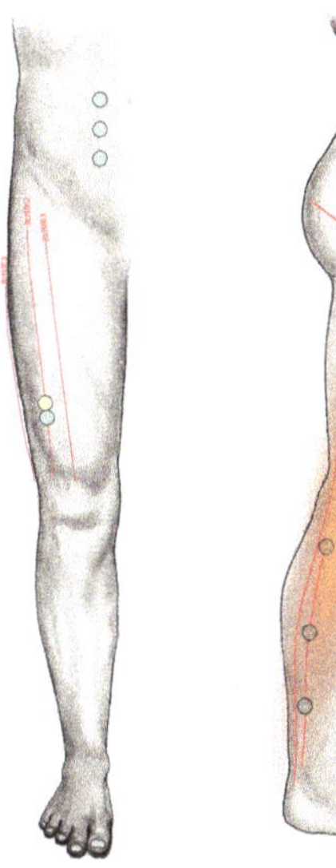

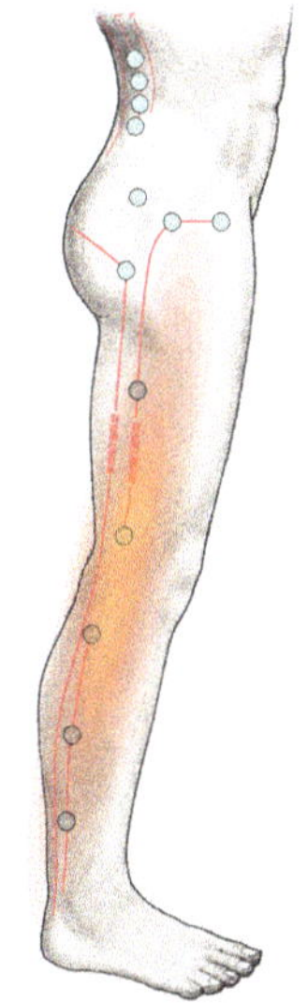

痛みを伴う動作

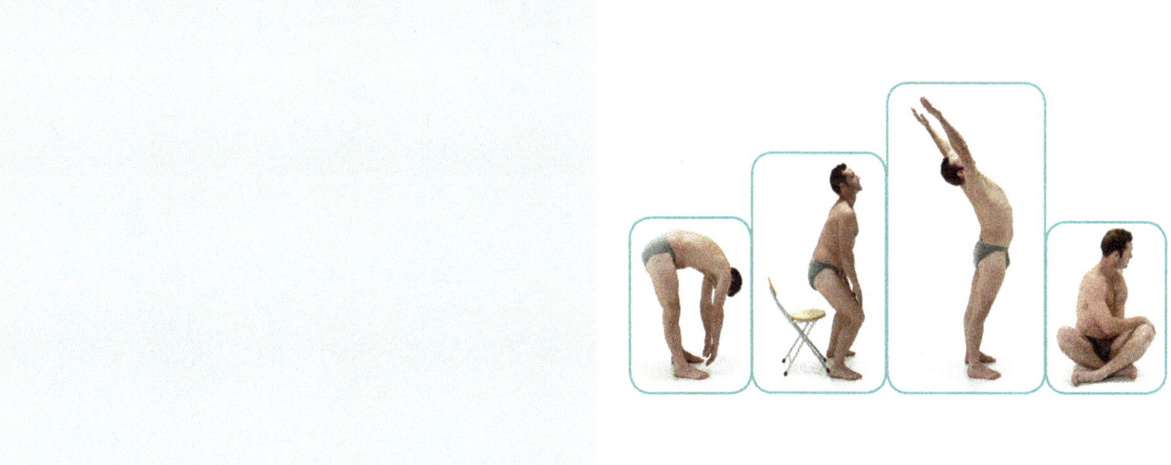

手順 39 (174 ページ)	手順 40 (178 ページ)
前屈に伴う腰の痛み • 急性、または慢性的な痛みが腰の片側または両側にある。通常片方の痛みが強い • 脚の片側または両側の腿外側ライン2と1側臥位に関連痛を伴う場合が多い • 前屈がもっとも強い痛みを伴う動作だが、後屈と回旋でも痛みがある • 骨盤周辺に骨格の歪みがある	**後屈に伴う腰の痛み** • 急性、または慢性的な痛みが腰の片側または両側にある。通常片方の痛みが強い • 脚の片側または両側の腿外側ライン3と脚後側中心ラインの両方またはいずれかに関連痛を伴う場合が多い • 後屈がもっとも強い痛みを伴う動作だが、回旋でも痛みがある • 骨盤周辺に骨格の歪みがある
痛む箇所	**痛む箇所**
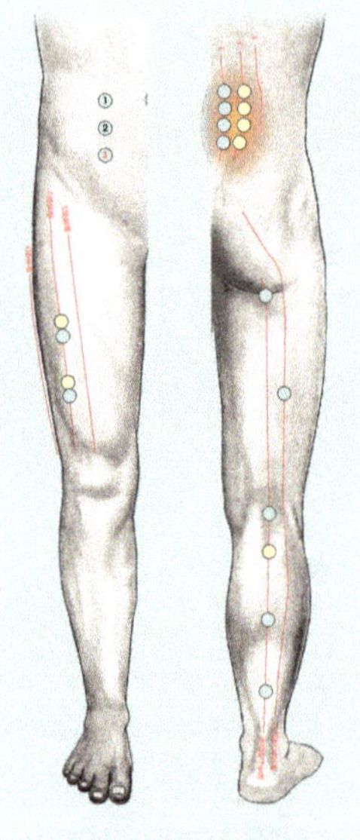	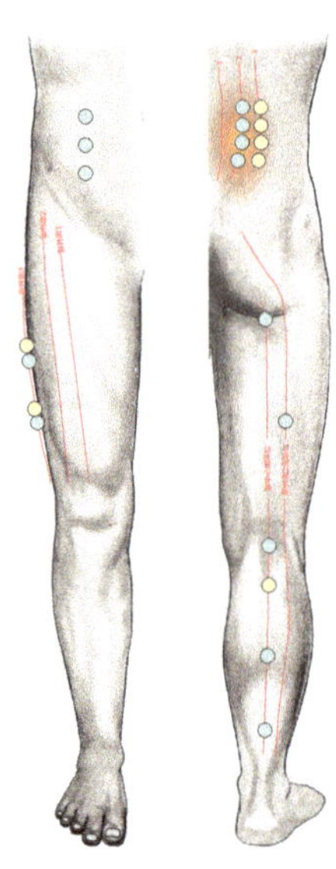
痛みを伴う動作	**痛みを伴う動作**
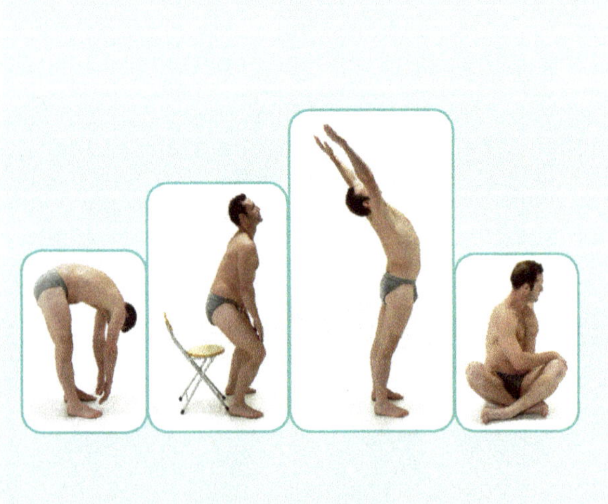	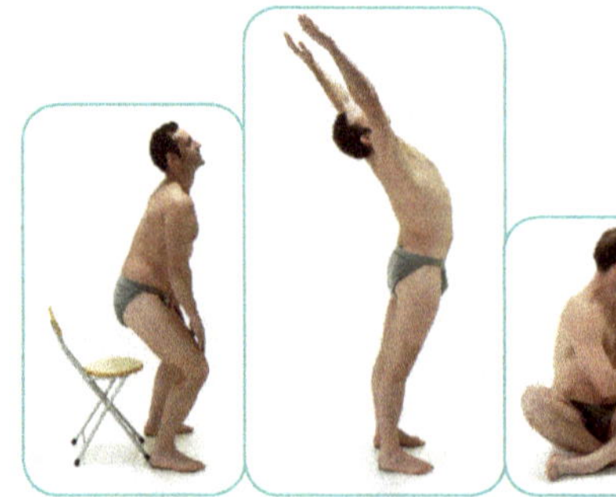

手順 41 (182 ページ)

回旋に伴う腰の痛み

- 急性、または慢性的な痛みが腰の片側にある
- 回旋の動作（運転時の後退の動作等）で痛みが悪化するが前屈と後屈での痛みはない

痛む箇所

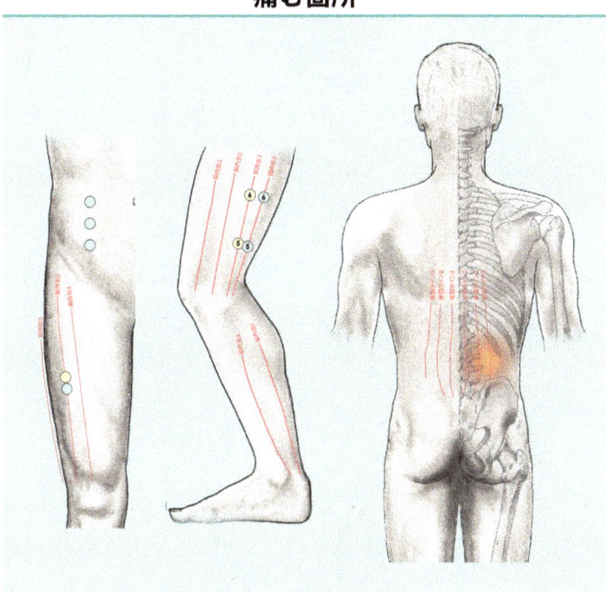

痛みを伴う動作

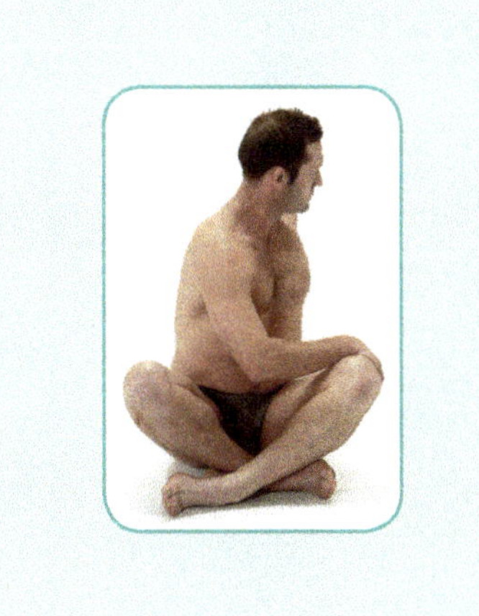

手順 - 35 腰痛
第五腰椎から第一仙椎の範囲の痛み

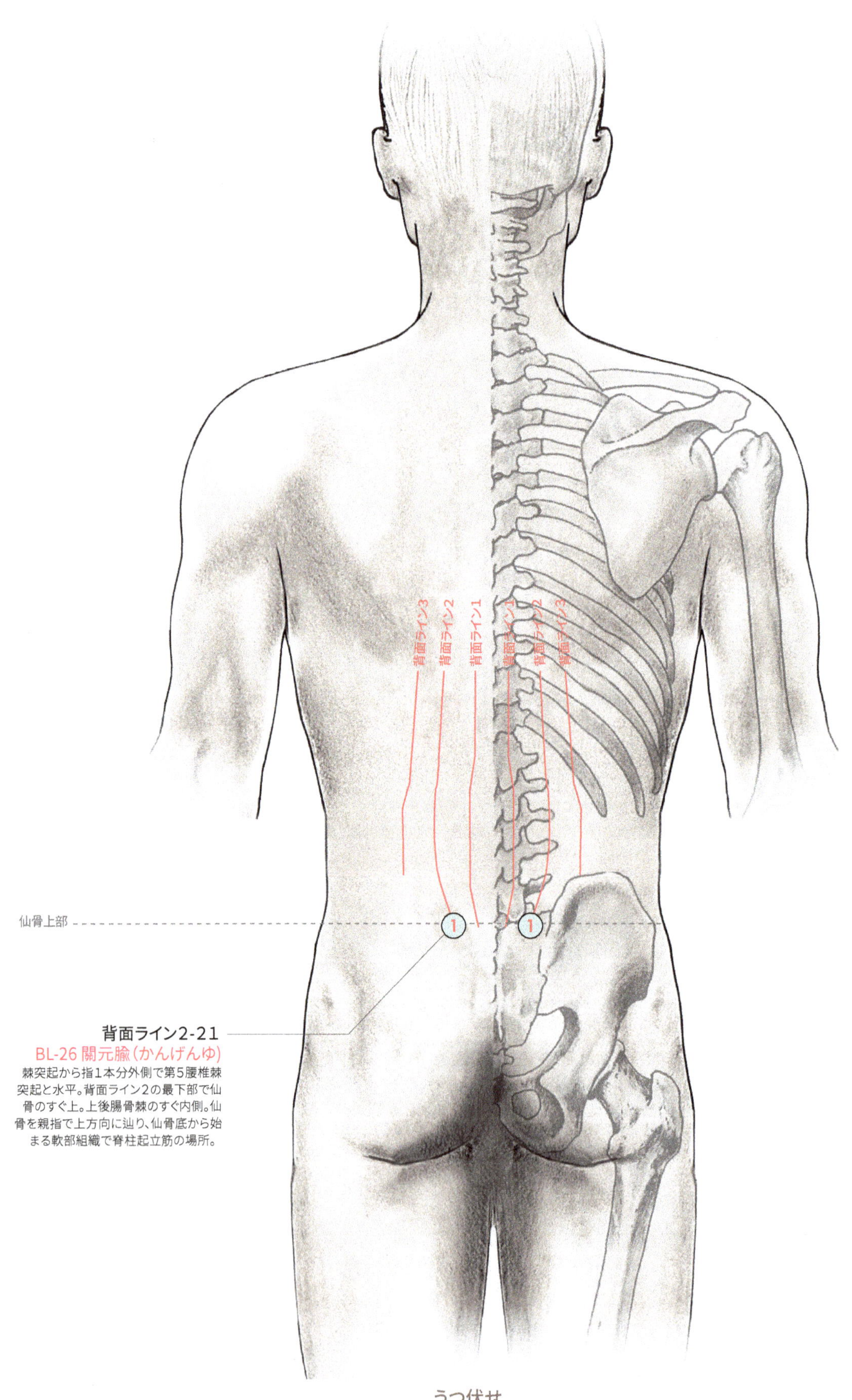
背面ライン3
背面ライン2
背面ライン1
背面ライン1
背面ライン2
背面ライン3
仙骨上部
1
1

背面ライン2-21
BL-26 關元腧（かんげんゆ）
棘突起から指1本分外側で第5腰椎棘突起と水平。背面ライン2の最下部で仙骨のすぐ上。上後腸骨棘のすぐ内側。仙骨を親指で上方向に辿り、仙骨底から始まる軟部組織で脊柱起立筋の場所。

うつ伏せ

症状の概要

- 慢性または急性の痛みが第五腰椎から第一仙椎にかけてある。通常急性の痛みではない場合が多い
- 痛みは腰の低い位置に左右対象にある
- 関連痛はない
- 痛みは腰椎の伸展、屈曲、回旋を要する動作と座る、寝るなどの一定時間の停止姿勢で悪化する
- 痛みは重・軽度の動作障害を招く恐れがある

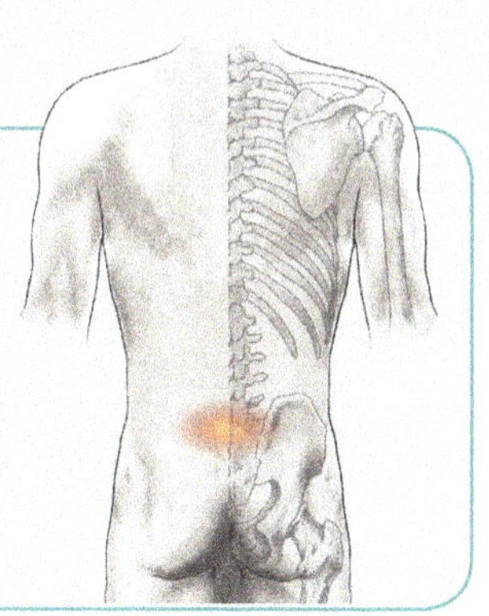

施術手順

基本手順:
手順は2段階のみで適切な症状に施術した場合効果がすぐに見られる。数分間の施術のみで痛みがほぼなくなる。

1. ポイントへの押圧

受け手にうつ伏せになってもらい両方の親指でポイント①を両側同時に押圧します。次に仙骨すぐ上で背面ライン2の最も下部または仙骨に指を当て仙骨の骨のすぐ上まで指をずらした位置を押圧します。受け手に必要な分だけ押圧を繰り返し、過敏又は痛みを感じる前で止めます。受け手の筋肉の硬さ反応を観察し適度な強さで押圧します。

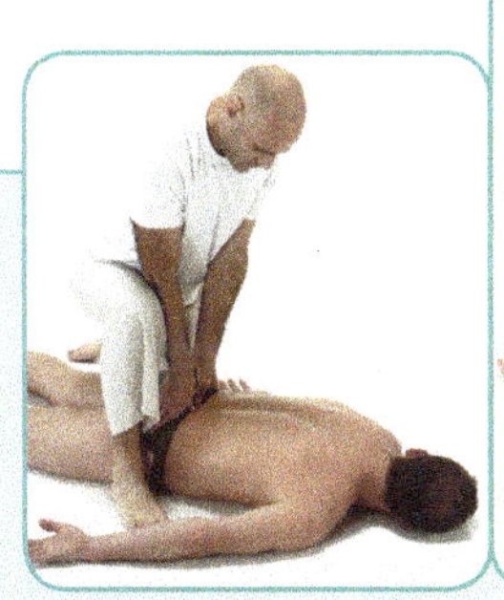

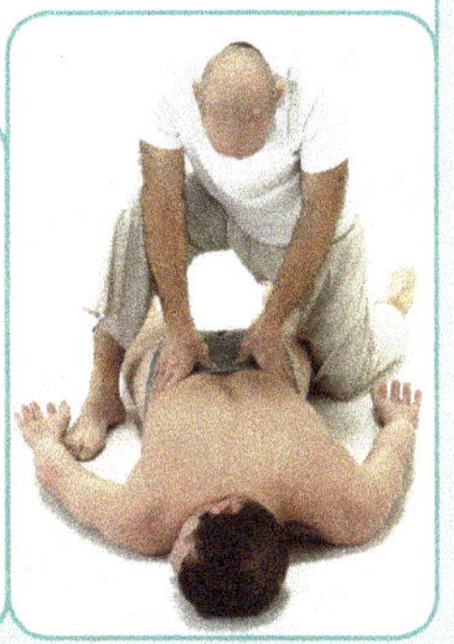

適切な手順を使用しているか確認するには:
一見腰痛の症状は類似しているものが多く混乱する場合もある。まずポイントを10〜15秒かけてゆっくり押圧する。次にもう少し強く押圧をする。もしこの手順が適切な場合受け手は更に強く、長めの押圧が必要になる。もし不適切な場合受け手は押圧を不快に感じる。この手順の適していない症状の場合腰椎の両側を同時に押圧されるのは痛みや不快感を引き起こす。

注意点:

- 受け手の背中の痛みの症状が急性であり、手技療法が適しているか疑わしい場合はすぐに医師の診断を仰ぐ
- 症状が好転が見られるまで毎日施術を行う。慢性的な症状の場合週2回程度施術を行う
- 前回の施術後の痛みやもみ返しが受け手にある場合、続けての施術はしない
- 受け手に急激な動作や重い荷物を持ち上げるなどの痛みを感じる動作や姿勢は避けるよう指示する

使用したタイ式ポイント

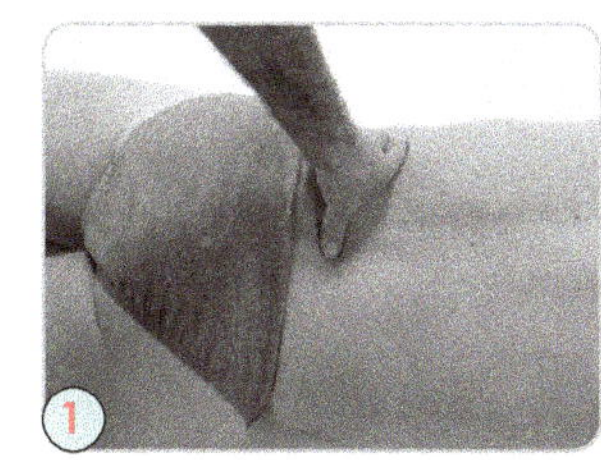
1

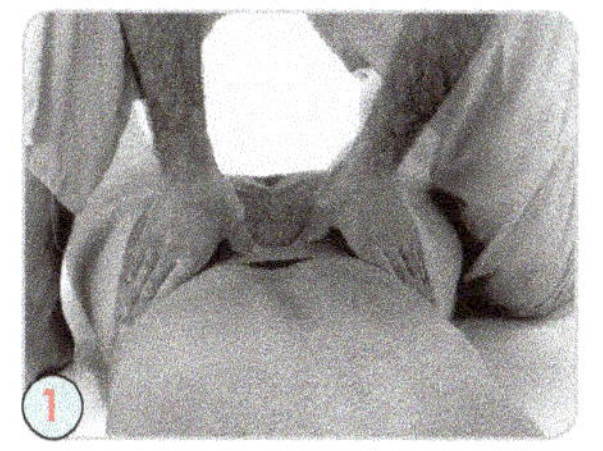
1

腰椎の痛み

● 珍しい症状

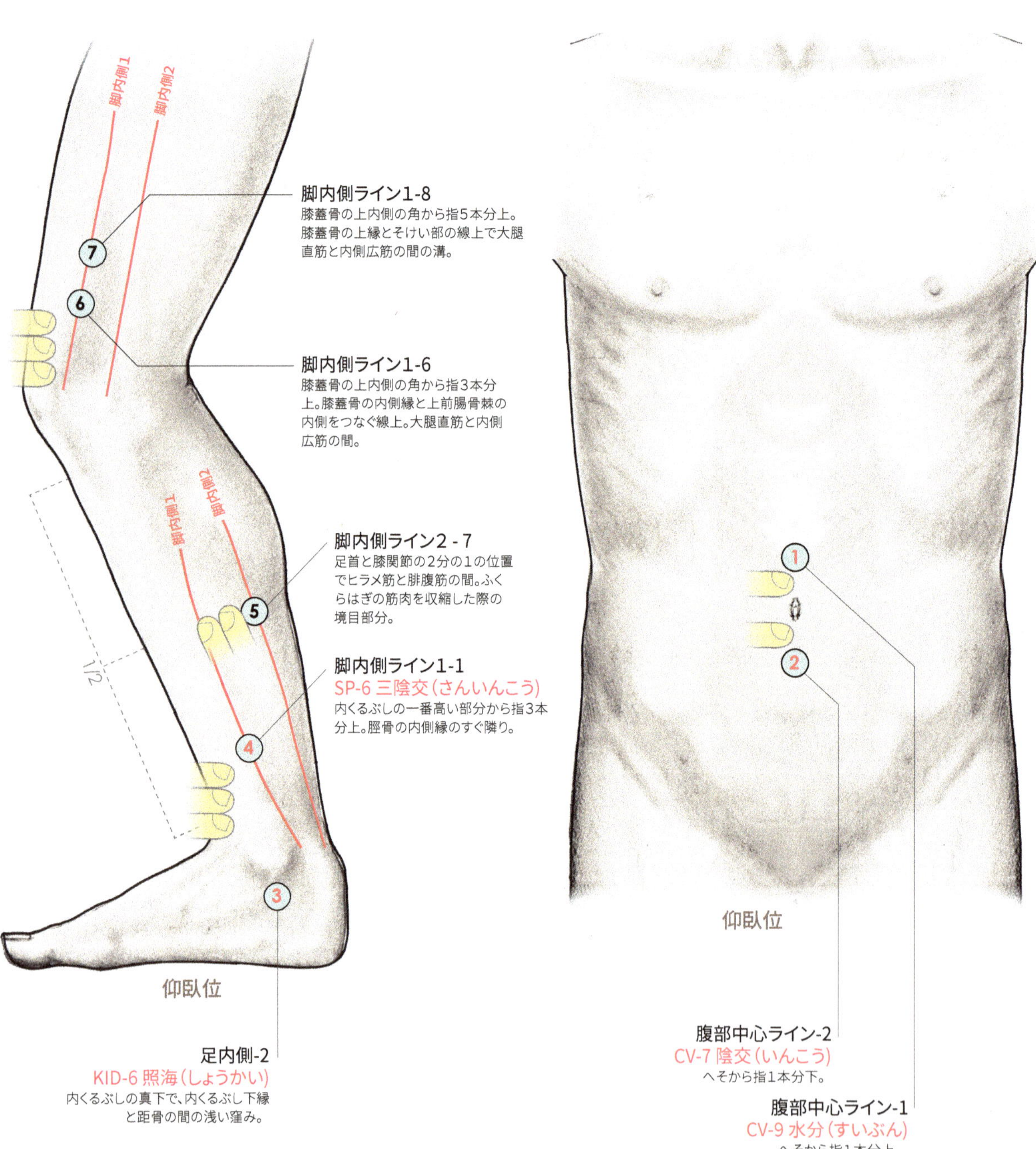
脚内側1
脚内側2
脚内側ライン1-8
膝蓋骨の上内側の角から指5本分上。膝蓋骨の上縁とそけい部の線上で大腿直筋と内側広筋の間の溝。
脚内側ライン1-6
膝蓋骨の上内側の角から指3本分上。膝蓋骨の内側縁と上前腸骨棘の内側をつなぐ線上。大腿直筋と内側広筋の間。
脚内側1
脚内側2
脚内側ライン2 - 7
足首と膝関節の2分の1の位置でヒラメ筋と腓腹筋の間。ふくらはぎの筋肉を収縮した際の境目部分。
1/2
脚内側ライン1-1
SP-6 三陰交（さんいんこう）
内くるぶしの一番高い部分から指3本分上。脛骨の内側縁のすぐ隣り。
仰臥位
足内側-2
KID-6 照海（しょうかい）
内くるぶしの真下で、内くるぶし下縁と距骨の間の浅い窪み。
仰臥位
腹部中心ライン-2
CV-7 陰交（いんこう）
へそから指1本分下。
腹部中心ライン-1
CV-9 水分（すいぶん）
へそから指1本分上。

症状の概要

- 慢性または急性の痛みが腰椎にある。通常慢性の痛みの場合が多い
- 痛みは局部的で腰の広範囲にはない。腰椎の脊椎2箇所（通常第二、第三、第四）が痛みの中心である
- 痛みは腰椎の伸展、屈曲、回旋を要する動作と座る、寝るなどの一定時間の停止姿勢で悪化する
- 痛みは重・軽度の動作障害を招く恐れがある。症状の程度により一定の可動域を超えると激しい痛みがでる

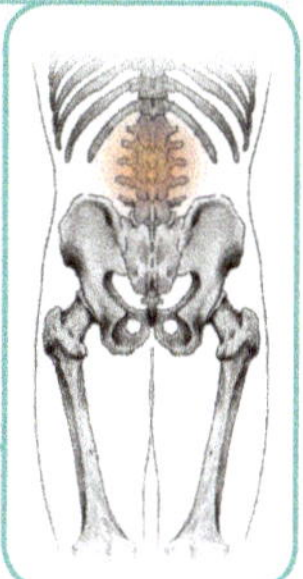

施術手順

基本手順：
ステップ1から4を複数回時間が許す限り繰り返す。
両足施術する。

1. 受け手に施術する姿勢になってもらう

受け手に仰向けで両膝を曲げ脚の裏が床についている姿勢になってもらい腰への負担を最小限にします。（膝裏にクッションを置く姿勢では同じ効果は得られない。椅子に座る姿勢は可。）

2. 腹部のマッサージとポイントの押圧

A. 施術時間に余裕がある場合腹部全体をマッサージします。

B. ポイント①と②を2、3回づつ親指で押圧し受け手が受け入れられる深さ（痛みを感じる場合もある）で体がこわばらない程度で押圧します。受け手が60歳以上または循環器系の症状がある場合腹部のマッサージは行わないこと。

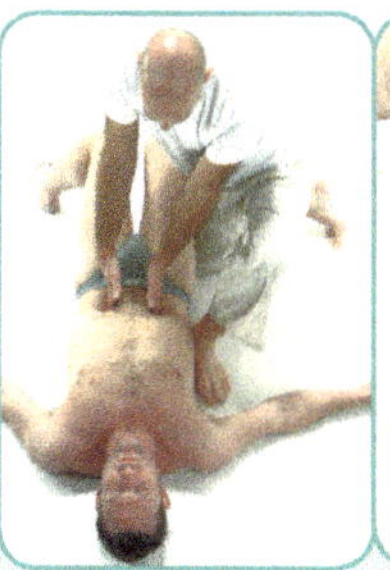

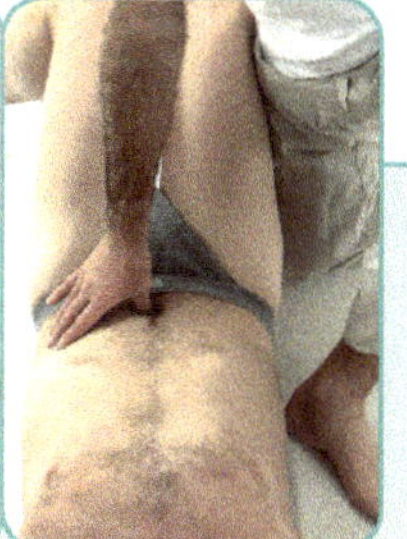

3. 脚内側のマッサージ

脚の内側を得意の方法でマッサージします。体重を使い足からそけい部まで1〜3往復繰り返し、タイ式の場合手の平下部を使い押圧します。

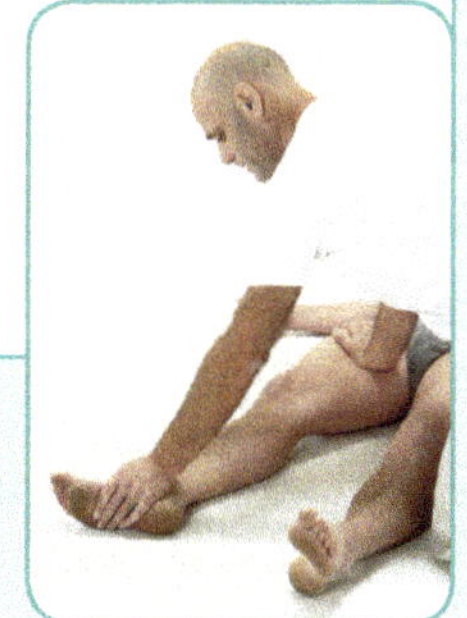

4. 脚内側の経絡ラインとポイントの押圧

A. 脚内側ライン1と2を親指で1〜3往復押圧します。

B. ポイント③から⑦をそれぞれ10〜15秒間親指または手のひらを使って2、3回押圧します。繰り返しの押圧によりポイントが過敏又は痛みを感じる前で止めます。受け手の筋肉の硬さ反応を観察し適度な強さで押圧します。

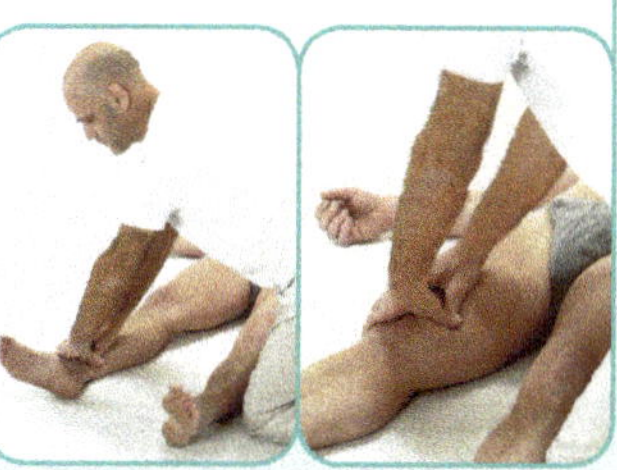

注意点：

- 受け手の背中の痛みの症状が急性であり、手技療法が適しているか疑わしい場合はすぐに医師の診断を仰ぐ
- 60歳以上の高齢者の腹部の押圧は特に慎重に優しく行う
- 症状が好転が見られるまで毎日施術を行う。慢性的な症状の場合週2回程度施術を行う
- 前回の施術後の痛みやもみ返しが受け手にある場合、続けての施術はしない
- 受け手に急激な動作や重い荷物を持ち上げるなどの痛みを感じる動作や姿勢は避けるよう指示する

使用したタイ式ポイント

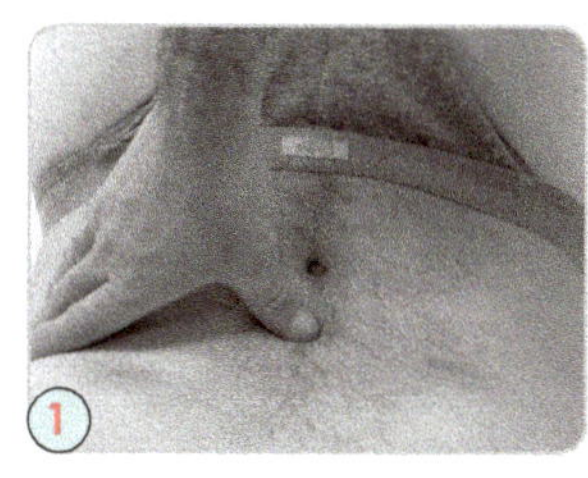
1

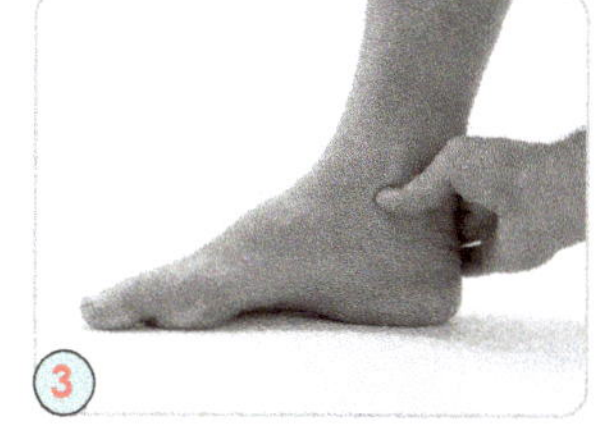
3

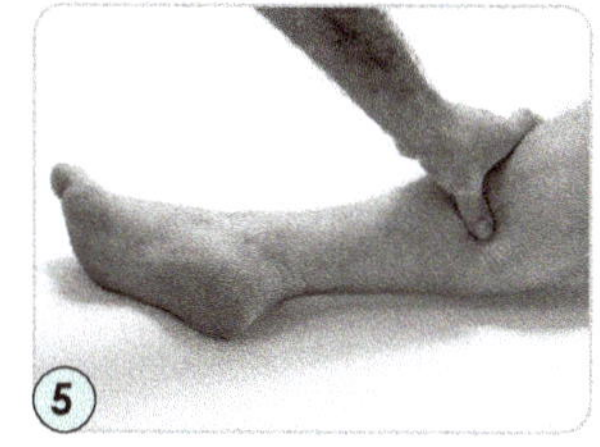
5

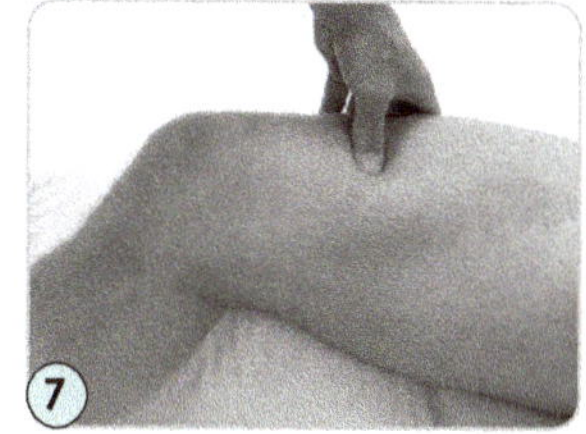
7

臀部の痛みを伴う腰の痛み

●●● とてもよくある症状

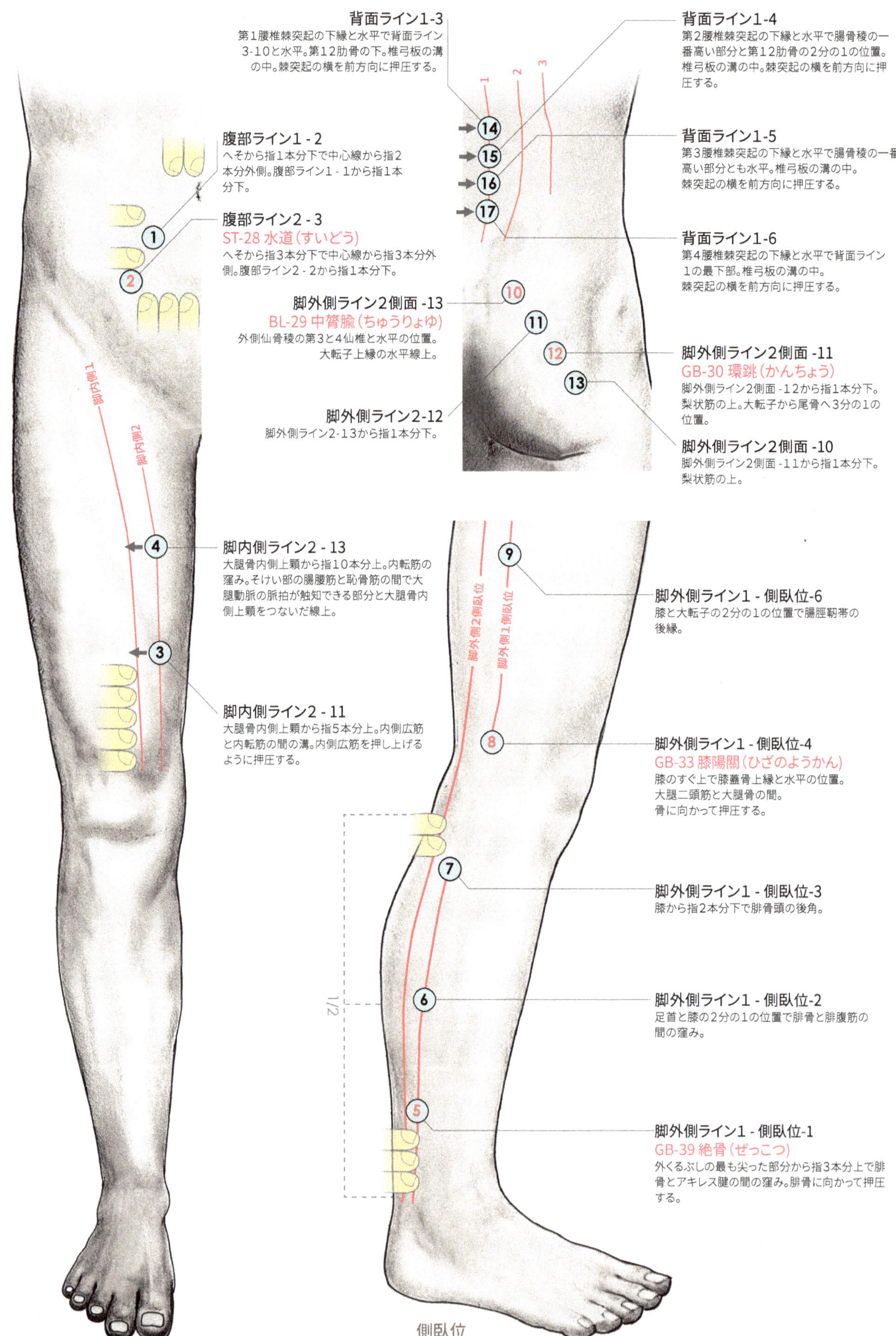
背面ライン1-3
第1腰椎棘突起の下縁と水平で背面ライン3-10と水平。第12肋骨の下。椎弓板の溝の中。棘突起の横を前方向に押圧する。
背面ライン1-4
第2腰椎棘突起の下縁と水平で腸骨稜の一番高い部分と第12肋骨の2分の1の位置。椎弓板の溝の中。棘突起の横を前方向に押圧する。
腹部ライン1 - 2
へそから指1本分下で中心線から指2本分外側。腹部ライン1 - 1から指1本分下。
背面ライン1-5
第3腰椎棘突起の下縁と水平で腸骨稜の一番高い部分とも水平。椎弓板の溝の中。棘突起の横を前方向に押圧する。
腹部ライン2 - 3
ST-28 水道(すいどう)
へそから指3本分下で中心線から指3本分外側。腹部ライン2 - 2から指1本分下。
背面ライン1-6
第4腰椎棘突起の下縁と水平で背面ライン1の最下部。椎弓板の溝の中。棘突起の横を前方向に押圧する。
脚外側ライン2側面 -13
BL-29 中膂腧(ちゅうりょゆ)
外側仙骨稜の第3と4仙椎と水平の位置。大転子上縁の水平線上。
脚外側ライン2側面 -11
GB-30 環跳(かんちょう)
脚外側ライン2側面 -12から指1本分下。梨状筋の上。大転子から尾骨へ3分の1の位置。
脚外側ライン2-12
脚外側ライン2-13から指1本分下。
脚外側ライン2側面 -10
脚外側ライン2側面 -11から指1本分下。梨状筋の上。
脚内側1
脚内側2
脚内側ライン2 - 13
大腿骨内側上顆から指10本分上。内転筋の窪み。そけい部の腸腰筋と恥骨筋の間で大腿動脈の脈拍が触知できる部分と大腿骨内側上顆をつないだ線上。
脚外側ライン1 - 側臥位-6
膝と大転子の2分の1の位置で腸脛靭帯の後縁。
脚外側2側臥位
脚外側1側臥位
脚内側ライン2 - 11
大腿骨内側上顆から指5本分上。内側広筋と内転筋の間の溝。内側広筋を押し上げるように押圧する。
脚外側ライン1 - 側臥位-4
GB-33 膝陽関(ひざのようかん)
膝のすぐ上で膝蓋骨上縁と水平の位置。大腿二頭筋と大腿骨の間。骨に向かって押圧する。
脚外側ライン1 - 側臥位-3
膝から指2本分下で腓骨頭の後角。
1/2
脚外側ライン1 - 側臥位-2
足首と膝の2分の1の位置で腓骨と腓腹筋の間の窪み。
脚外側ライン1 - 側臥位-1
GB-39 絶骨(ぜっこつ)
外くるぶしの最も尖った部分から指3本分上で腓骨とアキレス腱の間の窪み。腓骨に向かって押圧する。
側臥位
仰臥位

症状の概要
- 慢性または急性の痛みが臀部の片側または両側にある。通常腰より臀部への痛みが強い
- 臀部の痛みの他、腰痛と脚への関連痛も伴う
- 痛みは腰椎の伸展（歩行など）、屈曲（座る、靴下を履く動作など）、回旋（運転時の後退など）を要する動作で悪化する
- 痛みは重・軽度の動作障害を招く恐れがある。症状の程度により一定の可動域を超えると激しい痛みがでる
- 骨盤周辺に骨格の歪みがある

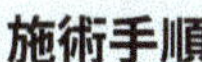

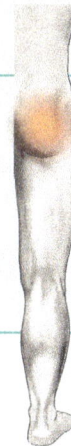

施術手順

基本手順：
痛みの強い方から施術をおこなう。反対側にも痛みがある場合は両方施術を行う。ほとんどの場合両側に痛みがある。

1. 受け手に施術する姿勢になってもらう

受け手に仰向けで両膝を曲げ脚の裏が床についている姿勢になってもらい腰への負担を最小限にします。（膝裏にクッションを置く姿勢では同じ効果は得られない。椅子に座る姿勢は可。）痛みが強く仰向けの姿勢になれない場合手順6から施術を開始し手順7、8と続け手順1を行います。まだ痛みが強いが仰向けになれる場合、腹部のマッサージを先に行い痛みの緩和を促します。

2. 腹部のマッサージとポイントの押圧

A. 施術時間に余裕がある場合腹部全体をマッサージします。
B. ポイント ① と ② を2、3回づつ親指で押圧し受け手が受け入れられる深さ（痛みを感じる場合もある）で体がこわばらない程度で押圧します。受け手が60歳以上または循環器系の症状がある場合腹部のマッサージは行わないこと。

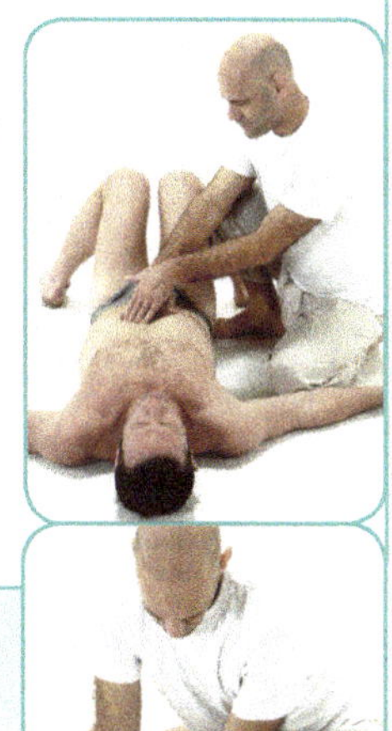

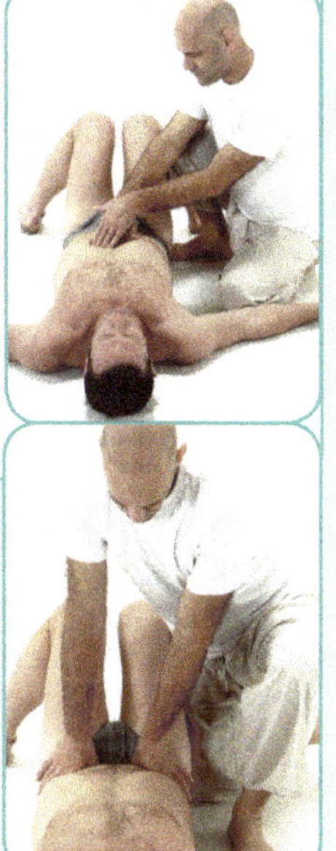

3. 脚内側のマッサージ

脚の内側を得意の方法でマッサージします。体重を使い足からそけい部まで1～3往復繰り返し、タイ式の場合手の平下部を使い押圧します。

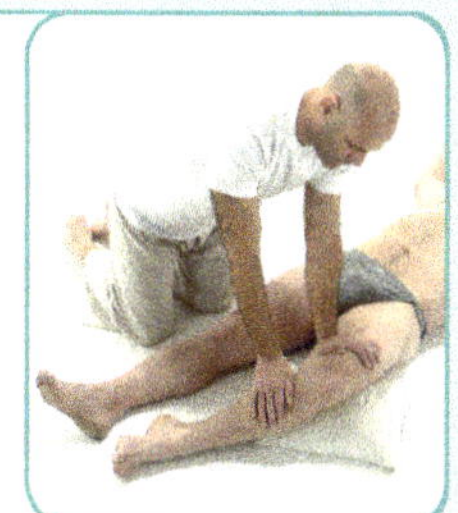

4. 腿内側の経絡ラインとポイントの押圧

A. 腿内側ライン1を親指で1～3往復押圧します。
B. ポイント ③ と ④ をそれぞれ10～15秒間親指または手のひらを使って矢印の方向に2、3回押圧します。（図を参照）

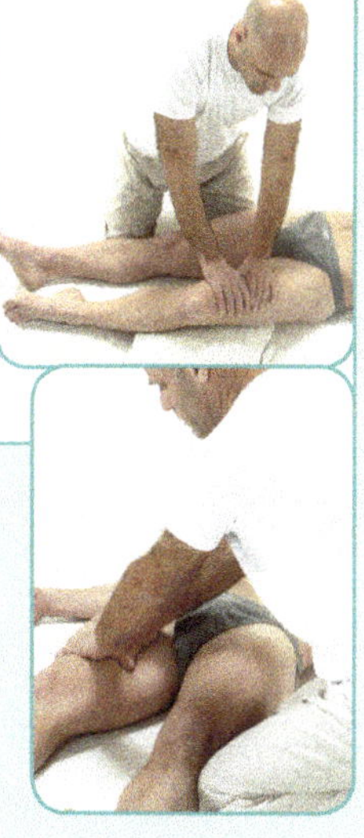

5. 膝での押圧 - 補足手順

脚外側ライン側臥位1と2の腿の部分を膝を使って押圧します。後方に体重をかけ受け手の膝を引き自分の膝を腿に押し付けハムストリングを反対の脚に向かい横方向に押します。膝から腿の半分の位置までゆっくりそれぞれ5秒ずつ1、2回繰り返し押圧します。

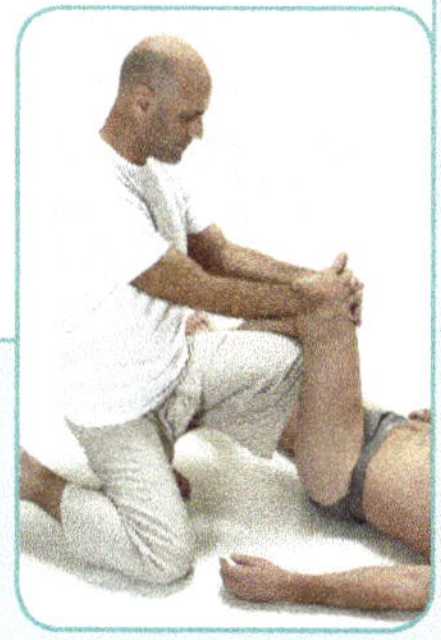

次ページへ続く ➤

6. 側臥位での脚の経絡ラインとポイントの押圧

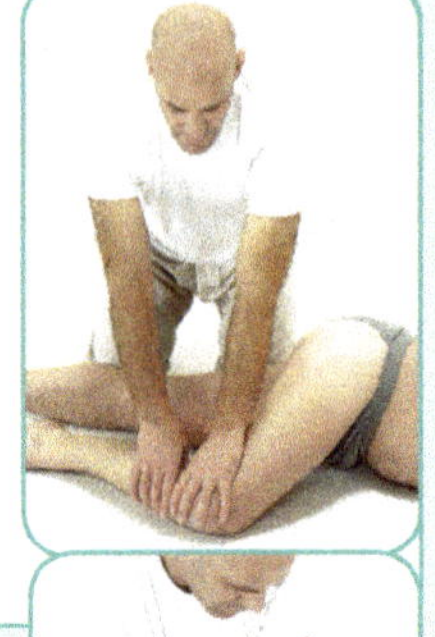

受け手に側臥位になってもらいます。

A. 脚外側ライン1側臥位を親指で1、2回押圧します。

B. ポイント(5)から(9)を親指で1～3回押圧します。

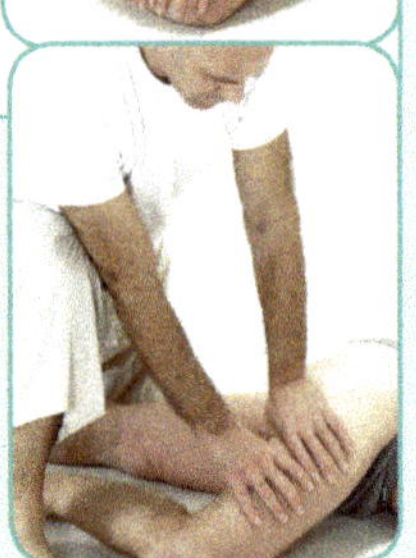

7. 腰回りのマッサージとポイントの押圧

A. 大転子、腰骨、仙骨周辺を親指で押圧します。

B. 親指または肘を使ってポイント(10)から(13)を2、3回押圧します。

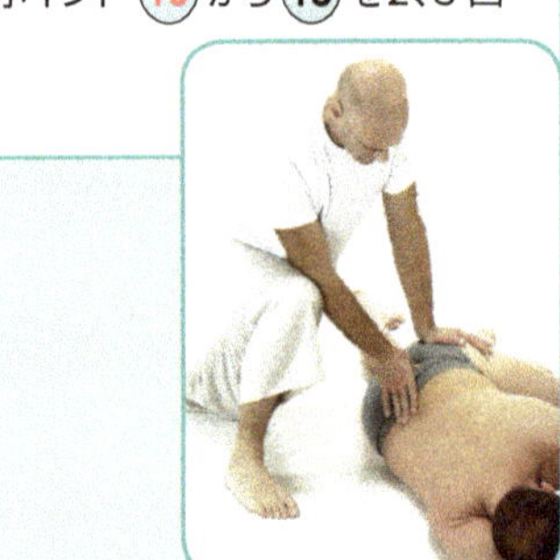

8. 腰のポイントの押圧

親指でポイント(14)から(17)を2～3回押圧します。図の矢印の方向に棘筋を背骨から離すように押圧すると結果として背面ライン1ではなく2に施術していることになります。直接の押圧によって受け手に痛みが感じられる場合炎症を起こしている場合があり症状を悪化させる恐れがあるので直ちに施術を中止します。施術により腰が筋スパズムを起こす場合も施術を中止します。このような場合腰への押圧・マッサージは避け腹部と脚のみ施術します。

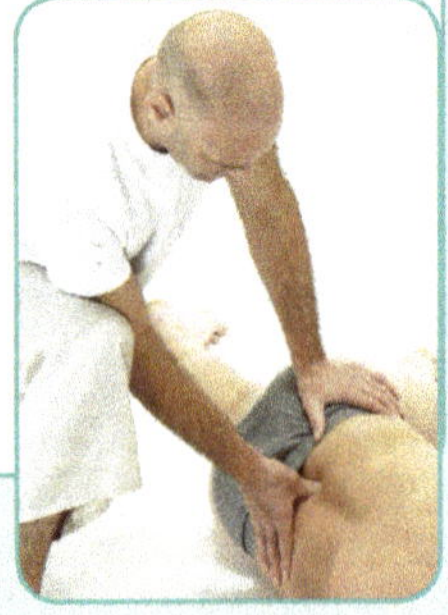

9. 前腿のストレッチ

急性の症状でない場合、慎重に腿のストレッチを行っても良いでしょう。もし痛みが出る場合は直ちに中止します。膝を片手で慎重に引き下げます。前腿に痛みが出るのは問題ありません。膝を手前に引きながらもう片方の手で臀部を脚の方向へ押し腰を伸展の動きから守ります。

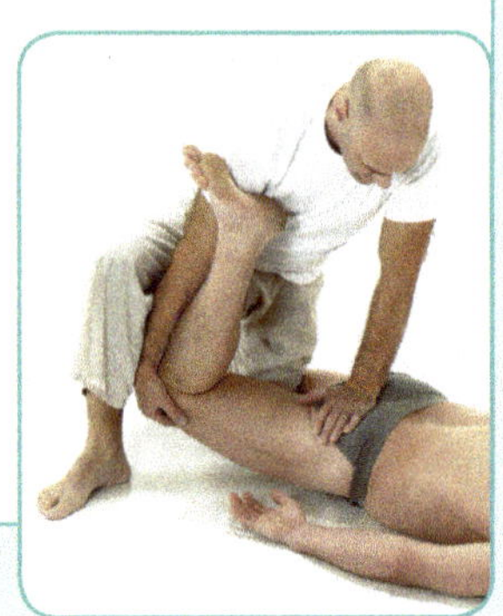

注意点：

- 受け手の背中の痛みの症状が急性であり、手技療法が適しているか疑わしい場合はすぐに医師の診断を仰ぐ
- 急性の症状の場合ストレッチ技法の使用は避ける
- ステップ9に説明されているストレッチ技法を使用する。健康な受け手で練習し習得してから施術に取り入れる
- ストレッチ技法の使用により痛みが悪化する場合すぐに中止する
- 60歳以上の高齢者の腹部の押圧は特に慎重に優しく行う
- 腰への直接の押圧で痛みがある場合炎症を起こしている可能性があるので腰への押圧は避け、腹部と脚のみに施術を行う
- 症状が好転が見られるまで毎日施術を行う。慢性的な症状の場合週2回程度施術を行う
- 前回の施術後の痛みやもみ返しが受け手にある場合、続けての施術はしない
- 受け手に急激な動作や重い荷物を持ち上げるなどの痛みを感じる動作や姿勢は避けるよう指示する

使用したタイ式ポイント

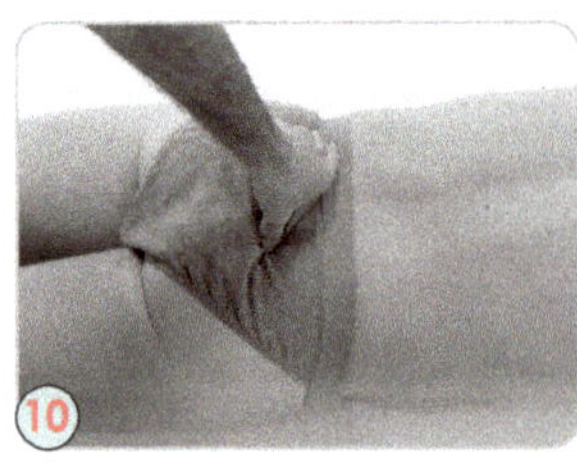
10

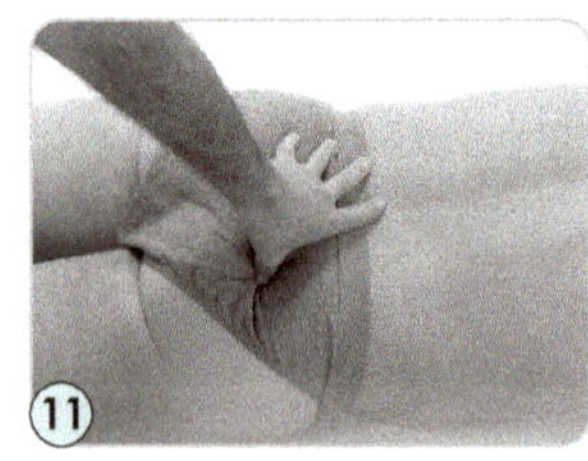
11

手順 - 38 腰痛
脚に響く痛み

●●● とてもよくある症状

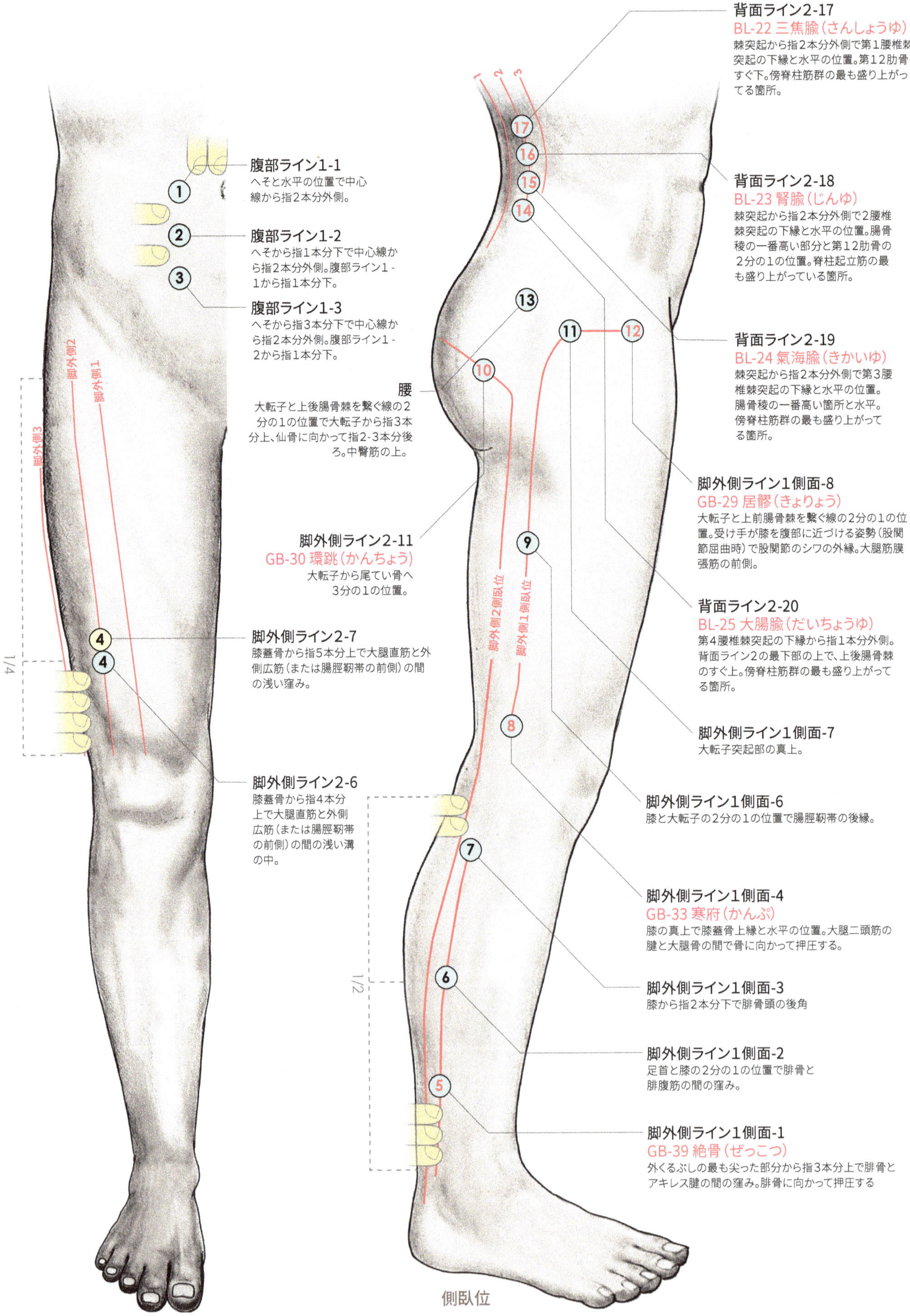
腹部ライン1-1
へそと水平の位置で中心線から指2本分外側。
腹部ライン1-2
へそから指1本分下で中心線から指2本分外側。腹部ライン1-1から指1本分下。
腹部ライン1-3
へそから指3本分下で中心線から指2本分外側。腹部ライン1-2から指1本分下。
脚外側2
脚外側1
脚外側3
1/4
腰
大転子と上後腸骨棘を繋ぐ線の2分の1の位置で大転子から指3本分上、仙骨に向かって指2-3本分後ろ。中臀筋の上。
脚外側ライン2-11
GB-30 環跳（かんちょう）
大転子から尾てい骨へ3分の1の位置。
脚外側ライン2-7
膝蓋骨から指5本分上で大腿直筋と外側広筋（または腸脛靭帯の前側）の間の浅い窪み。
脚外側ライン2-6
膝蓋骨から指4本分上で大腿直筋と外側広筋（または腸脛靭帯の前側）の間の浅い溝の中。
仰臥位
背面ライン2-17
BL-22 三焦腧（さんしょうゆ）
棘突起から指2本分外側で第1腰椎棘突起の下縁と水平の位置。第12肋骨のすぐ下。傍脊柱筋群の最も盛り上がってる箇所。
背面ライン2-18
BL-23 腎腧（じんゆ）
棘突起から指2本分外側で2腰椎棘突起の下縁と水平の位置。腸骨稜の一番高い部分と第12肋骨の2分の1の位置。脊柱起立筋の最も盛り上がっている箇所。
背面ライン2-19
BL-24 氣海腧（きかいゆ）
棘突起から指2本分外側で第3腰椎棘突起の下縁と水平の位置。腸骨稜の一番高い箇所と水平。傍脊柱筋群の最も盛り上がってる箇所。
脚外側ライン1側面-8
GB-29 居髎（きょりょう）
大転子と上前腸骨棘を繋ぐ線の2分の1の位置。受け手が膝を腹部に近づける姿勢（股関節屈曲時）で股関節のシワの外縁。大腿筋膜張筋の前側。
背面ライン2-20
BL-25 大腸腧（だいちょうゆ）
第4腰椎棘突起の下縁から指1本分外側。背面ライン2の最下部の上で、上後腸骨棘のすぐ上。傍脊柱筋群の最も盛り上がってる箇所。
脚外側2側臥位
脚外側1側臥位
脚外側ライン1側面-7
大転子突起部の真上。
脚外側ライン1側面-6
膝と大転子の2分の1の位置で腸脛靭帯の後縁。
脚外側ライン1側面-4
GB-33 寒府（かんぷ）
膝の真上で膝蓋骨上縁と水平の位置。大腿二頭筋の腱と大腿骨の間で骨に向かって押圧する。
1/2
脚外側ライン1側面-3
膝から指2本分下で腓骨頭の後角
脚外側ライン1側面-2
足首と膝の2分の1の位置で腓骨と腓腹筋の間の窪み。
脚外側ライン1側面-1
GB-39 絶骨（ぜっこつ）
外くるぶしの最も尖った部分から指3本分上で腓骨とアキレス腱の間の窪み。腓骨に向かって押圧する
側臥位

症状の概要

- 慢性または急性の関連痛が脚の片側または両側にある。(通常は腿の片側のみ)
- 脚の痛みの他、急性または慢性的な腰痛が片側または両側にある。まれに腹部やそけい部に痛みがでる場合もある
- 痛みは腰椎の伸展(歩行など)、屈曲(座る、靴下を履く動作など)、回旋(運転時の後退など)を要する動作で悪化する
- 痛みは重・軽度の動作障害を招く恐れがある。症状の程度により一定の可動域を超えると激しい痛みがでる
- 骨盤周辺に骨格の歪みがある

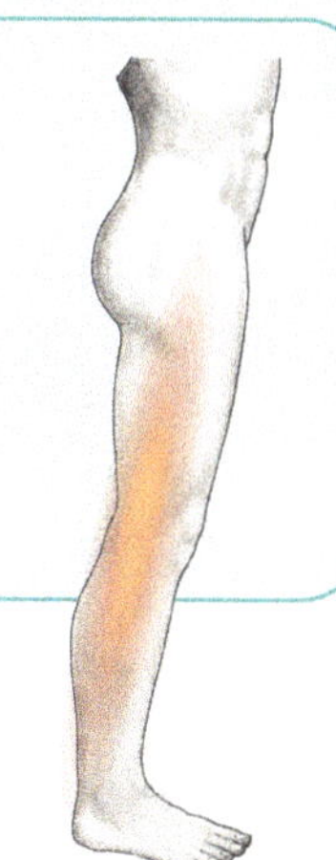

施術手順

基本手順:

腰に痛みがない場合この手順のみを使用します。もし腰に痛みがある場合手順37、39、40を症状よって合わせて行います。前屈に伴う痛みには手順39を、後屈に伴う痛みには手順40を、臀部への痛みには手順37を追加します。

1. 受け手に施術する姿勢になってもらう

受け手に仰向けで両膝を曲げ脚の裏が床についている姿勢になってもらい腰への負担を最小限にします。(膝裏にクッションを置く姿勢では同じ効果は得られない。椅子に座る姿勢は可。)痛みが強く仰向けの姿勢になれない場合手順5から施術を開始し手順6、7と続け手順1を行います。まだ痛みが強いが仰向けになれる場合。腹部のマッサージを先に行い痛みの緩和を促します。

2. 腹部のマッサージとポイントの押圧

A. 施術時間に余裕がある場合腹部全体をマッサージします。

B. ポイント①,②と③回づつ親指で押圧し受け手が受け入れられる深さ(痛みを感じる場合もある)で体がこわばらない程度で押圧します。受け手が60歳以上または循環器系の症状がある場合腹部のマッサージは行わないこと。

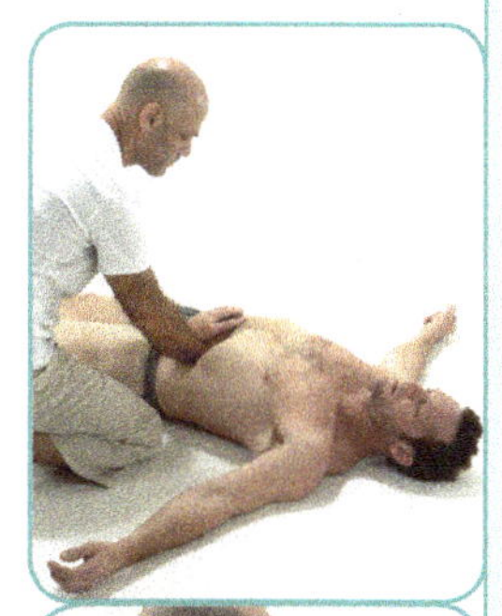

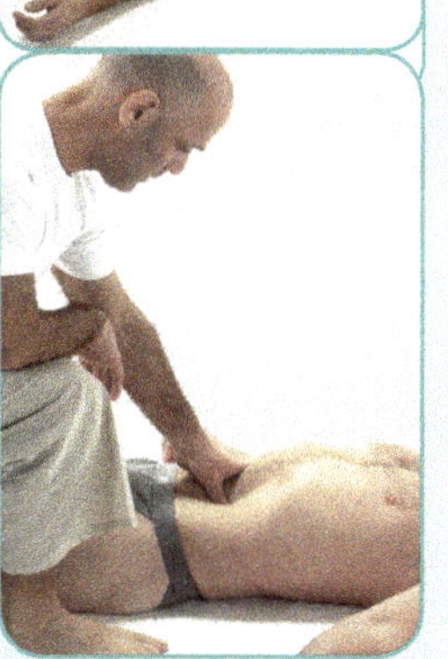

3. 腿内側の経絡ラインとポイントの押圧

A. 脚内側ライン2を親指で1～3往復押圧します。

B. ポイント④を10～15秒間親指または手のひらを使って押圧します。手のひらを使う場合長めに押圧します。受け手の脚はまっすぐでも曲げていても構いません。曲げている脚の場合手のひらを使いポイントを腹部に向かって押し下げる要領で行います。脚がまっすぐの場合図の青い印のポイントを押圧し、曲げている場合は図の黄色い印のポイントを押圧します。

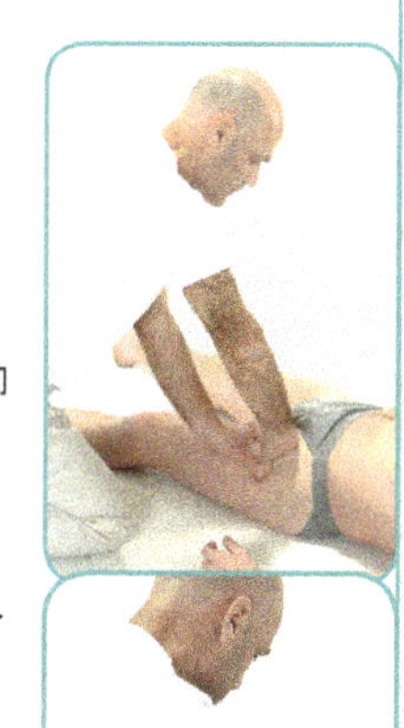

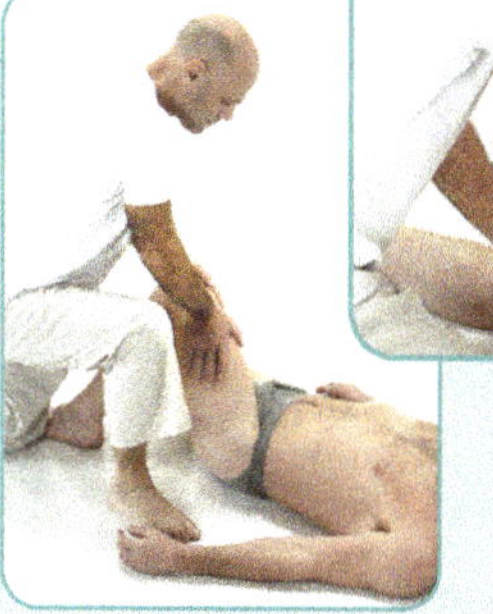

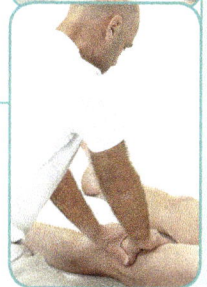

4. 膝での押圧 - 補足手順

脚外側ライン側臥位1と2の腿の部分を膝を使って押圧します。後方に体重をかけ受け手の膝を引き自分の膝を腿に押し付けハムストリングを反対の脚に向かい横方向に押します。膝から腿の半分の位置までゆっくりそれぞれ5秒ずつ1、2回繰り返し押圧します。

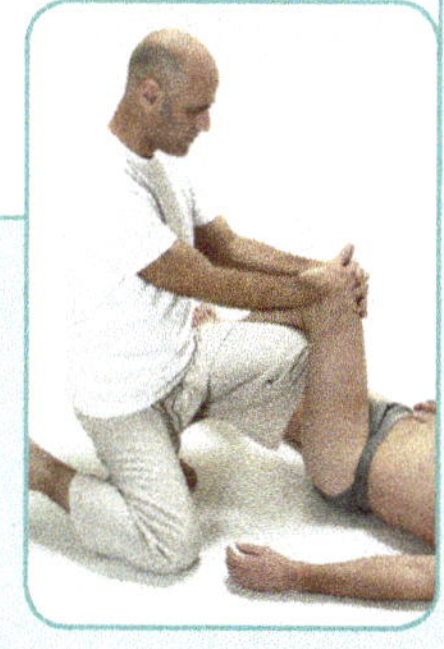

次ページへ続く ➤

5. 側臥位での脚の経絡ラインとポイントの押圧

受け手に側臥位になってもらいます。

A. 脚外側ライン1側臥位を親指で1、2回押圧します。

B. ポイント⑤から⑨を親指で1〜3回押圧します。

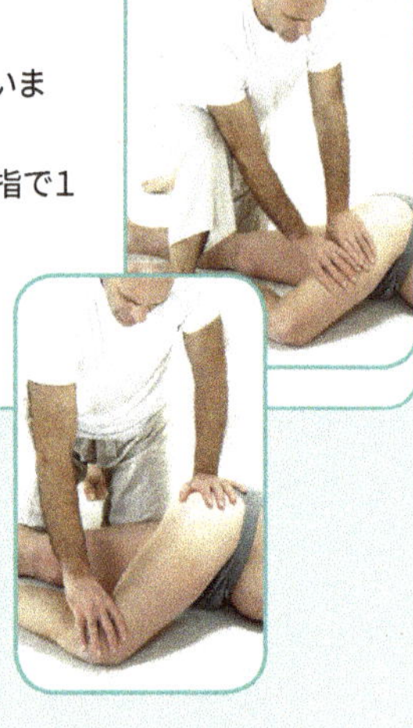

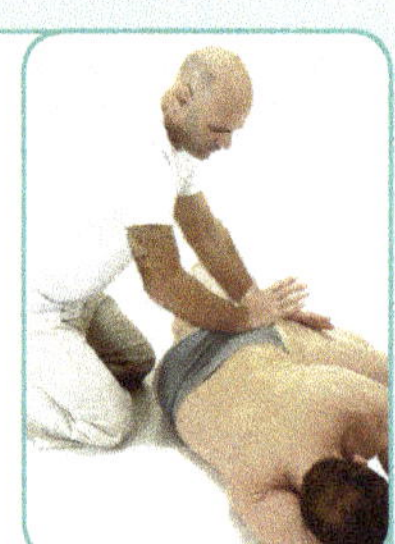

6. 腰回りのマッサージとポイントの押圧

A. 大転子、腰骨、仙骨周辺を親指で押圧します。

B. 親指または肘を使ってポイント⑩から⑬を2、3回押圧します。

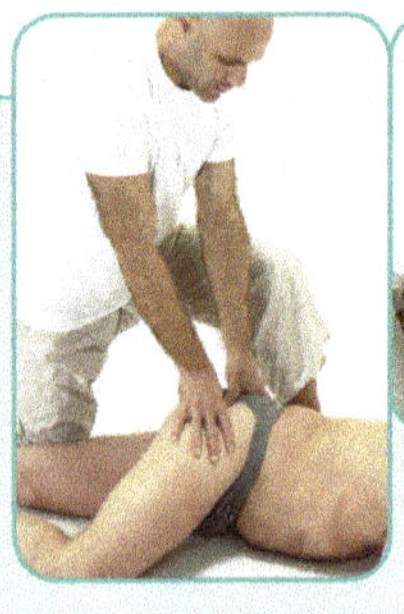

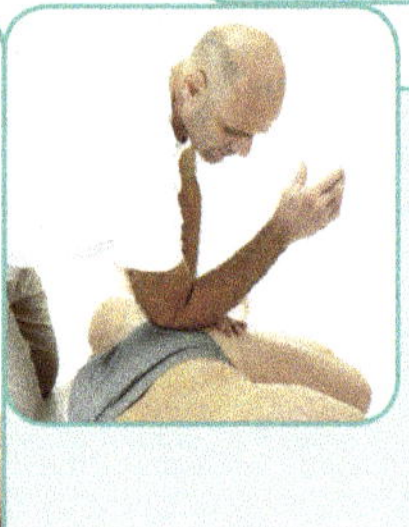

7. 腰のポイントの押圧

親指の付け根を使ってでポイント⑭から⑰を押圧します。直接の押圧によって受け手に痛みが感じられる場合炎症を起こしている場合があり症状を悪化させる恐れがあるので直ちに施術を中止します。このような場合腰への押圧・マッサージは避け腹部と脚のみ施術します。

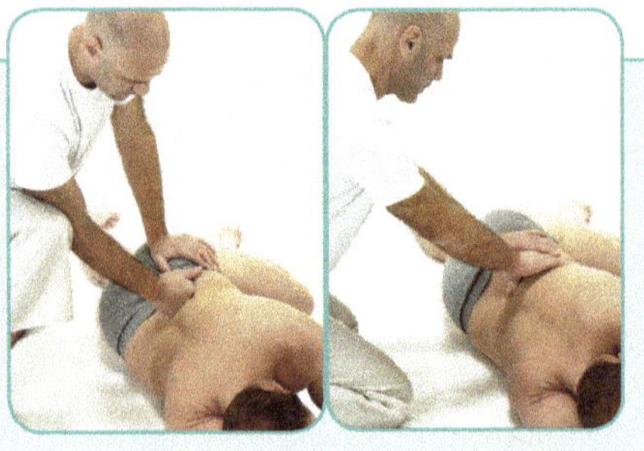

8. 前腿のストレッチ

急性の症状でない場合、慎重に腿のストレッチを行っても良いでしょう。もし痛みが出る場合は直ちに中止します。膝を片手で慎重に引き下げます。前腿に痛みが出るのは問題ありません。膝を手前に引きながらもう片方の手で臀部を脚の方向へ押し腰を伸展の動きから守ります。

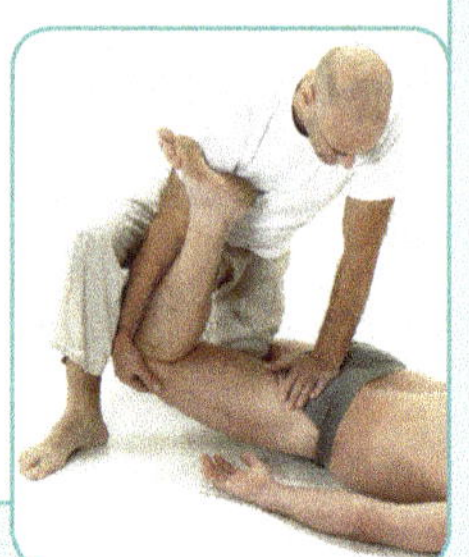

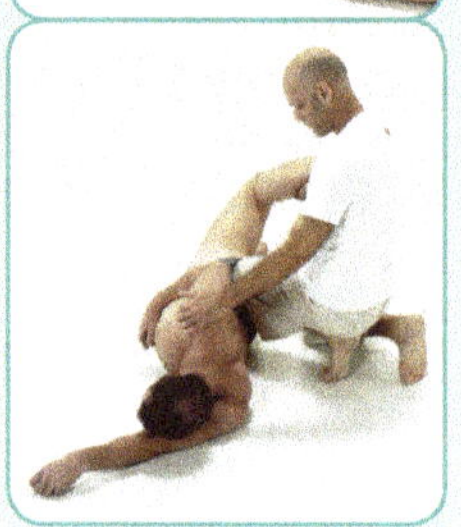

注意点：

- 受け手の背中の痛みの症状が急性であり、手技療法が適しているか疑わしい場合はすぐに医師の診断を仰ぐ
- 急性の症状の場合ストレッチ技法の使用は避ける
- ステップ8に説明されているストレッチ技法を使用する。健康な受け手で練習し習得してから施術に取り入れる
- ストレッチ技法の使用により痛みが悪化する場合すぐに中止する
- 60歳以上の高齢者の腹部の押圧は特に慎重に優しく行う
- 腰への直接の押圧で痛みがある場合炎症を起こしている可能性があるので腰への押圧は避け、腹部と脚のみに施術を行う
- 症状が好転が見られるまで毎日施術を行う。慢性的な症状の場合週2回程度施術を行う
- 前回の施術後の痛みやもみ返しが受け手にある場合、続けての施術はしない
- 受け手に急激な動作や重い荷物を持ち上げるなどの痛みを感じる動作や姿勢は避けるよう指示する

使用したタイ式ポイント

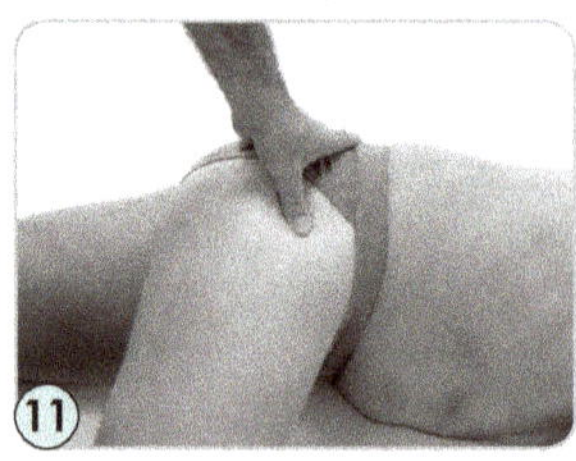
11

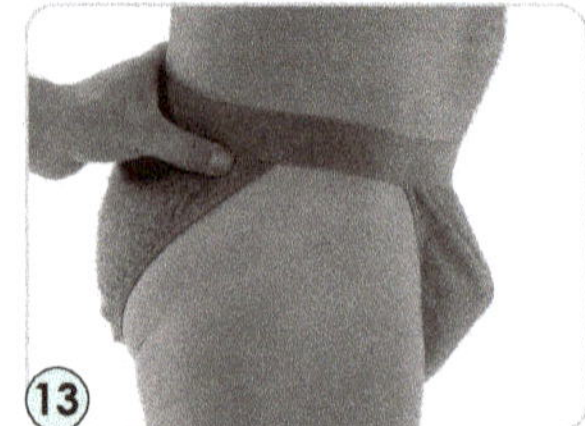
13

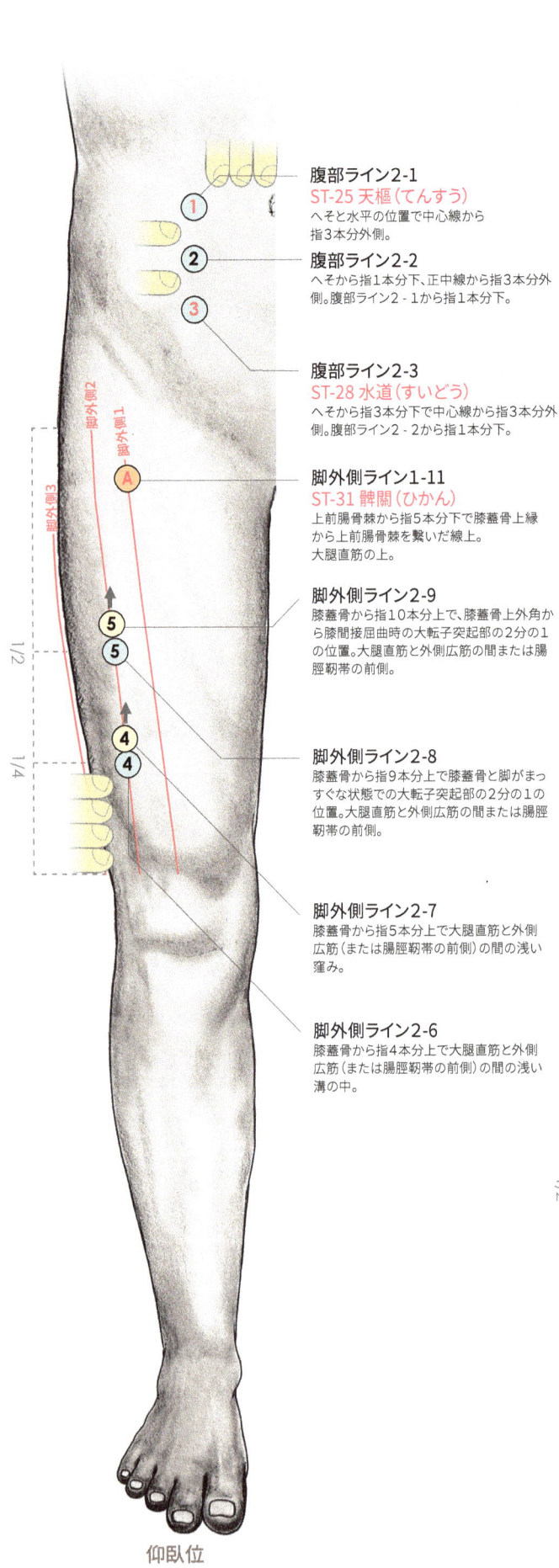

手順 - 39 腰痛
前屈に伴う腰の痛み

●●● とてもよくある症状

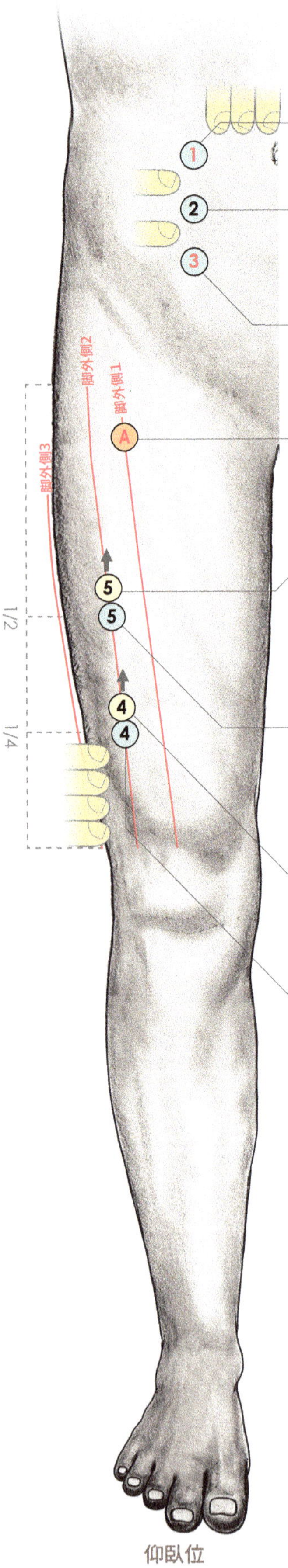

腹部ライン2-1
ST-25 天樞（てんすう）
へそと水平の位置で中心線から指3本分外側。

腹部ライン2-2
へそから指1本分下、正中線から指3本分外側。腹部ライン2 - 1から指1本分下。

腹部ライン2-3
ST-28 水道（すいどう）
へそから指3本分下で中心線から指3本分外側。腹部ライン2 - 2から指1本分下。

脚外側ライン1-11
ST-31 髀関（ひかん）
上前腸骨棘から指5本分下で膝蓋骨上縁から上前腸骨棘を繋いだ線上。大腿直筋の上。

脚外側ライン2-9
膝蓋骨から指10本分上で、膝蓋骨上外角から膝関接屈曲時の大転子突起部の2分の1の位置。大腿直筋と外側広筋の間または腸脛靭帯の前側。

脚外側ライン2-8
膝蓋骨から指9本分上で膝蓋骨と脚がまっすぐな状態での大転子突起部の2分の1の位置。大腿直筋と外側広筋の間または腸脛靭帯の前側。

脚外側ライン2-7
膝蓋骨から指5本分上で大腿直筋と外側広筋（または腸脛靭帯の前側）の間の浅い窪み。

脚外側ライン2-6
膝蓋骨から指4本分上で大腿直筋と外側広筋（または腸脛靭帯の前側）の間の浅い溝の中。

仰臥位

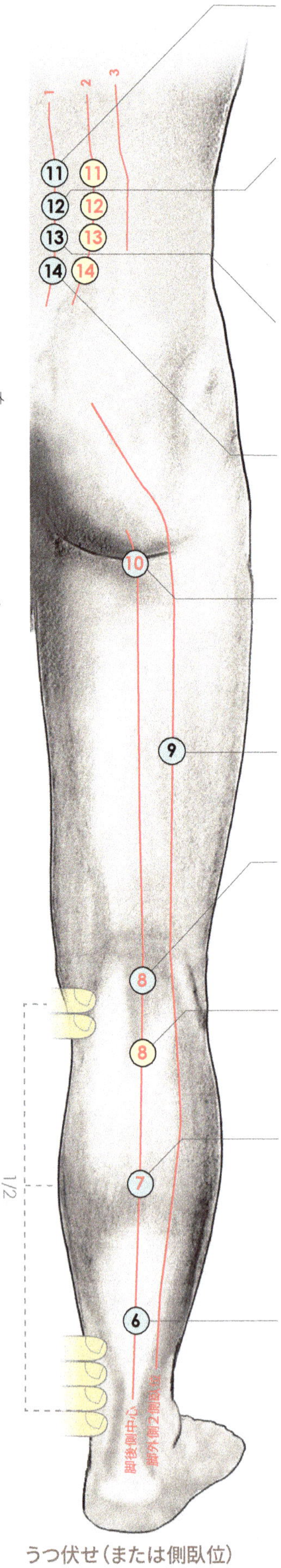

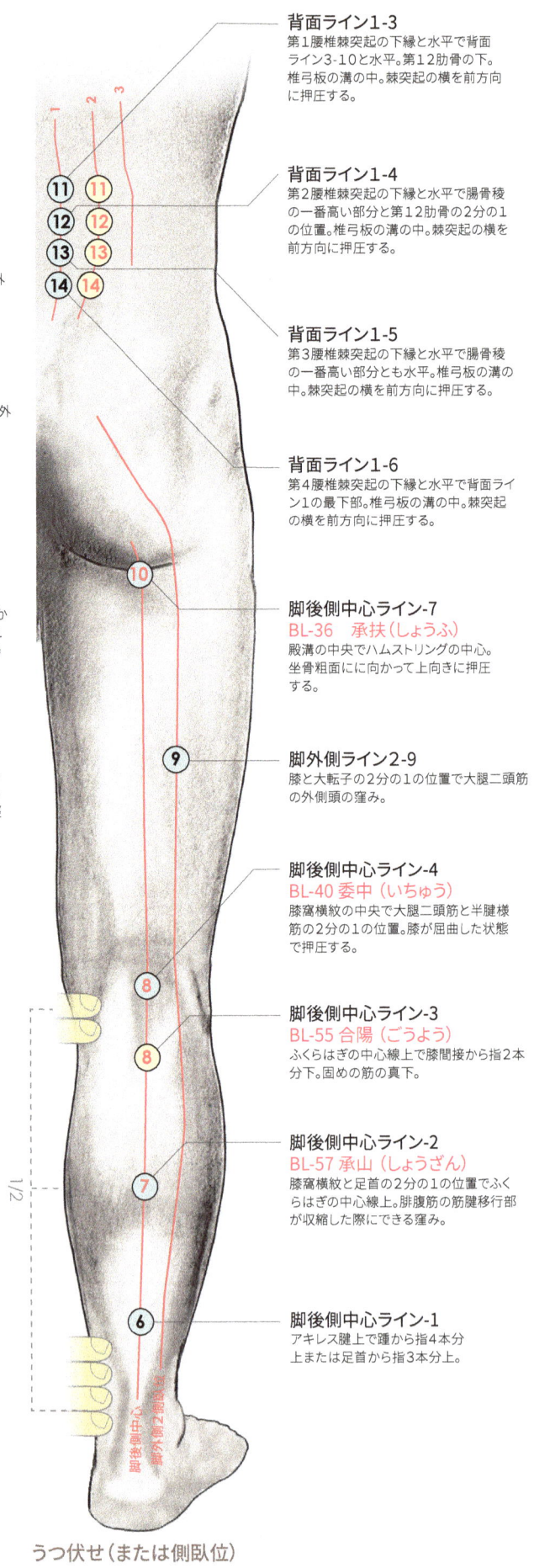

背面ライン1-3
第1腰椎棘突起の下縁と水平で背面ライン3-10と水平。第12肋骨の下。椎弓板の溝の中。棘突起の横を前方向に押圧する。

背面ライン1-4
第2腰椎棘突起の下縁と水平で腸骨稜の一番高い部分と第12肋骨の2分の1の位置。椎弓板の溝の中。棘突起の横を前方向に押圧する。

背面ライン1-5
第3腰椎棘突起の下縁と水平で腸骨稜の一番高い部分とも水平。椎弓板の溝の中。棘突起の横を前方向に押圧する。

背面ライン1-6
第4腰椎棘突起の下縁と水平で背面ライン1の最下部。椎弓板の溝の中。棘突起の横を前方向に押圧する。

脚後側中心ライン-7
BL-36 承扶（しょうふ）
殿溝の中央でハムストリングの中心。坐骨粗面にに向かって上向きに押圧する。

脚外側ライン2-9
膝と大転子の2分の1の位置で大腿二頭筋の外側頭の窪み。

脚後側中心ライン-4
BL-40 委中（いちゅう）
膝窩横紋の中央で大腿二頭筋と半腱様筋の2分の1の位置。膝が屈曲した状態で押圧する。

脚後側中心ライン-3
BL-55 合陽（ごうよう）
ふくらはぎの中心線上で膝間接から指2本分下。固めの筋の真下。

脚後側中心ライン-2
BL-57 承山（しょうざん）
膝窩横紋と足首の2分の1の位置でふくらはぎの中心線上。腓腹筋の筋腱移行部が収縮した際にできる窪み。

脚後側中心ライン-1
アキレス腱上で踵から指4本分上または足首から指3本分上。

うつ伏せ（または側臥位）

症状の概要

- 急性、または慢性的な痛みが腰の片側または両側にある。通常片方の痛みが強い
- 脚の片側または両側の腿外側ライン2と1側臥位に関連痛を伴う場合が多い
- 前屈がもっとも強い痛みを伴う動作だか、後屈と回旋でも痛みがある
- 痛みは腰椎の伸展(歩行など)、屈曲(座る、靴下を履く動作など)、回旋(運転時の後退など)を要する動作で悪化する
- 痛みは重・軽度の動作障害を招く恐れがある。症状の程度により一定の可動域を超えると激しい痛みがでる
- 骨盤周辺に骨格の歪みがある

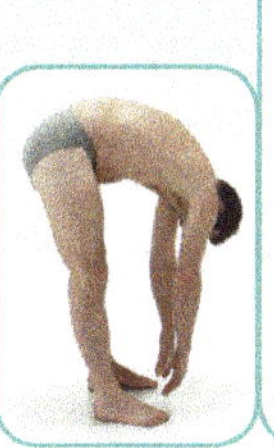
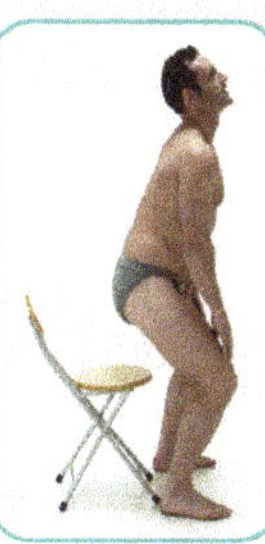
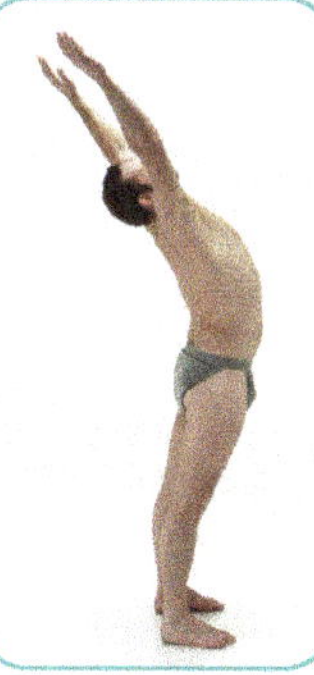
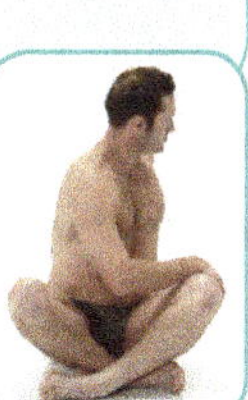

施術手順

基本手順:

通常片側の痛みが強い場合が多いので痛みの強い側から施術を行う。両側に同程度の痛みがある場合、両側に施術を行うが痛みの強い側の施術のみで痛みの少ない側の症状も緩和されることが多くみられる。

手順1から5を1～4回程度行い、補足手順7と8を行う。脚への間接痛を伴う場合この手順には含まれていないが手順38も合わせて行う。

1. 受け手に施術する姿勢になってもらう

受け手に仰向けで両膝を曲げ脚の裏が床についている姿勢になってもらい腰への負担を最小限にします。(膝裏にクッションを置く姿勢では同じ効果は得られない。椅子に座る姿勢は可。)痛みが強く仰向けの姿勢になれない場合手順5から施術を開始し手順6と続け手順1を行います。まだ痛みが強いが仰向けになれる場合。腹部のマッサージを先に行い痛みの緩和を促します。

2. 腹部のマッサージとポイントの押圧

A. 施術時間に余裕がある場合腹部全体をマッサージします。

B. ポイント ①,②と③を2、3回づつ親指で押圧し受け手が受け入れられる深さ(痛みを感じる場合もある)で体がこわばらない程度で押圧します。受け手が60歳以上または循環器系の症状がある場合腹部のマッサージは行わないこと。

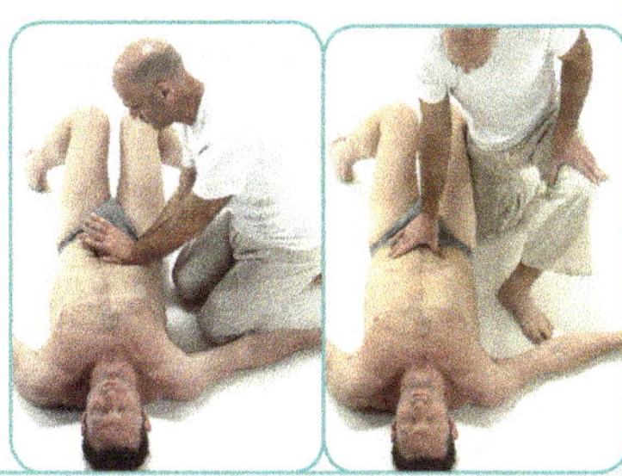

3. 腿内側の経絡ラインとポイントの押圧

A. 脚外側ライン2を親指で1～3往復押圧します。

B. ポイント ④と⑤を10～15秒間親指または手のひらを使って押圧します。手のひらを使う場合長めに押圧します。受け手の脚はまっすぐでも曲げていても構いません。曲げている脚の場合手のひらを使いポイントを腹部に向かって押し下げる要領で行います。脚がまっすぐの場合図の青い印のポイントを押圧し、曲げている場合は図の黄色い印のポイントを押圧します。

C. 受け手の脚がまっすぐな状態で手のひらまたは拳を使って追加ポイント Ⓐ を押圧します。押圧により腰に痛みを感じる場合施術を中止します。

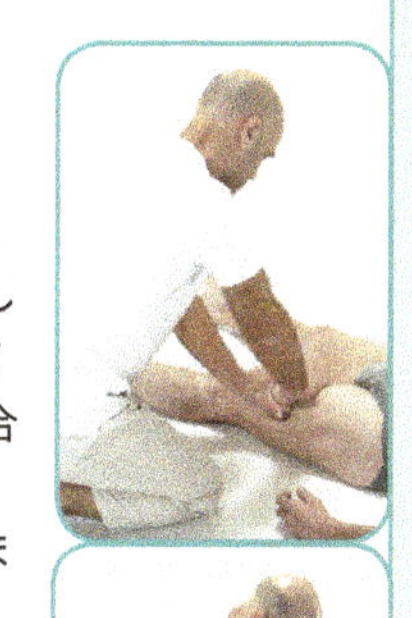
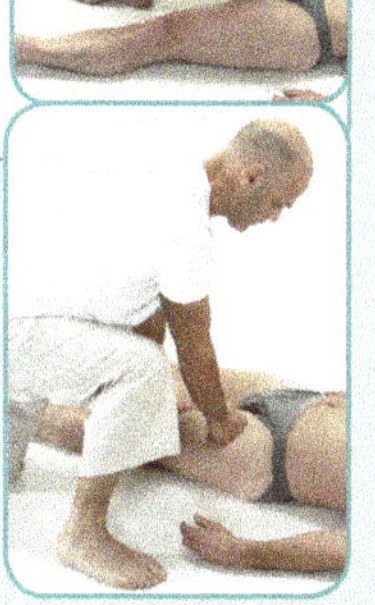

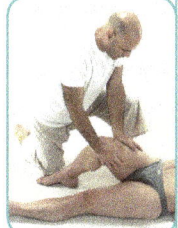

4. 膝での押圧 - 補足手順

脚外側ライン側臥位1と2の腿の部分を膝を使って押圧します。後方に体重をかけ受け手の膝を引き自分の膝を腿に押し付けハムストリングを反対の脚に向かい横方向に押します。膝から腿の半分の位置までゆっくりそれぞれ5秒ずつ1、2回繰り返し押圧します。

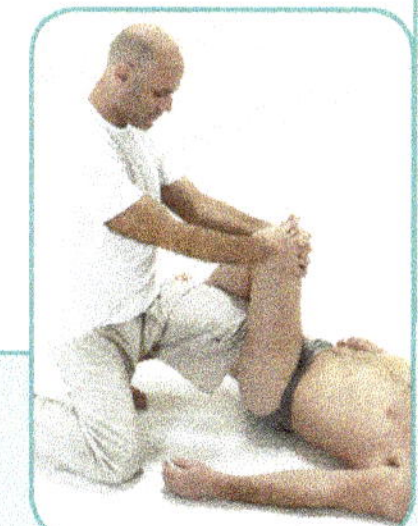

次ページへ続く ➤

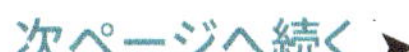

5. 脚後側の経絡ラインとポイントの押圧

受け手に腹ばいになってもらいます。もし腹ばいが痛みにより難しい場合側臥位でも構いません。

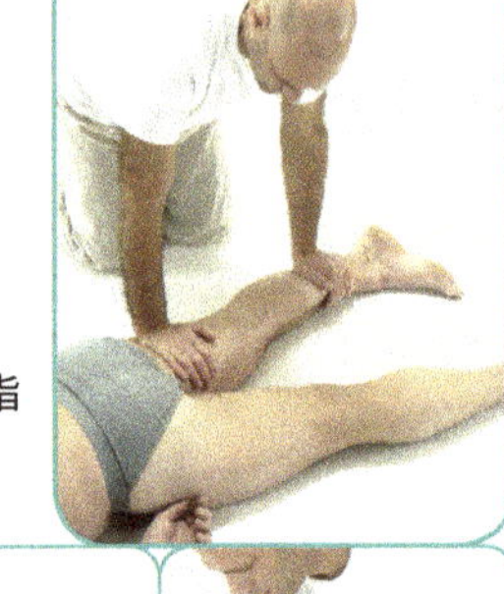

A. 脚後側を手のひらを使い足から臀部までで1、2回往復します。

B. 脚後側中心ラインを親指で1、2回押圧します。

C. ポイント⑥から⑩を親指で1～3回押圧します。

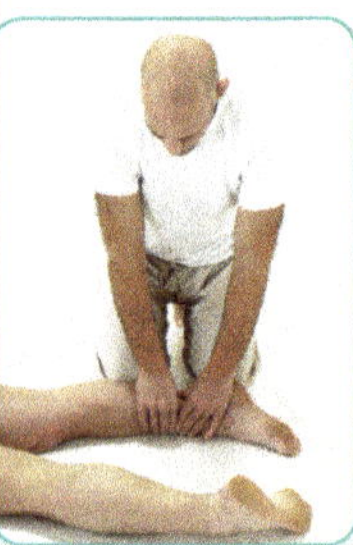

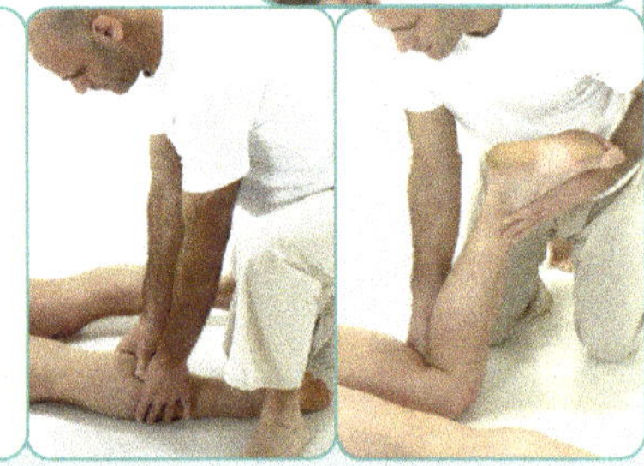

6. 腰のポイントの押圧 ポイントへの押圧

親指でポイント⑪から⑭を2、3回押圧します。押圧によって痛みが出る場合すぐに中止します。もし痛みが押圧で腰椎が伸展することによって起きる場合、受け手に側臥位で両膝を曲げた姿勢になってもらいます。この姿勢でもう一度ポイントを押圧し痛みが出るか確認します。局部的な強い痛みがある場合炎症を起こしている可能性があり、そのような箇所への押圧は症状を悪化させる恐れがあるので直ち施術中止します。炎症ではないが押圧により筋スパズムを起こした場合も押圧を中止します。このような場合腰への直接の押圧・マッサージは避け腹部と脚のみ施術します。

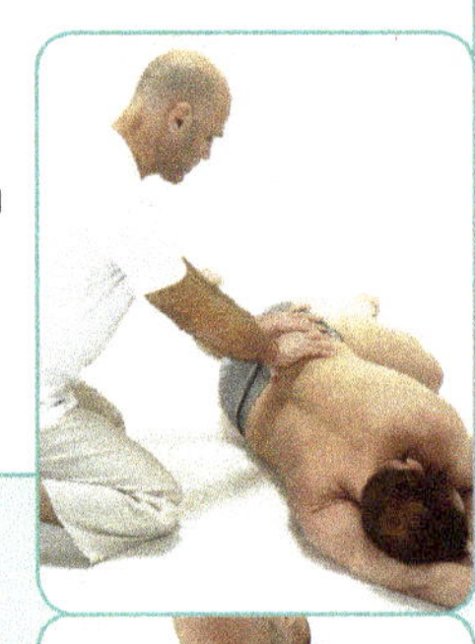

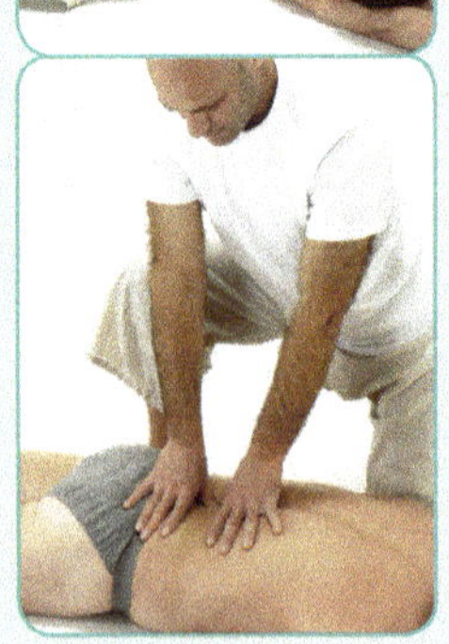

補足手順

7. 前腿のストレッチ

急性の症状でない場合、慎重に腿のストレッチを行っても良いでしょう。もし痛みが出る場合は直ちに中止します。膝を片手で慎重に引き下げます。前腿に痛みが出るのは問題ありません。膝を手前に引きながらもう片方の手で臀部を脚の方向へ押し腰を伸展の動きから守ります。側臥位で行えるその他のストレッチ技法を使用しても構いません。

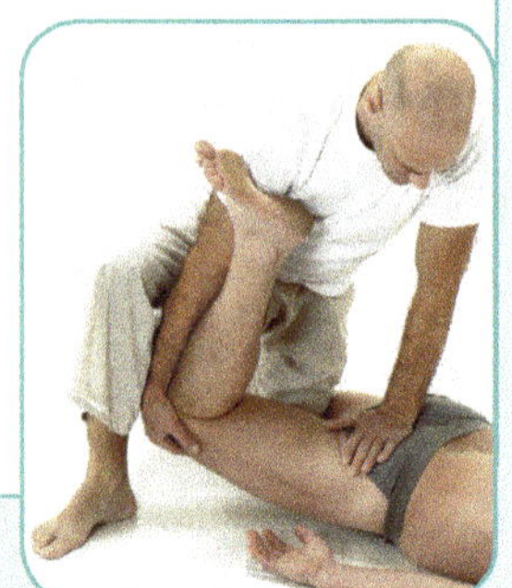

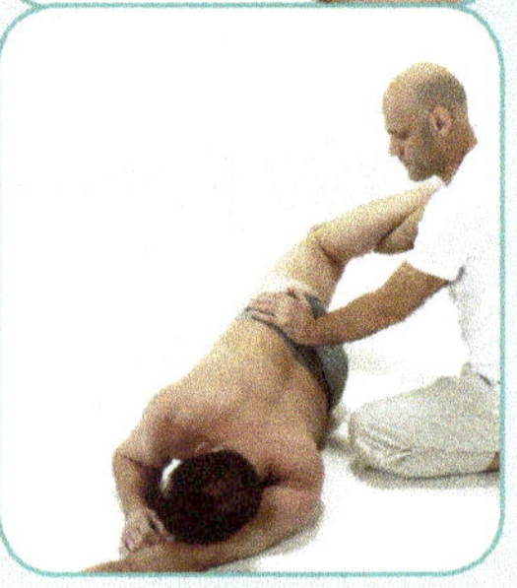

8. 腰のストレッチ

急性の症状でない場合、慎重に腰を屈曲させるストレッチを行っても良いでしょう。可能であれば受け手に座ってもらい脚を少し開いてもらいます。つま先で受け手のヘソの両側を同時に押圧します。つま先でゆっくり深く押圧するのと同時に受け手の腕をもち後ろに寄り掛かるように引っ張ります。受け手にできるところまで前屈してもらいますが、引っ張りすぎず受け手の抵抗を感じたり受け手が痛みを感じたらすぐに中止します。

このストレッチによって腹部に多少の圧迫感と痛みは伴いますが受け手は気持ちがよいと感じるでしょう。

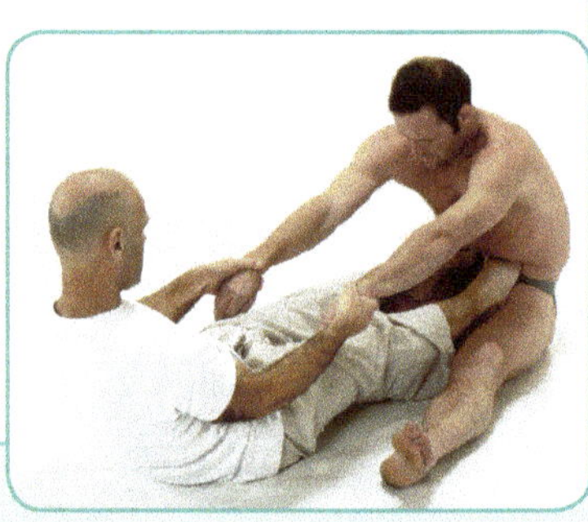

次ページへ続く ➤

補足手順

9. 基本のマッサージ

慢性的な症状の場合様々な姿勢で異なったストレッチ技法を使い脚、腰、臀部をマッサージします。腰に痛みを感じる場合すぐに中止します。

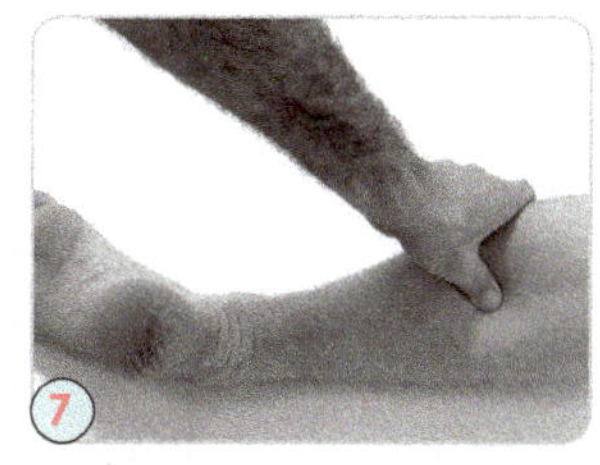
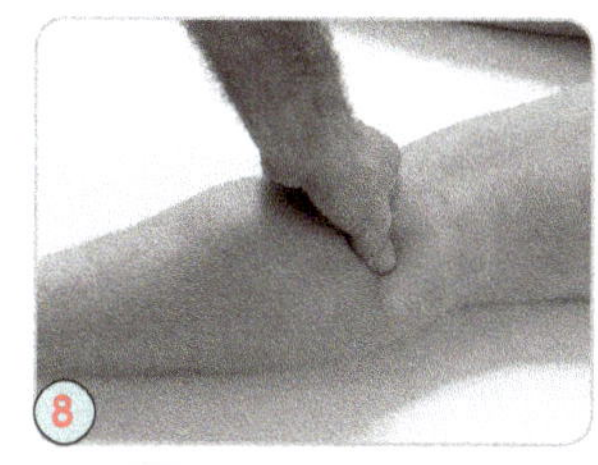
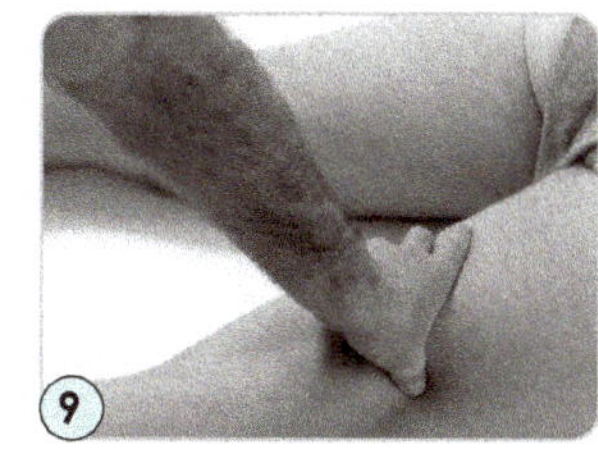
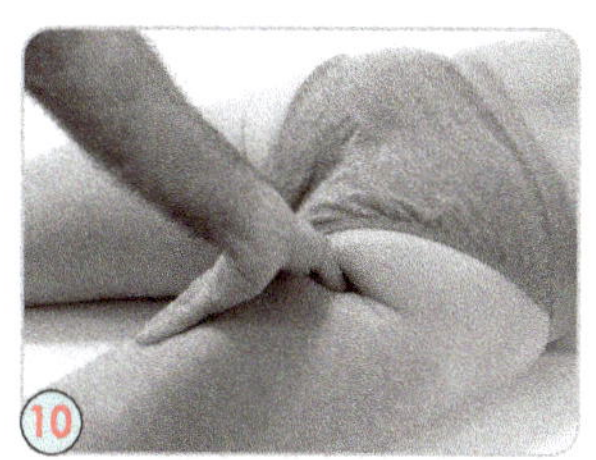
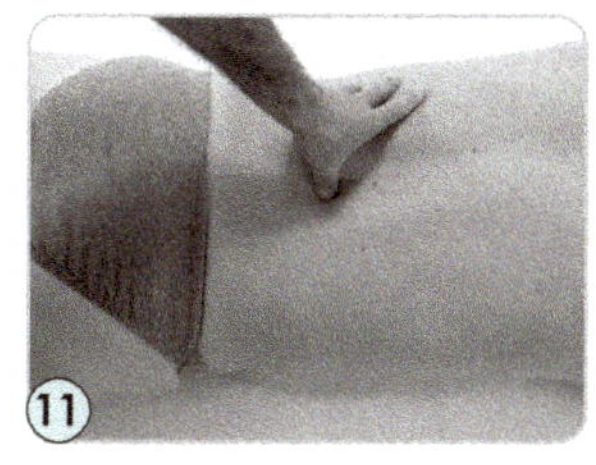
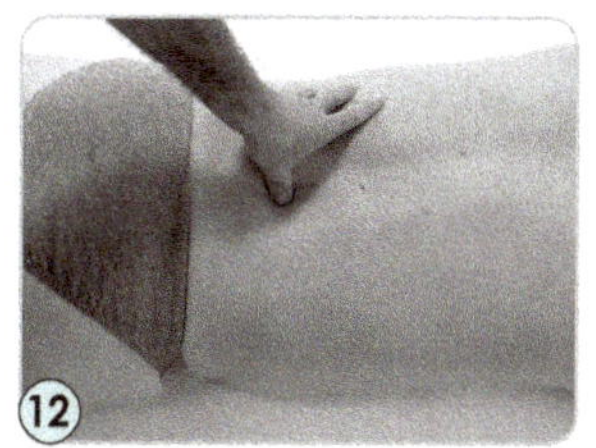
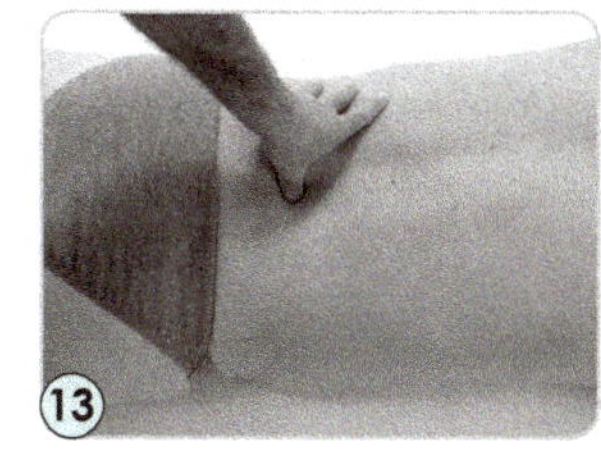
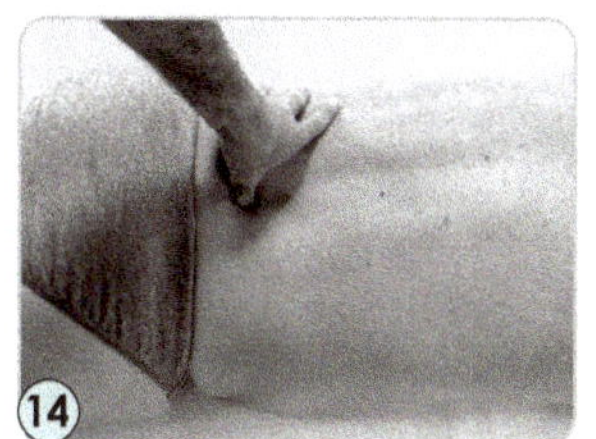

注意点：

- 受け手の背中の痛みの症状が急性であり、手技療法が適しているか疑わしい場合はすぐに医師の診断を仰ぐ
- 急性の症状の場合ストレッチ技法の使用は避ける
- ステップ7と8に説明されているストレッチ技法を使用する。健康な受け手で練習し習得してから施術に取り入れる
- ストレッチ技法の使用により痛みが悪化する場合すぐに中止する
- 60歳以上の高齢者の腹部の押圧は特に慎重に優しく行う
- 腰への直接の押圧で痛みがある場合炎症を起こしている可能性があるので腰への押圧は避け、腹部と脚のみに施術を行う
- 症状が好転が見られるまで毎日施術を行う。慢性的な症状の場合週2回程度施術を行う
- 前回の施術後の痛みやもみ返しが受け手にある場合、続けての施術はしない
- 受け手に急激な動作や重い荷物を持ち上げるなどの痛みを感じる動作や姿勢は避けるよう指示する

使用したタイ式ポイント

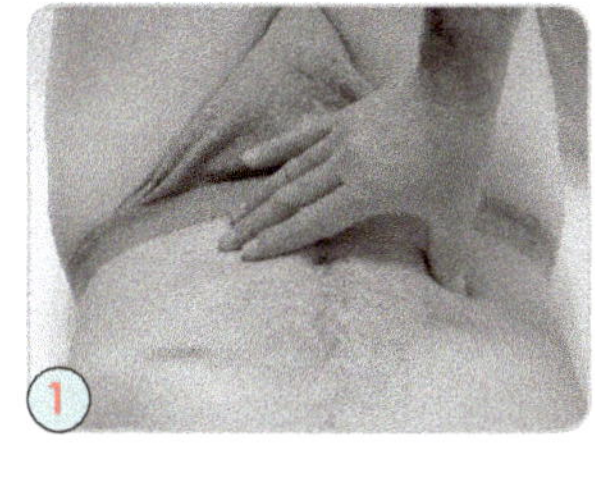
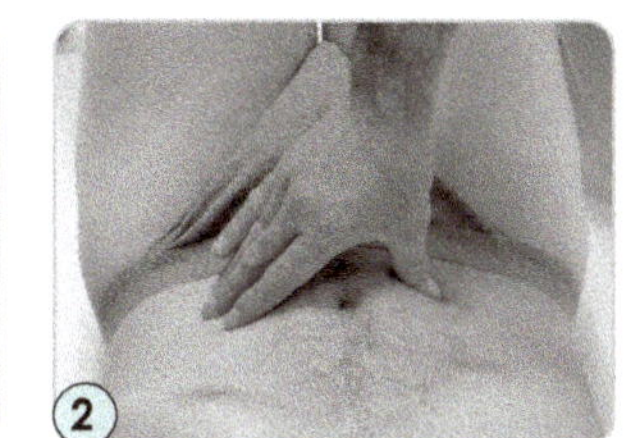
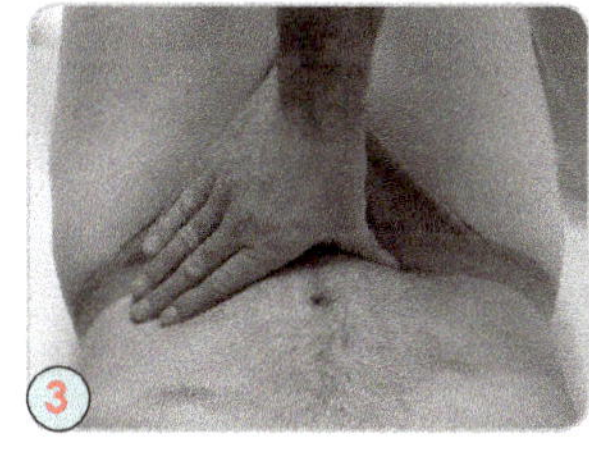
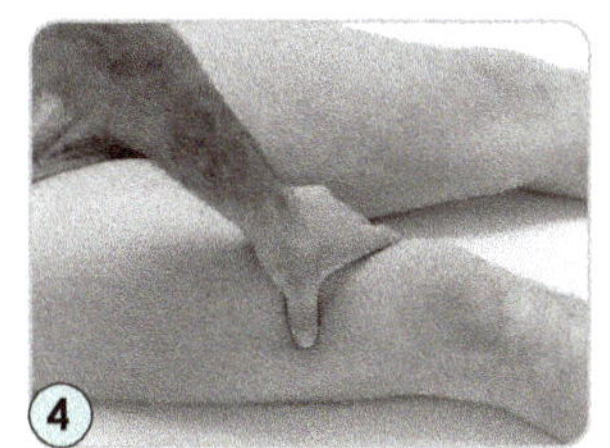
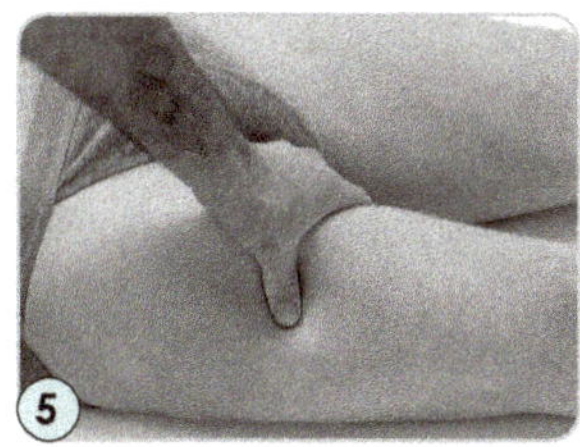
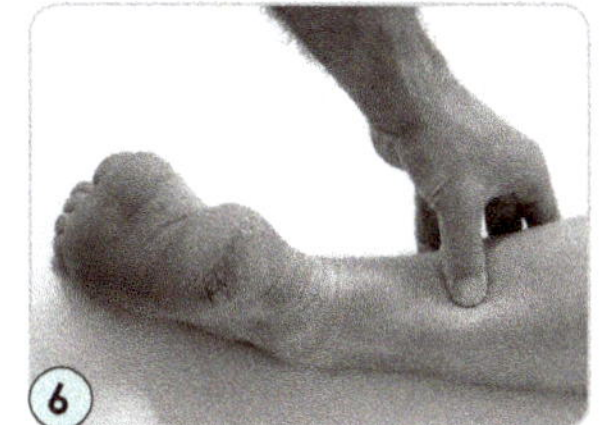

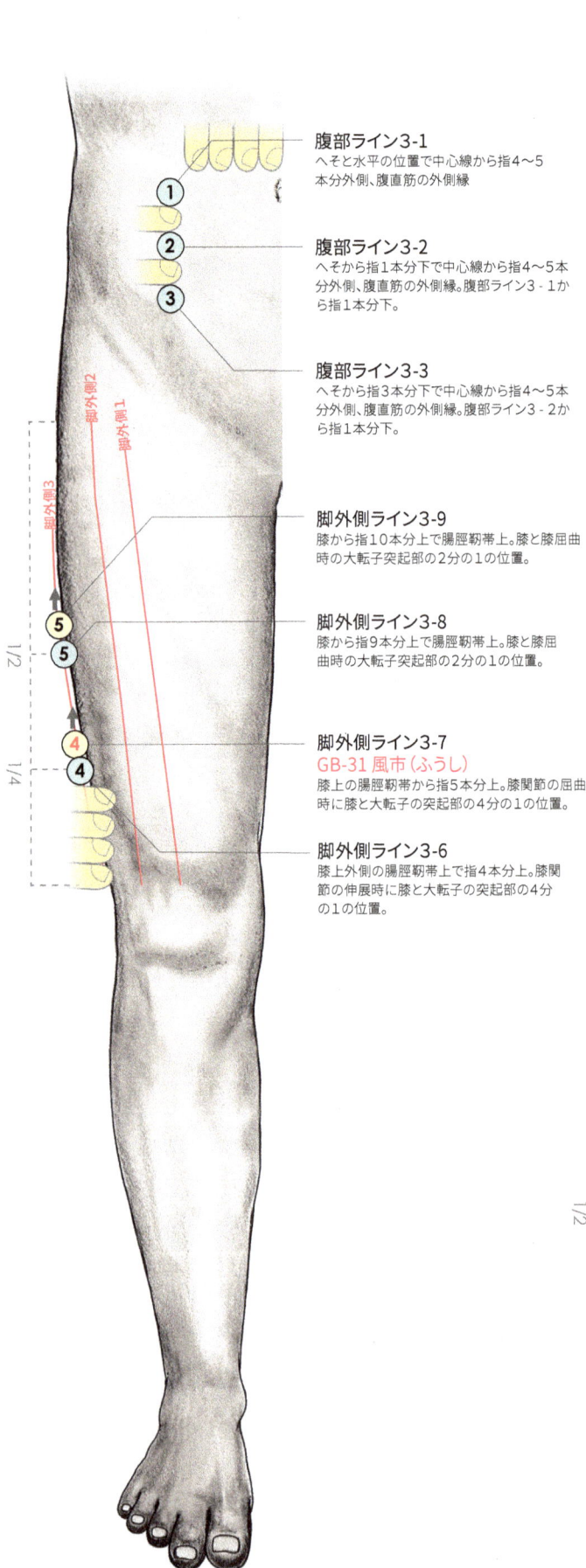

手順 - 40 腰痛
後屈に伴う腰の痛み

●●● とてもよくある症状

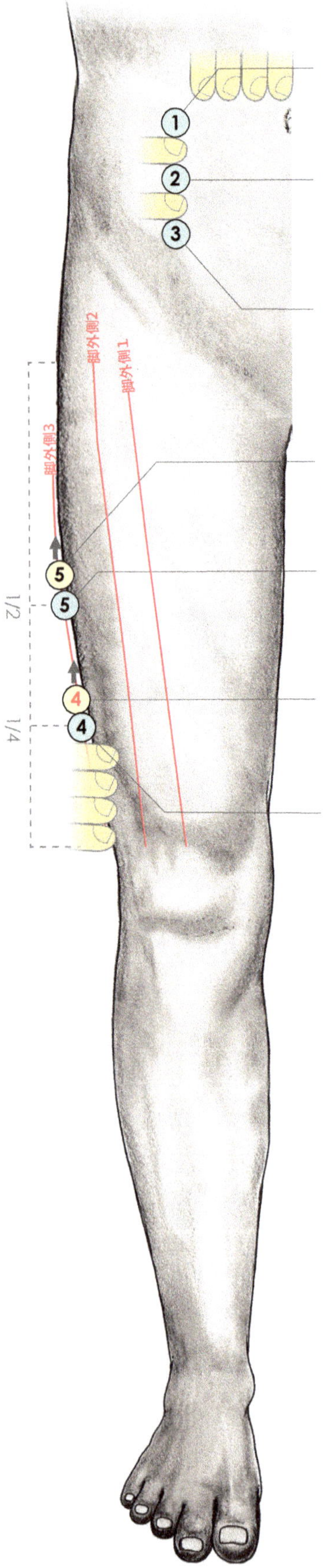

脚外側2
脚外側1
脚外側3
1/2
1/4

腹部ライン3-1
へそと水平の位置で中心線から指4～5本分外側、腹直筋の外側縁

腹部ライン3-2
へそから指1本分下で中心線から指4～5本分外側、腹直筋の外側縁。腹部ライン3 - 1から指1本分下。

腹部ライン3-3
へそから指3本分下で中心線から指4～5本分外側、腹直筋の外側縁。腹部ライン3 - 2から指1本分下。

脚外側ライン3-9
膝から指10本分上で腸脛靭帯上。膝と膝屈曲時の大転子突起部の2分の1の位置。

脚外側ライン3-8
膝から指9本分上で腸脛靭帯上。膝と膝屈曲時の大転子突起部の2分の1の位置。

脚外側ライン3-7
GB-31 風市（ふうし）
膝上の腸脛靭帯から指5本分上。膝関節の屈曲時に膝と大転子の突起部の4分の1の位置。

脚外側ライン3-6
膝上外側の腸脛靭帯上で指4本分上。膝関節の伸展時に膝と大転子の突起部の4分の1の位置。

仰臥位

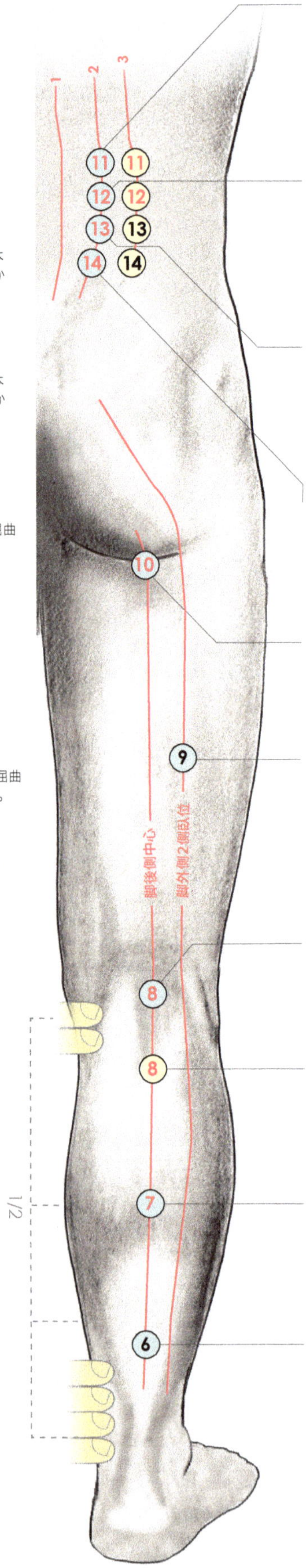

背面ライン2-17
BL-22 三焦腧（さんしょうゆ）
棘突起から指2本分外側で第1腰椎棘突起の下縁と水平の位置。第12肋骨のすぐ下。傍脊柱筋群の最も盛り上がってる箇所。

背面ライン2-18
BL-23 腎腧（じんゆ）
棘突起から指2本分外側で2腰椎棘突起の下縁と水平の位置。腸骨稜の一番高い部分と第12肋骨の2分の1の位置。脊柱起立筋の最も盛り上がっている箇所。

背面ライン2-19
BL-24 氣海腧（きかいゆ）
棘突起から指2本分外側で第3腰椎棘突起の下縁と水平の位置。腸骨稜の一番高い箇所と水平。傍脊柱筋群の最も盛り上がってる箇所。

背面ライン2-20
BL-25 大腸腧（だいちょうゆ）
第4腰椎棘突起の下縁から指1本分外側。背面ライン2の最下部の上で、上後腸骨棘のすぐ上。傍脊柱筋群の最も盛り上がってる箇所。

脚後側中心ライン-7
BL-36 承扶（しょうふ）
殿溝の中央でハムストリングの中心。坐骨粗面にに向かって上向きに押圧する。

脚外側ライン2-9
膝と大転子の2分の1の位置で大腿二頭筋の外側頭の窪み。

脚後側中心
脚外側2側臥位

脚後側中心ライン-4
BL-40 委中（いちゅう）
膝窩横紋の中央で大腿二頭筋と半腱様筋の2分の1の位置。膝が屈曲した状態で押圧する。

脚後側中心ライン-3
BL-55 合陽（ごうよう）
ふくらはぎの中心線上で膝窩横紋から指2本分下。少し硬い筋肉の真下。

1/2

脚後側中心ライン-2
BL-57 承山（しょうざん）
膝窩横紋と足首の2分の1の位置でふくらはぎの中心線上。腓腹筋の筋腱移行部が収縮した際にできる窪み。

脚後側中心ライン-1
アキレス腱上で踵から指4本分上または足首から指3本分上。

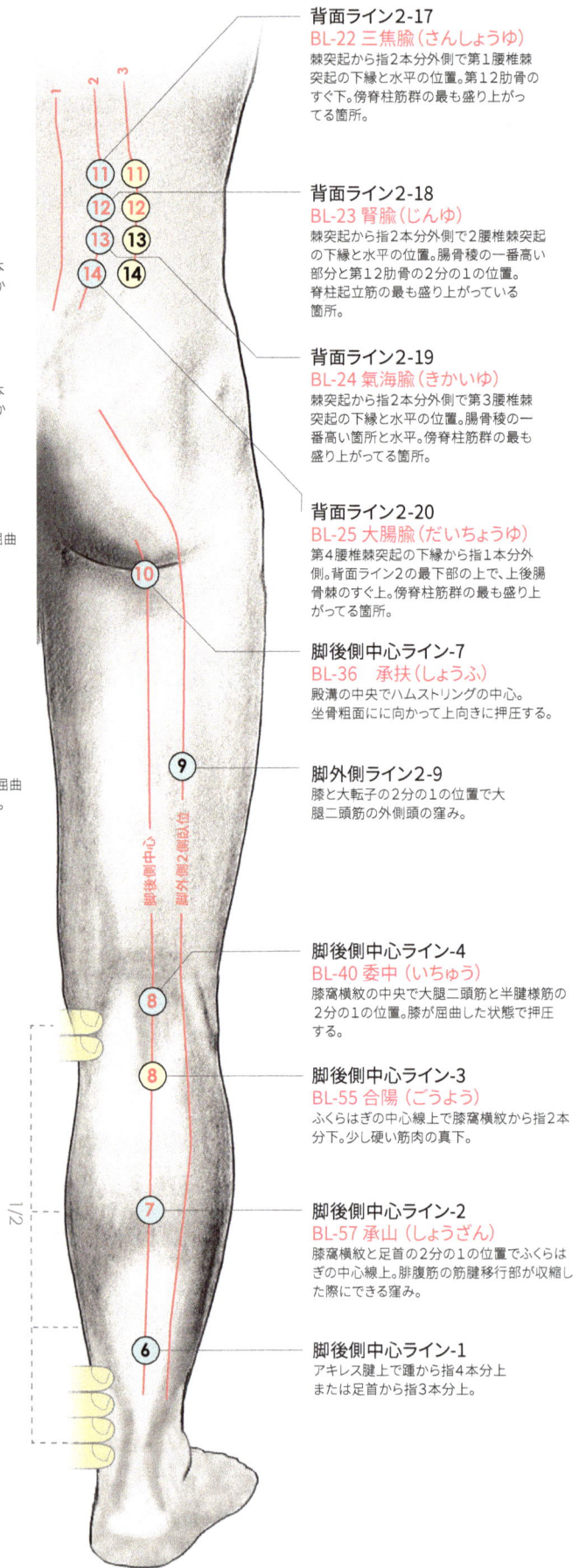

うつ伏せ（または側臥位）

症状の概要

- 急性、または慢性的な痛みが腰の片側または両側にある。通常片方の痛みが強い
- 脚の片側または両側の腿外側ライン3と脚後側中心ラインの両方またはいずれかに関連痛を伴う場合が多い
- 後屈がもっとも強い痛みを伴う動作だか、回旋でも痛みがある
- 痛みは腰椎の伸展（歩行など）、屈曲（座る、靴下を履く動作など）、回旋（運転時の後退など）を要する動作で悪化する
- 痛みは重・軽度の動作障害を招く恐れがある。症状の程度により一定の可動域を超えると激しい痛みがでる
- 骨盤周辺に骨格の歪みがある

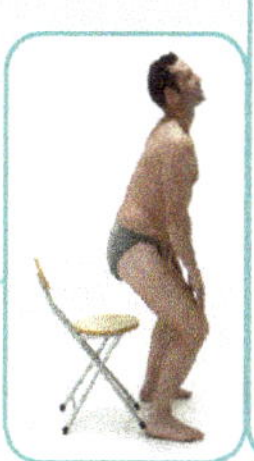
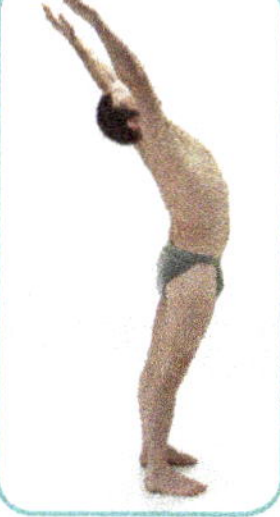
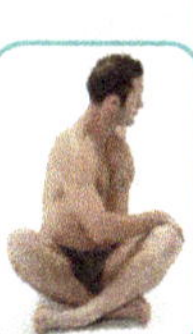

施術手順

基本手順：

通常片側の痛みが強い場合が多いので痛みの強い側から施術を行う。両側に同程度の痛みがある場合、両側に施術を行うが痛みの強い側の施術のみで痛みの少ない側の症状も緩和されることが多くみられる。

手順1から6を1～4回程度行い、補足手順7と8を行う。脚への間接痛を伴う場合この手順には含まれていないが手順38も合わせて行う。

1. 受け手に施術する姿勢になってもらう

受け手に仰向けで両膝を曲げ脚の裏が床についている姿勢になってもらい腰への負担を最小限にします。（膝裏にクッションを置く姿勢では同じ効果は得られない。椅子に座る姿勢は可。）痛みが強く仰向けの姿勢になれない場合手順5から施術を開始し手順6と続け手順1を行います。まだ痛みが強いが仰向けになれる場合。腹部のマッサージを先に行い痛みの緩和を促します。

2. 腹部のマッサージとポイントの押圧

A. 施術時間に余裕がある場合腹部全体をマッサージします。

B. ポイント①,②と③を2、3回づつ親指で押圧し受け手が受け入れられる深さ（痛みを感じる場合もある）で体がこわばらない程度で押圧します。受け手が60歳以上または循環器系の症状がある場合腹部のマッサージは行わないこと。

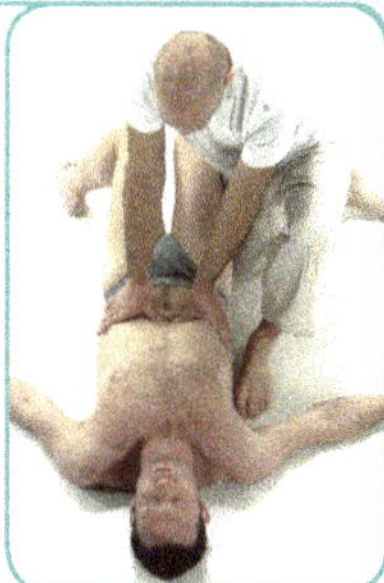
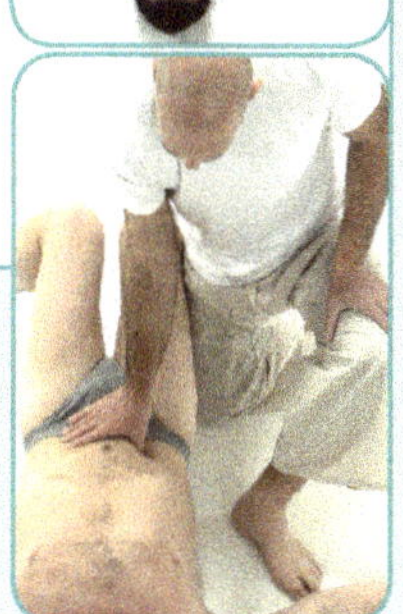

3. 腿内側の経絡ラインとポイントの押圧

A. 脚外側ライン3を親指で1～3往復押圧します。

B. ポイント④と⑤を10～15秒間親指または手のひらを使って押圧します。手のひらを使う場合長めに押圧します。受け手の脚はまっすぐでも曲げていても構いません。曲げている脚の場合手のひらを使いポイントを腹部に向かって押し下げる要領で行います。脚がまっすぐの場合図の青い印のポイントを押圧し、曲げている場合は図の黄色い印のポイントを押圧します。

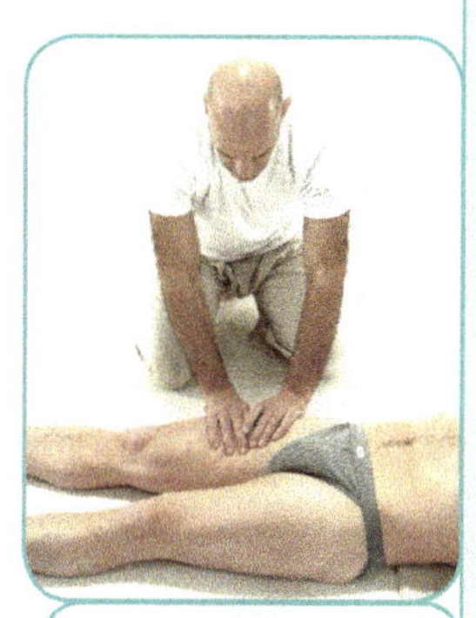
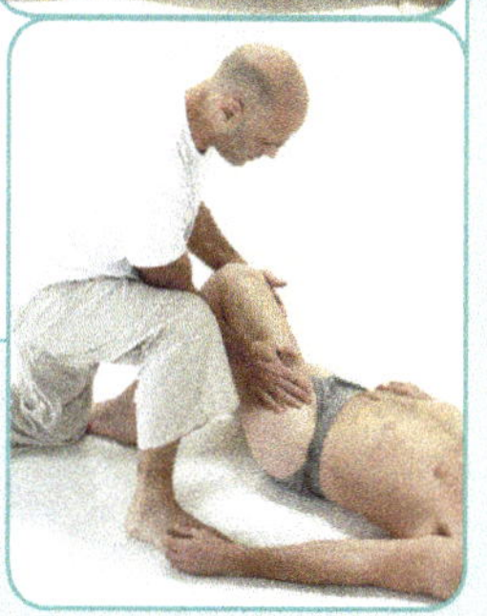

4. 膝での押圧 - 補足手順

脚外側ライン側臥位1と2の腿の部分を膝を使って押圧します。後方に体重をかけ受け手の膝を引き自分の膝を腿に押し付けハムストリングを反対の脚に向かい横方向に押します。膝から腿の半分の位置までゆっくりそれぞれ5秒ずつ1、2回繰り返し押圧します。

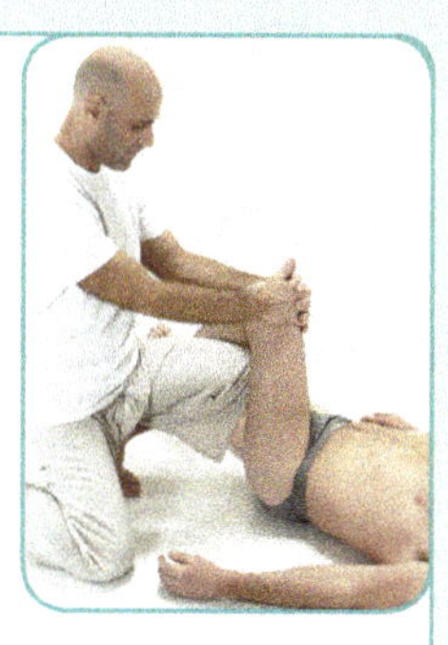

次ページへ続く ➤

5. 脚後側の経絡ラインとポイントの押圧

受け手に腹ばいになってもらいます。もし腹ばいが痛みにより難しい場合側臥位でも構いません。

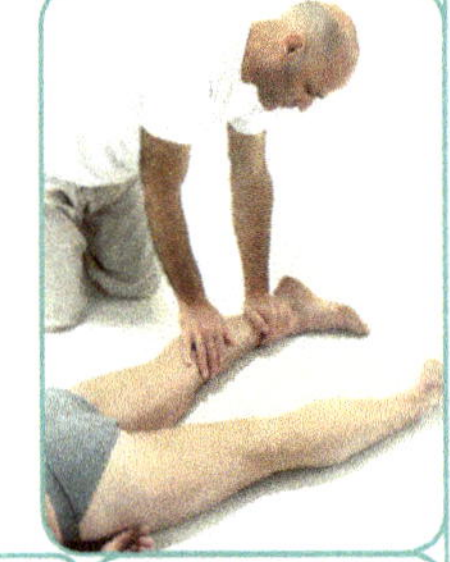

A. 脚後側を手のひらを使い足から臀部までで1、2回往復します。
B. 脚後側中心ラインを親指で1、2回押圧します。
C. ポイント 6 から 10 を親指で1〜3回押圧します。

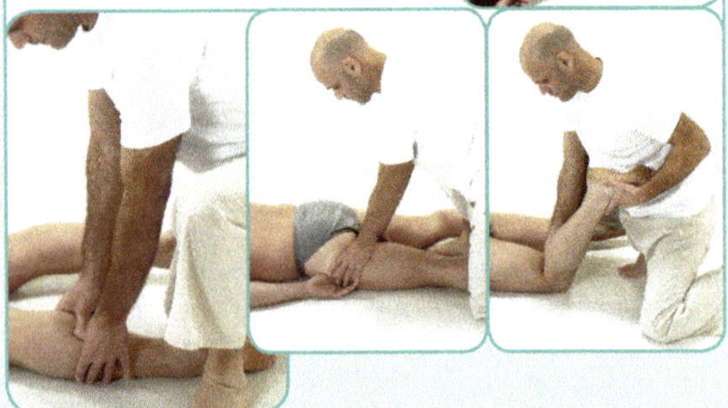

6. 腰のポイントの押圧

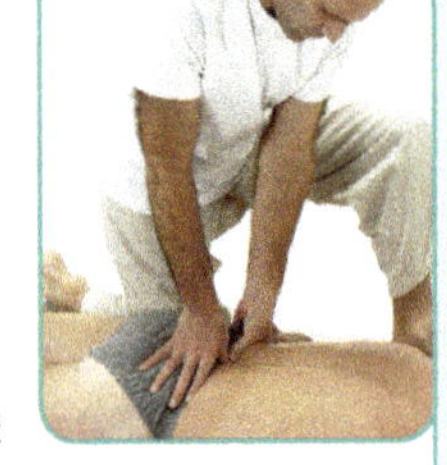

親指でポイント 11 から 14 を2、3回押圧します。押圧によって痛みが出る場合すぐに中止します。もし痛みが押圧で腰椎が伸展することによって起きる場合、受け手に側臥位で両膝を曲げた姿勢になってもらいます。この姿勢でもう一度ポイントを押圧し痛みが出るか確認します。局部的な強い痛みがある場合炎症を起こしている可能性があり、そのような箇所への押圧は症状を悪化させる恐れがあるので直ち施術中止します。炎症ではないが押圧により筋スパズムを起こした場合も押圧を中止します。このような場合腰への直接の押圧・マッサージは避け腹部と脚のみ施術します。

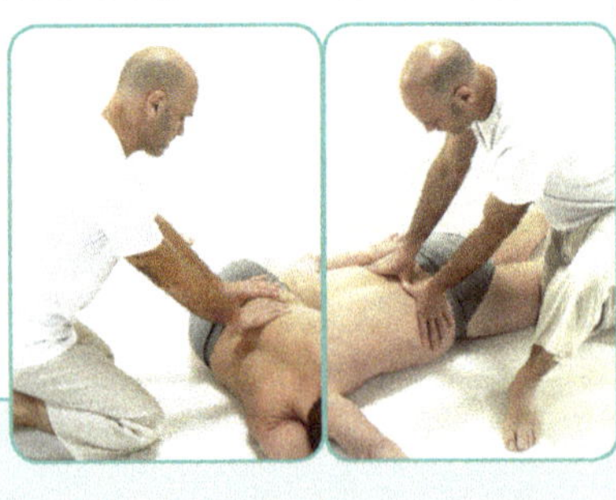

補足手順

7. . 前腿のストレッチ

急性の症状でない場合、慎重に腿のストレッチを行っても良いでしょう。もし痛みが出る場合は直ちに中止します。膝を片手で慎重に引き下げます。前腿に痛みが出るのは問題ありません。膝を手前に引きながらもう片方の手で臀部を脚の方向へ押し腰を伸展の動きから守ります。側臥位で行えるその他のストレッチ技法を使用しても構いません。

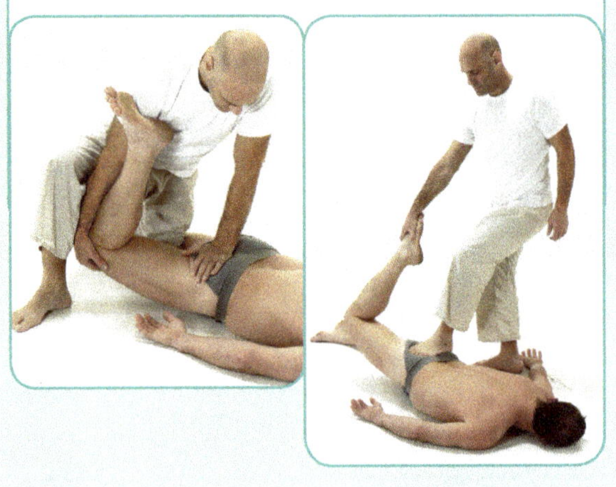

次ページへ続く ➤

8. 腰のストレッチ

急性の症状でない場合、慎重に腰を屈曲させるストレッチを行っても良いでしょう。最初の段階では受け手は痛みを感じますが、強い抵抗を見せず後ろに寄り掛かる姿勢ならば施術を続けますが、抵抗を感じる場合無理に続けず、ストレッチは中止します。

A. ストレッチの準備

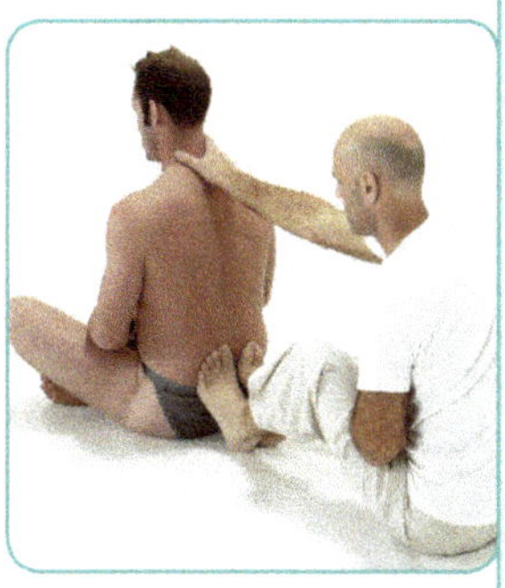

受け手に胡座になってもらい受け手の後ろに正座し腿の上にクッションを置きます。つま先で受け手の腰骨(腸骨)を左右同時に押し受け手に後ろのクッションに寄り掛かるよう指示します。受け手の首を手で支え膝を伸ばし受け手の腰骨をさらに遠くに押し、受け手の背中が腿に、腰がつま先の上に乗る姿勢になります。受け手に脚の伸ばすように指示します。受け手に痛みはないが施術者のつま先は少し痛いかもしれません。

B. ストレッチを行う

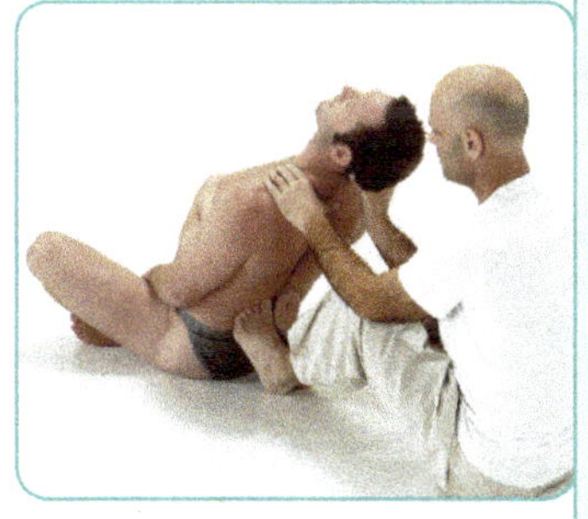

受け手の両腕を引っ張りつま先で受け手の腰骨を押します。この姿勢を5秒間保ち緩めます。数回同様の動きを繰り返します。受け手にとって心地の良いストレッチになるはずですが痛みが出る場合は直ちに中止します。

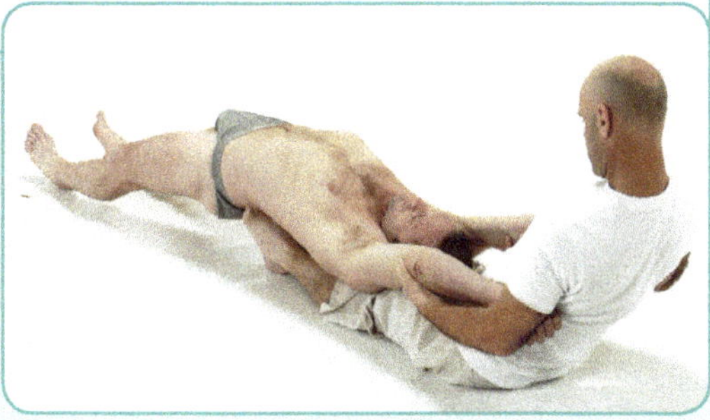

9. 基本のマッサージ

慢性的な症状の場合様々な姿勢で異なったストレッチ技法を使い脚、腰、臀部をマッサージします。腰に痛みを感じる場合すぐに中止します。

注意点：

- 受け手の背中の痛みの症状が急性であり、手技療法が適しているか疑わしい場合はすぐに医師の診断を仰ぐ
- 急性の症状の場合ストレッチ技法の使用は避ける
- ステップ7と8に説明されているストレッチ技法を使用する。健康な受け手で練習し習得してから施術に取り入れる
- ストレッチ技法の使用により痛みが悪化する場合すぐに中止する
- 60歳以上の高齢者の腹部の押圧は特に慎重に優しく行う
- 腰への直接の押圧で痛みがある場合炎症を起こしている可能性があるので腰への押圧は避け、腹部と脚のみに施術を行う
- 症状が好転が見られるまで毎日施術を行う。慢性的な症状の場合週2回程度施術を行う
- 前回の施術後の痛みやもみ返しが受け手にある場合、続けての施術はしない
- 受け手に急激な動作や重い荷物を持ち上げるなどの痛みを感じる動作や姿勢は避けるよう指示する

使用したタイ式ポイント

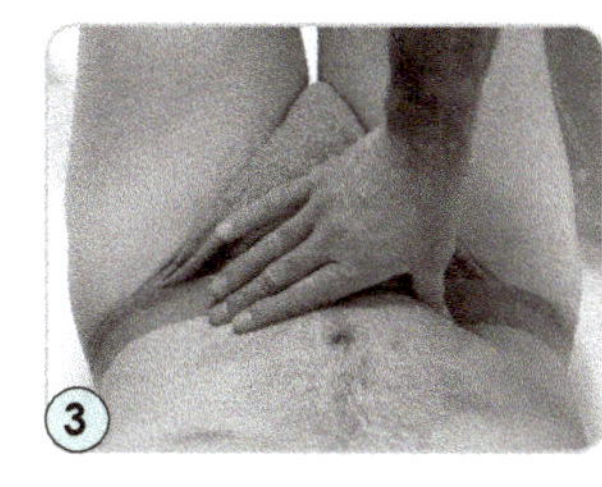
3

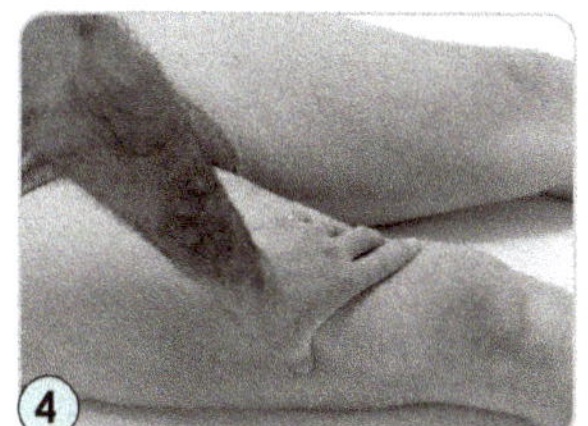
4

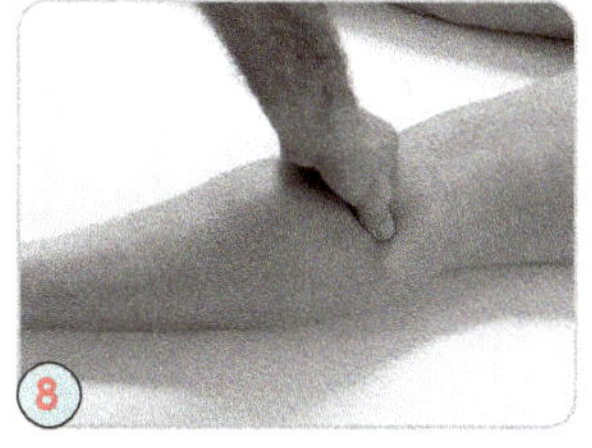
8

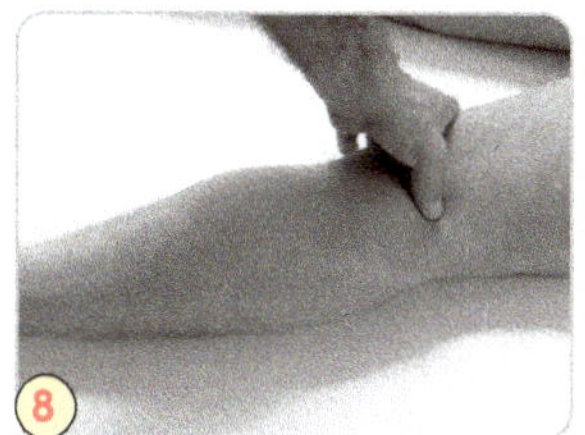
8

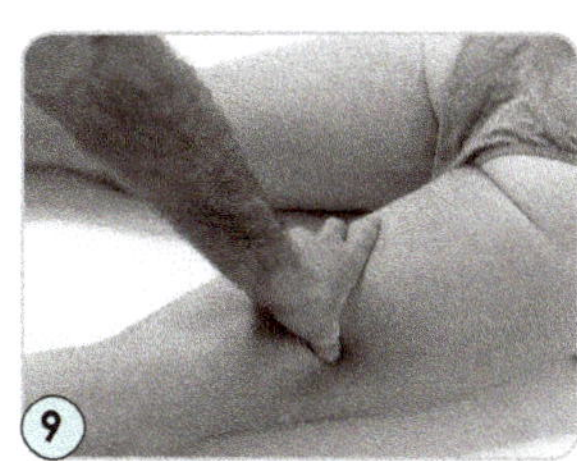
9

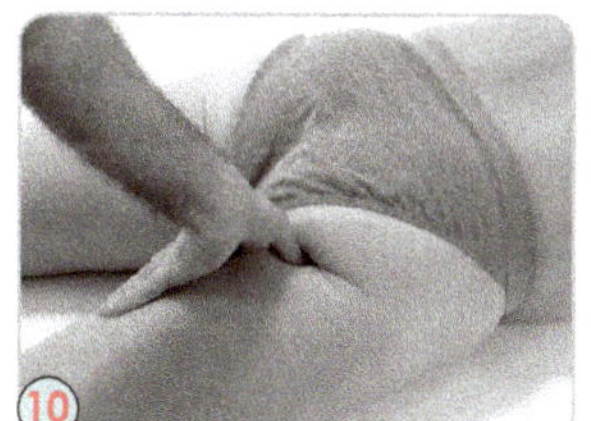
10

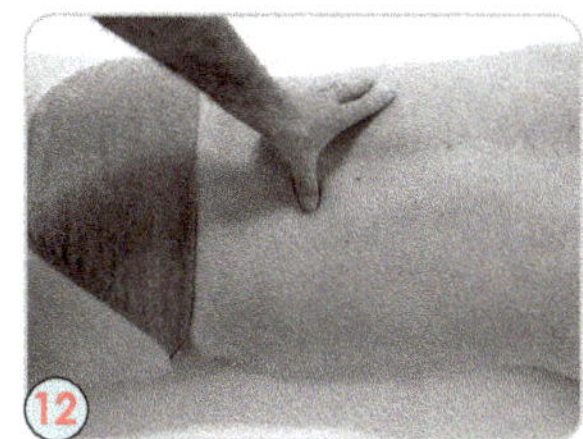
12

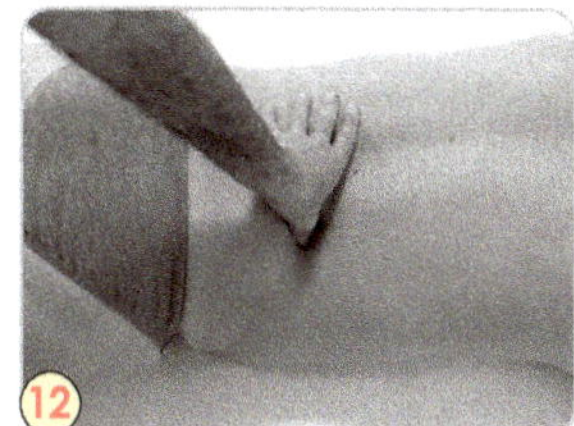
12

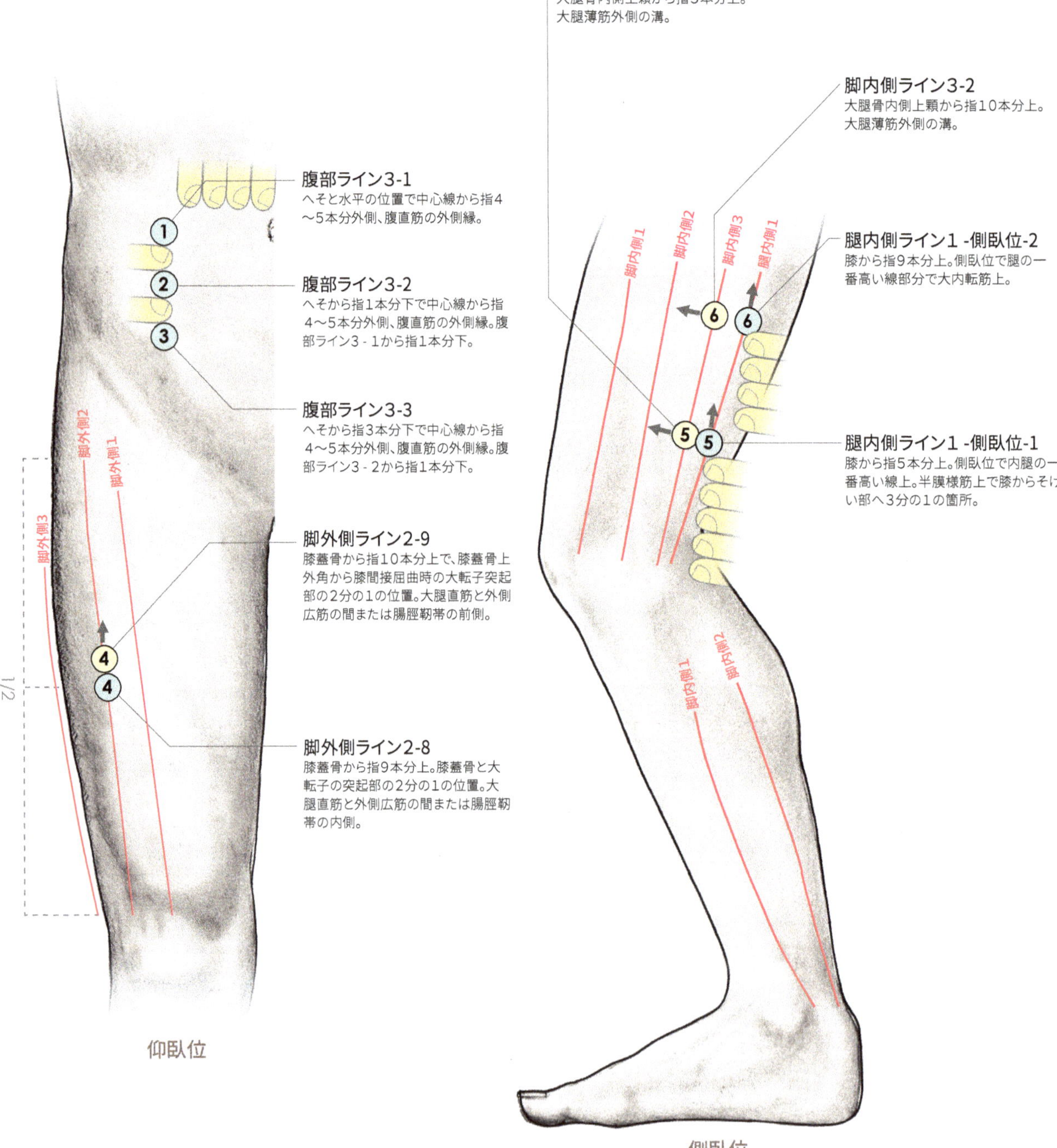
腹部ライン3-1
へそと水平の位置で中心線から指4～5本分外側、腹直筋の外側縁。
腹部ライン3-2
へそから指1本分下で中心線から指4～5本分外側、腹直筋の外側縁。腹部ライン3 - 1から指1本分下。
腹部ライン3-3
へそから指3本分下で中心線から指4～5本分外側、腹直筋の外側縁。腹部ライン3 - 2から指1本分下。
脚外側ライン2-9
膝蓋骨から指10本分上で、膝蓋骨上外角から膝間接屈曲時の大転子突起部の2分の1の位置。大腿直筋と外側広筋の間または腸脛靭帯の前側。
脚外側ライン2-8
膝蓋骨から指9本分上。膝蓋骨と大転子の突起部の2分の1の位置。大腿直筋と外側広筋の間または腸脛靭帯の内側。
脚外側1
脚外側2
脚外側3
1/2
仰臥位
脚内側ライン3-1
大腿骨内側上顆から指5本分上。
大腿薄筋外側の溝。
脚内側ライン3-2
大腿骨内側上顆から指10本分上。
大腿薄筋外側の溝。
腿内側ライン1 -側臥位-2
膝から指9本分上。側臥位で腿の一番高い線部分で大内転筋上。
腿内側ライン1 -側臥位-1
膝から指5本分上。側臥位で内腿の一番高い線上。半膜様筋上で膝からそけい部へ3分の1の箇所。
脚内側1
脚内側2
脚内側3
腿内側1
側臥位

症状の概要

- 急性、または慢性的な痛みが腰の片側にある
- 回旋の動作（運転時の後退の動作等）で痛みが悪化するが前屈と後屈での痛みはない
- 痛みは重・軽度の動作障害を招く恐れがある。症状の程度により一定の可動域を超えると激しい痛みがでる

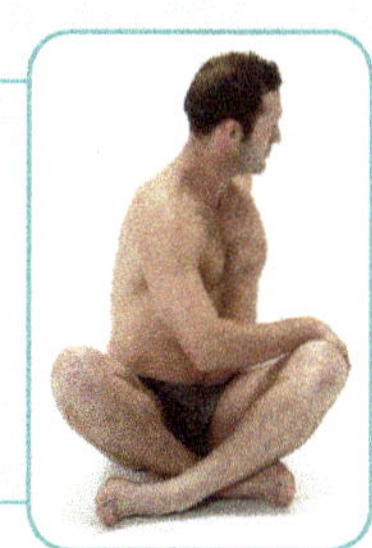

施術手順

基本手順：

通常片側の痛みが強い場合が多いので痛みの強い側から施術を行う。両側に同程度の痛みがある場合、両側に施術を行うが痛みの強い側の施術のみで痛みの少ない側の症状も緩和されることが多くみられる。

手順1から6を1〜4回程度行い、補足手順7と8を行う。脚への間接痛を伴う場合この手順には含まれていないが手順38も合わせて行う。

1. 腹部のマッサージとポイントの押圧

受け手に仰向けで両膝を曲げ脚の裏が床についている姿勢になってもらい腰への負担を最小限にします。（膝裏にクッションを置く姿勢では同じ効果は得られない。椅子に座る姿勢は可。）

A. 施術時間に余裕がある場合腹部全体をマッサージします。

B. ポイント ① から ③ を2、3回づつ親指で押圧し受け手が受け入れられる深さ（痛みを感じる場合もある）で体がこわばらない程度で押圧します。受け手が60歳以上または循環器系の症状がある場合腹部のマッサージは行わないこと。

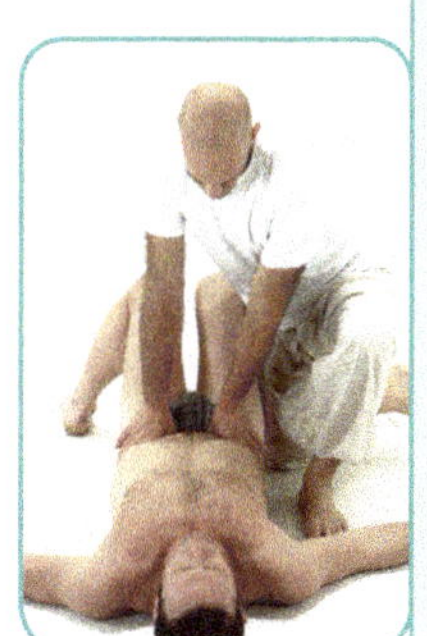

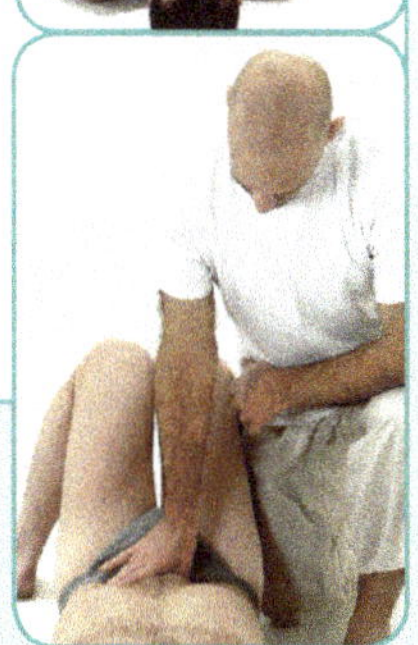

2. 腿の経絡ラインとポイントの押圧

A.脚外側ライン2を親指で1〜3往復押圧します。

B.ポイント ④ を10〜15秒間親指または手のひらを使って押圧します。手のひらを使う場合長めに押圧します。受け手の脚はまっすぐでも曲げていても構いません。曲げている脚の場合手のひらを使いポイントを腹部に向かって押し下げる要領で行います。脚がまっすぐの場合図の青い印のポイントを押圧し、曲げている場合は図の黄色い印のポイントを押圧します。

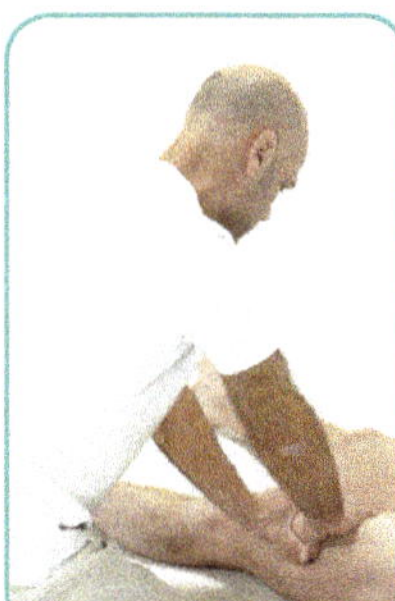

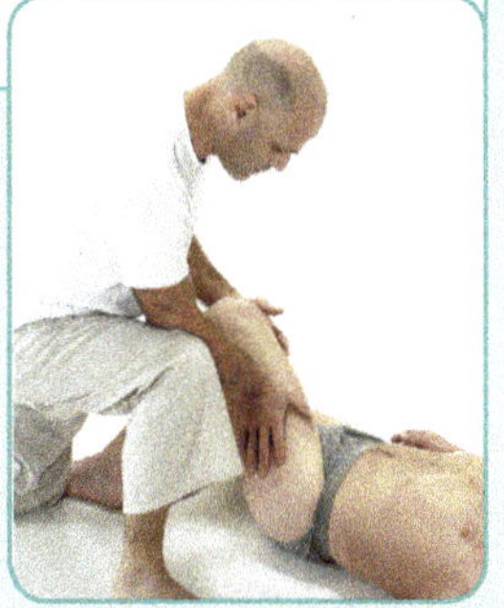

3. 側臥位での脚内側のマッサージ

受け手に側臥位になってもらい得意の方法で脚の内側をマッサージします。体重を使い足からそけい部までを1〜3回往復します。タイ式で行う場合手のひらを使いましょう。

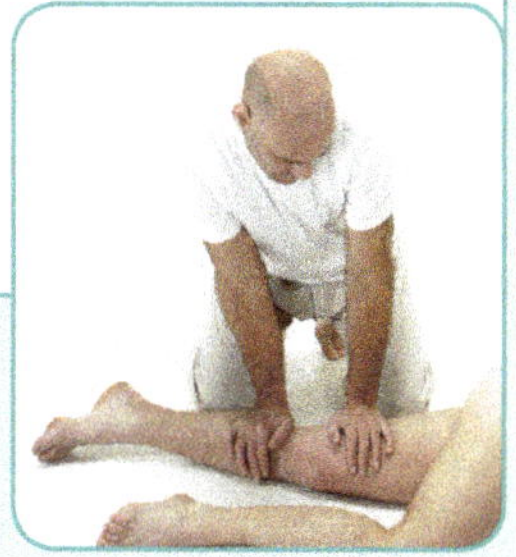

4. 脚内側の経絡ラインとポイントの押圧

A. 脚内側ライン1側臥位を親指で1、2回押圧します。

B. ポイント ⑤ と ⑥ を10〜15秒間手のひらまたは拳を使って2、3回押圧します。

C. 手のひらを使い黄色のポイント（手順5を参照）を図に示された矢印の方向に押します。

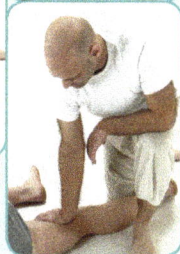

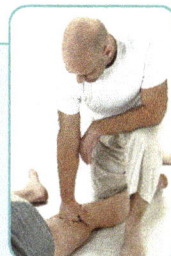

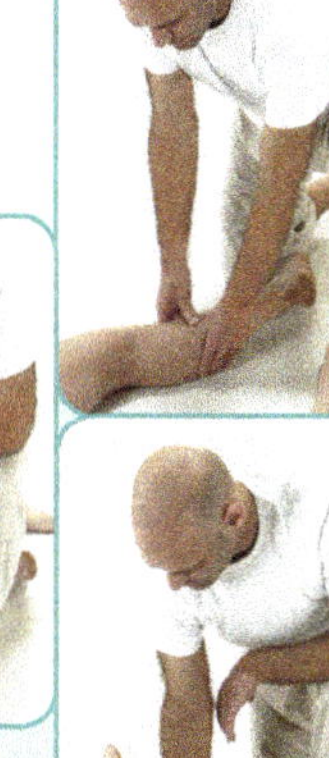

次ページへ続く ➤

補足手順

5. 脚を曲げた姿勢で手のひらでの押圧

手のひらを使い黄色のポイント⑤と⑥を図に示された矢印の方向に押しながら受け手の膝を曲げます。膝を伸ばす時押圧を緩めます。数回繰り返します。

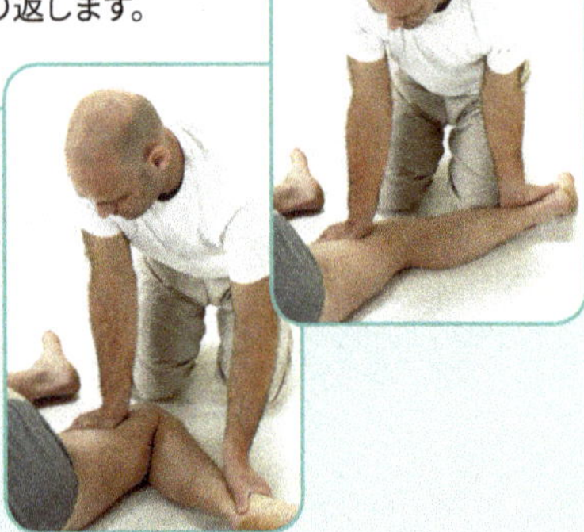

6. その他の押圧技法

A. 膝を使いポイント⑤と⑥を押す。
B. 足を使いポイント⑤と⑥を押す。
C. 受け手の腿に座り坐骨を使ってポイント⑤と⑥を順番に各1分間1回づつ押す。もし受け手に心臓や循環器系の疾患がある場合この方法は使用しない。

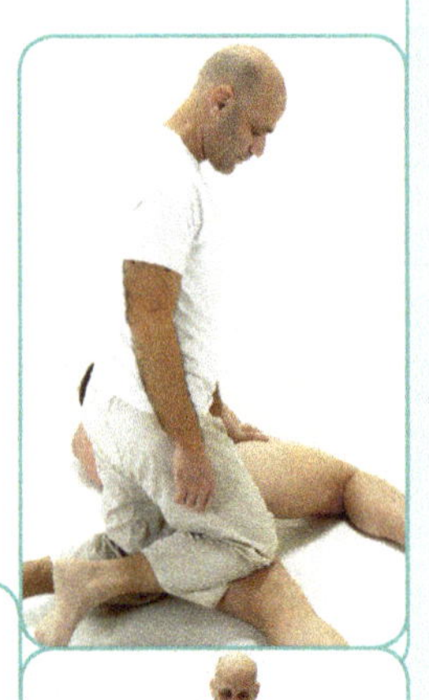

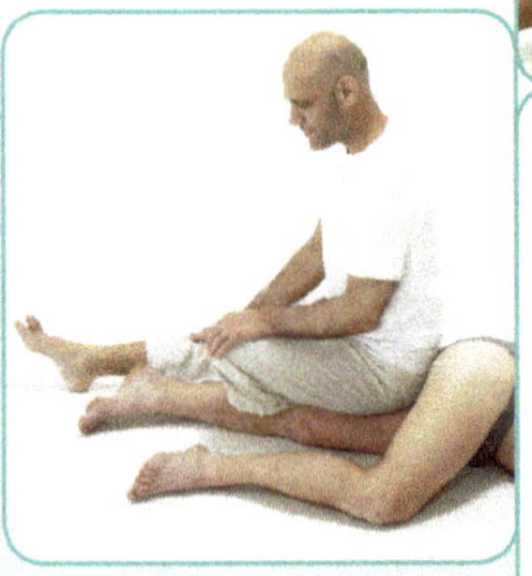

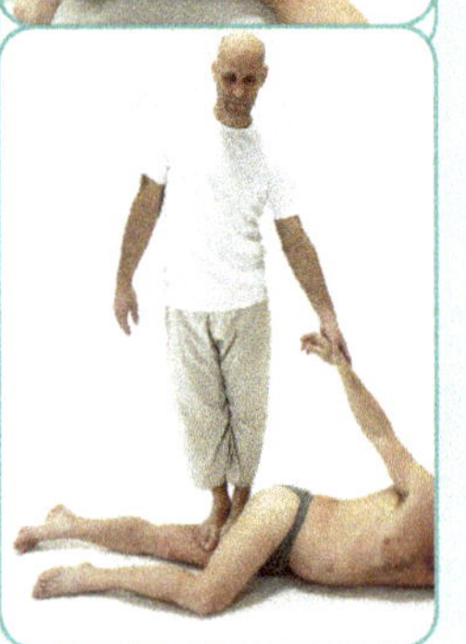

7. 腰の回旋

急性の症状でない場合、慎重に腰を回旋させるストレッチを行っても良いでしょう。痛みがでる場合直ちにストレッチを中止します。受け手の膝を足で抑え腕を引っ張り背中を回旋させます。手で受け手の背中を肩甲骨から腰まで数往復マッサージします。

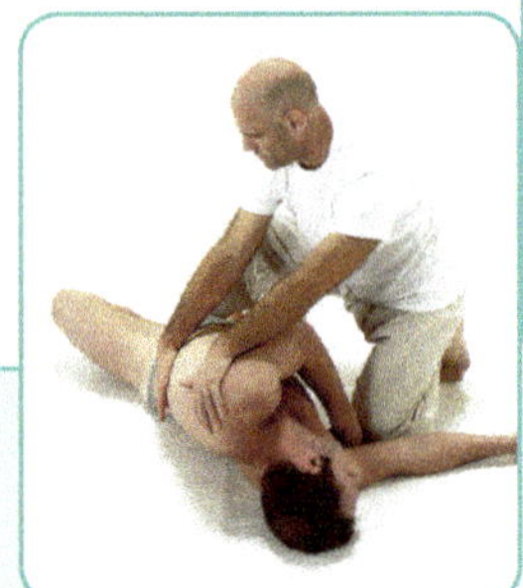

注意点：

- 受け手の背中の痛みの症状が急性であり、手技療法が適しているか疑わしい場合はすぐに医師の診断を仰ぐ
- 急性の症状の場合ストレッチ技法の使用は避ける
- ステップ7に説明されているストレッチ技法を使用する。健康な受け手で練習し習得してから施術に取り入れる
- ストレッチ技法の使用により痛みが悪化する場合すぐに中止する
- 60歳以上の高齢者の腹部の押圧は特に慎重に優しく行う
- 症状が好転が見られるまで毎日施術を行う。慢性的な症状の場合週2回程度施術を行う
- 前回の施術後の痛みやもみ返しが受け手にある場合、続けての施術はしない
- 受け手に急激な動作や重い荷物を持ち上げるなどの痛みを感じる動作や姿勢は避けるよう指示する

使用したタイ式ポイント

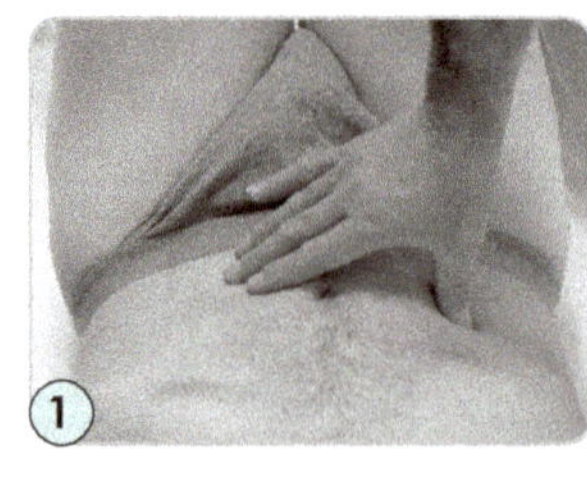
1

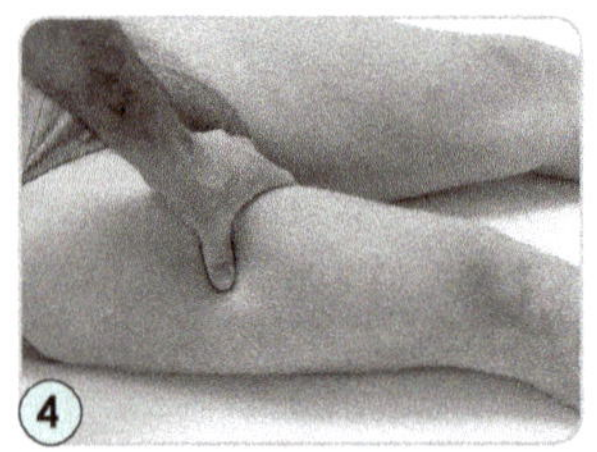
4

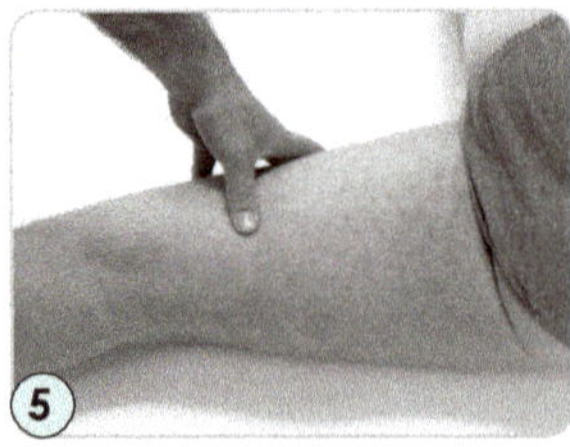
5

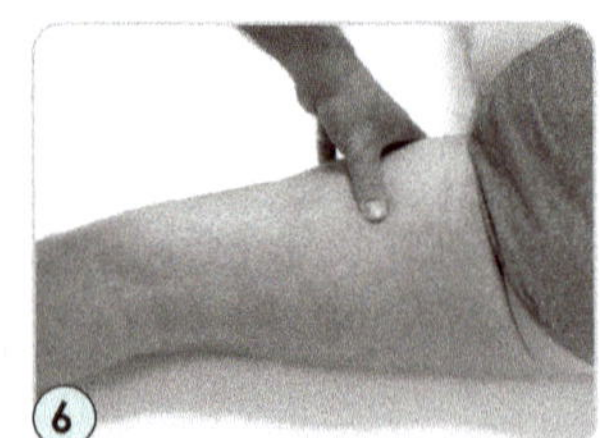
6

第11章　股関節

この章で使用される手順

42 - 伸展、外旋、外転に伴う股関節痛
43 - 伸展、内旋、内転に伴う股関節痛

主な原因と治療方法

股関節痛は一般的によくあるが特に高齢者とスポーツ選手に多く見られる。若年または中年者に見られる股関節痛は特定の病理には当てはまらず筋肉のこり、トリガーポイント、臀部外側の軽度の怪我などが原因の場合が多い。タイ式指圧では股関節痛は腰痛と類似した症状ではあると考える。腰痛と股関節痛は混同して診断される場合が多い。タイ式の施術は手術治療を必要としない軽度の股関節痛に高い効果が望める。骨壊死と変形性関節症等の深刻な病状の場合、手術治療が必要なる。ここでは一般的な現代医学を元にした病状の診断には囚われず、タイ式の症状別の診断表を元に受け手の症状と比較し、2つの手順から一つ選び施術を行う。施術中、受け手と受け手の筋肉の反応を観察し、症状の緩和が見られれば、症状に対する適切な治療法であるといえる。

タイ式治療手順	考えられる原因
伸展、外旋、外転に伴う股関節痛	腰椎の痛み - 間接的症状 筋肉の過緊張と筋筋膜トリガーポイント 小臀筋と中臀筋腱炎 大転子滑液包炎 弾発股 変形性股関節症 発育性股関節形成不全
伸展、内旋、内転に伴う股関節痛	腰椎の痛み - 間接的症状 筋肉の過緊張と筋筋膜トリガーポイント 小臀筋と中臀筋腱炎 大転子滑液包炎 弾発股 変形性股関節症 発育性股関節形成不全

股関節痛の原因

腰回りの痛みの原因を区別するのは論理上のものであり、現実では複数の異なる原因が元となっている場合が多い。

小臀筋と中臀筋腱炎

外転筋の腱障害（コラーゲンの減少または腱の裂傷）で主に中臀筋と小臀筋が臀部、股関節外側、脚の外と後ろ側に痛みを引き起こす。股関節外側の腱炎の患者は坐骨神経痛や大転子滑液包炎と誤診断される場合がある。

大転子滑液包炎

股関節外側の滑液包（小臀筋、中臀筋、大臀筋の滑液包のいずれか）が繰り返しの摩擦により炎症を起こした状態。主な症状は腰の外側の痛みと脚への関節痛など。大転子周辺が押圧に過敏になる。長時間の立ち仕事、階段昇降、走行、痛む側を下にして寝そべるなど体重を支え、股関節を可動させる動作、特に外転と外旋で痛みが悪化する。

変形性股関節症

股関節の加齢と磨耗による変性関節疾患。骨の変形、炎症、軟骨組織の薄化、骨棘などを伴う。高齢者の股関節痛で関節炎がもっとも多い症状である。手指療法で症状が好転しない場合人工股関節置換術も治療手段のひとつである。慢性的な関節炎の主な症状は起床時のそけい部、臀部、腿の不快感と痛みがあり急性の症状の場合関節が炎症を起こし睡眠時に痛みが悪化するが日中に可動させると痛みが和らぐ。関節の炎症を伴う骨棘ではあらゆる動作で痛み日常生活に制限が出る。

弾発股

弾発股は次の3つの異なった股関節の障害を伴う：最も多いのが大転子の上で腸脛靭帯が引っかかり弾き出されるものである。次に多いのが腸恥隆起または大腿骨骨頭に屈筋（腸腰筋）が引っかかる起きるものである。最後に軟骨組織の裂傷または不安定な股関節が伸展や屈曲の動作によって関節がポキポキと鳴る症状である。

腰椎の痛み - 間接的症状

腰の痛みや不快感は臀部や股関節に関連痛を引き起こす。一見股関節の障害による痛みに感じるものも根本的な原因は腰椎の症状が元になっている場合がある。タイ式手指療法では腰痛と股関節の症状を大きく区別しない。腰の痛みには股関節と腰周りの施術を含みその逆も同様である。

発育性股関節形成不全

発育性股関節形成不全は股関節の不安定性、脱臼、亜脱臼を伴う。適切な治療がなされない場合、歩行障害や変形性股関節症を引き起こす。

筋肉の過緊張と筋筋膜トリガーポイント

股関節周辺の筋肉が姿勢の悪さ、肉体的または精神的な繰り返しのストレスにより硬くなり起きる。筋肉の過緊張は股関節の痛みのよく見られる原因の一つある。過緊張が起きた筋肉に硬いしこり（トリガーポイント）ができ痛みや関連痛を股関節、脚、臀部に引き起こす。

禁止事項

- **急性の症状へのストレッチ技法の使用**
  慢性的な症状への慎重なストレッチ技法の使用は効果的である場合が多いが、急性の場合は危険である。
- **炎症を起こしてる箇所への直接の押圧**
  転子滑液包炎などで炎症を箇所への直接の押圧は症状を悪化させる恐れがあるので禁忌である。一部の股関節のポイントは直接の押圧には過敏で痛みが強いがその周辺のポイントは押圧によって症状の効果が期待できる。大転子周辺のポイントの痛みが強く過敏な場合腹部や脚のその他の経絡ラインやポイントのみ施術を行う。タイ式手指技法は局部へ直接施術をしなくても効果的である。
- **症状を悪化させる過敏な部分への刺激または押圧**
- **受け手が拒絶反応を見せる部分への刺激または押圧**

施術に適さない症状と兆候

以下の症状が受け手に見られるようであれば、直ちに医師の診断を仰ぐこと

- 重度の外傷
- 腰周りに歪みが確認できる外傷
- 悪化する神経性の痛み
- 股関節の可動制限
- 継続的または悪化する痛み
- 突然現れた原因不明の痛み
- 不自然な痛み
- 睡眠中に現れた股関節痛
- 股関節、腿の腫れ
- 感染症の恐れがある発熱、発赤、患部に感じる熱
- 異常がみられる場合
- 激痛を伴う深刻な症状

第11 章　股関節

手順の選び方

通常2つの内どの手順が適している見分けるのは簡単である。両方の症状が同時に起きている場合が多いが痛みの強い方から施術を行う。最初の手順で痛みが改善しない場合もう一つの手順も合わせて行う。

1. 痛みを引き起こす動きと痛む箇所を明確にする

受け手に仰向けになってもらい次の動作を行ってもらう：

A. 膝を曲げ足を床につけ、膝が天井を向いている状態にする。次に片膝を床に近づけ股関節を外転させる。痛みがない場合膝を床に近づける。

B. 次に膝を胸に近づけ膝を反対に動かし股関節を内転させる。

2. 手順を選ぶ

痛む箇所または動きがわかったら、以下から診断表を元に手順を選ぶ。

3. 施術を開始し、適切な手順を選んだか再度確認する

ポイントを押圧をする際、選んだ手順が的確で効果が得られるかどうか受け手の反応を観察する。受け手にもポイントへの刺激と感覚へ集中するように促し、施術者からの質問は必要最低限にとどめる。多くの場合一巡目の施術では受け手が押圧したポイントが効果的であるかを自覚できることは少ない。施術者は手順を繰り返し施すことによって受け手の症状の緩和が見られることを覚えておくこと。

手順 42 (192 ページ)	手順 43 (196 ページ)
伸展、外旋、外転に伴う股関節痛 • 慢性的、または急性の痛みが股関節を屈曲、外転、外旋にさせると大転子と股関節に現れる • 蓮華座か半蓮華座で座ると痛みが悪化する • 歩行により痛みが悪化する	**伸展、内旋、内転に伴う股関節痛** • 慢性的、または急性の痛みが股関節を屈曲、内転、内旋にさせると大転子と股関節に現れる • 痛みは片側または両側にある • 歩行、階段の昇降、膝を持ち上げる動作で痛みが悪化する • 股関節痛と腰痛も伴い、脚への関連痛もある • 屈曲後に脚をまっすぐに伸ばすと股関節が鳴る
痛む箇所	**痛む箇所**
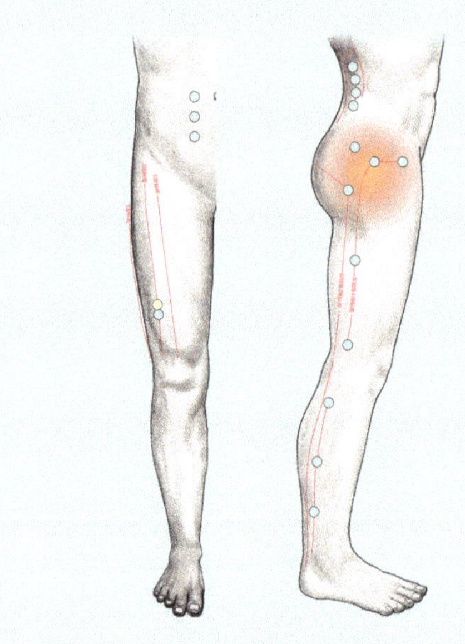	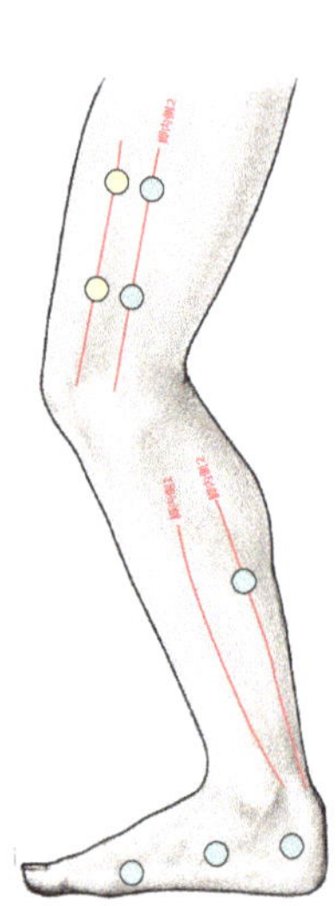 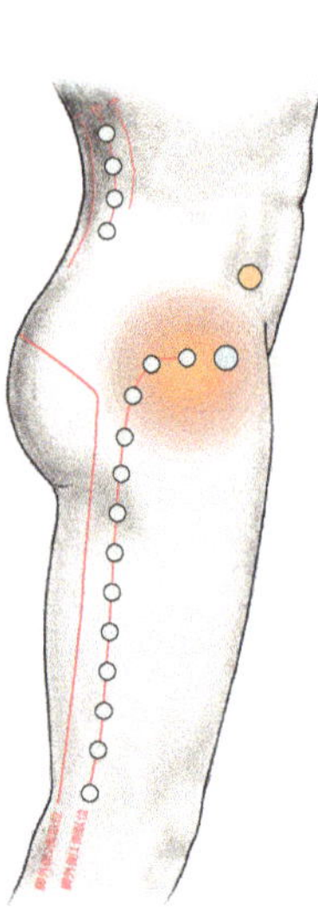
痛みを伴う動作	**痛みを伴う動作**
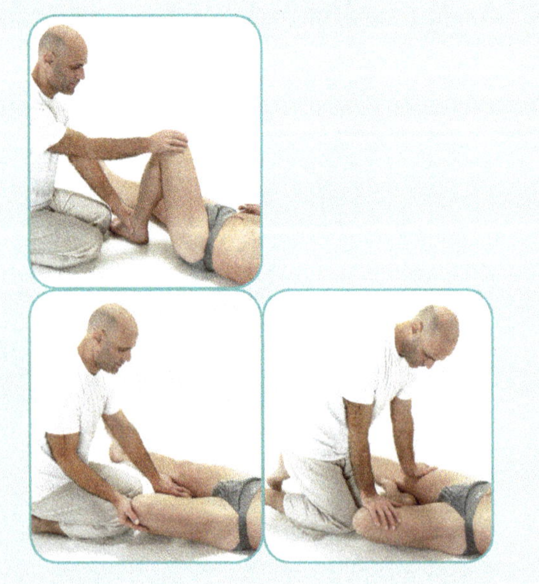	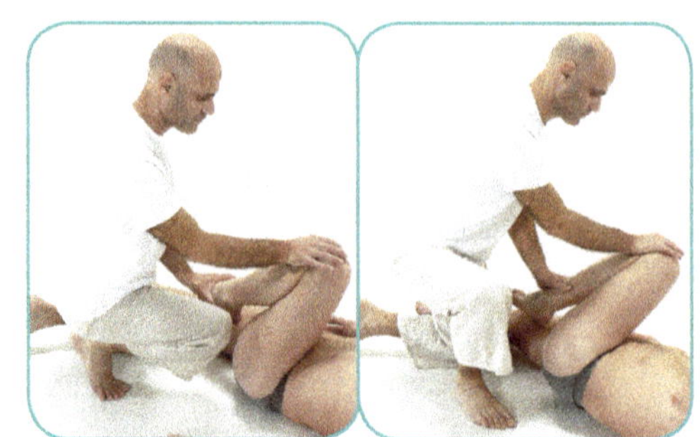

手順 - 42 股関節
伸展、外旋、外転に伴う股関節痛

●●● とてもよくある症状

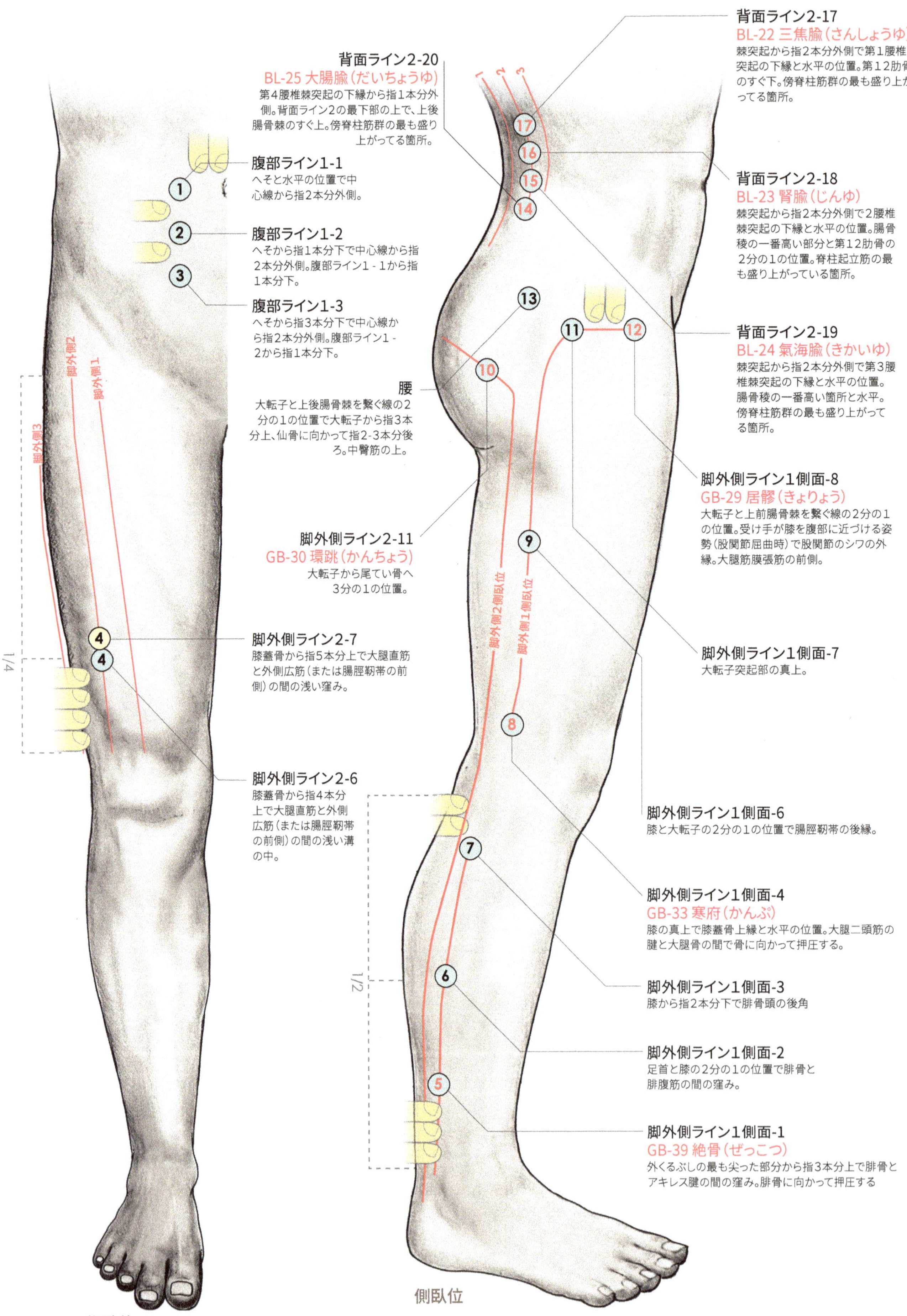

背面ライン2-20
BL-25 大腸兪（だいちょうゆ）
第4腰椎棘突起の下縁から指1本分外側。背面ライン2の最下部の上で、上後腸骨棘のすぐ上。傍脊柱筋群の最も盛り上がってる箇所。
腹部ライン1-1
へそと水平の位置で中心線から指2本分外側。
腹部ライン1-2
へそから指1本分下で中心線から指2本分外側。腹部ライン1 - 1から指1本分下。
腹部ライン1-3
へそから指3本分下で中心線から指2本分外側。腹部ライン1 - 2から指1本分下。
腰
大転子と上後腸骨棘を繋ぐ線の2分の1の位置で大転子から指3本分上、仙骨に向かって指2-3本分後ろ。中臀筋の上。
脚外側ライン2-11
GB-30 環跳（かんちょう）
大転子から尾てい骨へ3分の1の位置。
脚外側ライン2-7
膝蓋骨から指5本分上で大腿直筋と外側広筋（または腸脛靭帯の前側）の間の浅い窪み。
脚外側ライン2-6
膝蓋骨から指4本分上で大腿直筋と外側広筋（または腸脛靭帯の前側）の間の浅い溝の中。
脚外側2
脚外側1
脚外側3
1/4
1/2
脚外側2側臥位
脚外側1側臥位
背面ライン2-17
BL-22 三焦兪（さんしょうゆ）
棘突起から指2本分外側で第1腰椎棘突起の下縁と水平の位置。第12肋骨のすぐ下。傍脊柱筋群の最も盛り上がってる箇所。
背面ライン2-18
BL-23 腎兪（じんゆ）
棘突起から指2本分外側で2腰椎棘突起の下縁と水平の位置。腸骨稜の一番高い部分と第12肋骨の2分の1の位置。脊柱起立筋の最も盛り上がっている箇所。
背面ライン2-19
BL-24 氣海兪（きかいゆ）
棘突起から指2本分外側で第3腰椎棘突起の下縁と水平の位置。腸骨稜の一番高い箇所と水平。傍脊柱筋群の最も盛り上がってる箇所。
脚外側ライン1側面-8
GB-29 居髎（きょりょう）
大転子と上前腸骨棘を繋ぐ線の2分の1の位置。受け手が膝を腹部に近づける姿勢（股関節屈曲時）で股関節のシワの外縁。大腿筋膜張筋の前側。
脚外側ライン1側面-7
大転子突起部の真上。
脚外側ライン1側面-6
膝と大転子の2分の1の位置で腸脛靭帯の後縁。
脚外側ライン1側面-4
GB-33 寒府（かんぷ）
膝の真上で膝蓋骨上縁と水平の位置。大腿二頭筋の腱と大腿骨の間で骨に向かって押圧する。
脚外側ライン1側面-3
膝から指2本分下で腓骨頭の後角
脚外側ライン1側面-2
足首と膝の2分の1の位置で腓骨と腓腹筋の間の窪み。
脚外側ライン1側面-1
GB-39 絶骨（ぜっこつ）
外くるぶしの最も尖った部分から指3本分上で腓骨とアキレス腱の間の窪み。腓骨に向かって押圧する
仰臥位
側臥位

症状の概要

- 慢性的、または急性の痛みが股関節を屈曲、外転、外旋にさせると大転子と股関節に現れる
- 痛みは片側または両側にある
- 歩行、階段の昇降など片足に体重が掛かることにより痛みが悪化する
- 股関節痛と腰痛も伴い、脚への関連痛もある
- 痛みは股関節の重・軽度の可動制限を引き起こし、症状の程度により股関節の外転で一定の可動域を超えると激しい痛みがでる

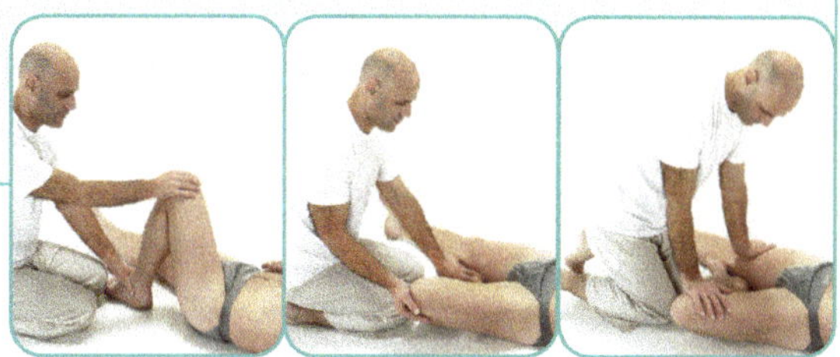

施術手順

基本情報：
これと同じ施術手順が手順38で脚への関連痛で股関節の屈曲と外転で痛みを伴わない症状への治療で使用されています。

1. 腹部のマッサージとポイントの押圧

A. 施術時間に余裕がある場合腹部全体をマッサージします。
B. ポイント ①, ②, ③ を2、3回づつ親指で押圧し受け手が受け入れられる深さ（痛みを感じる場合もある）で体がこわばらない程度で押圧します。受け手が60歳以上または循環器系の症状がある場合腹部のマッサージは行わないこと。

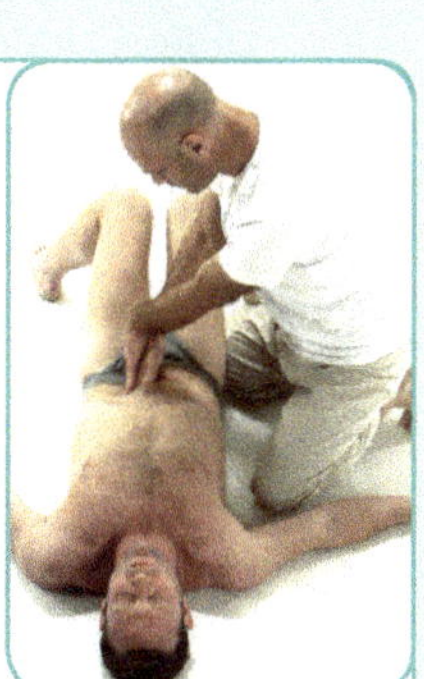

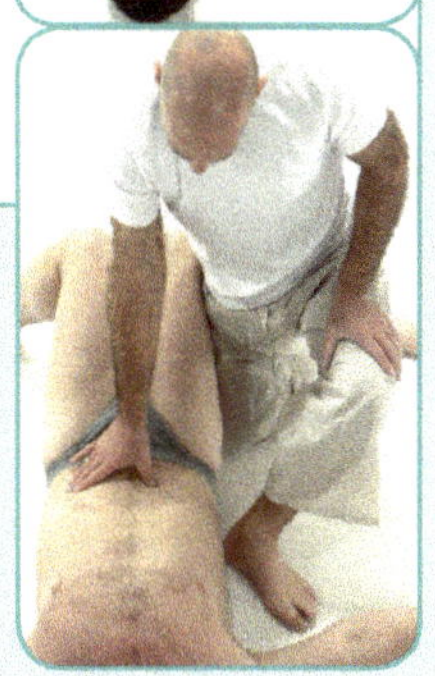

2. 腿内側の経絡ラインとポイントの押圧s

A. 脚内側ライン2を親指で1～3往復押圧します。
B. ポイント ④ を10～15秒間親指または手のひらを使って押圧します。手のひらを使う場合長めに押圧します。受け手の脚はまっすぐでも曲げていても構いません。曲げている脚の場合手のひらを使いポイントを腹部に向かって押し下げる要領で行います。脚がまっすぐの場合図の青い印のポイントを押圧し、曲げている場合は図の黄色い印のポイントを押圧します。

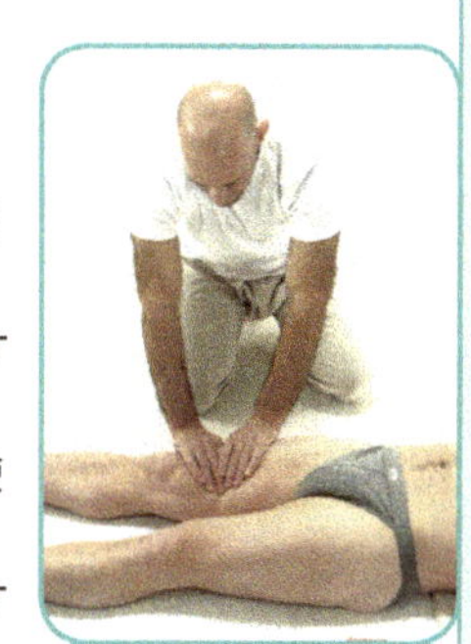

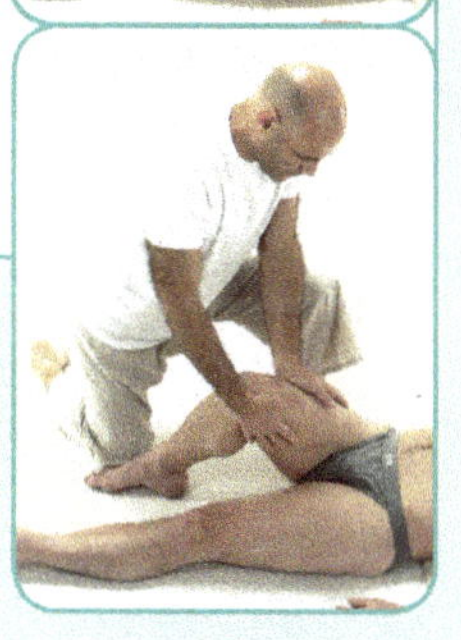

3. 膝での押圧 - 補足手順

脚外側ライン側臥位1と2の腿の部分を膝を使って押圧します。後方に体重をかけ受け手の膝を引き自分の膝を腿に押し付けハムストリングを反対の脚に向かい横方向に押します。膝から腿の半分の位置までゆっくりそれぞれ5秒ずつ1、2回繰り返し押圧します。

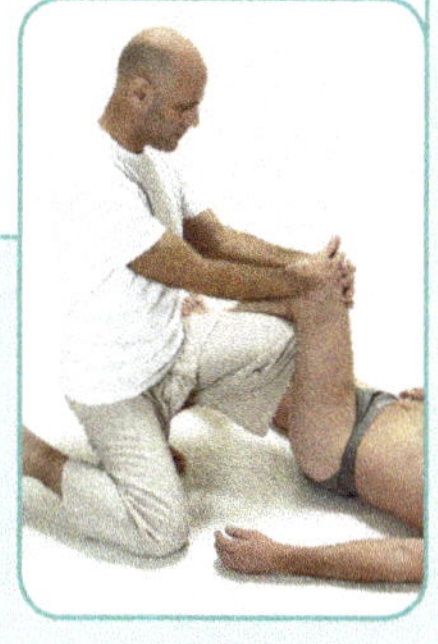

次ページへ続く ➤

4. 側臥位での脚の経絡ラインとポイントの押圧

受け手に側臥位になってもらいます。
A. 脚外側ライン1側臥位を親指で1、2回押圧します。
B. ポイント⑤から⑨を親指で1～3回押圧します。

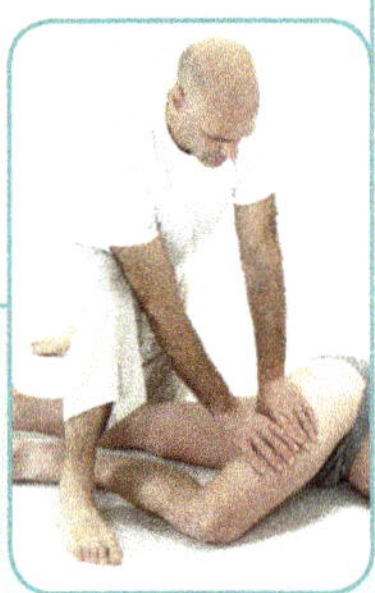

5. 腰回りのマッサージとポイントの押圧

A. 大転子、腸骨、仙骨周辺を親指で押圧します。
B. 親指または肘を使ってポイント⑩から⑬を2、3回押圧します。

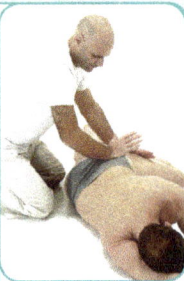

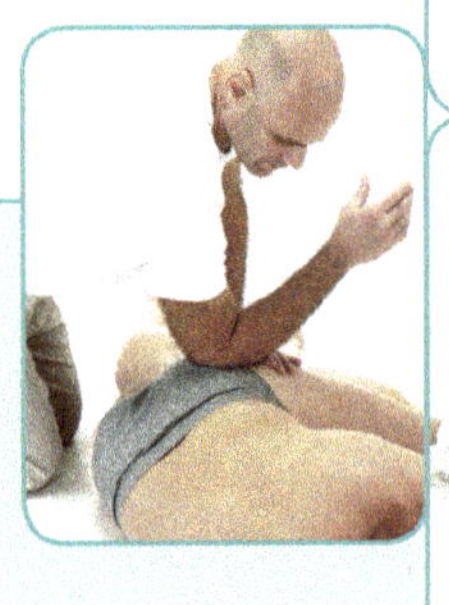

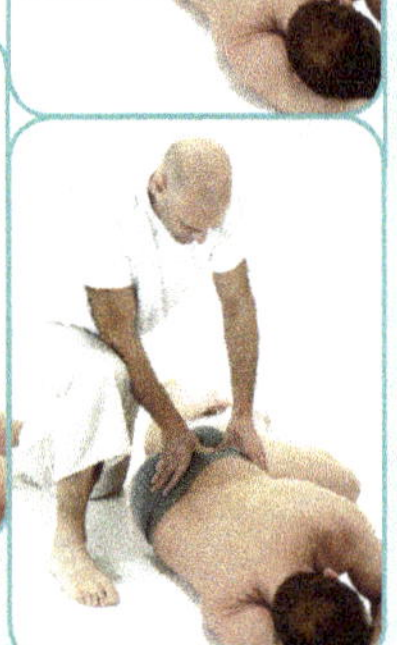

6. 腰のポイントの押圧

親指の付け根を使ってでポイント⑭から⑰を押圧します。直接の押圧によって受け手に痛みが感じられる場合炎症を起こしている場合があり症状を悪化させる恐れがあるので直ちに施術を中止します。このような場合腰への押圧・マッサージは避け腹部と脚のみ施術します。

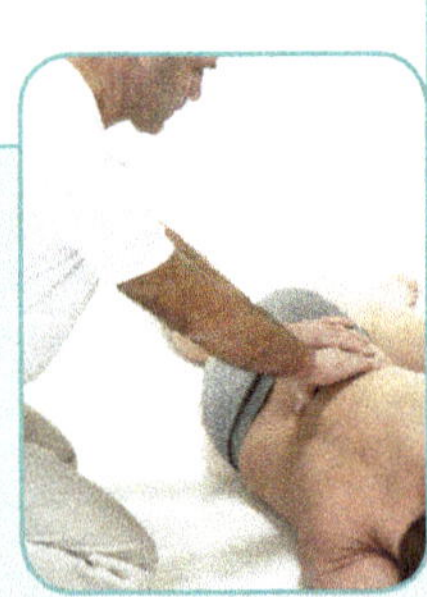

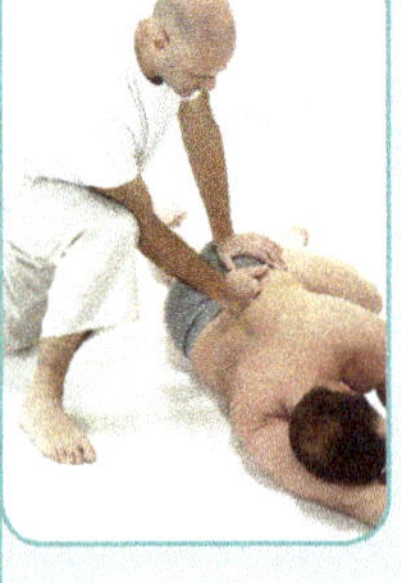

7. 腿裏のストレッチ

急性の症状でない場合、慎重に腿のストレッチを行っても良いでしょう。もし痛みが出る場合は直ちに中止します。まず受け手の腿を腹部に向かって押し、かかとに持ち変え脚を頭の方向の押しストレッチしながら反対の手の拳で腿の裏側の臀部付近を押圧し、脚のストレッチを緩めます。同じ要領で腿の裏側の膝と臀部の中間と膝のすぐ前を押圧します。1、2回繰り返します。

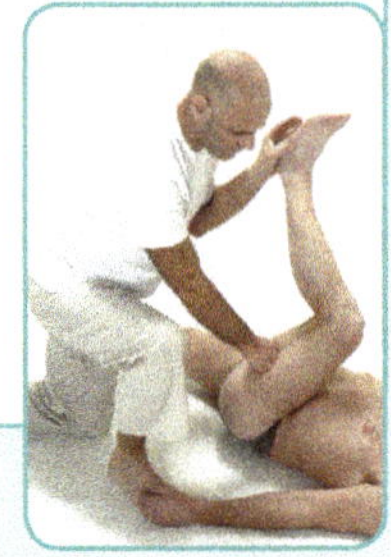

注意点：

- 受け手の背中の痛みの症状が急性であり、手技療法が適しているか疑わしい場合はすぐに医師の診断を仰ぐ
- 急性の症状の場合ストレッチ技法の使用は避ける
- ステップ7に説明されているストレッチ技法を使用する。健康な受け手で練習し習得してから施術に取り入れる
- ストレッチ技法の使用により痛みが悪化する場合すぐに中止する
- 60歳以上の高齢者の腹部の押圧は特に慎重に優しく行う
- 腰周りや股関節への押圧により痛みや筋スパズムを引き起こした場合直ちに中止し、腹部と脚のみに施術を行い腰周りと股関節は避ける
- 症状が好転が見られるまで毎日施術を行う。慢性的な症状の場合週2回程度施術を行う
- 前回の施術後の痛みやもみ返しが受け手にある場合、続けての施術はしない

使用したタイ式ポイント

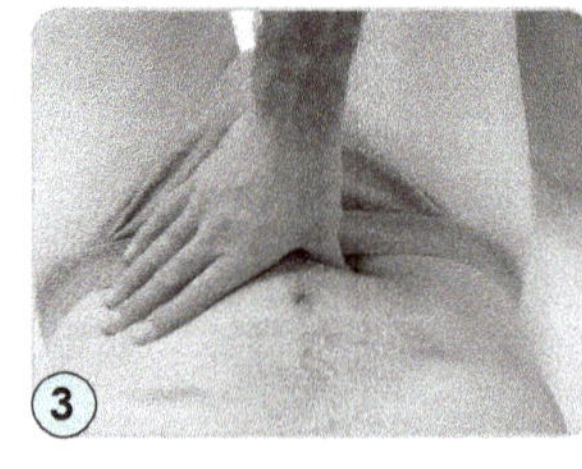
3

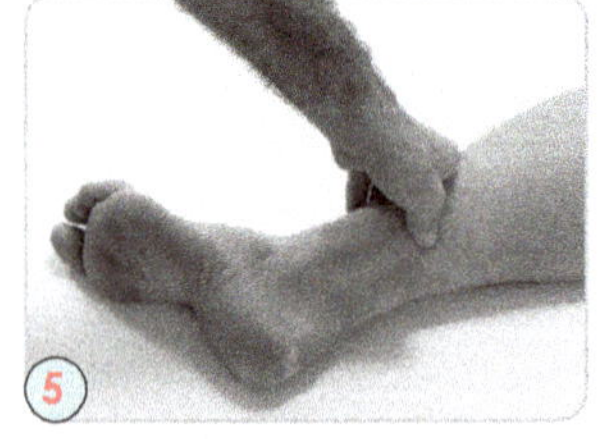
5

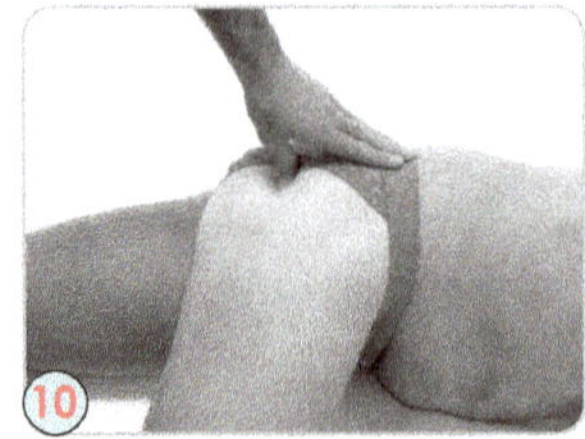
10

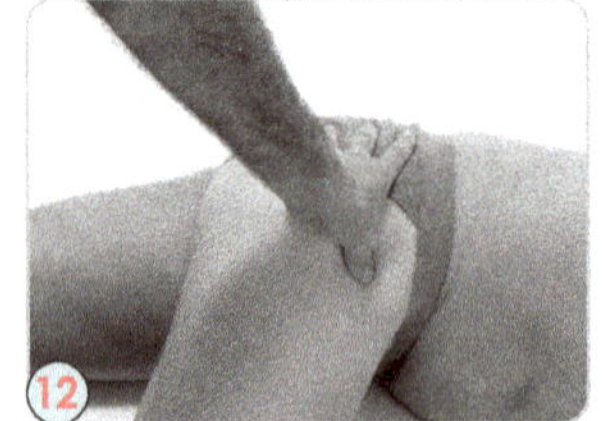
12

手順- 43 股関節
伸展、内旋、内転に伴う股関節痛

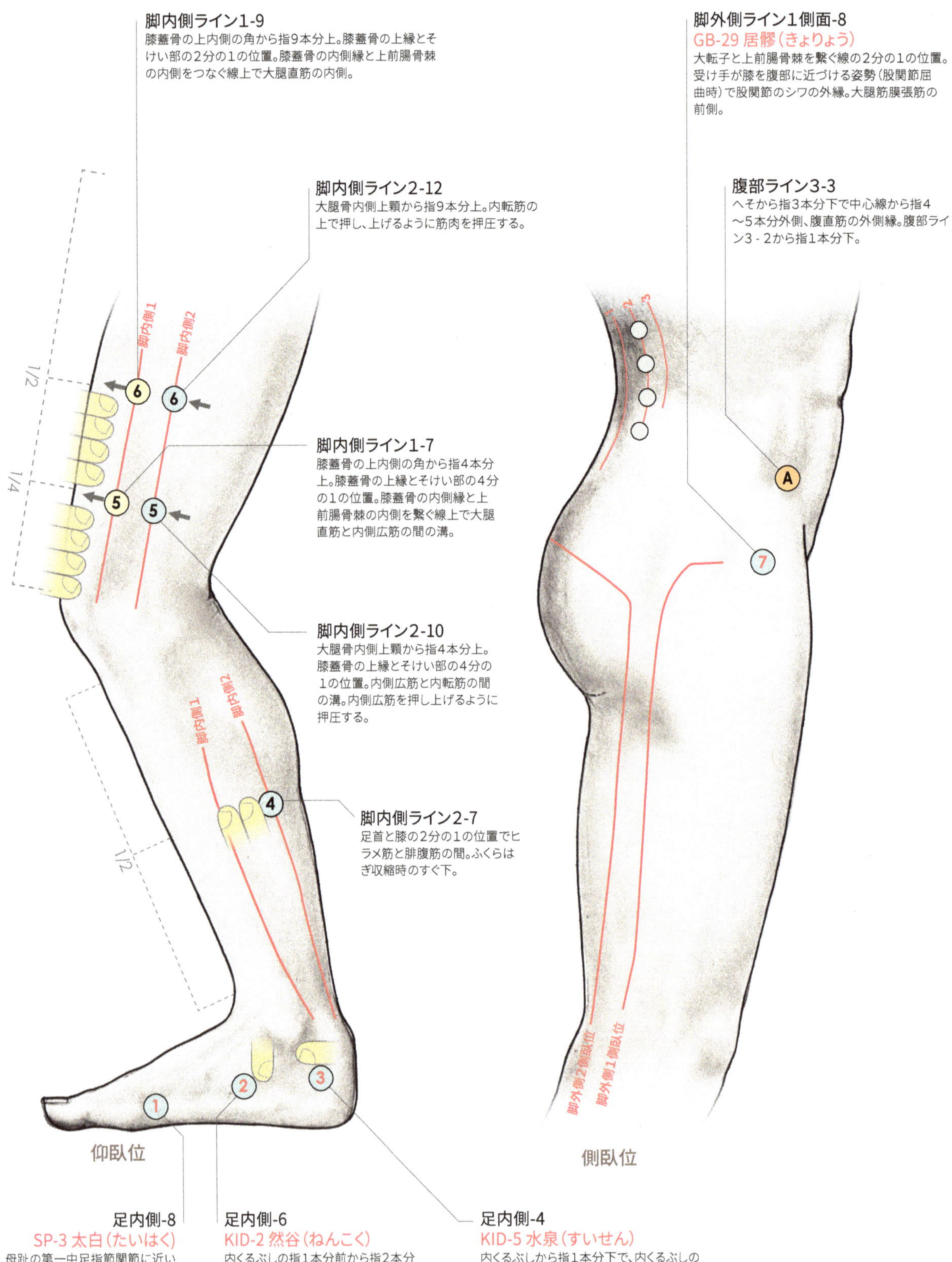
脚内側ライン1-9
膝蓋骨の上内側の角から指9本分上。膝蓋骨の上縁とそけい部の2分の1の位置。膝蓋骨の内側縁と上前腸骨棘の内側をつなぐ線上で大腿直筋の内側。
脚内側ライン2-12
大腿骨内側上顆から指9本分上。内転筋の上で押し、上げるように筋肉を押圧する。
脚内側ライン1-7
膝蓋骨の上内側の角から指4本分上。膝蓋骨の上縁とそけい部の4分の1の位置。膝蓋骨の内側縁と上前腸骨棘の内側を繋ぐ線上で大腿直筋と内側広筋の間の溝。
脚内側ライン2-10
大腿骨内側上顆から指4本分上。膝蓋骨の上縁とそけい部の4分の1の位置。内側広筋と内転筋の間の溝。内側広筋を押し上げるように押圧する。
脚内側ライン2-7
足首と膝の2分の1の位置でヒラメ筋と腓腹筋の間。ふくらはぎ収縮時のすぐ下。
脚外側ライン1側面-8
GB-29 居髎（きょりょう）
大転子と上前腸骨棘を繋ぐ線の2分の1の位置。受け手が膝を腹部に近づける姿勢（股関節屈曲時）で股関節のシワの外縁。大腿筋膜張筋の前側。
腹部ライン3-3
へそから指3本分下で中心線から指4～5本分外側、腹直筋の外側縁。腹部ライン3 - 2から指1本分下。
脚内側1
脚内側2
1/2
1/4
1/2
仰臥位
側臥位
脚外側2側臥位
脚外側1側臥位
足内側-8
SP-3 太白（たいはく）
母趾の第一中足指節関節に近い方で中足骨の下。
足内側-6
KID-2 然谷（ねんこく）
内くるぶしの指1本分前から指2本分下。舟状骨粗面の下の窪み。
足内側-4
KID-5 水泉（すいせん）
内くるぶしから指1本分下で、内くるぶしの後角から下向きの延長線のやや後ろ。

症状の概要

- 慢性的、または急性の痛みが股関節を屈曲、内転、内旋にさせると大転子と股関節に現れる。ほとんどの場合急性の症状ではない
- 痛みは片側または両側にある
- 歩行、階段の昇降、膝を持ち上げる動作で痛みが悪化する
- 屈曲後に脚をまっすぐに伸ばすと股関節が鳴る

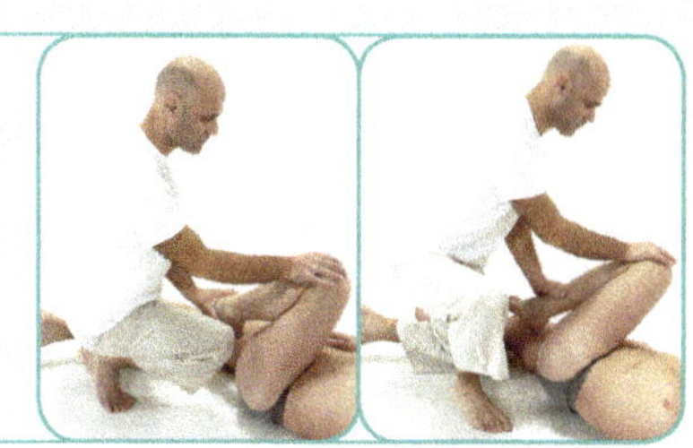

施術手順

基本手順:
手順1から4を最大4セット繰り返し、補足手順も合わせて行います。

1. 脚内側のマッサージ

A. 受け手に仰向けになってもらい膝を曲げクッションを下に引きます。
B. 体重を使い足からそけい部まで手の平を使って1〜3往復繰り返し押圧します。

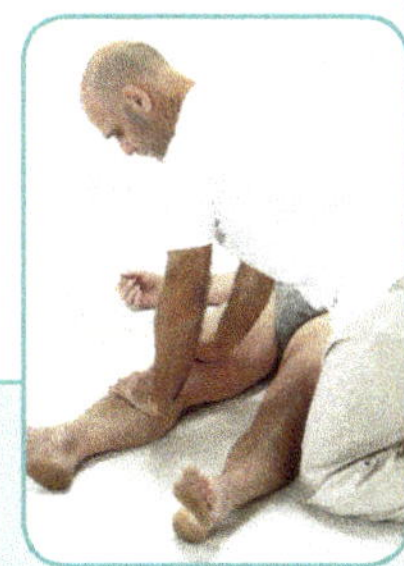

2. 脚内側の経絡ラインとポイントの押圧

A. 脚内側ライン1と2を親指で1〜3往復押圧します。
B. ポイント①から⑥をそれぞれ10〜15秒間親指または手のひらを使って2、3回押圧します。手のひらを使う場合長めに押圧します。補足ポイント⑤と⑥も押圧し効果がある方を使用します。

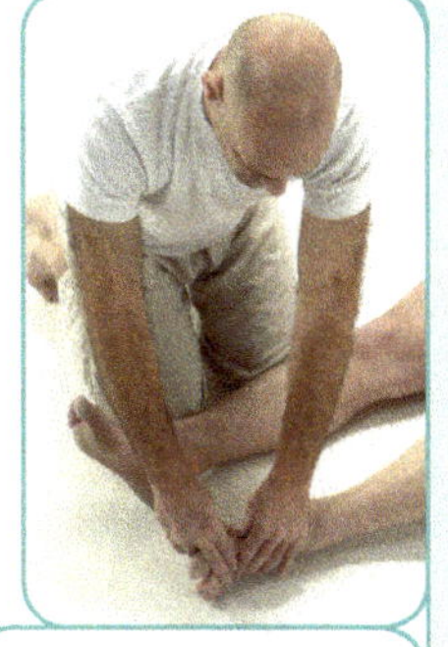

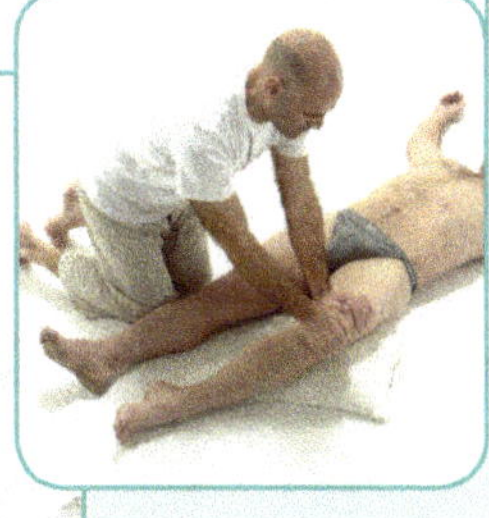

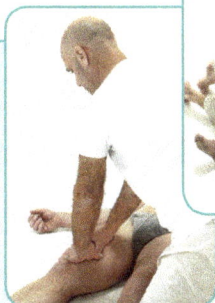

3. 側臥位での腿外側の経絡ラインとポイント7の押圧

A. 受け手に側臥位になってもらう
B. 親指で腿外側ライン1側臥位を1〜3回押圧する
C. 腰側面の大転子付近を親指で押圧する
D. ポイント⑦を10〜15秒間親指で押圧する。数回繰り返す。

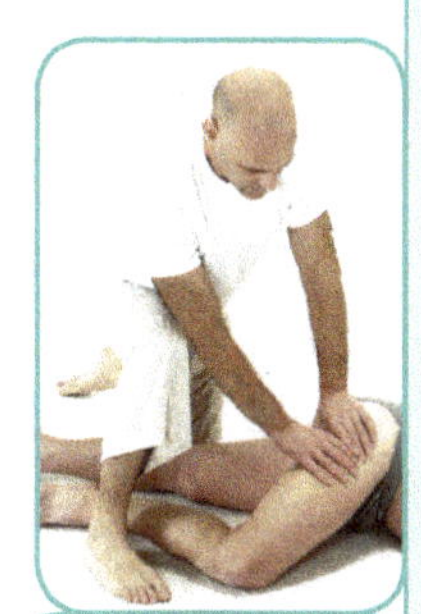

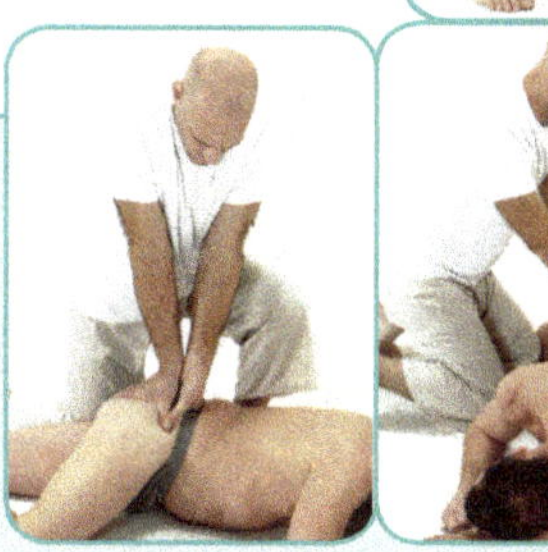

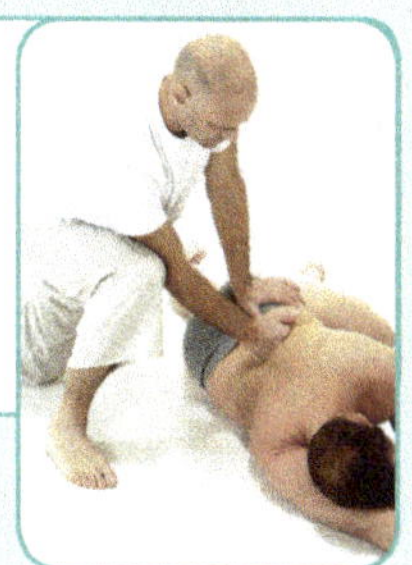

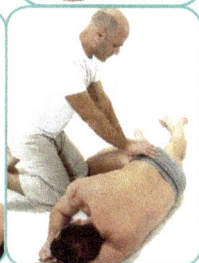

4. 腰の経絡ライン

拳または親指を使って腰ライン2腰骨から肋骨にかけて押圧する。1〜3往復繰り返す。押圧によって痛みが出る場合すぐに中止する。

補足手順

5. 足での腿裏の押圧

ここまでの手順に続き次の手順を合わせて行っても良いでしょう:受け手の足の間に座り片足で受け手の腿裏を押しながらもう片方の足で受け手の腿を手前に引っ張ります。膝からそけい部にかけて3、4往復します。

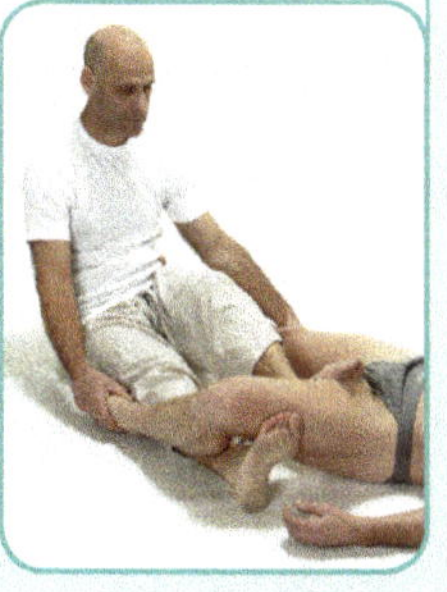

次ページへ続く ➤

6. 腿内側のストレッチ

受け手の脚の幅を自身の脚で広げます。内腿の張っている筋肉を手のひらを使って膝からそけい部まで3、4往復マッサージします。

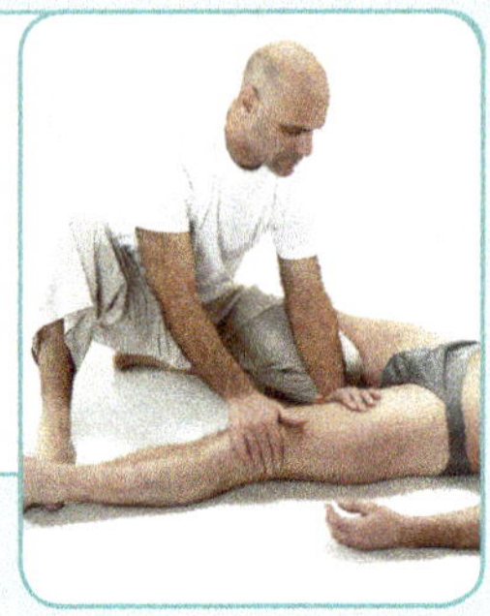

7. ポイント7を押しながらの脚のストレッチ

ポイント⑦の押圧と、受け手の踵持ち膝を伸ばした状態で90度を超えない角度で脚のストレッチを行います。押圧を10秒間保ち緩めたと同時にストレッチをします。3、4回繰り返します。

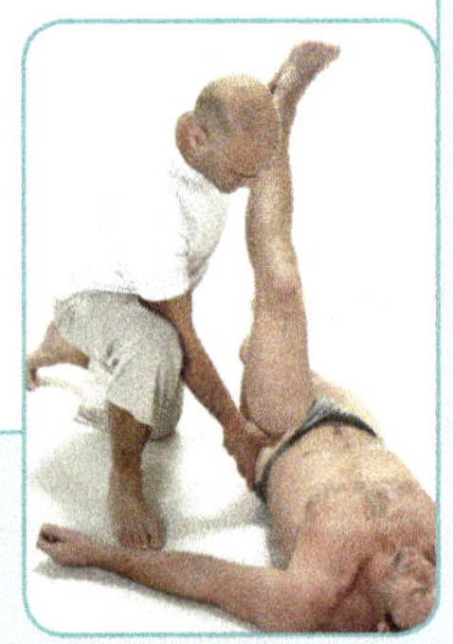

8. ポイントAを押しながらの脚のストレッチ

手順7と同じ要領でポイントⒶを指を使って押圧します。

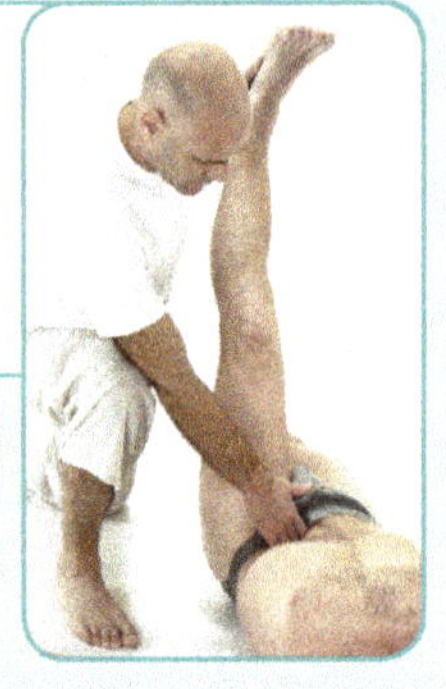

9. 腿と腹部に直立

この手順は受け手が若く健康で自身と同等の体重かそれ以上である場合のみ使用します。片足を受け手の腿に、もう片方をへそのすぐ下に合わせて受け手の上に直立する姿勢をとります。1分間を上限に受け手が心地のいい限り姿勢を保持します。1、2回行います。

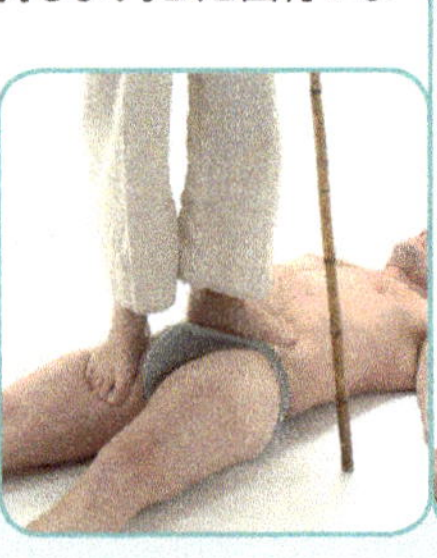

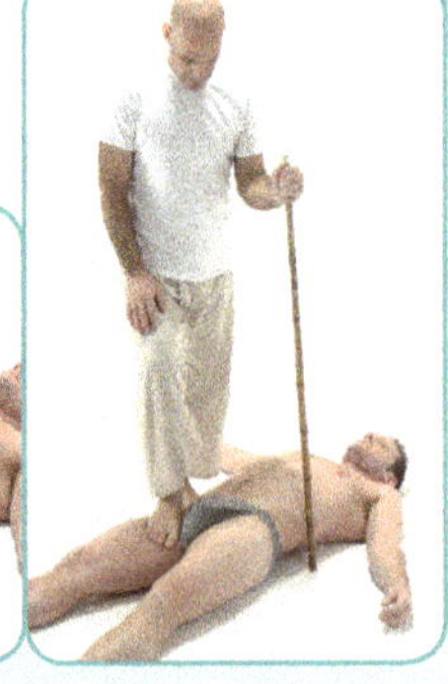

注意点：

- 受け手の背中の痛みの症状が急性であり、手技療法が適しているか疑わしい場合はすぐに医師の診断を仰ぐ
- ステップ5と9に説明されているストレッチ技法を使用する。健康な受け手で練習し習得してから施術に取り入れる
- ストレッチ技法の使用により痛みが悪化する場合すぐに中止する
- 60歳以上の高齢者の腹部の押圧は特に慎重に優しく行う
- 症状が好転が見られるまで毎日施術を行う。慢性的な症状の場合週2回程度施術を行う
- 前回の施術後の痛みやもみ返しが受け手にある場合、続けての施術はしない

使用したタイ式ポイント

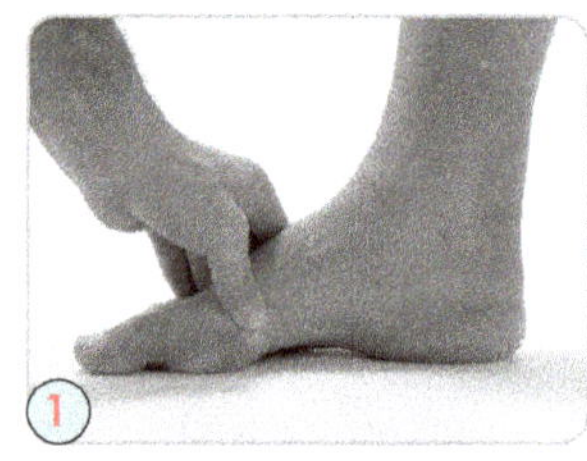
1

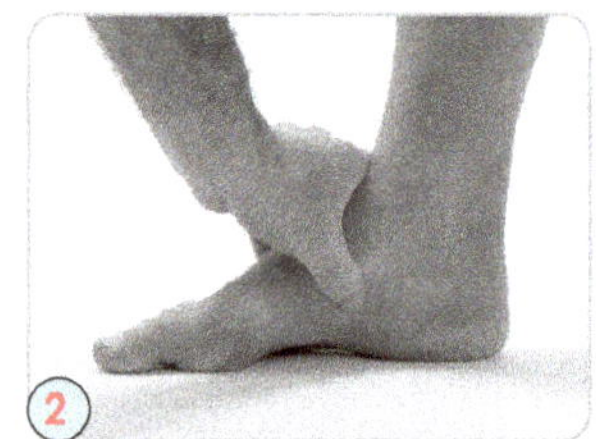
2

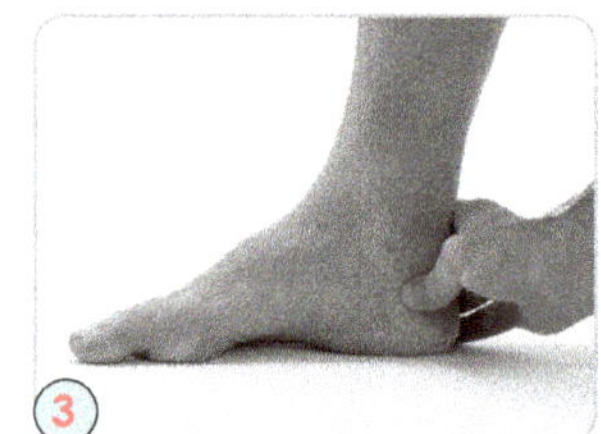
3

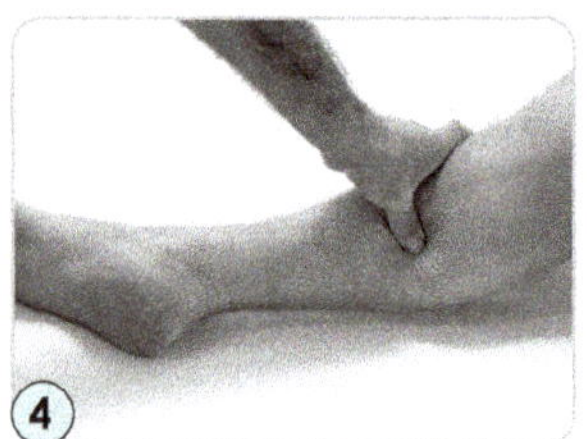
4

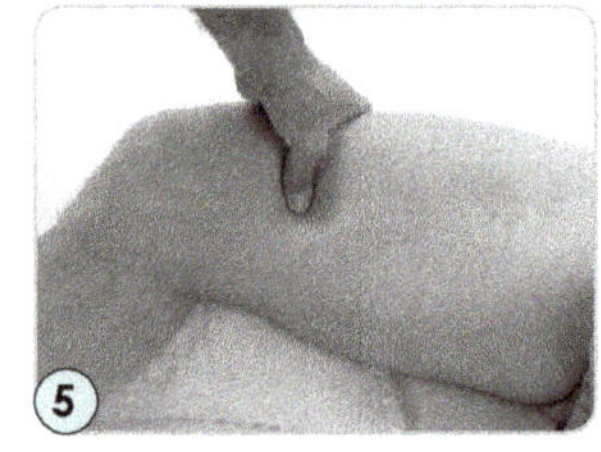
5

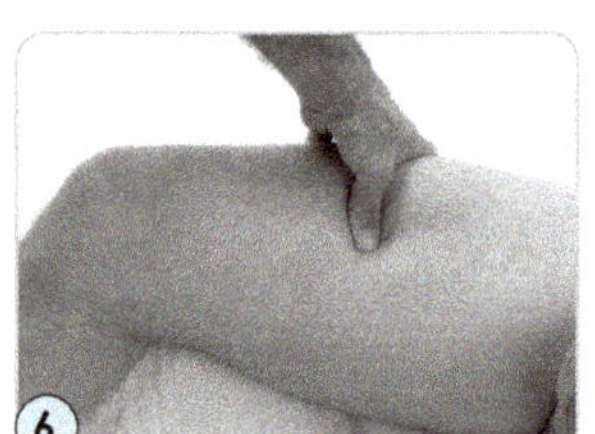
6

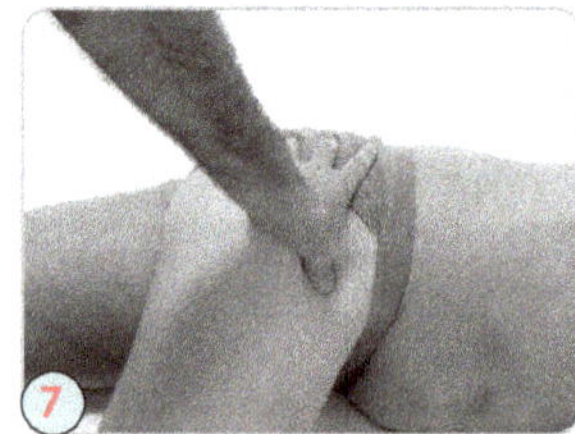
7

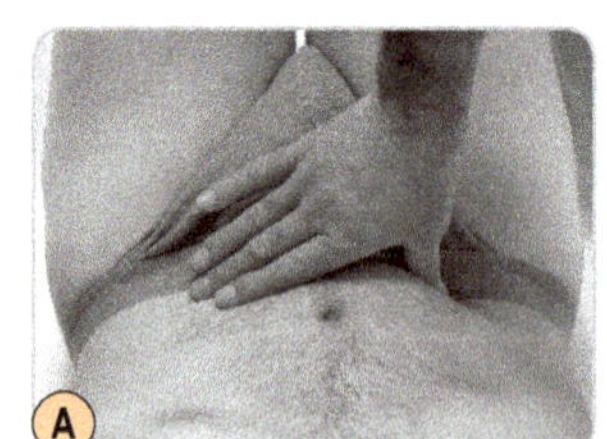
A

第12章　脚

この章で使用される手順

44 - 脚のだるさ、重さ
45 - ふくらはぎとハムストリングの張り
46 - そけい部の痛み
47 - 内腿の痛み

主な原因と治療方法

この章で紹介される4つの脚の症状はあまり一般的ではない。そけい部の痛みと内腿の痛みは2つの似通った特定のの内転筋の筋違えの治療に使用し、その他2つの手順は非特異性の症状の緩和に使用する。
ここでは一般的な現代医学を元にした病状の診断には囚われず、タイ式の症状別の診断表を元に受け手の症状と比較し、4つの手順から1つ選び施術を行う。施術中受け手と受け手の筋肉の反応を観察し、症状の緩和が見られれば、症状に対する適切な治療法であるといえる。

タイ式治療手順	考えられる原因
脚のだるさ、重さ	非特異性神経または血管絞扼障害
ふくらはぎとハムストリングの張り	脚の筋肉の過緊張と筋筋膜トリガーポイント
そけい部の痛み	内転筋の筋違え（そけい部痛）
内腿の痛み	内転筋の筋違え（そけい部痛）

脚の痛みの原因

内転筋の筋違え（そけい部痛）

筋違えは内転筋（大内転筋、短内転筋、長内転筋、恥骨筋、薄筋）の内の1つがスキーやスケートなどの運動で急激に引っ張られて起きる外傷または繰り返しの動作による反復性緊張外傷で強い痛みが裂傷が起きた箇所に起こる。アスリートやダンサーに多くみられ股関節の柔軟性や運動前のウォーミングアップが欠けていたり、筋肉疲労の結果内転筋に筋違えが起こる。痛みは通常そけい部付近または内腿に現れる。外傷の重・軽度によって痛みの程度は変わる。内腿が明らかに硬く張る、押圧に敏感になる。

非特異性神経または血管絞扼障害

脊柱の神経根、股関節または脚の末梢神経、血管の圧迫または伸張が起きた状態。主な原因は外傷、長時間にわたる姿勢の維持、骨格の歪み、繰り返しの動作、オーバーユースによる筋膜の張り、精神的ストレスが挙げられる。神経圧迫は過去の外傷の後遺症による慢性的な神経性緊張によるものが多い。主な症状は脚の痛み、重さ、だるさ、冷え、麻痺、むくみなどがある。異なる動作、姿勢などで神経や血管の圧迫が起こり症状が悪化する。重度の神経根症は深刻な神経障害を引き起こす可能性がある。このような症状が見られる場合医師の診断を仰ぐが必要がある。（余談だがこの本に紹介されていないタイ式のツボ療法で脚のだるさ、重さの手順に更に腰椎、胸椎、頚椎のポイントを合わせ下肢麻痺を治療する手順がある）

筋肉の過緊張と筋筋膜トリガーポイント

姿勢の悪さ、骨格の歪み、同じ動作の繰り返し、精神的ストレス、怪我が原因となり筋筋膜のトリガーポイントが痛みやコリ、間接的な痛みを脚に引き起こす。

禁止事項

- そけい部と内腿の痛みの急性の症状へのストレッチ技法の使用。慢性的な症状の場合慎重にストレッチを行うのは効果的な場合もあるが、急性の症状には危険である
- そけい部と内腿の痛みへの親指での押圧。筋肉の裂傷により筋肉が過敏になるため押圧の際は手のひらを使用する
- 症状を悪化させる過敏な部分への刺激または押圧
- 受け手が拒絶反応を見せる部分への刺激または押圧

施術に適さない症状と兆候

以下の症状が受け手に見られるようであれば、直ちに医師の診断を仰ぐこと

- 重度の外傷
- 継続的または悪化する痛み
- 突然現れた原因不明の痛み
- 両足に感じるだるさ、痛み

脊髄の圧迫が起きている可能性あるため。

- 激痛を伴う深刻な症状
- 異常がみられる場合

手順の選び方

1. どのような症状（痛み、だるさ、張り）が脚のどこにあるか確認する
受け手に症状のある箇所次の動作を行い指差してもらう。
A. 立ってる時と歩いている時
B. 仰向けで症状のない方の脚とある方の脚を挙げる時
C. 股関節の外転と外旋時

2. 手順を選ぶ
症状の種類と箇所がわかったら、以下から診断表を元に手順を選ぶ。

3. 施術を開始し、適切な手順を選んだか再度確認する
ポイントを押圧をする際、選んだ手順が的確で効果が得られるかどうか受け手の反応を観察する。受け手にもポイントへの刺激と感覚へ集中するように促し、施術者からの質問は必要最低限にとどめる。多くの場合一巡目の施術では受け手が押圧したポイントが効果的であるかを自覚できることは少ない。施術者は手順を繰り返し施すことによって受け手の症状の緩和が見られることを覚えておくこと。

手順 44 (204 ページ)	手順 45 (206)
脚のだるさ、重さ • 片方の脚に重さ、だるさ、弱々しさがある • 仰向けの状態で片足ずつ持ち上げると明らかに違いを感じ、施術者にもそれが明白である • 長時間の立ち仕事、運転などの長時間の静止姿勢の結果による可能性がある	**ふくらはぎとハムストリングの張り** • 張り、強張り、痛みが脚の後ろ側と足首の外側にある • 脚の後ろ側の筋肉が明らかに硬く張っている • 立ったり、歩いたりすると痛みが悪化する • 長時間の歩行や走行などの運動または立ち仕事、運転、座るなどの長時間の静止姿勢の後に症状がでる • 脚後側の筋肉が短い人に起こりやすい症状である
痛む箇所	**痛む箇所**
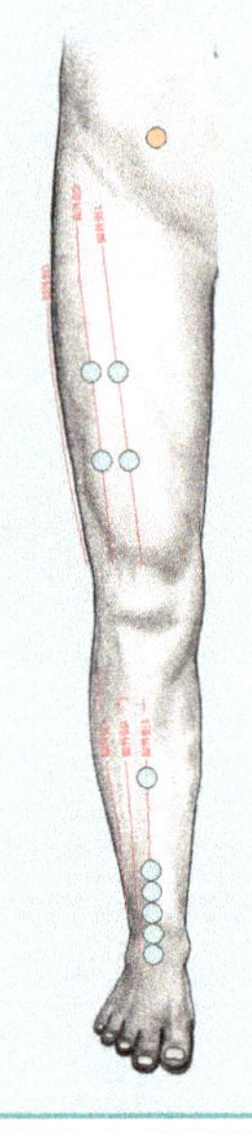	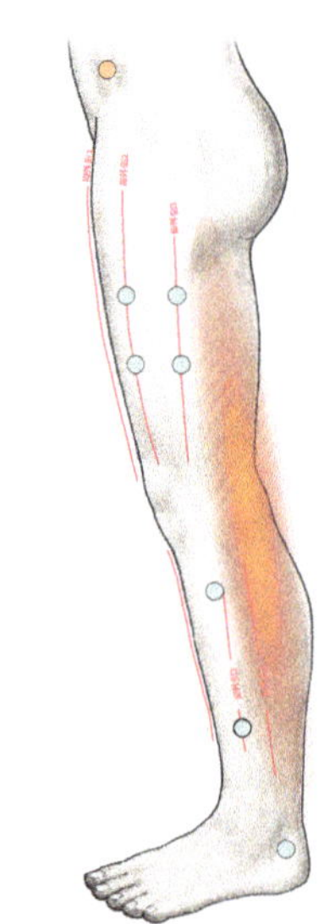 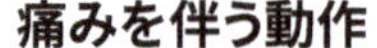
痛みを伴う動作	**痛みを伴う動作**
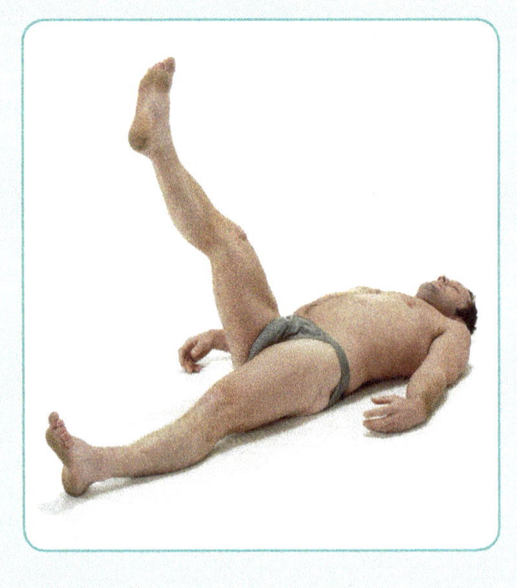	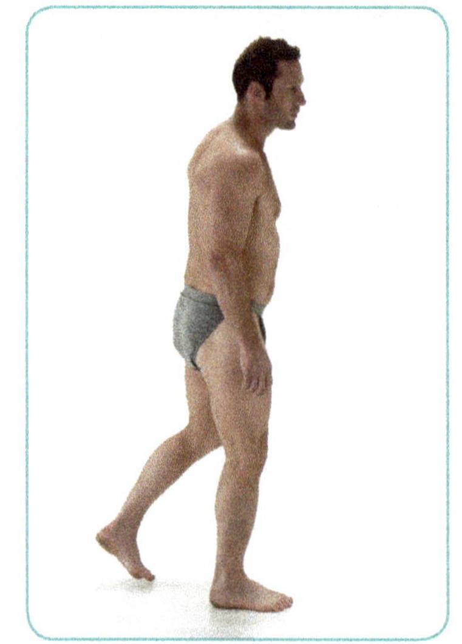

手順 46 (208 ページ)	手順 47 (210 ページ)

そけい部の痛み

- 片側または両側の腿の付け根に痛みがある
- 股関節の屈曲、外転、外旋のストレッチで主に痛みが悪化する
- ダンスやヨガをなどでの過伸展による痛みである。またはスキーやスケートなどで股関節が無理やり外旋したことによる外傷である
- 手順47内腿の痛みと症状が似ているが施術方法が微妙に異なる

内腿の痛み

- 内腿に痛みがある
- 片側または両側に痛みがある
- 内腿が触られることに敏感である
- 股関節の屈曲、外転、外旋のストレッチで主に痛みが悪化する
- ダンスやヨガをなどでの過伸展による痛みである。またはスキーやスケートなどで股関節が無理やり外旋したことによる外傷である

痛む箇所

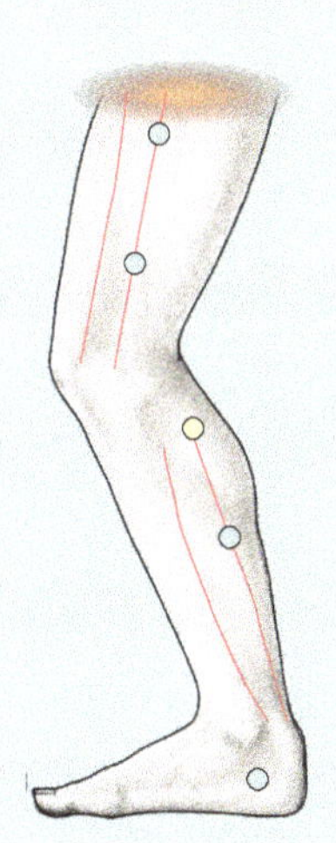

痛む箇所

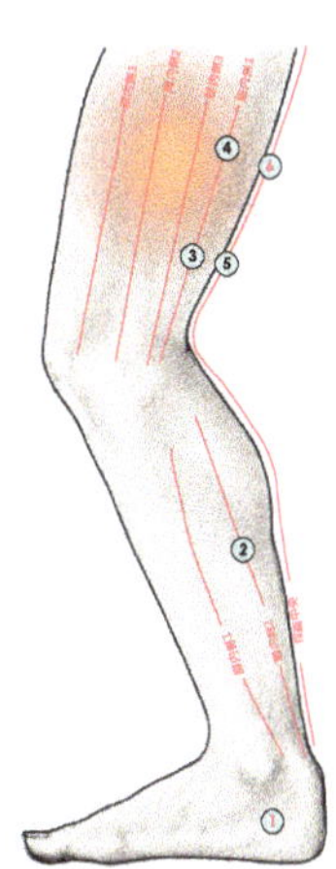

痛みを伴う動作

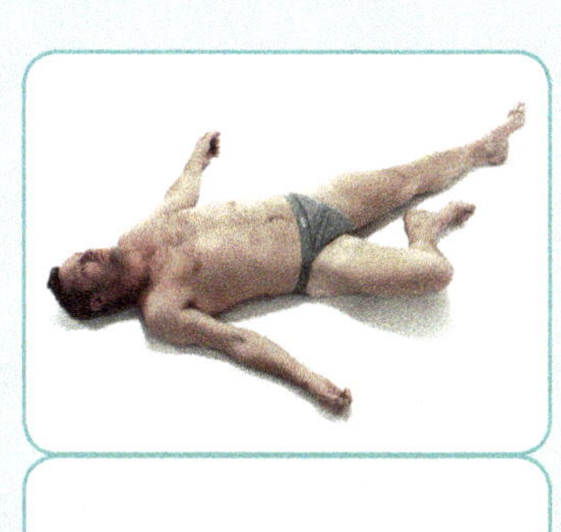

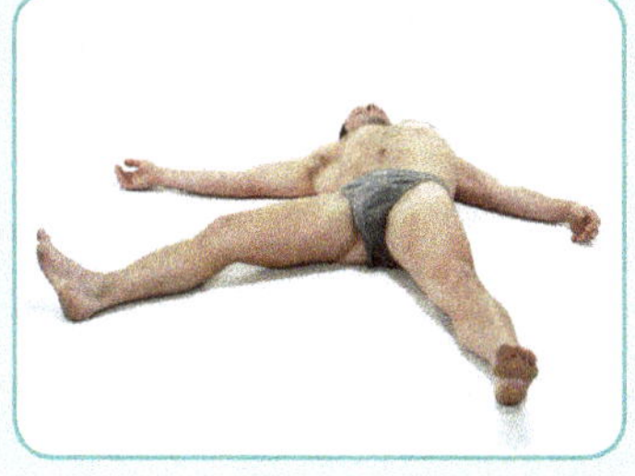

痛みを伴う動作

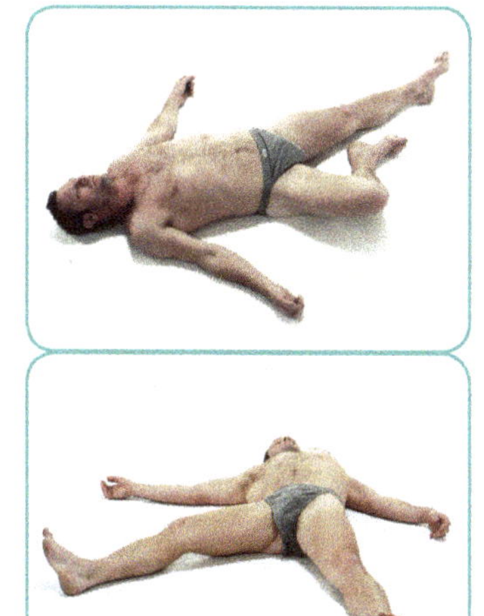

手順 - 44 脚
脚のだるさ、重さ

● 珍しい症状

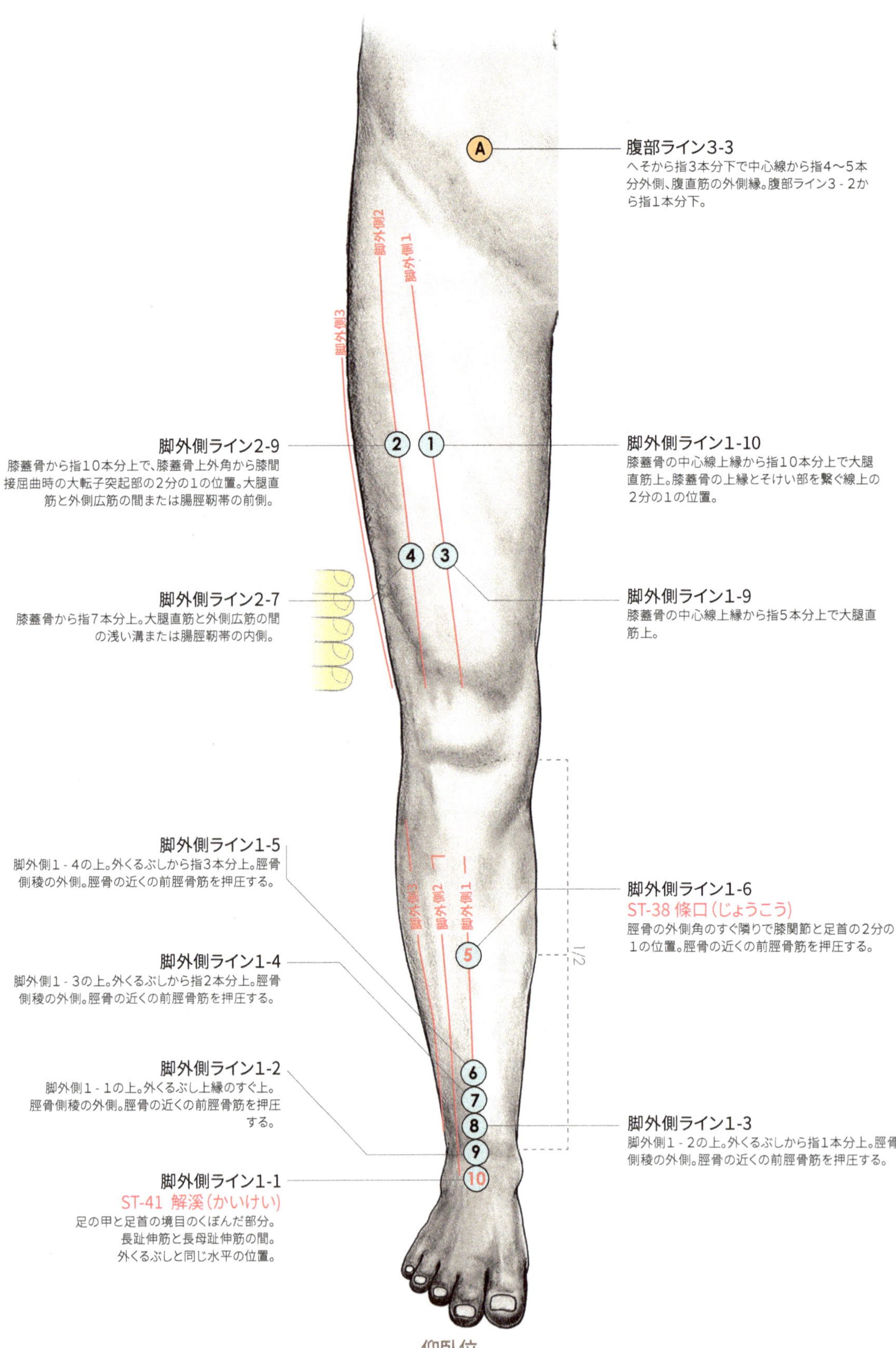

腹部ライン3-3
へそから指3本分下で中心線から指4～5本分外側、腹直筋の外側縁。腹部ライン3 - 2から指1本分下。
脚外側2
脚外側1
脚外側3
脚外側ライン2-9
膝蓋骨から指10本分上で、膝蓋骨上外角から膝関節屈曲時の大転子突起部の2分の1の位置。大腿直筋と外側広筋の間または腸脛靭帯の前側。
脚外側ライン1-10
膝蓋骨の中心線上縁から指10本分上で大腿直筋上。膝蓋骨の上縁とそけい部を繋ぐ線上の2分の1の位置。
脚外側ライン2-7
膝蓋骨から指7本分上。大腿直筋と外側広筋の間の浅い溝または腸脛靭帯の内側。
脚外側ライン1-9
膝蓋骨の中心線上縁から指5本分上で大腿直筋上。
脚外側ライン1-5
脚外側1 - 4の上。外くるぶしから指3本分上。脛骨側稜の外側。脛骨の近くの前脛骨筋を押圧する。
脚外側ライン1-6
ST-38 條口（じょうこう）
脛骨の外側角のすぐ隣りで膝関節と足首の2分の1の位置。脛骨の近くの前脛骨筋を押圧する。
1/2
脚外側ライン1-4
脚外側1 - 3の上。外くるぶしから指2本分上。脛骨側稜の外側。脛骨の近くの前脛骨筋を押圧する。
脚外側ライン1-2
脚外側1 - 1の上。外くるぶし上縁のすぐ上。脛骨側稜の外側。脛骨の近くの前脛骨筋を押圧する。
脚外側ライン1-3
脚外側1 - 2の上。外くるぶしから指1本分上。脛骨側稜の外側。脛骨の近くの前脛骨筋を押圧する。
脚外側ライン1-1
ST-41 解溪（かいけい）
足の甲と足首の境目のくぼんだ部分。長趾伸筋と長母趾伸筋の間。外くるぶしと同じ水平の位置。
仰臥位

症状の概要

- 片方の脚に重さ、だるさ、弱々しさがある
- 仰向けの状態で片足ずつ持ち上げると明らかに違いを感じ、施術者にもそれが明白である
- 長時間の立ち仕事、運転などの長時間の静止姿勢の結果による可能性がある

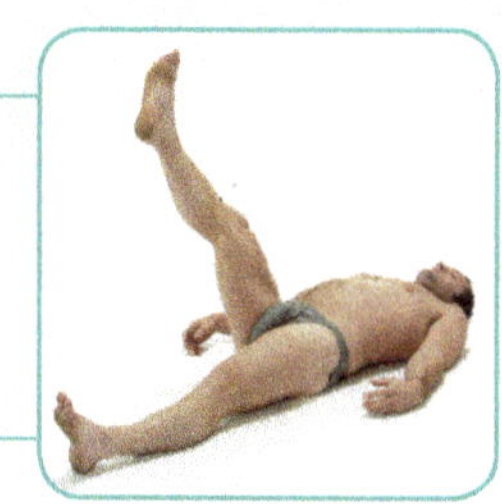

施術手順

1. 脚外側のマッサージ

受け手に仰向けになってもらい得意の方法で脚の外側をマッサージします。体重を使って足首の外側から腰まで1〜3往復します。タイ式で行う場合手のひらで押圧します。

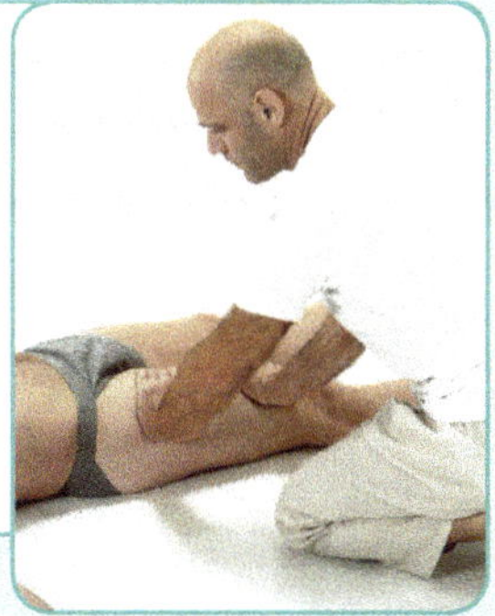

2. 脚の経絡ライン

脚外側の3つ経絡ラインを得意の方法で体重を使って足首の外側から腰まで1〜3往復押圧します。脚外側ライン1を特に念入りに押圧します。タイ式で行う場合親指で押圧します。

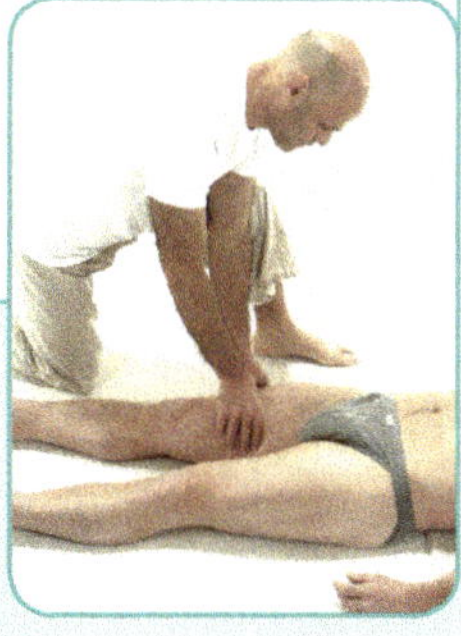

3. 脚のポイントの押圧

ポイント①から⑩を押圧します。最大10ターンまで症状の改善が見られるまで繰り返します。繰り返しの押圧によりポイントが過敏又は痛みを感じる前で止めます。受け手の筋肉硬さ、反応を観察し適度な強さで押圧します。

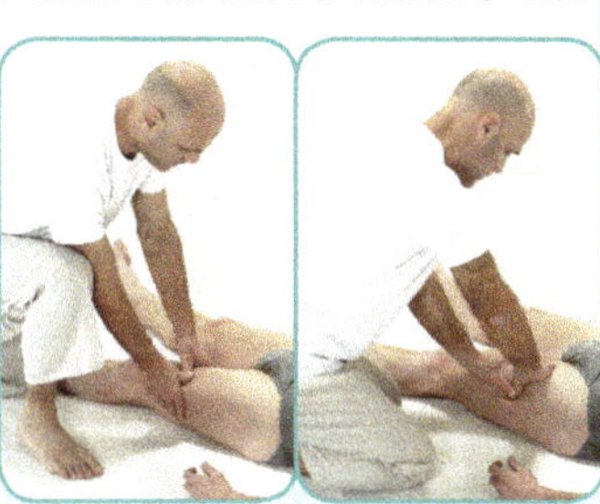

補足手順

4. 脚のストレッチ

ポイントⒶの押圧と、受け手の踵持ち膝を伸ばした状態で90度を超えない角度で脚のストレッチを行います。押圧を10秒間保ち緩めたと同時にストレッチをします。3、4回繰り返します。

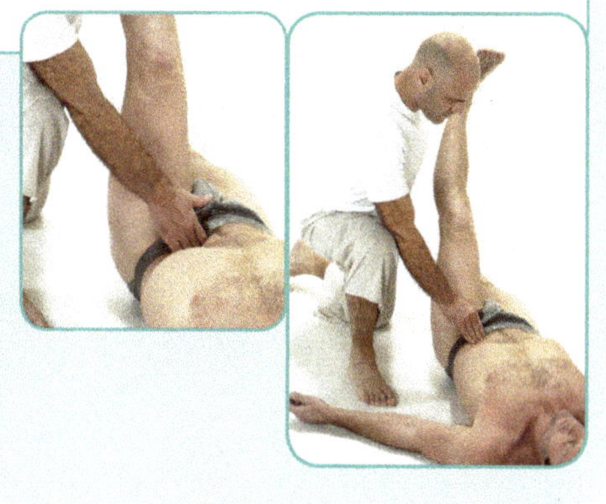

注意点：

- 受け手の脚の痛みの症状に手技療法が適しているか疑わしい場合はすぐに医師の診断を仰ぐ
- 症状が好転が見られるまで毎日施術を行う。慢性的な症状の場合週2回程度施術を行う
- 前回の施術後の痛みやもみ返しが受け手にある場合、続けての施術はしない
- 長時間の静止姿勢は避けるように指示する

使用したタイ式ポイント

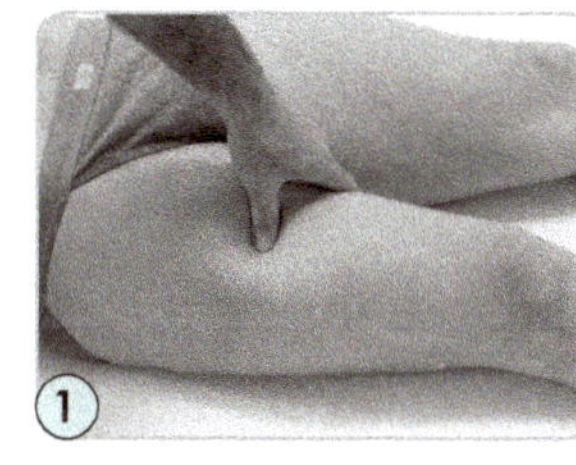
1

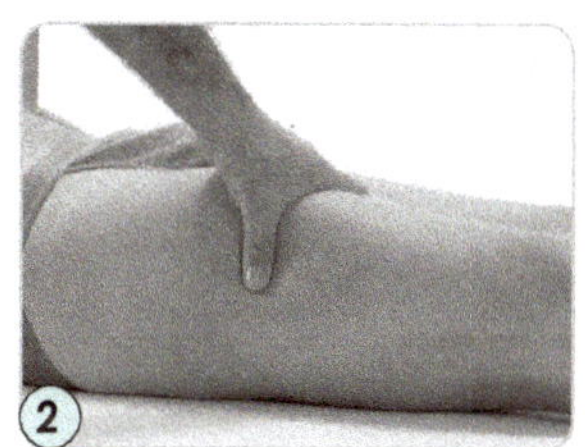
2

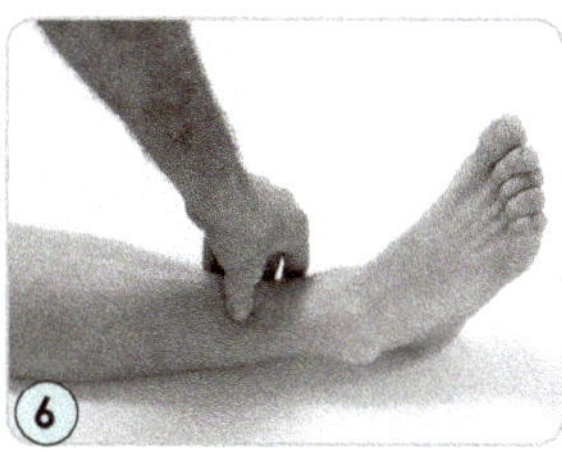
6

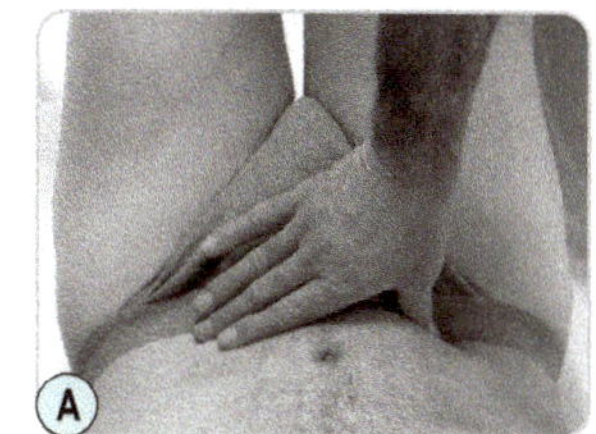
A

手順 - 45 脚
ふくらはぎとハムストリングの張り

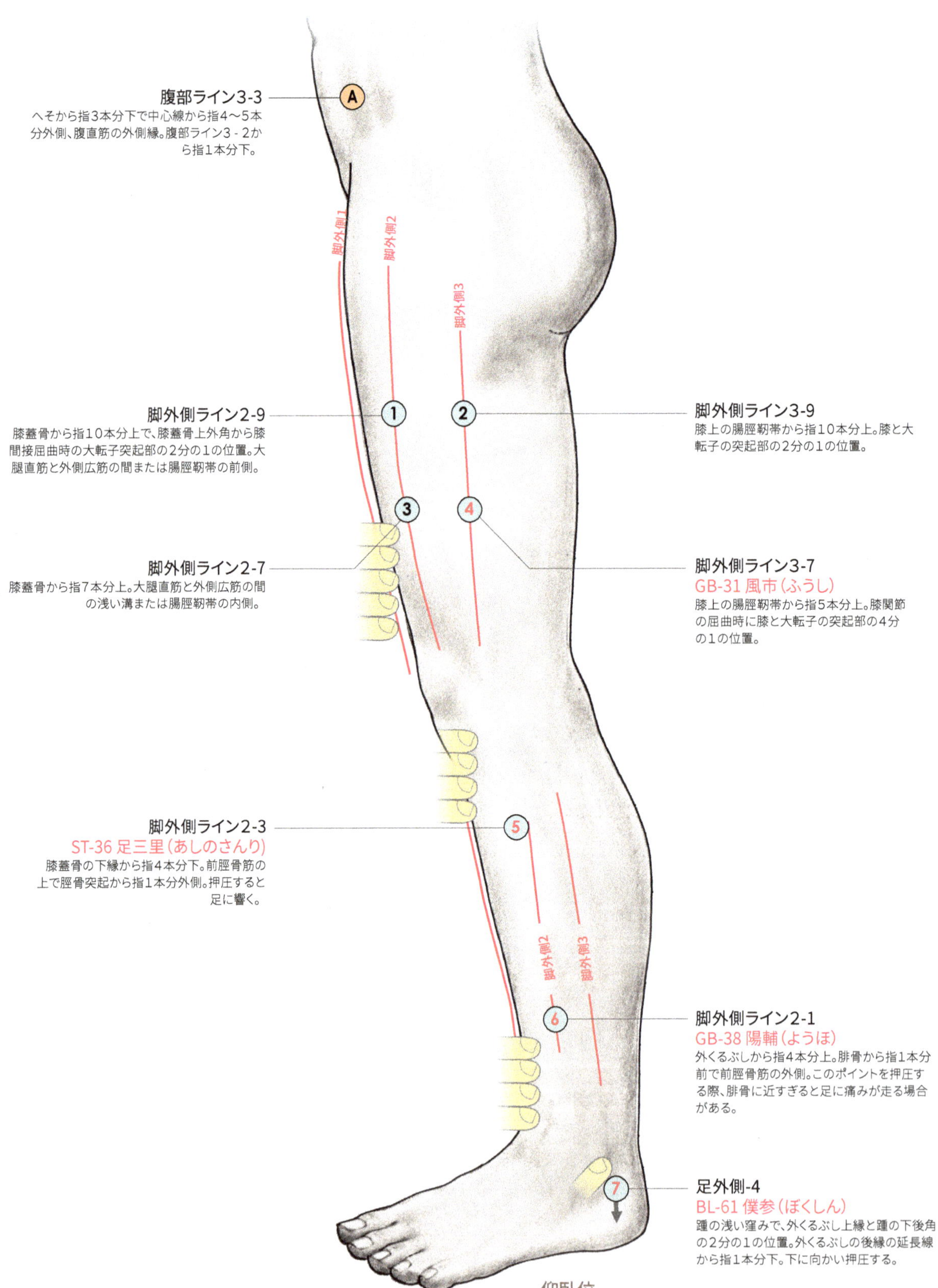
腹部ライン3-3
へそから指3本分下で中心線から指4〜5本分外側、腹直筋の外側縁。腹部ライン3 - 2から指1本分下。
脚外側1
脚外側2
脚外側3
脚外側ライン2-9
膝蓋骨から指10本分上で、膝蓋骨上外角から膝間接屈曲時の大転子突起部の2分の1の位置。大腿直筋と外側広筋の間または腸脛靭帯の前側。
脚外側ライン3-9
膝上の腸脛靭帯から指10本分上。膝と大転子の突起部の2分の1の位置。
脚外側ライン2-7
膝蓋骨から指7本分上。大腿直筋と外側広筋の間の浅い溝または腸脛靭帯の内側。
脚外側ライン3-7
GB-31 風市（ふうし）
膝上の腸脛靭帯から指5本分上。膝関節の屈曲時に膝と大転子の突起部の4分の1の位置。
脚外側ライン2-3
ST-36 足三里（あしのさんり）
膝蓋骨の下縁から指4本分下。前脛骨筋の上で脛骨突起から指1本分外側。押圧すると足に響く。
脚外側2
脚外側3
脚外側ライン2-1
GB-38 陽輔（ようほ）
外くるぶしから指4本分上。腓骨から指1本分前で前脛骨筋の外側。このポイントを押圧する際、腓骨に近すぎると足に痛みが走る場合がある。
足外側-4
BL-61 僕参（ぼくしん）
踵の浅い窪みで、外くるぶし上縁と踵の下後角の2分の1の位置。外くるぶしの後縁の延長線から指1本分下。下に向かい押圧する。
仰臥位

症状の概要

- 張り、強張り、痛みが脚の後ろ側と足首の外側にある
- 脚の後ろ側の筋肉が明らかに硬く張っている
- 立ったり、歩いたりすると痛みが悪化する
- 長時間の歩行や走行などの運動または立ち仕事、運転、座るなどの長時間の静止姿勢の後に症状がでる
- 脚後側の筋肉が短い人に起こりやすい症状である

施術手順

1. 腿外側のマッサージ

受け手に仰向けになってもらい手のひら（または拳）で腿外側ラインをマッサージします。体重を使って膝から腰まで1〜3往復します。

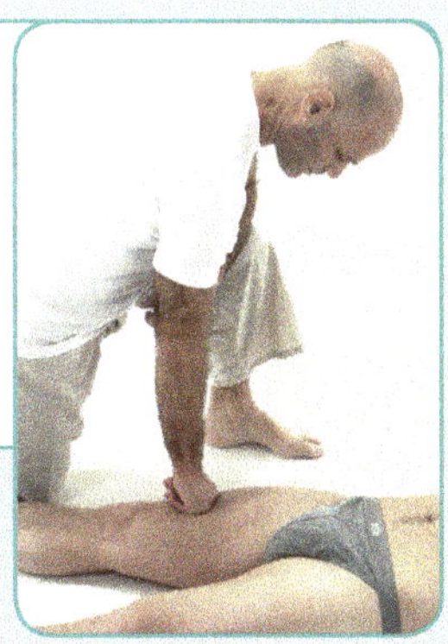

2. 脚外側の経絡ライン

脚外側の3つ経絡ラインを得意の方法で体重を使って足首の外側から腰まで1〜3往復押圧します。脚外側ライン2のふくらはぎ部分と腿外側ライン2と3を特に念入りに押圧します。

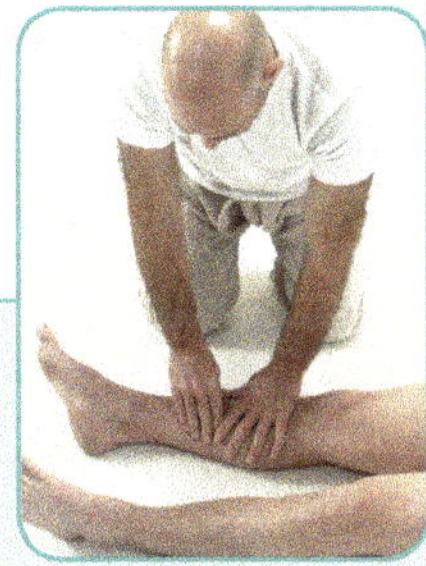

3. 脚のポイントの押圧

A. ポイント①から⑥を押圧します。最大10ターンまで症状の改善が見られるまで繰り返します。繰り返しの押圧によりポイントが過敏又は痛みを感じる前で止めます。受け手の筋肉硬さ、反応を観察し適度な強さで押圧します。

B. ポイント⑦を親指で押圧します。押してから矢印の方向に下向き指をずらします。ポイント⑦を押しながら受け手の足首に屈曲のストレッチを行います。

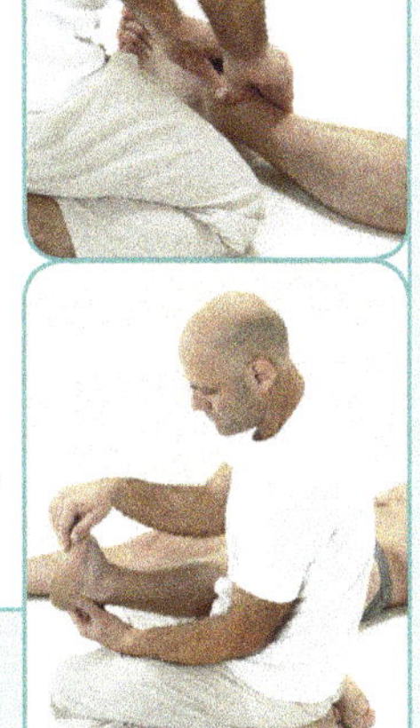

補足手順

4. 脚後側のストレッチ

受け手の脚の後側を慎重にストレッチします。ストレッチにより多少の痛みがある可能性があります。過伸展に気をつけ強い痛みが出たらすぐに中止します。まず片手で受け手の腿を腹部に向かって押します。次に踵を前方に押しながらもう片方の拳で受け手の腿の後ろを押圧します。ストレッチを数秒間保持してから緩めます。

臀部付近から腿の中心、膝の手前へと順番に押圧します。腿の裏を押し、踵を前方に押し、ストレッチし緩めるを1、2回行います。

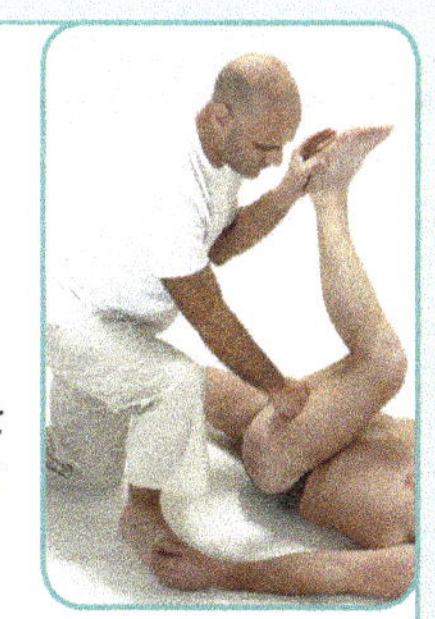

5. 脚のストレッチ

ポイントⒶの押圧と、受け手の踵持ち膝を伸ばした状態で90度を超えない角度で脚のストレッチを行います。押圧を10秒間保ち緩めたと同時にストレッチをします。3、4回繰り返します。図の参照したストレッチを行っても良いでしょう。

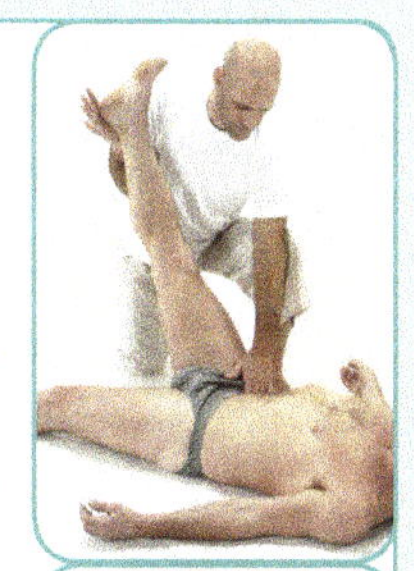

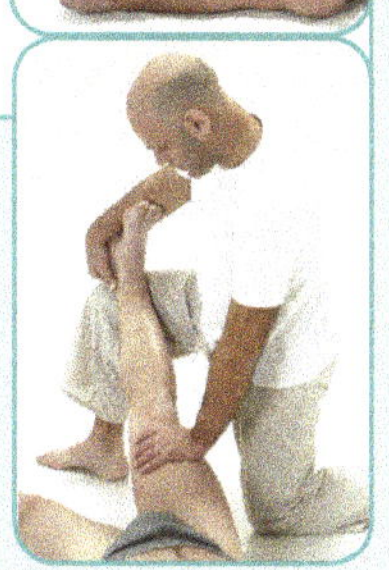

注意点：

- 受け手の脚の痛みの症状に手技療法が適しているか疑わしい場合はすぐに医師の診断を仰ぐ
- 症状が好転が見られるまで毎日施術を行う。慢性的な症状の場合週2回程度施術を行う
- 前回の施術後の痛みやもみ返しが受け手にある場合、続けての施術はしない
- 長時間の静止姿勢は避けるように指示する

そけい部の痛み

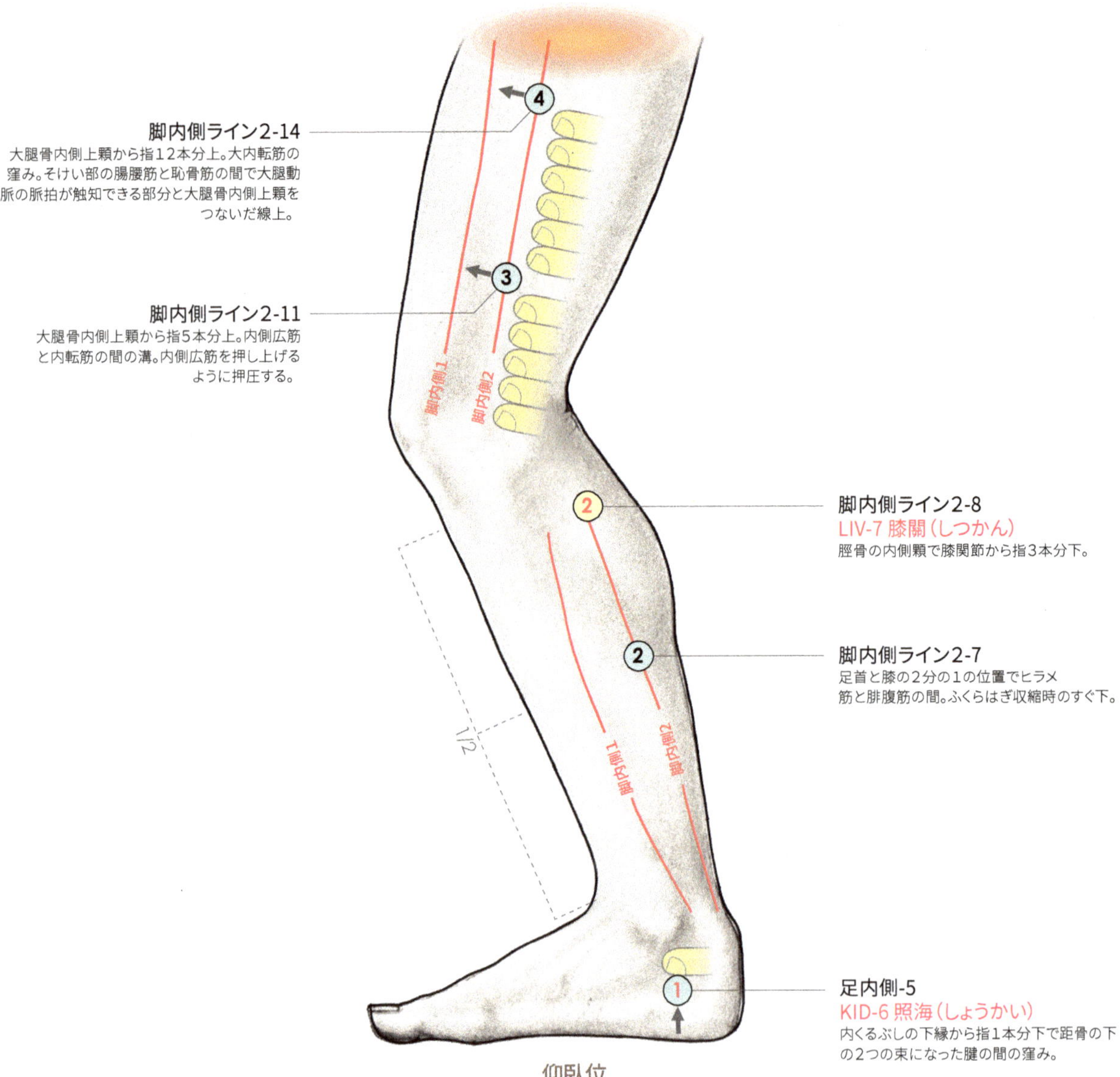
脚内側ライン2-14
大腿骨内側上顆から指12本分上。大内転筋の窪み。そけい部の腸腰筋と恥骨筋の間で大腿動脈の脈拍が触知できる部分と大腿骨内側上顆をつないだ線上。
脚内側ライン2-11
大腿骨内側上顆から指5本分上。内側広筋と内転筋の間の溝。内側広筋を押し上げるように押圧する。
脚内側ライン2-8
LIV-7 膝関（しつかん）
脛骨の内側顆で膝関節から指3本分下。
脚内側ライン2-7
足首と膝の2分の1の位置でヒラメ筋と腓腹筋の間。ふくらはぎ収縮時のすぐ下。
足内側-5
KID-6 照海（しょうかい）
内くるぶしの下縁から指1本分下で距骨の下の2つの束になった腱の間の窪み。
脚内側1
脚内側2
1/2
4
3
2
2
1
仰臥位

症状の概要

- 片側または両側の腿の付け根に痛みがある
- 股関節の屈曲、外転、外旋のストレッチで主に痛みが悪化する
- ダンスやヨガをなどでの過伸展による痛みである。またはスキーやスケートなどで股関節が無理やり開いてしまった結果による外傷である
- 手順47内腿の痛みと症状が似ているが施術方法が微妙に異なる

施術手順

基本手順：

痛みのある側、もしくは両側に痛みがある場合両側に施術を行う。内腿は敏感な箇所なので押圧をする際は指ではなく手のひらを使う。

1. 脚内側のマッサージ

受け手に仰向けになってもらい得意の方法で脚の内側をマッサージします。体重を使って足首の内側からそけい部まで1～3往復します。タイ式で行う場合手のひらで押圧します。

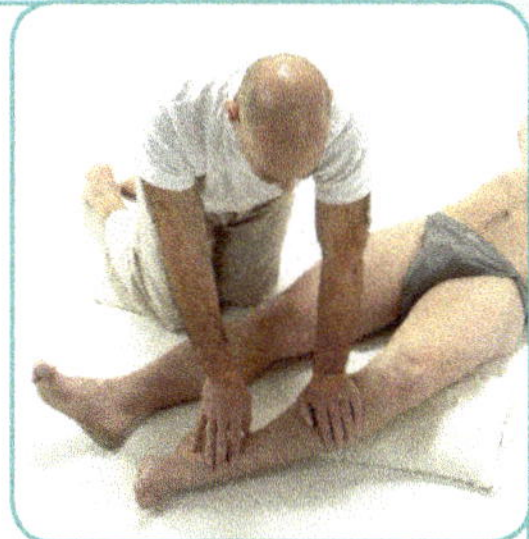

2. 脚内側の経絡ライン

脚内側ライン1と2を得意の方法で体重を使って足首の内側からそけい部まで1～3往復押圧します。内腿が親指での押圧に過敏な場合手のひらが拳を使います。タイ式で行う場合親指か手のひらを使います。

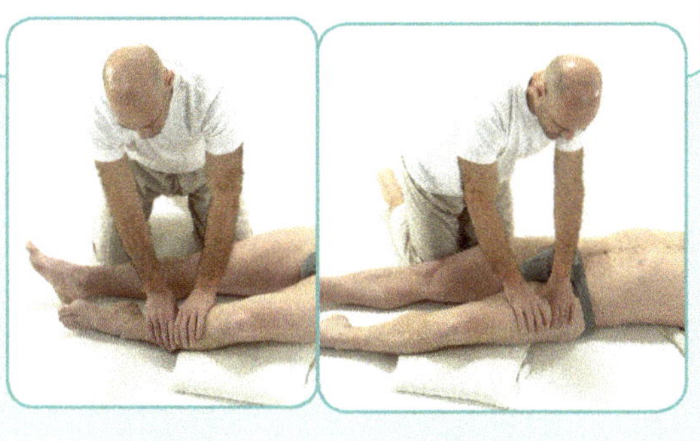

3. 脚のポイントの押圧

ポイント1から4を押圧します。親指でポイント1と2を手のひらでポイント3と4を押圧します。押してから矢印の方向に下向き指をずらします。補足ポイント2も試してみてどちらが効果が大きいか観察し、どちらのポイントでも効果が見られれば全て押圧します。最大10ターンまで症状の改善が見られるまで繰り返します。繰り返しの押圧によりポイントが過敏又は痛みを感じる前で止めます。受け手の筋肉硬さ、反応を観察し適度な強さで押圧します。

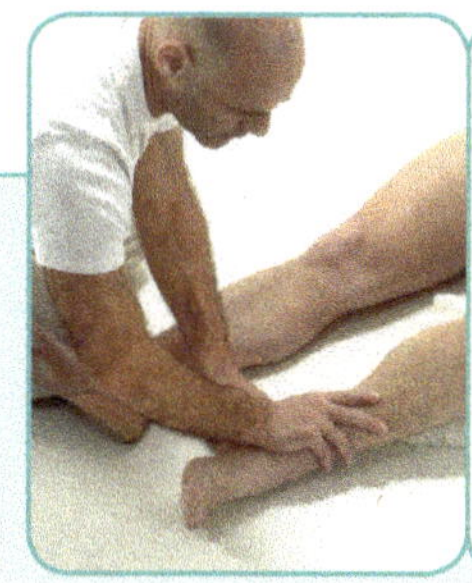

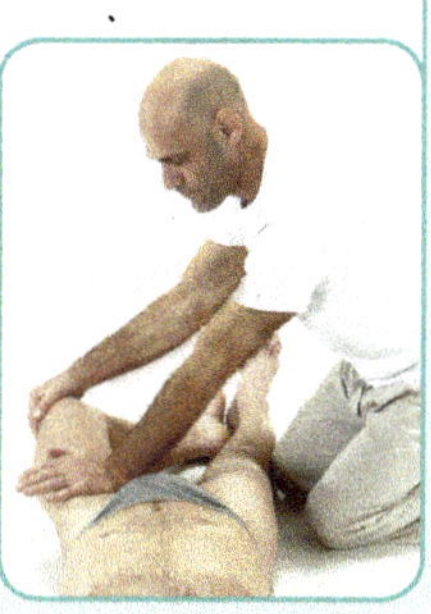

注意点：

- 受け手の脚の痛みの症状に手技療法が適しているか疑わしい場合はすぐに医師の診断を仰ぐ内腿は敏感な箇所なのでの押圧の際は指ではなく手のひらを•使う
- 症状が好転が見られるまで毎日施術を行う。慢性的な症状の場合週2回程度施術を行う
- 前回の施術後の痛みやもみ返しが受け手にある場合、続けての施術はしない
- 長時間の静止姿勢は避けるように指示する

使用したタイ式ポイント

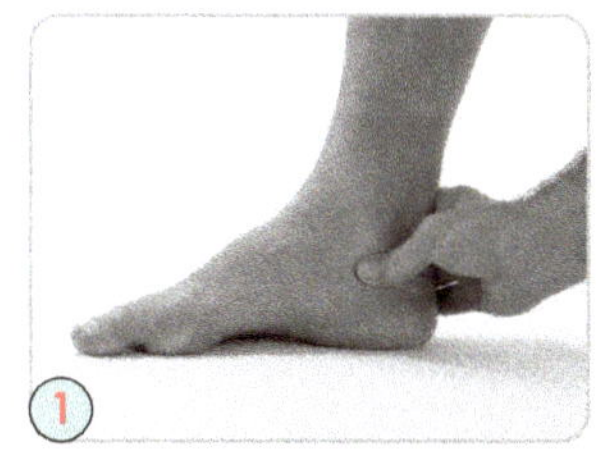
1

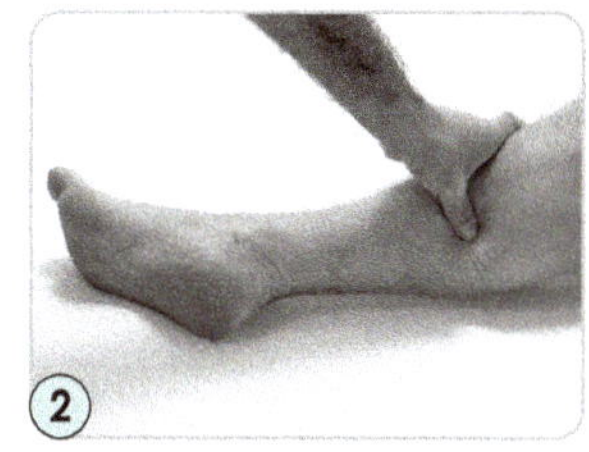
2

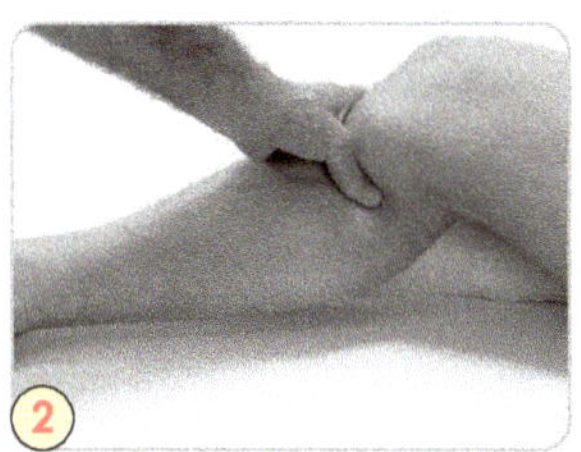
2

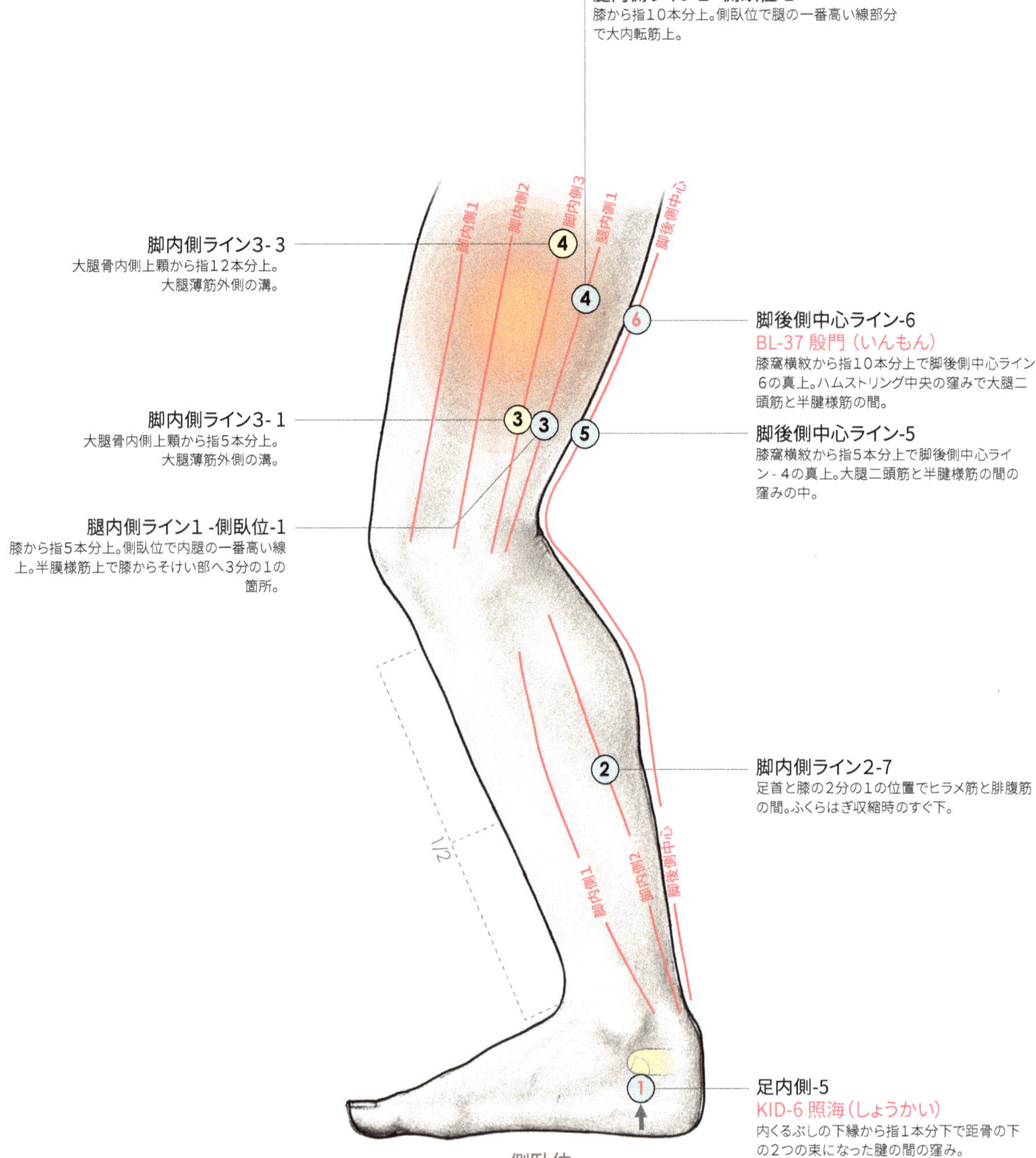
腿内側ライン1 -側臥位-2
膝から指10本分上。側臥位で腿の一番高い線部分で大内転筋上。
脚内側ライン3- 3
大腿骨内側上顆から指12本分上。大腿薄筋外側の溝。
脚後側中心ライン-6
BL-37 殷門（いんもん）
膝窩横紋から指10本分上で脚後側中心ライン6の真上。ハムストリング中央の窪みで大腿二頭筋と半腱様筋の間。
脚内側ライン3- 1
大腿骨内側上顆から指5本分上。大腿薄筋外側の溝。
脚後側中心ライン-5
膝窩横紋から指5本分上で脚後側中心ライン- 4の真上。大腿二頭筋と半腱様筋の間の窪みの中。
腿内側ライン1 -側臥位-1
膝から指5本分上。側臥位で内腿の一番高い線上。半膜様筋上で膝からそけい部へ3分の1の箇所。
脚内側ライン2-7
足首と膝の2分の1の位置でヒラメ筋と腓腹筋の間。ふくらはぎ収縮時のすぐ下。
足内側-5
KID-6 照海（しょうかい）
内くるぶしの下縁から指1本分下で距骨の下の2つの束になった腱の間の窪み。
脚内側1
脚内側2
脚内側3
腿内側1
脚後側中心
1/2
側臥位

症状の概要

- 内腿に痛みがある
- 片側または両側に痛みがある
- 内腿が触られることに敏感である
- 股関節の屈曲、外転、外旋のストレッチで主に痛みが悪化する
- ダンスやヨガをなどでの過伸展による痛みである。またはスキーやスケートなどで股関節が無理やり外旋したことによる外傷である
- 手順46そけい部の痛みと症状が似ているが施術方法が微妙に異なる

施術手順

基本手順:
この症状は手順46のそけい部の痛みと似ている。手順46と47両方を試し効果が高い方を使用する。内腿は敏感な箇所なので押圧をする際は指ではなく手のひらを使う。

1. 腿内側のマッサージ

受け手に側臥位になってもらい得意の方法で脚の内側をマッサージします。体重を使って足首の内側からそけい部まで1～3往復します。タイ式で行う場合手のひらで押圧します。

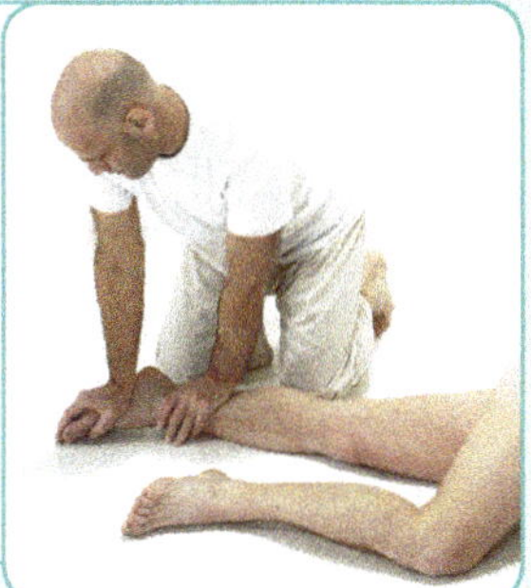

2. 脚の経絡ライン

脚内側ラインと脚後側中心ラインを側臥位でを得意の方法で体重を使って足首の内側からそけい部まで1～3往復押圧します。内腿が親指での押圧に過敏な場合手のひらが拳を使います。タイ式で行う場合親指か手のひらを使います。

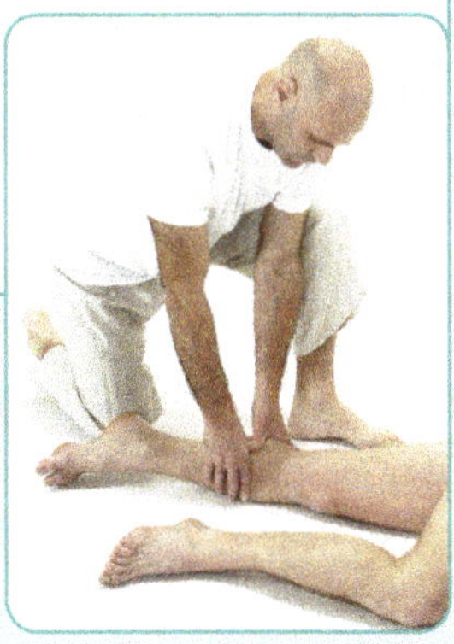

3. 脚のポイントの押圧

ポイント①から⑥を押圧します。親指でポイント②, ⑤, ⑥を手のひらでポイント①, ③, ④と補足ポイントを押圧します。試してみてどちらが効果が大きいか観察し、どちらのポイントでも効果が見られれば全て押圧します。最大10ターンまで症状の改善が見られるまで繰り返します。繰り返しの押圧によりポイントが過敏又は痛みを感じる前で止めます。受け手の筋肉硬さ、反応を観察し適度な強さで押圧します。

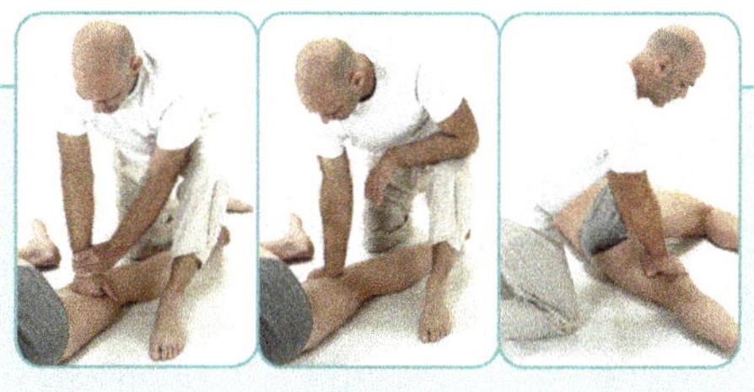

注意点:

- 受け手の脚の痛みの症状に手技療法が適しているか疑わしい場合はすぐに医師の診断を仰ぐ 内腿は敏感な箇所なのでの押圧の際は指ではなく手のひらを•使う
- 症状が好転が見られるまで毎日施術を行う。慢性的な症状の場合週2回程度施術を行う
- 前回の施術後の痛みやもみ返しが受け手にある場合、続けての施術はしない
- 長時間の静止姿勢は避けるように指示する

使用したタイ式ポイント

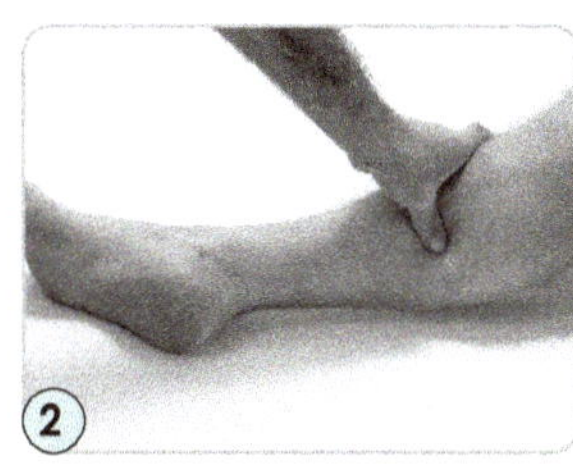
2

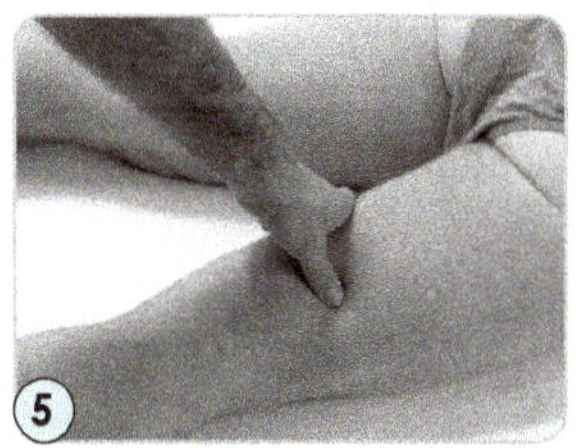
5

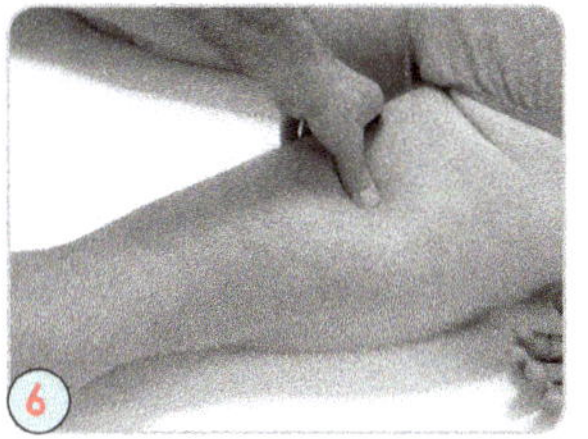
6

第13章　膝

この章で使用される手順

48 - 膝の外側の痛み
49 - 膝の内側の痛み
50 - 膝の強張りと曲げ伸ばしに伴う痛み

主な原因と治療方法

膝は体の中で一番大きい関節である。体重を主に支える為他の関節よりも怪我や故障が起こりやすい。多くの膝の痛みは繰り返しの動きによる反復性緊張外傷である。タイ式手指療法は手術治療を必要としない膝の症状に高い効果が期待できる。手術治療が必要な例は深刻な靭帯の損傷などである。

ここでは一般的な現代医学を元にした病状の診断には囚われず、タイ式の症状別の診断表を元に受け手の症状と比較し、3つの手順から1つ選び施術を行う。施術中受け手と受け手の筋肉の反応を観察し、症状の緩和が見られれば、症状に対する適切な治療法であるといえる。

タイ式治療手順	考えられる原因
膝の外側の痛み	骨格と姿勢の歪み 筋障害 変形性膝関節症 半月板損傷 腸脛靭帯炎 外側側副靭帯捻挫 総腓骨神経絞扼障害
膝の内側の痛み	骨格と姿勢の歪み 筋障害 変形性膝関節症 半月板損傷 内側側副靭帯捻挫 前十字靭帯捻挫
膝の強張りと曲げ伸ばしに伴う痛み	骨格と姿勢の歪み 筋障害 変形性膝関節症 膝蓋腱炎（ジャンパーひざ） 膝蓋大腿部痛症候群（ランナーひざ） 膝蓋前滑液包炎（女中ひざ） 膝窩嚢胞（ベーカー嚢胞） 後十字靭帯捻挫 前十字靭帯捻挫 膝窩神経絞扼障害

膝の痛みの原因

それぞれの膝の症状を区別するのは極めて理論的であるが実際は複数の異なった症状を併発している場合が多い。

骨格と姿勢の歪み

X脚、O脚、反張膝は脚の骨格の歪みで不均等な力が膝にかかり様々な痛みや症状の原因となる。骨格の歪みは遺伝性の場合が多いが活発な子供や健康的な生活習慣を送る成人には痛みや症状が出ることは少ない。体力の衰え、怪我などで骨格の歪みが悪化する場合がほとんどである。

膝蓋腱炎（ジャンパーひざ）

度重なる跳躍運動などの着地によって膝蓋腱のコラーゲンが減少した状態。走行や跳躍を行うスポーツ選手に多い障害。膝の前側の痛みが主な症状である。

膝蓋大腿部痛症候群（ランナーひざ）

走行、跳躍、登山など運動で膝の軟骨組織の磨耗または怪我が原因となる。痛みの原因は完全に明らかにされていない。主な症状は長時間の膝の屈曲と登山などで膝を伸展した状態で体重の移動を行う動作で膝の前側に痛みがでる。

変形性膝関節症

膝の軟骨組織がすり減り痛みを引き起こすのが最も多い原因である。年齢が50歳以上で太った人に起こりやすい。その他には半月板損傷または靭帯損傷などの外傷によっても起こる。膝が動かしづらい、可動域の減少、運動時の痛み、関節の腫れ、痛み、バランスが不安定なるなど症状は時間が経つにつれ進行し悪化する。

膝の靭帯捻挫

前十字靭帯、後十字靭帯、内側側副靭帯、外側側副靭帯の捻挫はスポーツや運動によって起き不快感、痛み、炎症、関節の不安定さを引き起こす。靭帯が裂傷した場合手術治療が必要となる。

半月板損傷

半月板は膝の特殊な軟骨で主に衝撃を吸収する役割を果たす。半月板損傷はスポーツ等で急激に膝がねじれ衝撃が加わると起こる。（片足のみに体重がかかっている状態など）その他にはオーバーユースによる反復性外傷や加齢による磨耗なども原因となる。内側半月板損傷が8割を占める。

腸脛靭帯炎

膝の外側の滑液包または軟部組織が炎症を起こした状態でサイクリストやランナーなどの過度の膝の曲げ伸ばしを行う人に起こる。腸脛靭帯が大腿骨外側上顆骨と擦れ合うことが原因である。強い痛みが膝の曲げ伸ばしにより起き、膝の外側が腫れる。

膝蓋前滑液包炎（女中ひざ）

膝蓋骨の下方に圧迫が加わり、膝蓋前滑液包に炎症が起きた状態。長時間立て膝の状態で働く人に多く見られる。主な症状は膝の痛み、炎症、発赤、腫れ、歩行障害など。

膝窩嚢胞（ベーカー嚢胞）

膝の裏側の窪みの滑液包に浸出液が貯留して腫大した状態で膝の裏側、まれに前側に不快感と痛みを引き起こす。主な原因は半月板または靭帯の損傷、変形性関節炎などの膝の障害により関節液の生成が増えるためである。長期間に渡る滑液包への繰り返しの圧迫により石灰化が起きる。膝の裏側の窪みが過敏になる。

筋障害

筋肉の過緊張 - 神経損傷、姿勢の悪さ、不自然な動作の癖、繰り返しの動きなどが原因である。

筋力低下 - 現代的な生活様式による運動不足が原因である。

筋筋膜のトリガーポイント - 筋肉の過緊張により関連痛を起こす。

肉離れ - 怪我、反復性外傷、筋組織の磨耗が原因である。

上記に上げた筋障害は筋肉の連動性を弱め不均等な重さが膝に負担をかけ結果的に運動障害、痛みなどの異なった膝の障害を引き起こす。

膝窩神経絞扼障害

膝の裏側の膝窩神経と膝窩血管に圧迫が起きる障害で痛み、腫れ、痺れ、麻痺、可動域の制限、歩行障害などを引き起こす。

総腓骨神経絞扼障害

膝の外側で腓骨頭にある総腓骨神経に圧迫が起きる障害。膝外側の痛み、痺れ、麻痺、可動域の制限、歩行障害などを引き起こす。

第13章　膝

禁止事項

- 急性の症状へのストレッチ技法の使用。慢性的な症状の場合慎重にストレッチを行うのは効果的な場合もあるが、急性の症状には危険である
- 重度の不安定で虚弱な膝へのストレッチ技法の使用。受け手が過去に膝に怪我をしたことがあるか確認すること
- 炎症を起こしている箇所への直接の押圧。押圧により強い痛みを感じる場合局部に炎症を起こしている可能性がある。炎症を起こしている箇所への直接の押圧は症状を悪化させる恐れがあるので避けること。(慢性的な炎症を起こしている症状には表面的な直接の押圧は効果がある場合もある)間接的に効果が見られるポイントのみに施術を行う。タイ式手指療法は直接患部を押圧しなくても効果が得られる
- 症状を悪化させる過敏な部分への刺激または押圧
- 受け手が拒絶反応を見せる部分への刺激または押圧

施術に適さない症状と兆候

以下の症状が受け手に見られるようであれば、直ちに医師の診断を仰ぐこと

- 重度の外傷
- 膝間接に歪みが見られる怪我
- 継続的または悪化する痛み
- 突然現れた原因不明の痛み
- 不自然な痛み
- 睡眠中に現れた膝の痛み
- 数日間に及ぶ膝の痛み
- 膝関節の拘縮（曲げ伸ばしができない）
  重度の外傷の恐れがある
- 膝、ふくらはぎ付近の腫れ
- 発熱、発赤、腫れ等の感染症の症状が見られる場合
- 激痛を伴う深刻な症状
- 異常がみられる場合

手順の選び方

痛みのある位置、動作から3つの内どの手順が適しているか選ぶのは容易である。診断を行うときは痛みを悪化させないためゆっくりと慎重に行うこと。

1. 痛みを引き起こす動きと痛む箇所を明確にする

受け手に次の質問をする：

A. 膝を屈曲時と伸展時に痛みのでる位置を指差してもらう。

B. 屈曲と伸展で痛みがない場合どの動きや運動で痛みがでるか説明してもらう。

C. 痛みが出る位置を指差してもらう。

2. 手順を選ぶ

痛む箇所または動きがわかったら、以下から診断表を元に手順を選ぶ。

3. 施術を開始し、適切な手順を選んだか再度確認する

ポイントを押圧をする際、選んだ手順が的確で効果が得られるかどうか受け手の反応を観察する。受け手にもポイントへの刺激と感覚へ集中するように促し、施術者からの質問は必要最低限にとどめる。多くの場合一巡目の施術では受け手が押圧したポイントが効果的であるかを自覚できることは少ない。施術者は手順を繰り返し施すことによって受け手の症状の緩和が見られることを覚えておくこと。.

手順 48 (218 ページ)	手順 49 (220 ページ)
膝の外側の痛み • 膝の強張りと痛みが膝の外側にある。痛みの中心は膝の外側のポイント5の位置で腫れが見られる場合もある • 痛みは急性または慢性的でスポーツなどで突然の不自然な動作の結果よるものが多い • ひねる動作、曲げ伸ばしで痛みが悪化する • 痛みは片側のみにある場合がほとんどであるが、過去に膝の手術治療の経験のある人は両方の膝外側または内側に痛みがある場合がある	**膝の内側の痛み** • 膝の強張りと痛みが膝の内側にある。痛みの中心は膝の内側のポイント5の位置で腫れが見られる場合もある • 痛みは急性または慢性的でスポーツなどで突然の不自然な動作の結果よるものが多い • ひねる動作、曲げ伸ばしで痛みが悪化する • 痛みは片側のみにある場合がほとんどであるが、過去に膝の手術治療の経験のある人は両方の膝外側または内側に痛みがある場合がある
痛む箇所	**痛む箇所**
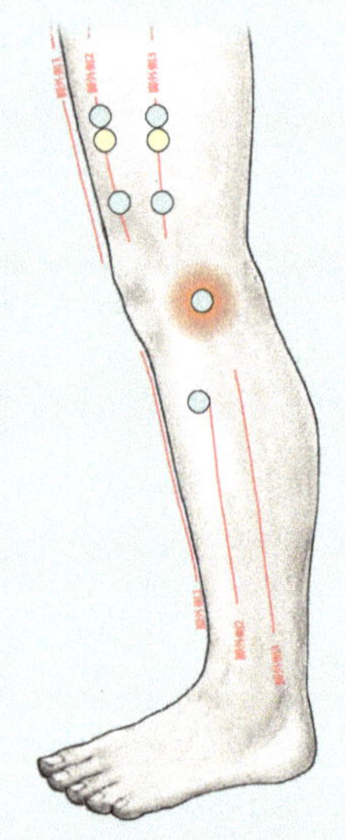	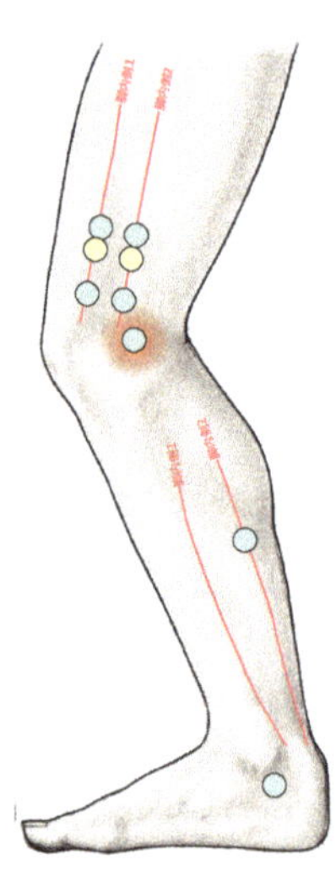
痛みを伴う動作	**痛みを伴う動作**
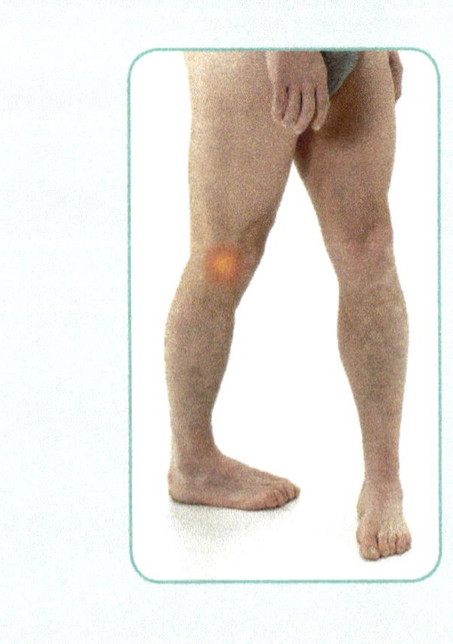	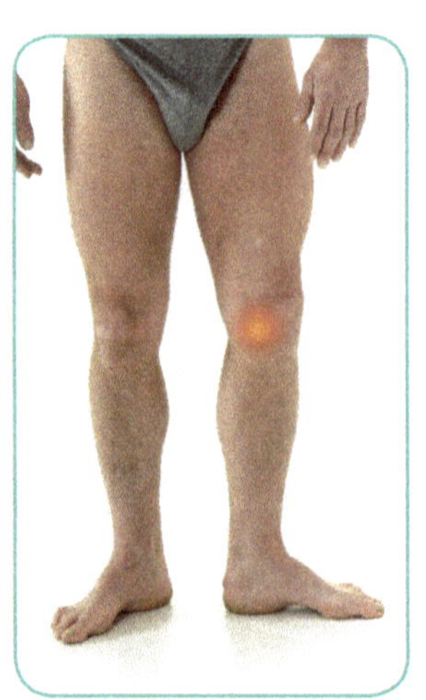

手順 50 (222 ページ)

膝の強張りと曲げ伸ばしに伴う痛み

- 膝の強張りと痛みが曲げ伸ばしによって現れる
- 痛みは膝蓋骨の上下、膝裏の窪みにもある場合がある
- 膝蓋骨の下方にでる痛みは膝の中心より下の外側か内側にある
- 痛みは膝の伸展する過程または伸展しきった状態で現れる

痛む箇所

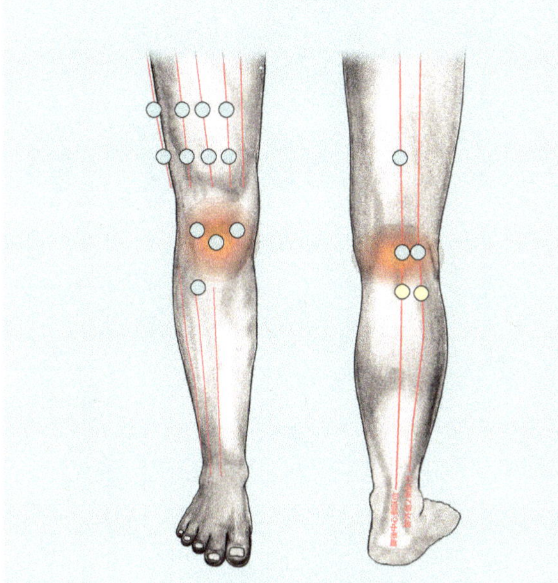

痛みを伴う動作

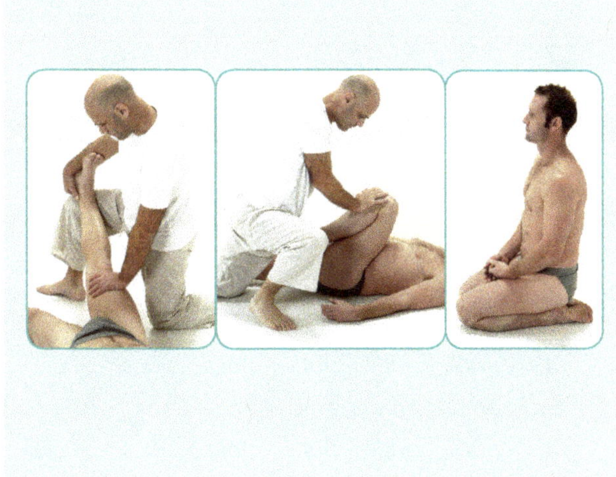

膝の外側の痛み

●●● とてもよくある症状

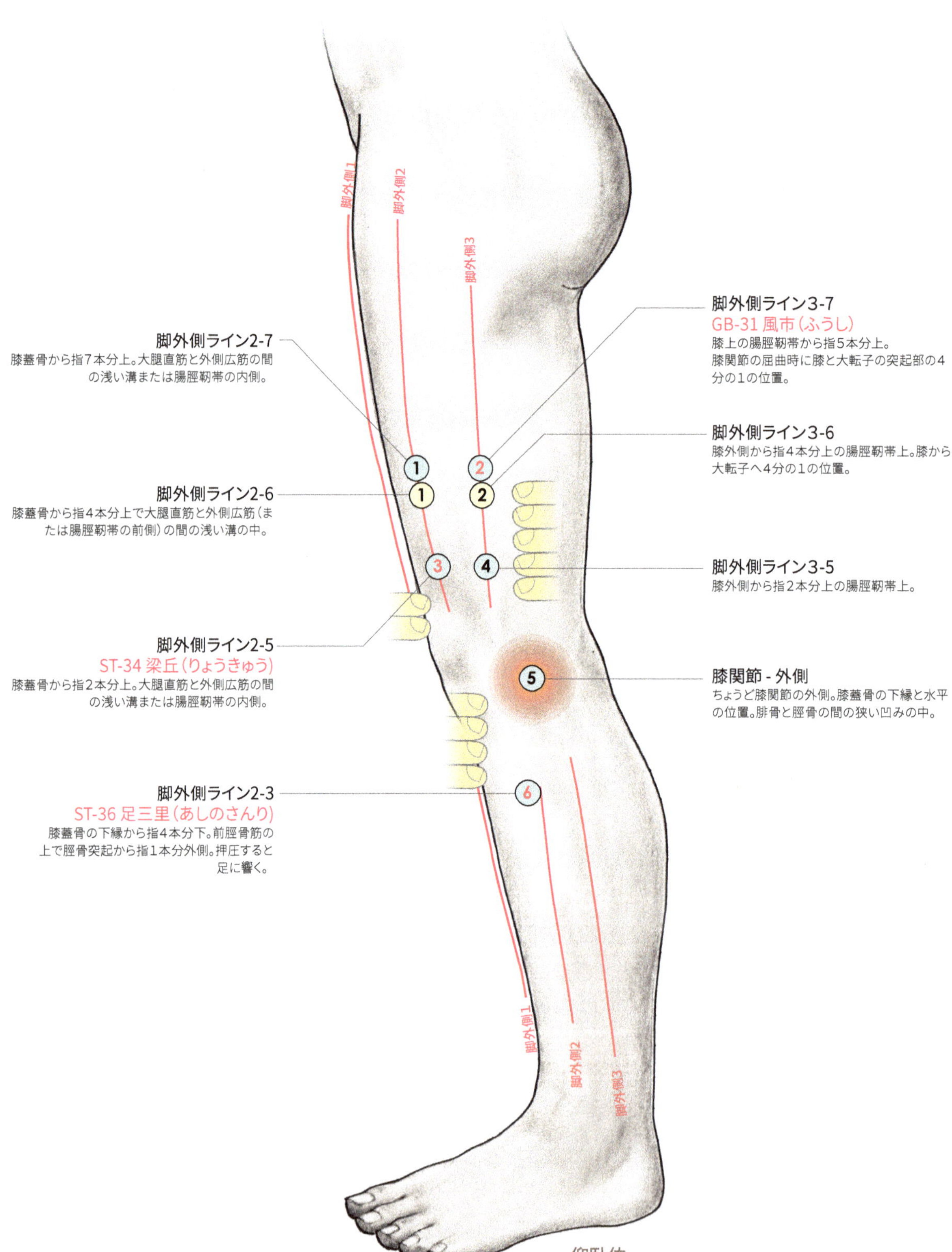
脚外側1
脚外側2
脚外側3
脚外側ライン3-7
GB-31 風市(ふうし)
膝上の腸脛靭帯から指5本分上。
膝関節の屈曲時に膝と大転子の突起部の4分の1の位置。
脚外側ライン2-7
膝蓋骨から指7本分上。大腿直筋と外側広筋の間の浅い溝または腸脛靭帯の内側。
脚外側ライン3-6
膝外側から指4本分上の腸脛靭帯上。膝から大転子へ4分の1の位置。
脚外側ライン2-6
膝蓋骨から指4本分上で大腿直筋と外側広筋(または腸脛靭帯の前側)の間の浅い溝の中。
脚外側ライン3-5
膝外側から指2本分上の腸脛靭帯上。
脚外側ライン2-5
ST-34 梁丘(りょうきゅう)
膝蓋骨から指2本分上。大腿直筋と外側広筋の間の浅い溝または腸脛靭帯の内側。
膝関節 - 外側
ちょうど膝関節の外側。膝蓋骨の下縁と水平の位置。腓骨と脛骨の間の狭い凹みの中。
脚外側ライン2-3
ST-36 足三里(あしのさんり)
膝蓋骨の下縁から指4本分下。前脛骨筋の上で脛骨突起から指1本分外側。押圧すると足に響く。
仰臥位

症状の概要

- 膝の強張りと痛みが膝の内側にある。痛みの中心は膝の内側のポイント5の位置で腫れが見られる場合もある
- 痛みは急性または慢性的でスポーツなどで突然の不自然な動作の結果よるものが多い
- ひねる動作、曲げ伸ばしで痛みが悪化する
- 痛みは可動制限を引き起こしている
- 痛みは片側のみにある場合がほとんどであるが、過去に膝の手術治療の経験のある人は両方の膝外側または内側に痛みがある場合がある

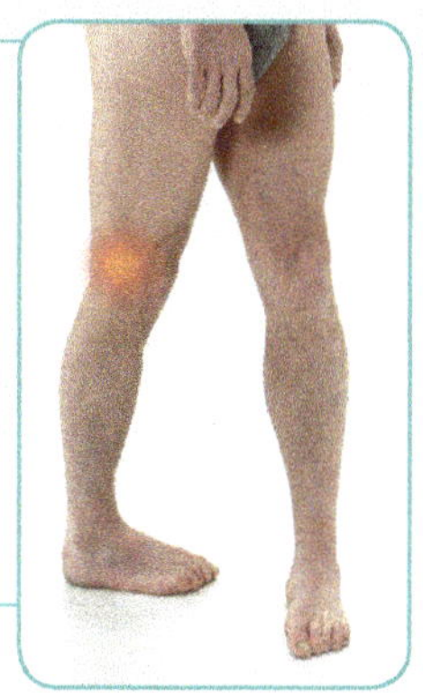

施術手順

1. 経絡ライン

受け手に仰向けになってもらい、腿外側ライン2と3を腰から膝にかけて2、3回往復マッサージします。次に脚外側を足首から膝にかけて2、3回往復マッサージします。タイ式で行う場合親指を使って押圧します。

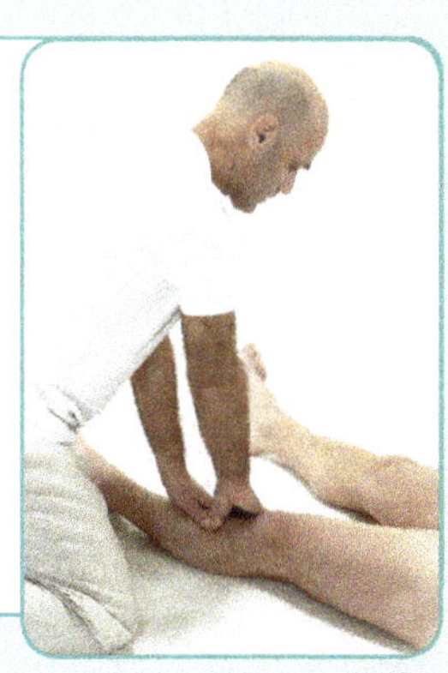

2. ポイントの押圧

ポイント①から⑥を押圧します。もし膝に腫れが見られる場合と膝の手術治療の経験がある場合ポイント⑤押圧は過敏になる場合が多いので避けます。最大10ターンまで症状の改善が見られるまで繰り返します。繰り返しの押圧によりポイントが過敏又は痛みを感じる前で止めます。受け手の筋肉硬さ、反応を観察し適度な強さで押圧します。

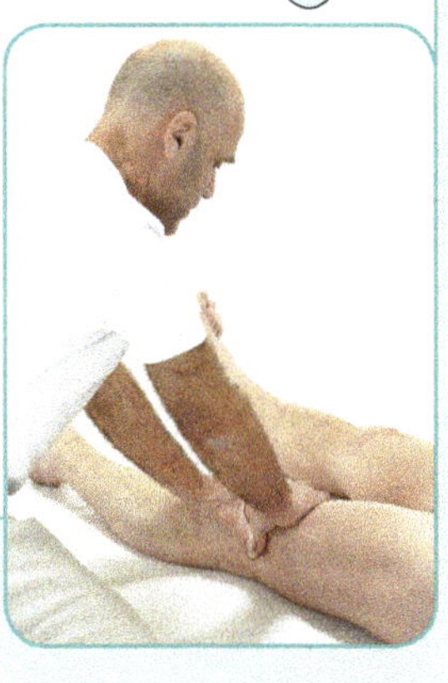

注意点：

- 受け手の膝の痛みの症状が急性であり、手技療法が適しているか疑わしい場合はすぐに医師の診断を仰ぐ
- 急性の膝の症状の場合ストレッチ技法の使用は避ける。慢性的な症状の場合慎重なストレッチ技法の使用は効果が得られる場合もある
- 誤ったストレッチ技法の使用により膝の痛みが悪化させる場合がある
- 炎症を起こしている箇所への直接の押圧は避ける
- 症状が好転が見られるまで毎日施術を行う。慢性的な症状の場合週2回程度施術を行う
- 前回の施術後の痛みやもみ返しが受け手にある場合、続けての施術はしない

膝を痛める恐れのあるストレッチ

写真のタイ式マッサージで使用されるストレッチは膝の故障を引き起こす恐れがあるので、膝に問題がある受け手に行う際は特に注意すること。

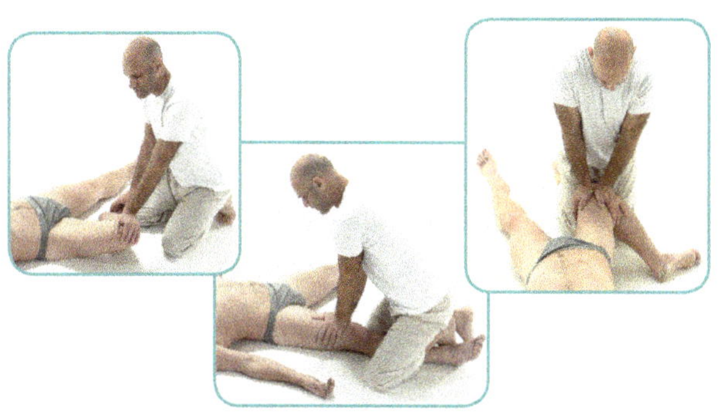

使用したタイ式ポイント

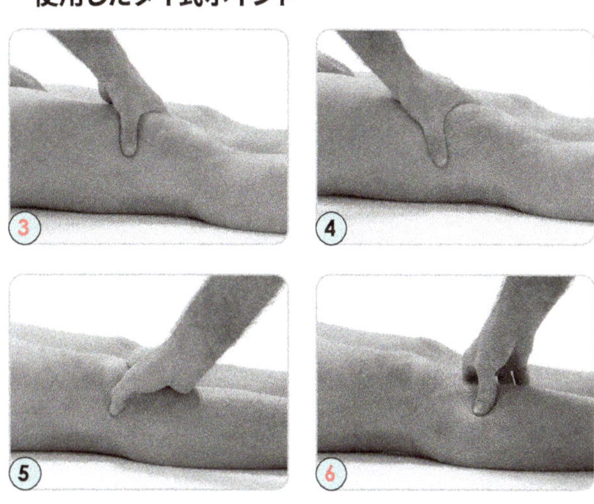

3
4
5
6

膝の内側の痛み

●●● とてもよくある症状

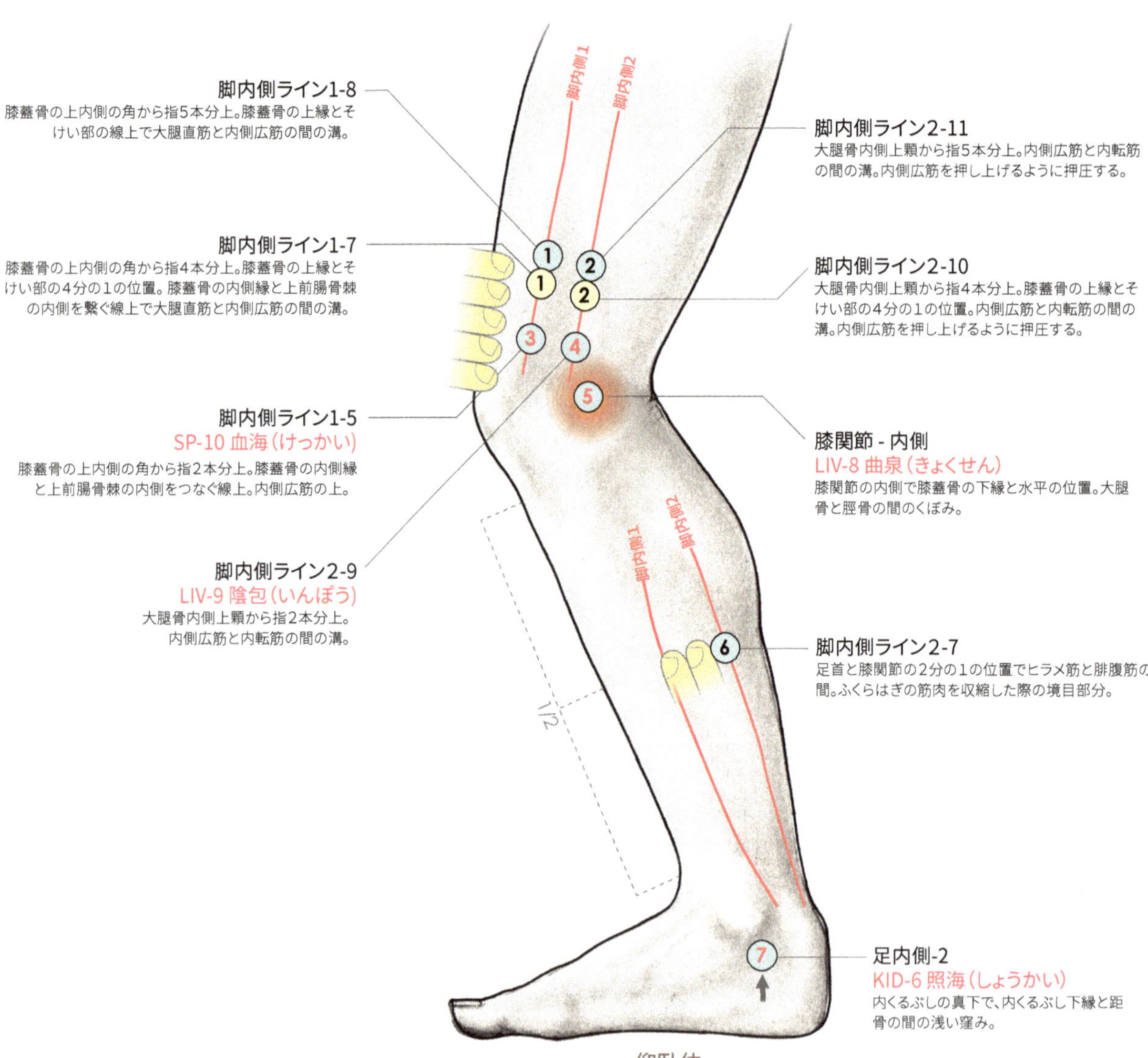
脚内側1
脚内側2
脚内側ライン1-8
膝蓋骨の上内側の角から指5本分上。膝蓋骨の上縁とそけい部の線上で大腿直筋と内側広筋の間の溝。
脚内側ライン1-7
膝蓋骨の上内側の角から指4本分上。膝蓋骨の上縁とそけい部の4分の1の位置。膝蓋骨の内側縁と上前腸骨棘の内側を繋ぐ線上で大腿直筋と内側広筋の間の溝。
脚内側ライン1-5
SP-10 血海（けっかい）
膝蓋骨の上内側の角から指2本分上。膝蓋骨の内側縁と上前腸骨棘の内側をつなぐ線上。内側広筋の上。
脚内側ライン2-9
LIV-9 陰包（いんぽう）
大腿骨内側上顆から指2本分上。内側広筋と内転筋の間の溝。
脚内側ライン2-11
大腿骨内側上顆から指5本分上。内側広筋と内転筋の間の溝。内側広筋を押し上げるように押圧する。
脚内側ライン2-10
大腿骨内側上顆から指4本分上。膝蓋骨の上縁とそけい部の4分の1の位置。内側広筋と内転筋の間の溝。内側広筋を押し上げるように押圧する。
膝関節 - 内側
LIV-8 曲泉（きょくせん）
膝関節の内側で膝蓋骨の下縁と水平の位置。大腿骨と脛骨の間のくぼみ。
脚内側ライン2-7
足首と膝関節の2分の1の位置でヒラメ筋と腓腹筋の間。ふくらはぎの筋肉を収縮した際の境目部分。
1/2
足内側-2
KID-6 照海（しょうかい）
内くるぶしの真下で、内くるぶし下縁と距骨の間の浅い窪み。

仰臥位

症状の概要

- 膝の強張りと痛みが膝の内側にある。痛みの中心は膝の内側のポイント5の位置で腫れが見られる場合もある
- 痛みは急性または慢性的でスポーツなどで突然の不自然な動作の結果よるものが多い
- ひねる動作、曲げ伸ばしで痛みが悪化する
- 痛みは可動制限を引き起こしている
- 痛みは片側のみにある場合がほとんどであるが、過去に膝の手術治療の経験のある人は両方の膝外側または内側に痛みがある場合がある

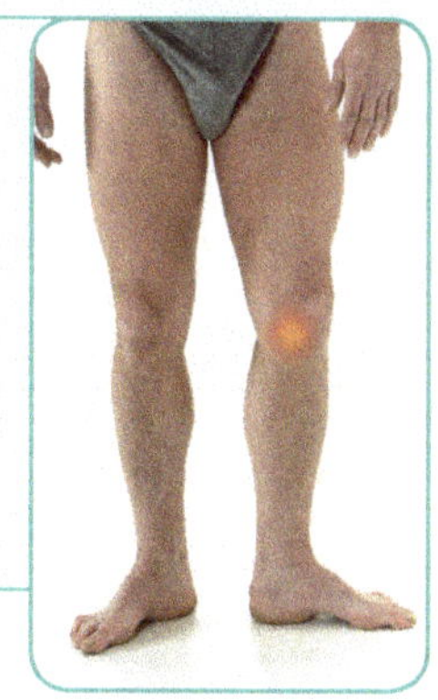

施術手順

1. 脚のマッサージ

受け手に仰向けになってもらい、クッションなどを膝の下に置き膝の位置を少し高くします。脚の内側を足首からそけい部まで2、3回往復マッサージします。タイ式で行う場合手のひらを使って押圧します。

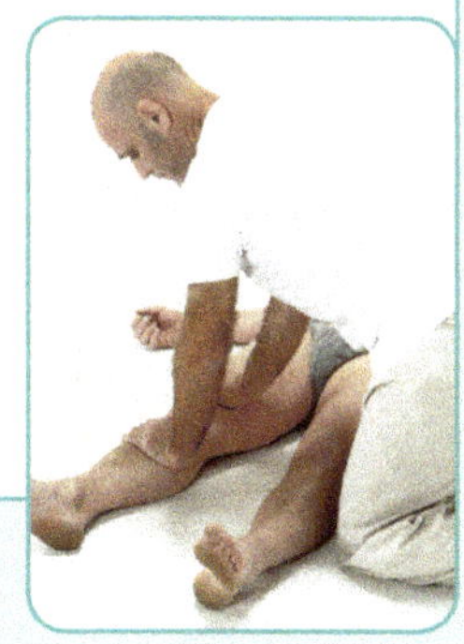

2. 経絡ライン

腿内側ライン1と2を腰から膝にかけて2、3回往復マッサージします。次に脚内側を足首内側から膝にかけて2、3回往復マッサージします。タイ式で行う場合親指を使って押圧します。

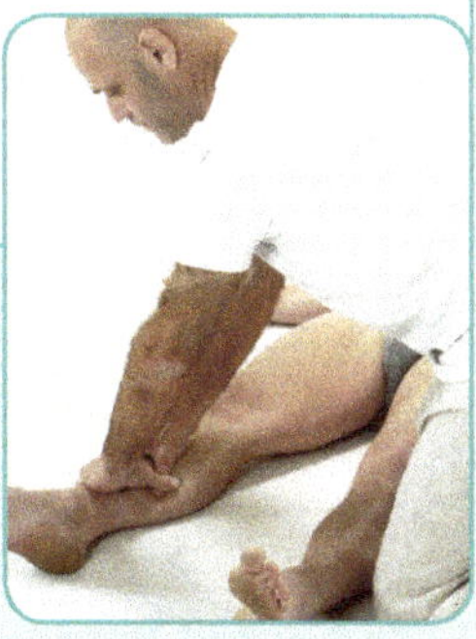

3. ポイントの押圧

ポイント①から⑦を押圧します。もし膝に腫れが見られる場合と膝の手術治療の経験がある場合ポイント⑤押圧は過敏になる場合が多いので避けます。最大10ターンまで症状の改善が見られるまで繰り返します。繰り返しの押圧によりポイントが過敏又は痛みを感じる前で止めます。受け手の筋肉硬さ、反応を観察し適度な強さで押圧します。

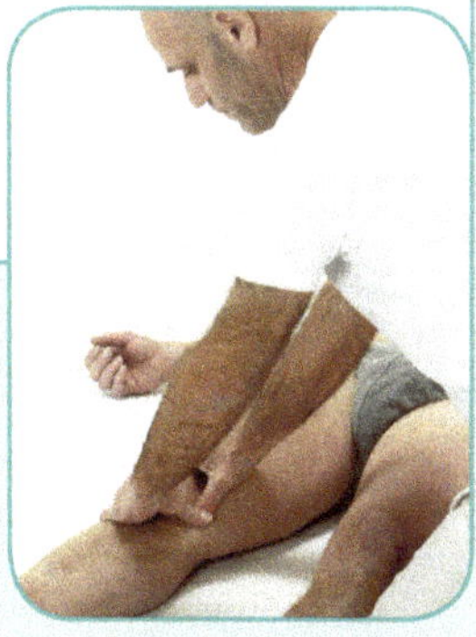

注意点：

- 受け手の膝の痛みの症状が急性であり、手技療法が適しているか疑わしい場合はすぐに医師の診断を仰ぐ
- 急性の膝の症状の場合ストレッチ技法の使用は避ける。慢性的な症状の場合慎重なストレッチ技法の使用は効果が得られる場合もある
- 誤ったストレッチ技法の使用により膝の痛みが悪化させる場合がある
- 炎症を起こしている箇所への直接の押圧は避ける
- 症状が好転が見られるまで毎日施術を行う。慢性的な症状の場合週2回程度施術を行う
- 前回の施術後の痛みやもみ返しが受け手にある場合、続けての施術はしない

膝を痛める恐れのあるストレッチ

写真のタイ式マッサージで使用されるストレッチは膝の怪我を引き起こす恐れがあるので、膝に問題がある受け手に行う際は特に注意すること。

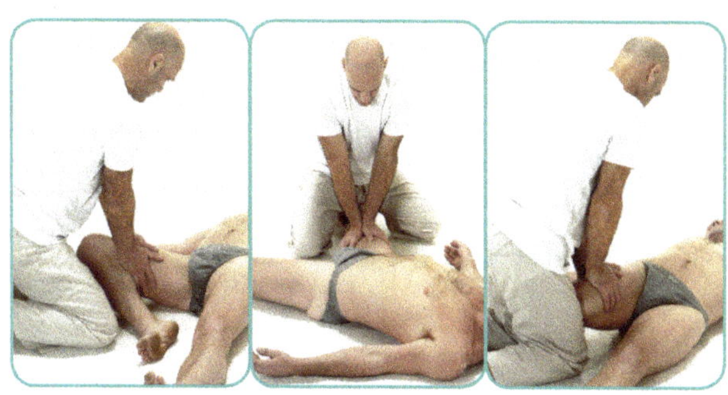

使用したタイ式ポイント

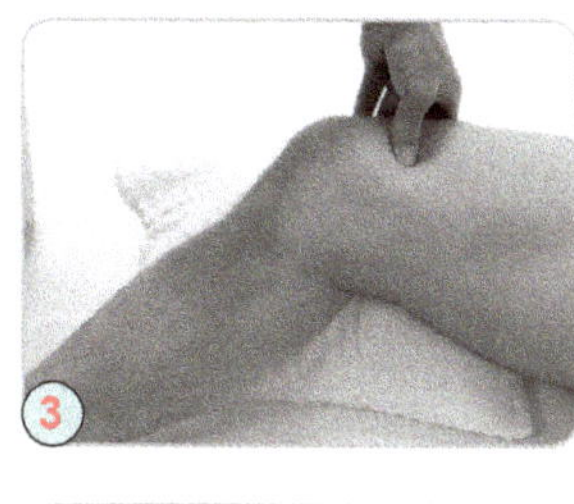
3

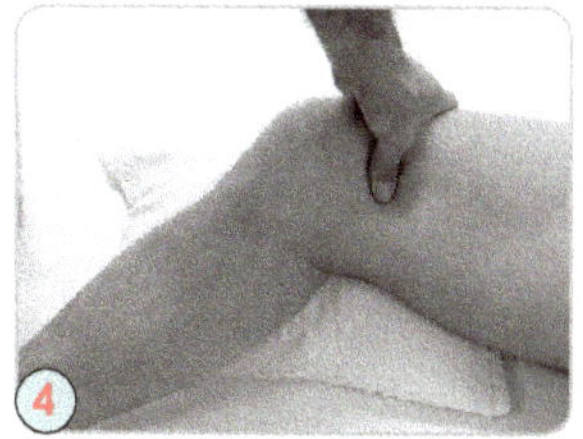
4

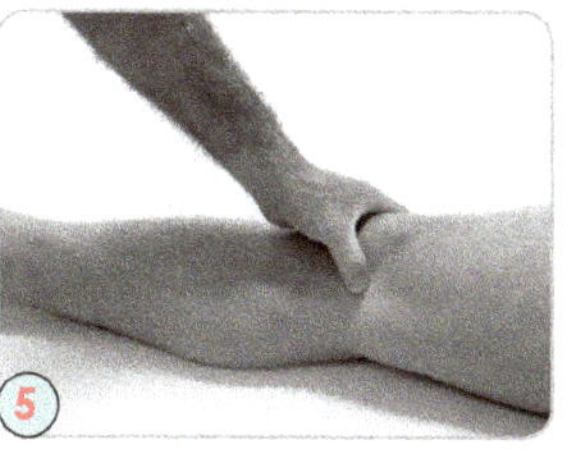
5

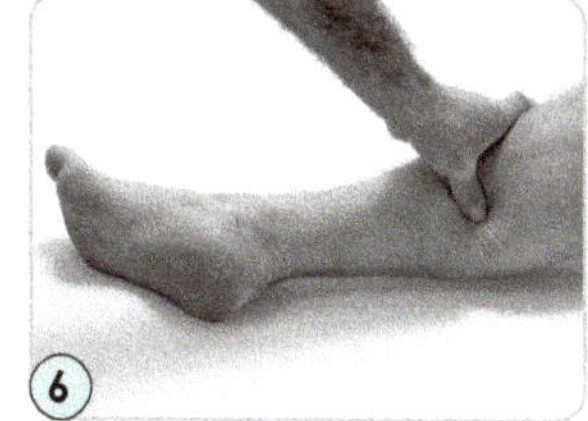
6

膝の強張りと曲げ伸ばしに伴う痛み

●●● とてもよくある症状

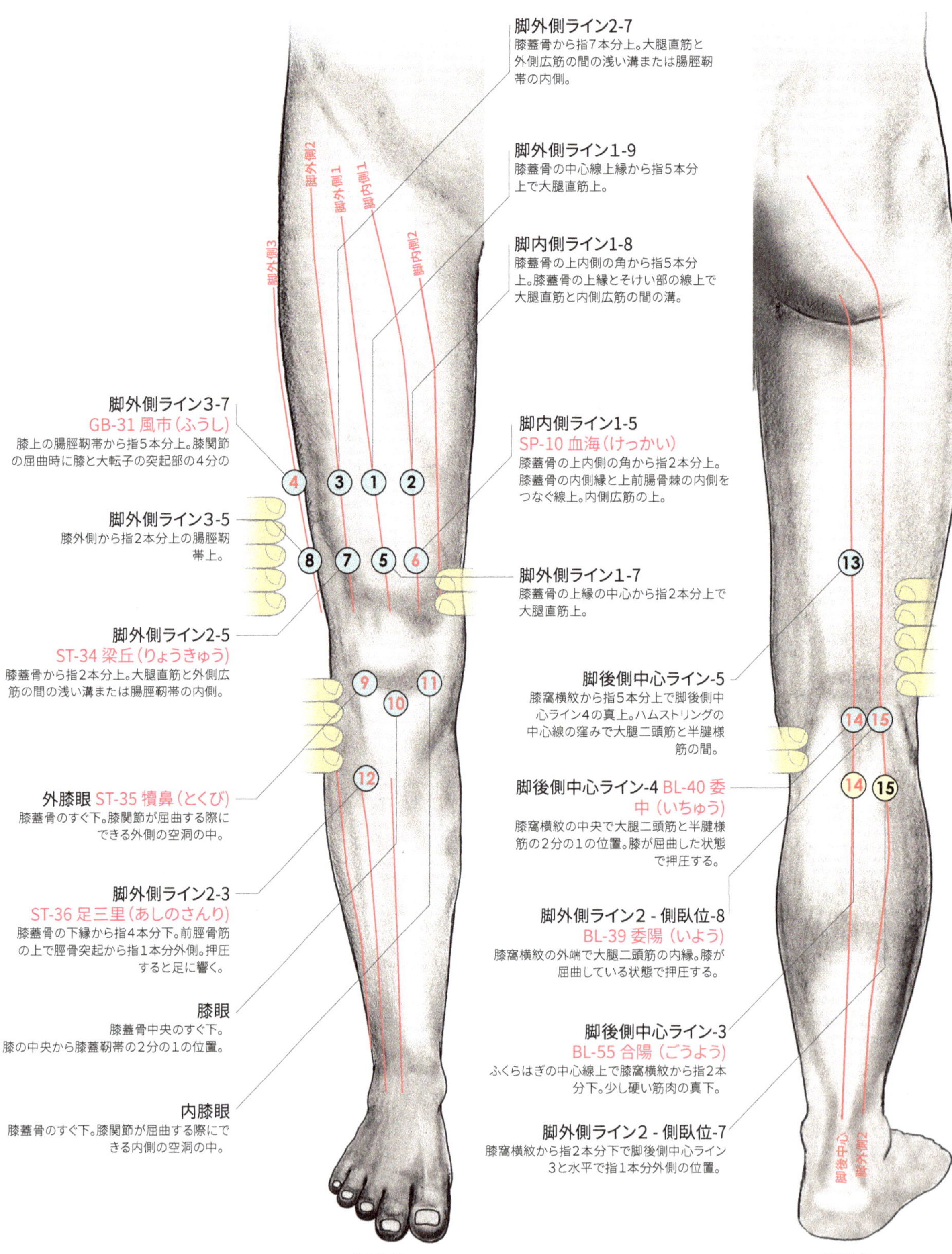

脚外側ライン2-7
膝蓋骨から指7本分上。大腿直筋と外側広筋の間の浅い溝または腸脛靭帯の内側。
脚外側ライン1-9
膝蓋骨の中心線上縁から指5本分上で大腿直筋上。
脚内側ライン1-8
膝蓋骨の上内側の角から指5本分上。膝蓋骨の上縁とそけい部の線上で大腿直筋と内側広筋の間の溝。
脚外側ライン3-7
GB-31 風市(ふうし)
膝上の腸脛靭帯から指5本分上。膝関節の屈曲時に膝と大転子の突起部の4分の
脚内側ライン1-5
SP-10 血海(けっかい)
膝蓋骨の上内側の角から指2本分上。膝蓋骨の内側縁と上前腸骨棘の内側をつなぐ線上。内側広筋の上。
脚外側ライン3-5
膝外側から指2本分上の腸脛靭帯上。
脚外側ライン1-7
膝蓋骨の上縁の中心から指2本分上で大腿直筋上。
脚外側ライン2-5
ST-34 梁丘(りょうきゅう)
膝蓋骨から指2本分上。大腿直筋と外側広筋の間の浅い溝または腸脛靭帯の内側。
脚後側中心ライン-5
膝窩横紋から指5本分上で脚後側中心ライン4の真上。ハムストリングの中心線の窪みで大腿二頭筋と半腱様筋の間。
外膝眼 ST-35 犢鼻(とくび)
膝蓋骨のすぐ下。膝関節が屈曲する際にできる外側の空洞の中。
脚後側中心ライン-4 BL-40 委中(いちゅう)
膝窩横紋の中央で大腿二頭筋と半腱様筋の2分の1の位置。膝が屈曲した状態で押圧する。
脚外側ライン2-3
ST-36 足三里(あしのさんり)
膝蓋骨の下縁から指4本分下。前脛骨筋の上で脛骨突起から指1本分外側。押圧すると足に響く。
脚外側ライン2 - 側臥位-8
BL-39 委陽(いよう)
膝窩横紋の外端で大腿二頭筋の内縁。膝が屈曲している状態で押圧する。
膝眼
膝蓋骨中央のすぐ下。膝の中央から膝蓋靭帯の2分の1の位置。
脚後側中心ライン-3
BL-55 合陽(ごうよう)
ふくらはぎの中心線上で膝窩横紋から指2本分下。少し硬い筋肉の真下。
内膝眼
膝蓋骨のすぐ下。膝関節が屈曲する際にできる内側の空洞の中。
脚外側ライン2 - 側臥位-7
膝窩横紋から指2本分下で脚後側中心ライン3と水平で指1本分外側の位置。
脚外側2
脚外側1
脚内側1
脚外側3
脚内側2
脚後中心
脚外側2
仰臥位
伏臥位

症状の概要

• 膝の強張りと痛みが曲げ伸ばしによって現れる
• 痛みは膝蓋骨の上下、膝裏の窪みにもある場合がある
• 膝蓋骨の下方にでる痛みは膝の中心より下の外側か内側にある
• 痛みは膝の伸展する過程または伸展しきった状態で現れる

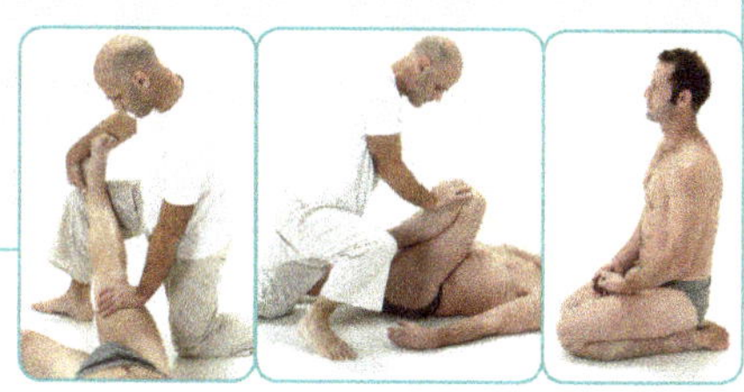

施術手順

基本手順:
痛みのある側の膝に施術を行います。両側に痛みがある場合両側に施術を行います。手順1から6の順番で施術し、2セット目は手順2、3と6を行います。最大3セット手順を繰り返します。

1. 経絡ライン

腿内側ライン1と2を腰から膝にかけて2、3回往復マッサージします。次に脚内側を足首内側から膝にかけて2、3回往復マッサージします。タイ式で行う場合親指を使って押圧します。

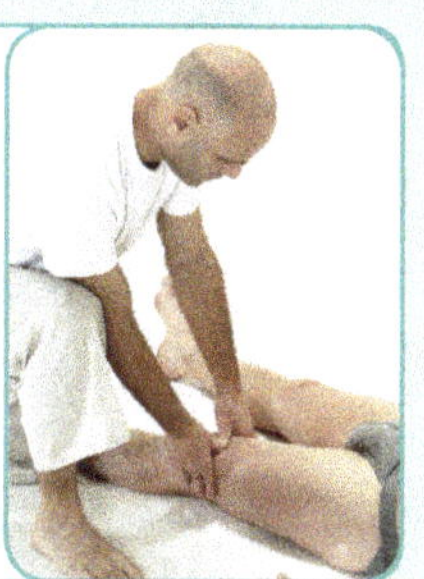

2. ポイントの押圧

ポイント ① から ⑫ を押圧します。数回ポイントの押圧を繰り返しても良いでしょう。受け手の筋肉硬さ、反応を観察し適度な強さで押圧します。

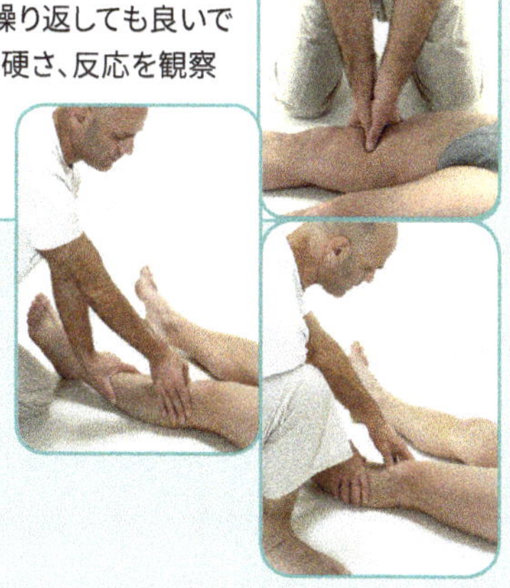

3. 膝の曲げ伸ばし

膝の曲げ伸ばしをします。片手で膝の後ろを持ちもう片方の手でかかとを持ちます。ゆっくりと膝の曲げ伸ばしを数回繰り返します。

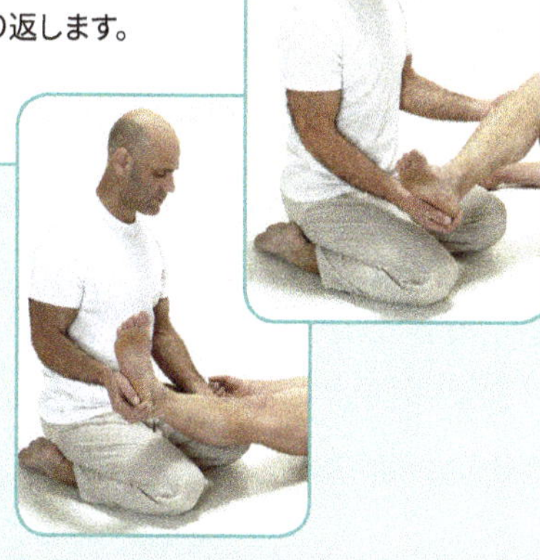

4. 脚後側への手のひらでの押圧

受け手に腹ばいになってもらい手のひらで脚の後側を押圧します。体重を使ってかかとから臀部まで1〜3回往復します。

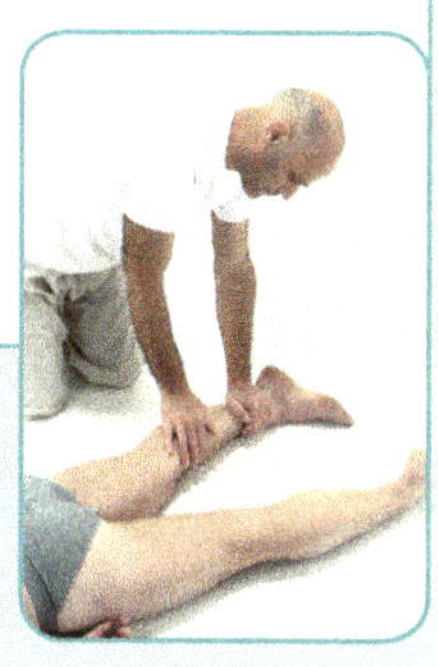

次ページへ続く ➤

5. 経絡ライン

脚後側中心ラインをかかとから臀部にかけて体重を使って2、3回往復マッサージします。タイ式で行う場合親指を使って押圧します。

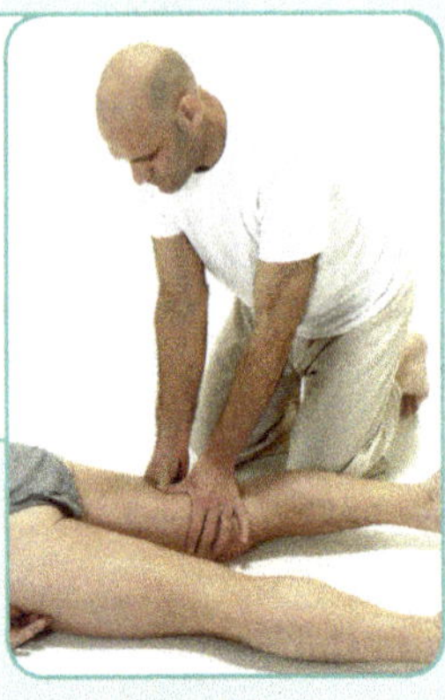

6. ポイントの押圧

A.ポイント⑬を押圧します。
B.膝を曲げながらポイント⑭と⑮を押圧します。膝が伸びた状態でポイント⑭と⑮を押圧は避けます。補足ポイントを膝が伸びた状態で押圧し効果が得られるから試して見ましょう。効果が得られるようなら1、2回繰り返します。受け手の筋肉硬さ、反応を観察し適度な強さで押圧します。

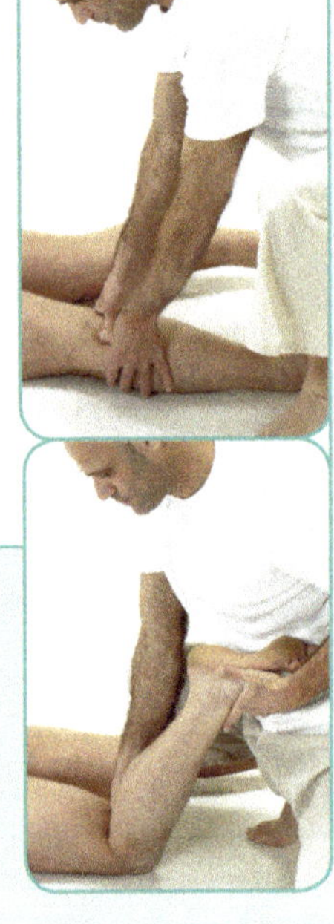

使用したタイ式ポイント

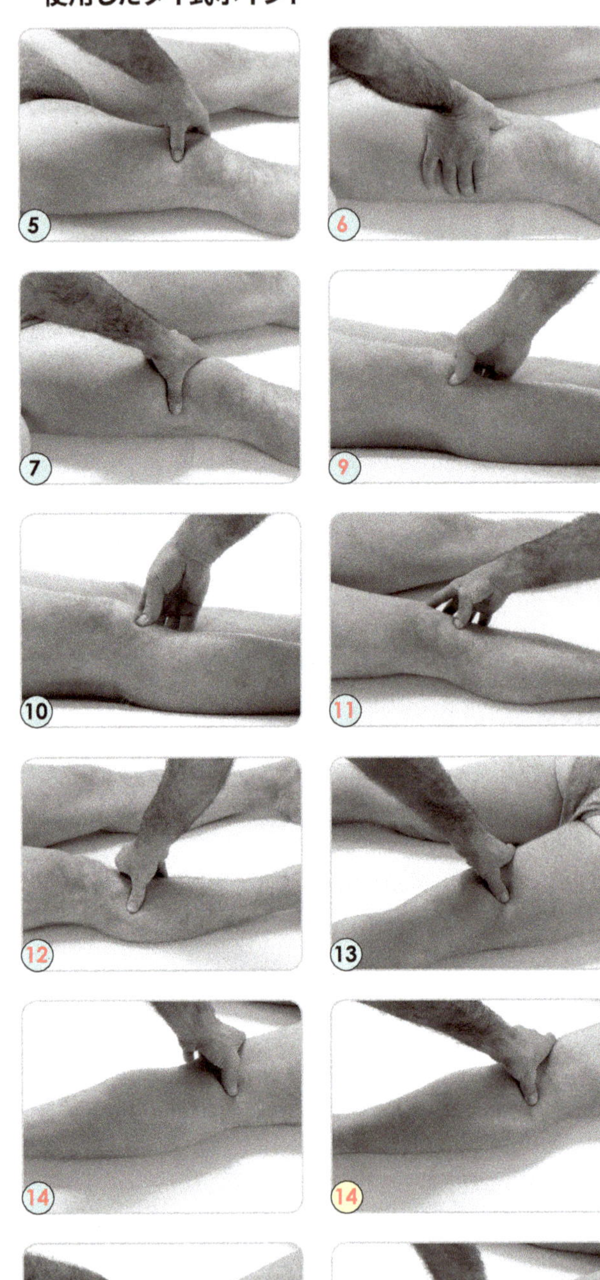
5
6
7
9
10
11
12
13
14
14
15
15

注意点：

- 受け手の膝の痛みの症状が急性であり、手技療法が適しているか疑わしい場合はすぐに医師の診断を仰ぐ
- 膝に痛みを引き起こすストレッチ技法の使用は避ける
- 症状が好転が見られるまで毎日施術を行う。慢性的な症状の場合週2回程度施術を行う
- 前回の施術後の痛みやもみ返しが受け手にある場合、続けての施術はしない

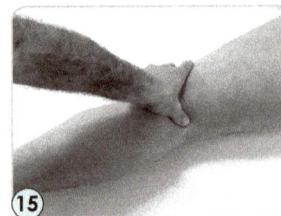

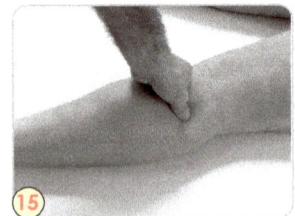

第14章　足首

この章で使用される手順

51 - 足首外側の捻挫
52 - 腫れを伴う足首外側の捻挫
53 - 足首内側の捻挫

主な原因と治療方法

足首の捻挫はもっとも起こりやすい脚の外傷である。早足で歩いたり、注意散漫に走ったりすると起こりやすい。特に不均整な地面や暗い道を歩き何かを踏みつけた時やスポーツの着地時に関節に無理な力が加わり捻挫が起きる。タイ式手指療法は手術治療を必要としない足首の捻挫に高い効果が期待できる。ここでは一般的な現代医学を元にした病状の診断には囚われず、タイ式の症状別の診断表を元に受け手の症状と比較し、3つの手順から1つ選び施術を行う。施術中、受け手と受け手の筋肉の反応を観察し、症状の緩和が見られれば、症状に対する適切な治療法であるといえる。

タイ式治療手順	考えられる原因
足首外側の捻挫	足首外側の腱の損傷
腫れを伴う足首外側の捻挫	足首外側の腱の損傷
足首内側の捻挫	足首内側の腱の損傷

足首の痛みの原因

足首外側の腱の損傷

過剰な足の回外、内反し、底屈、内転で前距腓靭帯が損傷した状態。脚の外傷の内もっとも起こりやすいものである。重度になると更に足首下の踵腓靭帯にも損傷が起こる。主な症状は痛み、不安定さ、歩行障害、週数間に及ぶ腫れなどがある。足首は一度捻挫すると癖になりやすい。捻挫により足首の毛細血管が傷つき、皮膚が赤紫色に変化する場合もある。

足首内側の腱の損傷

足内側の腱の損傷は足首外側ほど一般的ではないが重症になる場合が多い。三角靭帯の前脛距部、脛舟部、脛踵部、後脛距部の4つのうちのいくつか、または全て損傷が起きた状態である。足首内側の捻挫は過剰は回内が原因である。足首の外返しは可動範囲が狭いため相当な力が損傷時に加わっていることになる。そのため足首内側の捻挫は骨折、剥離骨折、脱臼を伴う場合が多い。主な症状は痛み、不安定さ、歩行障害、数週間に渡る腫れなどがある。

禁止事項

- **急性の症状へのストレッチ技法の使用**
  慢性的な症状の場合慎重にストレッチを行うのは効果的な場合もあるが、急性の症状には危険である。
- **炎症を起こしている箇所への直接の押圧**
  押圧により強い痛みを感じる場合局部に炎症を起こしている可能性がある。炎症を起こしている箇所への直接の押圧は症状を悪化させる恐れがあるので避けること。(慢性的な炎症を起こしている症状には表面的な直接の押圧は効果がある場合もある) 間接的に効果が見られるポイントのみに施術を行う。タイ式手指療法は直接患部を押圧しなくても効果が得られる。
- **症状を悪化させる過敏な部分への刺激または押圧**
- **受け手が拒絶反応を見せる部分への刺激または押圧**

施術に適さない症状と兆候

以下の症状が受け手にみられるようであれば、直ちに医師の診断を仰ぐこと

- 重度の足首の外傷
- 足首に歪みが見られる怪我
  骨折の恐れがある
- 歩行障害
  骨折または重度の腱の損傷の恐れがある
- 静止姿勢での痛み
- 数日間に及ぶ足首の痛み
- 継続的または悪化する痛み
- 発熱、発赤、腫れ等の感染症の症状が見られる場合
  感染性関節炎の恐れがあり直ちに医師の診断を要する
- 不自然な痛み
- 睡眠中に現れた膝の痛み
- 激痛を伴う深刻な症状

手順の選び方

1. 痛みのある位置、足首の腫れ、痛みを悪化させる動作を確認し手順を選ぶ

受け手の次の質問をします：

A. 足首を全方向に動かします - 背屈、底屈、外反し、内反し、内転、外転

B. 痛みが出る場所を指差してもらいます。

2. 手順を選ぶ

痛む箇所または動き、腫れの皆無がわかったら診断表を元に手順を選ぶ。

3. 施術を開始し、適切な手順を選んだか再度確認する

ポイントを押圧をする際、選んだ手順が的確で効果が得られるかどうか受け手の反応を観察する。受け手にもポイントへの刺激と感覚へ集中するように促し、施術者からの質問は必要最低限にとどめる。多くの場合一巡目の施術では受け手が押圧したポイントが効果的であるかを自覚できることは少ない。施術者は手順を繰り返し施すことによって受け手の症状の緩和が見られることを覚えておくこと。

手順 51 (230 ページ)

足首外側の捻挫

- 足首の外側を捻挫している
- 外くるぶし周辺に痛みがある
- 足首が無理に内返しされ起きた足首外側の捻挫である
- 足首の回外、内返し、内回転、底屈の動きで痛みが悪化する。重症の場合歩行は不可能である

痛む箇所

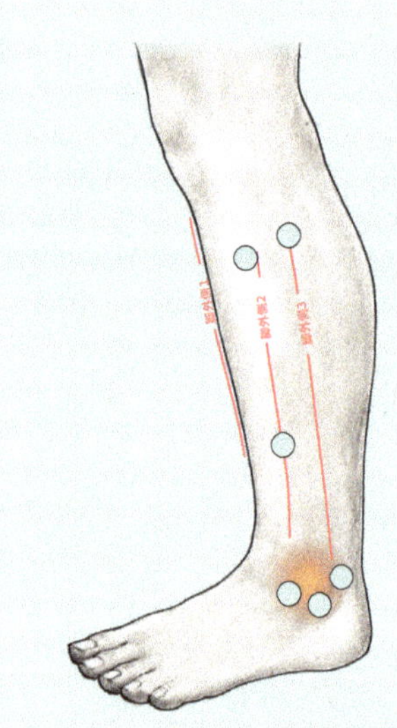

痛みを伴う動作

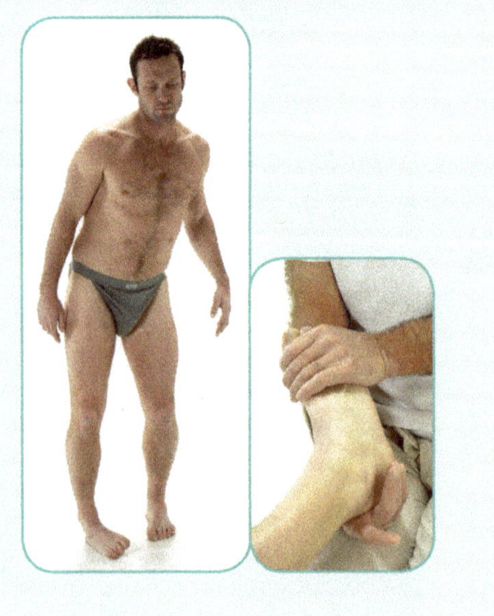

手順 52 (232 ページ)

腫れを伴う足首外側の捻挫

- 足首外側の捻挫で足首周りと脚の下4分の1程度まで腫れがある
- 強張りと痛みが足首外側と外くるぶしにみられる
- 腫れは週数間に及び皮膚の色も変化が見られる
- 足首が無理に内返しされ起きた足首外側の捻挫である
- 足首の回外、内返し、内回転、底屈の動きで痛みが悪化する

痛む箇所

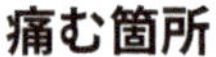

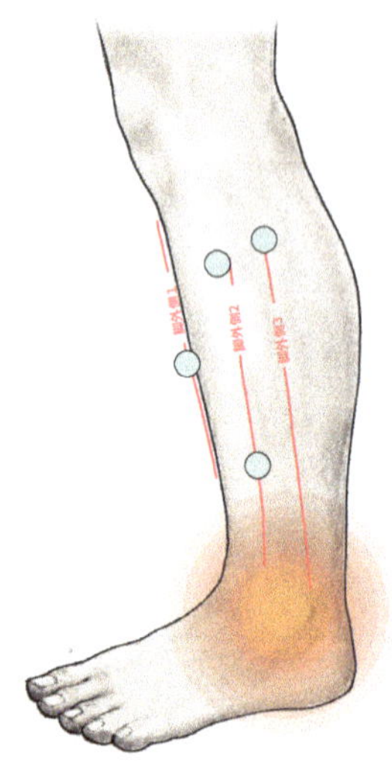

痛みを伴う動作

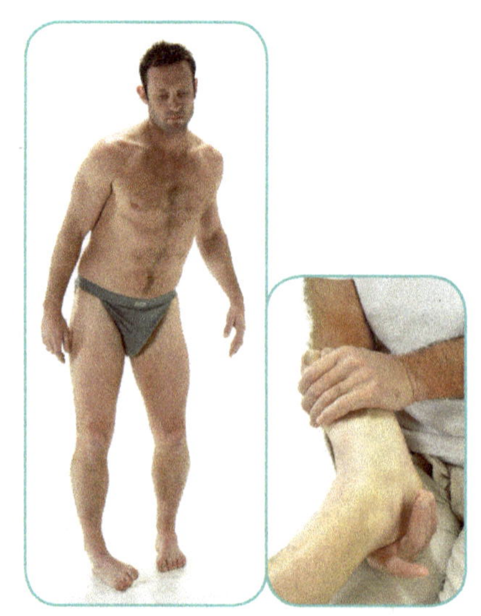

手順 53 (234 ページ)

足首内側の捻挫

- 足首の内側を捻挫している
- 内くるぶし周辺に痛みと強張りがある
- 足首が無理に外返しされ起きた足首内側の捻挫である
- 足首の回内、外返し、外回転、背屈の動きで痛みが悪化する

痛む箇所

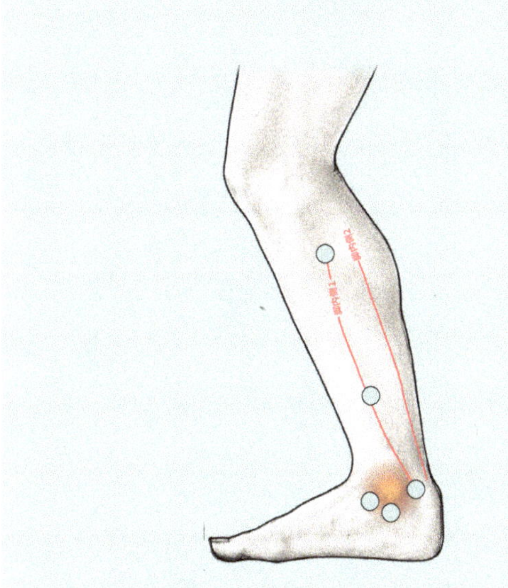

痛みを伴う動作

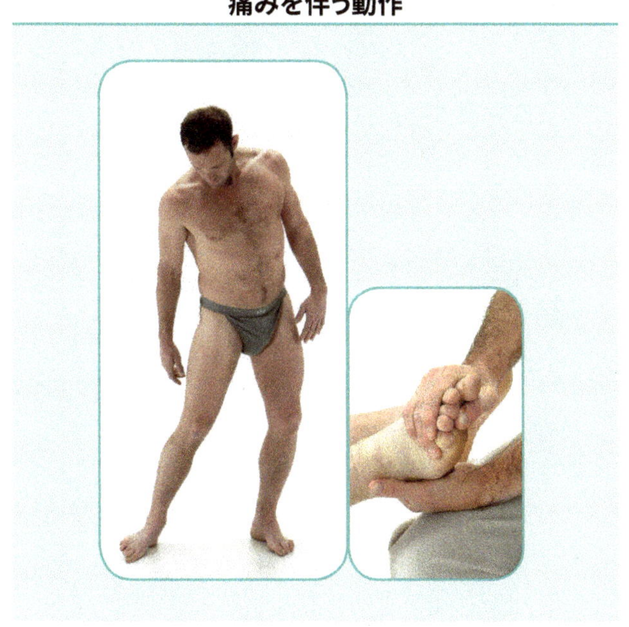

手順 - 51 足首
足首外側の捻挫

●●● とてもよくある症状

底屈の動作で痛みがでる場合は脚内側ライン1または代わりに前脛骨筋上を通り脛骨から指1本分横方向のライン1(点線のライン)を使用する。ポイント①(膝を使って押圧するとよい)と2つの腱の間で足首のすぐ前方向の補足ポイントⒶも効果が期待できる。

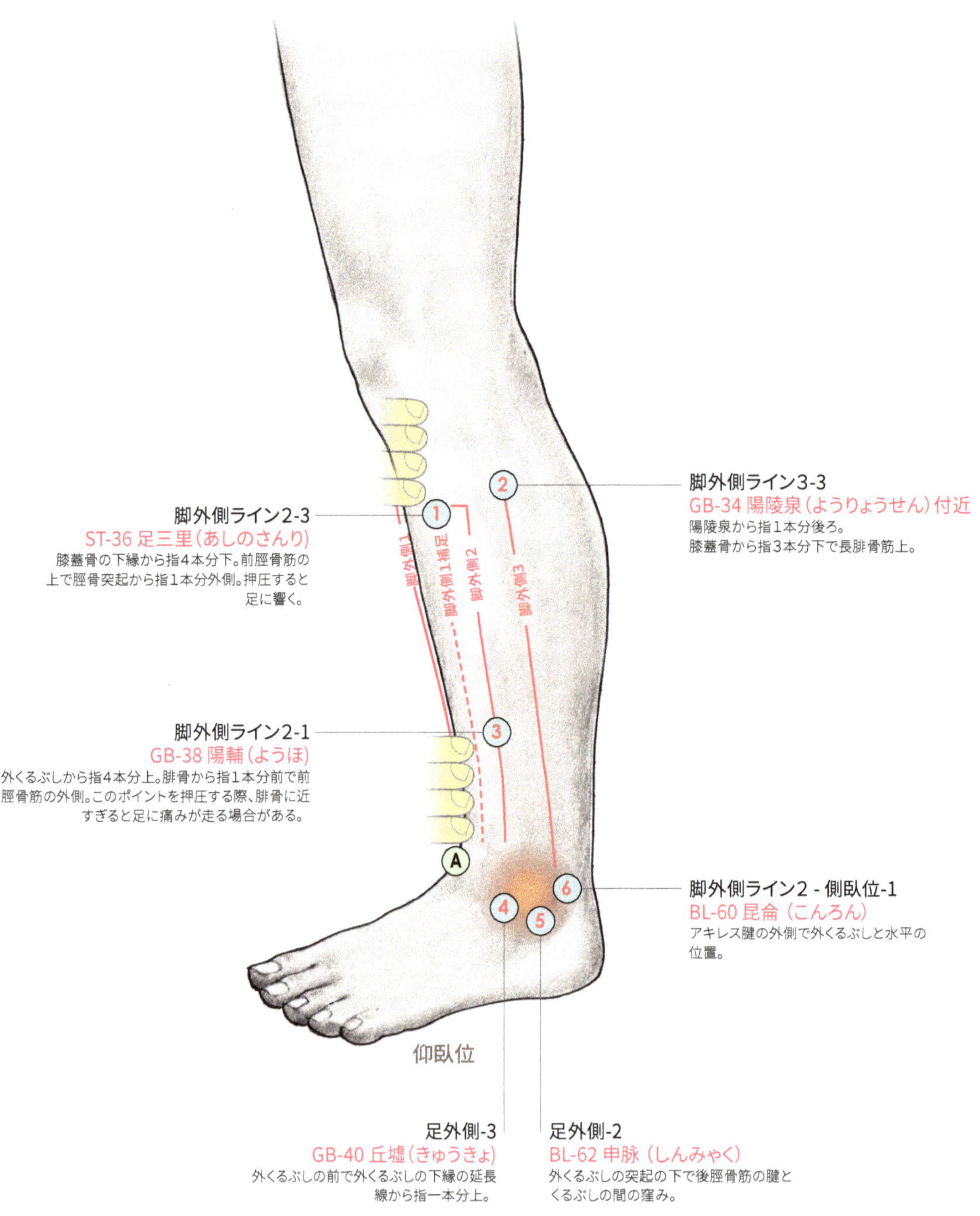

脚外側ライン3-3
GB-34 陽陵泉(ようりょうせん)付近
陽陵泉から指1本分後ろ。
膝蓋骨から指3本分下で長腓骨筋上。
脚外側ライン2-3
ST-36 足三里(あしのさんり)
膝蓋骨の下縁から指4本分下。前脛骨筋の上で脛骨突起から指1本分外側。押圧すると足に響く。
脚外側1
脚外側1補足
脚外側2
脚外側3
脚外側ライン2-1
GB-38 陽輔(ようほ)
外くるぶしから指4本分上。腓骨から指1本分前で前脛骨筋の外側。このポイントを押圧する際、腓骨に近すぎると足に痛みが走る場合がある。
脚外側ライン2 - 側臥位-1
BL-60 昆侖 (こんろん)
アキレス腱の外側で外くるぶしと水平の位置。
仰臥位
足外側-3
GB-40 丘墟(きゅうきょ)
外くるぶしの前で外くるぶしの下縁の延長線から指一本分上。
足外側-2
BL-62 申脉 (しんみゃく)
外くるぶしの突起の下で後脛骨筋の腱とくるぶしの間の窪み。

症状の概要

- 足首の外側を捻挫している
- 外くるぶし周辺のポイント4，5と6の位置に痛みがある。ポイント4の痛みが一番強い場合が多い
- 痛みは急性または慢性的である
- 足首が無理に内返しされ起きた足首外側の捻挫である。早足で歩いたり、注意散漫に走ったりすると起こりやすい。特に不均整な地面や暗い道を歩き何かを踏みつけた時やスポーツの着地時に関節に無理な力が加わりなどで捻挫が起きる
- 足首の回外、内返し、内回転、底屈の動きで痛みが悪化する。重症の場合歩行は不可能である
- 足首の捻挫により不安定さ、歩行時の痛みが起き重度になると歩行は困難になる

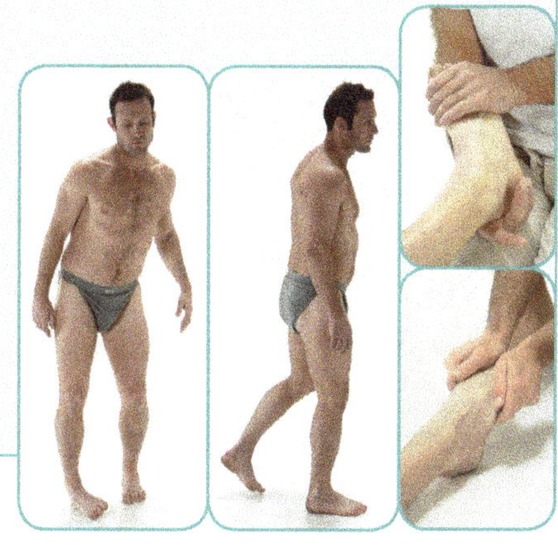

施術手順

基本手順

この手順は過去に足首の捻挫をしたが治療を受けなかった為に完治していない人、または足首に治療が必要だと自覚していない人にも使用できる。足首の不安定さは腰、股関節、上背、肩の不具合が原因の場合もある。

1. 経絡ライン

受け手に仰向けになってもらい、脚外側ライン3を膝から足首にかけて2、3回往復マッサージします。更に点線で図に示されているラインも効果が得られればマッサージします。タイ式で行う場合親指を使って押圧します。

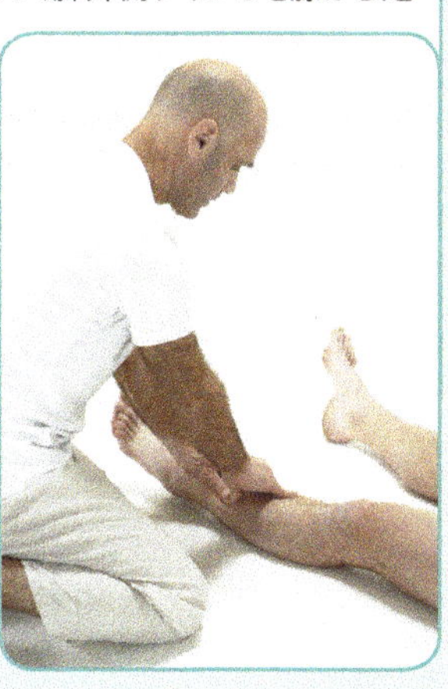

2. ポイントの押圧

A: ポイント①から③を3、4回繰り返し押圧します。

B: 受け手に膝をまげ足を床につけてもらいます。ポイント④から⑥を3、4回繰り返し押圧します。もしくるぶし周辺のポイントが過敏な場合押圧は避けますが押圧が痛気持ちいい、または繰り返すことによって痛みが軽減する場合施術を続けます。

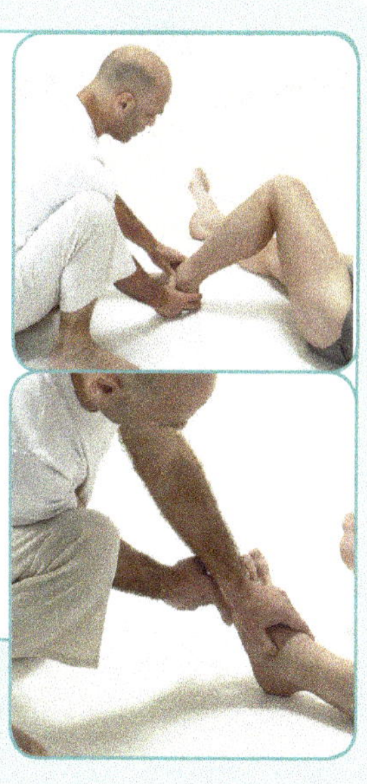

使用したタイ式ポイント

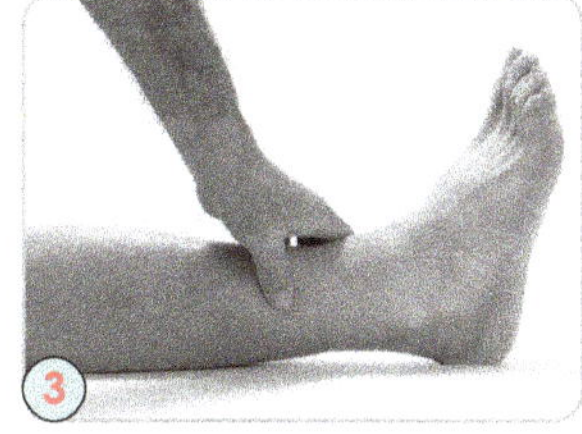
3

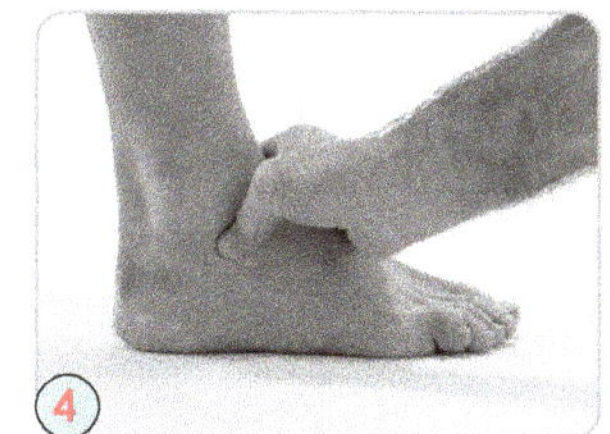
4

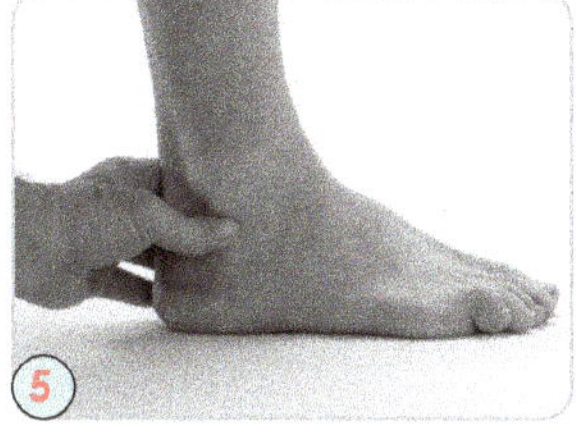
5

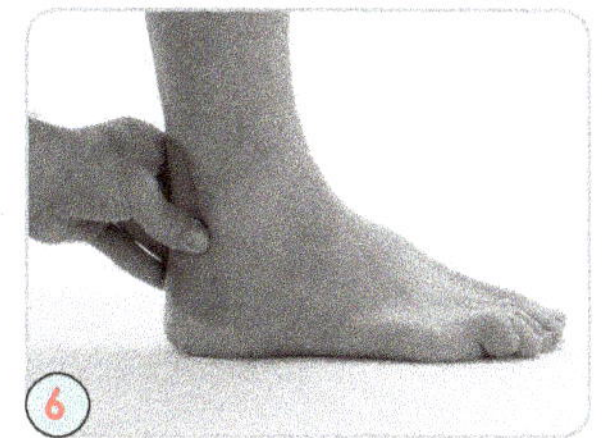
6

注意点：

- 受け手の足首の痛みの症状が急性であり、手技療法が適しているか疑わしい場合はすぐに医師の診断を仰ぐ
- 急性の症状の場合ストレッチ技法の使用は避ける。慢性の症状の場合ストレッチ技法が有効な場合もある
- 炎症が見られる箇所への直接の押圧は避ける
- 症状が好転が見られるまで毎日施術を行う。慢性的な症状の場合週2回程度施術を行う
- 前回の施術後の痛みやもみ返しが受け手にある場合、続けての施術はしない

腫れを伴う足首外側の捻挫

●●● とてもよくある症状

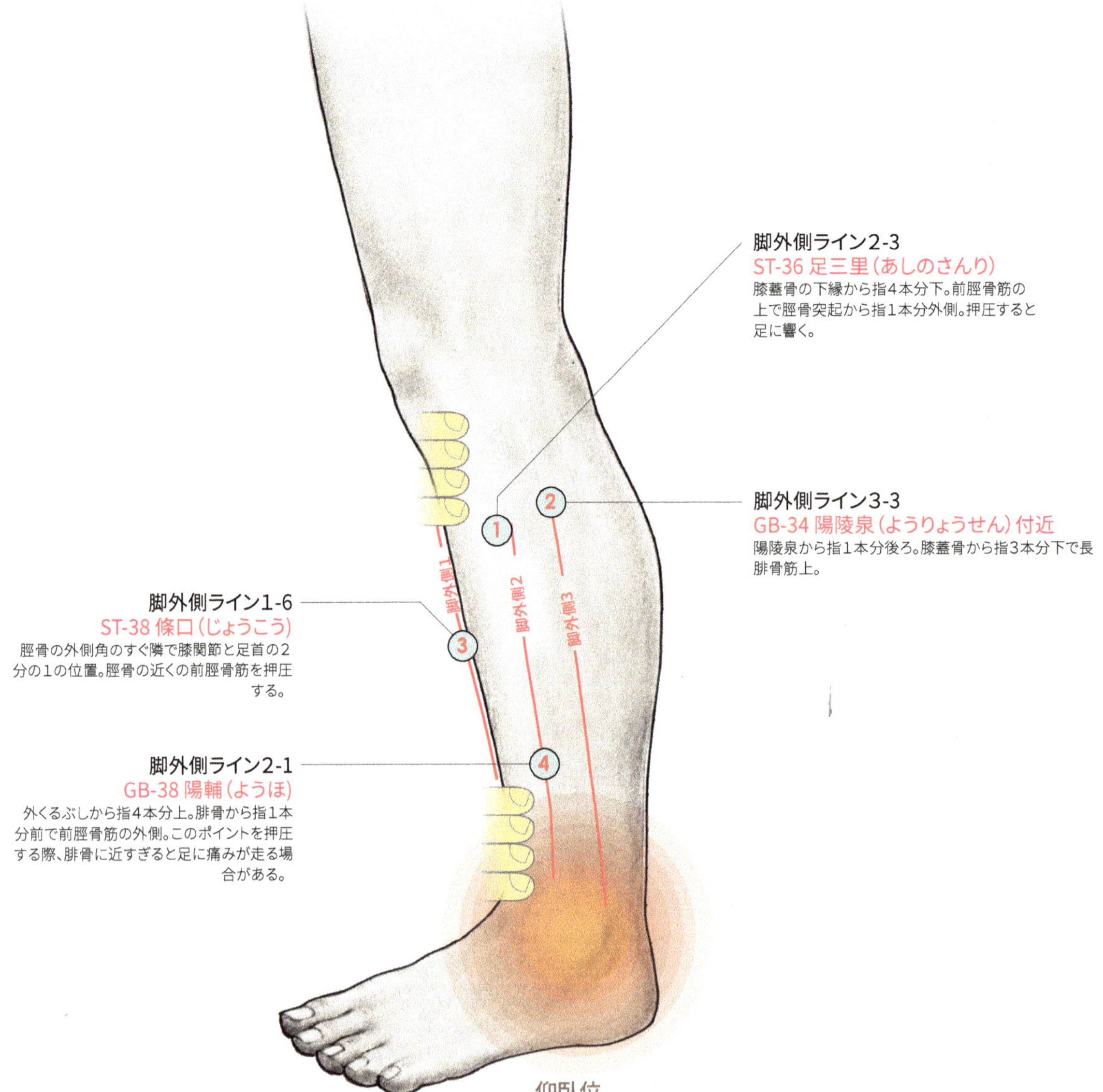
脚外側ライン2-3
ST-36 足三里（あしのさんり）
膝蓋骨の下縁から指4本分下。前脛骨筋の上で脛骨突起から指1本分外側。押圧すると足に響く。
脚外側ライン3-3
GB-34 陽陵泉（ようりょうせん）付近
陽陵泉から指1本分後ろ。膝蓋骨から指3本分下で長腓骨筋上。
脚外側ライン1-6
ST-38 條口（じょうこう）
脛骨の外側角のすぐ隣で膝関節と足首の2分の1の位置。脛骨の近くの前脛骨筋を押圧する。
脚外側ライン2-1
GB-38 陽輔（ようほ）
外くるぶしから指4本分上。腓骨から指1本分前で前脛骨筋の外側。このポイントを押圧する際、腓骨に近すぎると足に痛みが走る場合がある。
1
2
3
4
脚外側1
脚外側2
脚外側3
仰臥位

症状の概要

- 足首の外側を捻挫して足首周辺からポイント4の位置までに炎症が見られる
- 足首の外側のくるぶし周辺に強張りと痛みがある
- 痛みは急性または慢性的であり、肌の色の変化を伴う炎症が数週間にわたり続いている
- 足首が無理に内返しされ起きた足首外側の捻挫である。早足で歩いたり、注意散漫に走ったりすると起こりやすい。特に不均整な地面や暗い道を歩き何かを踏みつけた時やスポーツの着地時に関節に無理な力が加わりなどで捻挫が起きる
- 足首の回外、内返し、内回転、底屈の動きで痛みが悪化する。重症の場合歩行は不可能である
- 足首の捻挫により不安定さ、歩行時の痛みが起き重度になると歩行は困難になる

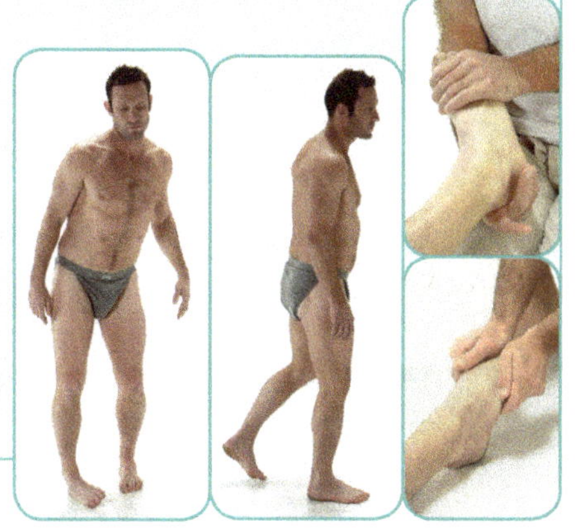

施術手順

1. 経絡ライン

受け手に仰向けになってもらい、脚外側ライン3を膝からポイント(4)(足首から指4本分上の位置)にかけて2、3回往復マッサージします。ポイント(4)より下はマッサージは行わないこと。腫れている箇所への押圧は避けます。タイ式で行う場合親指を使って押圧します。

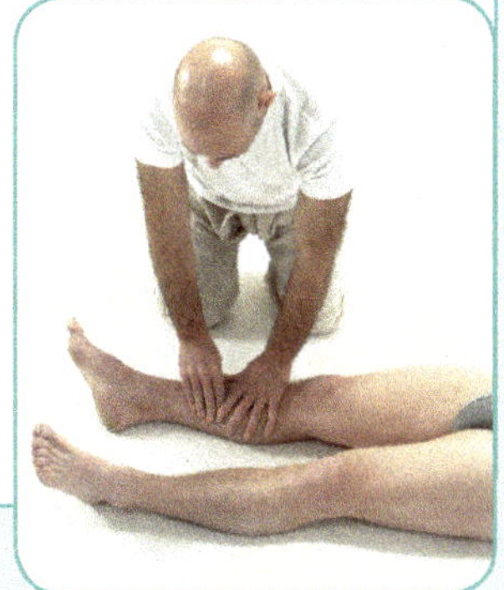

2. ポイントの押圧

ポイント(1)から(4)を押圧し、症状の改善が見られるまで最大10セット繰り返します。繰り返しの押圧によりポイントが過敏又は痛みを感じる前で止めます。受け手の筋肉硬さ、反応を観察し適度な強さで押圧します。

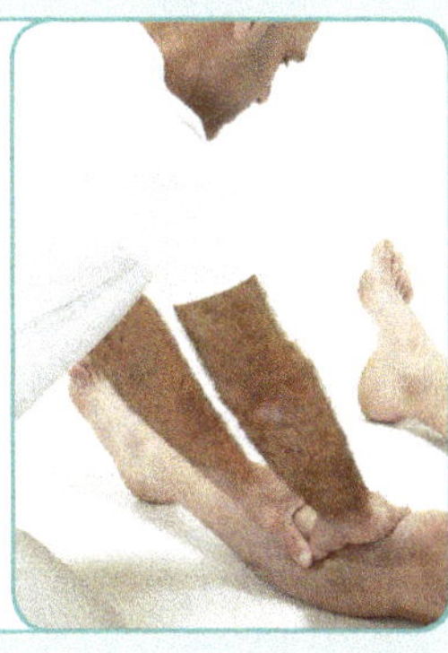

補足手順

3. 脚外側のマッサージ

施術により腫れの軽減が見られる場合、親指で足の背側部を優しくマッサージする。

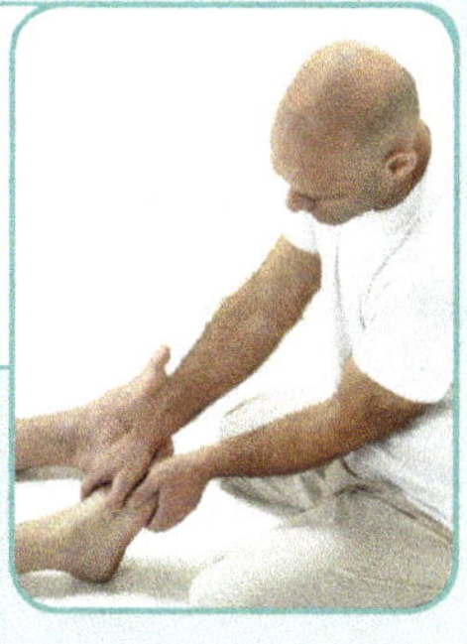

注意点：

- 受け手の足首の痛みの症状が急性であり、手技療法が適しているか疑わしい場合はすぐに医師の診断を仰ぐ
- 急性の足首の症状の場合ストレッチ技法の使用は避ける。慢性的な症状の場合慎重なストレッチ技法の使用は効果が得られる場合もある
- 炎症を起こしている箇所への直接の押圧は避ける
- 症状が好転が見られるまで毎日施術を行う。慢性的な症状の場合週2回程度施術を行う
- 前回の施術後の痛みやもみ返しが受け手にある場合、続けての施術はしない

使用したタイ式ポイント

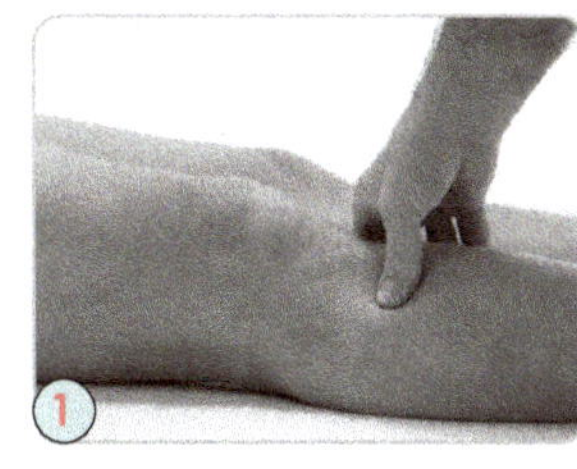
1

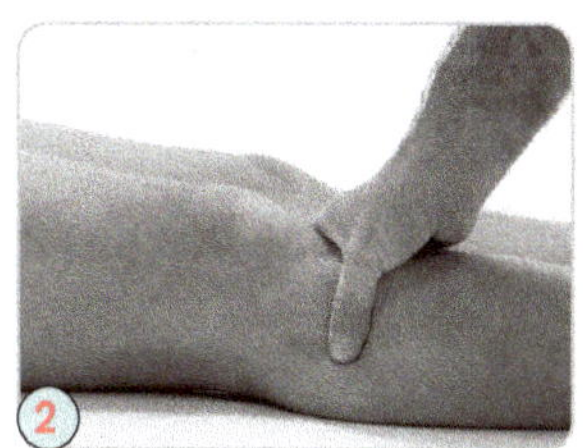
2

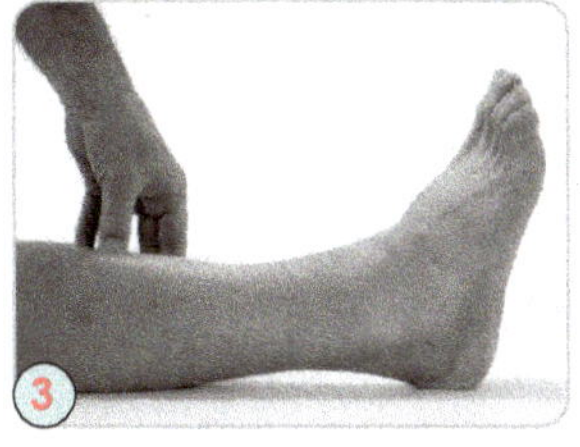
3

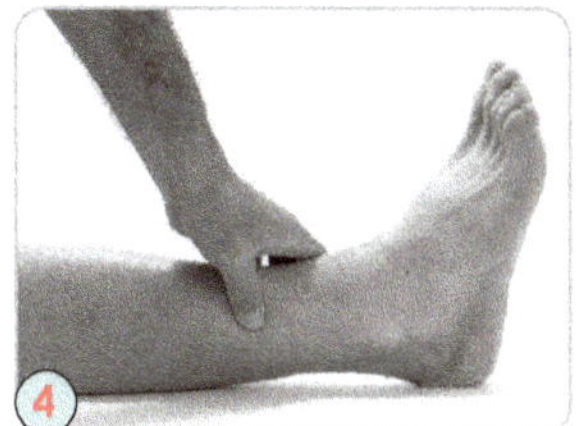
4

手順 - 53 足首
足首内側の捻挫

● 珍しい症状

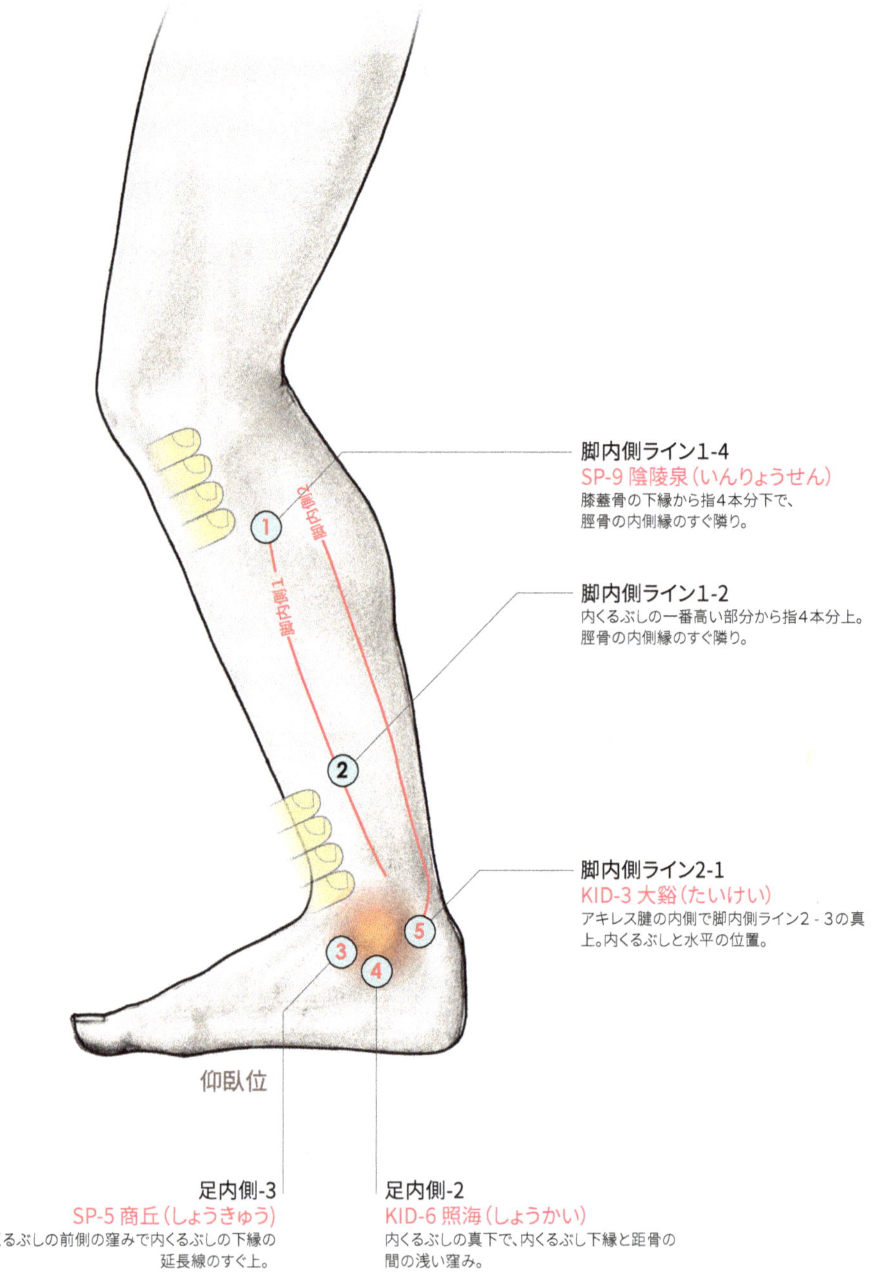

脚内側ライン1-4
SP-9 陰陵泉（いんりょうせん）
膝蓋骨の下縁から指4本分下で、
脛骨の内側縁のすぐ隣り。
脚内側ライン1-2
内くるぶしの一番高い部分から指4本分上。
脛骨の内側縁のすぐ隣り。
脚内側2
脚内側1
1
2
3
4
5
脚内側ライン2-1
KID-3 大谿（たいけい）
アキレス腱の内側で脚内側ライン2 - 3の真
上。内くるぶしと水平の位置。
仰臥位
足内側-3
SP-5 商丘（しょうきゅう）
内くるぶしの前側の窪みで内くるぶしの下縁の
延長線のすぐ上。
足内側-2
KID-6 照海（しょうかい）
内くるぶしの真下で、内くるぶし下縁と距骨の
間の浅い窪み。

症状の概要

- 足首の内側を捻挫している
- 足首の内側のくるぶし周辺のポイント③,④,⑤に強張りと痛みがある。ポイント⑤の痛みがもっとも強い
- 痛みは急性または慢性的である
- 足首が無理に外返しされ起きた足首内側の捻挫である。早足で歩いたり、注意散漫に走ったりすると起こりやすい。特に不均整な地面や暗い道を歩き何かを踏みつけた時やスポーツの着地時に関節に無理な力が加わりなどで捻挫が起きる
- 足首の回内、外返し、外回転、背屈の動きで痛みが悪化する
- 足首の捻挫により不安定さ、歩行時の痛みが起き重度になると歩行は困難になる

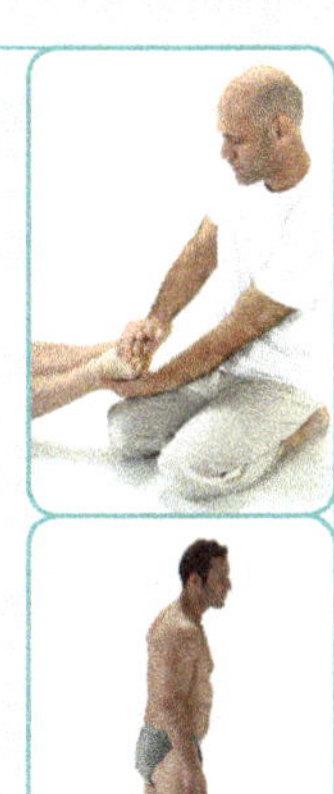

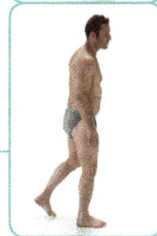

施術手順

1. 下腿のマッサージ

受け手に仰向けになってもらい膝下にクッションを置き、膝が軽く曲がった状態にします。下腿の内側を膝から足首にかけて2〜3回往復マッサージします。タイ式で行う場合手のひらを使って押圧します。

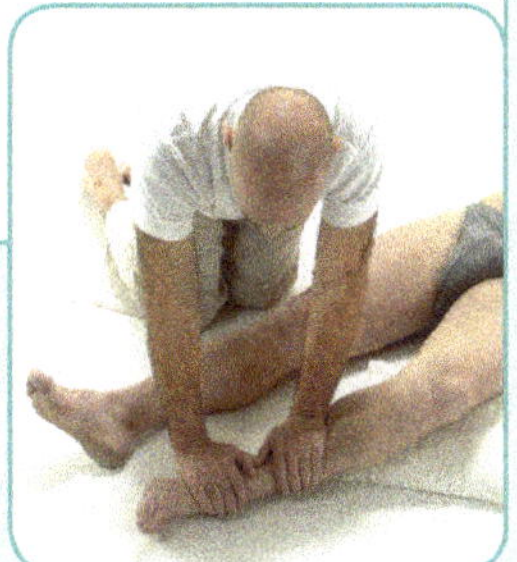

2. 経絡ライン

脚内側ライン1を膝から足首にかけて2、3回往復マッサージします。タイ式で行う場合親指を使って押圧します。

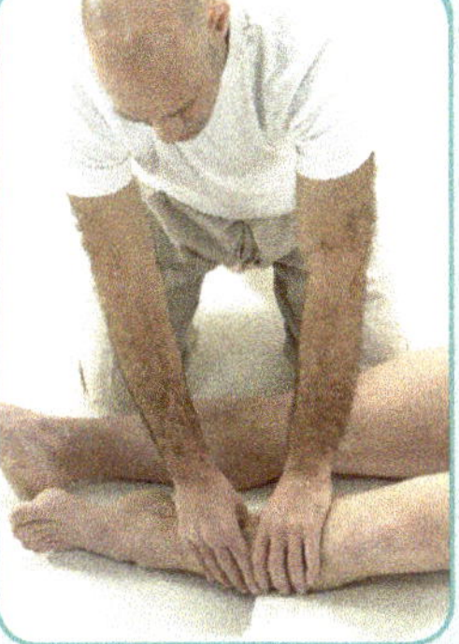

3. ポイントの押圧

ポイント①から⑤を押圧し、症状の改善が見られるまで最大10セット繰り返します。もしくるぶし周辺のポイントが過敏な場合押圧は避けますが押圧が痛気持ちいい、または繰り返すことによって痛みが軽減する場合施術を続けます。

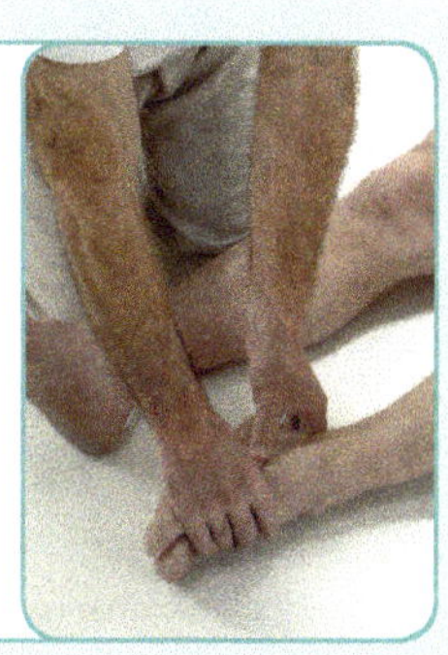

注意点:

- 受け手の足首の痛みの症状が急性であり、手技療法が適しているか疑わしい場合はすぐに医師の診断を仰ぐ
- 静止時に痛みがある場合骨折の恐れがある
- 急性の足首の症状の場合ストレッチ技法の使用は避ける。慢性的な症状の場合慎重なストレッチ技法の使用は効果が得られる場合もある
- 炎症を起こしている箇所への直接の押圧は避ける
- 症状が好転が見られるまで毎日施術を行う。慢性的な症状の場合週2回程度施術を行う
- 前回の施術後の痛みやもみ返しが受け手にある場合、続けての施術はしない

使用したタイ式ポイント

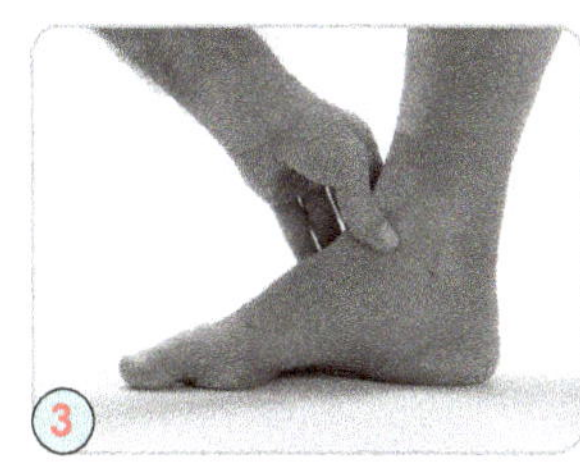
3

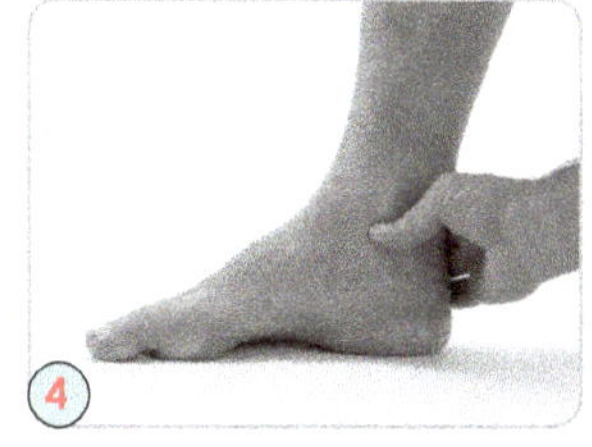
4

第15章 足

この章で使用される手順

54 - 歩行時の足裏の痛み
55 - アキレス腱の強張り

主な原因と治療方法

この章で紹介する2つの手順は足のあまり一般的でない症状を治療するものである。ここでは一般的な現代医学を元にした病状の診断には囚われず、タイ式の症状別の診断表を元に受け手の症状と比較し、2つの手順から1つ選び施術を行う。施術中、受け手と受け手の筋肉の反応を観察し、症状の緩和が見られれば、症状に対する適切な治療法であるといえる。

タイ式治療手順	考えられる原因
歩行時の足裏の痛み	足根管症候群 足の腱鞘炎 扁平足に伴う下腿の筋力低下
アキレス腱の強張り	アキレス腱障害 踵骨後方滑液包炎

足の痛みの原因

足根管症候群

くるぶしの下に位置する屈筋支帯の下の足根管を通る後脛骨神経に圧迫が起きている状態である。外傷、脚の骨格の歪み、オーバーユースによる足根管の滑液鞘の炎症などが原因となり後脛骨神経に圧縮または引張応力が起きるためと考えられている。
主な症状は足底の痛み、足首内側、足裏への激しい痛み、感覚異常、麻痺、足の筋力低下などがある。長時間にわたる歩行、立ち姿勢、または睡眠時などの長時間の静止姿勢で症状が悪化する。稀に手術治療が必要な場合もある。

足の腱鞘炎

繰り返しのオーバーユースが原因となり、足首の内側の腱特に後脛骨筋のコラーゲンが減少することにより起きる。歩行時に痛みがでる。

扁平足に伴う下腿の筋力低下

下脚の筋肉、特に後脛骨筋と長腓骨筋の筋肉の弱さにより扁平足などの骨格の歪みへとつながり、歩行時に痛みがでる。

アキレス腱障害

アキレス腱障害は、次の3つの異なるが関連がある疾患を含む：コラーゲンの減少、腱の炎症、腱傍組織（パラテノン）の炎症である。この障害は反復性外傷が原因であり、老齢者、スポーツ選手、激しい運動を日常的に行っている人に起きやすい。体の柔軟性の乏しさや脚の骨格の歪みなどに関連がある。主な症状はアキレス腱のかかとの骨に繋がる部分の痛み（下3分の1または全体）である。歩行や運動での背屈の動作で痛みが悪化する。更に腱の厚みが増す、炎症なども起きる。適切な治療を受けないと結果的にアキレス腱の部分的または完全に裂傷する可能性がある。

踵骨後方滑液包炎

かかとのアキレス腱と骨に繋がる部分にある2つの滑液包が靴による圧迫、擦れ、ハイヒールから通常の靴に履き替えた際にでアキレス腱が引っ張られ反復的に滑液包を圧迫し炎症を起こしている状態。またはかかとの骨の変形（ハグランド病）により靴との圧迫が起き炎症を起こす。主な症状は靴を履いた状態での歩行時、走行時のかかとの痛みで裸足になると痛みが軽減する。

禁止事項

- **急性の症状へのストレッチ技法の使用**
  慢性的な症状の場合慎重にストレッチを行うのは効果的な場合もあるが、急性の症状には危険である。
- **炎症を起こしている箇所への直接の押圧**
  炎症を起こしている箇所への直接の押圧は症状を悪化させる恐れがあるので避けること。(慢性的な炎症を起こしている症状には表面的な直接の押圧は効果がある場合もある)受け手に不快感のない心地よい強さで押圧を行う。軽い押圧から始め必要であれば徐々に押圧を強める
- **症状を悪化させる過敏な部分への刺激または押圧**
- **受け手が拒絶反応を見せる部分への刺激または押圧**

施術に適さない症状と兆候

以下の症状が受け手に見られるようであれば、直ちに医師の診断を仰ぐこと

- **重度の外傷**
- **継続的または悪化する痛み**
- **静止姿勢または就寝時での痛み**
- **数日間に及ぶ足首の痛み**
- **激痛を伴う深刻な症状**
- **不自然な痛み**

手順の選び方

二つの手順の内どちらを選び使用するかは容易である：

1. 痛みのある位置、痛みを悪化させる動作を確認する
受け手に歩行時に痛む位置を指さしてもらう。

2. 手順を選ぶ
痛む箇所がわかったら診断表を元に手順を選ぶ。

3. 施術を開始し、適切な手順を選んだか再度確認する
ポイントを押圧をする際、選んだ手順が的確で効果が得られるかどうか受け手の反応を観察する。受け手にもポイントへの刺激と感覚へ集中するように促し、施術者からの質問は必要最低限にとどめる。多くの場合一巡目の施術では受け手が押圧したポイントが効果的であるかを自覚できることは少ない。施術者は手順を繰り返し施すことによって受け手の症状の緩和が見られることを覚えておくこと。

手順 54 (240 ページ)

歩行時の足裏の痛み

- 足を踏み出すと足裏が痛む
- 強張りが明確に見られる
- 履きなれない、新しい靴やサンダルを履いた時に痛みがでる

痛む箇所

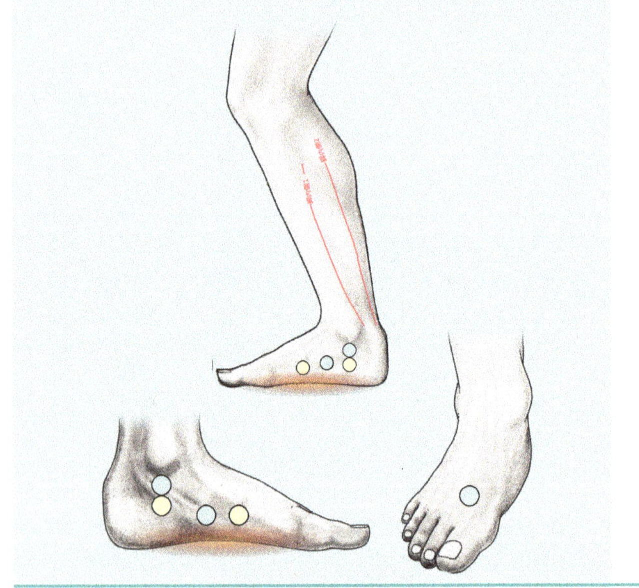

痛みを伴う動作

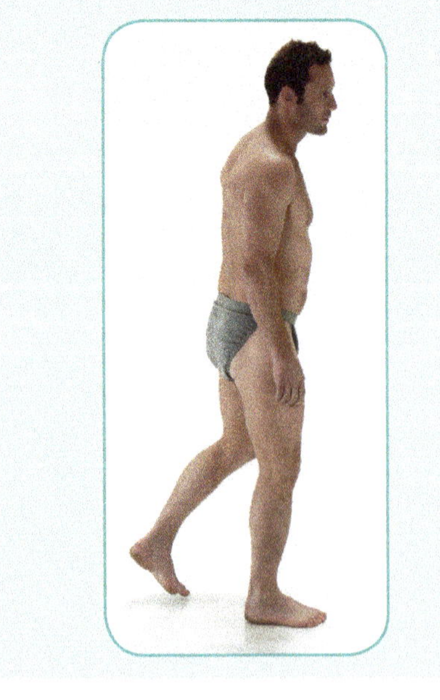

手順 55 (242 ページ)

アキレス腱の強張り

- アキレス腱に痛みと強張りがある
- 歩行時に無理に背屈と底屈運度を行うと痛みが増す
- 長時間の立ち姿勢や歩行、特に下り坂で痛みが増す。脚の裏側の筋肉が硬いとこの症状が起きやすい
- 症状は両足にある

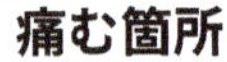

痛む箇所

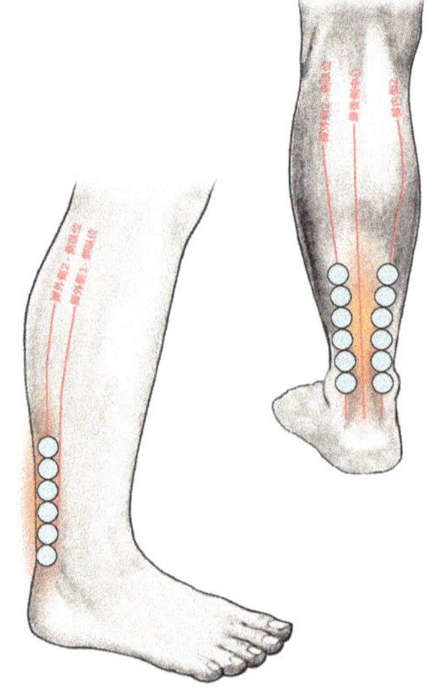

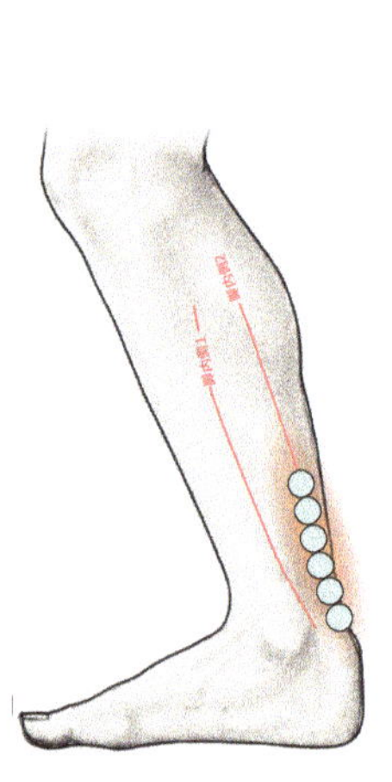

痛みを伴う動作

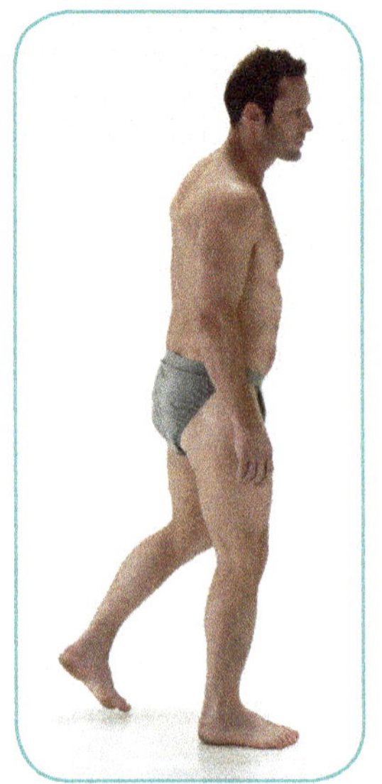

手順 - 54 足
歩行時の足裏の痛み

● 珍しい症状

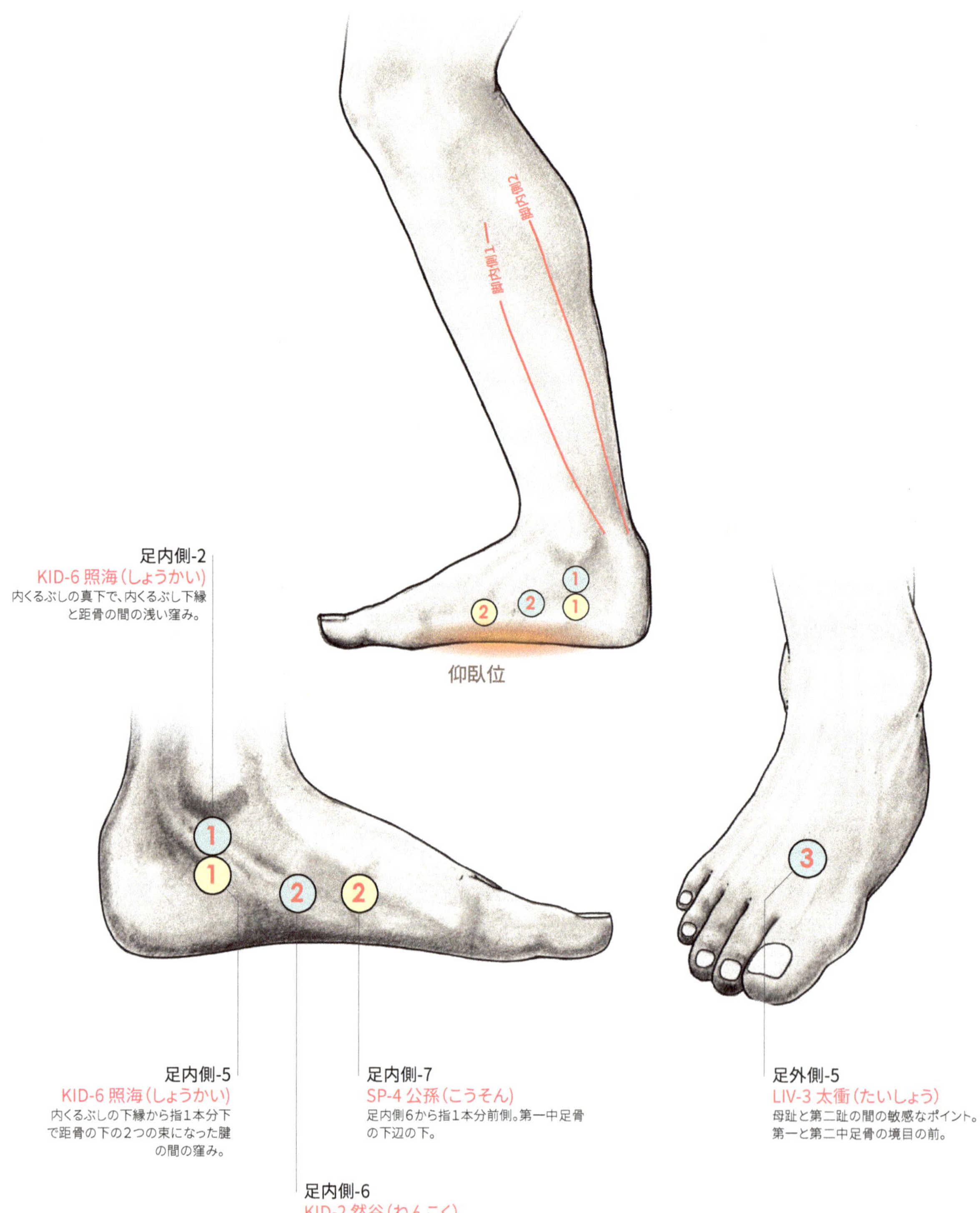

脚内側2
脚内側1
1
2
1
2
仰臥位
足内側-2
KID-6 照海（しょうかい）
内くるぶしの真下で、内くるぶし下縁
と距骨の間の浅い窪み。
1
1
2
2
3
足内側-5
KID-6 照海（しょうかい）
内くるぶしの下縁から指1本分下
で距骨の下の2つの束になった腱
の間の窪み。
足内側-7
SP-4 公孫（こうそん）
足内側6から指1本分前側。第一中足骨
の下辺の下。
足外側-5
LIV-3 太衝（たいしょう）
母趾と第二趾の間の敏感なポイント。
第一と第二中足骨の境目の前。
足内側-6
KID-2 然谷（ねんこく）
内くるぶしの指1本分前から指2本分
下。舟状骨粗面の下の窪み。

症状の概要

- 足を踏み出すと足裏が痛む
- 強張りが明確に見られる
- 履きなれない、新しい靴やサンダルを履いた時に痛みがでる
- 痛みは歩行障害を引き起こしている
- 痛みは強いが、数時間後には痛みが引いている

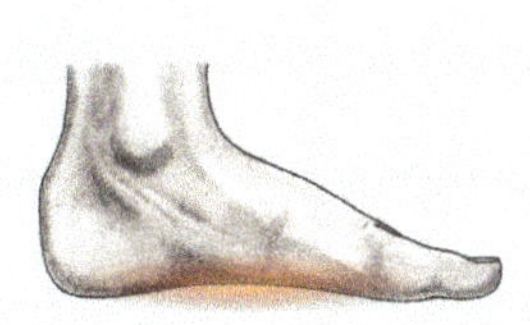

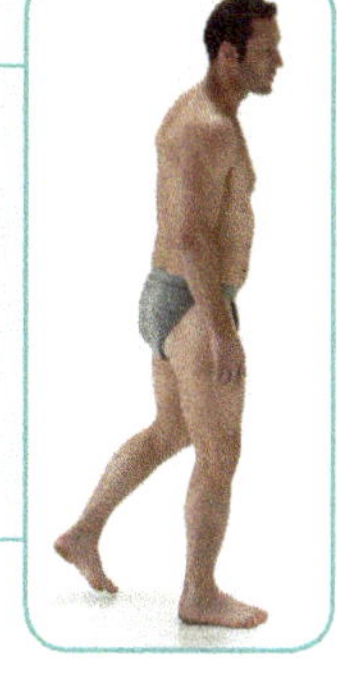

施術手順

1. 下腿のマッサージ

受け手に仰向けになってもらい膝下にクッションを置き、膝が軽く曲がった状態にします。下腿の内側を膝から足首にかけて2～3回往復マッサージします。タイ式で行う場合手のひらを使って押圧します。

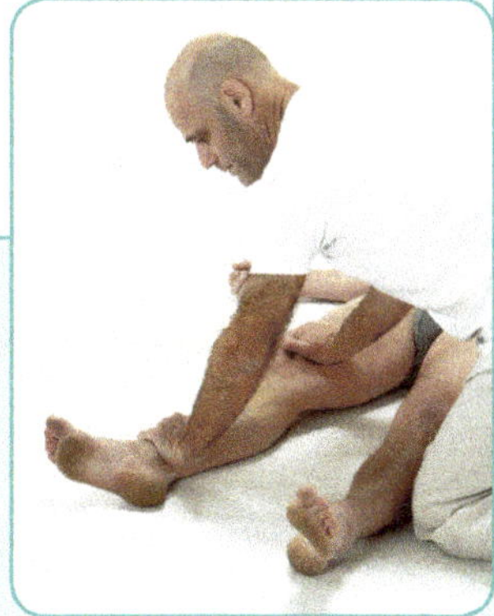

2. 経絡ライン

脚内側ライン1を膝から足首と足内側に沿って親指の関節にかけて2、3回往復マッサージします。タイ式で行う場合親指を使って押圧します。

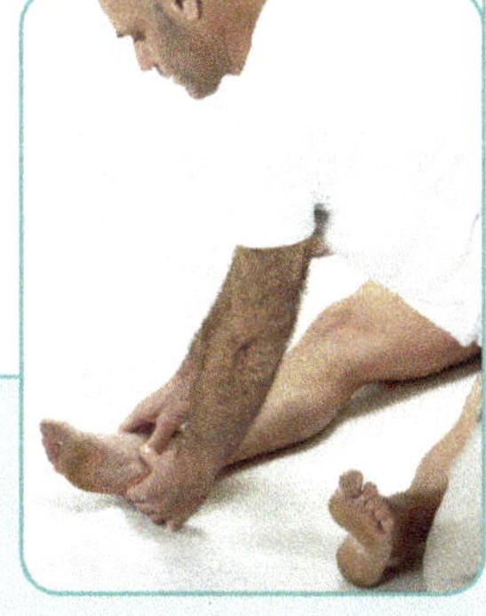

3. ポイントの押圧

ポイント①,②,③を押圧し、症状の改善が見られるまで最大10セット繰り返します。もしくるぶし周辺のポイントが過敏な場合押圧は避けますが押圧が痛気持ちいい、または繰り返すことによって痛みが軽減する場合施術を続けます。

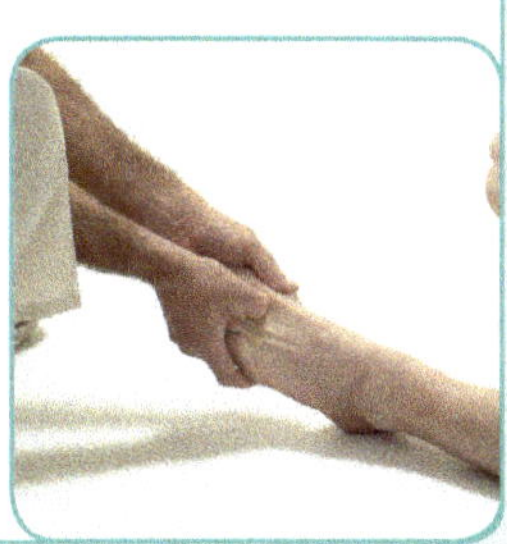

注意点：

- 受け手の足の痛みの症状が急性であり、手技療法が適しているか疑わしい場合はすぐに医師の診断を仰ぐ
- 症状が好転が見られるまで毎日施術を行う。慢性的な症状の場合週2回程度施術を行う
- 前回の施術後の痛みやもみ返しが受け手にある場合、続けての施術はしない

使用したタイ式ポイント

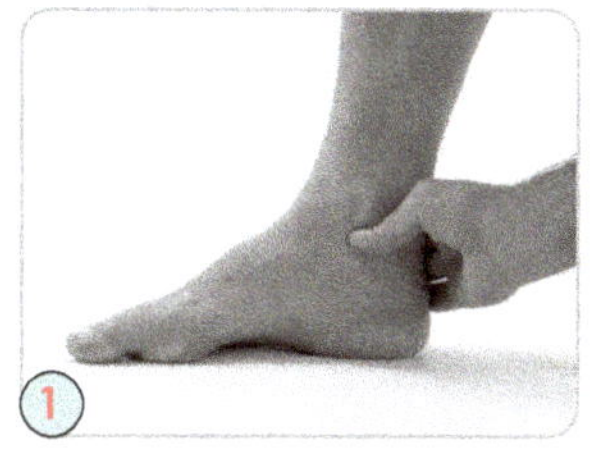
1

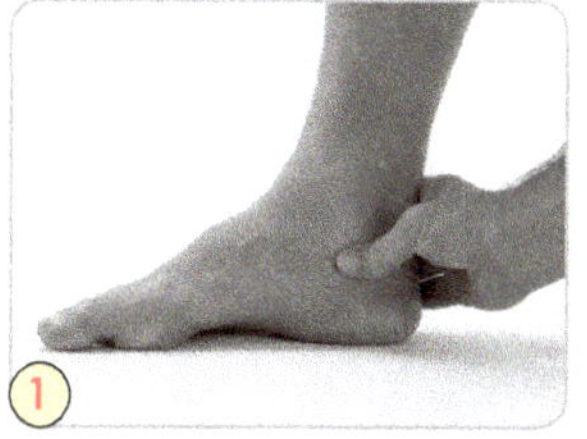
1

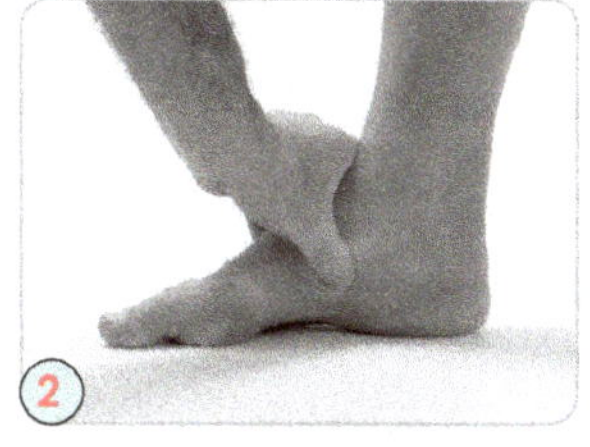
2

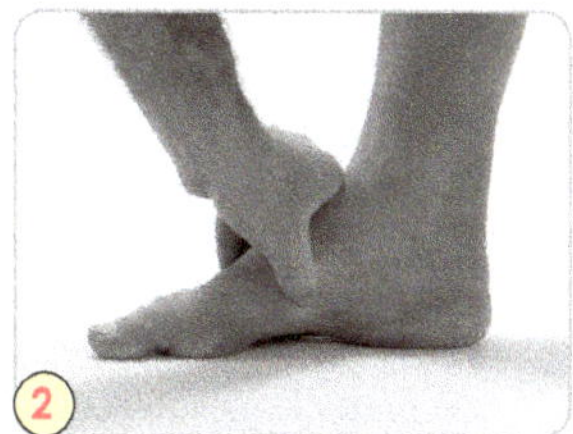
2

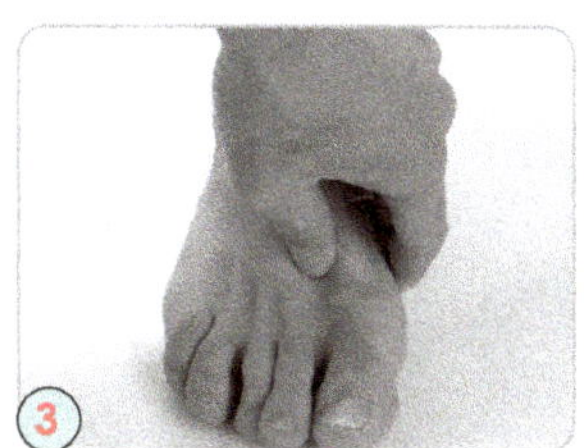
3

手順 - 55 足
アキレス腱の強張り

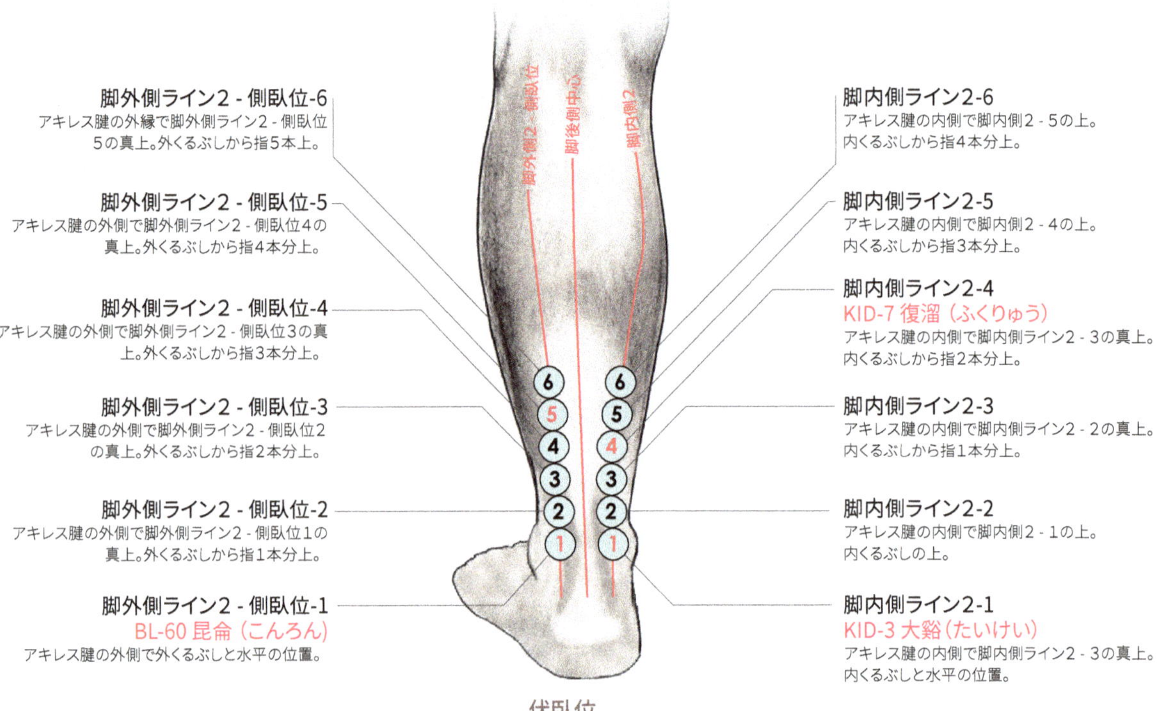
脚外側ライン2 - 側臥位-6
アキレス腱の外縁で脚外側ライン2 - 側臥位5の真上。外くるぶしから指5本上。
脚外側ライン2 - 側臥位-5
アキレス腱の外側で脚外側ライン2 - 側臥位4の真上。外くるぶしから指4本分上。
脚外側ライン2 - 側臥位-4
アキレス腱の外側で脚外側ライン2 - 側臥位3の真上。外くるぶしから指3本分上。
脚外側ライン2 - 側臥位-3
アキレス腱の外側で脚外側ライン2 - 側臥位2の真上。外くるぶしから指2本分上。
脚外側ライン2 - 側臥位-2
アキレス腱の外側で脚外側ライン2 - 側臥位1の真上。外くるぶしから指1本分上。
脚外側ライン2 - 側臥位-1
BL-60 昆侖（こんろん）
アキレス腱の外側で外くるぶしと水平の位置。
脚外側2 - 側臥位
脚後側中心
脚内側2
脚内側ライン2-6
アキレス腱の内側で脚内側2 - 5の上。内くるぶしから指4本分上。
脚内側ライン2-5
アキレス腱の内側で脚内側2 - 4の上。内くるぶしから指3本分上。
脚内側ライン2-4
KID-7 復溜（ふくりゅう）
アキレス腱の内側で脚内側ライン2 - 3の真上。内くるぶしから指2本分上。
脚内側ライン2-3
アキレス腱の内側で脚内側ライン2 - 2の真上。内くるぶしから指1本分上。
脚内側ライン2-2
アキレス腱の内側で脚内側2 - 1の上。内くるぶしの上。
脚内側ライン2-1
KID-3 大谿（たいけい）
アキレス腱の内側で脚内側ライン2 - 3の真上。内くるぶしと水平の位置。
6
5
4
3
2
1

伏臥位

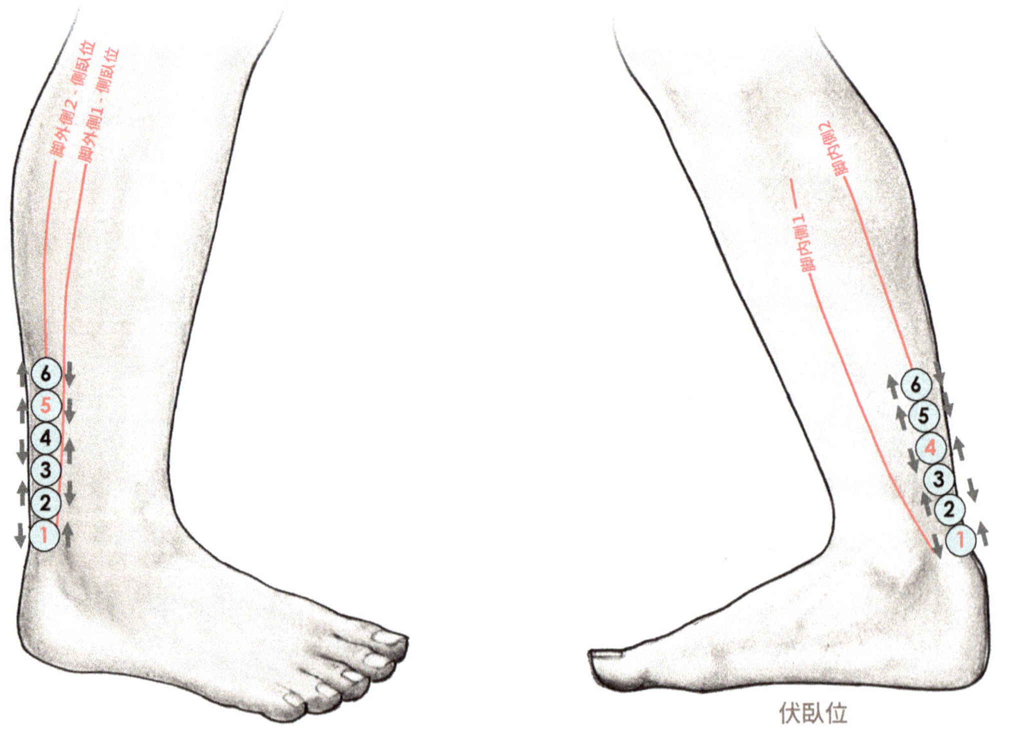
脚外側2 - 側臥位
脚外側1 - 側臥位
脚内側2
脚内側1
6
5
4
3
2
1

伏臥位

症状の概要

- アキレス腱に痛みと強張りがある
- 歩行時に無理に背屈と底屈運度を行うと痛みが増す
- 長時間の立ち姿勢や歩行、特に下り坂で痛みが増す。脚の裏側の筋肉が硬いとこの症状が起きやすい
- 症状は両足にある

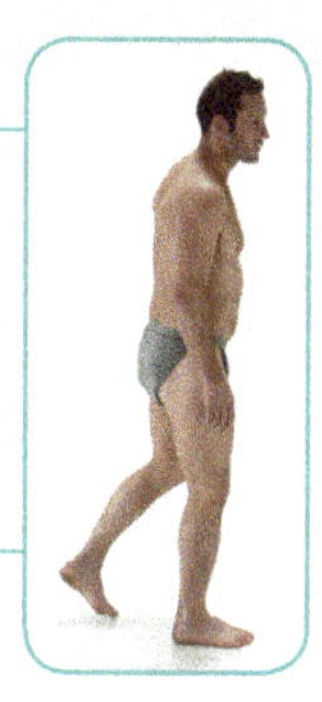

施術手順

1. ポイントの押圧

受け手にうつ伏せになってもらい足首の下にクッションを置きアキレス腱が少し伸展した状態にします。両足のポイント①,から⑥を次の要領で押圧します：親指でポイント①を押しながら皮膚を上下に数回動かします。同様に両足のその他のポイントも押圧します。症状の改善が見られるまで最大10セット繰り返します。もしくるぶし周辺のポイントが過敏な場合押圧は避けますが押圧が痛気持ちいい、または繰り返すことによって痛みが軽減する場合施術を続けます。

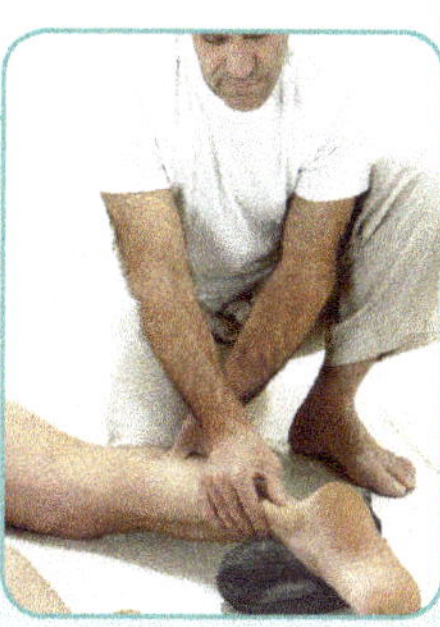

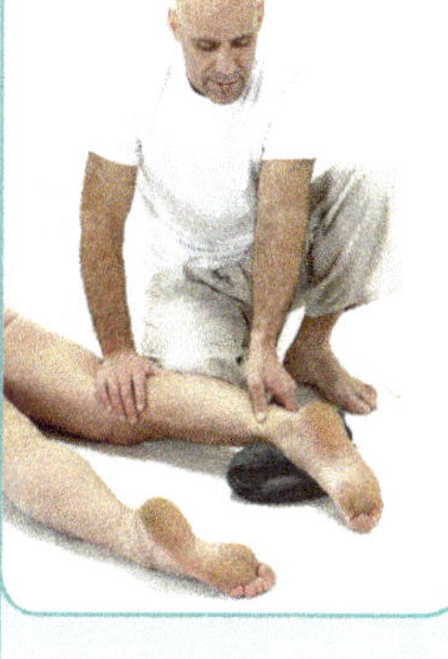

注意点：

- 受け手の足の痛みの症状が急性であり、手技療法が適しているか疑わしい場合はすぐに医師の診断を仰ぐ
- 症状が好転が見られるまで毎日施術を行う。慢性的な症状の場合週2回程度施術を行う
- 前回の施術後の痛みやもみ返しが受け手にある場合、続けての施術はしない

使用したタイ式ポイント

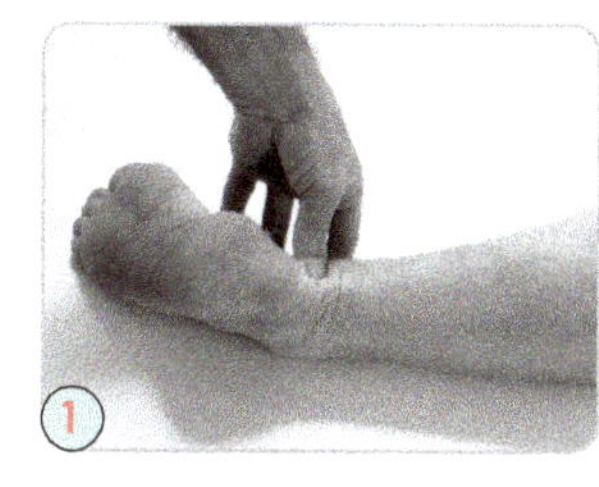
1

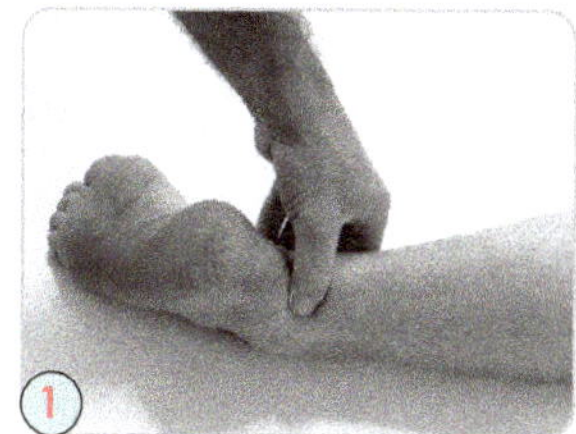
1

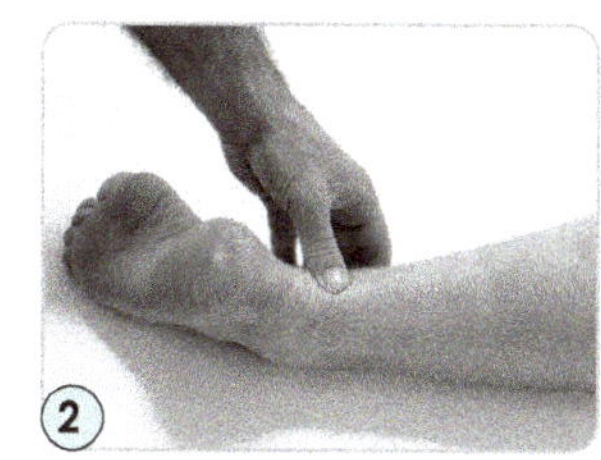
2

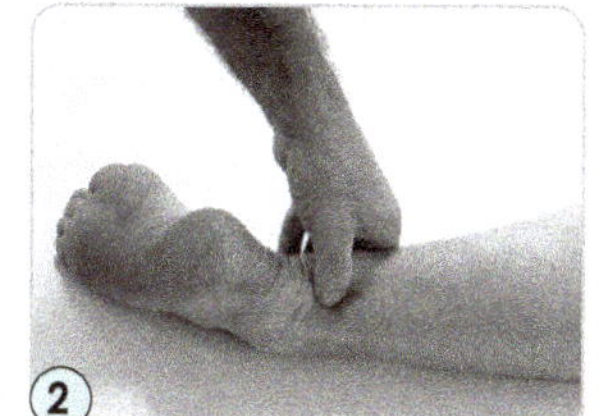
2

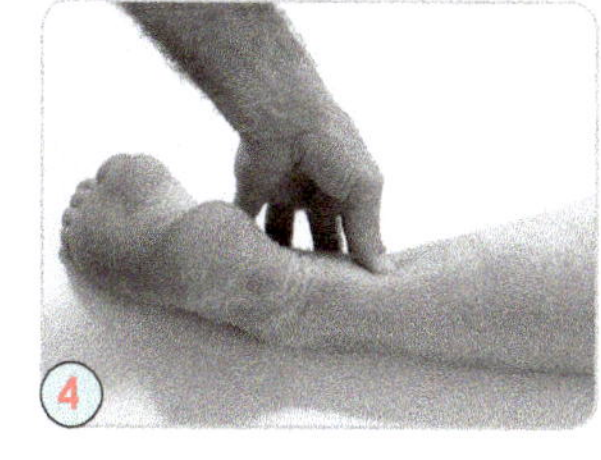
4

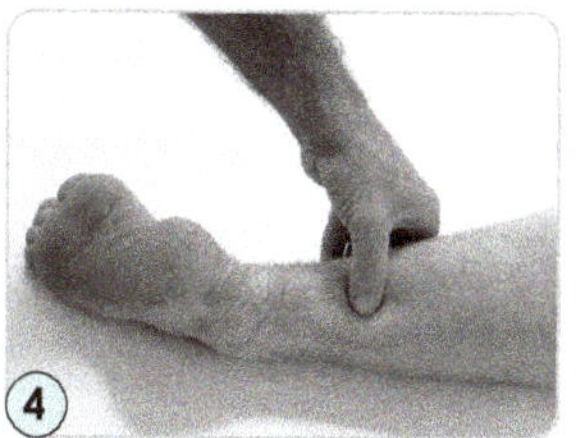
4

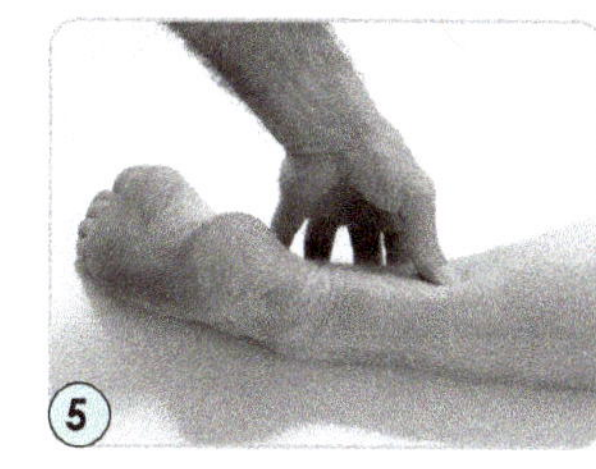
5

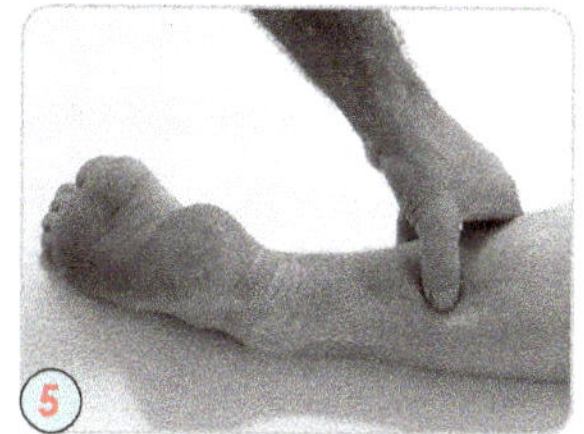
5

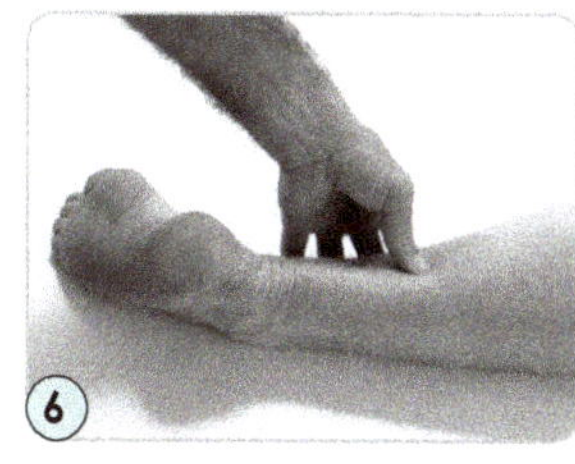
6

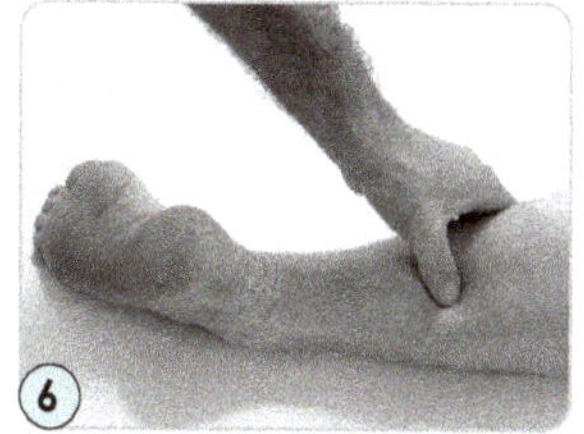
6

第16章　足指

この章で使用される手順

56 - 母趾の捻挫
57 - 第2足指の捻挫
58 - 第3足指の捻挫
59 - 第4足指の捻挫
60 - 小趾の捻挫

治療方法

足指の捻挫はあまり一般的ではないがもし起こった場合タイ式手指療法での治療は高い効果が期待できる。施術中、受け手と受け手の筋肉の反応を観察し、症状の緩和が見られれば、症状に対する適切な治療法であるといえる。

主な原因

足指の捻挫は主に外傷の結果中足指節関節に起きる場合が多い。外傷は関節が無理に伸展、屈曲、横方向に引っ張られるなどして起こる。裸足で行うスポーツ、裸足で夜間に野外を歩行し足をぶつけたりすると起こりやすい。主な症状は関節や背屈上部または底屈の強張り、痛み、稀に腫れなどがある。歩行障害を引き起こす可能性もある。

禁止事項

- **急性の症状でのつま先を引っ張るなどのストレッチ技法の使用**
  慢性的な症状の場合慎重にストレッチを行うのは効果的な場合もあるが、急性の症状には危険である。
- **症状を悪化させる過敏な部分への刺激または押圧**
- **受け手が拒絶反応を見せる部分への刺激または押圧**

施術に適さない症状と兆候

以下の症状が受け手に見られるようであれば、直ちに医師の診断を仰ぐこと

- **重度の外傷**
- **継続的または悪化する痛み**
- **関節周りのの変形**
  骨折の恐れがある
- **激痛を伴う深刻な症状**
- **不自然な痛み**

手順の選び方

5つの手順の内どれを選び使用するかは容易である：

1. 捻挫している足指を明確にする

痛む箇所と痛みを引き起こす動作を受け手に質問する。

2. 手順を選ぶ

痛む箇所がわかったら診断表を元に手順を選ぶ。

3. 施術を開始し、適切な手順を選んだか再度確認する

ポイントを押圧をする際、選んだ手順が的確で効果が得られるかどうか受け手の反応を観察する。受け手にもポイントへの刺激と感覚へ集中するように促し、施術者からの質問は必要最低限にとどめる。多くの場合一巡目の施術では受け手が押圧したポイントが効果的であるかを自覚できることは少ない。施術者は手順を繰り返し施すことによって受け手の症状の緩和が見られることを覚えておくこと。

手順 56 (248 ページ)	手順 57 (250 ページ)
母趾の捻挫 • 母趾の主に第1中足指節関節を捻挫している • 怪我は関節が無理に伸展、屈曲、横方向に引っ張られたのが原因である • 関節や背屈上部または底屈の強張り、痛み、稀に腫れなどがある	**第2足指の捻挫** • 第2足指の主に第2中足指節関節を捻挫している • 怪我は関節が無理に伸展、屈曲、横方向に引っ張られたのが原因である • 関節や背屈上部または底屈の強張り、痛み、稀に腫れなどがある
痛む箇所	痛む箇所

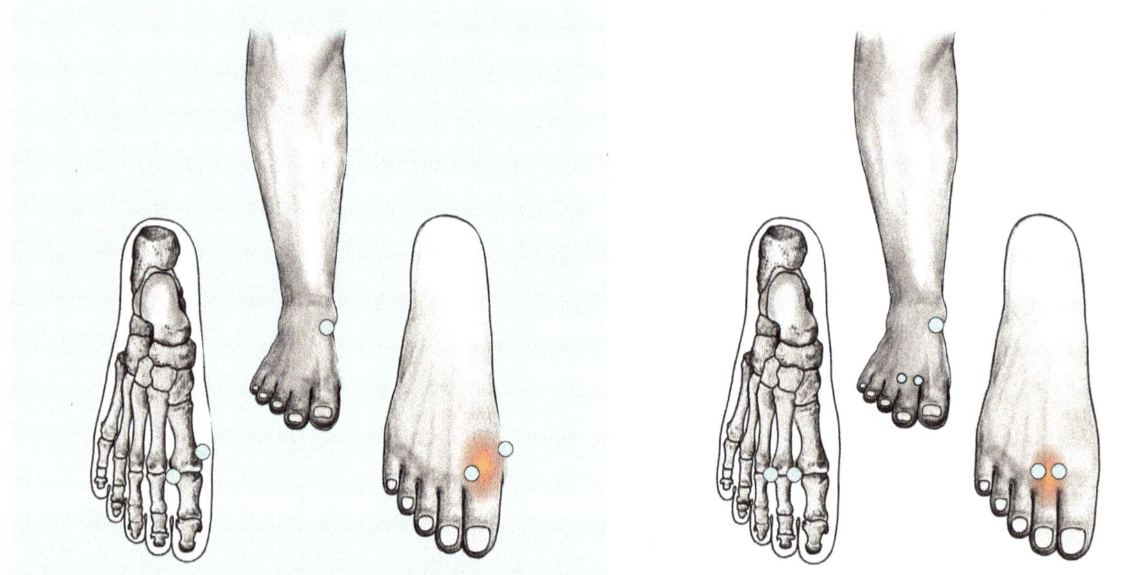

手順 58 (252 ページ)	手順 59 (254 ページ)	手順 60 (256 ページ)
第3足指の捻挫 • 第3足指の主に第3中足指節関節を捻挫している • 怪我は関節が無理に伸展、屈曲、横方向に引っ張られたのが原因である • 関節や背屈上部または底屈の強張り、痛み、稀に腫れなどがある	**第4足指の捻挫** • 第4足指の主に第4中足指節関節を捻挫している • 怪我は関節が無理に伸展、屈曲、横方向に引っ張られたのが原因である • 関節や背屈上部または底屈の強張り、痛み、稀に腫れなどがある	**小趾の捻挫** • 小趾の主に第5中足指節関節を捻挫している • 怪我は関節が無理に伸展、屈曲、横方向に引っ張られたのが原因である • 関節や背屈上部または底屈の強張り、痛み、稀に腫れなどがある
痛む箇所	痛む箇所	痛む箇所

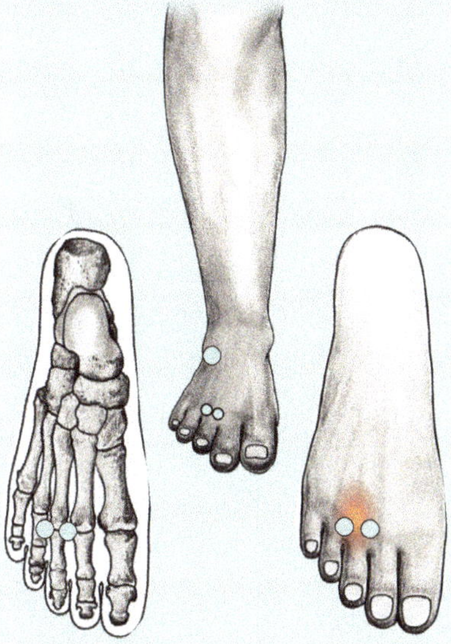

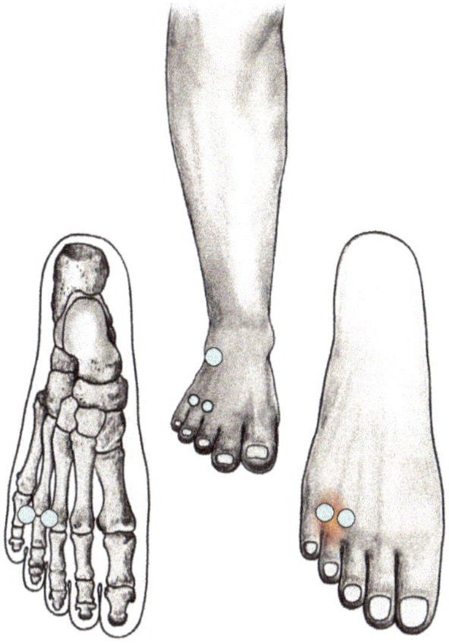

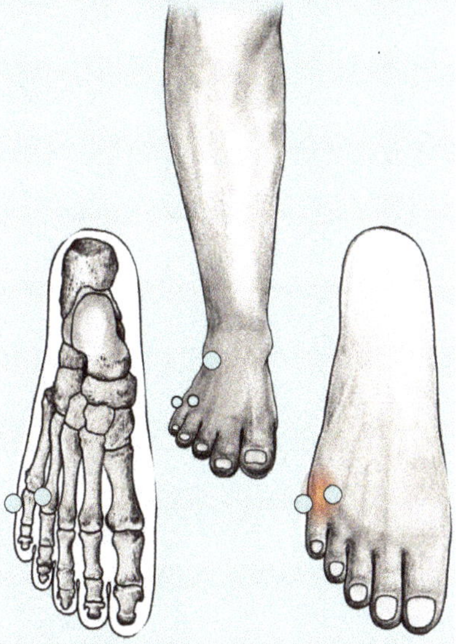

母趾の捻挫

● 珍しい症状

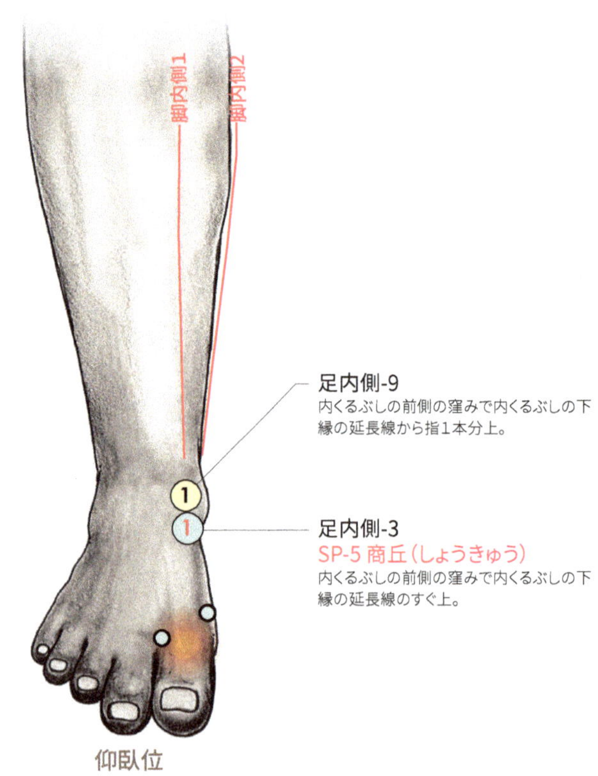
脚内側1
脚内側2

足内側-9
内くるぶしの前側の窪みで内くるぶしの下縁の延長線から指1本分上。

足内側-3
SP-5 商丘（しょうきゅう）
内くるぶしの前側の窪みで内くるぶしの下縁の延長線のすぐ上。

仰臥位

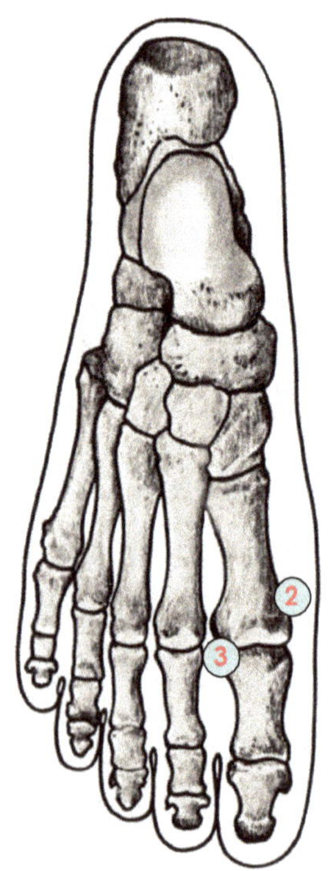

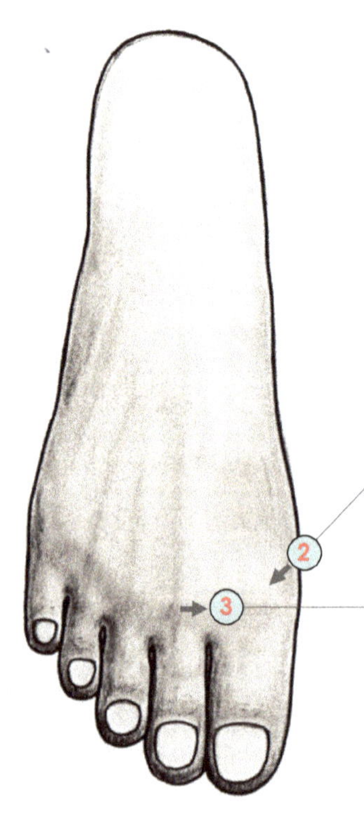

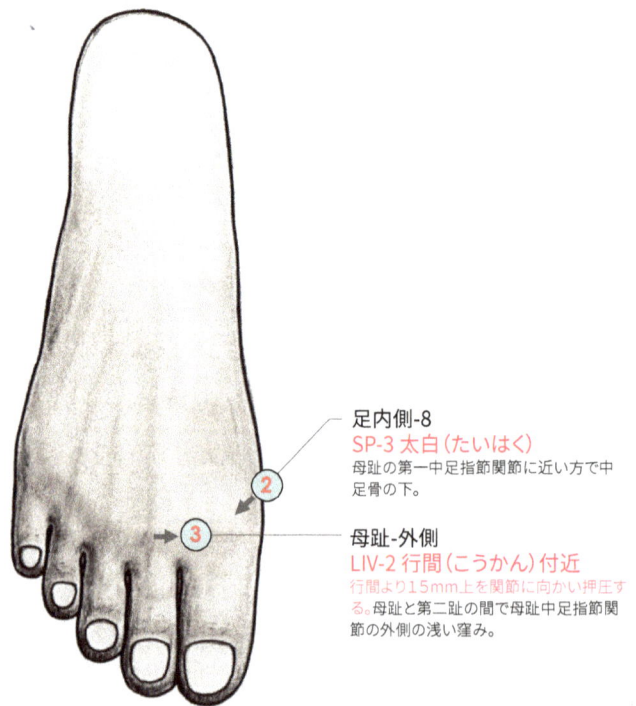

足内側-8
SP-3 太白（たいはく）
母趾の第一中足指節関節に近い方で中足骨の下。

母趾-外側
LIV-2 行間（こうかん）付近
行間より15mm上を関節に向かい押圧する。母趾と第二趾の間で母趾中足指節関節の外側の浅い窪み。

症状の概要

- 母趾の主に第1中足指節関節を捻挫している
- 怪我は関節が無理に伸展、屈曲、横方向に引っ張られたのが原因である
- 関節や背屈上部または底屈の強張り、痛み、稀に腫れなどがある
- 捻挫している関節を伸展または屈曲すると痛みが増す
- 痛みは歩行障害を引き起こしている

施術手順

1. 下腿のマッサージ

受け手に仰向けになってもらい膝下にクッションを置き、膝が軽く曲がった状態にします。下腿の内側を膝から足首にかけて2～3回往復マッサージします。タイ式で行う場合手のひらを使って押圧します。

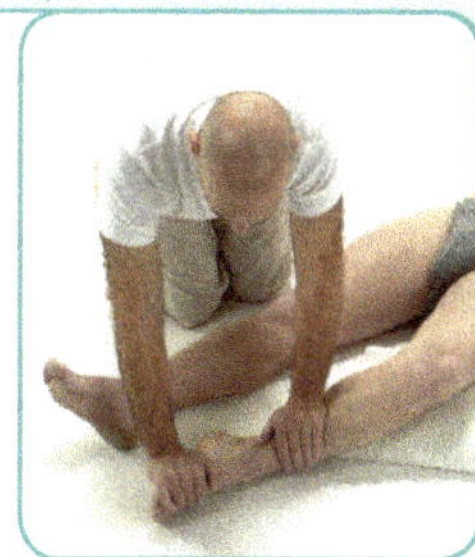

2. 経絡ライン

脚内側ライン2を膝から足首と足内側に沿って親指の関節にかけて2、3回往復マッサージします。タイ式で行う場合親指を使って押圧します。

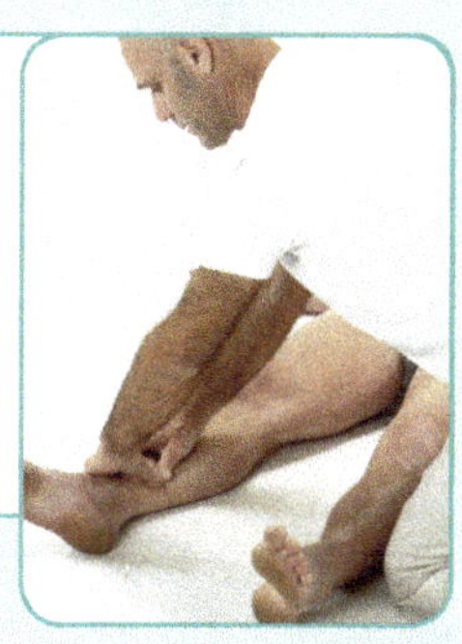

3. ポイントの押圧

ポイント①, ②, ③と更に補足ポイント①を押圧し、どのポイントでもっとも効果が得られるから観察します。症状の改善が見られるまで最大10セット繰り返します。受け手の筋肉硬さ、反応を観察し適度な強さで押圧します。

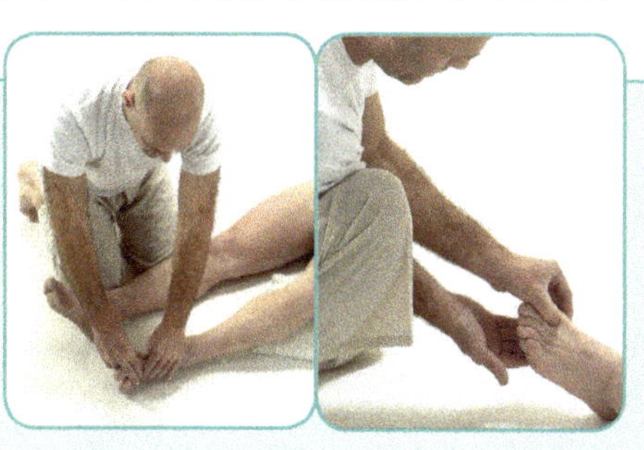

注意点：

- 受け手の足指の痛みの症状が急性であり、手技療法が適しているか疑わしい場合はすぐに医師の診断を仰ぐ
- 症状が好転が見られるまで毎日施術を行う。慢性的な症状の場合週2回程度施術を行う
- 前回の施術後の痛みやもみ返しが受け手にある場合、続けての施術はしない

使用したタイ式ポイント

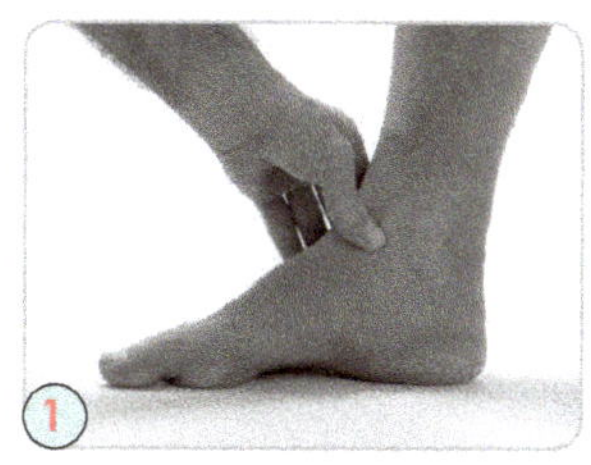
1

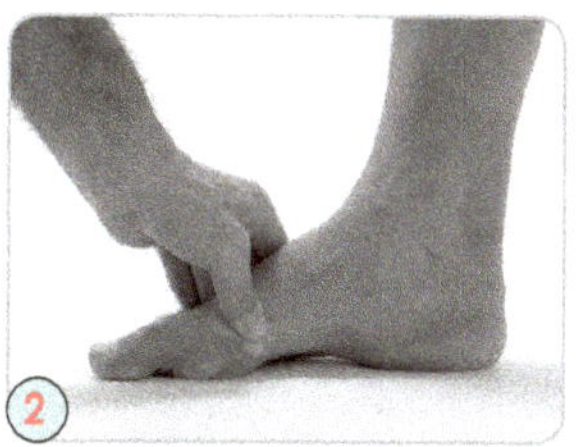
2

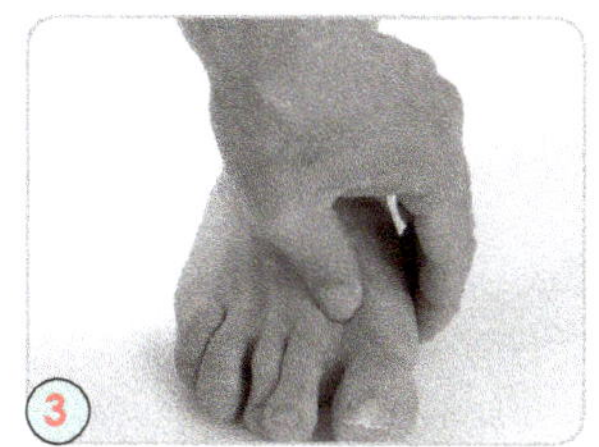
3

第2足指の捻挫

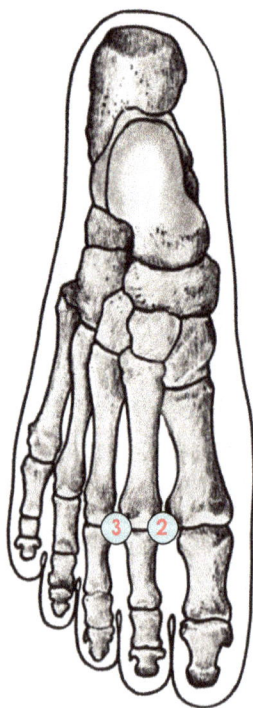

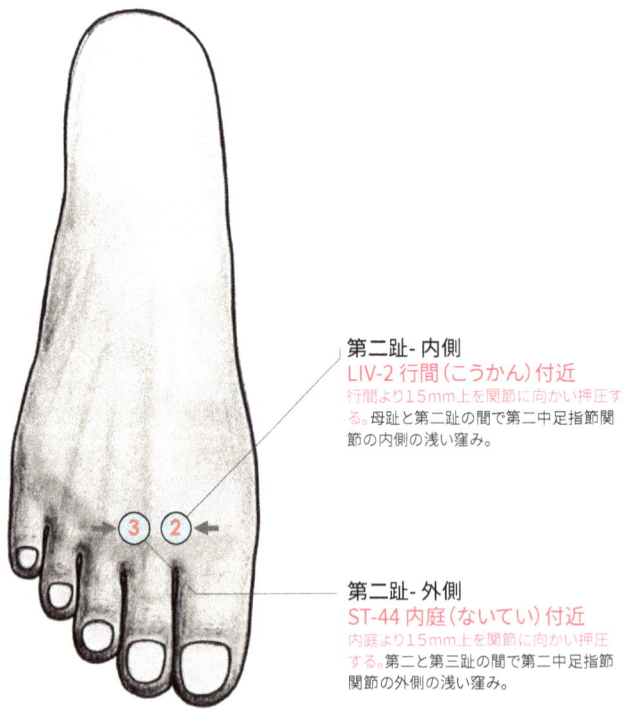

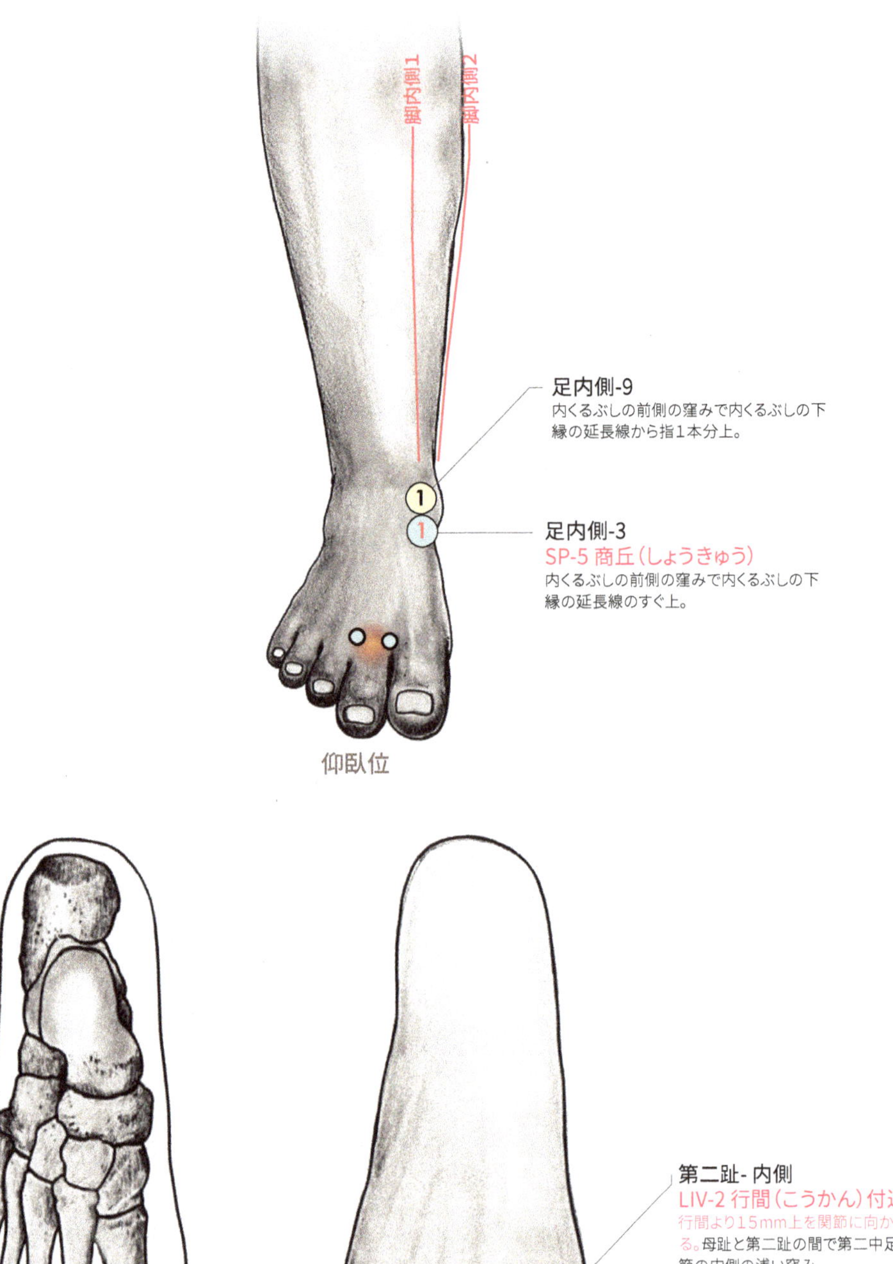
脚内側1
脚内側2
足内側-9
内くるぶしの前側の窪みで内くるぶしの下縁の延長線から指1本分上。
1
1
足内側-3
SP-5 商丘(しょうきゅう)
内くるぶしの前側の窪みで内くるぶしの下縁の延長線のすぐ上。
仰臥位
3
2
3
2
第二趾- 内側
LIV-2 行間(こうかん) 付近
行間より15mm上を関節に向かい押圧する。母趾と第二趾の間で第二中足指節関節の内側の浅い窪み。
第二趾- 外側
ST-44 内庭(ないてい) 付近
内庭より15mm上を関節に向かい押圧する。第二と第三趾の間で第二中足指節関節の外側の浅い窪み。

症状の概要

- 第2足指の主に第2中足指節関節を捻挫している
- 怪我は関節が無理に伸展、屈曲、横方向に引っ張られたのが原因である
- 関節や背屈上部または底屈の強張り、痛み、稀に腫れなどがある
- 捻挫している関節を伸展または屈曲すると痛みが増す
- 痛みは歩行障害を引き起こしている

施術手順

1. 下腿のマッサージ

受け手に仰向けになってもらい膝下にクッションを置き、膝が軽く曲がった状態にします。下腿の内側を膝から足首にかけて2〜3回往復マッサージします。タイ式で行う場合手のひらを使って押圧します。

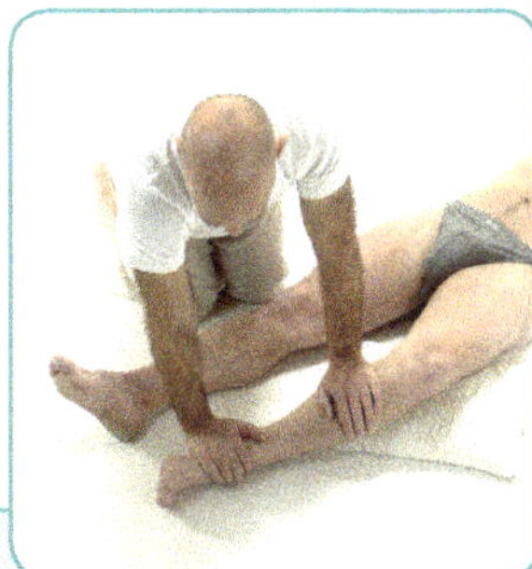

2. 経絡ライン

脚内側ライン2を膝から足首と足内側に沿って親指の関節にかけて2、3回往復マッサージします。タイ式で行う場合親指を使って押圧します。

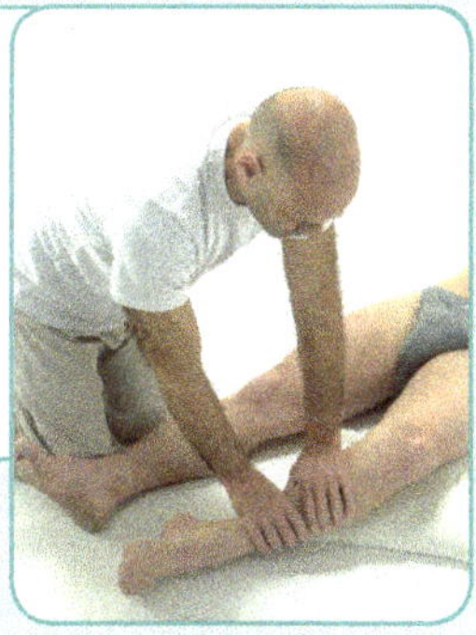

3. ポイントの押圧

ポイント①,②,③と更に補足ポイント①を押圧し、どのポイントでもっとも効果が得られるから観察します。症状の改善が見られるまで最大10セット繰り返します。受け手の筋肉硬さ、反応を観察し適度な強さで押圧します。

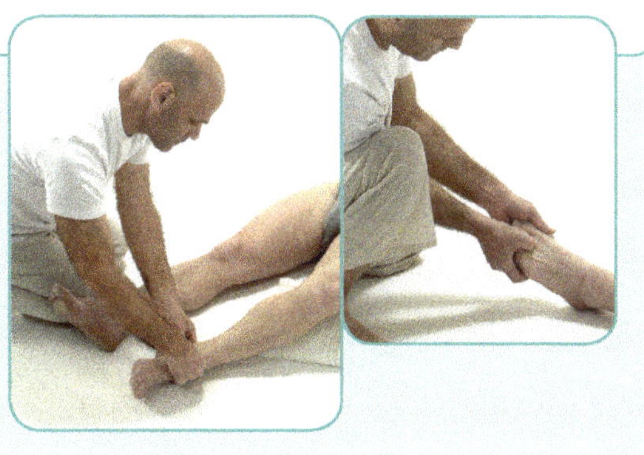

注意点：

- 受け手の足指の痛みの症状が急性であり、手技療法が適しているか疑わしい場合はすぐに医師の診断を仰ぐ
- 症状が好転が見られるまで毎日施術を行う。慢性的な症状の場合週2回程度施術を行う
- 前回の施術後の痛みやもみ返しが受け手にある場合、続けての施術はしない

使用したタイ式ポイント

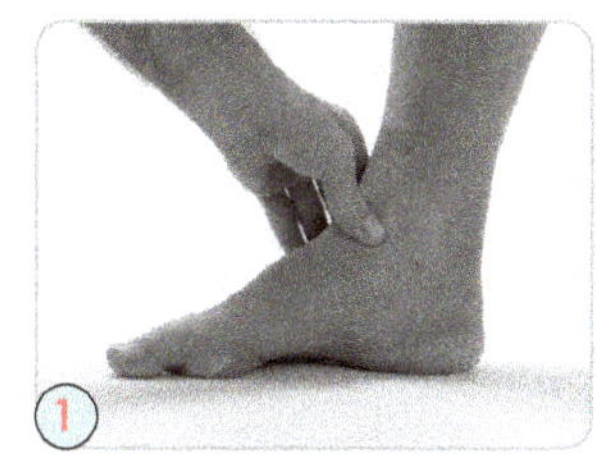
1

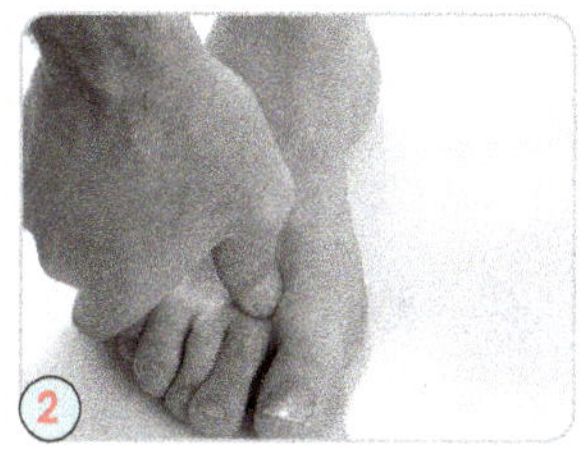
2

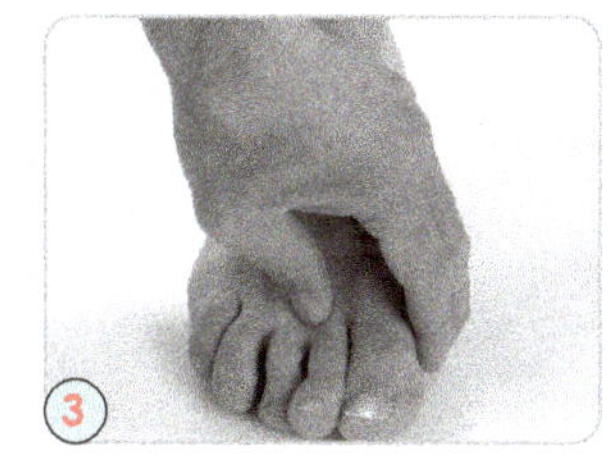
3

第3足指の捻挫

● 珍しい症状

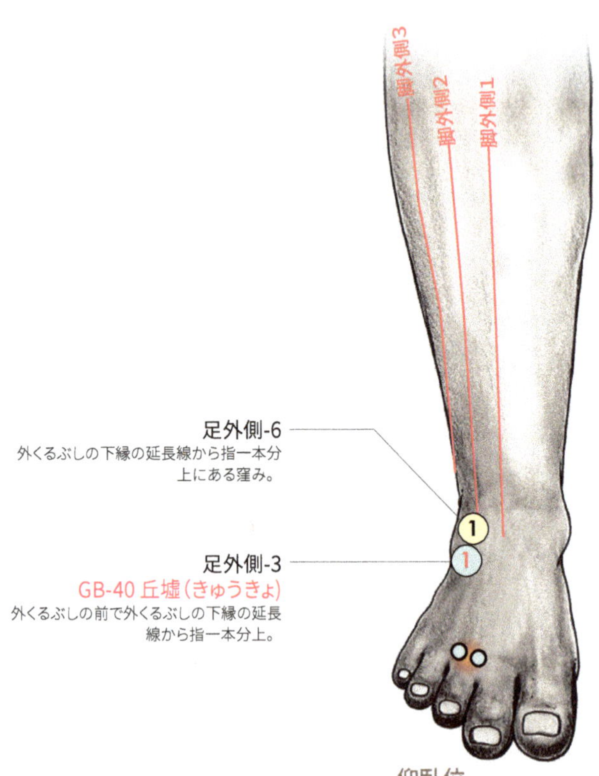
脚外側3
脚外側2
脚外側1
足外側-6
外くるぶしの下縁の延長線から指一本分
上にある窪み。
足外側-3
GB-40 丘墟 (きゅうきょ)
外くるぶしの前で外くるぶしの下縁の延長
線から指一本分上。
1
1

仰臥位

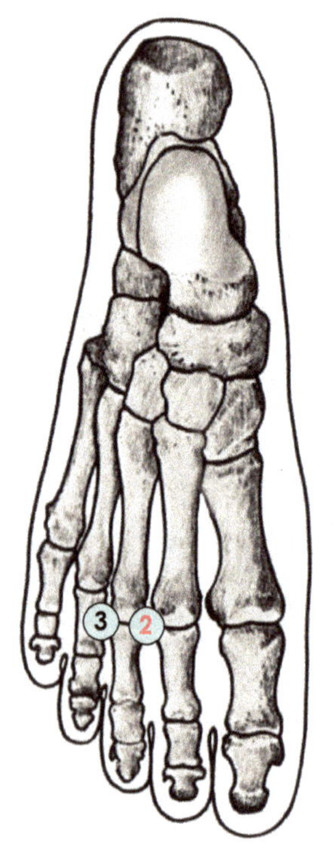
3
2

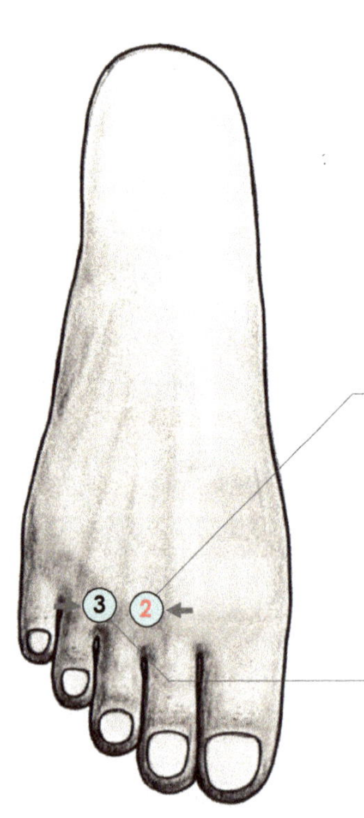
3
2

第三趾- 内側 (ST-44 area)
内庭より15mm上を関節に向かい押圧する。第二と第三趾の間で第三中足指節関節の内側の浅い窪み。

第三趾- 外側
第三と第四趾の間で第三中足指節関節の外側の浅い窪み。関節に向かって押圧する。

症状の概要

- 第3足指の主に第3中足指節関節を捻挫している
- 怪我は関節が無理に伸展、屈曲、横方向に引っ張られたのが原因である
- 関節や背屈上部または底屈の強張り、痛み、稀に腫れなどがある
- 捻挫している関節を伸展または屈曲すると痛みが増す
- 痛みは歩行障害を引き起こしている

施術手順

1. 経絡ライン

受け手に仰向けになってもらい膝下にクッションを置き、膝が軽く曲がった状態にします。脚外側ライン3を膝から足首とかかとにかけて2、3回往復マッサージします。タイ式で行う場合親指を使って押圧します。

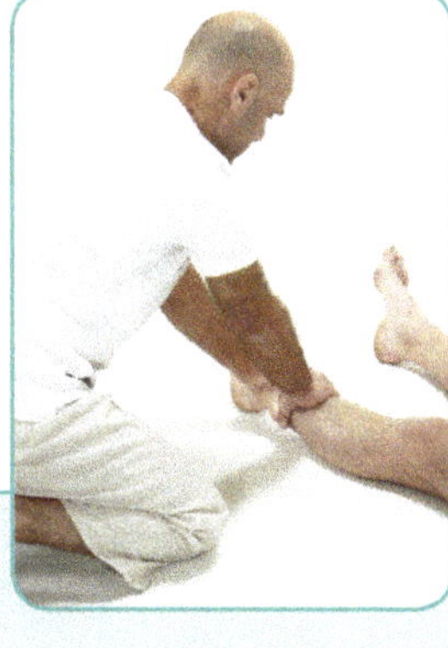

2. ポイントの押圧

ポイント①,②,③と更に補足ポイント①を押圧し、どのポイントでもっとも効果が得られるから観察します。症状の改善が見られるまで最大10セット繰り返します。受け手の筋肉硬さ、反応を観察し適度な強さで押圧します。

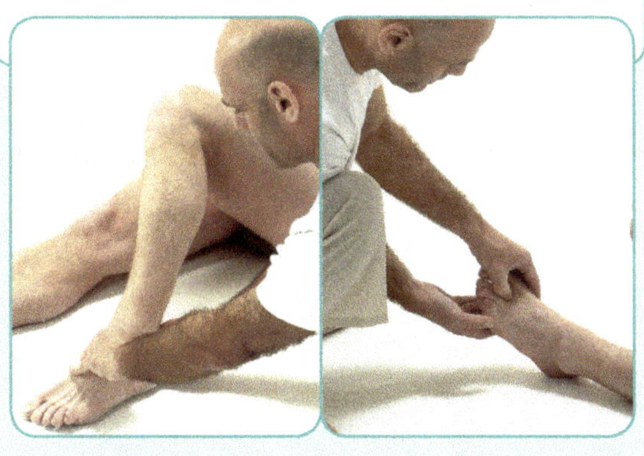

注意点:

- 受け手の足指の痛みの症状が急性であり、手技療法が適しているか疑わしい場合はすぐに医師の診断を仰ぐ
- 症状が好転が見られるまで毎日施術を行う。慢性的な症状の場合週2回程度施術を行う
- 前回の施術後の痛みやもみ返しが受け手にある場合、続けての施術はしない

使用したタイ式ポイント

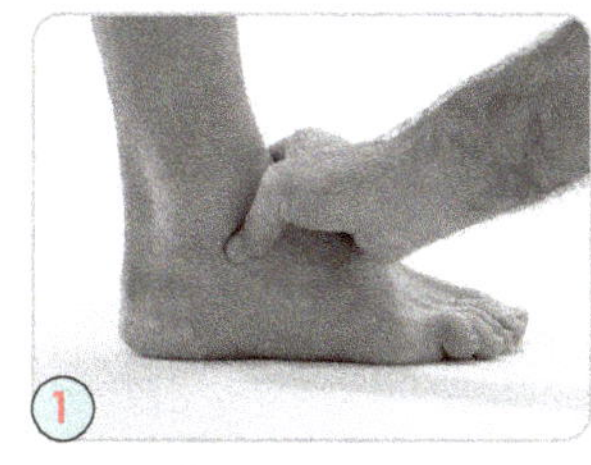
1

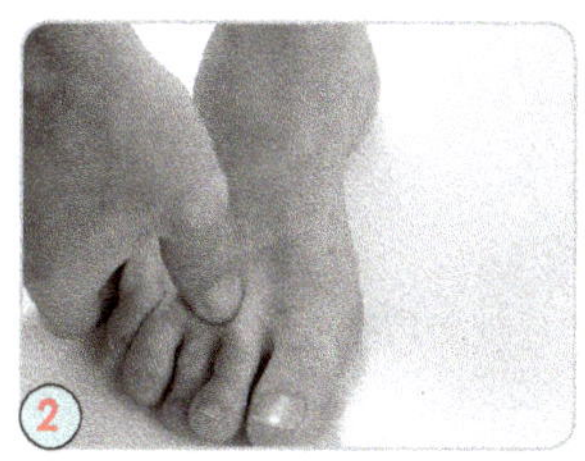
2

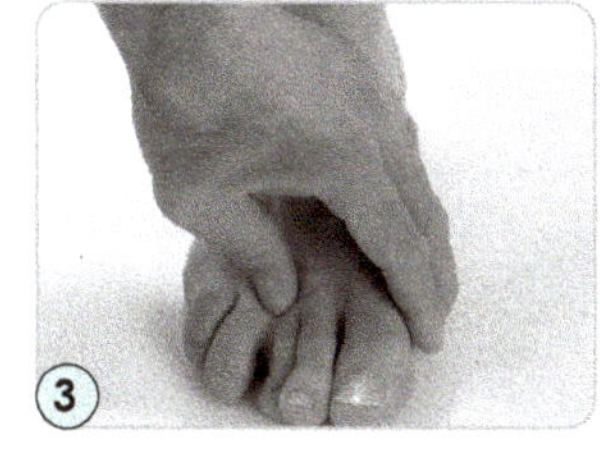
3

手順 - 59 足指
第4足指の捻挫

● 珍しい症状

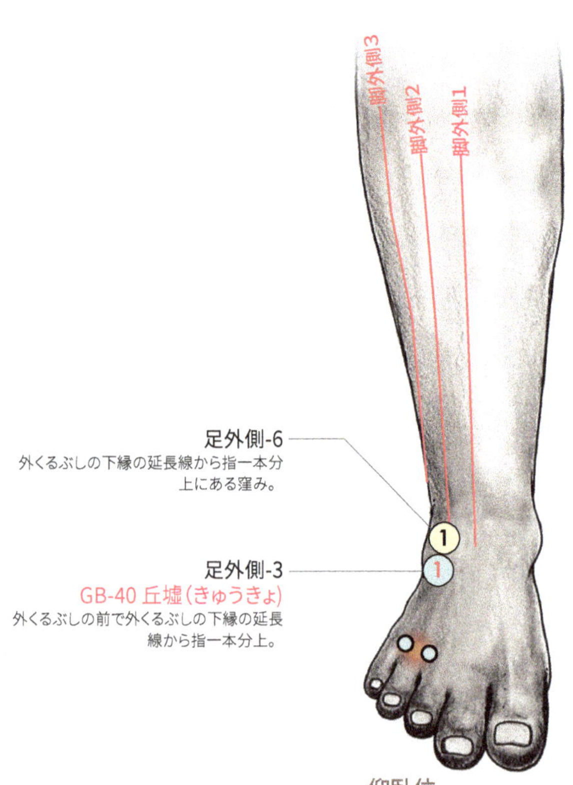
脚外側3
脚外側2
脚外側1
足外側-6
外くるぶしの下縁の延長線から指一本分
上にある窪み。
1
足外側-3
1
GB-40 丘墟(きゅうきょ)
外くるぶしの前で外くるぶしの下縁の延長
線から指一本分上。

仰臥位

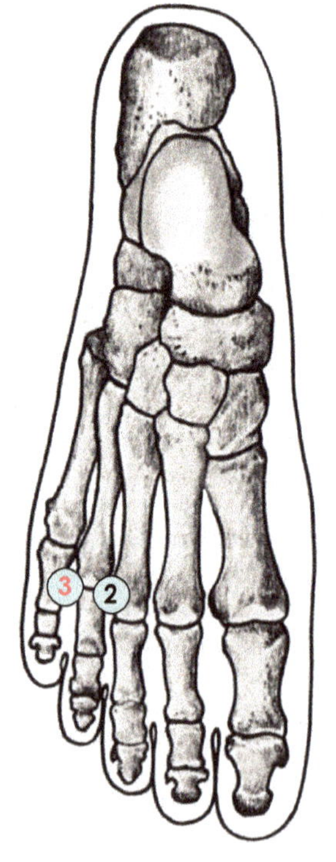
3
2

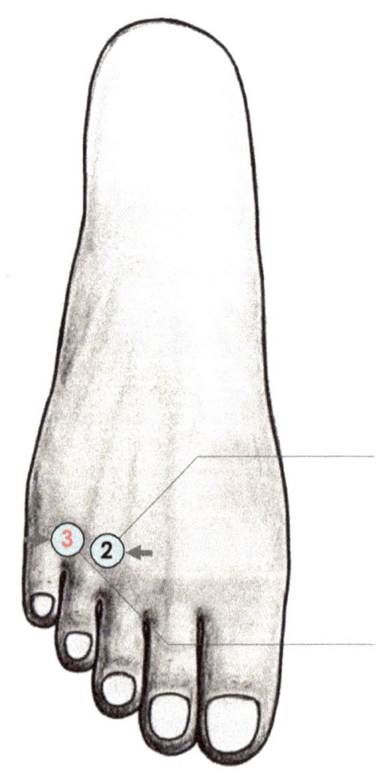
3
2

第四趾- 内側
第三と第四趾の間で第四中足指節関節の内側の浅い窪み。関節に向かって押圧する。

第四趾- 外側
GB-43 侠溪(きょうけい)付近
侠溪より15mm上を関節に向かい押圧する。第四と第五趾の間で第四中足指節関節の外側の浅い窪み。

症状の概要

- 第4足指の主に第4中足指節関節を捻挫している
- 怪我は関節が無理に伸展、屈曲、横方向に引っ張られたのが原因である
- 関節や背屈上部または底屈の強張り、痛み、稀に腫れなどがある
- 捻挫している関節を伸展または屈曲すると痛みが増す
- 痛みは歩行障害を引き起こしている

施術手順

1. 経絡ライン

受け手に仰向けになってもらい膝下にクッションを置き、膝が軽く曲がった状態にします。脚外側ライン3を膝から足首とかかとにかけて2、3回往復マッサージします。タイ式で行う場合親指を使って押圧します。

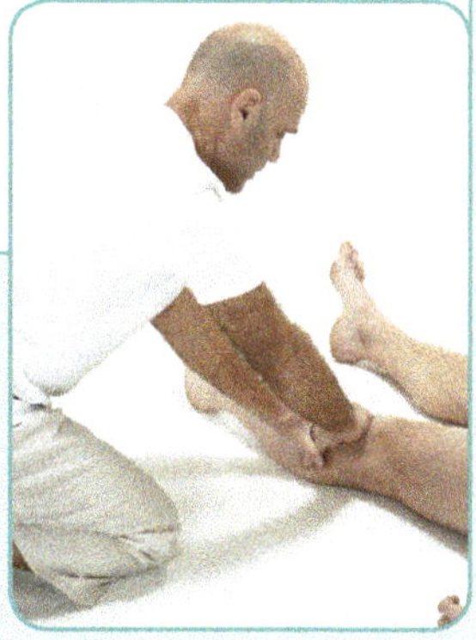

2. ポイントの押圧

ポイント①,②,③と更に補足ポイント①を押圧し、どのポイントでもっとも効果が得られるから観察します。症状の改善が見られるまで最大10セット繰り返します。受け手の筋肉硬さ、反応を観察し適度な強さで押圧します。

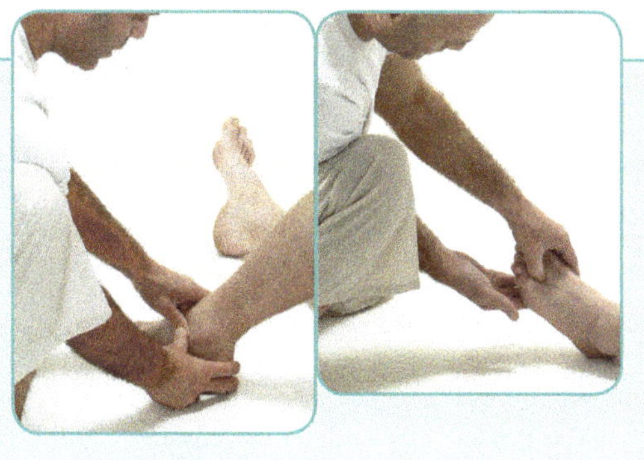

注意点：

- 受け手の足指の痛みの症状が急性であり、手技療法が適しているか疑わしい場合はすぐに医師の診断を仰ぐ
- 症状が好転が見られるまで毎日施術を行う。慢性的な症状の場合週2回程度施術を行う
- 前回の施術後の痛みやもみ返しが受け手にある場合、続けての施術はしない

使用したタイ式ポイント

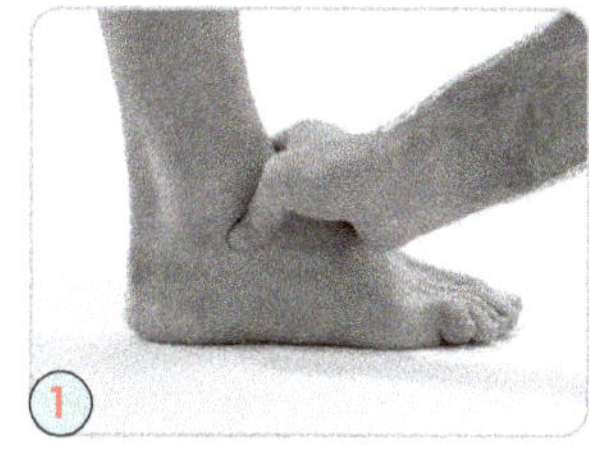
1

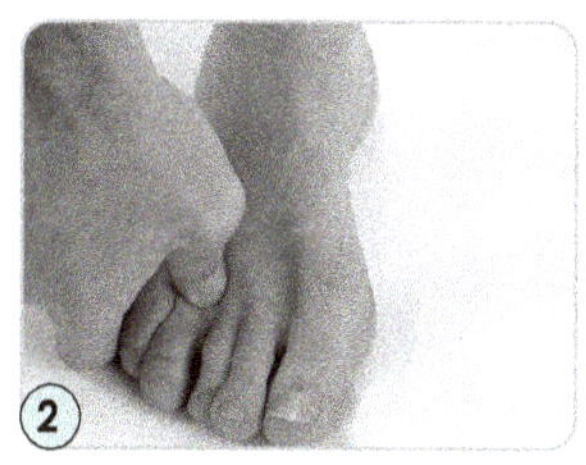
2

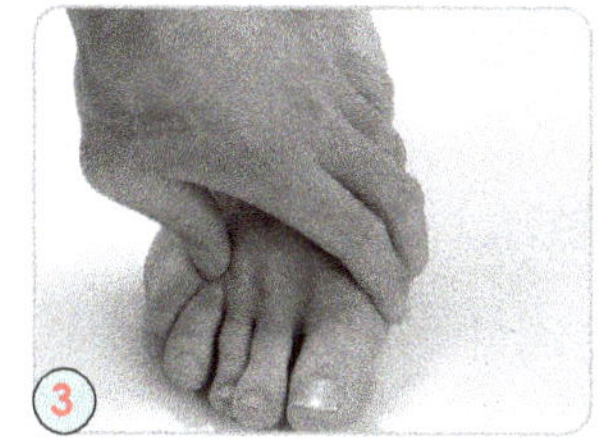
3

小趾の捻挫

● 珍しい症状

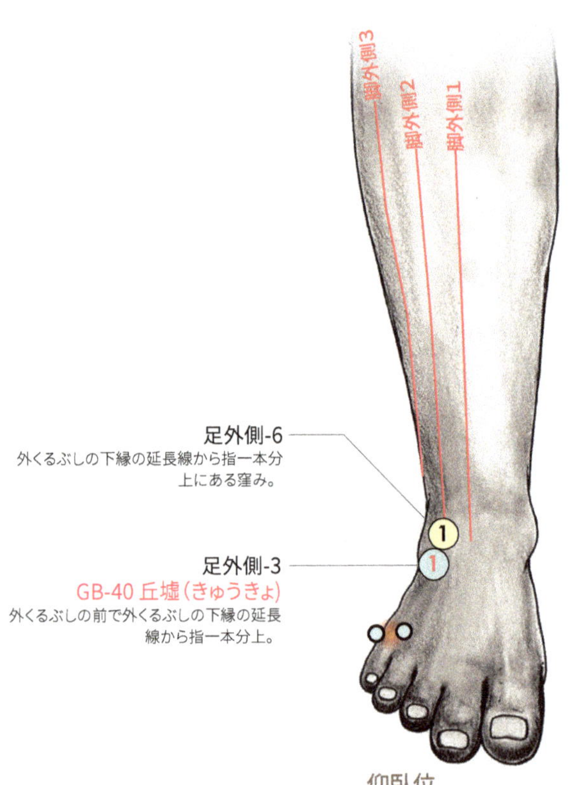
脚外側3
脚外側2
脚外側1
足外側-6
外くるぶしの下縁の延長線から指一本分上にある窪み。
1
足外側-3
GB-40 丘墟(きゅうきょ)
外くるぶしの前で外くるぶしの下縁の延長線から指一本分上。
1
仰臥位

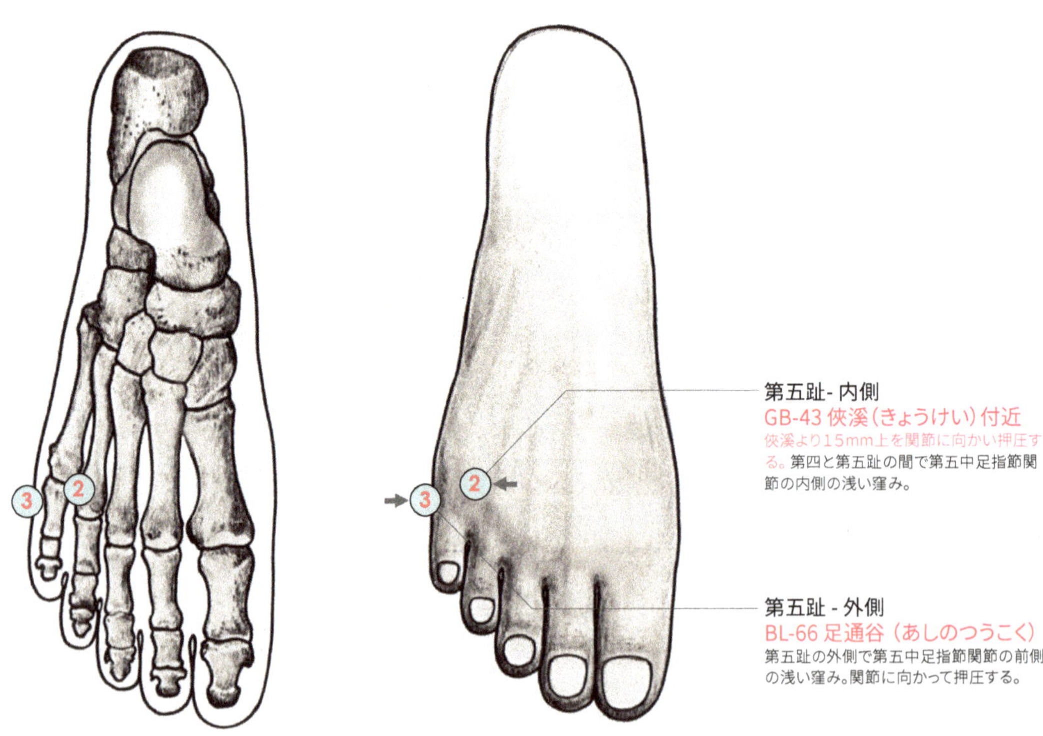
3
2
第五趾- 内側
GB-43 侠溪(きょうけい)付近
侠溪より15mm上を関節に向かい押圧する。第四と第五趾の間で第五中足指節関節の内側の浅い窪み。
2
3
第五趾 - 外側
BL-66 足通谷 (あしのつうこく)
第五趾の外側で第五中足指節関節の前側の浅い窪み。関節に向かって押圧する。

症状の概要

- 小趾の主に第5中足指節関節を捻挫している
- 怪我は関節が無理に伸展、屈曲、横方向に引っ張られたのが原因である
- 関節や背屈上部または底屈の強張り、痛み、稀に腫れなどがある
- 捻挫している関節を伸展または屈曲すると痛みが増す
- 痛みは歩行障害を引き起こしている

施術手順

1. 経絡ライン

受け手に仰向けになってもらい膝下にクッションを置き、膝が軽く曲がった状態にします。脚外側ライン3を膝から足首とかかとにかけて2、3回往復マッサージします。タイ式で行う場合親指を使って押圧します。

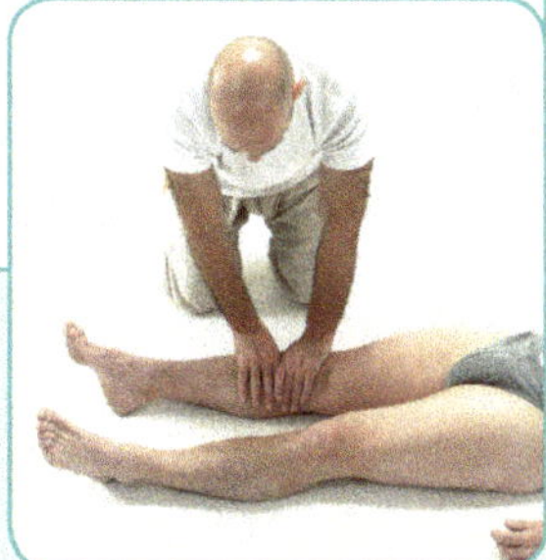

2. ポイントの押圧

ポイント①,②,③と更に補足ポイント①を押圧し、どのポイントでもっとも効果が得られるから観察します。症状の改善が見られるまで最大10セット繰り返します。受け手の筋肉硬さ、反応を観察し適度な強さで押圧します。

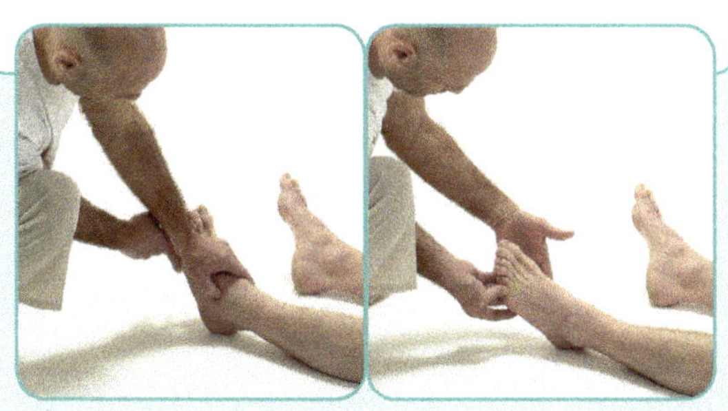

注意点：

- 受け手の足指の痛みの症状が急性であり、手技療法が適しているか疑わしい場合はすぐに医師の診断を仰ぐ
- 症状が好転が見られるまで毎日施術を行う。慢性的な症状の場合週2回程度施術を行う
- 前回の施術後の痛みやもみ返しが受け手にある場合、続けての施術はしない

使用したタイ式ポイント

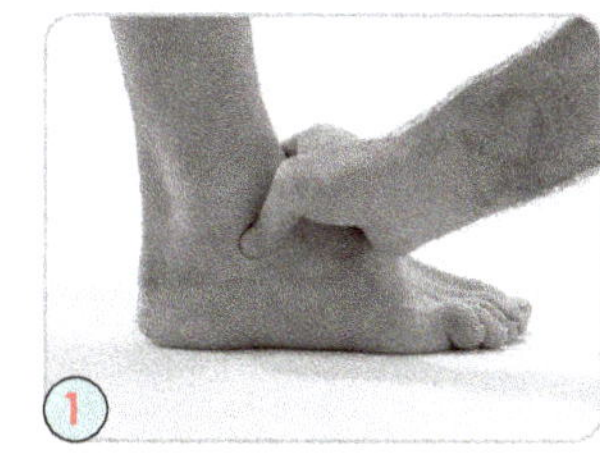

①

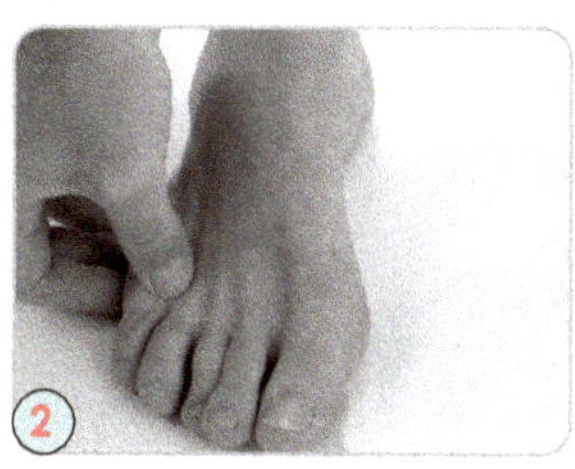

②

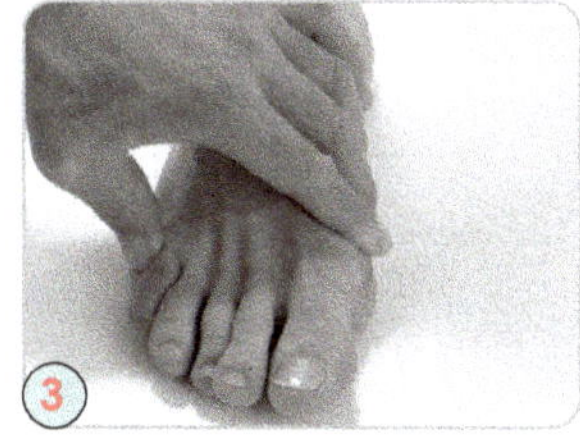

③

タイ式経穴（ツボ）の位置

解剖図解

体の前面

頭と顔のツボ

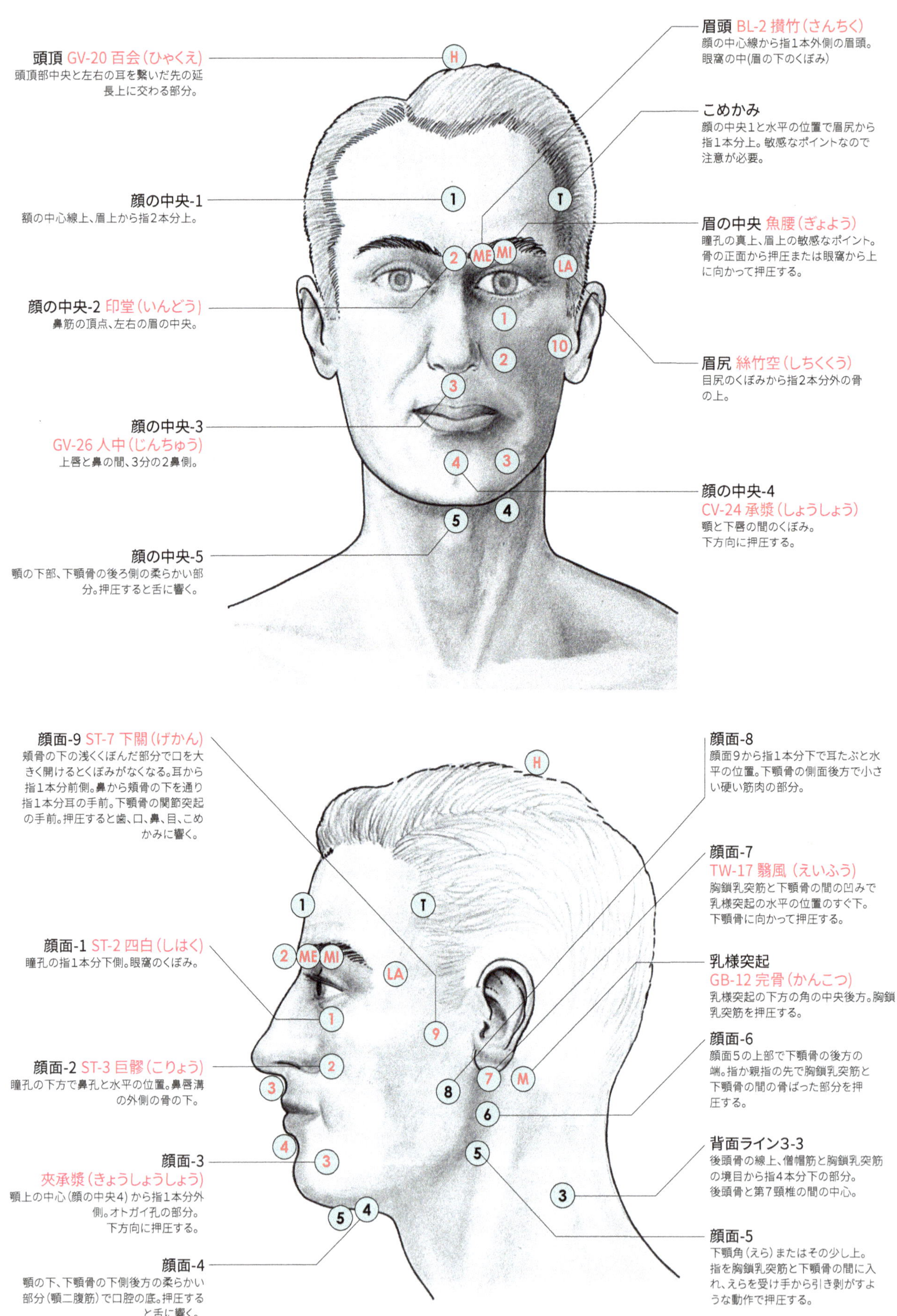

頭頂 GV-20 百会(ひゃくえ)
頭頂部中央と左右の耳を繋いだ先の延長上に交わる部分。
眉頭 BL-2 攅竹(さんちく)
顔の中心線から指1本外側の眉頭。眼窩の中(眉の下のくぼみ)
こめかみ
顔の中央1と水平の位置で眉尻から指1本分上。敏感なポイントなので注意が必要。
顔の中央-1
額の中心線上、眉上から指2本分上。
眉の中央 魚腰(ぎょよう)
瞳孔の真上、眉上の敏感なポイント。骨の正面から押圧または眼窩から上に向かって押圧する。
顔の中央-2 印堂(いんどう)
鼻筋の頂点、左右の眉の中央。
眉尻 絲竹空(しちくくう)
目尻のくぼみから指2本分外の骨の上。
顔の中央-3
GV-26 人中(じんちゅう)
上唇と鼻の間、3分の2鼻側。
顔の中央-4
CV-24 承漿(しょうしょう)
顎と下唇の間のくぼみ。
下方向に押圧する。
顔の中央-5
顎の下部、下顎骨の後ろ側の柔らかい部分。押圧すると舌に響く。
H
T
ME
MI
LA
1
2
3
4
5
10
顔面-9 ST-7 下関(げかん)
頬骨の下の浅くくぼんだ部分で口を大きく開けるとくぼみがなくなる。耳から指1本分前側。鼻から頬骨の下を通り指1本分耳の手前。下顎骨の関節突起の手前。押圧すると歯、口、鼻、目、こめかみに響く。
顔面-8
顔面9から指1本分下で耳たぶと水平の位置。下顎骨の側面後方で小さい硬い筋肉の部分。
顔面-7
TW-17 翳風(えいふう)
胸鎖乳突筋と下顎骨の間の凹みで乳様突起の水平の位置のすぐ下。下顎骨に向かって押圧する。
顔面-1 ST-2 四白(しはく)
瞳孔の指1本分下側。眼窩のくぼみ。
乳様突起
GB-12 完骨(かんこつ)
乳様突起の下方の角の中央後方。胸鎖乳突筋を押圧する。
顔面-2 ST-3 巨髎(こりょう)
瞳孔の下方で鼻孔と水平の位置。鼻唇溝の外側の骨の下。
顔面-6
顔面5の上部で下顎骨の後方の端。指か親指の先で胸鎖乳突筋と下顎骨の間の骨ばった部分を押圧する。
顔面-3
夾承漿(きょうしょうしょう)
顎上の中心(顔の中央4)から指1本分外側。オトガイ孔の部分。
下方向に押圧する。
背面ライン3-3
後頭骨の線上、僧帽筋と胸鎖乳突筋の境目から指4本分下の部分。後頭骨と第7頸椎の間の中心。
顔面-4
顎の下、下顎骨の下側後方の柔らかい部分(顎二腹筋)で口腔の底。押圧すると舌に響く。
顔面-5
下顎角(えら)またはその少し上。指を胸鎖乳突筋と下顎骨の間に入れ、えらを受け手から引き剥がすような動作で押圧する。
M
6
7
8
9

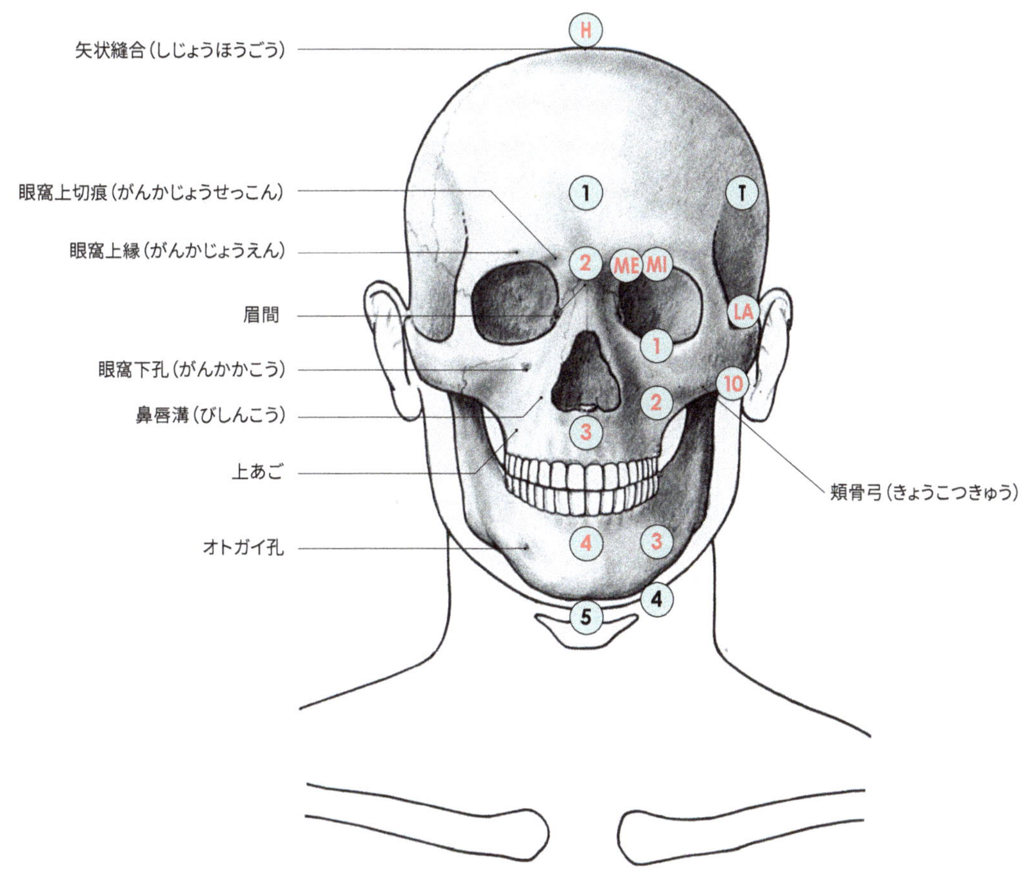

矢状縫合（しじょうほうごう）
眼窩上切痕（がんかじょうせっこん）
眼窩上縁（がんかじょうえん）
眉間
眼窩下孔（がんかかこう）
鼻唇溝（びしんこう）
上あご
オトガイ孔
頬骨弓（きょうこつきゅう）
H
1
T
2
ME
MI
LA
1
10
2
3
4
3
4
5

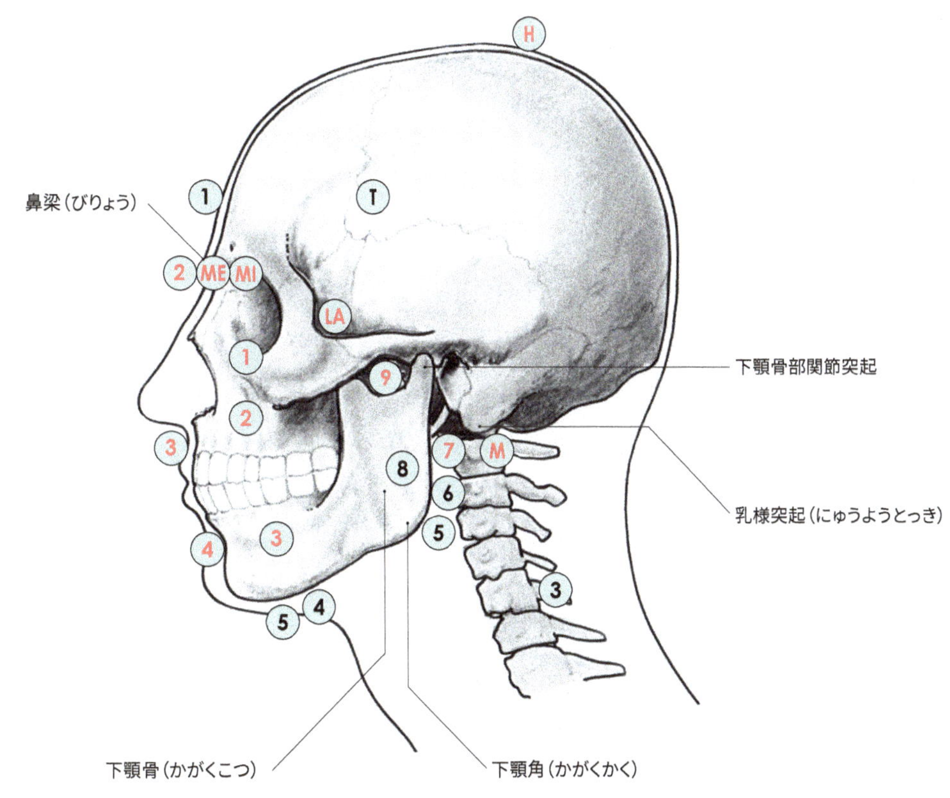

鼻梁（びりょう）
下顎骨部関節突起
乳様突起（にゅうようとっき）
下顎骨（かがくこつ）
下顎角（かがくかく）
H
1
T
2
ME
MI
LA
1
9
2
3
7
M
8
6
5
3
4
3
5
4

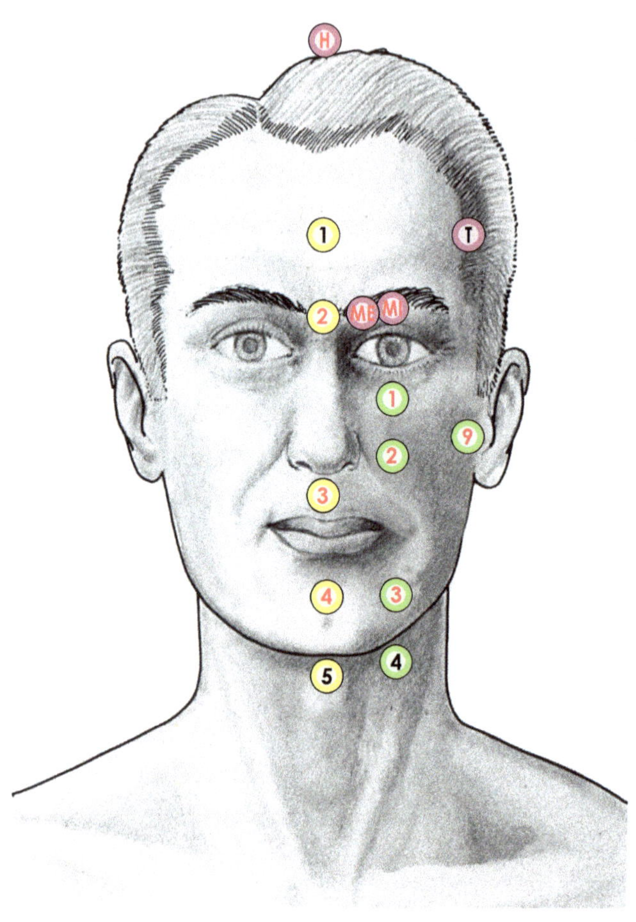
H
1
T
2
MB
M
1
9
2
3
4
3
5
4

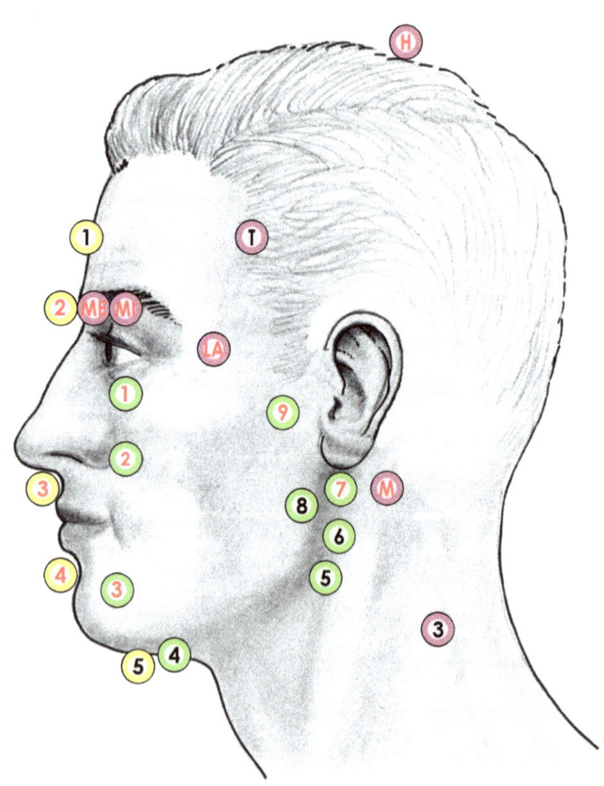
H
1
T
2
MB
M
LA
1
9
2
3
7
M
8
6
4
3
5
3
5
4

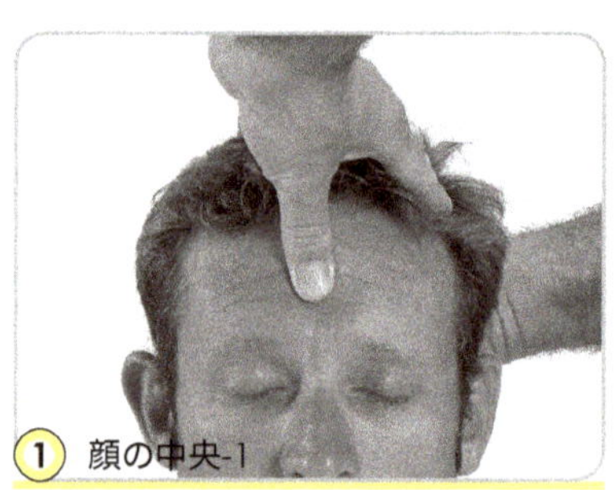
1 顔の中央-1

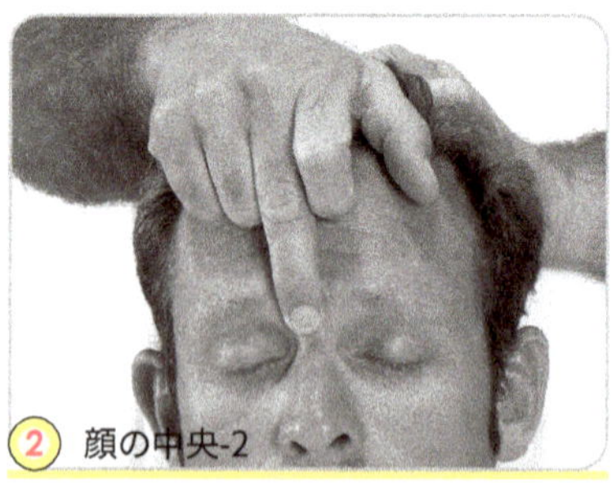
2 顔の中央-2

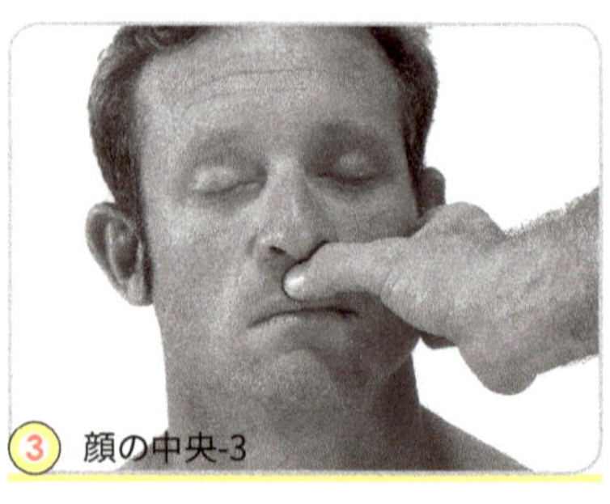
3 顔の中央-3

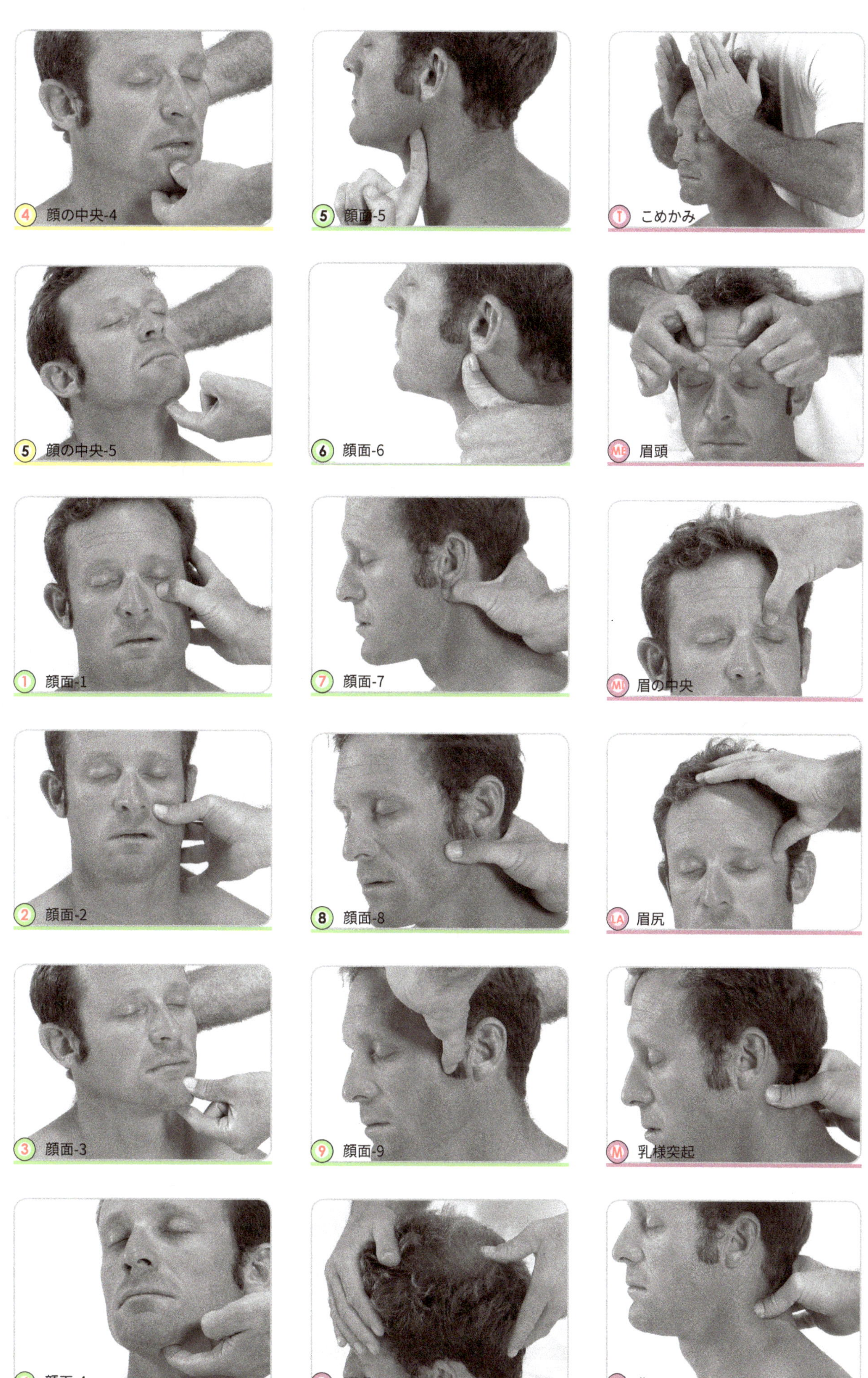
4 顔の中央-4
5 顔面-5
T こめかみ
5 顔の中央-5
6 顔面-6
ME 眉頭
1 顔面-1
7 顔面-7
MI 眉の中央
2 顔面-2
8 顔面-8
LA 眉尻
3 顔面-3
9 顔面-9
M 乳様突起
4 顔面-4
H 頭頂
3 背面ライン3-3

胸部 のツボ

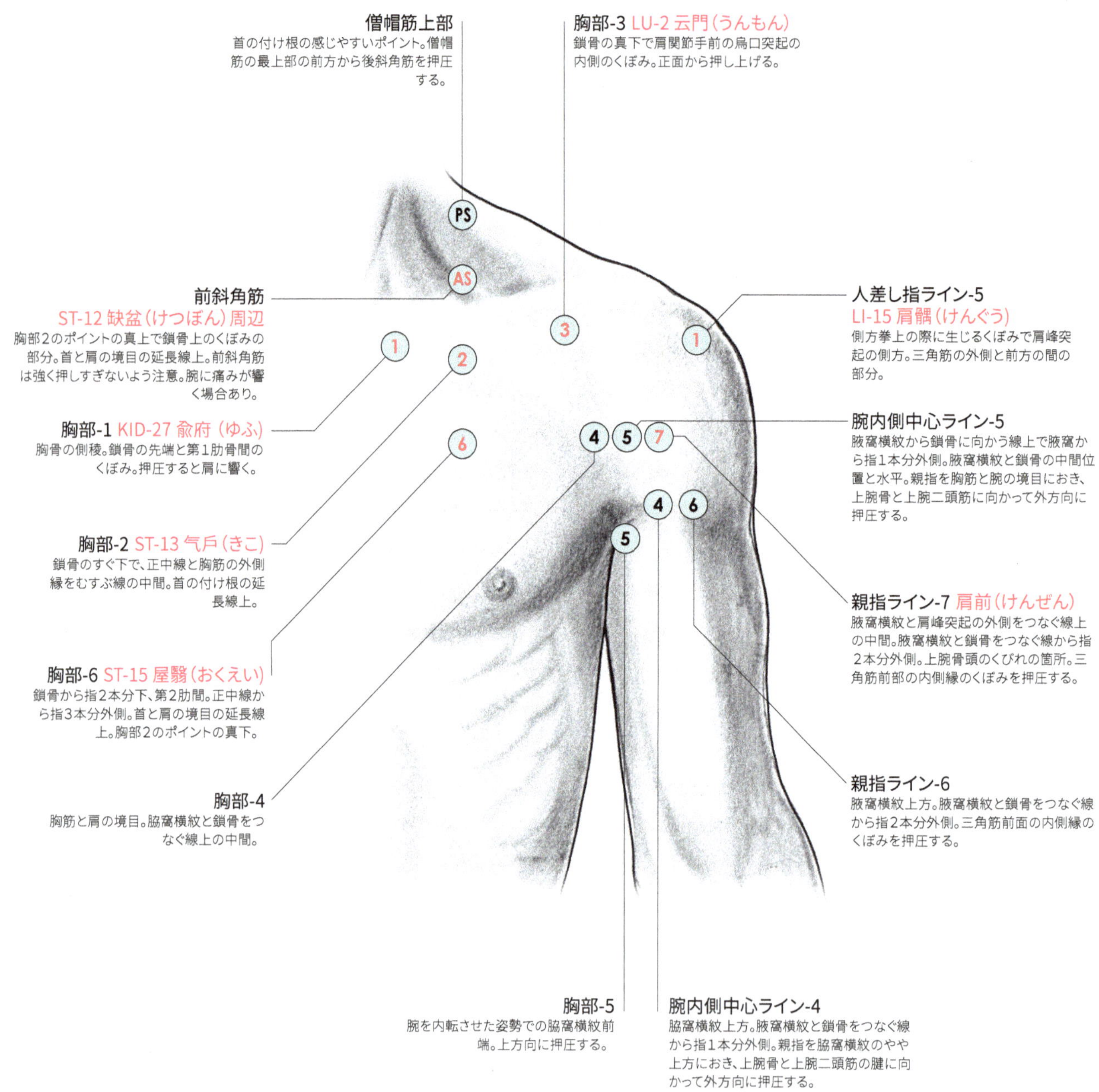

僧帽筋上部
首の付け根の感じやすいポイント。僧帽筋の最上部の前方から後斜角筋を押圧する。
胸部-3 LU-2 云門（うんもん）
鎖骨の真下で肩関節手前の烏口突起の内側のくぼみ。正面から押し上げる。
PS
AS
前斜角筋
ST-12 缺盆（けつぼん）周辺
胸部2のポイントの真上で鎖骨上のくぼみの部分。首と肩の境目の延長線上。前斜角筋は強く押しすぎないよう注意。腕に痛みが響く場合あり。
人差し指ライン-5
LI-15 肩髃（けんぐう）
側方拳上の際に生じるくぼみで肩峰突起の側方。三角筋の外側と前方の間の部分。
1
2
3
1
6
4
5
7
4
6
5
胸部-1 KID-27 兪府（ゆふ）
胸骨の側稜。鎖骨の先端と第1肋骨間のくぼみ。押圧すると肩に響く。
腕内側中心ライン-5
腋窩横紋から鎖骨に向かう線上で腋窩から指1本分外側。腋窩横紋と鎖骨の中間位置と水平。親指を胸筋と腕の境目におき、上腕骨と上腕二頭筋に向かって外方向に押圧する。
胸部-2 ST-13 気戸（きこ）
鎖骨のすぐ下で、正中線と胸筋の外側縁をむすぶ線の中間。首の付け根の延長線上。
親指ライン-7 肩前（けんぜん）
腋窩横紋と肩峰突起の外側をつなぐ線上の中間。腋窩横紋と鎖骨をつなぐ線から指2本分外側。上腕骨頭のくびれの箇所。三角筋前部の内側縁のくぼみを押圧する。
胸部-6 ST-15 屋翳（おくえい）
鎖骨から指2本分下、第2肋間。正中線から指3本分外側。首と肩の境目の延長線上。胸部2のポイントの真下。
親指ライン-6
腋窩横紋上方。腋窩横紋と鎖骨をつなぐ線から指2本分外側。三角筋前面の内側縁のくぼみを押圧する。
胸部-4
胸筋と肩の境目。脇窩横紋と鎖骨をつなぐ線上の中間。
胸部-5
腕を内転させた姿勢での脇窩横紋前端。上方向に押圧する。
腕内側中心ライン-4
脇窩横紋上方。腋窩横紋と鎖骨をつなぐ線から指1本分外側。親指を脇窩横紋のやや上方におき、上腕骨と上腕二頭筋の腱に向かって外方向に押圧する。

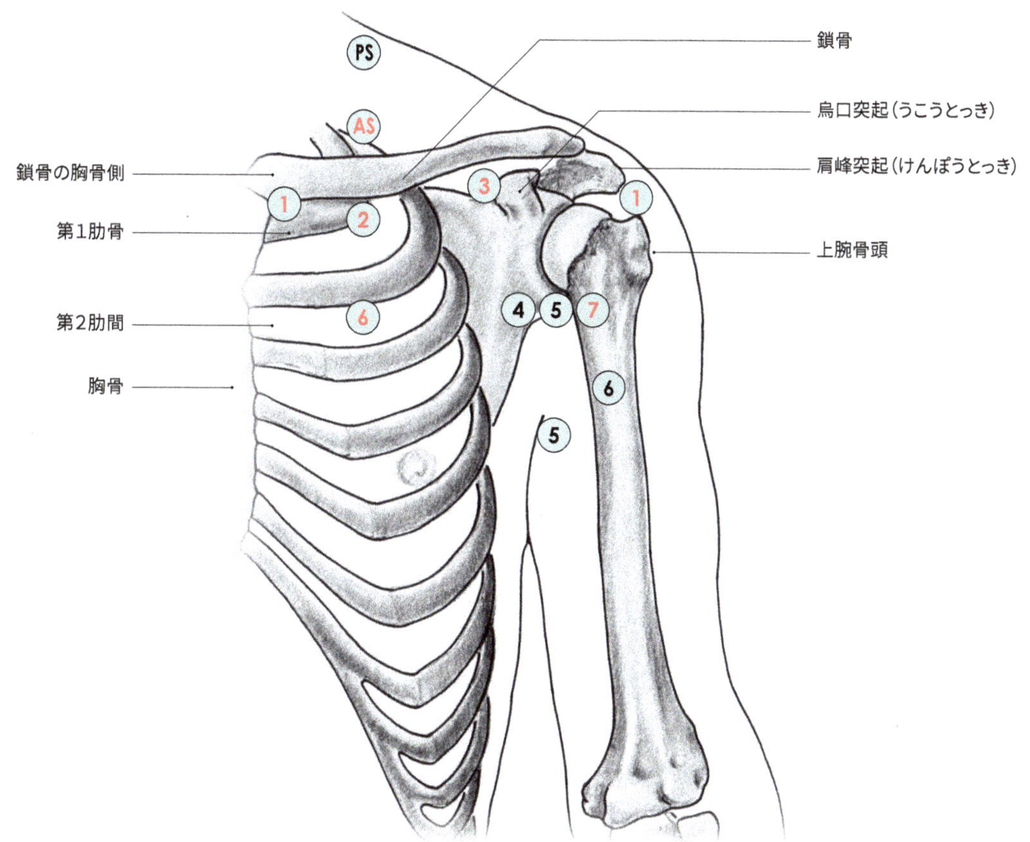

PS
AS
鎖骨
烏口突起（うこうとっき）
鎖骨の胸骨側
肩峰突起（けんぽうとっき）
1
2
3
1
第1肋骨
上腕骨頭
4
5
7
第2肋間
6
胸骨
6
5

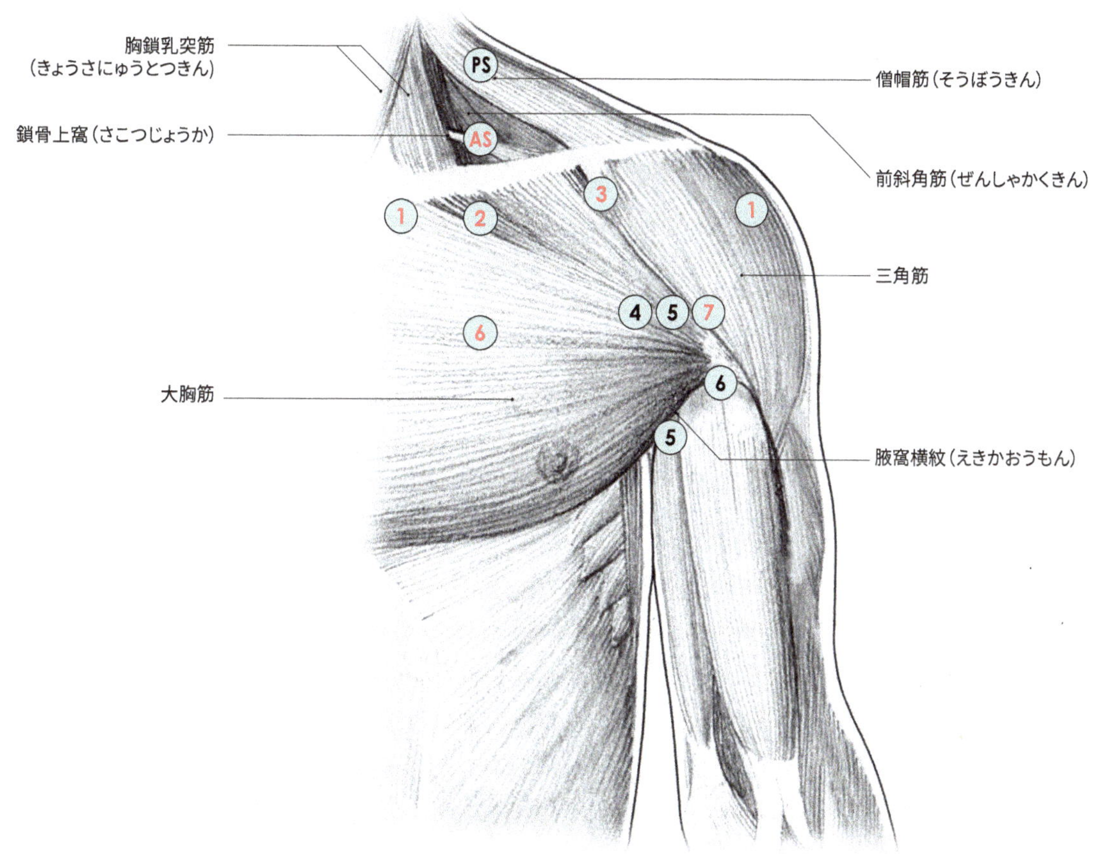

胸鎖乳突筋
（きょうさにゅうとつきん）
PS
僧帽筋（そうぼうきん）
鎖骨上窩（さこつじょうか）
AS
前斜角筋（ぜんしゃかくきん）
3
1
2
1
三角筋
4
5
7
6
6
大胸筋
5
腋窩横紋（えきかおうもん）

胸部のツボ

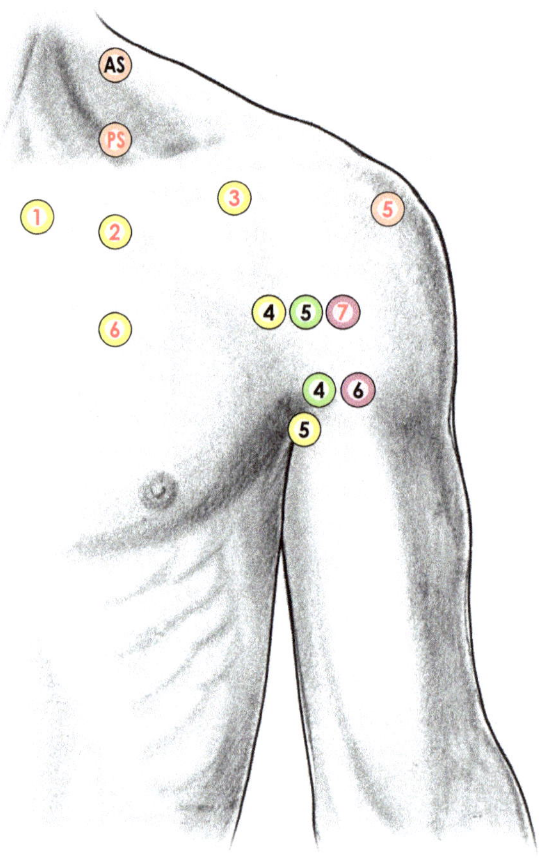
AS
PS
1
2
3
5
6
4
5
7
4
6
5

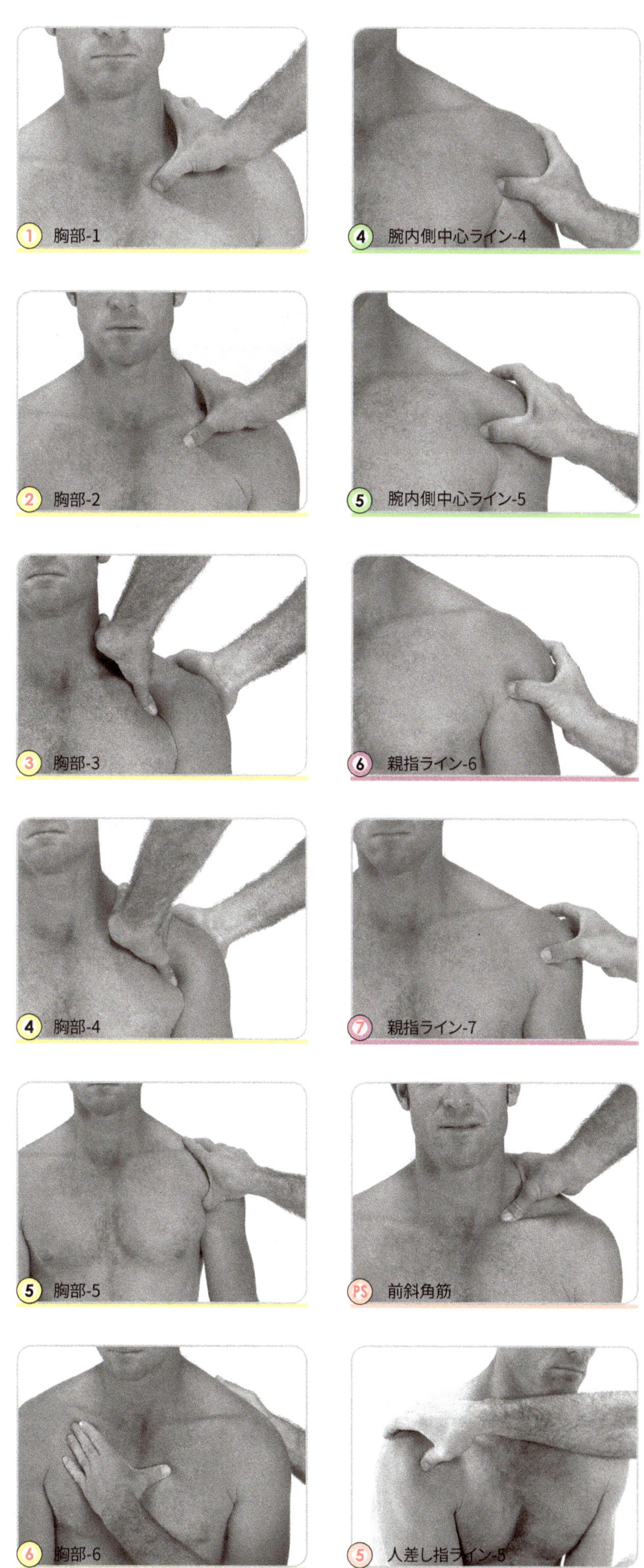
1 胸部-1
4 腕内側中心ライン-4
2 胸部-2
5 腕内側中心ライン-5
3 胸部-3
6 親指ライン-6
4 胸部-4
7 親指ライン-7
5 胸部-5
PS 前斜角筋
6 胸部-6
5 人差し指ライン-5

腹部中心ライン

剣状突起（胸骨の最下部）からまっすぐ腹部の白線と腹直筋の間を通り恥骨までつながる。

腹部ライン1

剣状突起の外側から始まり、中心線から指2本分を外側、腹直筋を通り恥骨までつながる。

腹部ライン2

第6肋骨の下から始まり、中心線から指3本分外側、腹直筋を通り恥骨までつながる。

腹部ライン3

第7肋骨の下から始まり、中心線から指4～5本分外側、腹直筋の外側縁を通り恥骨までつながる。

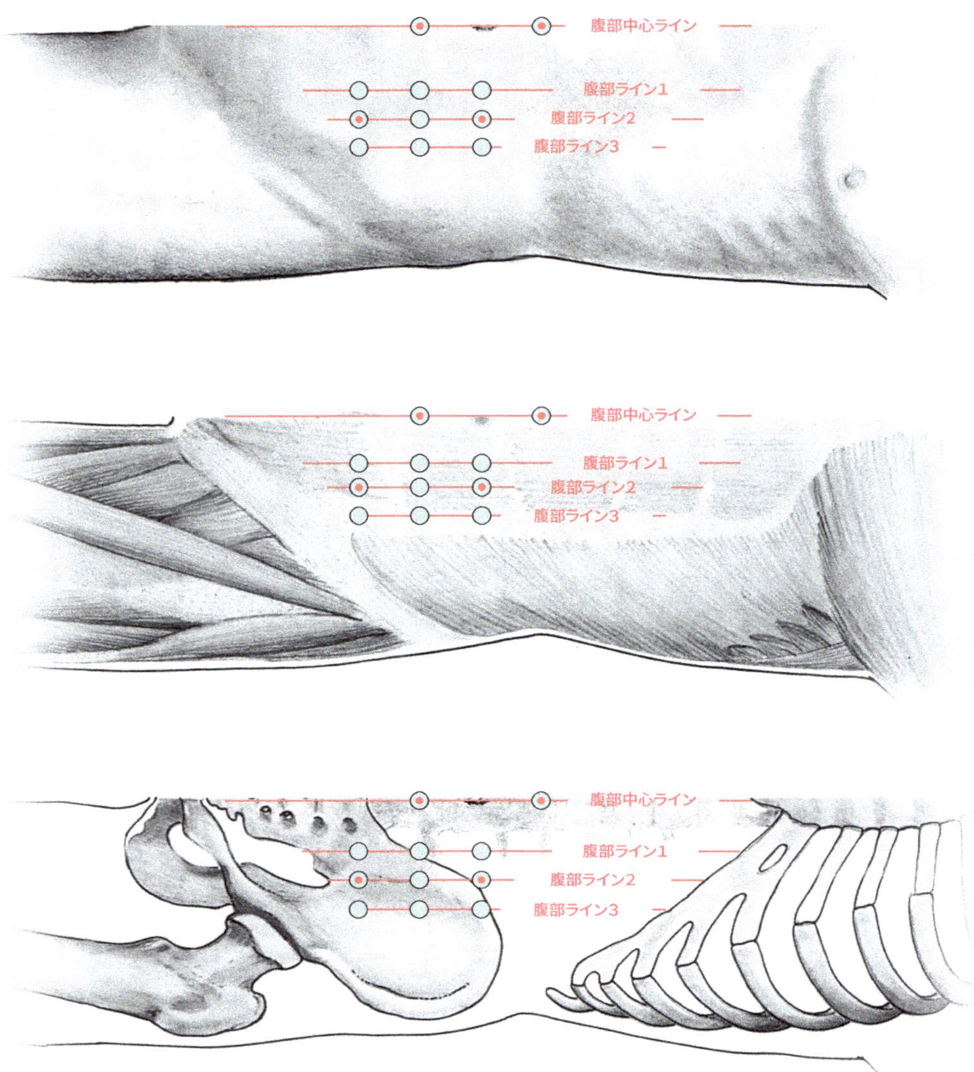
腹部中心ライン
腹部ライン1
腹部ライン2
腹部ライン3
腹部中心ライン
腹部ライン1
腹部ライン2
腹部ライン3
腹部中心ライン
腹部ライン1
腹部ライン2
腹部ライン3

腹部 ライン

腹部 のツボ

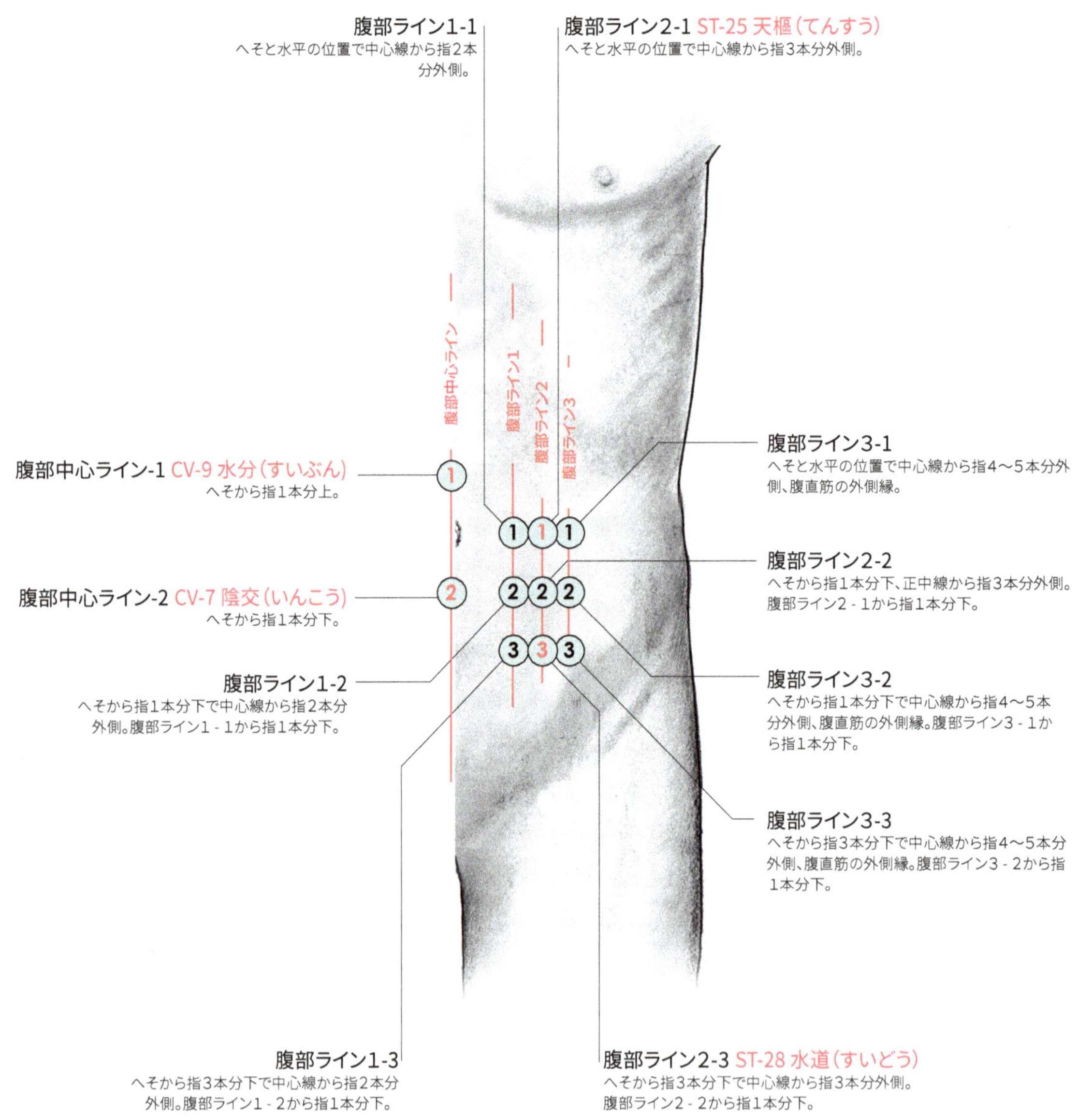

腹部ライン1-1
へそと水平の位置で中心線から指2本分外側。
腹部ライン2-1 ST-25 天枢（てんすう）
へそと水平の位置で中心線から指3本分外側。
腹部中心ライン
腹部ライン1
腹部ライン2
腹部ライン3
腹部中心ライン-1 CV-9 水分（すいぶん）
へそから指1本分上。
腹部ライン3-1
へそと水平の位置で中心線から指4〜5本分外側、腹直筋の外側縁。
腹部ライン2-2
へそから指1本分下、正中線から指3本分外側。腹部ライン2-1から指1本分下。
腹部中心ライン-2 CV-7 陰交（いんこう）
へそから指1本分下。
腹部ライン1-2
へそから指1本分下で中心線から指2本分外側。腹部ライン1-1から指1本分下。
腹部ライン3-2
へそから指1本分下で中心線から指4〜5本分外側、腹直筋の外側縁。腹部ライン3-1から指1本分下。
腹部ライン3-3
へそから指3本分下で中心線から指4〜5本分外側、腹直筋の外側縁。腹部ライン3-2から指1本分下。
腹部ライン1-3
へそから指3本分下で中心線から指2本分外側。腹部ライン1-2から指1本分下。
腹部ライン2-3 ST-28 水道（すいどう）
へそから指3本分下で中心線から指3本分外側。腹部ライン2-2から指1本分下。

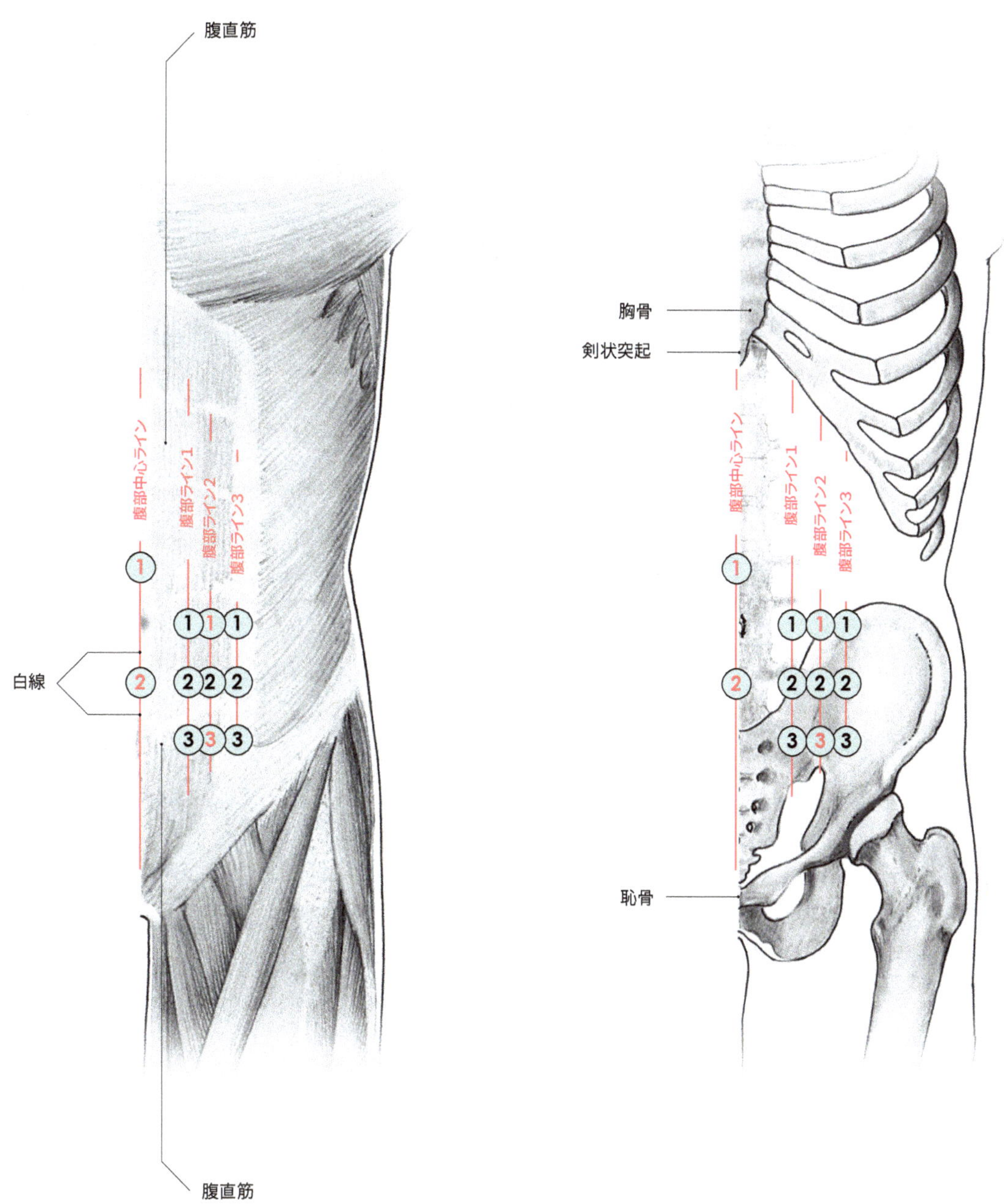
腹直筋
腹部中心ライン
腹部ライン1
腹部ライン2
腹部ライン3
白線
腹直筋
胸骨
剣状突起
腹部中心ライン
腹部ライン1
腹部ライン2
腹部ライン3
恥骨

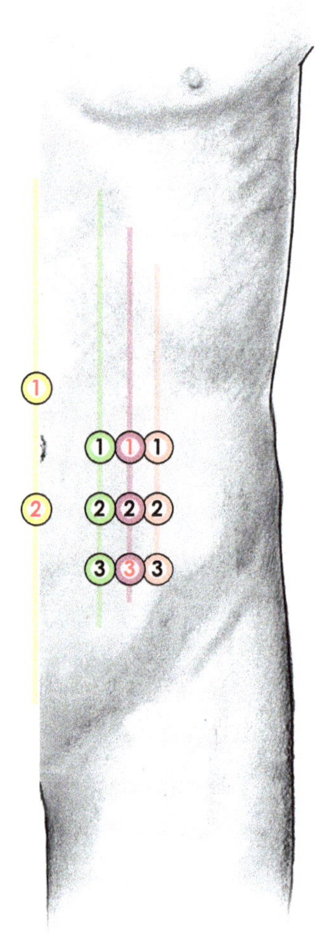
1
1 1 1
2 2 2 2
3 3 3

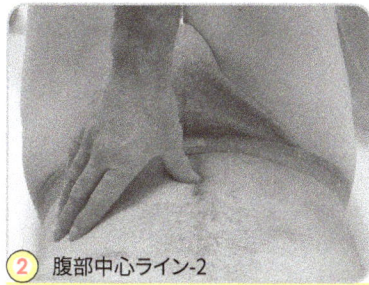

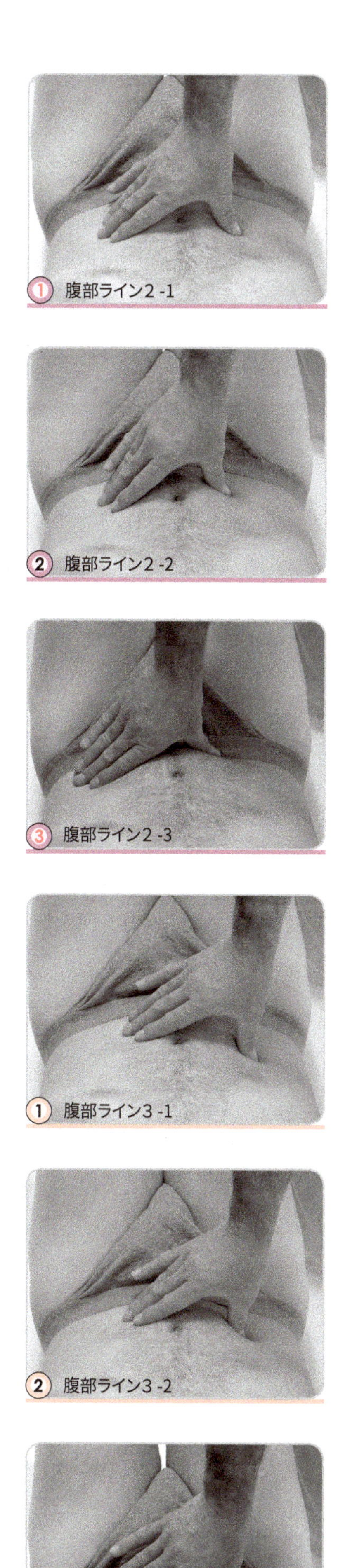

① 腹部ライン2 -1

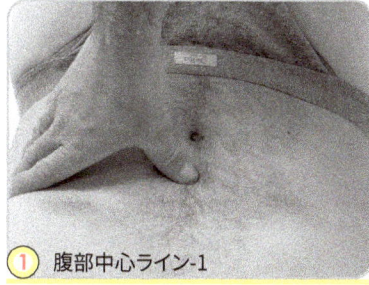

② 腹部ライン2 -2

③ 腹部ライン2 -3

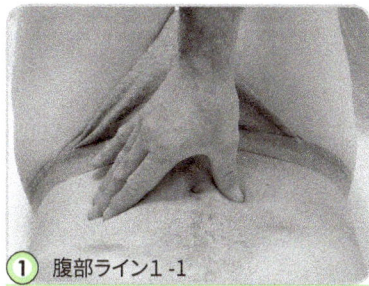

① 腹部ライン3 -1

② 腹部ライン3 -2

① 腹部中心ライン-1

② 腹部中心ライン-2

① 腹部ライン1 -1

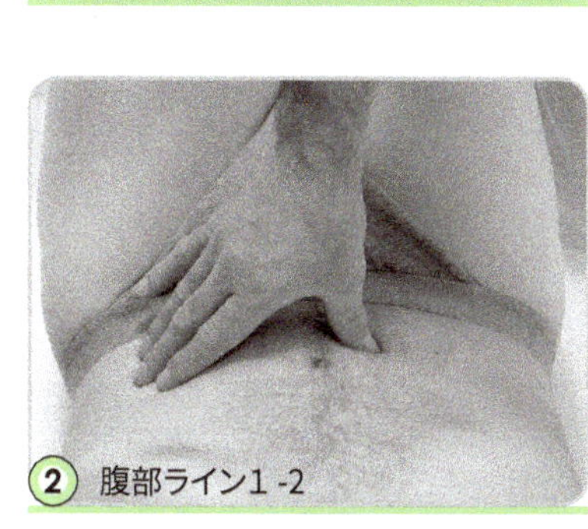

② 腹部ライン1 -2

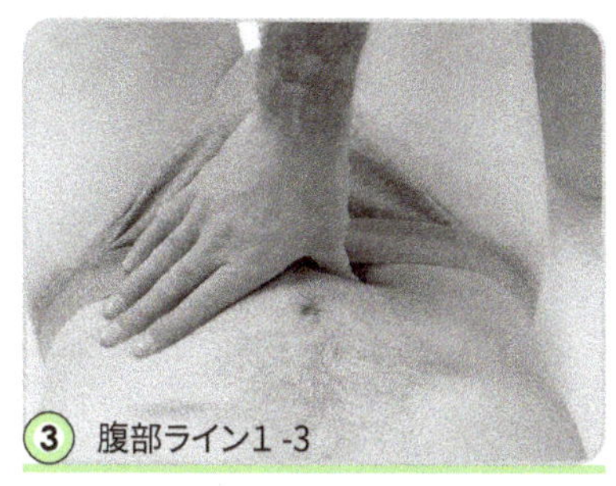

③ 腹部ライン1 -3

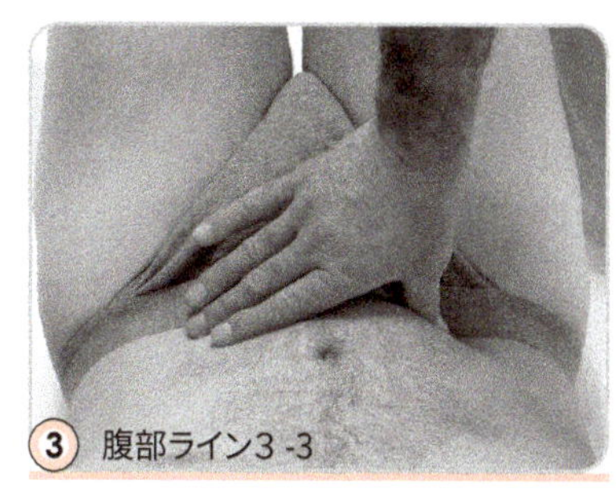

③ 腹部ライン3 -3

脚内側ライン3 - 仰臥位

このラインは次の2つのポイントを目印とする:

1. 膝上で大腿薄筋の後方
2. そけい部下で大腿薄筋の後方

- このラインは膝上からはじまる。
- 大腿薄筋の後方のくぼみから大腿骨の後方を通りそけい部で止まる。

脚内側ライン2 - 仰臥位

このラインは次の4つのポイントを目印とする:

1. アキレス腱の内側で内くるぶしと水平の位置
2. 脛骨内側顆の下、脛骨の内側の際とヒラメ筋と腓腹筋先端から指2本分後側
3. 大腿骨内側上顆の上、内側広筋と内転筋の間
4. そけい部の溝にある大腿動脈の腸腰筋と恥骨筋の間

- このラインはアキレス腱の内側、内くるぶしと水平の位置からはじまる。
- ヒラメ筋と腓腹筋の膨らんだ部分の間、脛骨の内側縁から指2本分後ろを通る。
- 大腿骨の内側上顆をすぎ、膝まで届く。
- 更に縫工筋の後ろのくぼんだ部分、大転筋を通り、そけい部の腸腰筋と恥骨筋の間にある大腿動脈の位置までつながる。

脚内側ライン1 - 仰臥位

このラインは次の4つのポイントを目印とする:

1. 内くるぶし後方の際
2. 脛骨頭のすぐ下
3. 膝蓋骨の上内側の角
4. そけい部で上前腸骨棘の内側縁

- 内くるぶしとアキレス腱の間の凹みが起点である。
- 脛骨の長母趾屈筋の内側縁の隣の溝とヒラメ筋の上を通り、膝下の脛骨の骨頭まで繋がる。
- 次に膝蓋骨の上内側角から内側広筋へ続き大腿直筋の内側縁につながる。
- 更に腿の膝蓋骨内側縁と上前腸骨棘の内側縁の溝の上を通りそけい部の下までつながる。

脚外側ライン1 - 仰臥位

このラインは次の4つのポイントを目印とする:

1. 足首前側のの2つの腱(長母趾伸筋と長趾伸筋)の間の凹みが起点
2. 膝下、または脛骨頭の下
3. 膝蓋骨の上方で中心線上
4. 上前腸骨棘の下

- 足首前側の長母趾伸筋と長趾伸筋の間の凹みで外くるぶしと水平の位置から始まる。
- 前脛骨筋から膝の下の脛骨の骨頭まで、脛骨の外側縁に沿って通る。
- 更に膝蓋骨の上側縁から中心線を通り、大腿直筋前面を経て上前腸骨棘の下まで繋がる。

脚外側ライン2 - 仰臥位

このラインは次の4つのポイントを目印とする:

1. 足首の上の腓骨の前縁
2. 膝下の腓骨頭の前側
3. 膝蓋骨の上外側の角
4. 大転子の前縁

- 足首の上の腓骨の前縁から始まる。
- 腓骨の前脛骨筋と長趾伸筋の間の内側の溝を通り、膝下の腓骨頭の前側に繋がる。
- 次に 膝蓋骨の上外側の角から始まる。
- 大腿直筋と外側広筋の間の浅い溝をを通り、膝蓋骨の上外側と大転子を繋ぐ。
- 股関節を屈曲した際に大腿直筋と大腿筋膜張筋の間で上前腸骨棘と大転子のを1/2部分にできる溝で終わる。

脚外側ライン3 - 仰臥位

このラインは次の4つのポイントを目印とする:

1. 足首の外側
2. 腓骨頭
3. 膝上の腸脛靭帯
4. 大転子

- 足首の外側後方から始まる。
- 長腓骨筋上を通る。
- 長腓骨筋の後ろを通り、腓骨頭まで繋がる。
- 更に膝上から腸脛靭帯を通り、大転子まで繋がる。

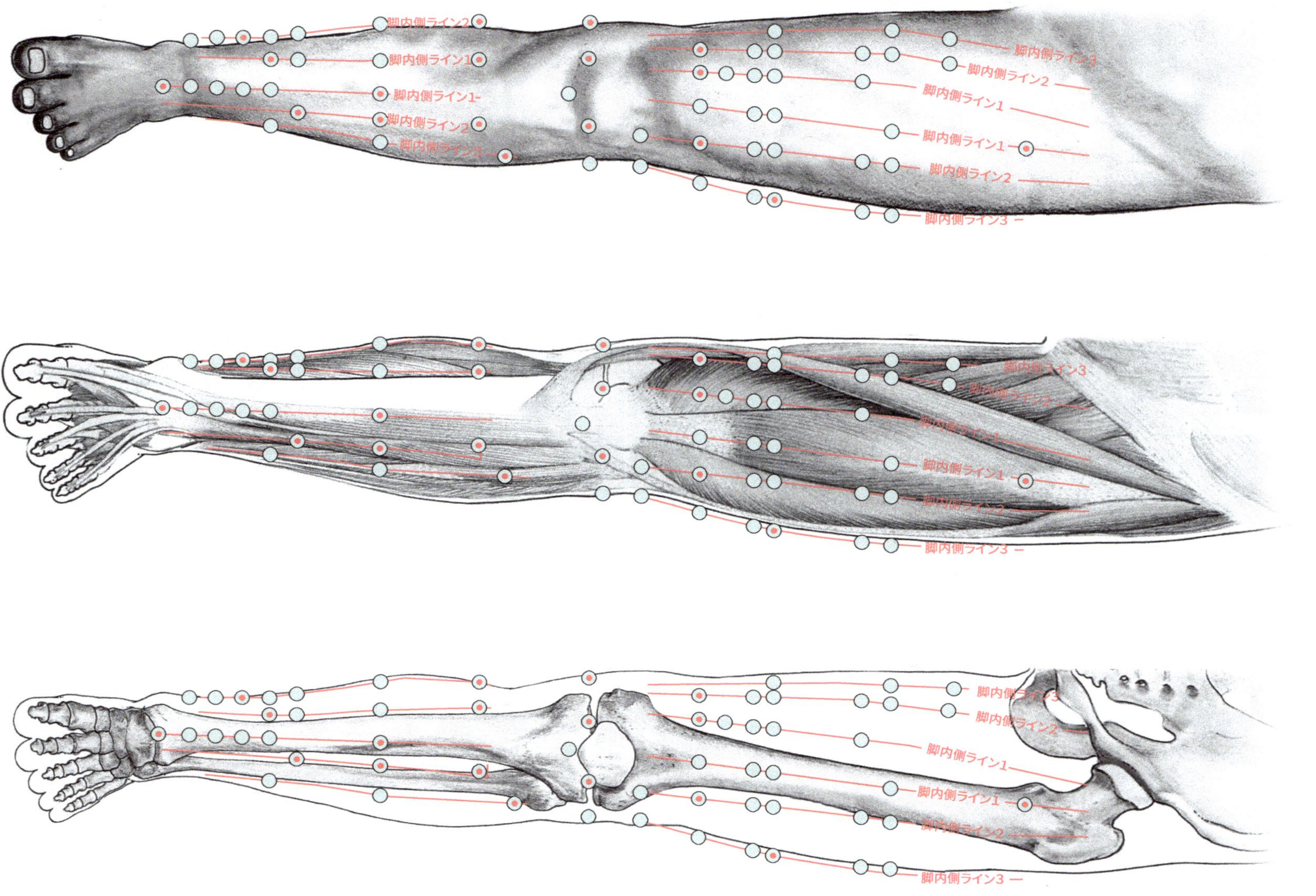

脚内側ライン2
脚内側ライン1
脚内側ライン1
脚内側ライン2
脚内側ライン3
脚内側ライン3
脚内側ライン2
脚内側ライン1
脚内側ライン1
脚内側ライン2
脚内側ライン3

脚前面 ライン

腿前面のツボ

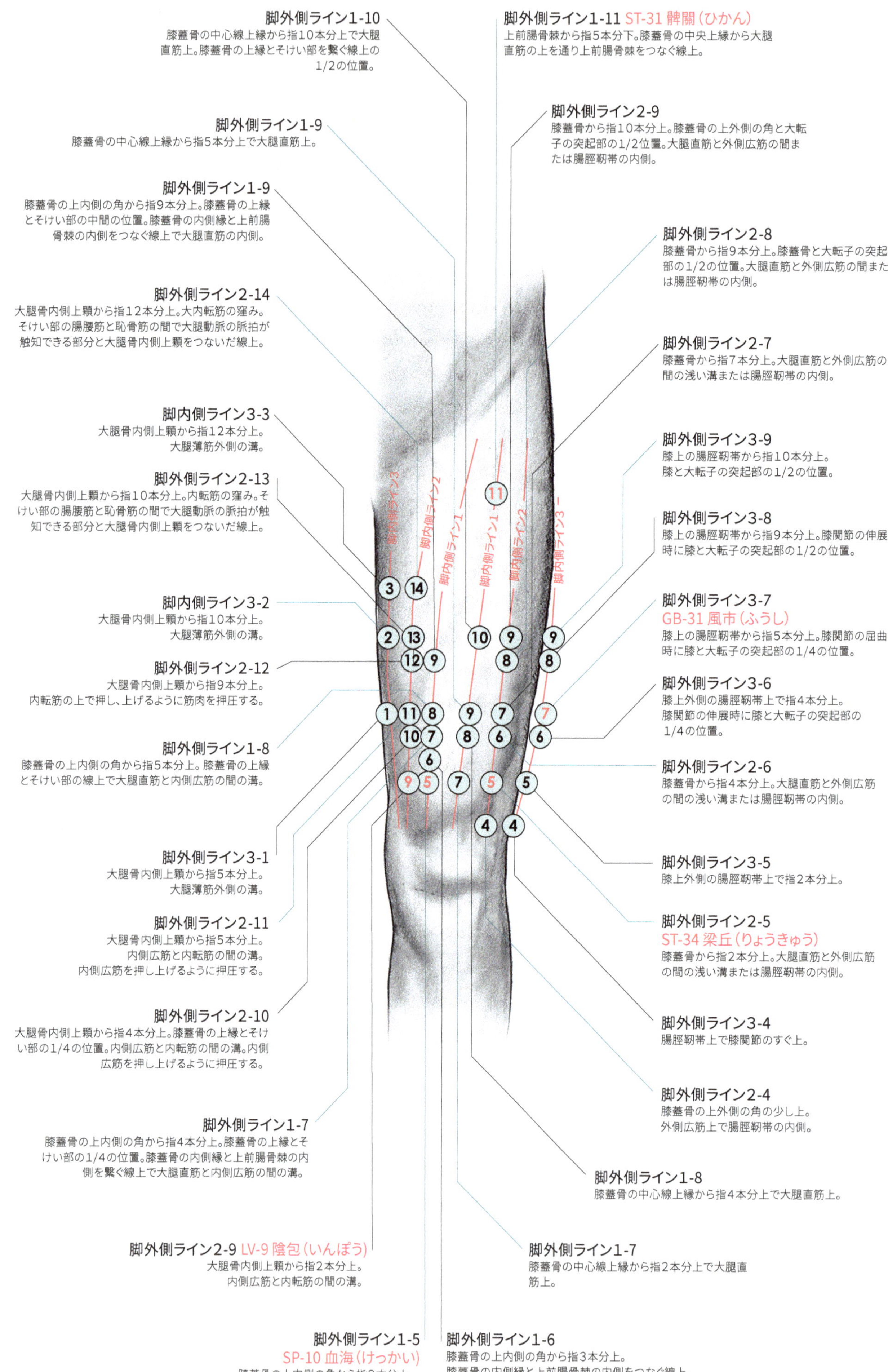

脚外側ライン1-10
膝蓋骨の中心線上縁から指10本分上で大腿直筋上。膝蓋骨の上縁とそけい部を繋ぐ線上の1/2の位置。
脚外側ライン1-9
膝蓋骨の中心線上縁から指5本分上で大腿直筋上。
脚外側ライン1-9
膝蓋骨の上内側の角から指9本分上。膝蓋骨の上縁とそけい部の中間の位置。膝蓋骨の内側縁と上前腸骨棘の内側をつなぐ線上で大腿直筋の内側。
脚外側ライン2-14
大腿骨内側上顆から指12本分上。大内転筋の窪み。そけい部の腸腰筋と恥骨筋の間で大腿動脈の脈拍が触知できる部分と大腿骨内側上顆をつないだ線上。
脚内側ライン3-3
大腿骨内側上顆から指12本分上。大腿薄筋外側の溝。
脚外側ライン2-13
大腿骨内側上顆から指10本分上。内転筋の窪み。そけい部の腸腰筋と恥骨筋の間で大腿動脈の脈拍が触知できる部分と大腿骨内側上顆をつないだ線上。
脚内側ライン3-2
大腿骨内側上顆から指10本分上。大腿薄筋外側の溝。
脚外側ライン2-12
大腿骨内側上顆から指9本分上。内転筋の上で押し、上げるように筋肉を押圧する。
脚外側ライン1-8
膝蓋骨の上内側の角から指5本分上。膝蓋骨の上縁とそけい部の線上で大腿直筋と内側広筋の間の溝。
脚内側ライン3-1
大腿骨内側上顆から指5本分上。大腿薄筋外側の溝。
脚外側ライン2-11
大腿骨内側上顆から指5本分上。内側広筋と内転筋の間の溝。内側広筋を押し上げるように押圧する。
脚外側ライン2-10
大腿骨内側上顆から指4本分上。膝蓋骨の上縁とそけい部の1/4の位置。内側広筋と内転筋の間の溝。内側広筋を押し上げるように押圧する。
脚外側ライン1-7
膝蓋骨の上内側の角から指4本分上。膝蓋骨の上縁とそけい部の1/4の位置。膝蓋骨の内側縁と上前腸骨棘の内側を繋ぐ線上で大腿直筋と内側広筋の間の溝。
脚外側ライン2-9 LV-9 陰包（いんぽう）
大腿骨内側上顆から指2本分上。内側広筋と内転筋の間の溝。
脚外側ライン1-5
SP-10 血海（けっかい）
膝蓋骨の上内側の角から指2本分上。膝蓋骨の内側縁と上前腸骨棘の内側をつなぐ線上。内側広筋の上。
脚外側ライン1-6
膝蓋骨の上内側の角から指3本分上。膝蓋骨の内側縁と上前腸骨棘の内側をつなぐ線上。大腿直筋と内側広筋の間。
脚外側ライン1-11 ST-31 髀関（ひかん）
上前腸骨棘から指5本分下。膝蓋骨の中央上縁から大腿直筋の上を通り上前腸骨棘をつなぐ線上。
脚外側ライン2-9
膝蓋骨から指10本分上。膝蓋骨の上外側の角と大転子の突起部の1/2位置。大腿直筋と外側広筋の間または腸脛靭帯の内側。
脚外側ライン2-8
膝蓋骨から指9本分上。膝蓋骨と大転子の突起部の1/2の位置。大腿直筋と外側広筋の間または腸脛靭帯の内側。
脚外側ライン2-7
膝蓋骨から指7本分上。大腿直筋と外側広筋の間の浅い溝または腸脛靭帯の内側。
脚外側ライン3-9
膝上の腸脛靭帯から指10本分上。膝と大転子の突起部の1/2の位置。
脚外側ライン3-8
膝上の腸脛靭帯から指9本分上。膝関節の伸展時に膝と大転子の突起部の1/2の位置。
脚外側ライン3-7
GB-31 風市（ふうし）
膝上の腸脛靭帯から指5本分上。膝関節の屈曲時に膝と大転子の突起部の1/4の位置。
脚外側ライン3-6
膝上外側の腸脛靭帯上で指4本分上。膝関節の伸展時に膝と大転子の突起部の1/4の位置。
脚外側ライン2-6
膝蓋骨から指4本分上。大腿直筋と外側広筋の間の浅い溝または腸脛靭帯の内側。
脚外側ライン3-5
膝上外側の腸脛靭帯上で指2本分上。
脚外側ライン2-5
ST-34 梁丘（りょうきゅう）
膝蓋骨から指2本分上。大腿直筋と外側広筋の間の浅い溝または腸脛靭帯の内側。
脚外側ライン3-4
腸脛靭帯上で膝関節のすぐ上。
脚外側ライン2-4
膝蓋骨の上外側の角の少し上。外側広筋上で腸脛靭帯の内側。
脚外側ライン1-8
膝蓋骨の中心線上縁から指4本分上で大腿直筋上。
脚外側ライン1-7
膝蓋骨の中心線上縁から指2本分上で大腿直筋上。

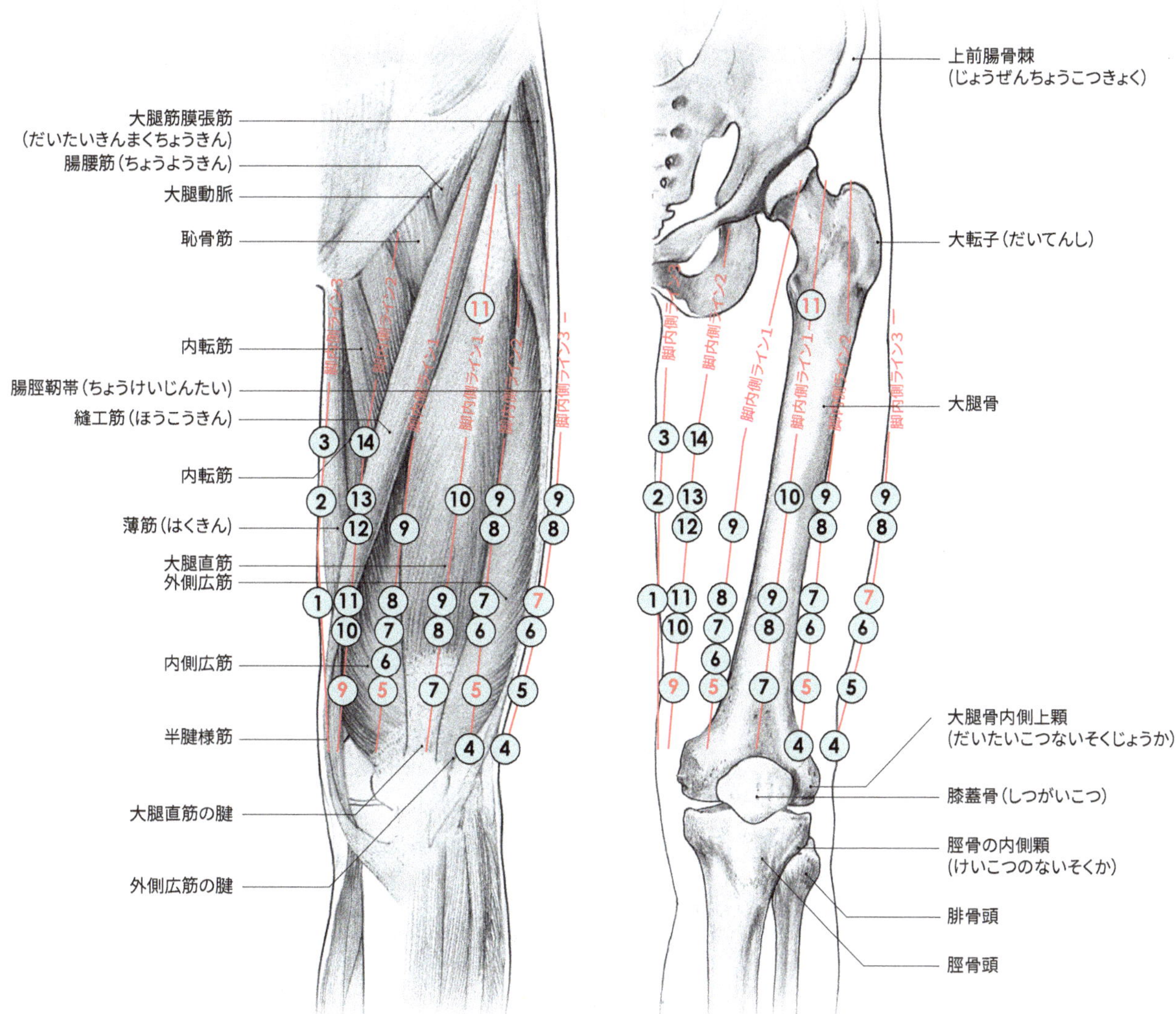
大腿筋膜張筋
(だいたいきんまくちょうきん)
腸腰筋(ちょうようきん)
大腿動脈
恥骨筋
内転筋
腸脛靭帯(ちょうけいじんたい)
縫工筋(ほうこうきん)
内転筋
薄筋(はくきん)
大腿直筋
外側広筋
内側広筋
半腱様筋
大腿直筋の腱
外側広筋の腱
脚内側ライン1
脚内側ライン2
脚内側ライン3
上前腸骨棘
(じょうぜんちょうこつきょく)
大転子(だいてんし)
大腿骨
大腿骨内側上顆
(だいたいこつないそくじょうか)
膝蓋骨(しつがいこつ)
脛骨の内側顆
(けいこつのないそくか)
腓骨頭
脛骨頭

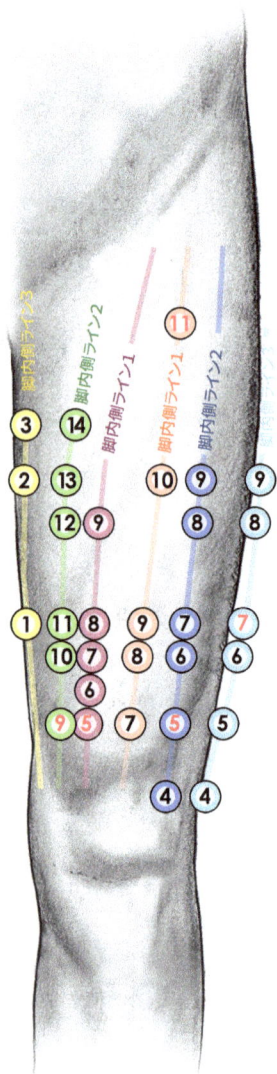

腿前面のツボ

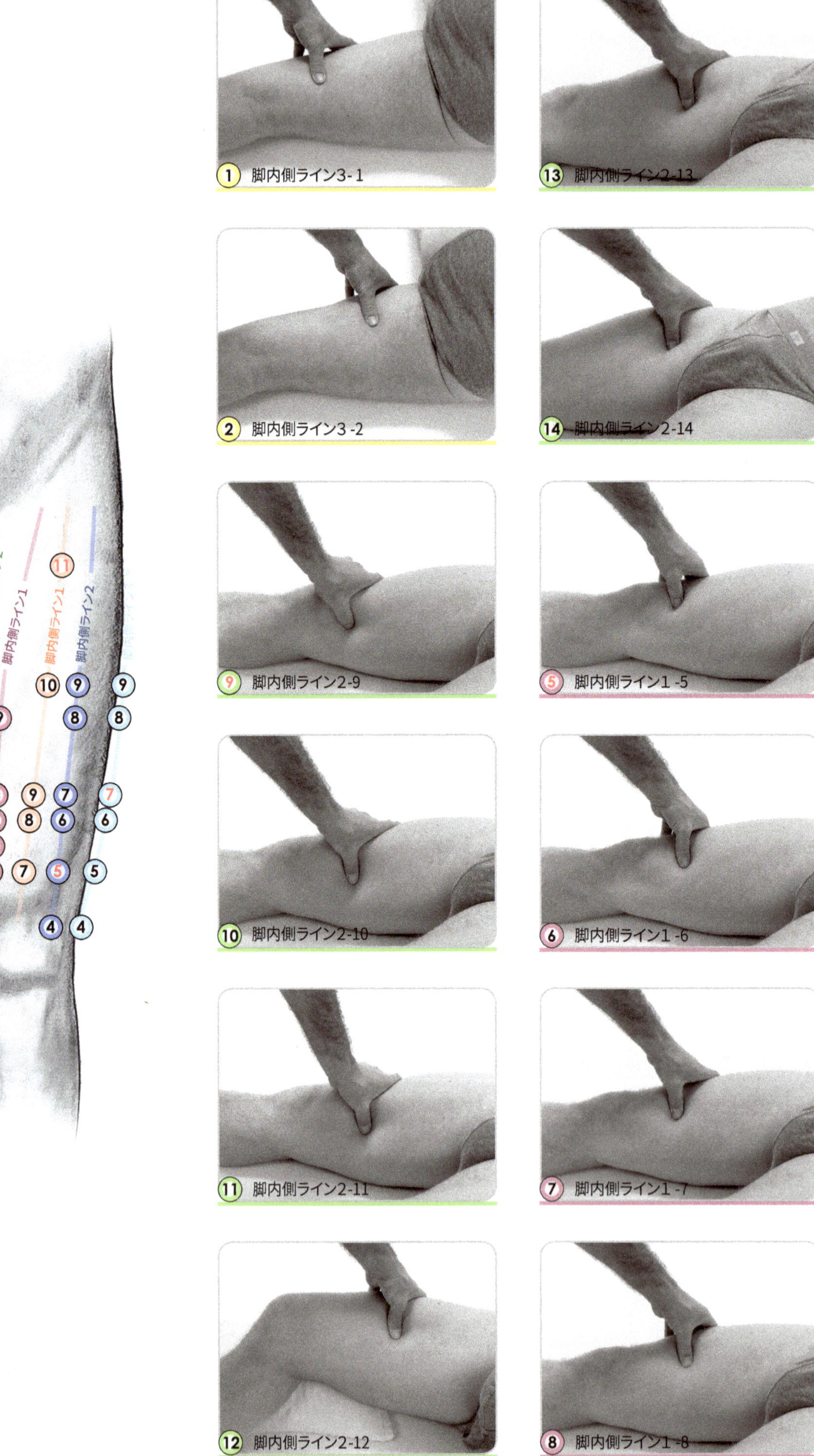

脚内側ライン3
脚内側ライン2
脚内側ライン1
脚内側ライン1
脚内側ライン2
1 脚内側ライン3-1
13 脚内側ライン2-13
2 脚内側ライン3-2
14 脚内側ライン2-14
9 脚内側ライン2-9
5 脚内側ライン1-5
10 脚内側ライン2-10
6 脚内側ライン1-6
11 脚内側ライン2-11
7 脚内側ライン1-7
12 脚内側ライン2-12
8 脚内側ライン1-8

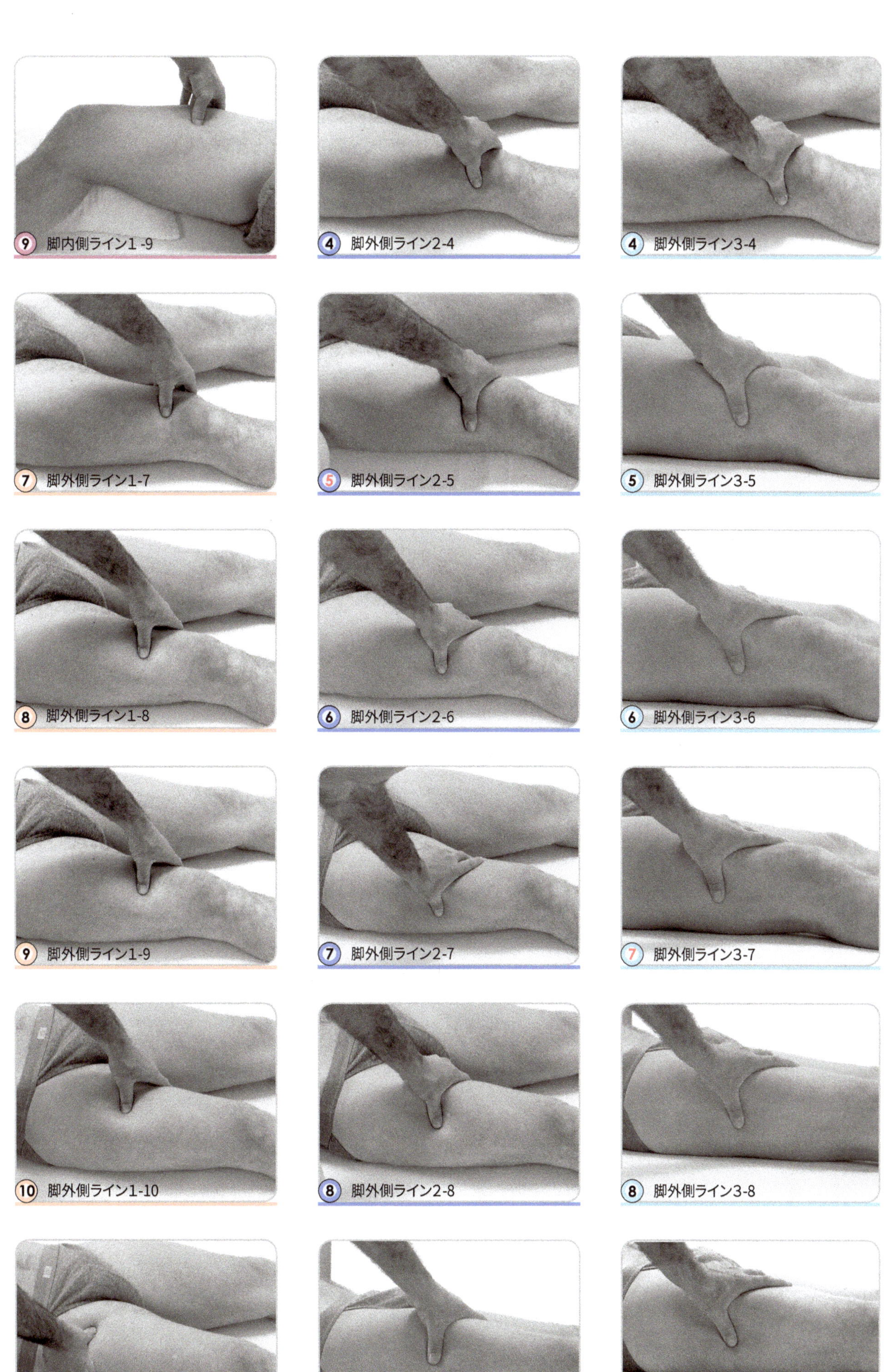
9 脚内側ライン1 -9
4 脚外側ライン2-4
4 脚外側ライン3-4
7 脚外側ライン1-7
5 脚外側ライン2-5
5 脚外側ライン3-5
8 脚外側ライン1-8
6 脚外側ライン2-6
6 脚外側ライン3-6
9 脚外側ライン1-9
7 脚外側ライン2-7
7 脚外側ライン3-7
10 脚外側ライン1-10
8 脚外側ライン2-8
8 脚外側ライン3-8
11 脚外側ライン1-11
9 脚外側ライン2-9
9 脚外側ライン3-9

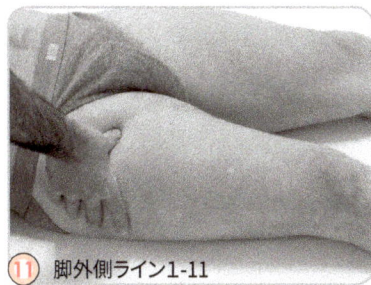

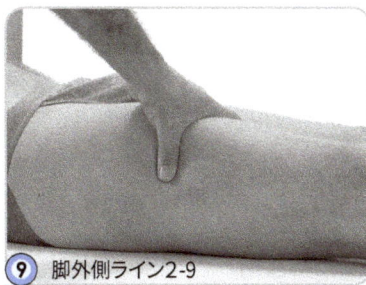

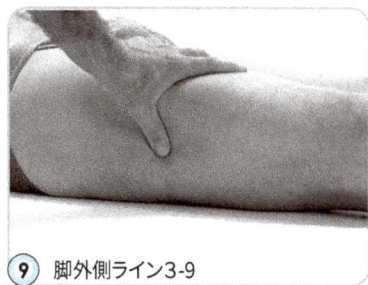

脛前面のツボ

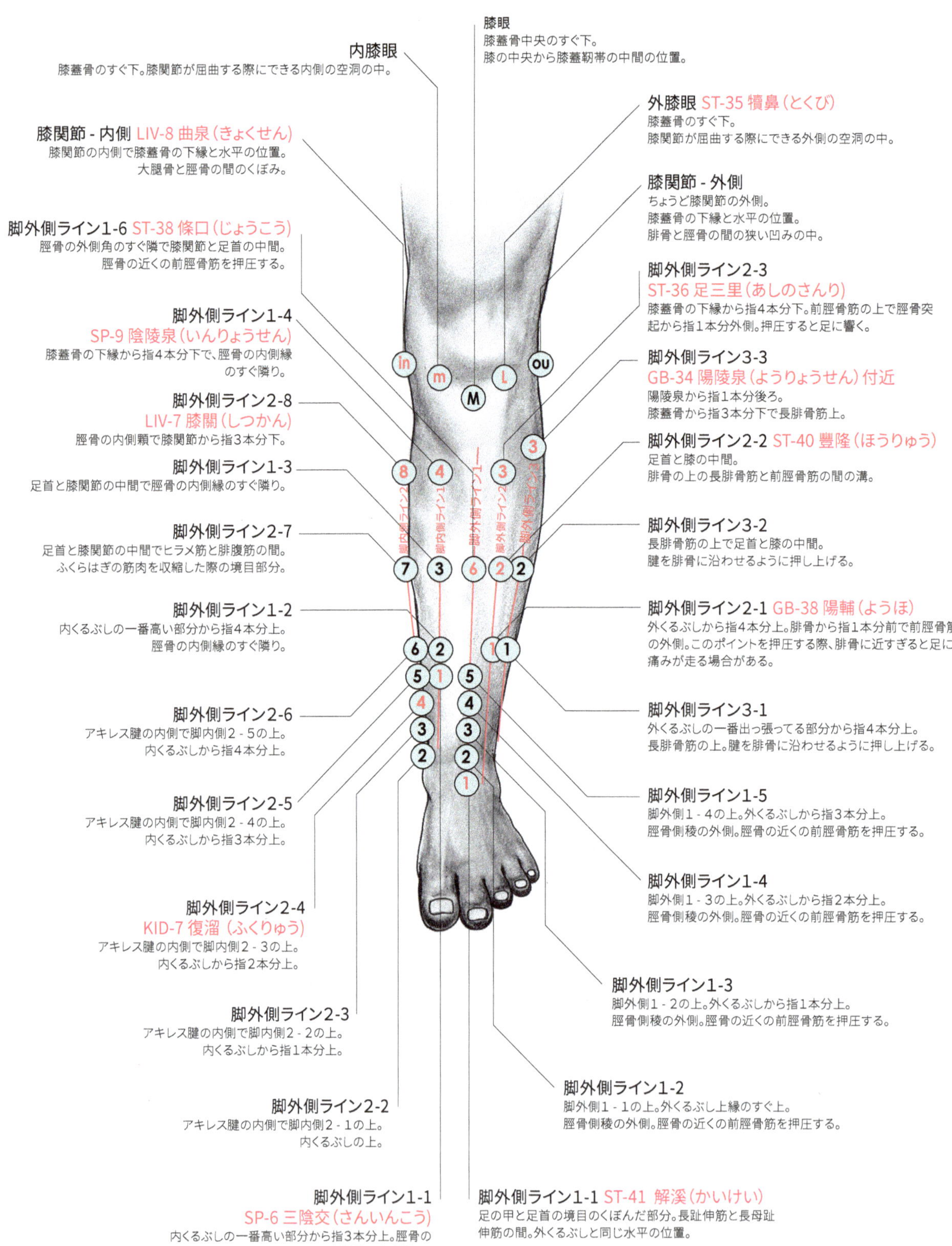

膝眼
膝蓋骨中央のすぐ下。
膝の中央から膝蓋靭帯の中間の位置。
内膝眼
膝蓋骨のすぐ下。膝関節が屈曲する際にできる内側の空洞の中。
外膝眼 ST-35 犢鼻（とくび）
膝蓋骨のすぐ下。
膝関節が屈曲する際にできる外側の空洞の中。
膝関節 - 内側 LIV-8 曲泉（きょくせん）
膝関節の内側で膝蓋骨の下縁と水平の位置。
大腿骨と脛骨の間のくぼみ。
膝関節 - 外側
ちょうど膝関節の外側。
膝蓋骨の下縁と水平の位置。
腓骨と脛骨の間の狭い凹みの中。
脚外側ライン1-6 ST-38 條口（じょうこう）
脛骨の外側角のすぐ隣で膝関節と足首の中間。
脛骨の近くの前脛骨筋を押圧する。
脚外側ライン2-3
ST-36 足三里（あしのさんり）
膝蓋骨の下縁から指4本分下。前脛骨筋の上で脛骨突起から指1本分外側。押圧すると足に響く。
脚外側ライン1-4
SP-9 陰陵泉（いんりょうせん）
膝蓋骨の下縁から指4本分下で、脛骨の内側縁のすぐ隣り。
脚外側ライン3-3
GB-34 陽陵泉（ようりょうせん）付近
陽陵泉から指1本分後ろ。
膝蓋骨から指3本分下で長腓骨筋上。
脚外側ライン2-8
LIV-7 膝關（しつかん）
脛骨の内側顆で膝関節から指3本分下。
脚外側ライン2-2 ST-40 豐隆（ほうりゅう）
足首と膝の中間。
腓骨の上の長腓骨筋と前脛骨筋の間の溝。
脚外側ライン1-3
足首と膝関節の中間で脛骨の内側縁のすぐ隣り。
脚外側ライン2-7
足首と膝関節の中間でヒラメ筋と腓腹筋の間。
ふくらはぎの筋肉を収縮した際の境目部分。
脚外側ライン3-2
長腓骨筋の上で足首と膝の中間。
腱を腓骨に沿わせるように押し上げる。
脚外側ライン1-2
内くるぶしの一番高い部分から指4本分上。
脛骨の内側縁のすぐ隣り。
脚外側ライン2-1 GB-38 陽輔（ようほ）
外くるぶしから指4本分上。腓骨から指1本分前で前脛骨筋の外側。このポイントを押圧する際、腓骨に近すぎると足に痛みが走る場合がある。
脚外側ライン2-6
アキレス腱の内側で脚内側2 - 5の上。
内くるぶしから指4本分上。
脚外側ライン3-1
外くるぶしの一番出っ張ってる部分から指4本分上。
長腓骨筋の上。腱を腓骨に沿わせるように押し上げる。
脚外側ライン2-5
アキレス腱の内側で脚内側2 - 4の上。
内くるぶしから指3本分上。
脚外側ライン1-5
脚外側1 - 4の上。外くるぶしから指3本分上。
脛骨側稜の外側。脛骨の近くの前脛骨筋を押圧する。
脚外側ライン1-4
脚外側1 - 3の上。外くるぶしから指2本分上。
脛骨側稜の外側。脛骨の近くの前脛骨筋を押圧する。
脚外側ライン2-4
KID-7 復溜（ふくりゅう）
アキレス腱の内側で脚内側2 - 3の上。
内くるぶしから指2本分上。
脚外側ライン1-3
脚外側1 - 2の上。外くるぶしから指1本分上。
脛骨側稜の外側。脛骨の近くの前脛骨筋を押圧する。
脚外側ライン2-3
アキレス腱の内側で脚内側2 - 2の上。
内くるぶしから指1本分上。
脚外側ライン1-2
脚外側1 - 1の上。外くるぶし上縁のすぐ上。
脛骨側稜の外側。脛骨の近くの前脛骨筋を押圧する。
脚外側ライン2-2
アキレス腱の内側で脚内側2 - 1の上。
内くるぶしの上。
脚外側ライン1-1
SP-6 三陰交（さんいんこう）
内くるぶしの一番高い部分から指3本分上。脛骨の内側縁のすぐ隣り。
脚外側ライン1-1 ST-41 解溪（かいけい）
足の甲と足首の境目のくぼんだ部分。長趾伸筋と長母趾伸筋の間。外くるぶしと同じ水平の位置。
脚外側ライン1
脚外側ライン2
脚外側ライン3
脚内側ライン1
脚内側ライン2
in
m
M
L
ou

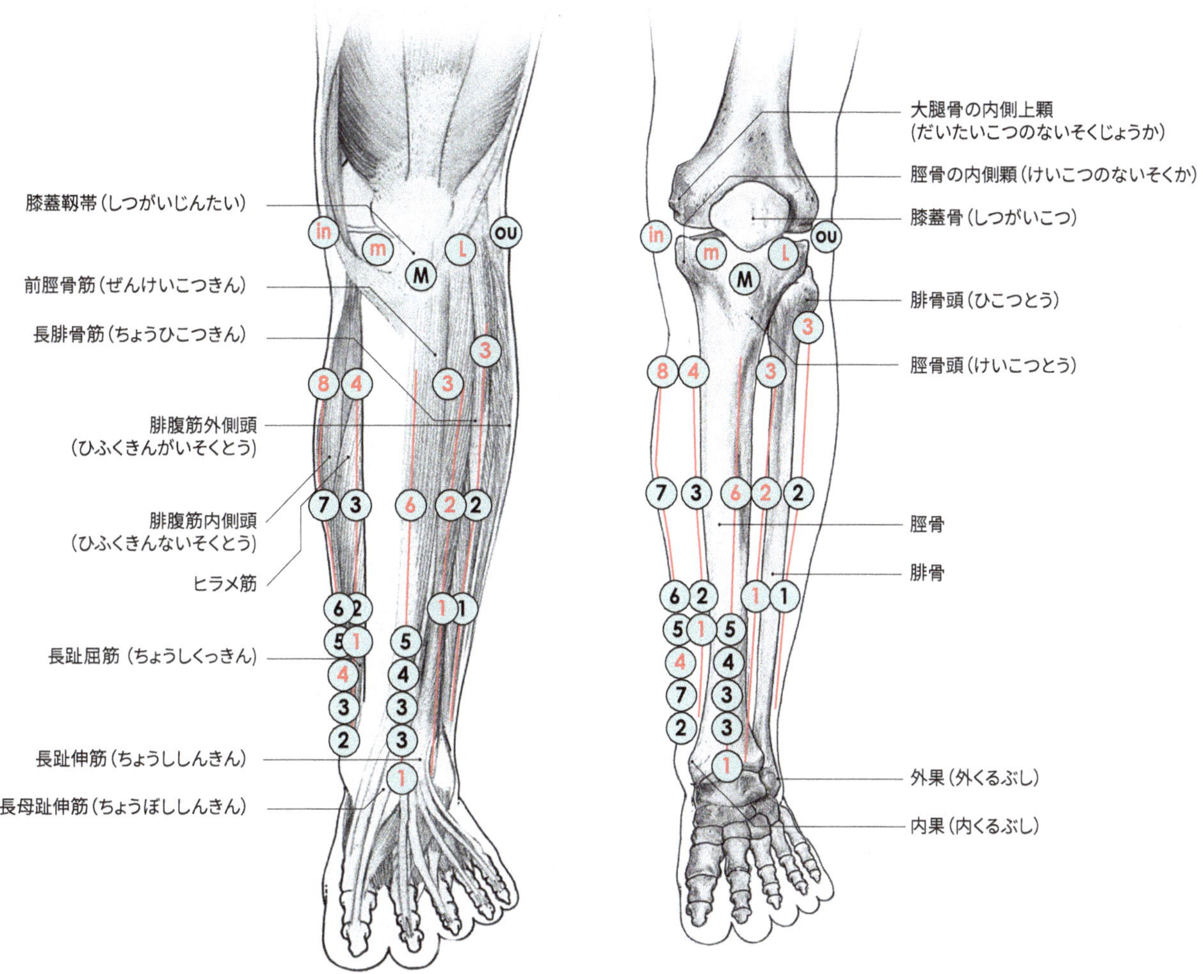
膝蓋靭帯（しつがいじんたい）
前脛骨筋（ぜんけいこつきん）
長腓骨筋（ちょうひこつきん）
腓腹筋外側頭
（ひふくきんがいそくとう）
腓腹筋内側頭
（ひふくきんないそくとう）
ヒラメ筋
長趾屈筋（ちょうしくっきん）
長趾伸筋（ちょうししんきん）
長母趾伸筋（ちょうぼししんきん）
大腿骨の内側上顆
（だいたいこつのないそくじょうか）
脛骨の内側顆（けいこつのないそくか）
膝蓋骨（しつがいこつ）
腓骨頭（ひこつとう）
脛骨頭（けいこつとう）
脛骨
腓骨
外果（外くるぶし）
内果（内くるぶし）

脛前面のツボ

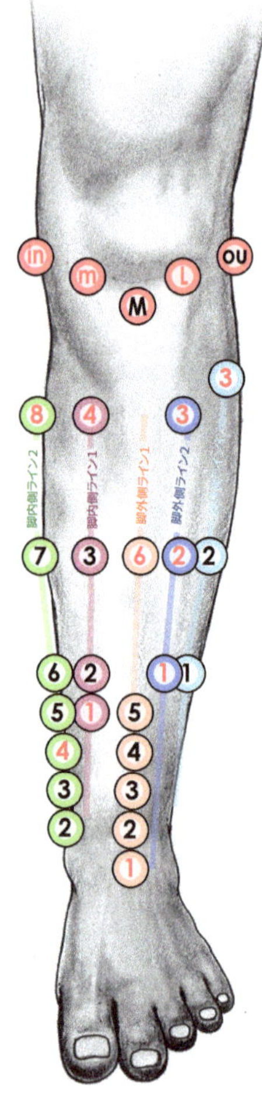
in
m
M
L
ou
脚内側ライン2
脚内側ライン1
脚外側ライン1
脚外側ライン2

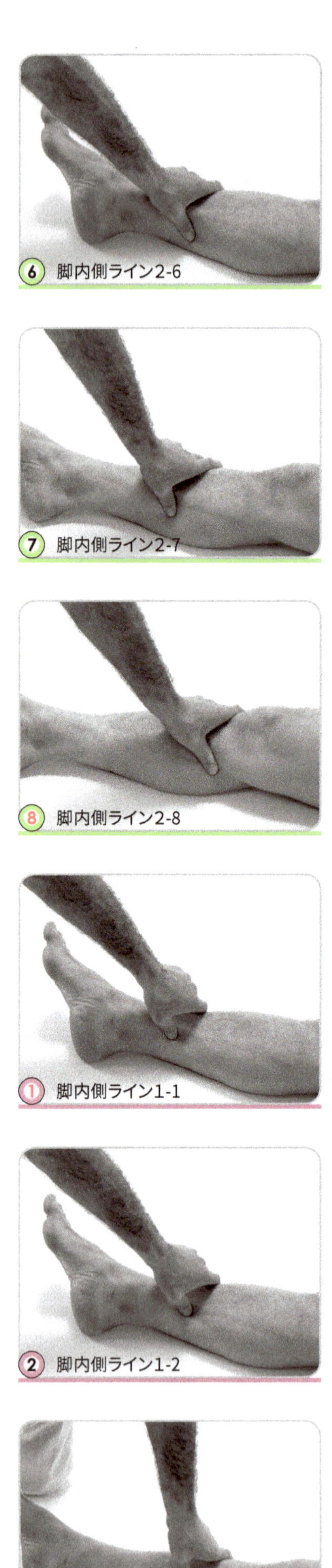

⑥ 脚内側ライン2-6

⑦ 脚内側ライン2-7

⑧ 脚内側ライン2-8

① 脚内側ライン1-1

② 脚内側ライン1-2

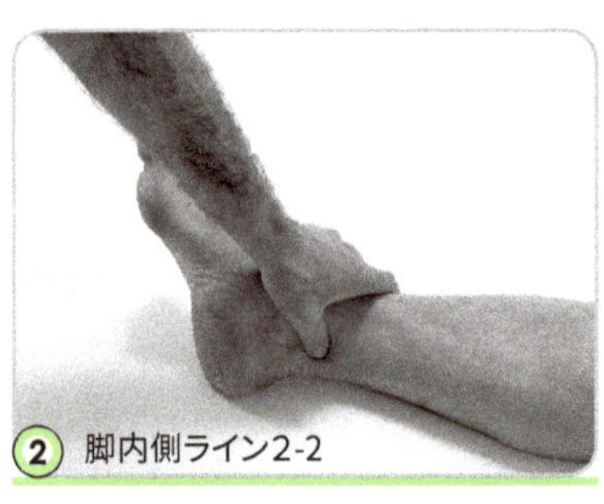

② 脚内側ライン2-2

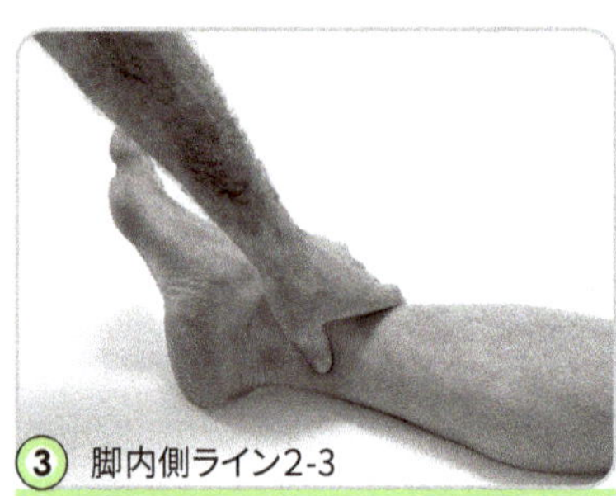

③ 脚内側ライン2-3

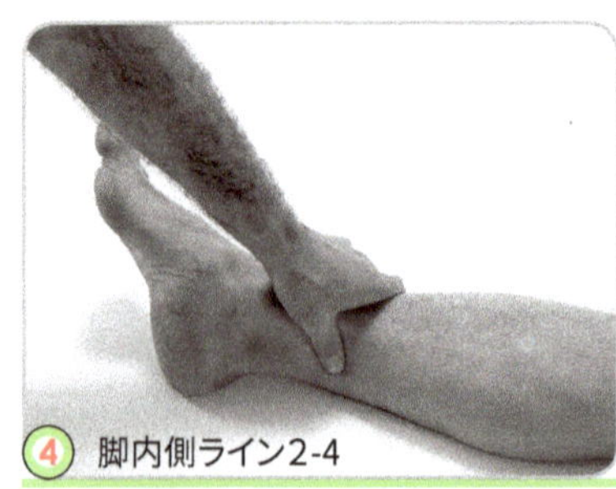

④ 脚内側ライン2-4

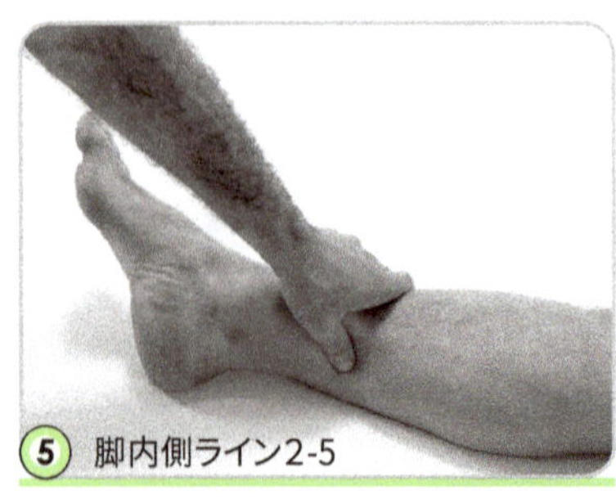

⑤ 脚内側ライン2-5

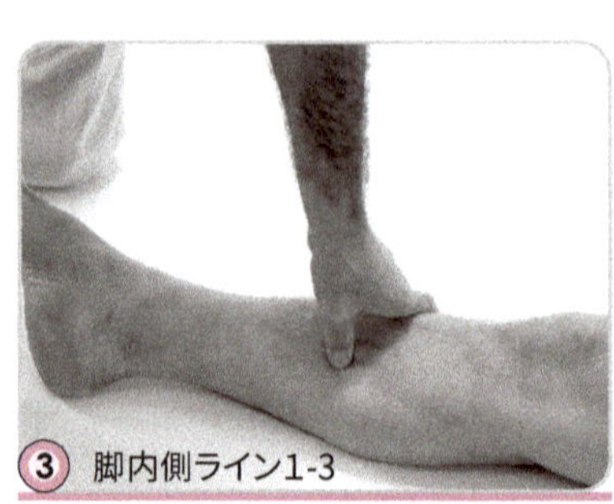

③ 脚内側ライン1-3

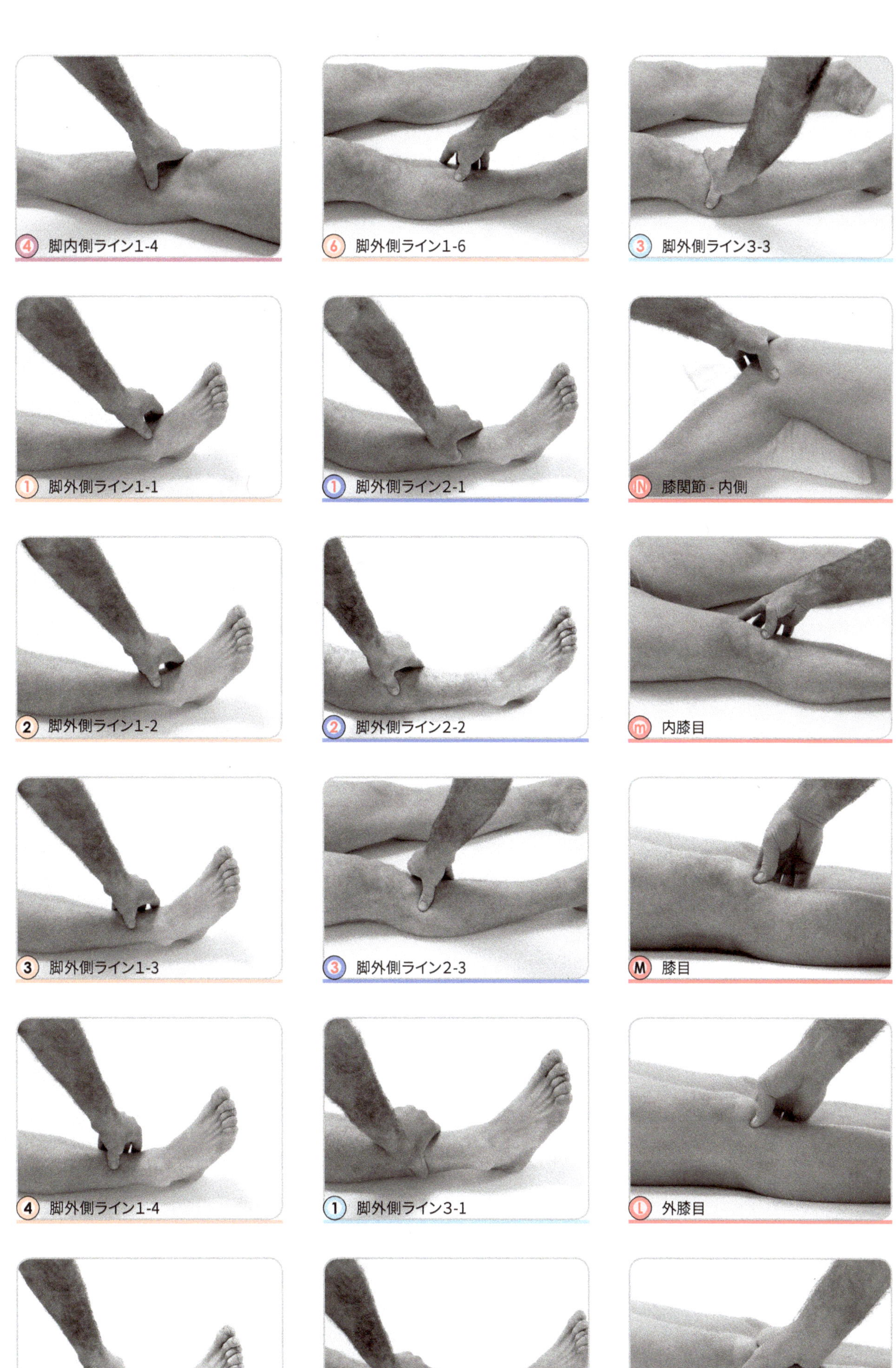

④ 脚内側ライン1-4
⑥ 脚外側ライン1-6
③ 脚外側ライン3-3
① 脚外側ライン1-1
① 脚外側ライン2-1
N 膝関節 - 内側
② 脚外側ライン1-2
② 脚外側ライン2-2
m 内膝目
③ 脚外側ライン1-3
③ 脚外側ライン2-3
M 膝目
④ 脚外側ライン1-4
① 脚外側ライン3-1
L 外膝目
⑤ 脚外側ライン1-5
② 脚外側ライン3-2
OU 膝関節 - 外側

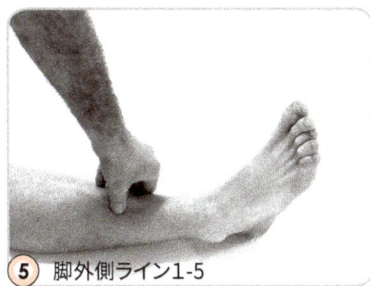

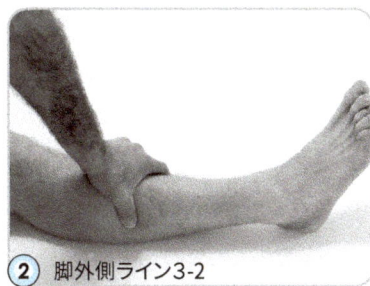

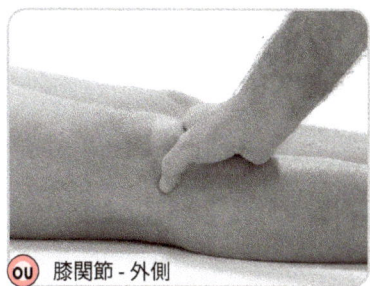

腕と手

腕内側のライン

小指ライン

このラインは次の3つのポイントを目印とする：

1. 小指と薬指の股の部分
2. 肘内側の突起部分
3. 腋窩の中心

- このラインは手首の尺骨頭の下の浅指屈筋と尺側手根屈筋の間の凹みで豆状骨と月状骨の間が起点である。
- 前腕の前方内側の尺側手根屈筋と長掌筋の間の浅い溝へと続き、上腕骨の内側の突起部分を越える。
- 更に上腕骨の内側へと続き、上腕三頭筋内側頭を経て腋窩横紋までつながる。

腕内側中央ライン

このラインは次の5つのポイントを目印とする：

1. 中指
2. 肘関節屈曲時の内側端
3. 上腕二頭筋と三頭筋の間にある上腕筋
4. 上腕二頭筋の遠位端でその中心
5. 肩甲骨の烏口突起外側角

- このラインは手関節横紋中央の尺骨と橈骨が合い、長掌筋と橈側手根屈筋の間のくぼみが起点である。
- 前腕の中心線を通り、肘関節屈曲時の上腕二頭筋長頭腱と内側上顆の中間へと続く。
- 更に上腕骨の内側を通り、上腕二頭筋の中心線上へと続く。
- そして上腕内転時の上腕二頭筋と肩甲骨のう口突起外側角で腕と胸部の境目から指一本外側まで繋がる。

親指ライン

このラインは次の3つのポイントを目印とする：

1. 手の平の人差し指と中指の股
2. 肘関節を伸展時にできる肘のくぼみ
3. 肩峰前部の下で、三角筋の内側縁のくぼみ

- このラインは手関節横紋のくぼみで、橈骨遠位端の下の橈側手根屈筋と長母指内転筋の間が起点である。
- 腕橈骨筋と橈側手根屈筋の間を通り尺骨から橈骨へと続く。
- 更に肘関節のくぼみを通り、上腕二頭筋の外側から三角筋前部の内側縁の溝へと続く。
- そして腕を内転させた姿勢での胸部と腕の境目で肩峰前部から約指2本分外側の部分まで繋がる。

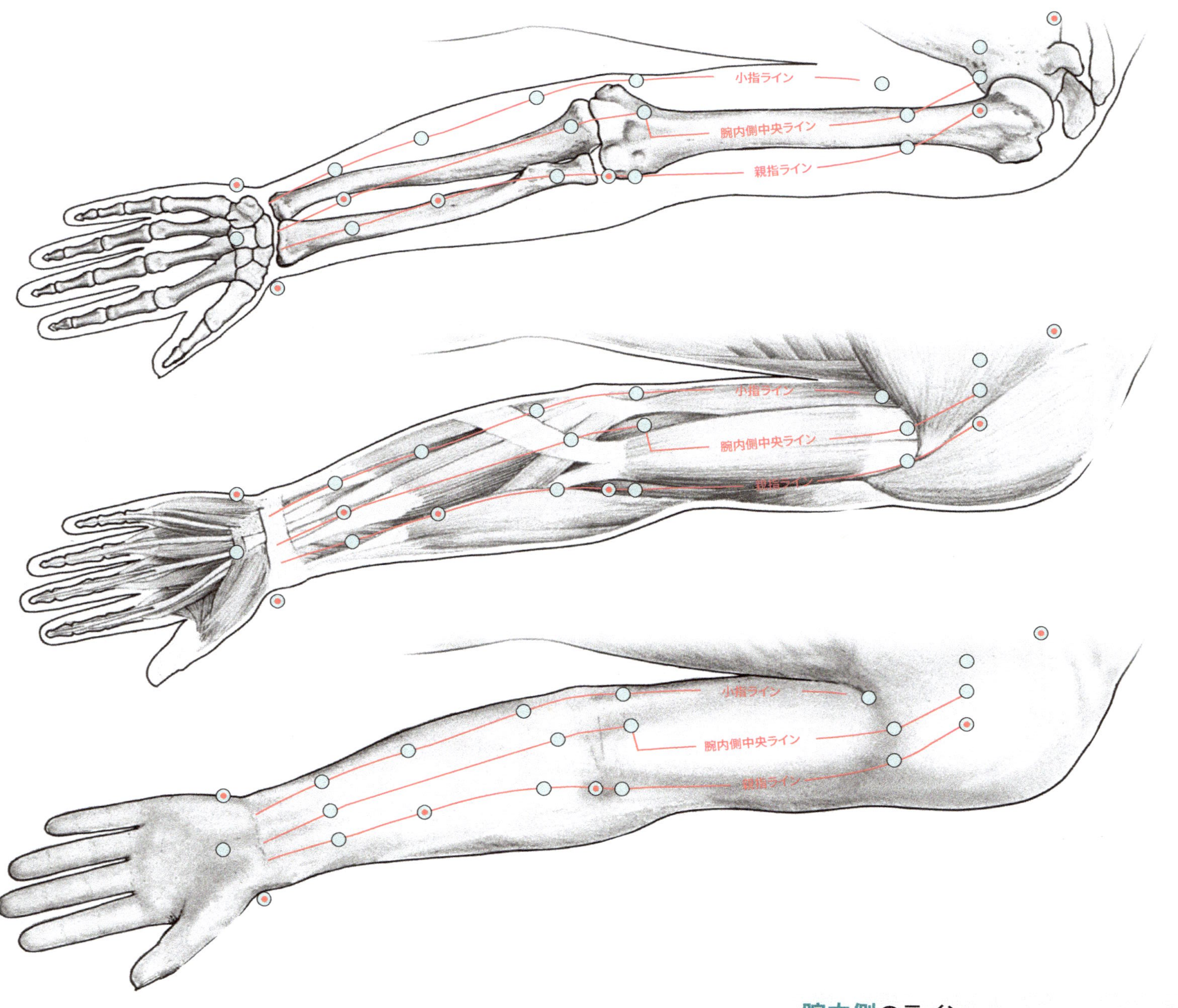
小指ライン
腕内側中央ライン
親指ライン
小指ライン
腕内側中央ライン
親指ライン
小指ライン
腕内側中央ライン
親指ライン

腕内側のライン

腕内側 のツボ

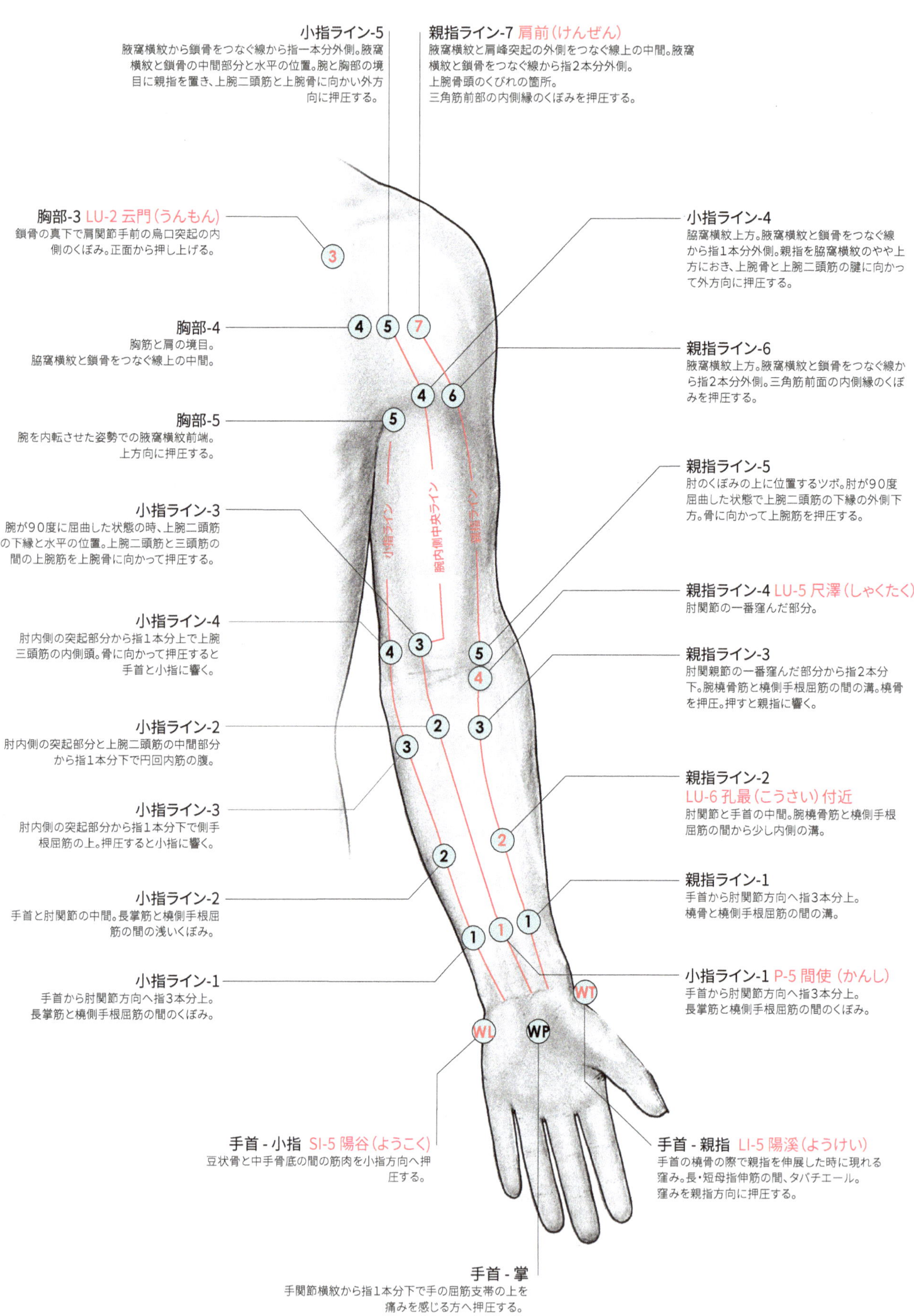

小指ライン-5
腋窩横紋から鎖骨をつなぐ線から指一本分外側。腋窩横紋と鎖骨の中間部分と水平の位置。腕と胸部の境目に親指を置き、上腕二頭筋と上腕骨に向かい外方向に押圧する。
親指ライン-7 肩前（けんぜん）
腋窩横紋と肩峰突起の外側をつなぐ線上の中間。腋窩横紋と鎖骨をつなぐ線から指2本分外側。
上腕骨頭のくびれの箇所。
三角筋前部の内側縁のくぼみを押圧する。
胸部-3 LU-2 云門（うんもん）
鎖骨の真下で肩関節手前の烏口突起の内側のくぼみ。正面から押し上げる。
小指ライン-4
脇窩横紋上方。腋窩横紋と鎖骨をつなぐ線から指1本分外側。親指を脇窩横紋のやや上方におき、上腕骨と上腕二頭筋の腱に向かって外方向に押圧する。
胸部-4
胸筋と肩の境目。
脇窩横紋と鎖骨をつなぐ線上の中間。
親指ライン-6
腋窩横紋上方。腋窩横紋と鎖骨をつなぐ線から指2本分外側。三角筋前面の内側縁のくぼみを押圧する。
胸部-5
腕を内転させた姿勢での腋窩横紋前端。
上方向に押圧する。
親指ライン-5
肘のくぼみの上に位置するツボ。肘が90度屈曲した状態で上腕二頭筋の下縁の外側下方。骨に向かって上腕筋を押圧する。
小指ライン-3
腕が90度に屈曲した状態の時、上腕二頭筋の下縁と水平の位置。上腕二頭筋と三頭筋の間の上腕筋を上腕骨に向かって押圧する。
小指ライン
腕内側中央ライン
親指ライン
親指ライン-4 LU-5 尺澤（しゃくたく）
肘関節の一番窪んだ部分。
小指ライン-4
肘内側の突起部分から指1本分上で上腕三頭筋の内側頭。骨に向かって押圧すると手首と小指に響く。
親指ライン-3
肘関親節の一番窪んだ部分から指2本分下。腕橈骨筋と橈側手根屈筋の間の溝。橈骨を押圧。押すと親指に響く。
小指ライン-2
肘内側の突起部分と上腕二頭筋の中間部分から指1本分下で円回内筋の腹。
親指ライン-2
LU-6 孔最（こうさい）付近
肘関節と手首の中間。腕橈骨筋と橈側手根屈筋の間から少し内側の溝。
小指ライン-3
肘内側の突起部分から指1本分下で側手根屈筋の上。押圧すると小指に響く。
親指ライン-1
手首から肘関節方向へ指3本分上。
橈骨と橈側手根屈筋の間の溝。
小指ライン-2
手首と肘関節の中間。長掌筋と橈側手根屈筋の間の浅いくぼみ。
小指ライン-1 P-5 間使（かんし）
手首から肘関節方向へ指3本分上。
長掌筋と橈側手根屈筋の間のくぼみ。
小指ライン-1
手首から肘関節方向へ指3本分上。
長掌筋と橈側手根屈筋の間のくぼみ。
WT
WL
WP
手首 - 小指 SI-5 陽谷（ようこく）
豆状骨と中手骨底の間の筋肉を小指方向へ押圧する。
手首 - 親指 LI-5 陽溪（ようけい）
手首の橈骨の際で親指を伸展した時に現れる窪み。長・短母指伸筋の間、タバチエール。
窪みを親指方向に押圧する。
手首 - 掌
手関節横紋から指1本分下で手の屈筋支帯の上を痛みを感じる方へ押圧する。

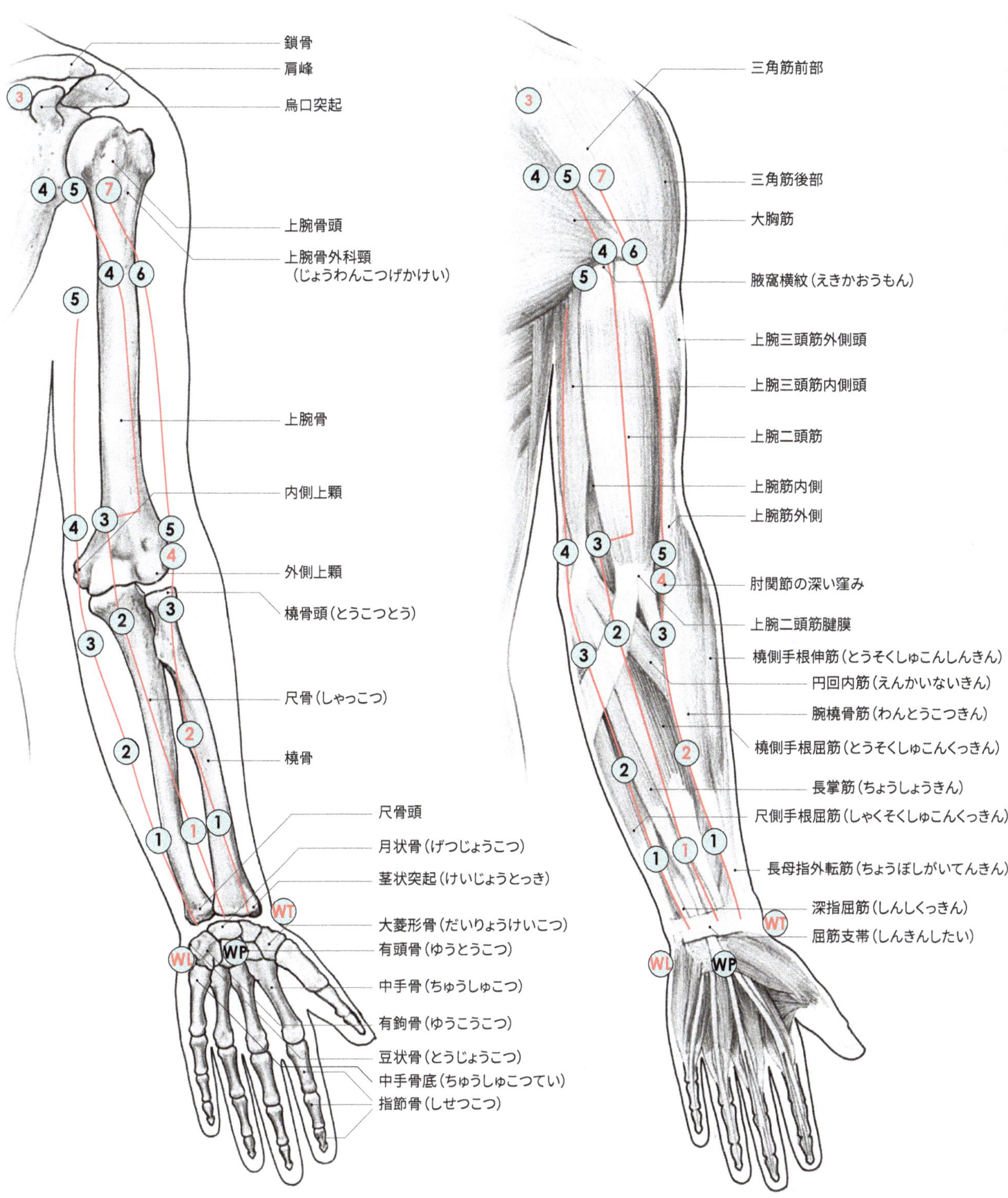

鎖骨
肩峰
烏口突起
上腕骨頭
上腕骨外科頸（じょうわんこつげかけい）
上腕骨
内側上顆
外側上顆
橈骨頭（とうこつとう）
尺骨（しゃっこつ）
橈骨
尺骨頭
月状骨（げつじょうこつ）
茎状突起（けいじょうとっき）
大菱形骨（だいりょうけいこつ）
有頭骨（ゆうとうこつ）
中手骨（ちゅうしゅこつ）
有鉤骨（ゆうこうこつ）
豆状骨（とうじょうこつ）
中手骨底（ちゅうしゅこつてい）
指節骨（しせつこつ）
WT
WL
WP
三角筋前部
三角筋後部
大胸筋
腋窩横紋（えきかおうもん）
上腕三頭筋外側頭
上腕三頭筋内側頭
上腕二頭筋
上腕筋内側
上腕筋外側
肘関節の深い窪み
上腕二頭筋腱膜
橈側手根伸筋（とうそくしゅこんしんきん）
円回内筋（えんかいないきん）
腕橈骨筋（わんとうこつきん）
橈側手根屈筋（とうそくしゅこんくっきん）
長掌筋（ちょうしょうきん）
尺側手根屈筋（しゃくそくしゅこんくっきん）
長母指外転筋（ちょうぼしがいてんきん）
深指屈筋（しんしくっきん）
屈筋支帯（しんきんしたい）

腕内側 のツボ

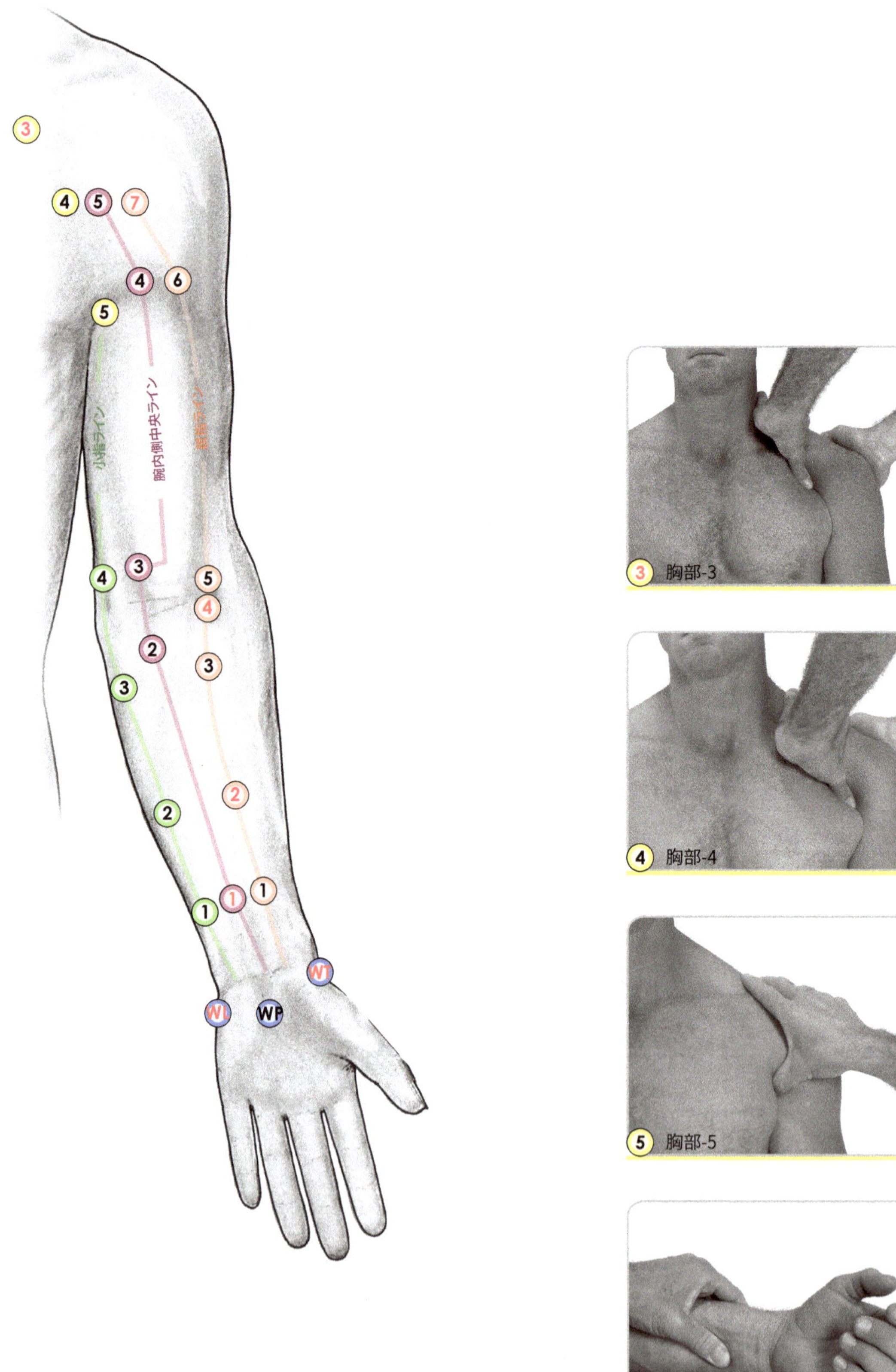

小指ライン
腕内側中央ライン
親指ライン
WT
WL
WP

③ 胸部-3

④ 胸部-4

⑤ 胸部-5

① 小指ライン-1

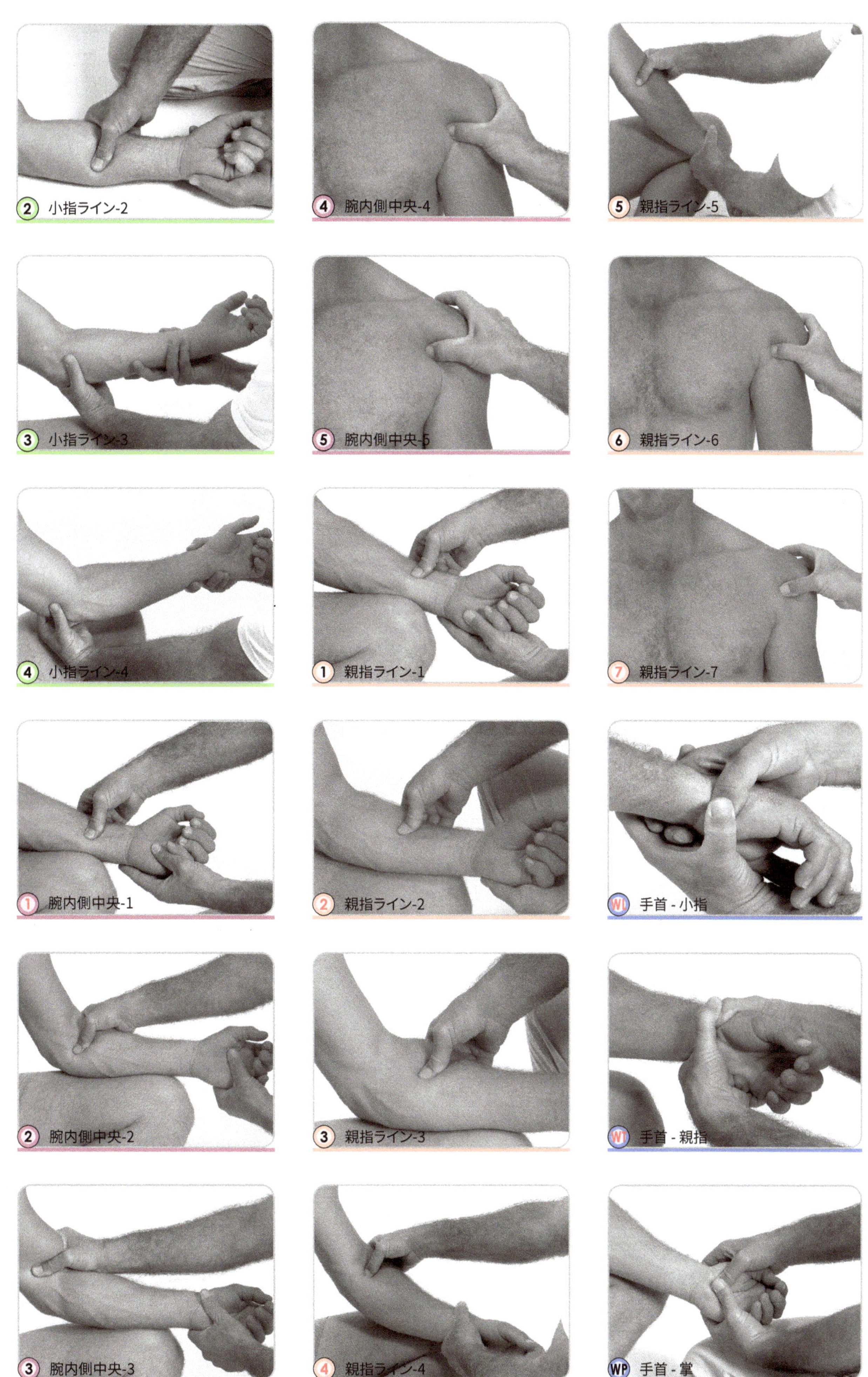
2 小指ライン-2
3 小指ライン-3
4 小指ライン-4
1 腕内側中央-1
2 腕内側中央-2
3 腕内側中央-3
4 腕内側中央-4
5 腕内側中央-5
1 親指ライン-1
2 親指ライン-2
3 親指ライン-3
4 親指ライン-4
5 親指ライン-5
6 親指ライン-6
7 親指ライン-7
WI 手首 - 小指
WT 手首 - 親指
WP 手首 - 掌

腕外側のライン

人差し指ライン

このラインは次の3つのポイントを通る：

1. 人差し指
2. 肘関節の深い窪みから指1本分外側
3. 肩峰の外側角の下

- このラインは人差し指の線上で長母指伸筋と橈骨の遠位端の下方にある総指伸筋との間の手首の甲側の窪みを起点とする。
- 更に短母指伸筋、長母指外転筋、橈側手根伸筋を通り、腕橈骨筋まで繋がる。
- 肘関節の腕橈骨筋から指1本分外側の深い窪みまで達する。
- 上 腕骨の外側を通り、三角筋の外側へ続き肩峰の外側端と繋がる。

中指ライン

このラインは次の4つのポイントを通る：

1. 中指
2. 肘窩外側縁
3. 上腕骨の後外側で肘頭から指3本分上
4. 腕を外転させた際に肩峰の後下方にできる窪み

- このラインは中指の線上で、橈骨の遠位端にある月状骨と尺骨が合わさる箇所で手首の甲側の窪みを起点とする。
- 前腕外側の尺骨と橈骨の間を通り、総指伸筋、橈側手根伸筋の間を通る。
- 肘屈曲した状態での肘窩外側縁で橈骨頭へと続く。
- 更に肘頭から指3本分上で上腕骨の後外側から肩方向へと続く。
- 三角筋の中央と後方の溝へと続き、腕を外転させた際に肩峰の後下方にできる窪みに達する。

薬指ライン

このラインは次の4つのポイントを通る：

1. 薬指
2. 橈骨頭
3. 肘頭の上の窪み
4. 腕内転時の腋窩横紋の上方端

- このラインは薬指の線上で、尺側手根伸筋と小指伸筋の間で尺骨頭のの下側、手首の甲の窪みを起点とする。
- 尺側手根伸筋を通り橈骨頭（頚部）へと続き、肘頭の上の窪みから腕内転時の腋窩横紋の上方端で上腕三頭筋の中心へと達する。

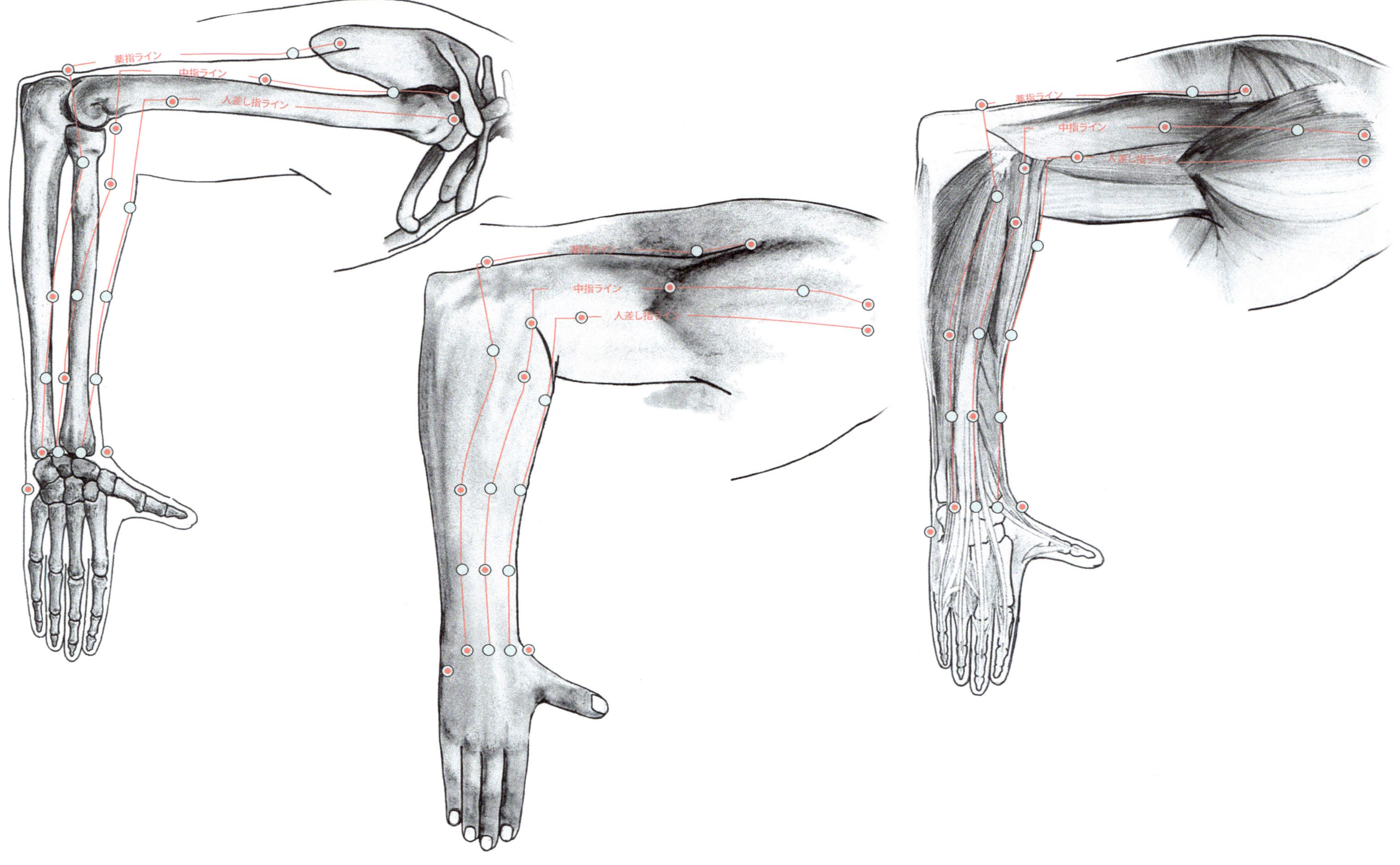
薬指ライン
中指ライン
人差し指ライン
薬指ライン
中指ライン
人差し指ライン
薬指ライン
中指ライン
人差し指ライン

腕外側のライン

腕外側のツボ

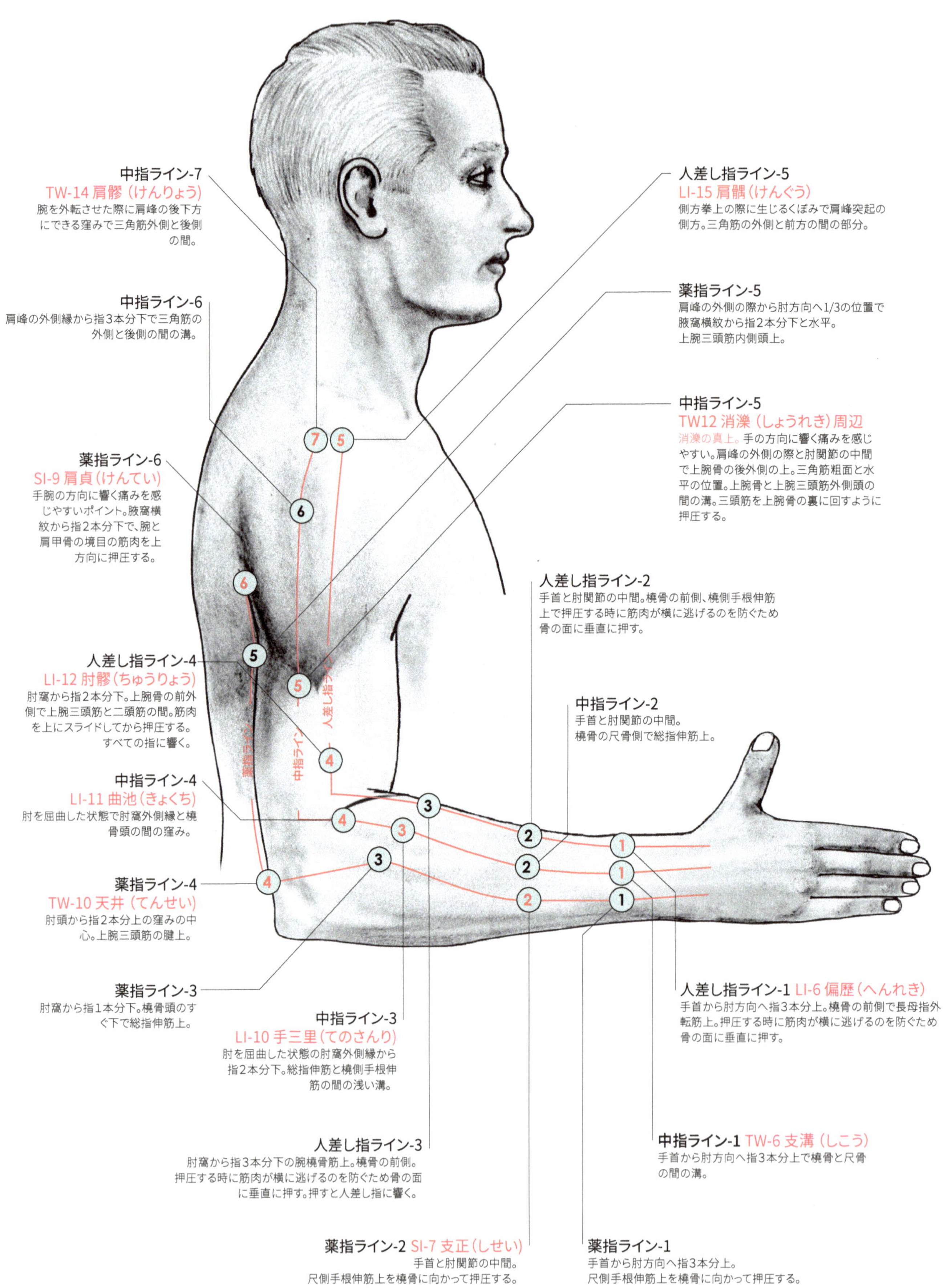

中指ライン-7
TW-14 肩髎（けんりょう）
腕を外転させた際に肩峰の後下方にできる窪みで三角筋外側と後側の間。
中指ライン-6
肩峰の外側縁から指3本分下で三角筋の外側と後側の間の溝。
薬指ライン-6
SI-9 肩貞（けんてい）
手腕の方向に響く痛みを感じやすいポイント。腋窩横紋から指2本分下で、腕と肩甲骨の境目の筋肉を上方向に押圧する。
人差し指ライン-4
LI-12 肘髎（ちゅうりょう）
肘窩から指2本分下。上腕骨の前外側で上腕三頭筋と二頭筋の間。筋肉を上にスライドしてから押圧する。すべての指に響く。
中指ライン-4
LI-11 曲池（きょくち）
肘を屈曲した状態で肘窩外側縁と橈骨頭の間の窪み。
薬指ライン-4
TW-10 天井（てんせい）
肘頭から指2本分上の窪みの中心。上腕三頭筋の腱上。
薬指ライン-3
肘窩から指1本分下。橈骨頭のすぐ下で総指伸筋上。
中指ライン-3
LI-10 手三里（てのさんり）
肘を屈曲した状態の肘窩外側縁から指2本分下。総指伸筋と橈側手根伸筋の間の浅い溝。
人差し指ライン-3
肘窩から指3本分下の腕橈骨筋上。橈骨の前側。押圧する時に筋肉が横に逃げるのを防ぐため骨の面に垂直に押す。押すと人差し指に響く。
薬指ライン-2 SI-7 支正（しせい）
手首と肘関節の中間。
尺側手根伸筋上を橈骨に向かって押圧する。
人差し指ライン-5
LI-15 肩髃（けんぐう）
側方拳上の際に生じるくぼみで肩峰突起の側方。三角筋の外側と前方の間の部分。
薬指ライン-5
肩峰の外側の際から肘方向へ1/3の位置で腋窩横紋から指2本分下と水平。
上腕三頭筋内側頭上。
中指ライン-5
TW12 消濼（しょうれき）周辺
消濼の真上。手の方向に響く痛みを感じやすい。肩峰の外側の際と肘関節の中間で上腕骨の後外側の上。三角筋粗面と水平の位置。上腕骨と上腕三頭筋外側頭の間の溝。三頭筋を上腕骨の裏に回すように押圧する。
人差し指ライン-2
手首と肘関節の中間。橈骨の前側、橈側手根伸筋上で押圧する時に筋肉が横に逃げるのを防ぐため骨の面に垂直に押す。
中指ライン-2
手首と肘関節の中間。
橈骨の尺骨側で総指伸筋上。
人差し指ライン-1 LI-6 偏歴（へんれき）
手首から肘方向へ指3本分上。橈骨の前側で長母指外転筋上。押圧する時に筋肉が横に逃げるのを防ぐため骨の面に垂直に押す。
中指ライン-1 TW-6 支溝（しこう）
手首から肘方向へ指3本分上で橈骨と尺骨の間の溝。
薬指ライン-1
手首から肘方向へ指3本分上。
尺側手根伸筋上を橈骨に向かって押圧する。

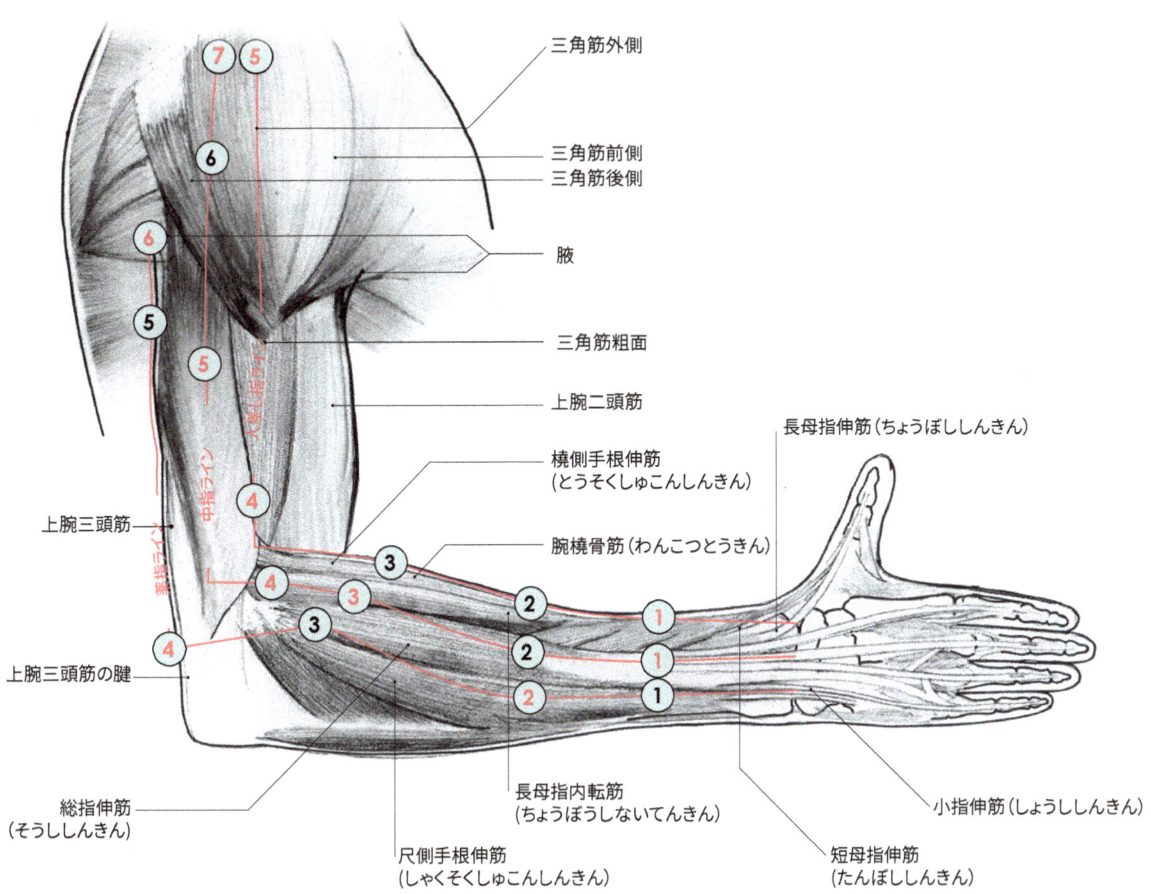
三角筋外側
三角筋前側
三角筋後側
腋
三角筋粗面
上腕二頭筋
長母指伸筋(ちょうぼししんきん)
橈側手根伸筋
(とうそくしゅこんしんきん)
腕橈骨筋(わんこつとうきん)
上腕三頭筋
上腕三頭筋の腱
総指伸筋
(そうししんきん)
長母指内転筋
(ちょうぼうしないてんきん)
尺側手根伸筋
(しゃくそくしゅこんしんきん)
短母指伸筋
(たんぼししんきん)
小指伸筋(しょうししんきん)
人差し指ライン
中指ライン
薬指ライン

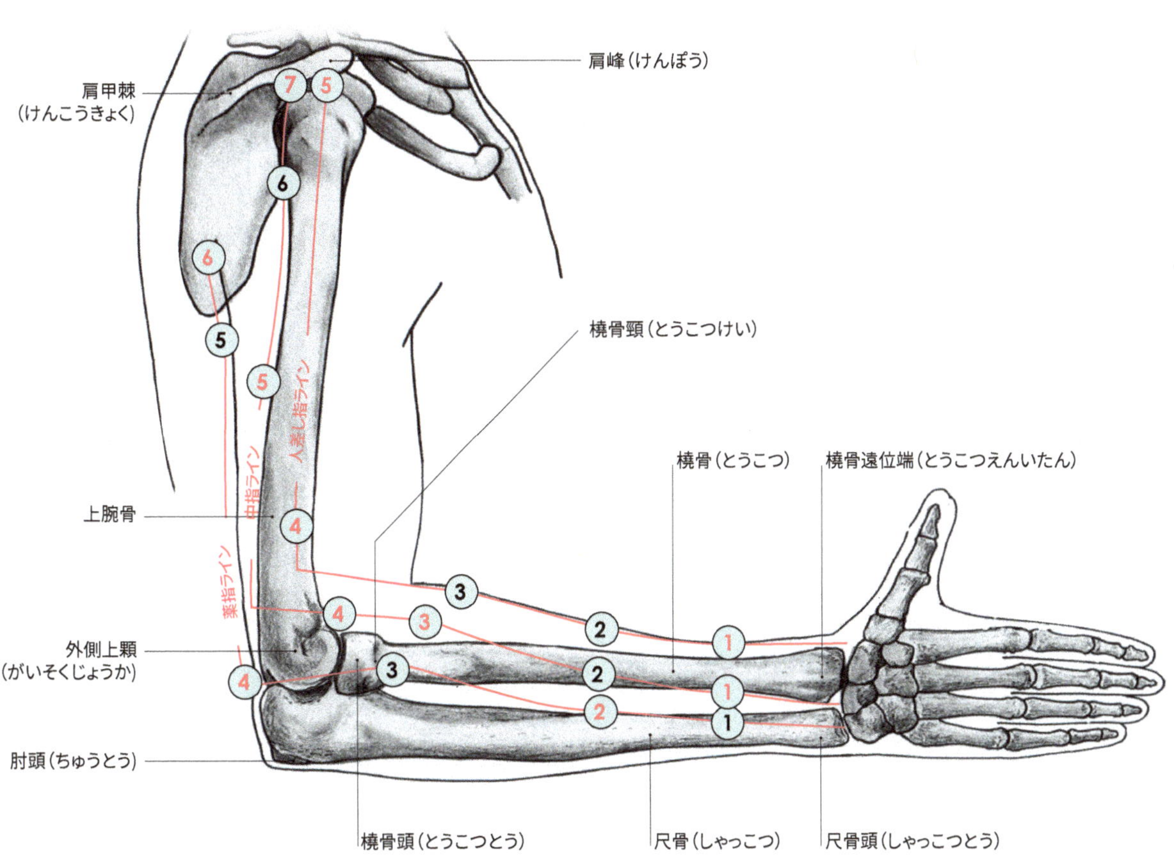
肩峰(けんぽう)
肩甲棘
(けんこうきょく)
橈骨頸(とうこつけい)
人差し指ライン
中指ライン
薬指ライン
橈骨(とうこつ)
橈骨遠位端(とうこつえんいたん)
上腕骨
外側上顆
(がいそくじょうか)
肘頭(ちゅうとう)
橈骨頭(とうこつとう)
尺骨(しゃっこつ)
尺骨頭(しゃっこつとう)

腕外側 のツボ

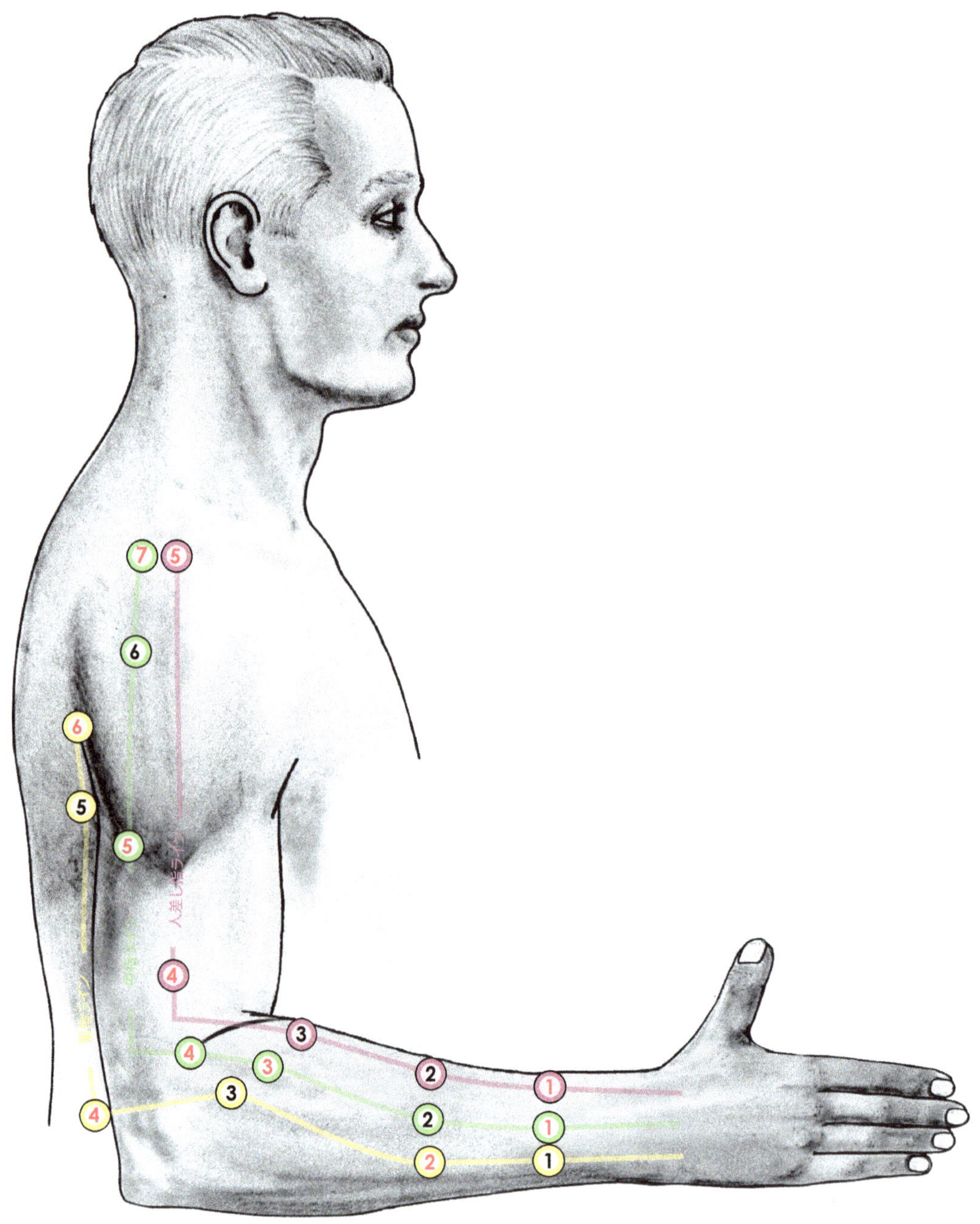
人差し指ライン
薬指ライン

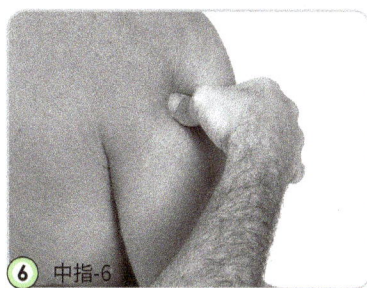

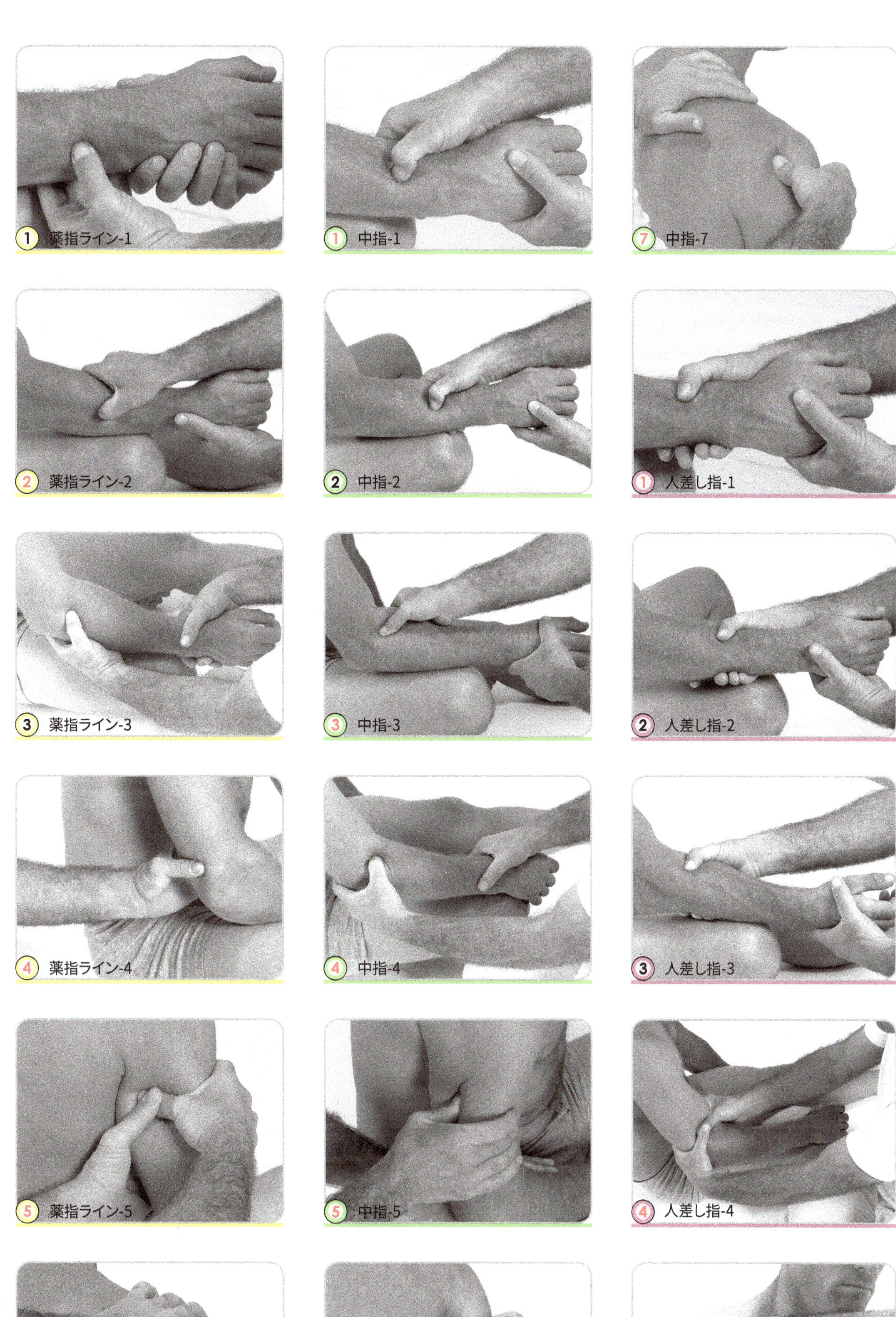

1 薬指ライン-1
2 薬指ライン-2
3 薬指ライン-3
4 薬指ライン-4
5 薬指ライン-5
6 薬指ライン-6

1 中指-1
2 中指-2
3 中指-3
4 中指-4
5 中指-5
6 中指-6
7 中指-7

1 人差し指-1
2 人差し指-2
3 人差し指-3
4 人差し指-4
5 人差し指-5

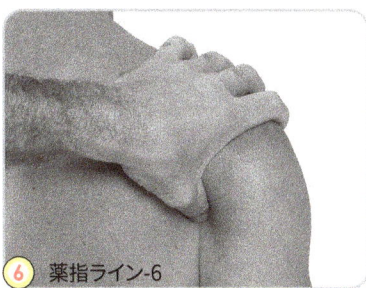

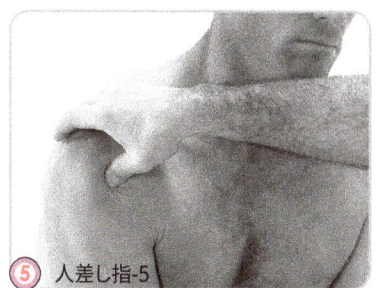

手首と指 のツボ

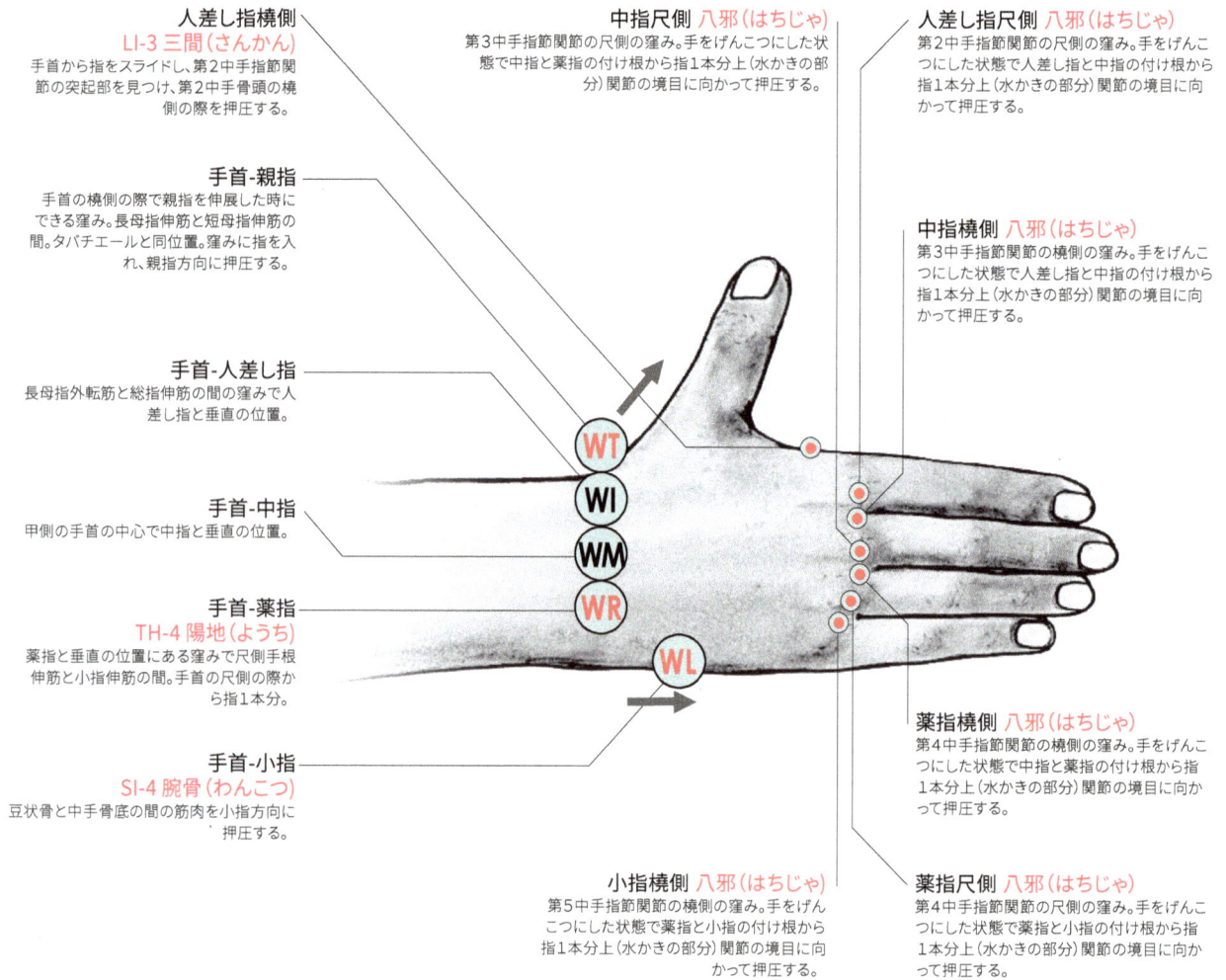

人差し指橈側
LI-3 三間（さんかん）
手首から指をスライドし、第2中手指節関節の突起部を見つけ、第2中手骨頭の橈側の際を押圧する。

手首-親指
手首の橈側の際で親指を伸展した時にできる窪み。長母指伸筋と短母指伸筋の間。タバチエールと同位置。窪みに指を入れ、親指方向に押圧する。

手首-人差し指
長母指外転筋と総指伸筋の間の窪みで人差し指と垂直の位置。

手首-中指
甲側の手首の中心で中指と垂直の位置。

手首-薬指
TH-4 陽地（ようち）
薬指と垂直の位置にある窪みで尺側手根伸筋と小指伸筋の間。手首の尺側の際から指1本分。

手首-小指
SI-4 腕骨（わんこつ）
豆状骨と中手骨底の間の筋肉を小指方向に押圧する。

中指尺側 八邪（はちじゃ）
第3中手指節関節の尺側の窪み。手をげんこつにした状態で中指と薬指の付け根から指1本分上（水かきの部分）関節の境目に向かって押圧する。

小指橈側 八邪（はちじゃ）
第5中手指節関節の橈側の窪み。手をげんこつにした状態で薬指と小指の付け根から指1本分上（水かきの部分）関節の境目に向かって押圧する。

人差し指尺側 八邪（はちじゃ）
第2中手指節関節の尺側の窪み。手をげんこつにした状態で人差し指と中指の付け根から指1本分上（水かきの部分）関節の境目に向かって押圧する。

中指橈側 八邪（はちじゃ）
第3中手指節関節の橈側の窪み。手をげんこつにした状態で人差し指と中指の付け根から指1本分上（水かきの部分）関節の境目に向かって押圧する。

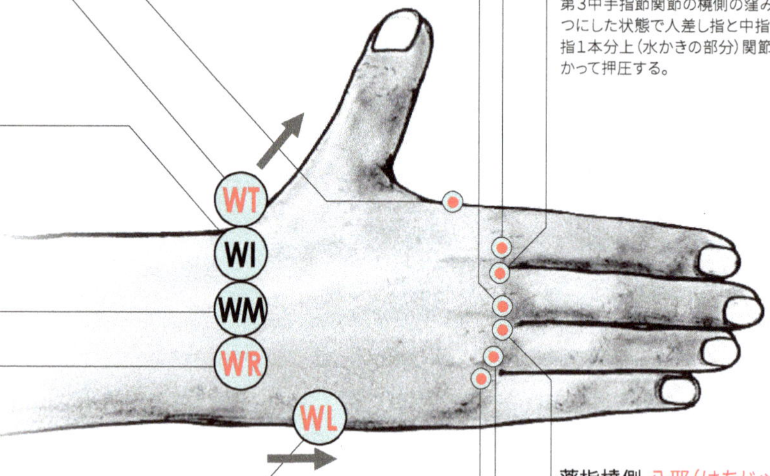

薬指橈側 八邪（はちじゃ）
第4中手指節関節の橈側の窪み。手をげんこつにした状態で中指と薬指の付け根から指1本分上（水かきの部分）関節の境目に向かって押圧する。

薬指尺側 八邪（はちじゃ）
第4中手指節関節の尺側の窪み。手をげんこつにした状態で薬指と小指の付け根から指1本分上（水かきの部分）関節の境目に向かって押圧する。

WT
WI
WM
WR
WL

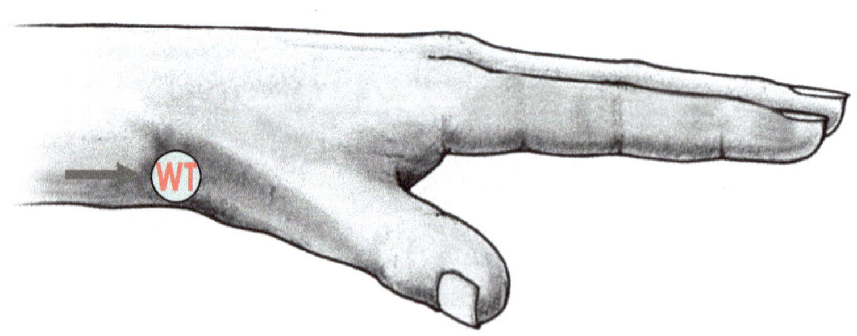
WT

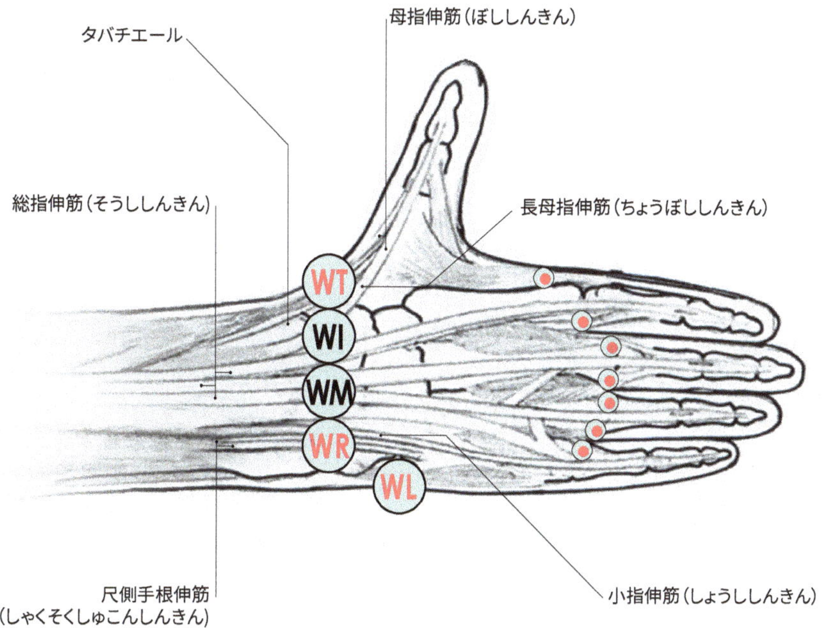
母指伸筋(ぼししんきん)
タバチエール
総指伸筋(そうししんきん)
長母指伸筋(ちょうぼししんきん)
WT
WI
WM
WR
WL
尺側手根伸筋
(しゃくそくしゅこんしんきん)
小指伸筋(しょうししんきん)

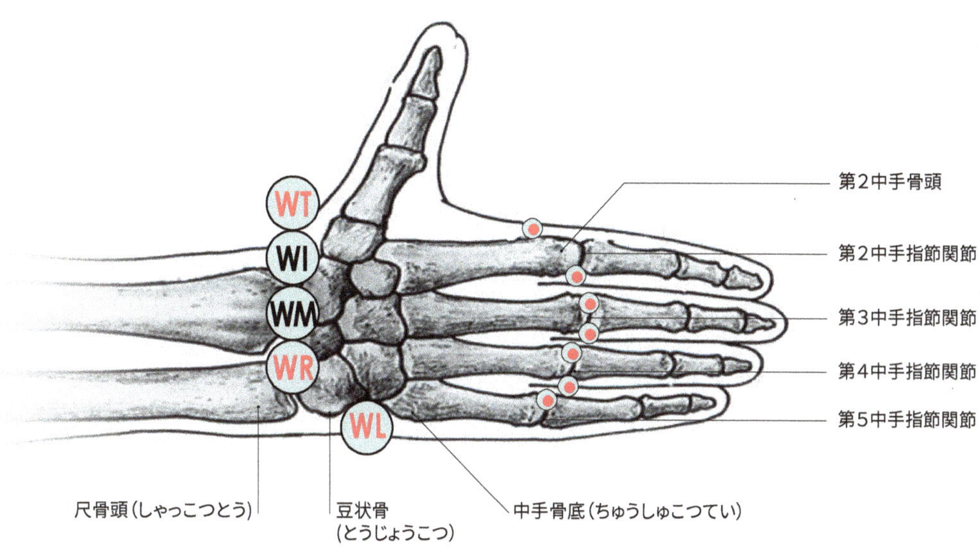
第2中手骨頭
第2中手指節関節
第3中手指節関節
第4中手指節関節
第5中手指節関節
WT
WI
WM
WR
WL
尺骨頭(しゃっこつとう)
豆状骨
(とうじょうこつ)
中手骨底(ちゅうしゅこつてい)

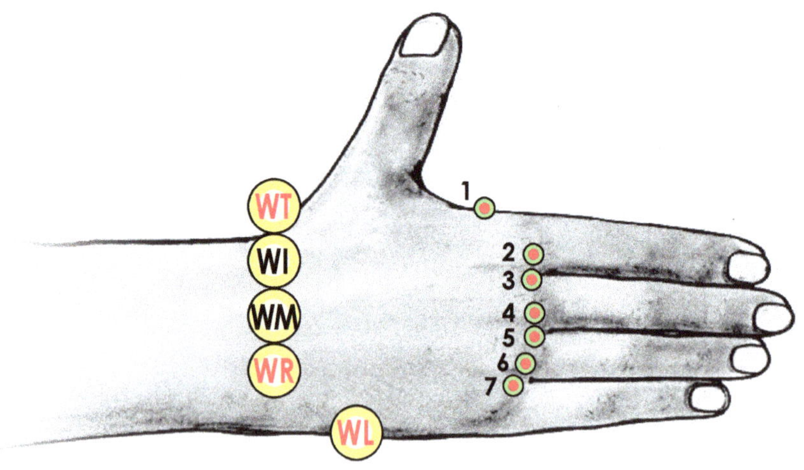
WT
WI
WM
WR
WL
1
2
3
4
5
6
7

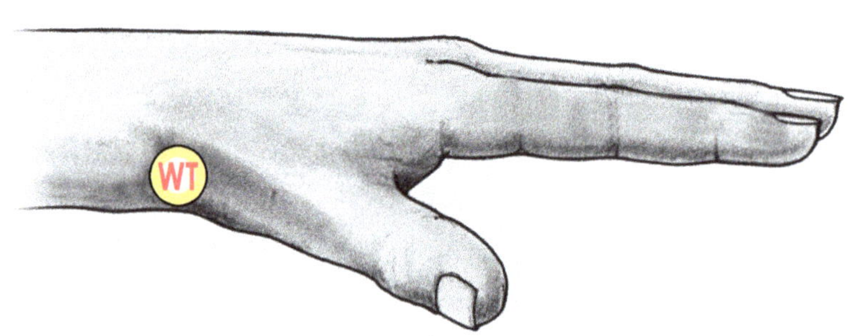
WT

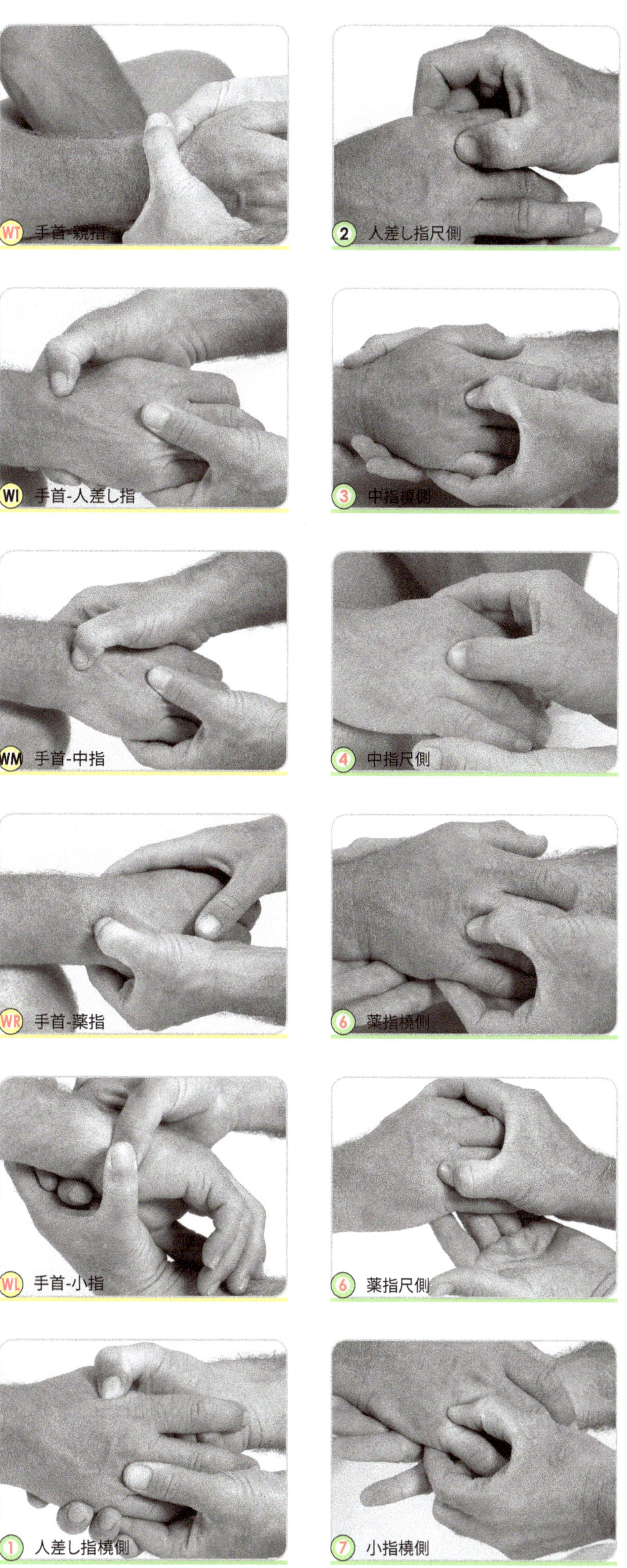
WT 手首-親指
2 人差し指尺側
WI 手首-人差し指
3 中指橈側
WM 手首-中指
4 中指尺側
WR 手首-薬指
6 薬指橈側
WL 手首-小指
6 薬指尺側
1 人差し指橈側
7 小指橈側

体の背面

背面 ライン

背面ライン1

このラインは次の2つのポイントを通る:

1. 頭蓋底の環椎の上で指半分正中線から外側
2. 第5腰椎の棘突起から指半分外側

- 頭蓋底で後頭骨、環椎の上を起点とする。
- 頚椎の正中線から指半分外側で椎弓板の溝の間に入る。
- 第6頚椎の棘突起から指半分外側を通り、胸椎、腰椎へと続く。
- このラインは棘突起と傍脊柱筋群の間の溝を通る。
- 第5腰椎の椎骨と脊髄筋肉の間の溝が仙骨に繋がる場所繋がる。

背面ライン2

このラインは次の5つのポイントを通る:

1. 頭蓋底の環椎の上で指1.5本分正中線から外側
2. 第7頚椎の棘突起から指1.5本分外側
3. 第7胸椎の棘突起から指2本分外側
4. 第1腰椎の棘突起から指2.5本分外側
5. 第5腰椎の棘突起から指1本分外側

- 頭蓋底の環椎の上で指半分正中線から外側、僧帽筋と胸鎖乳突筋の間の窪みを起点とする。
- 頚部の僧帽筋の最上部、正中線より指1. 5本分外側で、正中線と背面ライン3の中間の僧帽筋と胸鎖乳突筋の間の窪みを通っていく。
- 上背の第2胸椎の棘突起から指1. 5本分外側を通り、
- 第7胸椎の棘突起から指2本分外側で脊髄筋肉の最上部へと続く。
- 更に第3腰椎の棘突起から指2.5本分外側を通り、第5腰椎の棘突起から指1本分外側の仙骨の手前まで繋がる。

背面ライン3

縦ラインは次の5つのポイントを通る:

1. 頭蓋底の環椎の上で僧帽筋と胸鎖乳突筋の間の窪み
2. 第7頚椎の棘突起から指2.5本分外側
3. 第7胸椎の棘突起から指3.5本分外側
4. 第3腰椎の棘突起から指4.5本分外側
5. 第3腰椎と第4腰椎の2分の1の位置から指2.5本分外側

- 縦ラインは頭蓋底の下側で僧帽筋と胸鎖乳突筋の間の窪みが起点である。
- 頚部の僧帽筋と胸鎖乳突筋の間の窪みで正中線から指3-4本分外側、横ラインが僧帽筋の上辺に沿って肩峰の内側角に繋がる箇所を通る。
- 第1胸椎の棘突起から指2.5本分外側を通り、肩甲骨内側角と棘突起の中間を経て第7胸椎の棘突起から指3.5本分外側へと続く。
- 更に第3腰椎の棘突起から指4.5本分外側で腸骨のすぐ上へと繋がる。
- そしてラインは少し内側に向かい、第3腰椎と第4腰椎の間から指2.5本分外側に浅い窪みへと繋がる。

横ラインは次の2つのポイントを通る:

1. 僧帽筋の肩へと続く曲線部分
2. 肩峰内側角

- 横ラインは僧帽筋の上辺に沿って肩まで繋がる。

背面ライン

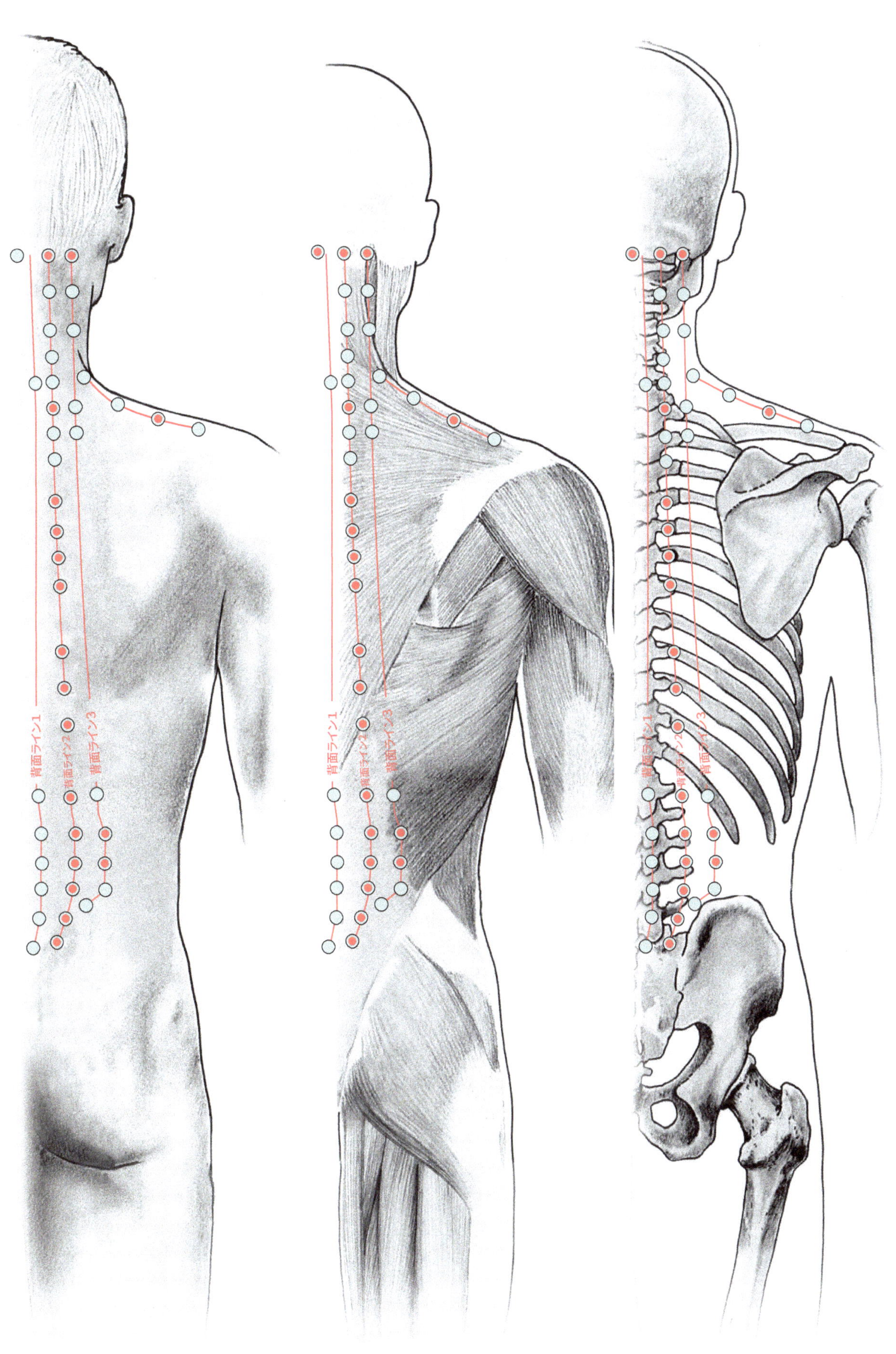
背面ライン1
背面ライン2
背面ライン3
背面ライン1
背面ライン2
背面ライン3
背面ライン1
背面ライン2
背面ライン3

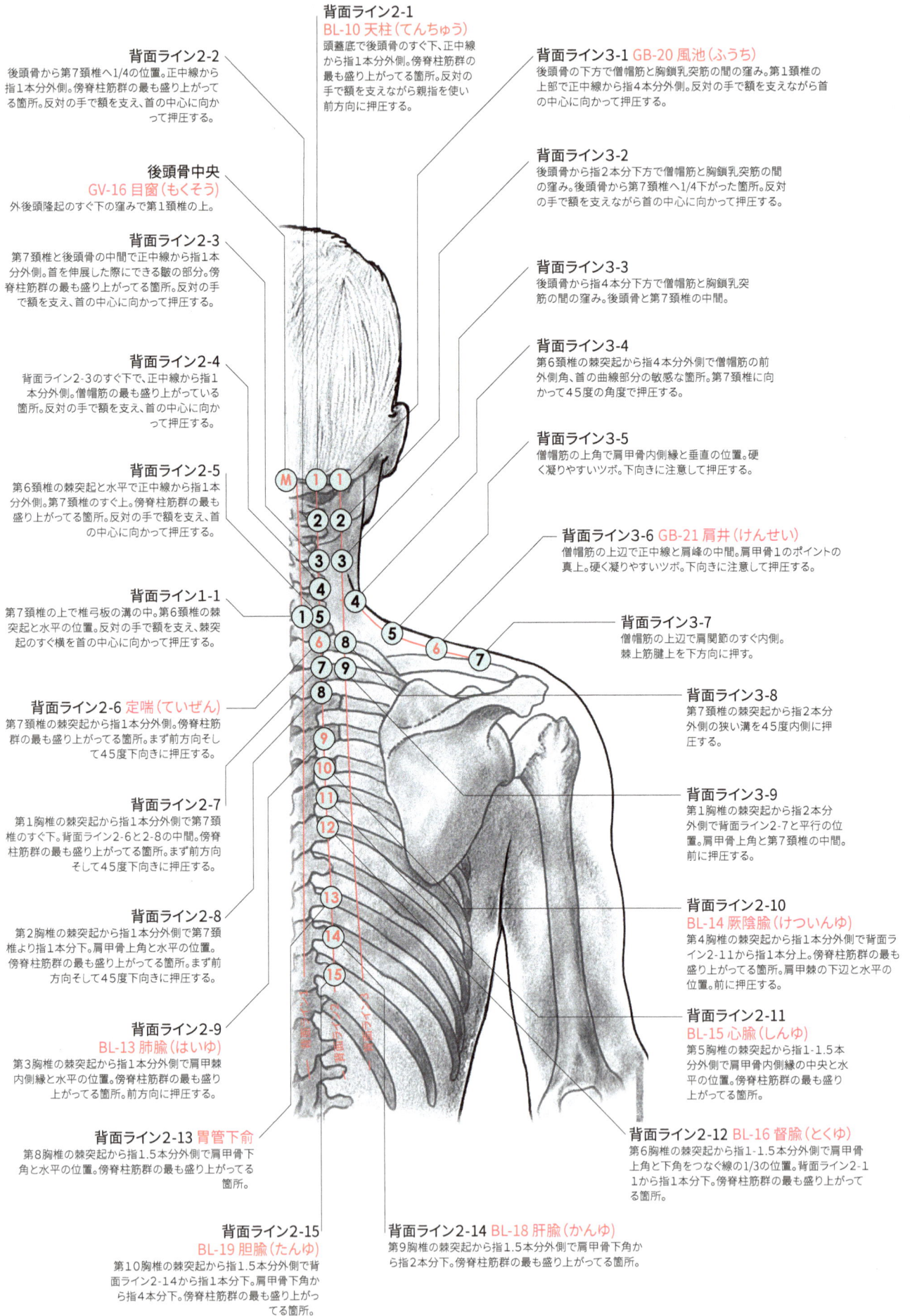

首・上背 のツボ

背面ライン2-1
BL-10 天柱（てんちゅう）
頭蓋底で後頭骨のすぐ下、正中線から指1本分外側。傍脊柱筋群の最も盛り上がってる箇所。反対の手で額を支えながら親指を使い前方向に押圧する。

背面ライン2-2
後頭骨から第7頸椎へ1/4の位置。正中線から指1本分外側。傍脊柱筋群の最も盛り上がってる箇所。反対の手で額を支え、首の中心に向かって押圧する。

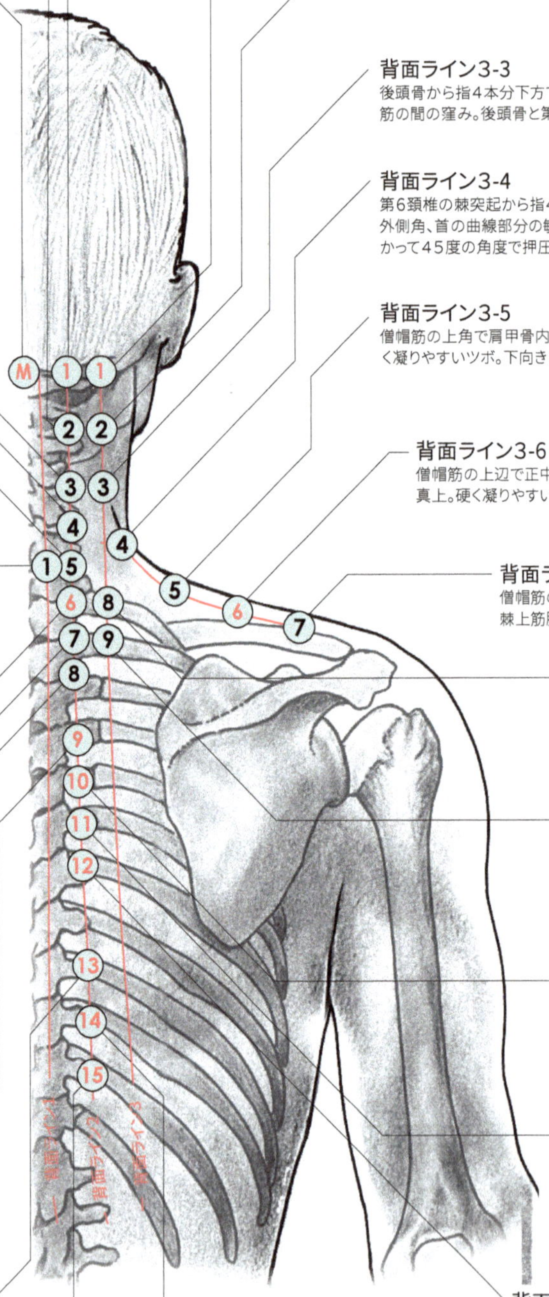

背面ライン3-1 GB-20 風池（ふうち）
後頭骨の下方で僧帽筋と胸鎖乳突筋の間の窪み。第1頸椎の上部で正中線から指4本分外側。反対の手で額を支えながら首の中心に向かって押圧する。

後頭骨中央
GV-16 目窗（もくそう）
外後頭隆起のすぐ下の窪みで第1頸椎の上。

背面ライン3-2
後頭骨から指2本分下方で僧帽筋と胸鎖乳突筋の間の窪み。後頭骨から第7頸椎へ1/4下がった箇所。反対の手で額を支えながら首の中心に向かって押圧する。

背面ライン2-3
第7頸椎と後頭骨の中間で正中線から指1本分外側。首を伸展した際にできる皺の部分。傍脊柱筋群の最も盛り上がってる箇所。反対の手で額を支え、首の中心に向かって押圧する。

背面ライン3-3
後頭骨から指4本分下方で僧帽筋と胸鎖乳突筋の間の窪み。後頭骨と第7頸椎の中間。

背面ライン2-4
背面ライン2-3のすぐ下で、正中線から指1本分外側。僧帽筋の最も盛り上がっている箇所。反対の手で額を支え、首の中心に向かって押圧する。

背面ライン3-4
第6頸椎の棘突起から指4本分外側で僧帽筋の前外側角、首の曲線部分の敏感な箇所。第7頸椎に向かって45度の角度で押圧する。

背面ライン3-5
僧帽筋の上角で肩甲骨内側縁と垂直の位置。硬く凝りやすいツボ。下向きに注意して押圧する。

背面ライン2-5
第6頸椎の棘突起と水平で正中線から指1本分外側。第7頸椎のすぐ上。傍脊柱筋群の最も盛り上がってる箇所。反対の手で額を支え、首の中心に向かって押圧する。

背面ライン3-6 GB-21 肩井（けんせい）
僧帽筋の上辺で正中線と肩峰の中間。肩甲骨1のポイントの真上。硬く凝りやすいツボ。下向きに注意して押圧する。

背面ライン1-1
第7頸椎の上で椎弓板の溝の中。第6頸椎の棘突起と水平の位置。反対の手で額を支え、棘突起のすぐ横を首の中心に向かって押圧する。

背面ライン3-7
僧帽筋の上辺で肩関節のすぐ内側。棘上筋腱上を下方向に押す。

背面ライン2-6 定喘（ていぜん）
第7頸椎の棘突起から指1本分外側。傍脊柱筋群の最も盛り上がってる箇所。まず前方向そして45度下向きに押圧する。

背面ライン3-8
第7頸椎の棘突起から指2本分外側の狭い溝を45度内側に押圧する。

背面ライン2-7
第1胸椎の棘突起から指1本分外側で第7頸椎のすぐ下。背面ライン2-6と2-8の中間。傍脊柱筋群の最も盛り上がってる箇所。まず前方向そして45度下向きに押圧する。

背面ライン3-9
第1胸椎の棘突起から指2本分外側で背面ライン2-7と平行の位置。肩甲骨上角と第7頸椎の中間。前に押圧する。

背面ライン2-8
第2胸椎の棘突起から指1本分外側で第7頸椎より指1本分下。肩甲骨上角と水平の位置。傍脊柱筋群の最も盛り上がってる箇所。まず前方向そして45度下向きに押圧する。

背面ライン2-10
BL-14 厥陰兪（けついんゆ）
第4胸椎の棘突起から指1本分外側で背面ライン2-11から指1本分上。傍脊柱筋群の最も盛り上がってる箇所。肩甲棘の下辺と水平の位置。前に押圧する。

背面ライン2-9
BL-13 肺兪（はいゆ）
第3胸椎の棘突起から指1本分外側で肩甲棘内側縁と水平の位置。傍脊柱筋群の最も盛り上がってる箇所。前方向に押圧する。

背面ライン2-11
BL-15 心兪（しんゆ）
第5胸椎の棘突起から指1-1.5本分外側で肩甲骨内側縁の中央と水平の位置。傍脊柱筋群の最も盛り上がってる箇所。

背面ライン2-13 胃管下俞
第8胸椎の棘突起から指1.5本分外側で肩甲骨下角と水平の位置。傍脊柱筋群の最も盛り上がってる箇所。

背面ライン2-12 BL-16 督兪（とくゆ）
第6胸椎の棘突起から指1-1.5本分外側で肩甲骨上角と下角をつなぐ線の1/3の位置。背面ライン2-11から指1本分下。傍脊柱筋群の最も盛り上がってる箇所。

背面ライン2-15
BL-19 胆兪（たんゆ）
第10胸椎の棘突起から指1.5本分外側で背面ライン2-14から指1本分下。肩甲骨下角から指4本分下。傍脊柱筋群の最も盛り上がってる箇所。

背面ライン2-14 BL-18 肝兪（かんゆ）
第9胸椎の棘突起から指1.5本分外側で肩甲骨下角から指2本分下。傍脊柱筋群の最も盛り上がってる箇所。

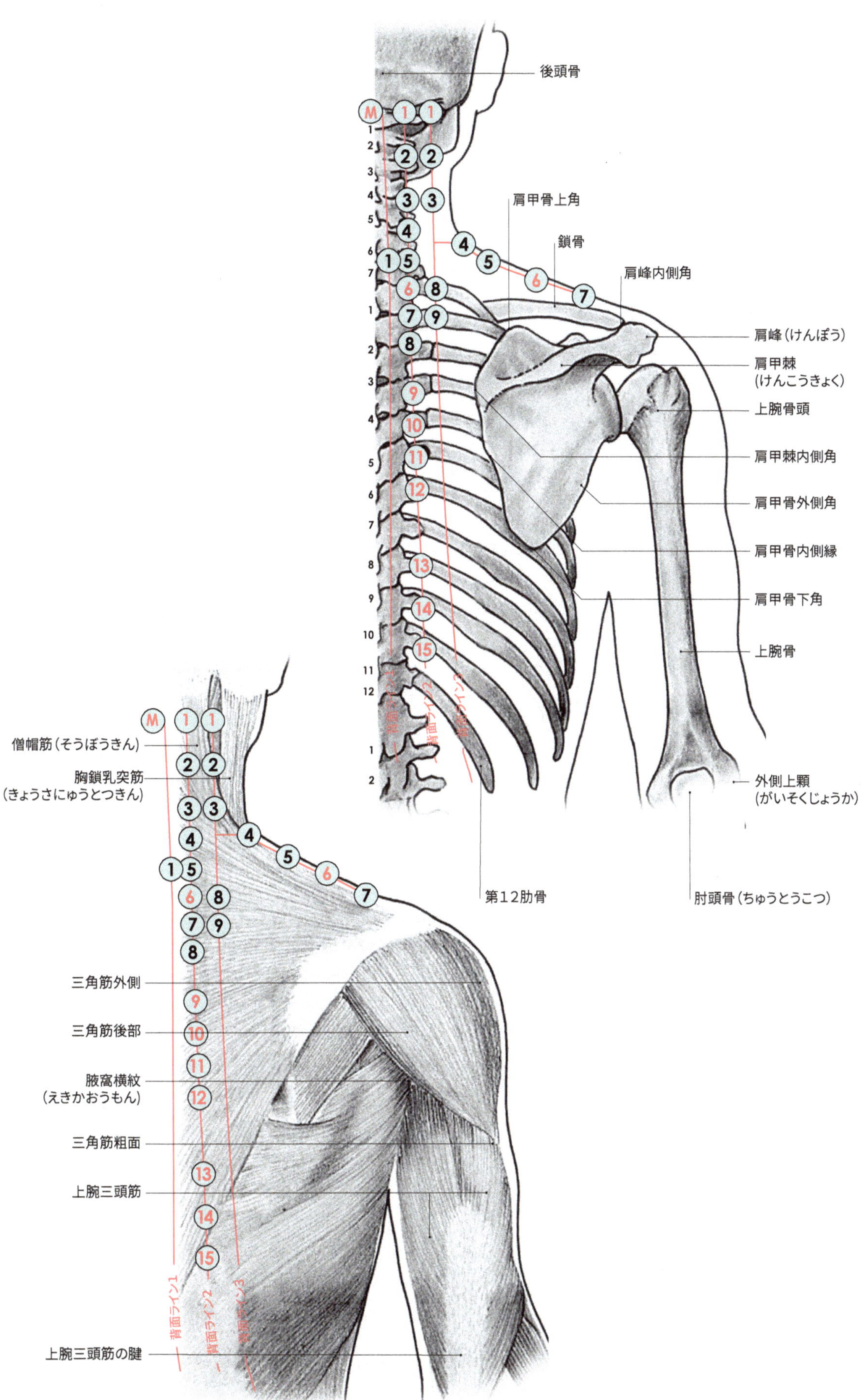
後頭骨
肩甲骨上角
鎖骨
肩峰内側角
肩峰（けんぽう）
肩甲棘
（けんこうきょく）
上腕骨頭
肩甲棘内側角
肩甲骨外側角
肩甲骨内側縁
肩甲骨下角
上腕骨
外側上顆
（がいそくじょうか）
第12肋骨
肘頭骨（ちゅうとうこつ）
僧帽筋（そうぼうきん）
胸鎖乳突筋
（きょうさにゅうとつきん）
三角筋外側
三角筋後部
腋窩横紋
（えきかおうもん）
三角筋粗面
上腕三頭筋
上腕三頭筋の腱
背面ライン1
背面ライン2
背面ライン3

首・上背 のツボ

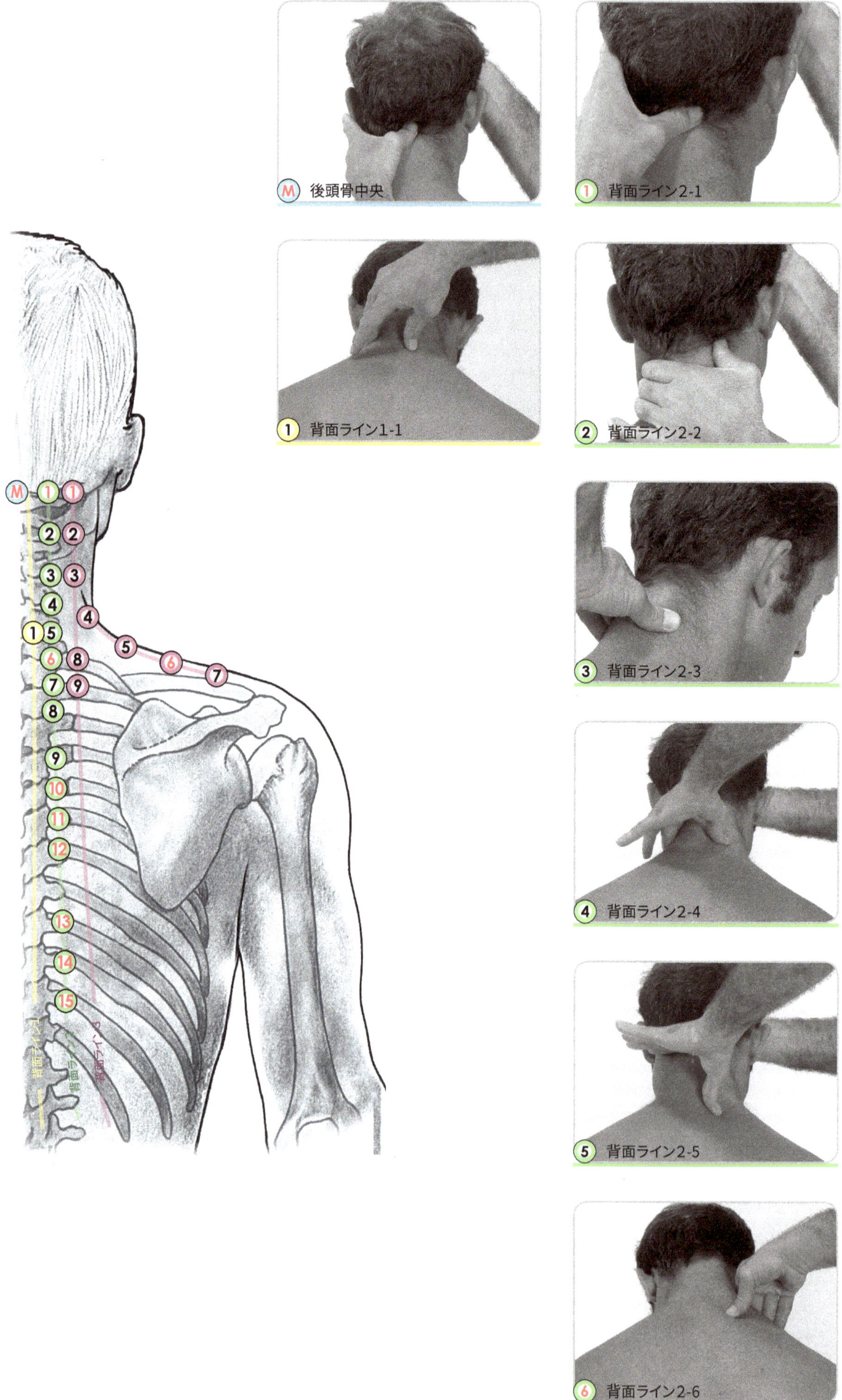
M 後頭骨中央
1 背面ライン2-1
1 背面ライン1-1
2 背面ライン2-2
3 背面ライン2-3
4 背面ライン2-4
5 背面ライン2-5
6 背面ライン2-6

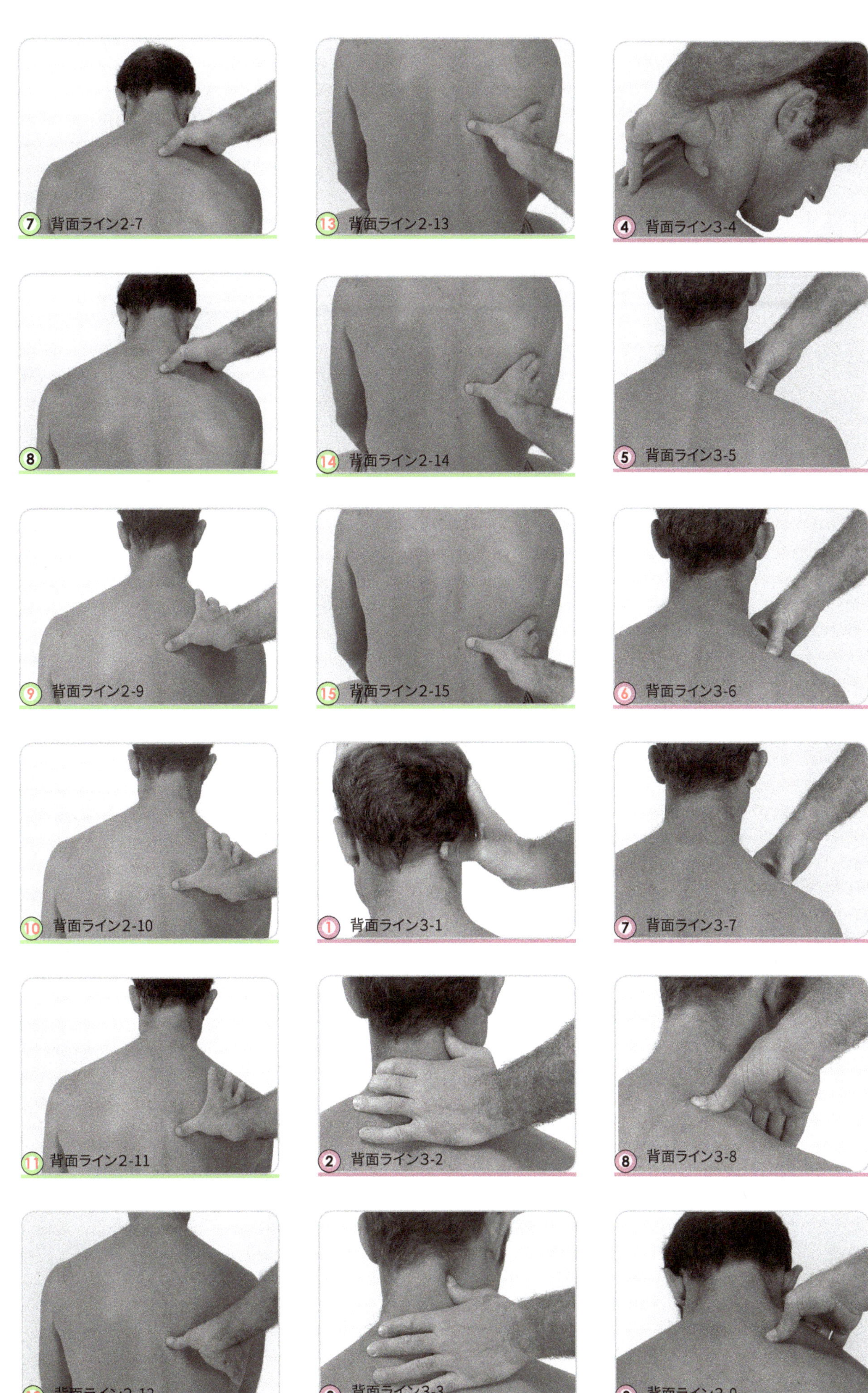
7 背面ライン2-7
13 背面ライン2-13
4 背面ライン3-4
8
14 背面ライン2-14
5 背面ライン3-5
9 背面ライン2-9
15 背面ライン2-15
6 背面ライン3-6
10 背面ライン2-10
1 背面ライン3-1
7 背面ライン3-7
11 背面ライン2-11
2 背面ライン3-2
8 背面ライン3-8
12 背面ライン2-12
3 背面ライン3-3
9 背面ライン3-9

肩甲骨と腕後面 のツボ

肩甲骨ライン

このラインは次の8つのポイントを通る：

1. 肩甲棘の中央上部
2. 肩甲棘上部の内側端のすぐ外側
3. 肩甲骨上角
4. 肩甲骨下角
5. 肩甲棘外側端の下で腋窩横紋の真上
6. 肩甲棘下部で内側縁のすぐ外側
7. 肩甲骨下角の上
8. 肩甲骨の中心

- このラインは肩甲棘の中央上部の窪みを起点とする。
- 正中線に向かい肩甲棘内側縁へと続く。
- 次に上向きに肩甲骨上角に向かう。
- 次に下向きに肩甲骨内側縁に沿って、肩甲骨下角に向かう。
- 再度上向きに肩甲骨外側縁に沿って腋窩横紋後端の内側通り、肩甲棘下縁（肩甲骨13）へと繋がる。
- そして再び正中線に向かって肩甲棘下縁に沿って肩甲骨内側縁から指1本分外側へ進む。（肩甲骨14）
- 下角の上部の窪みへ"V"字の角度で繋がる。（肩甲骨16）
- 再度上向きに進み、肩甲骨中心へ繋がる。（肩甲骨17）

中指ライン

このラインは次の4つのポイントを通る：

1. 中指
2. 橈側の外側上顆（橈骨頭）
3. 上腕骨の後外側で肘頭から指3本分上
4. 腕を外転させた際に肩峰の後下方にできる窪み

- このラインは中指の線上で、橈骨の遠位端にある月状骨と尺骨が合わさる箇所で手首の甲側の窪みを起点とする。
- 前腕外側の尺骨と橈骨の間を通り、総指伸筋、橈側手根伸筋の間を通る。
- 肘屈曲した状態での肘窩外側縁で橈骨頭へと続く。
- 更に肘頭から指3本分上で上腕骨の後外側から肩方向へと続く。
- 三角筋の中央と後方の溝へと続き、腕を外転させた際に肩峰の後下方にできる窪みに達する。

薬指ライン

このラインは次の4つのポイントを通る：

1. 薬指
2. 橈骨頭
3. 肘頭の上の窪み
4. 腕内転時の腋窩横紋の上方端

- このラインは薬指の線上で、尺側手根伸筋と小指伸筋の間で尺骨頭のの下側、手首の甲の窪みを起点とする。
- 尺側手根伸筋を通り橈骨頭（頚部）へと続き、肘頭の上の窪みから腕内転時の腋窩横紋の上方端で上腕三頭筋の中心へと達する。

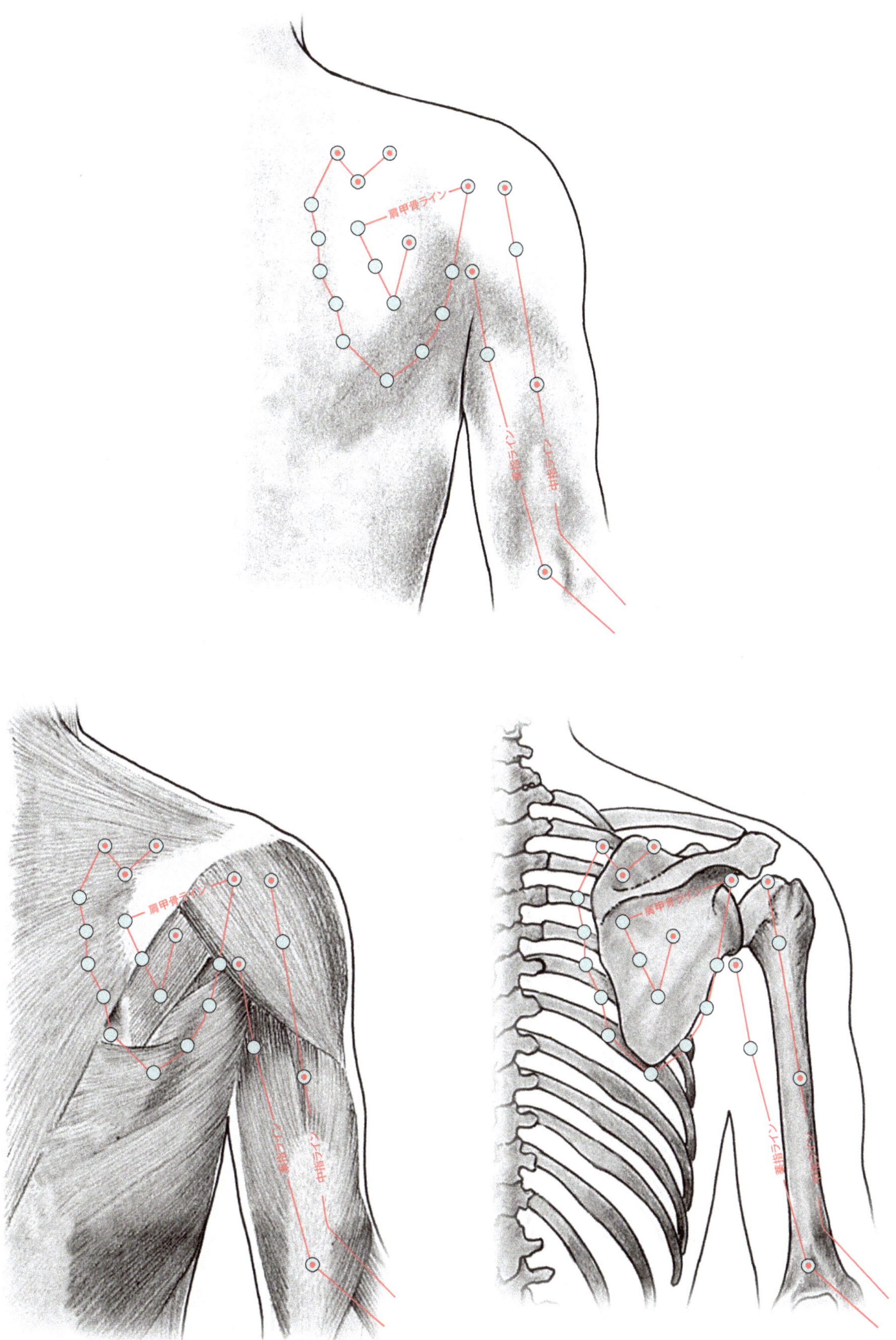
肩甲骨ライン
薬指ライン
中指ライン
肩甲骨ライン
薬指ライン
中指ライン
肩甲骨ライン
薬指ライン
中指ライン

肩甲骨と腕後面 のツボ

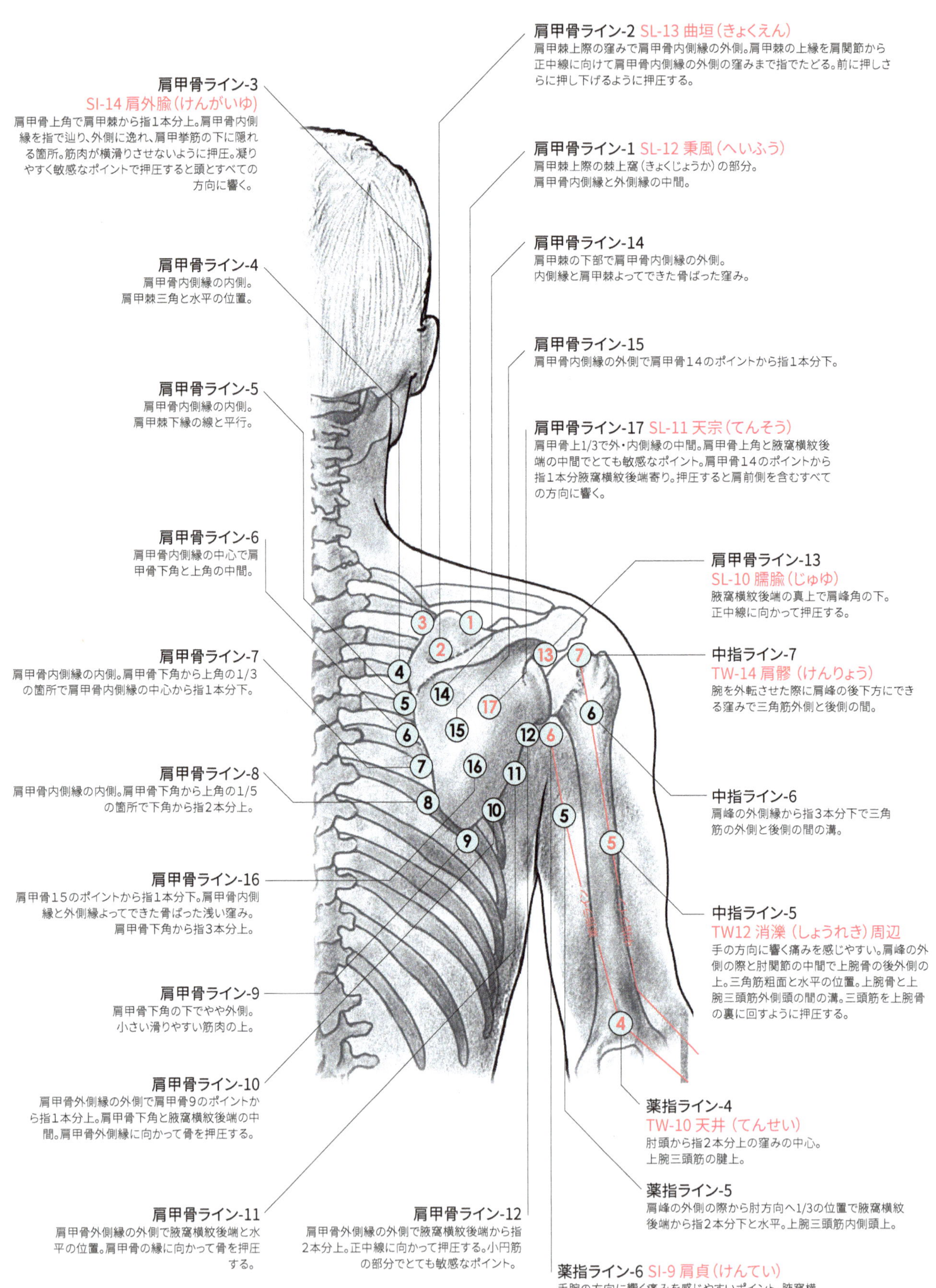

肩甲骨ライン-2 SL-13 曲垣（きょくえん）
肩甲棘上際の窪みで肩甲骨内側縁の外側。肩甲棘の上縁を肩関節から正中線に向けて肩甲骨内側縁の外側の窪みまで指でたどる。前に押しさらに押し下げるように押圧する。

肩甲骨ライン-3
SI-14 肩外兪（けんがいゆ）
肩甲骨上角で肩甲棘から指1本分上。肩甲骨内側縁を指で辿り、外側に逸れ、肩甲挙筋の下に隠れる箇所。筋肉が横滑りさせないように押圧。凝りやすく敏感なポイントで押圧すると頭とすべての方向に響く。

肩甲骨ライン-1 SL-12 秉風（へいふう）
肩甲棘上際の棘上窩（きょくじょうか）の部分。
肩甲骨内側縁と外側縁の中間。

肩甲骨ライン-14
肩甲棘の下部で肩甲骨内側縁の外側。
内側縁と肩甲棘よってできた骨ばった窪み。

肩甲骨ライン-4
肩甲骨内側縁の内側。
肩甲棘三角と水平の位置。

肩甲骨ライン-15
肩甲骨内側縁の外側で肩甲骨14のポイントから指1本分下。

肩甲骨ライン-5
肩甲骨内側縁の内側。
肩甲棘下縁の線と平行。

肩甲骨ライン-17 SL-11 天宗（てんそう）
肩甲骨上1/3で外・内側縁の中間。肩甲骨上角と腋窩横紋後端の中間でとても敏感なポイント。肩甲骨14のポイントから指1本分腋窩横紋後端寄り。押圧すると肩前側を含むすべての方向に響く。

肩甲骨ライン-6
肩甲骨内側縁の中心で肩甲骨下角と上角の中間。

肩甲骨ライン-13
SL-10 臑兪（じゅゆ）
腋窩横紋後端の真上で肩峰角の下。
正中線に向かって押圧する。

肩甲骨ライン-7
肩甲骨内側縁の内側。肩甲骨下角から上角の1/3の箇所で肩甲骨内側縁の中心から指1本分下。

中指ライン-7
TW-14 肩髎（けんりょう）
腕を外転させた際に肩峰の後下方にできる窪みで三角筋外側と後側の間。

肩甲骨ライン-8
肩甲骨内側縁の内側。肩甲骨下角から上角の1/5の箇所で下角から指2本分上。

中指ライン-6
肩峰の外側縁から指3本分下で三角筋の外側と後側の間の溝。

肩甲骨ライン-16
肩甲骨15のポイントから指1本分下。肩甲骨内側縁と外側縁よってできた骨ばった浅い窪み。
肩甲骨下角から指3本分上。

中指ライン-5
TW12 消濼（しょうれき）周辺
手の方向に響く痛みを感じやすい。肩峰の外側の際と肘関節の中間で上腕骨の後外側の上。三角筋粗面と水平の位置。上腕骨と上腕三頭筋外側頭の間の溝。三頭筋を上腕骨の裏に回すように押圧する。

肩甲骨ライン-9
肩甲骨下角の下でやや外側。
小さい滑りやすい筋肉の上。

肩甲骨ライン-10
肩甲骨外側縁の外側で肩甲骨9のポイントから指1本分上。肩甲骨下角と腋窩横紋後端の中間。肩甲骨外側縁に向かって骨を押圧する。

薬指ライン-4
TW-10 天井（てんせい）
肘頭から指2本分上の窪みの中心。
上腕三頭筋の腱上。

薬指ライン-5
肩峰の外側の際から肘方向へ1/3の位置で腋窩横紋後端から指2本分下と水平。上腕三頭筋内側頭上。

肩甲骨ライン-11
肩甲骨外側縁の外側で腋窩横紋後端と水平の位置。肩甲骨の縁に向かって骨を押圧する。

肩甲骨ライン-12
肩甲骨外側縁の外側で腋窩横紋後端から指2本分上。正中線に向かって押圧する。小円筋の部分でとても敏感なポイント。

薬指ライン-6 SI-9 肩貞（けんてい）
手腕の方向に響く痛みを感じやすいポイント。腋窩横紋後端から指2本分下で、腕と肩甲骨の境目の筋肉を上方向に押圧する。

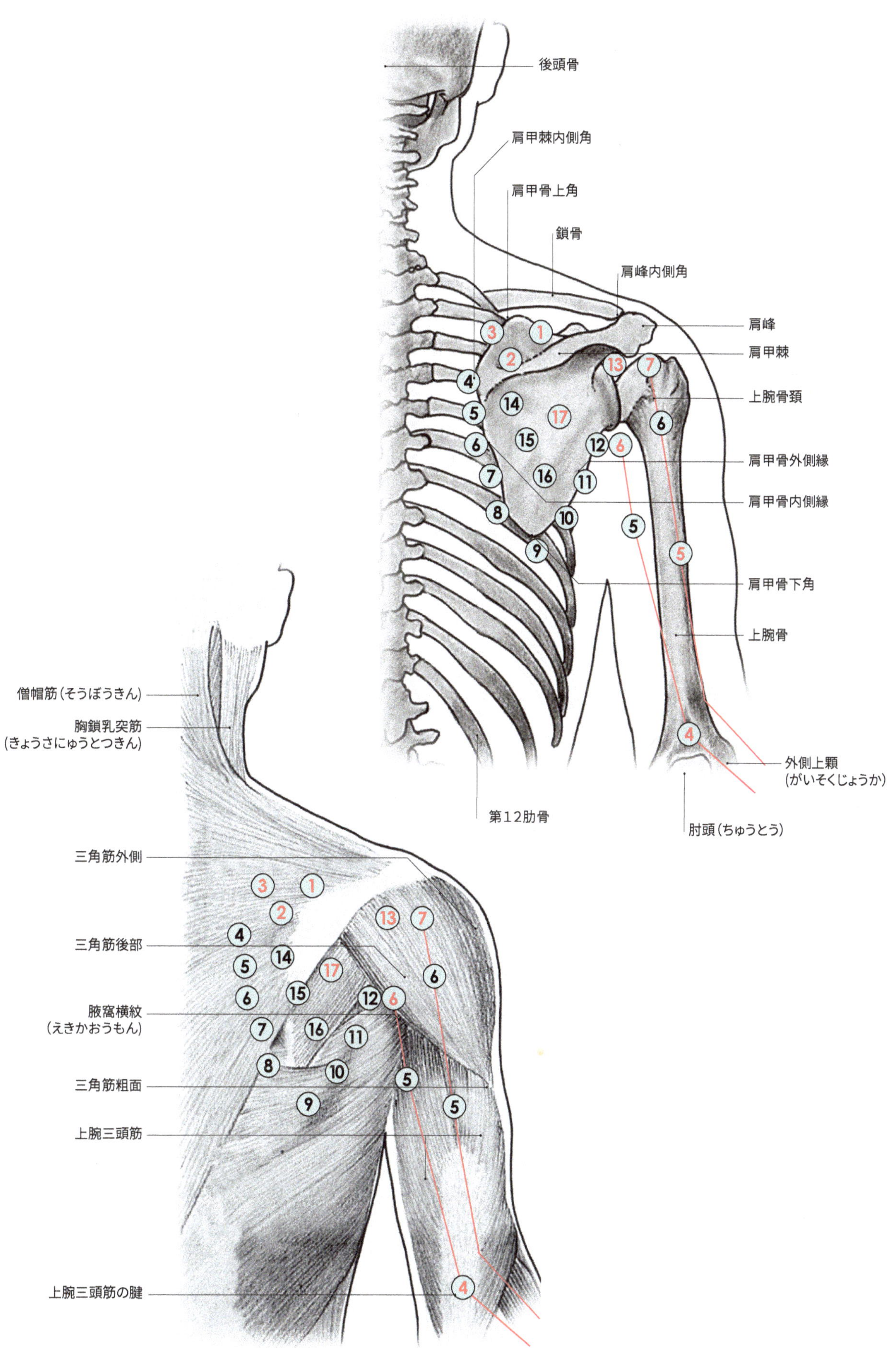
後頭骨
肩甲棘内側角
肩甲骨上角
鎖骨
肩峰内側角
肩峰
肩甲棘
上腕骨頸
肩甲骨外側縁
肩甲骨内側縁
肩甲骨下角
上腕骨
外側上顆
(がいそくじょうか)
第12肋骨
肘頭(ちゅうとう)
僧帽筋(そうぼうきん)
胸鎖乳突筋
(きょうさにゅうとつきん)
三角筋外側
三角筋後部
腋窩横紋
(えきかおうもん)
三角筋粗面
上腕三頭筋
上腕三頭筋の腱

肩甲骨と腕後面 のツボ

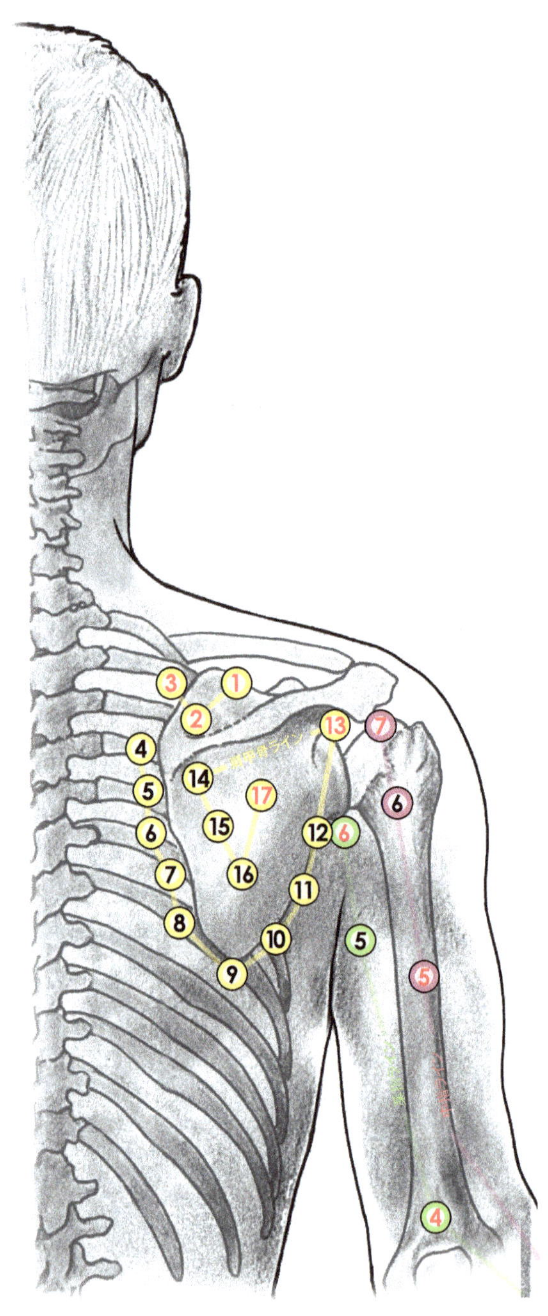

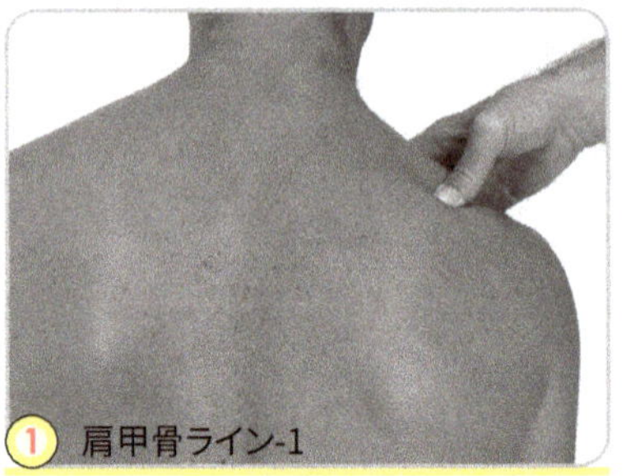

1 肩甲骨ライン-1

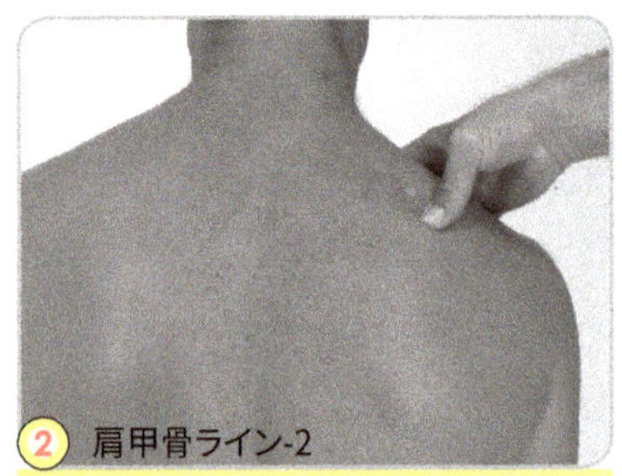

2 肩甲骨ライン-2

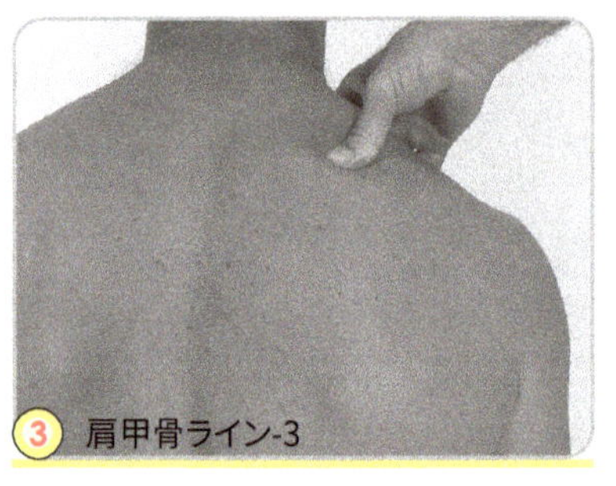

3 肩甲骨ライン-3

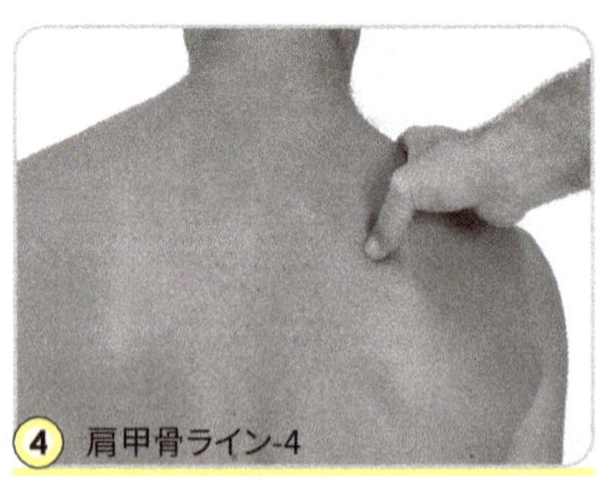

4 肩甲骨ライン-4

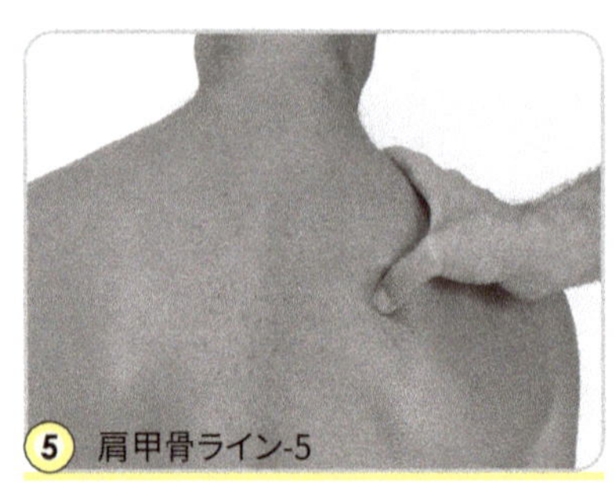

5 肩甲骨ライン-5

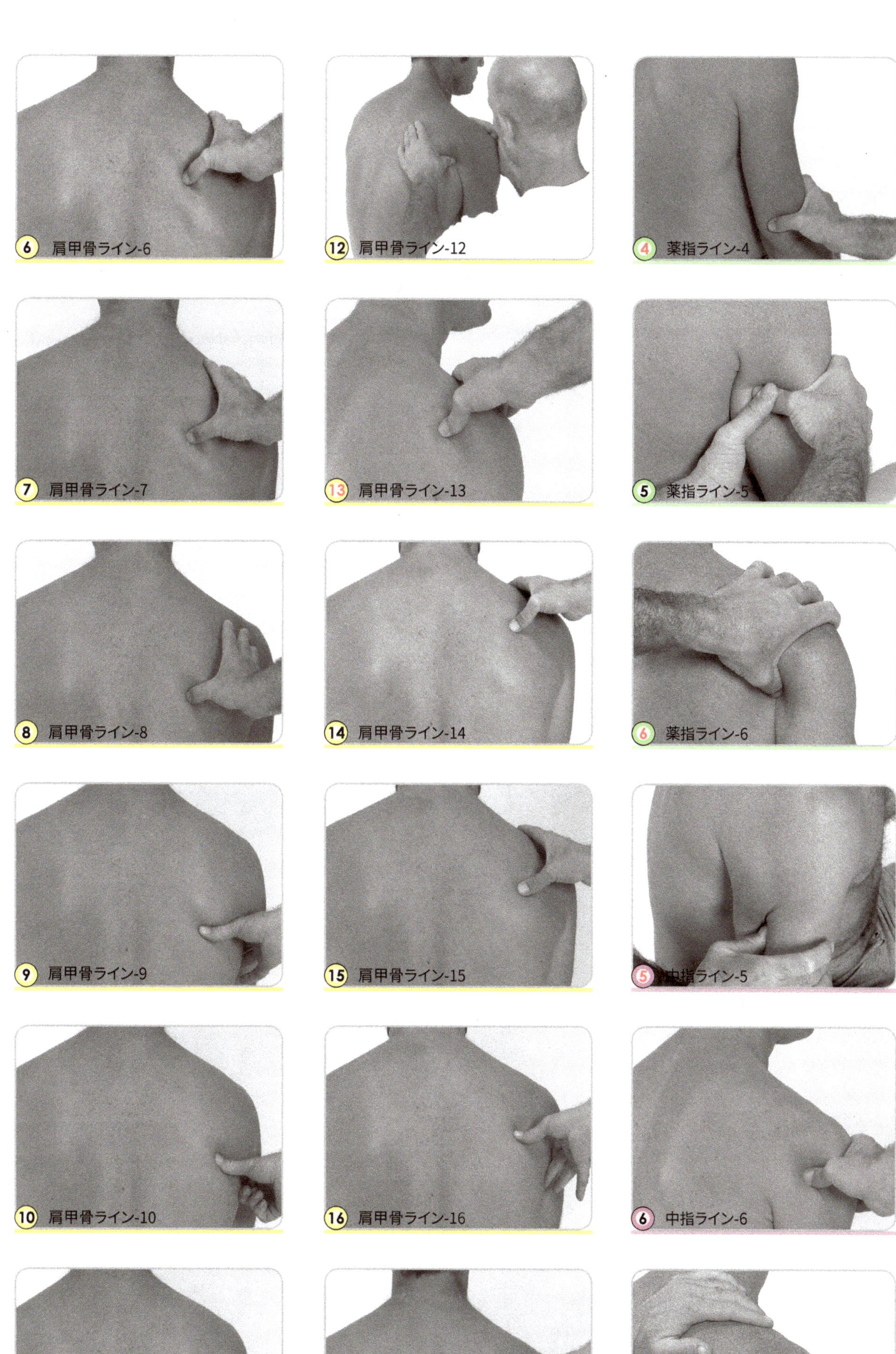

6 肩甲骨ライン-6
7 肩甲骨ライン-7
8 肩甲骨ライン-8
9 肩甲骨ライン-9
10 肩甲骨ライン-10
11 肩甲骨ライン-11
12 肩甲骨ライン-12
13 肩甲骨ライン-13
14 肩甲骨ライン-14
15 肩甲骨ライン-15
16 肩甲骨ライン-16
17 肩甲骨ライン-17
4 薬指ライン-4
5 薬指ライン-5
6 薬指ライン-6
5 中指ライン-5
6 中指ライン-6
7 中指ライン-7

腰と臀部のツボ

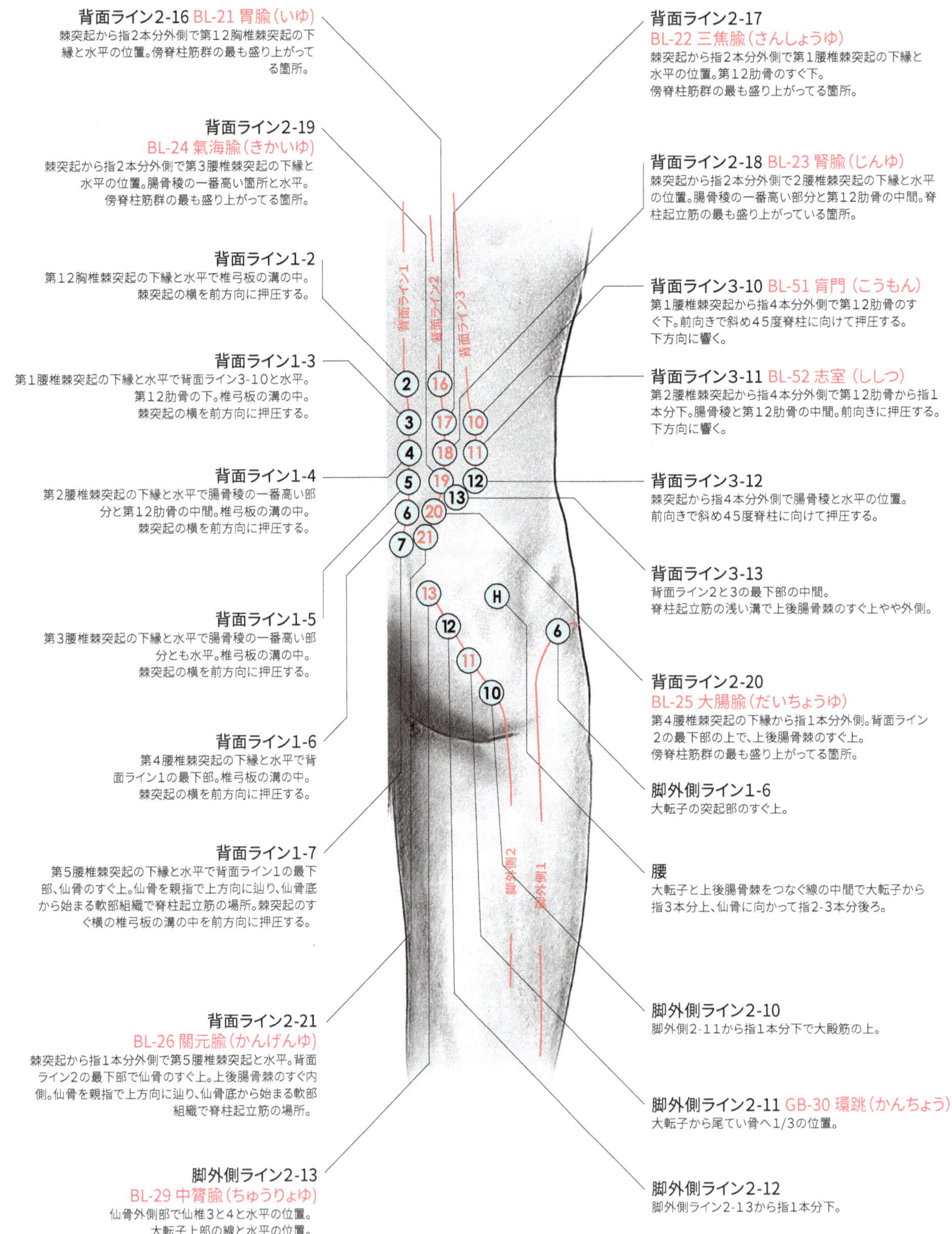

背面ライン2-16 BL-21 胃腧（いゆ）
棘突起から指2本分外側で第12胸椎棘突起の下縁と水平の位置。傍脊柱筋群の最も盛り上がってる箇所。
背面ライン2-19
BL-24 氣海腧（きかいゆ）
棘突起から指2本分外側で第3腰椎棘突起の下縁と水平の位置。腸骨稜の一番高い箇所と水平。傍脊柱筋群の最も盛り上がってる箇所。
背面ライン1-2
第12胸椎棘突起の下縁と水平で椎弓板の溝の中。棘突起の横を前方向に押圧する。
背面ライン1-3
第1腰椎棘突起の下縁と水平で背面ライン3-10と水平。第12肋骨の下。椎弓板の溝の中。棘突起の横を前方向に押圧する。
背面ライン1-4
第2腰椎棘突起の下縁と水平で腸骨稜の一番高い部分と第12肋骨の中間。椎弓板の溝の中。棘突起の横を前方向に押圧する。
背面ライン1-5
第3腰椎棘突起の下縁と水平で腸骨稜の一番高い部分とも水平。椎弓板の溝の中。棘突起の横を前方向に押圧する。
背面ライン1-6
第4腰椎棘突起の下縁と水平で背面ライン1の最下部。椎弓板の溝の中。棘突起の横を前方向に押圧する。
背面ライン1-7
第5腰椎棘突起の下縁と水平で背面ライン1の最下部、仙骨のすぐ上。仙骨を親指で上方向に辿り、仙骨底から始まる軟部組織で脊柱起立筋の場所。棘突起のすぐ横の椎弓板の溝の中を前方向に押圧する。
背面ライン2-21
BL-26 關元腧（かんげんゆ）
棘突起から指1本分外側で第5腰椎棘突起と水平。背面ライン2の最下部で仙骨のすぐ上。上後腸骨棘のすぐ内側。仙骨を親指で上方向に辿り、仙骨底から始まる軟部組織で脊柱起立筋の場所。
脚外側ライン2-13
BL-29 中膂腧（ちゅうりょゆ）
仙骨外側部で仙椎3と4と水平の位置。大転子上部の線と水平の位置。
背面ライン2-17
BL-22 三焦腧（さんしょうゆ）
棘突起から指2本分外側で第1腰椎棘突起の下縁と水平の位置。第12肋骨のすぐ下。傍脊柱筋群の最も盛り上がってる箇所。
背面ライン2-18 BL-23 腎腧（じんゆ）
棘突起から指2本分外側で2腰椎棘突起の下縁と水平の位置。腸骨稜の一番高い部分と第12肋骨の中間。脊柱起立筋の最も盛り上がっている箇所。
背面ライン3-10 BL-51 肓門（こうもん）
第1腰椎棘突起から指4本分外側で第12肋骨のすぐ下。前向きで斜め45度脊柱に向けて押圧する。下方向に響く。
背面ライン3-11 BL-52 志室（ししつ）
第2腰椎棘突起から指4本分外側で第12肋骨から指1本分下。腸骨稜と第12肋骨の中間。前向きに押圧する。下方向に響く。
背面ライン3-12
棘突起から指4本分外側で腸骨稜と水平の位置。前向きで斜め45度脊柱に向けて押圧する。
背面ライン3-13
背面ライン2と3の最下部の中間。脊柱起立筋の浅い溝で上後腸骨棘のすぐ上やや外側。
背面ライン2-20
BL-25 大腸腧（だいちょうゆ）
第4腰椎棘突起の下縁から指1本分外側。背面ライン2の最下部の上で、上後腸骨棘のすぐ上。傍脊柱筋群の最も盛り上がってる箇所。
脚外側ライン1-6
大転子の突起部のすぐ上。
腰
大転子と上後腸骨棘をつなぐ線の中間で大転子から指3本分上、仙骨に向かって指2-3本分後ろ。
脚外側ライン2-10
脚外側2-11から指1本分下で大殿筋の上。
脚外側ライン2-11 GB-30 環跳（かんちょう）
大転子から尾てい骨へ1/3の位置。
脚外側ライン2-12
脚外側ライン2-13から指1本分下。
背面ライン1
背面ライン2
背面ライン3
脚外側2
脚外側1

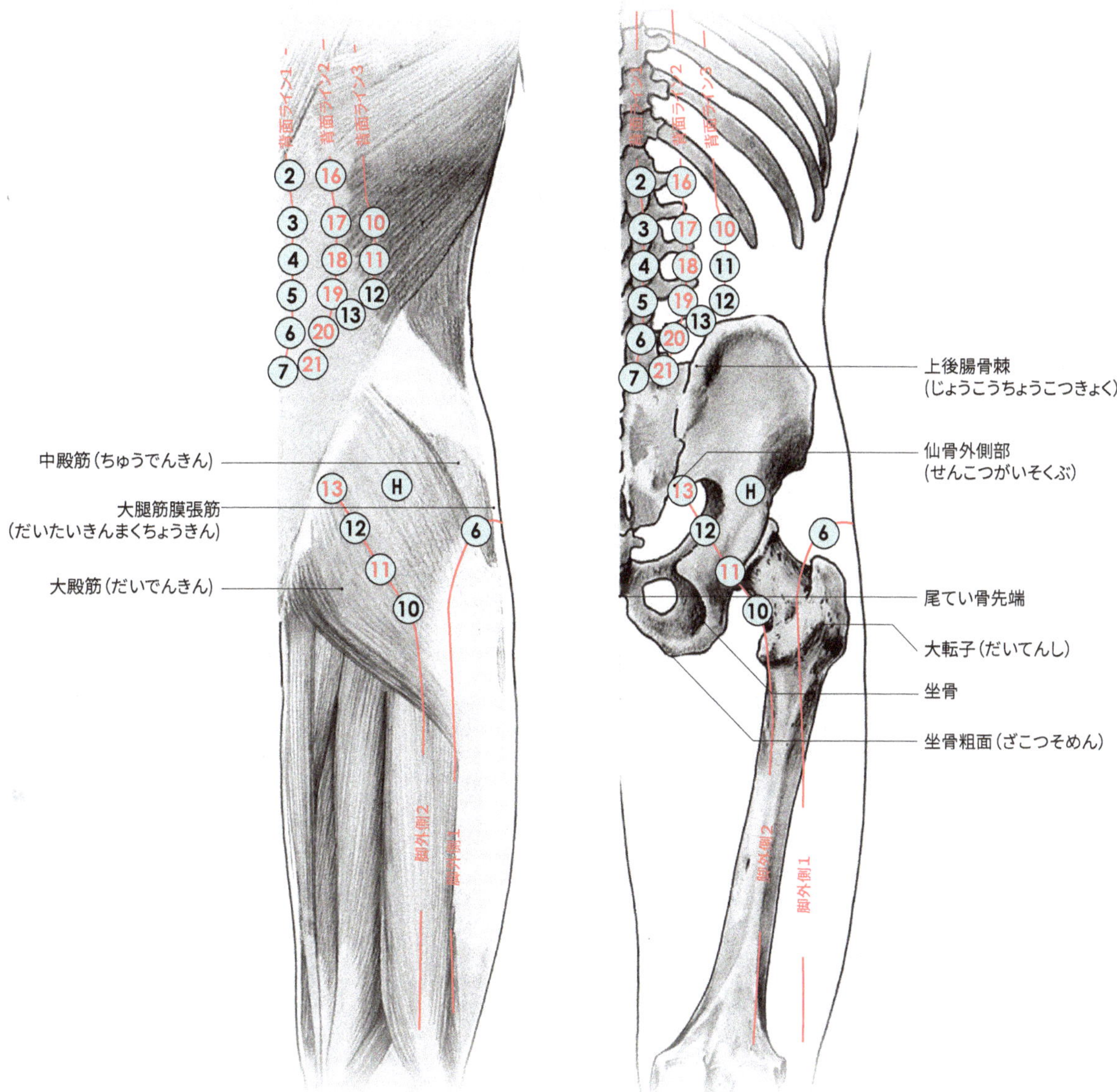
背面ライン1
背面ライン2
背面ライン3
中殿筋（ちゅうでんきん）
大腿筋膜張筋
（だいたいきんまくちょうきん）
大殿筋（だいでんきん）
脚外側2
脚外側1
上後腸骨棘
（じょうこうちょうこつきょく）
仙骨外側部
（せんこつがいそくぶ）
尾てい骨先端
大転子（だいてんし）
坐骨
坐骨粗面（ざこつそめん）

- 第5腰椎と第1仙椎の境目の目印は、両端が上後腸骨棘をつなぐ線である。

- 第4腰椎と第3腰椎の目印は、腸骨稜の一番高い部分をつなぐ線である。
  この線が第4腰椎と第3腰椎をつなぐ。

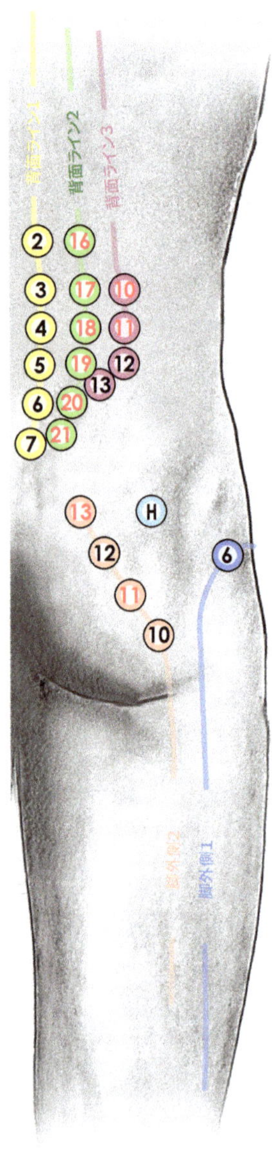
背面ライン2
背面ライン3
脚外側1

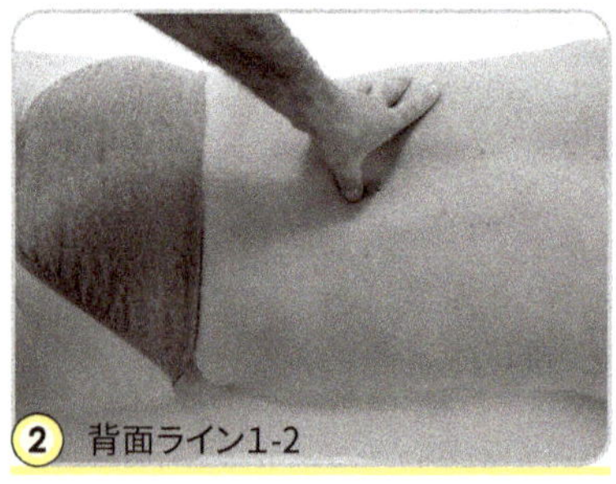
2 背面ライン1-2

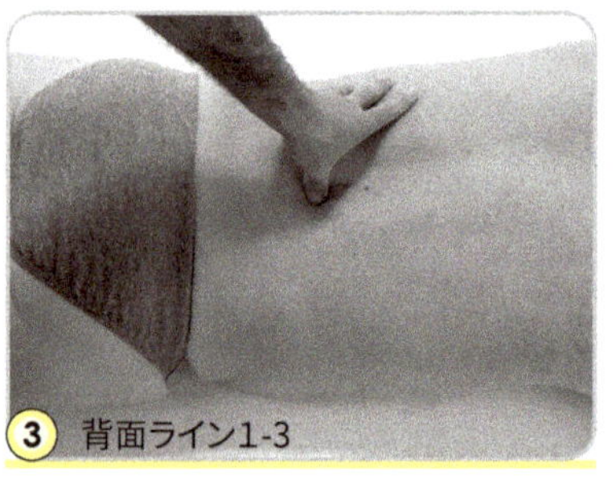
3 背面ライン1-3

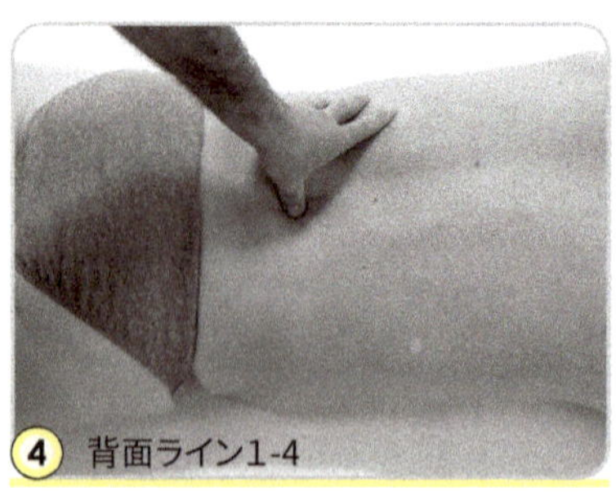
4 背面ライン1-4

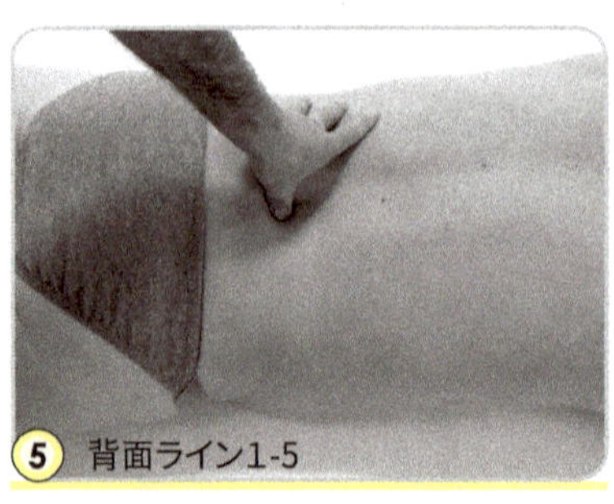
5 背面ライン1-5

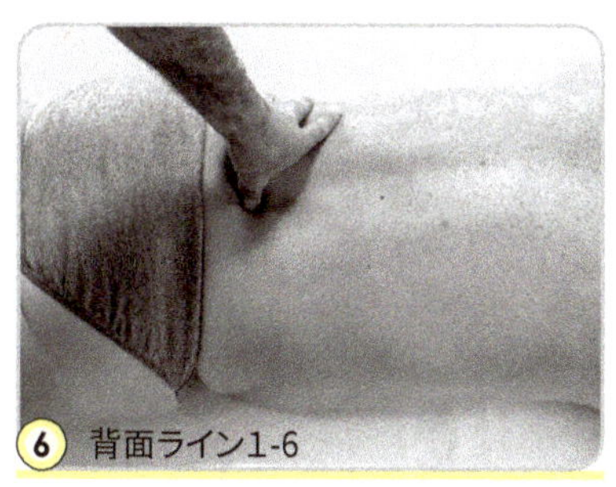
6 背面ライン1-6

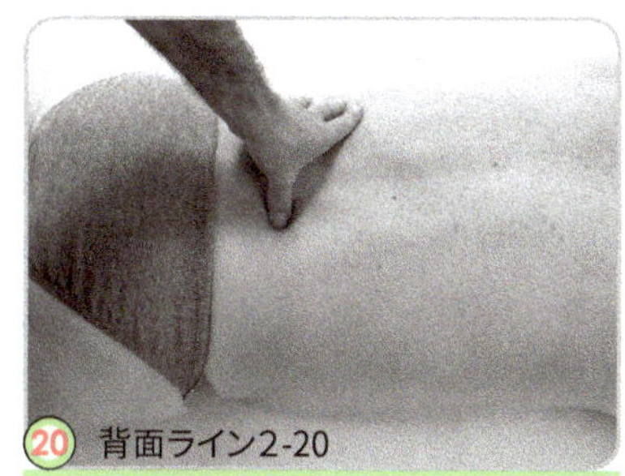
20 背面ライン2-20

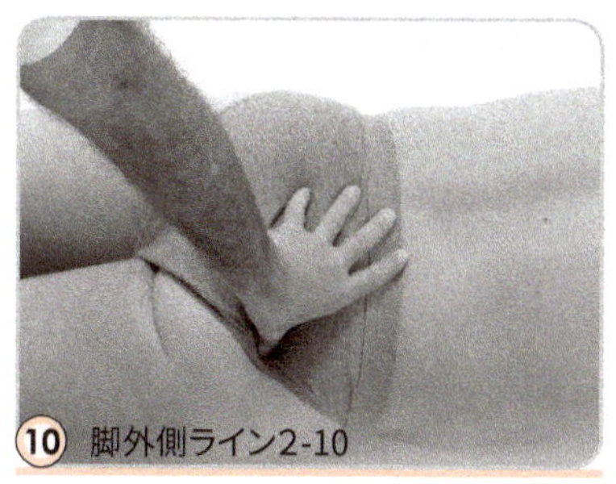
10 脚外側ライン2-10

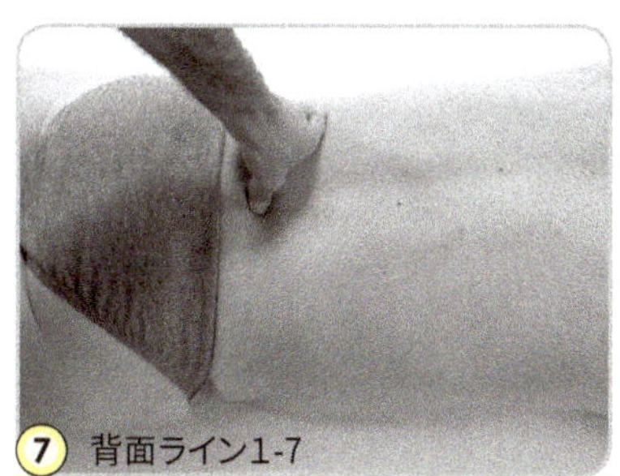
7 背面ライン1-7

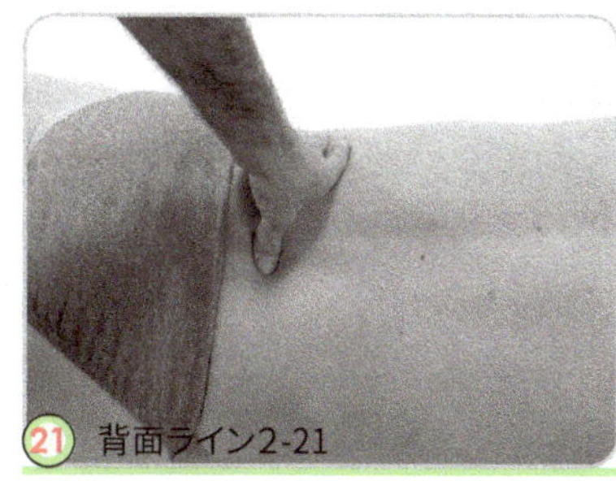
21 背面ライン2-21

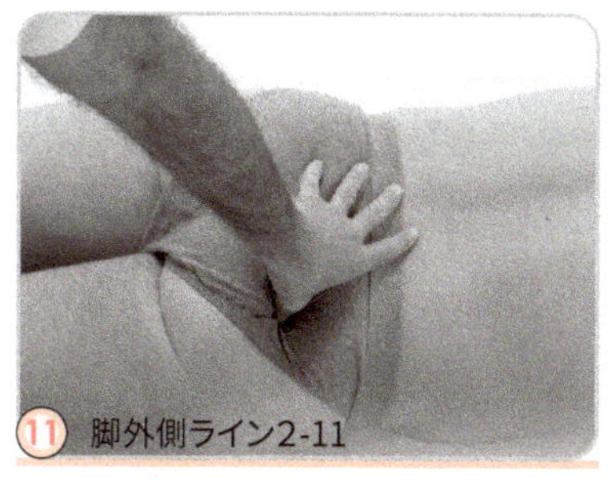
11 脚外側ライン2-11

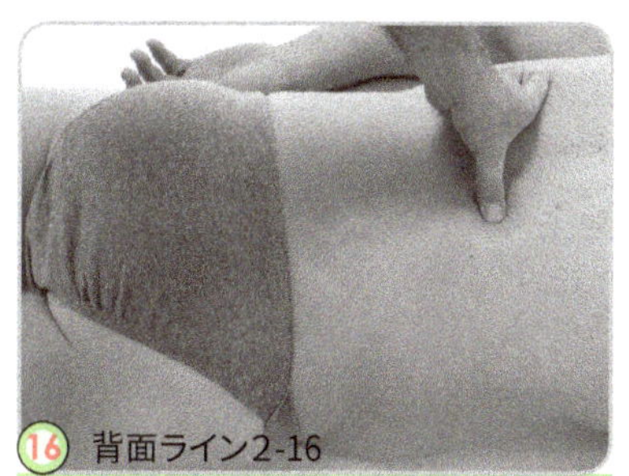
16 背面ライン2-16

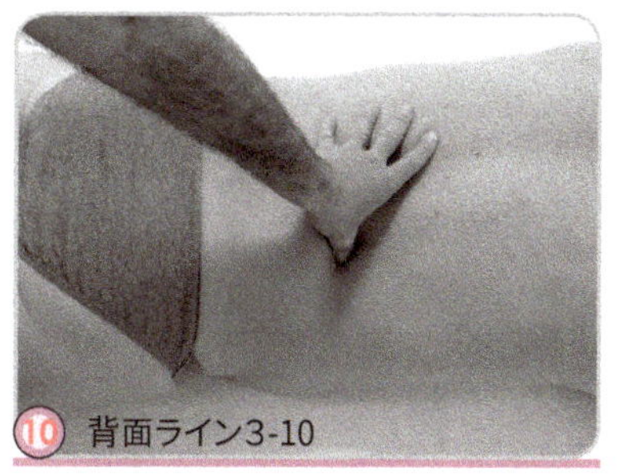
10 背面ライン3-10

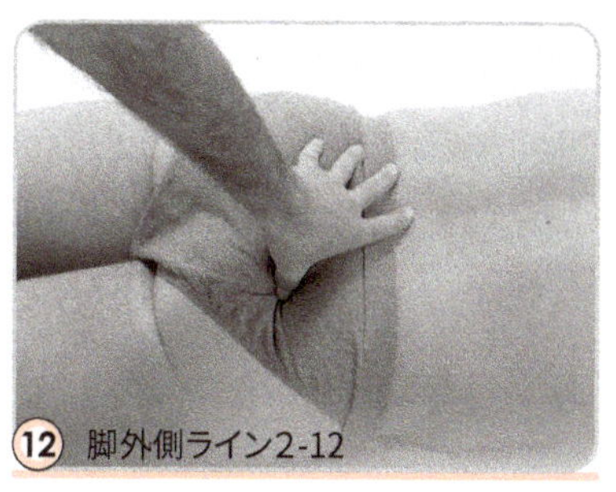
12 脚外側ライン2-12

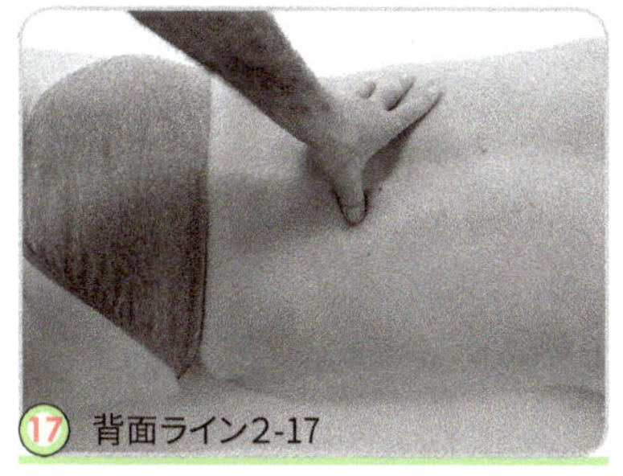
17 背面ライン2-17

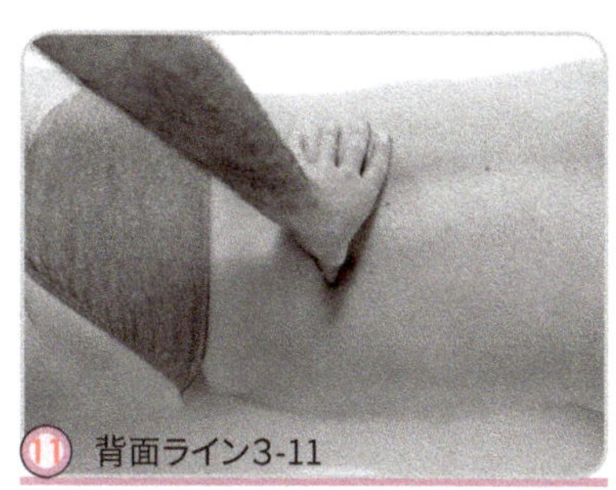
11 背面ライン3-11

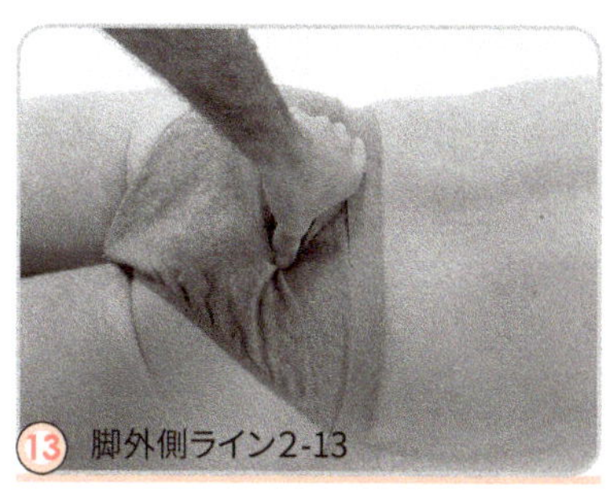
13 脚外側ライン2-13

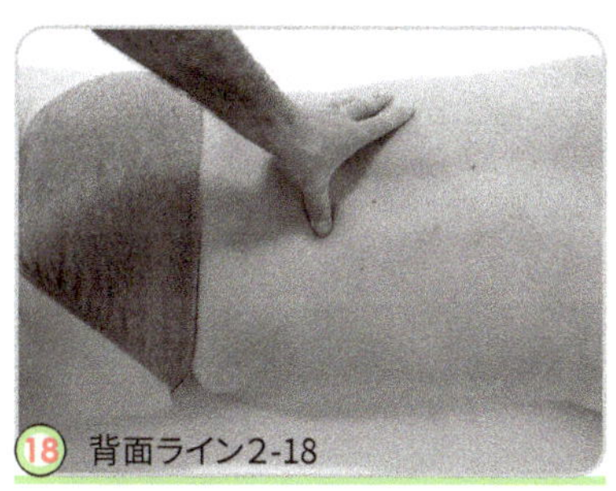
18 背面ライン2-18

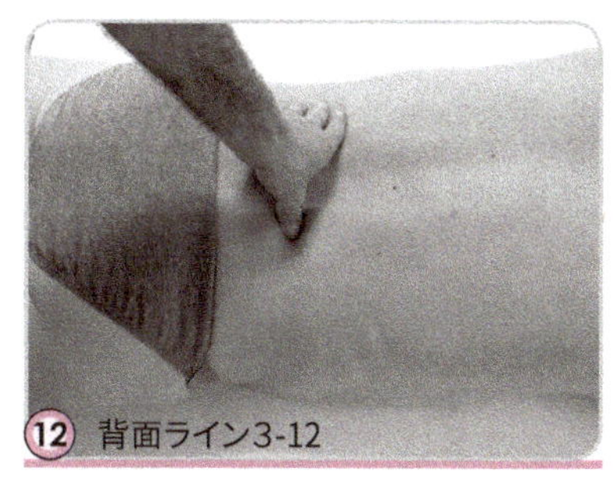
12 背面ライン3-12

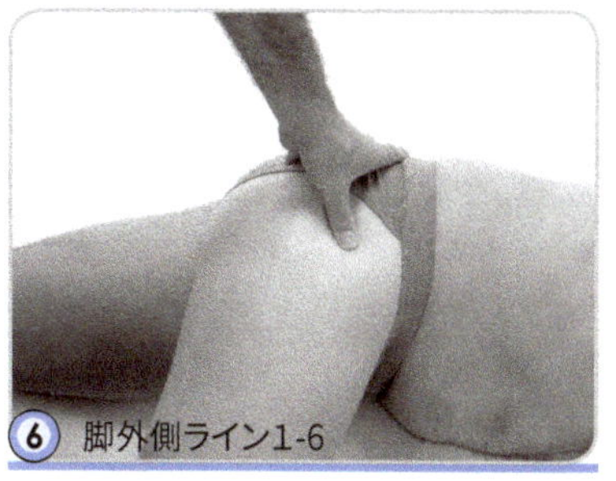
6 脚外側ライン1-6

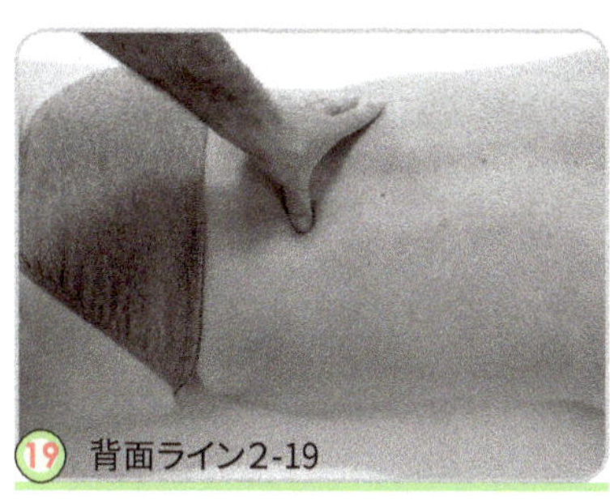
19 背面ライン2-19

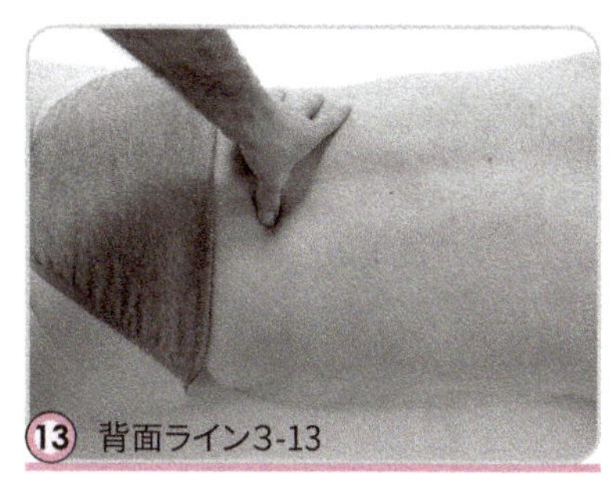
13 背面ライン3-13

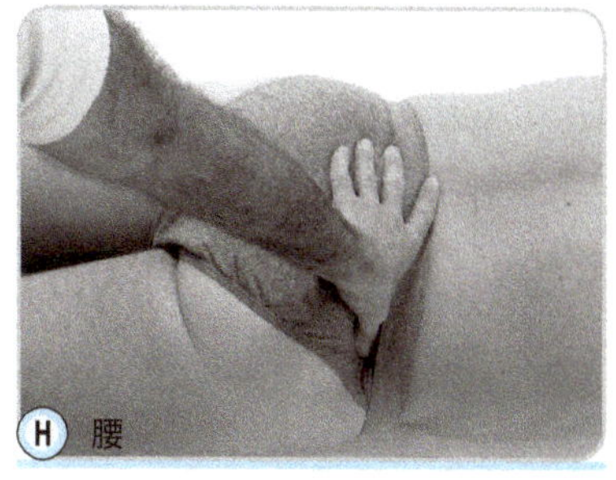
H 腰

脚後面 ライン

ふくらはぎ内側ライン1 - 側臥位（脚内側ライン2 - 仰臥位と同一）

このラインは次の2つのポイントを目印とする：

1. アキレス腱の内側で内くるぶしと水平の位置
2. 脛骨の内側顆の下、脛骨の内側の際とヒラメ筋と腓腹筋先端から指2本分後側

- このラインはアキレス腱の内側、内くるぶしと水平の位置からはじまる。
- ヒラメ筋と腓腹筋の膨らんだ部分の間、脛骨の内側縁から指2本分後ろを通る。

腿内側ライン1 - 側臥位

このラインは次の2つのポイントを目印とする：

1. 膝上の半膜様筋
2. そけい部下の大内転筋

- このラインは膝上から始まり、側臥位で腿の一番高い線上を通る。
- 半膜様筋と大内転筋を通り、そけい部へと繋がる。

脚後側中心ライン

このラインは次の3つのポイントを目印とする：

1. アキレス腱と踵の境目
2. 膝窩 - 膝裏の窪
3. 殿溝-尻の下方の境界線

- このラインは踵から始まり、アキレス腱とヒラメ筋の中心を通る。
- そして大腿二頭筋と半膜様筋の間の膝窩へと続く。
- 更にハムストリングス（大腿二筋と半膜様筋）の中央の溝を通り、坐骨粗面下の殿溝へ繋がる。

脚外側ライン2 - 側臥位

このラインは次の5つのポイントを目印とする：

1. アキレス腱の外端で外くるぶしと水平の位置
2. 膝窩外縁で大腿二頭筋の内側
3. 大腿二頭筋長頭・殿溝
4. 臀部の坐骨と大転子の間の窪み
5. 仙骨の外縁で第3・4仙椎と水平の位置

- このラインは踵上部でアキレス腱の外側の外くるぶし後面から始まる。
- ふくらはぎの中心と腓腹筋外側頭の間へと続き、膝裏の窪みの外側へと繋がる。
- 更に外側ハムストリングス（大腿二頭筋）を通り、臀部へと続き坐骨と大転子の間の窪みを通り、仙骨外縁で第3・4仙椎と水平の位置へと繋がる。

脚外側ライン1 - 側臥位

このラインは次の6つのポイントを目印とする：

1. 足首後外側の窪み
2. 腓骨頭の後角
3. 膝のすぐ上の腸脛靭帯後側と大腿二頭筋の前側
4. 大転子後側
5. 大転子上部
6. 上前腸骨棘と大転子の中間

- このラインは足首後外側から腓骨と腓腹筋の間を通って腓骨頭
- 後ろの膝下に繋がる。
- 膝上、脛靭帯後側から脛靭帯後縁へと続く。
- 更に臀部、大転子後側から大転子に沿って半円を描き、大転子前面外端の股関節の皺（上前腸骨棘と大転子の中間）へと繋がる。

脚後面 ライン

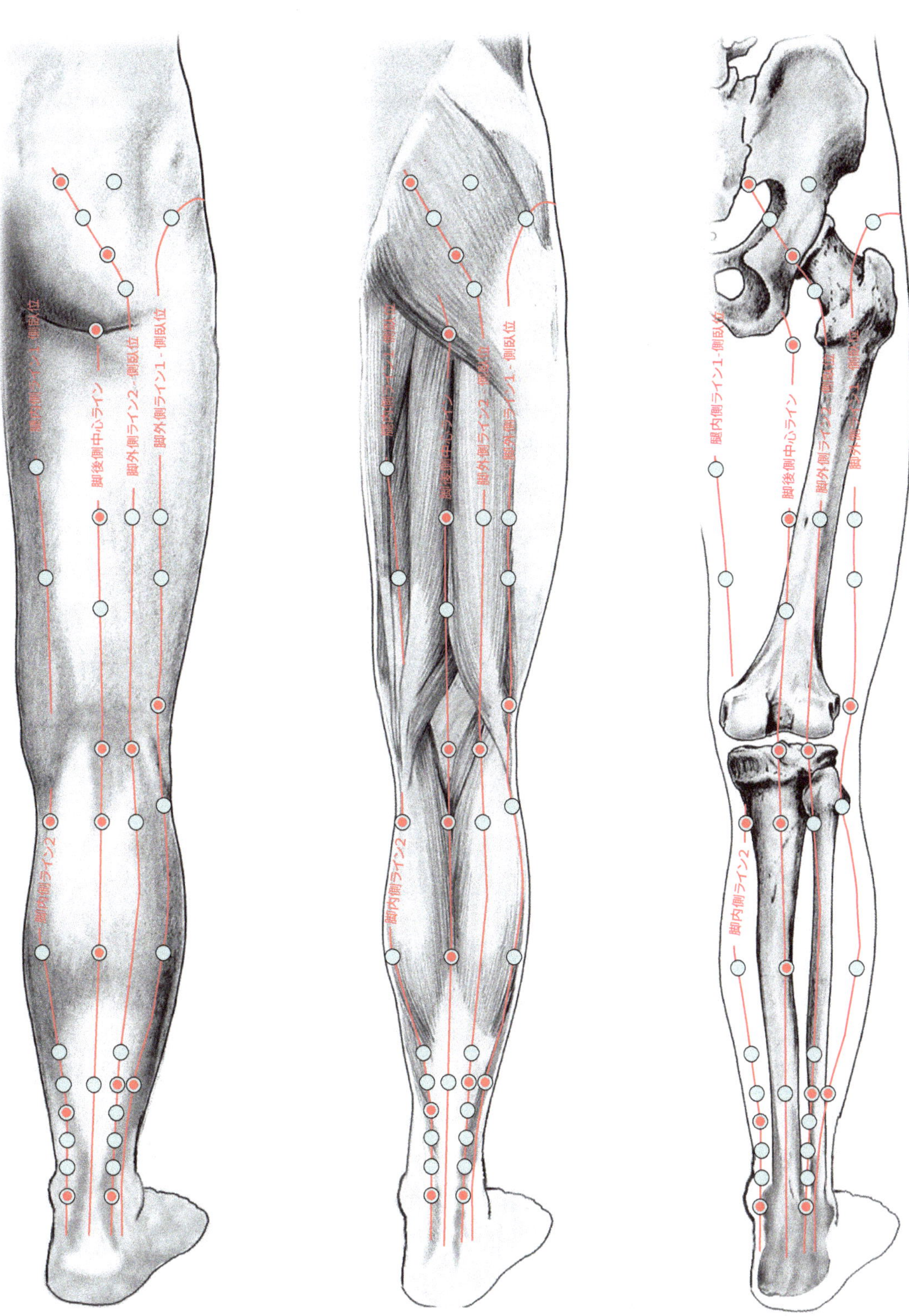
脚内側ライン1・側臥位
脚後側中心ライン
脚外側ライン2・側臥位
脚外側ライン1・側臥位
脚内側ライン2

脚後面のツボ

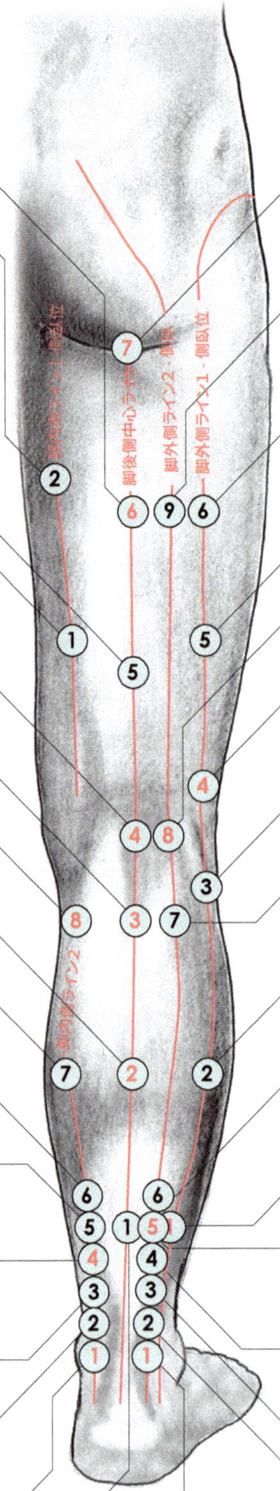

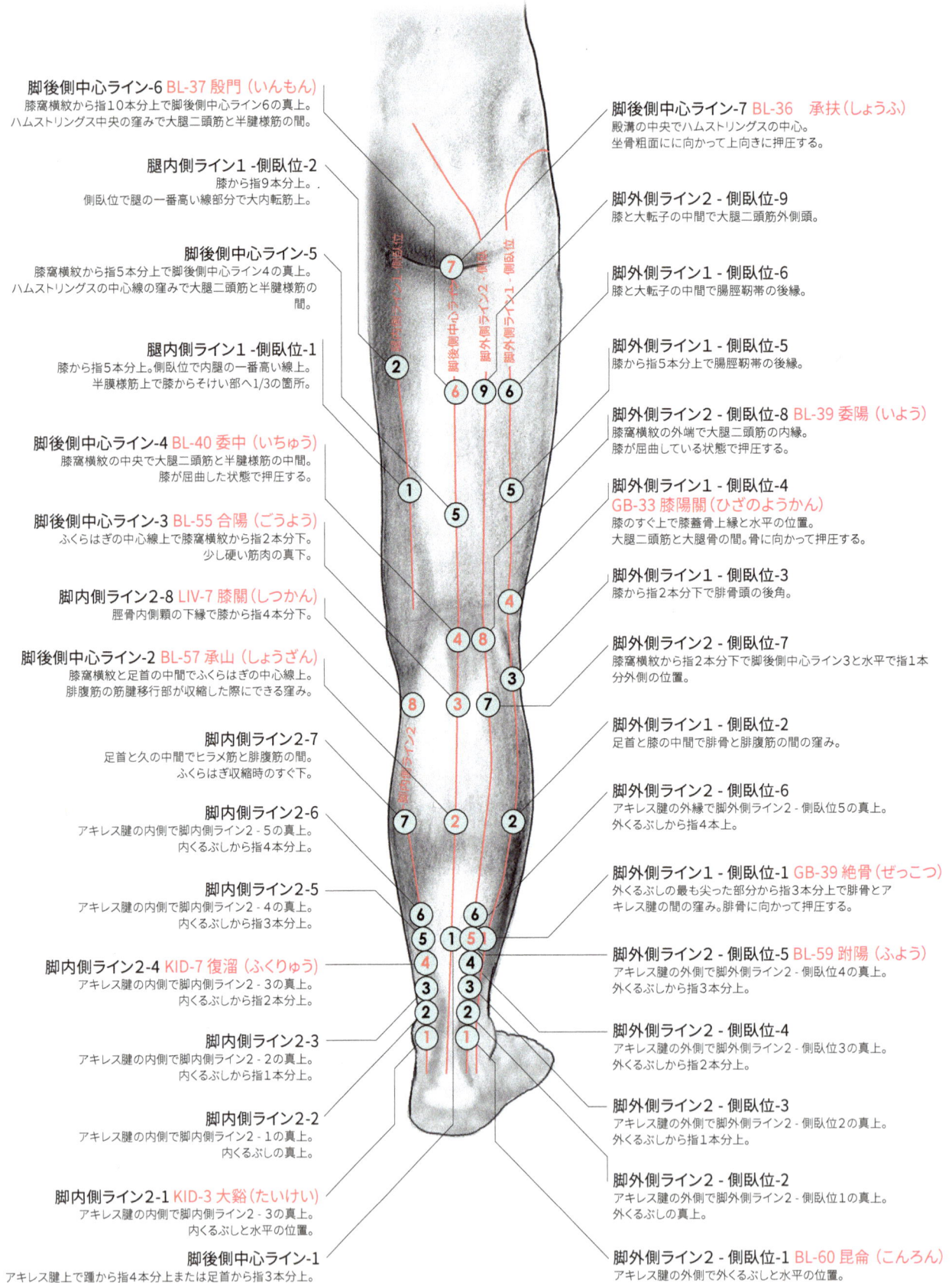

脚後側中心ライン-6 BL-37 殷門（いんもん）
膝窩横紋から指10本分上で脚後側中心ライン6の真上。
ハムストリングス中央の窪みで大腿二頭筋と半腱様筋の間。

腿内側ライン1 -側臥位-2
膝から指9本分上。
側臥位で腿の一番高い線部分で大内転筋上。

脚後側中心ライン-5
膝窩横紋から指5本分上で脚後側中心ライン4の真上。
ハムストリングスの中心線の窪みで大腿二頭筋と半腱様筋の間。

腿内側ライン1 -側臥位-1
膝から指5本分上。側臥位で内腿の一番高い線上。
半膜様筋上で膝からそけい部へ1/3の箇所。

脚後側中心ライン-4 BL-40 委中（いちゅう）
膝窩横紋の中央で大腿二頭筋と半腱様筋の中間。
膝が屈曲した状態で押圧する。

脚後側中心ライン-3 BL-55 合陽（ごうよう）
ふくらはぎの中心線上で膝窩横紋から指2本分下。
少し硬い筋肉の真下。

脚内側ライン2-8 LIV-7 膝関（しつかん）
脛骨内側顆の下縁で膝から指4本分下。

脚後側中心ライン-2 BL-57 承山（しょうざん）
膝窩横紋と足首の中間でふくらはぎの中心線上。
腓腹筋の筋腱移行部が収縮した際にできる窪み。

脚内側ライン2-7
足首と久の中間でヒラメ筋と腓腹筋の間。
ふくらはぎ収縮時のすぐ下。

脚内側ライン2-6
アキレス腱の内側で脚内側ライン2 - 5の真上。
内くるぶしから指4本分上。

脚内側ライン2-5
アキレス腱の内側で脚内側ライン2 - 4の真上。
内くるぶしから指3本分上。

脚内側ライン2-4 KID-7 復溜（ふくりゅう）
アキレス腱の内側で脚内側ライン2 - 3の真上。
内くるぶしから指2本分上。

脚内側ライン2-3
アキレス腱の内側で脚内側ライン2 - 2の真上。
内くるぶしから指1本分上。

脚内側ライン2-2
アキレス腱の内側で脚内側ライン2 - 1の真上。
内くるぶしの真上。

脚内側ライン2-1 KID-3 大谿（たいけい）
アキレス腱の内側で脚内側ライン2 - 3の真上。
内くるぶしと水平の位置。

脚後側中心ライン-1
アキレス腱上で踵から指4本分上または足首から指3本分上。

脚後側中心ライン-7 BL-36　承扶（しょうふ）
殿溝の中央でハムストリングスの中心。
坐骨粗面にに向かって上向きに押圧する。

脚外側ライン2 - 側臥位-9
膝と大転子の中間で大腿二頭筋外側頭。

脚外側ライン1 - 側臥位-6
膝と大転子の中間で腸脛靭帯の後縁。

脚外側ライン1 - 側臥位-5
膝から指5本分上で腸脛靭帯の後縁。

脚外側ライン2 - 側臥位-8 BL-39 委陽（いよう）
膝窩横紋の外端で大腿二頭筋の内縁。
膝が屈曲している状態で押圧する。

脚外側ライン1 - 側臥位-4
GB-33 膝陽関（ひざのようかん）
膝のすぐ上で膝蓋骨上縁と水平の位置。
大腿二頭筋と大腿骨の間。骨に向かって押圧する。

脚外側ライン1 - 側臥位-3
膝から指2本分下で腓骨頭の後角。

脚外側ライン2 - 側臥位-7
膝窩横紋から指2本分下で脚後側中心ライン3と水平で指1本分外側の位置。

脚外側ライン1 - 側臥位-2
足首と膝の中間で腓骨と腓腹筋の間の窪み。

脚外側ライン2 - 側臥位-6
アキレス腱の外縁で脚外側ライン2 - 側臥位5の真上。
外くるぶしから指4本上。

脚外側ライン1 - 側臥位-1 GB-39 絶骨（ぜっこつ）
外くるぶしの最も尖った部分から指3本分上で腓骨とアキレス腱の間の窪み。腓骨に向かって押圧する。

脚外側ライン2 - 側臥位-5 BL-59 跗陽（ふよう）
アキレス腱の外側で脚外側ライン2 - 側臥位4の真上。
外くるぶしから指3本分上。

脚外側ライン2 - 側臥位-4
アキレス腱の外側で脚外側ライン2 - 側臥位3の真上。
外くるぶしから指2本分上。

脚外側ライン2 - 側臥位-3
アキレス腱の外側で脚外側ライン2 - 側臥位2の真上。
外くるぶしから指1本分上。

脚外側ライン2 - 側臥位-2
アキレス腱の外側で脚外側ライン2 - 側臥位1の真上。
外くるぶしの真上。

脚外側ライン2 - 側臥位-1 BL-60 昆侖（こんろん）
アキレス腱の外側で外くるぶしと水平の位置。

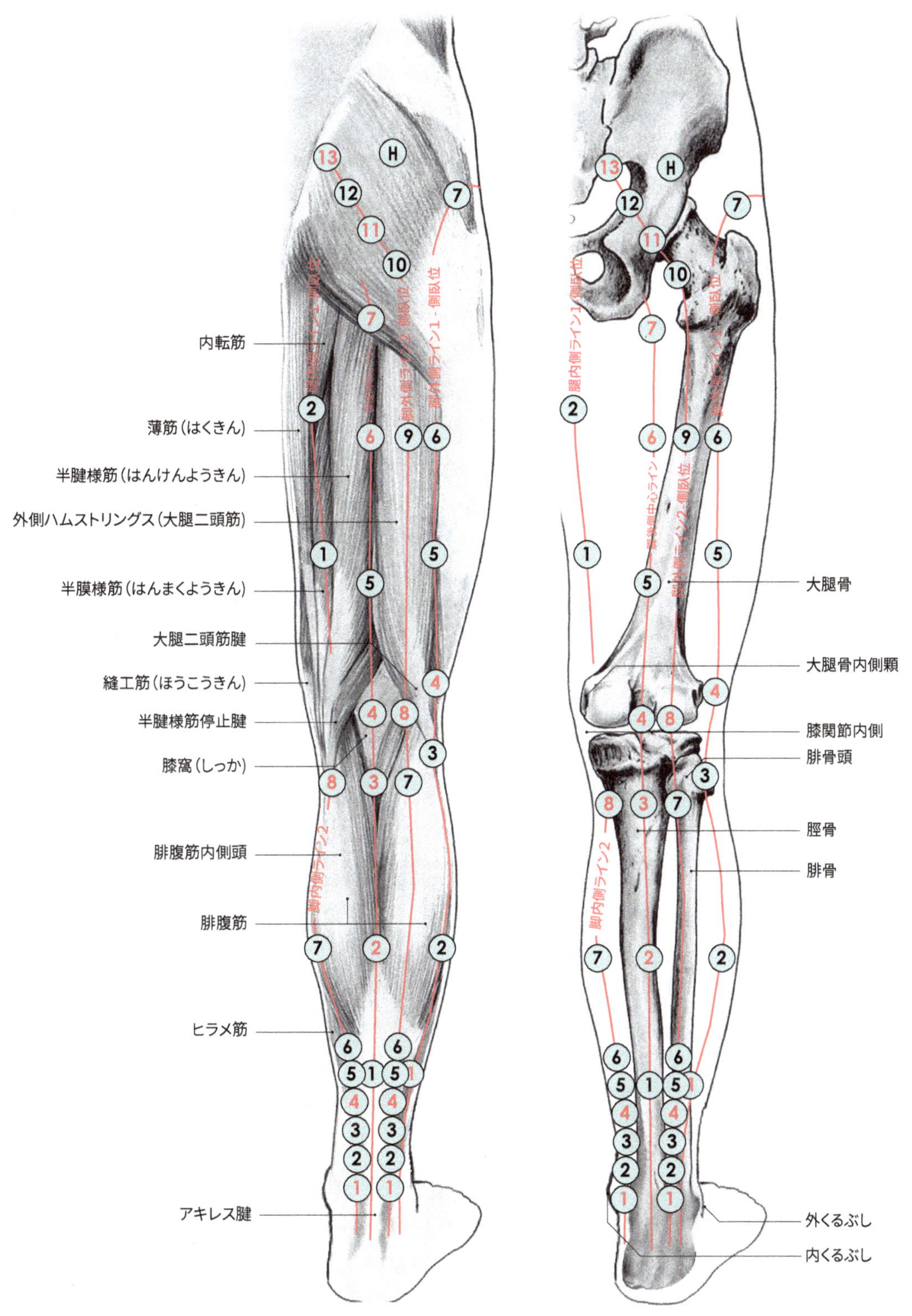
内転筋
薄筋（はくきん）
半腱様筋（はんけんようきん）
外側ハムストリングス（大腿二頭筋）
半膜様筋（はんまくようきん）
大腿二頭筋腱
縫工筋（ほうこうきん）
半腱様筋停止腱
膝窩（しっか）
腓腹筋内側頭
腓腹筋
ヒラメ筋
アキレス腱
大腿骨
大腿骨内側顆
膝関節内側
腓骨頭
脛骨
腓骨
外くるぶし
内くるぶし
腿内側ライン1・側臥位
脚外側ライン1・側臥位
脚内側ライン2
H

脚後面 のツボ

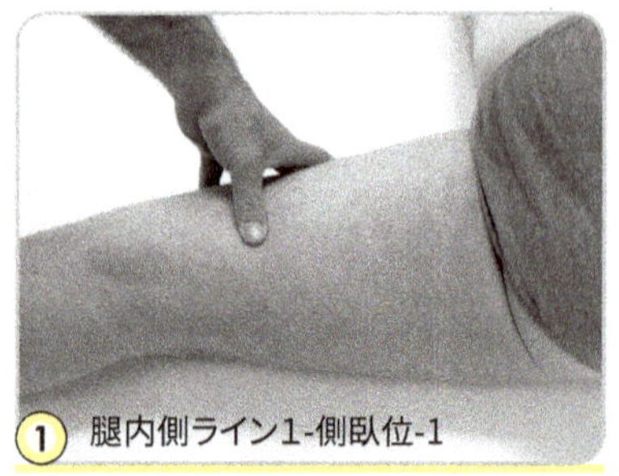
① 腿内側ライン1-側臥位-1

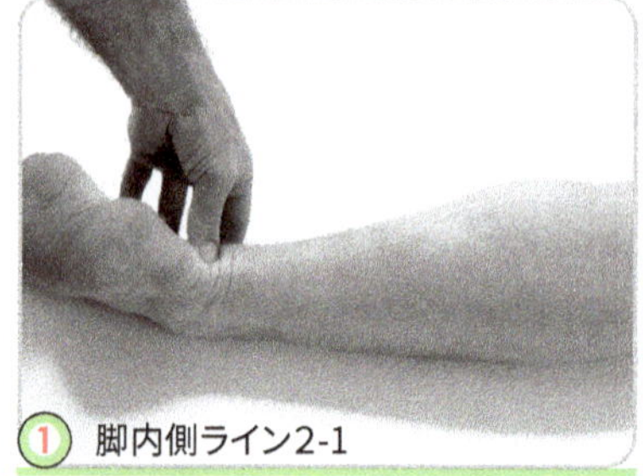
① 脚内側ライン2-1

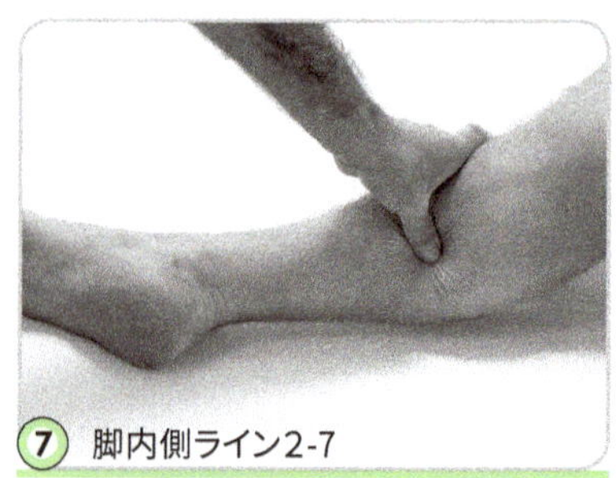
⑦ 脚内側ライン2-7

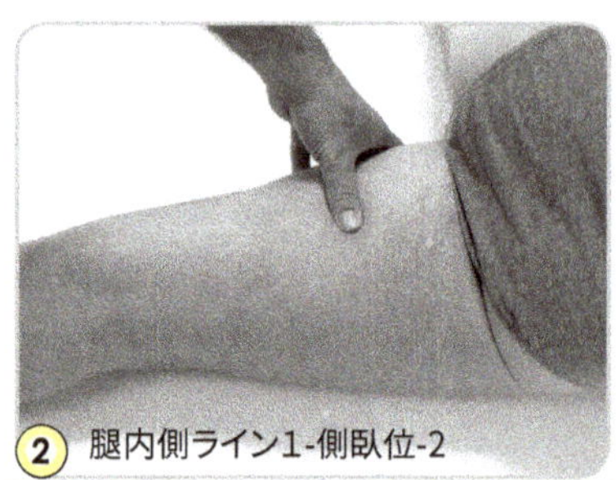
② 腿内側ライン1-側臥位-2

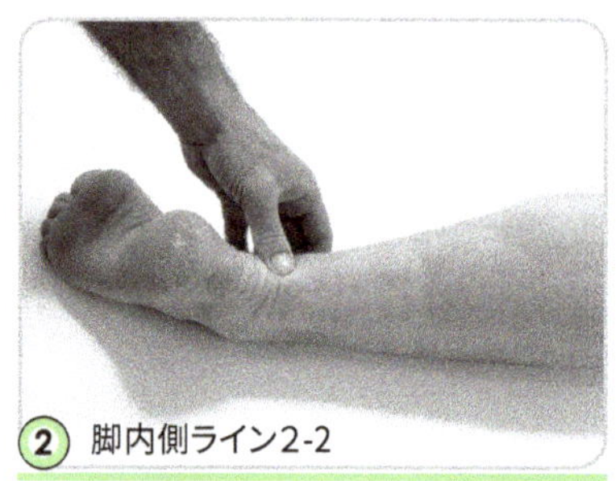
② 脚内側ライン2-2

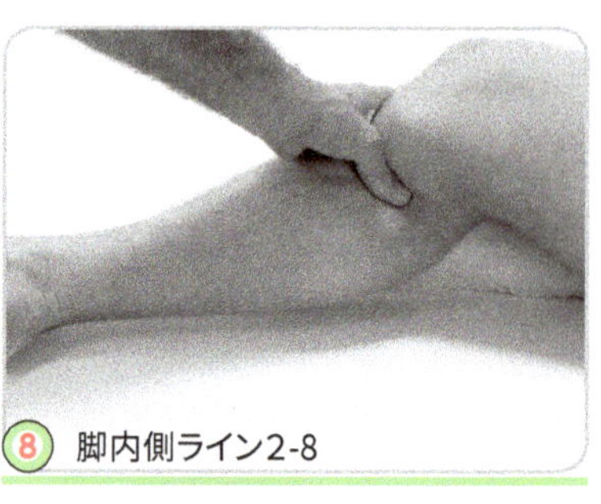
⑧ 脚内側ライン2-8

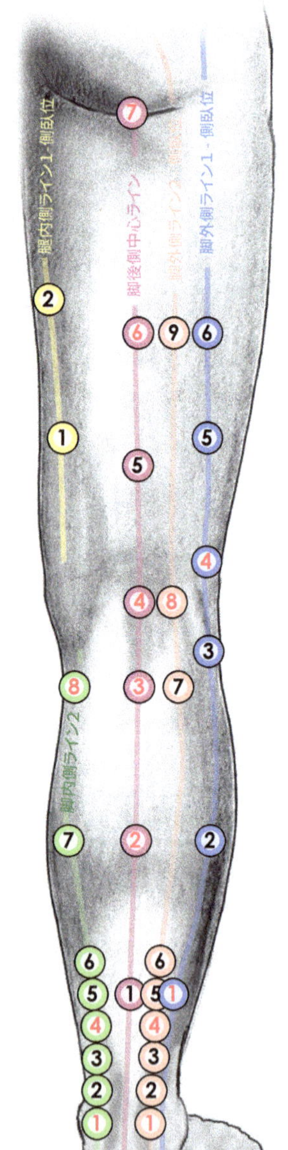
腿内側ライン1-側臥位
脚後側中心ライン
脚外側ライン1・側臥位
脚内側ライン2

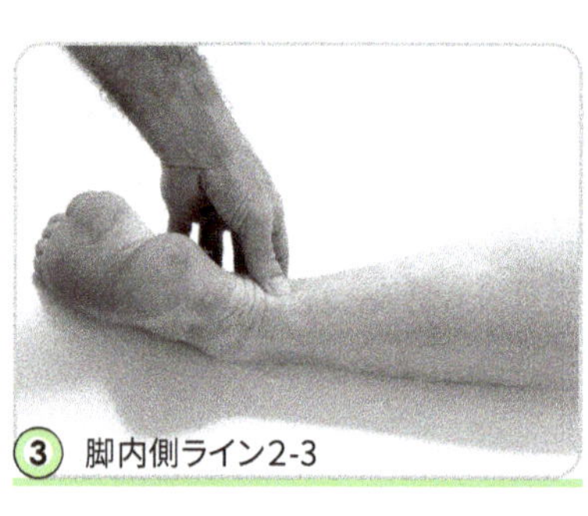
③ 脚内側ライン2-3

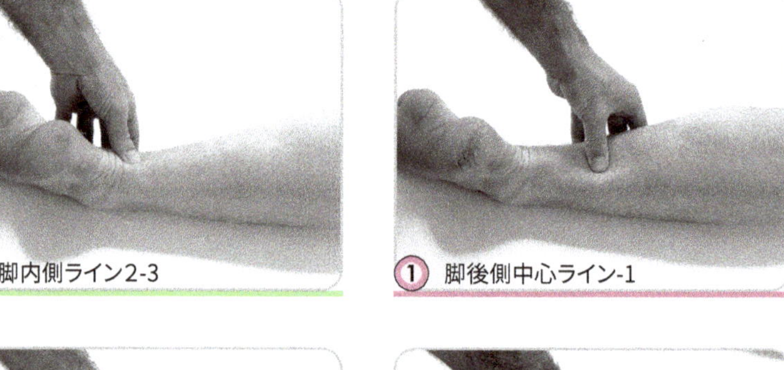
① 脚後側中心ライン-1

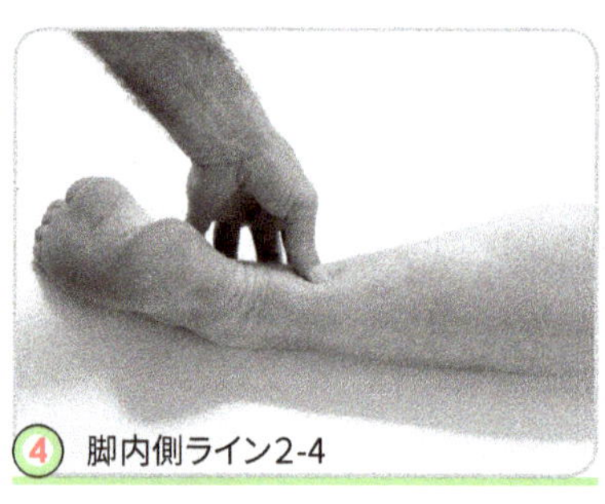
④ 脚内側ライン2-4

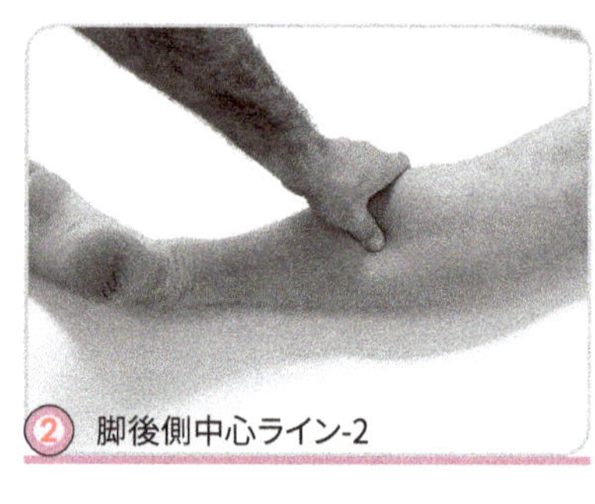
② 脚後側中心ライン-2

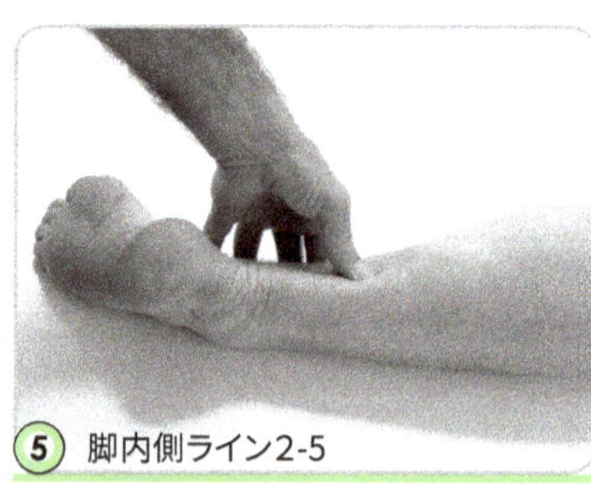
⑤ 脚内側ライン2-5

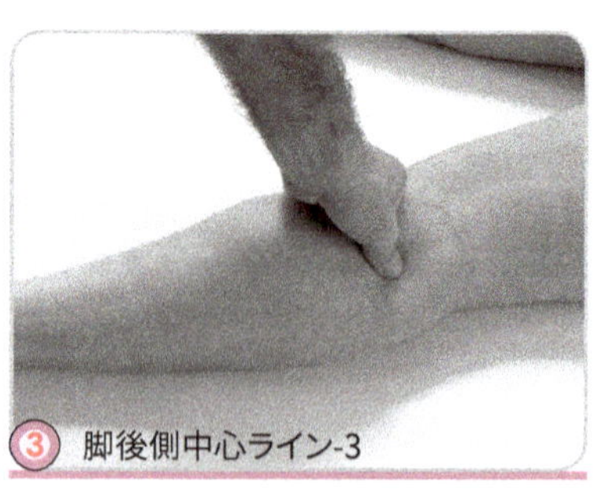
③ 脚後側中心ライン-3

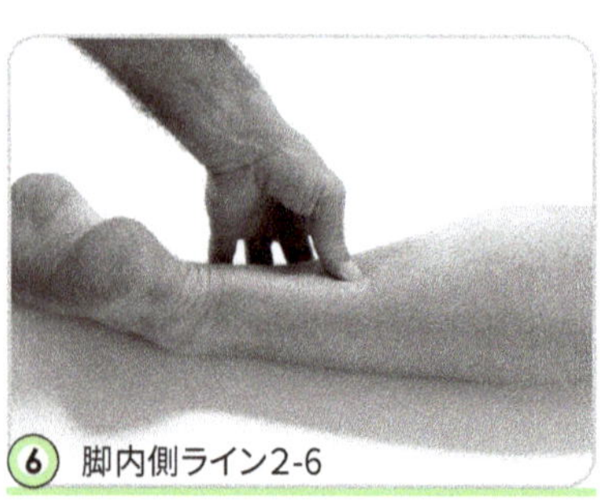
⑥ 脚内側ライン2-6

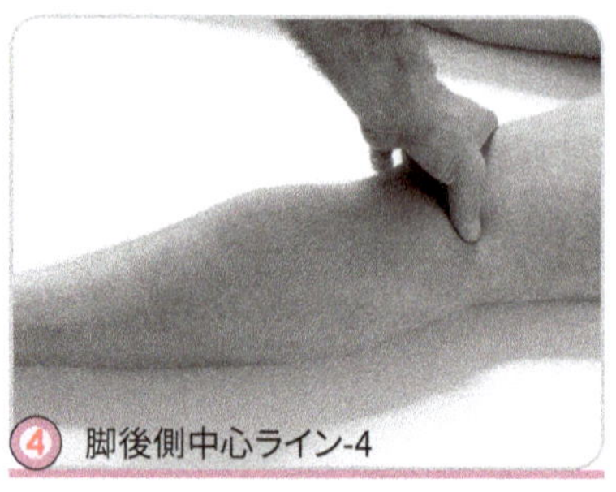
④ 脚後側中心ライン-4

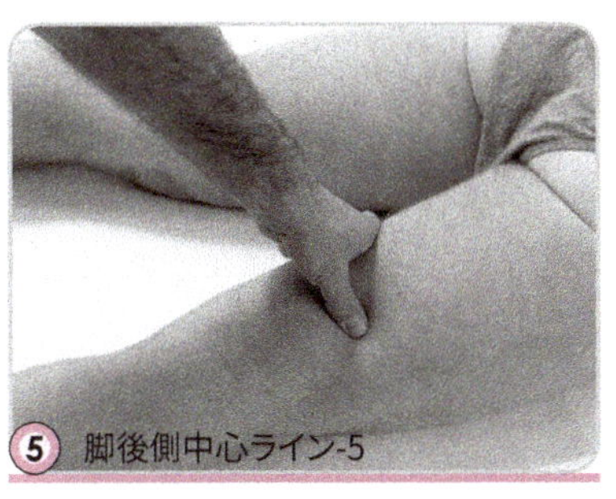
⑤ 脚後側中心ライン-5

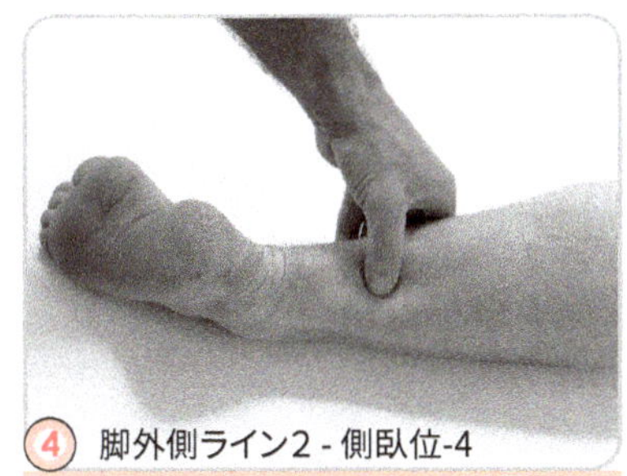
④ 脚外側ライン2 - 側臥位-4

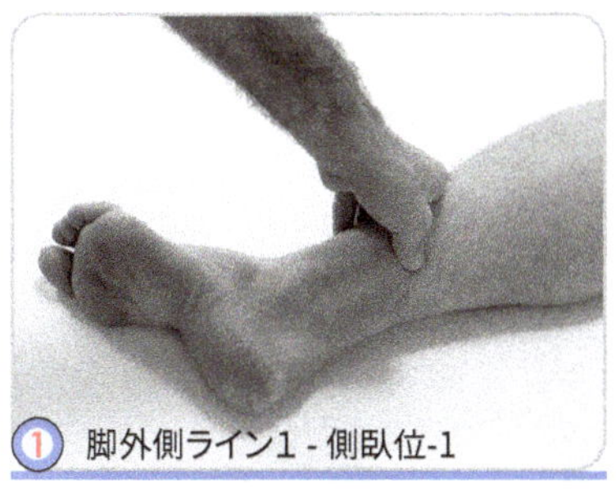
① 脚外側ライン1 - 側臥位-1

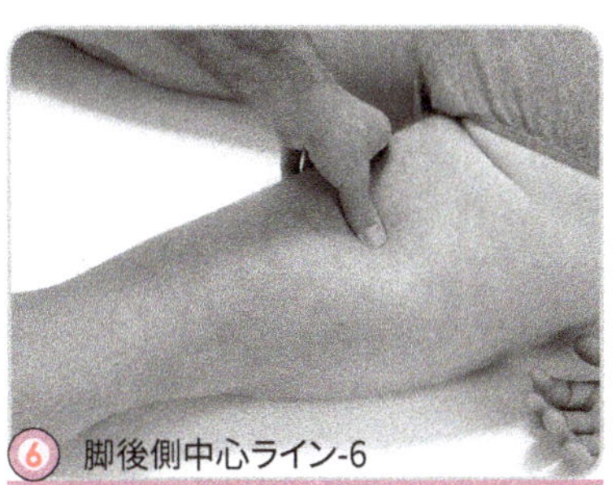
⑥ 脚後側中心ライン-6

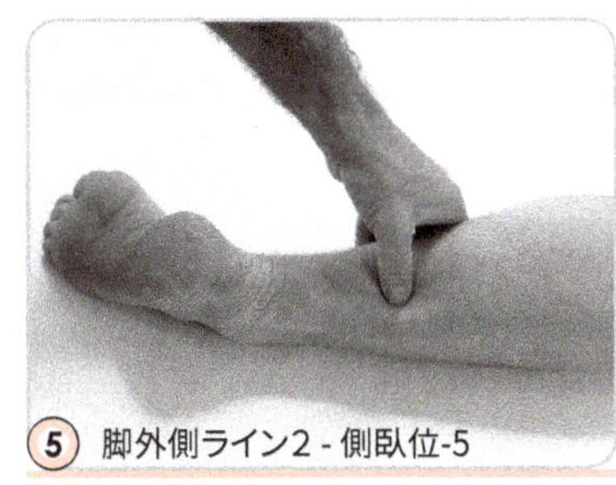
⑤ 脚外側ライン2 - 側臥位-5

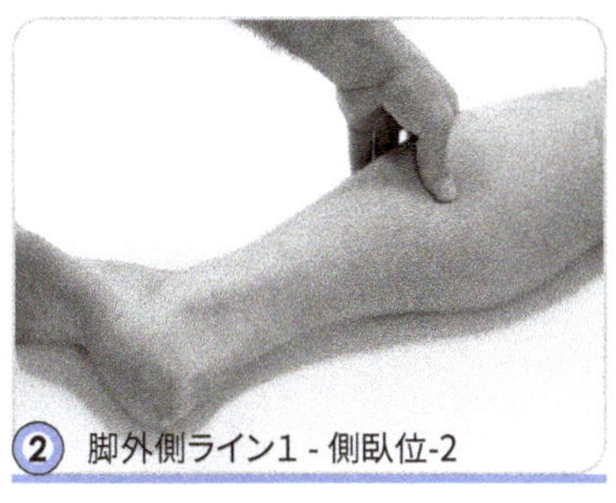
② 脚外側ライン1 - 側臥位-2

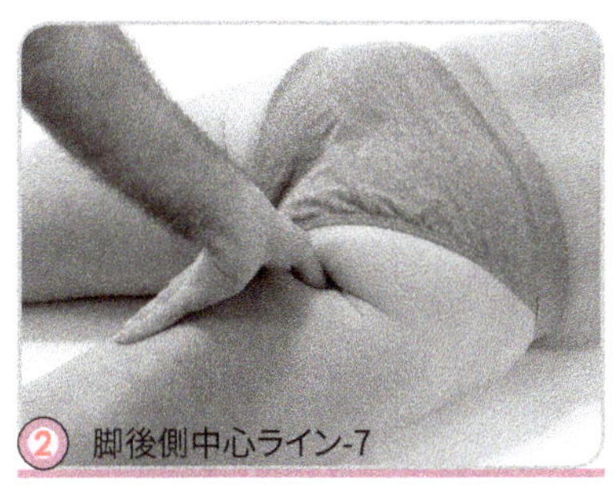
② 脚後側中心ライン-7

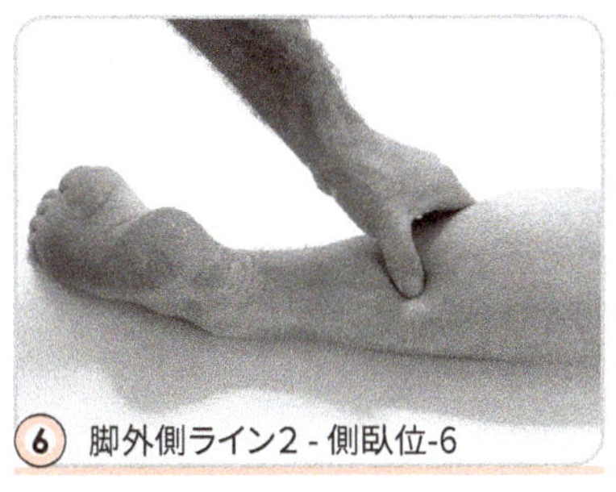
⑥ 脚外側ライン2 - 側臥位-6

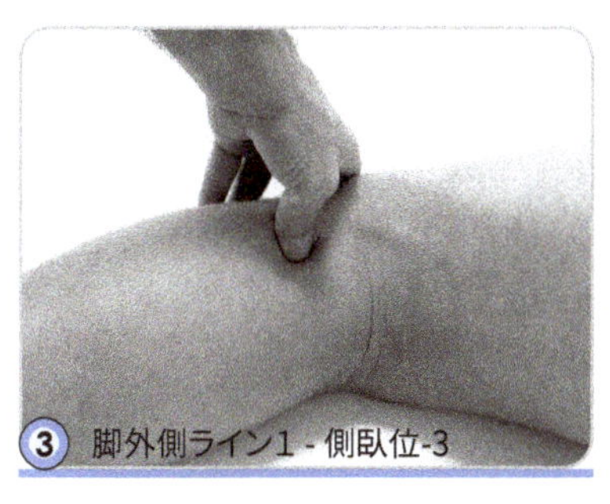
③ 脚外側ライン1 - 側臥位-3

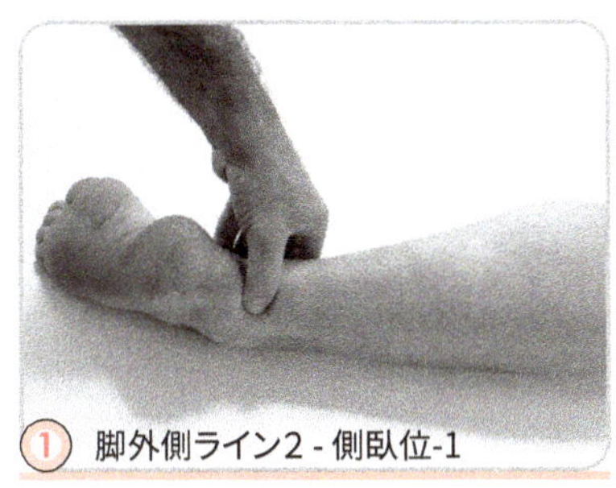
① 脚外側ライン2 - 側臥位-1

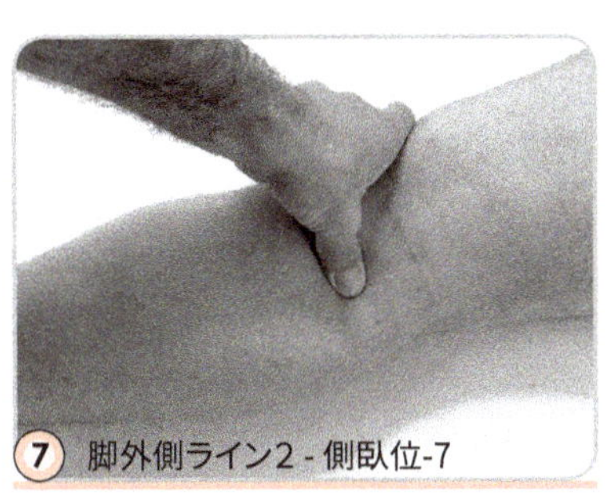
⑦ 脚外側ライン2 - 側臥位-7

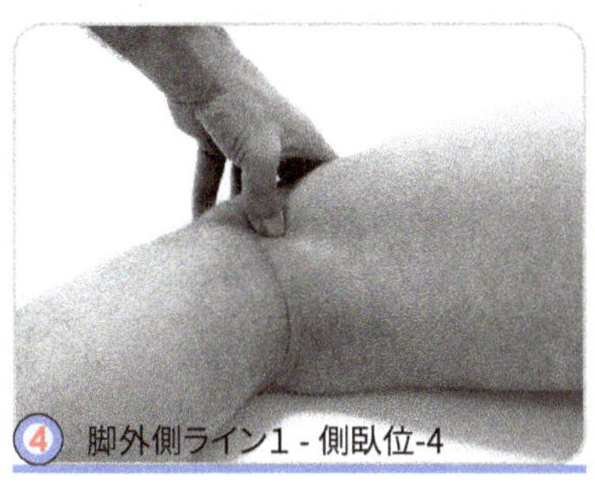
④ 脚外側ライン1 - 側臥位-4

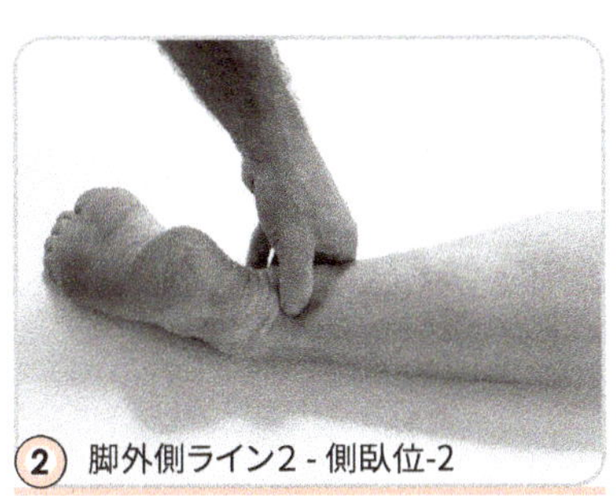
② 脚外側ライン2 - 側臥位-2

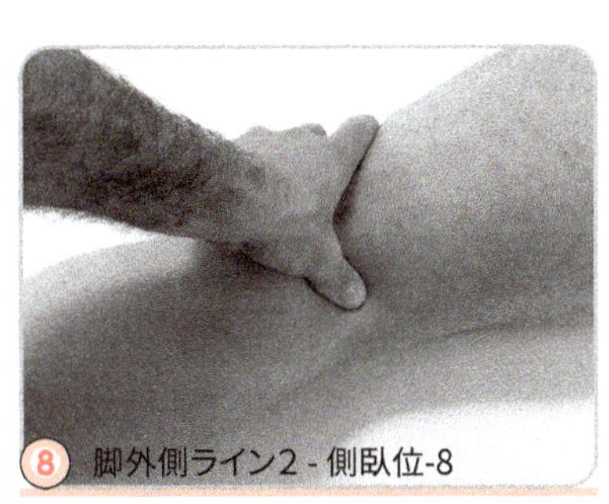
⑧ 脚外側ライン2 - 側臥位-8

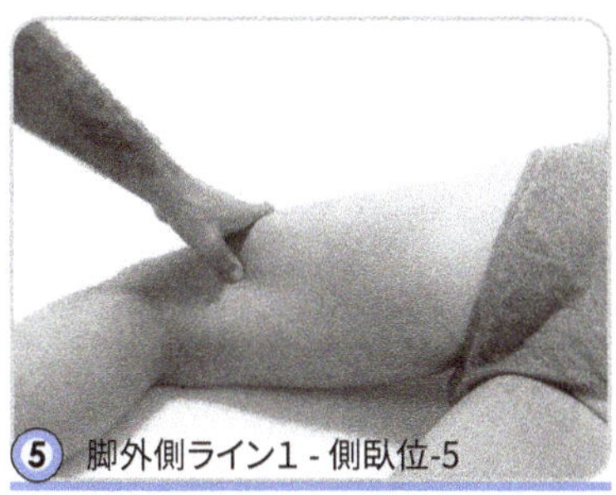
⑤ 脚外側ライン1 - 側臥位-5

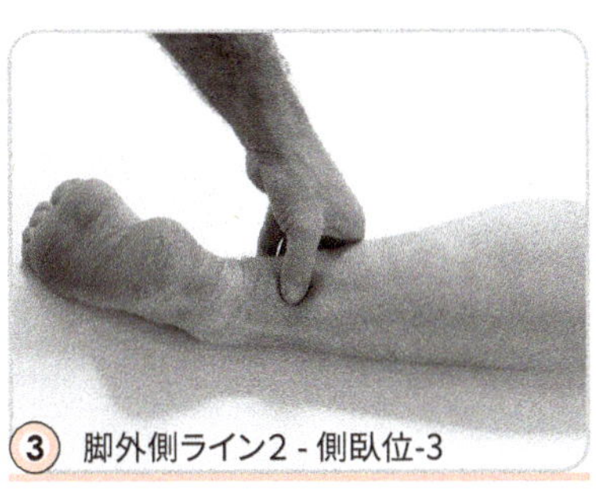
③ 脚外側ライン2 - 側臥位-3

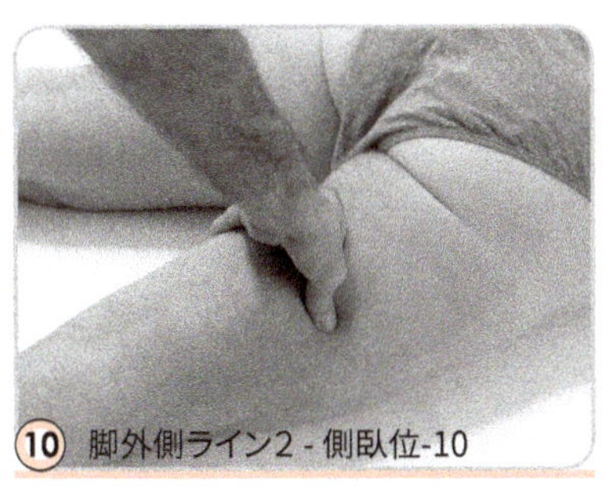
⑩ 脚外側ライン2 - 側臥位-10

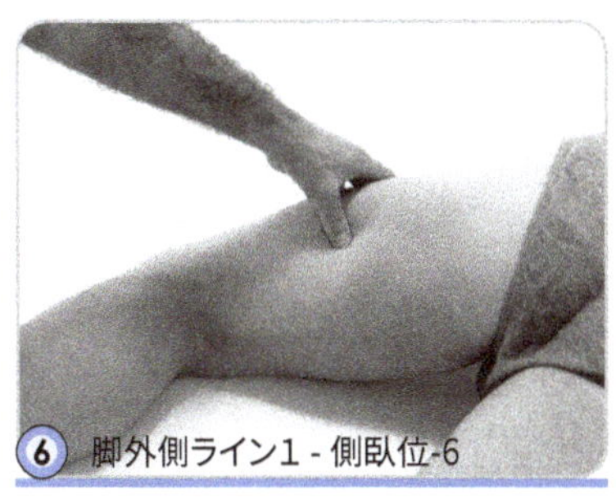
⑥ 脚外側ライン1 - 側臥位-6

腰と脚の側面

脚外側ライン1 - 仰臥位

このラインは次の4つのポイントを通る:

1. 足首の前面にある長母趾伸筋と長趾伸筋の間の窪み
2. 膝下の脛骨頭
3. 正中線上で膝蓋骨真上
4. 上前腸骨棘の下

- このラインは足首前面の長母趾伸筋と長趾伸筋の間の窪みで外くるぶしと平行の位置から始まる。
- 脛骨外側縁に沿って前脛骨筋の上を通り、膝下の脛骨頭へ繋がる。
- 更に膝蓋骨上縁の中心から大腿直筋の正中線を通り、上前腸骨棘の下へ繋がる。

脚外側ライン2 - 仰臥位

このラインは次の4つのポイントを通る:

1. 足首上の腓骨前側縁
2. 膝下で腓骨頭の前側
3. 膝蓋骨上外角
4. 大転子前側縁

- この線は足首上の腓骨前側縁から始まる。
- 腓骨前縁の前脛骨筋と長趾伸筋の間の窪みを通り、膝下の腓骨頭前側へと繋がる。
- 更に膝蓋骨上外角から大腿直筋と外側広筋の間の浅い窪みで膝蓋骨上縁と大転子前縁(または腸脛靭帯前側)を繋ぐ線を通る。
- 股関節屈曲時の皺の外縁で上前腸骨棘と大転子の中間にある大腿直筋と大腿筋膜張筋の間へと繋がる。

脚外側ライン3 - 仰臥位

このラインは次の4つのポイントを通る:

1. 足首外側
2. 腓骨頭
3. 膝上の腸脛靭帯
4. 大転子

- このラインは足首外側の裏側から始まる。
- 腓骨上の長腓骨筋の上を通り、その筋の後面へと続き膝下の腓骨頭へと繋がる。
- 更に膝上から腸脛靭帯の上を通り、大転子と繋がる。

脚外側ライン1 - 側臥位

このラインは次の6つのポイントを通る:

1. 足首外側の後面の窪み
2. 腓骨頭後角
3. 膝の真上にある腸脛靭帯と大腿二頭筋の後面の窪み
4. 大転子の裏側
5. 大転子の上
6. 上前腸骨棘と大転子の中間

- この線は足首裏側から始まり、腓骨と腓腹筋の間の腓骨外縁沿って膝下の腓骨頭後面へと繋がる。
- 膝上の腸脛靭帯後面から腸脛靭帯後縁に沿って大転子の裏側を通り臀部へと続く。
- 円を描きながら大転子の上を通り、股関節が屈曲したときにできる皺の上前腸骨棘と大転子の中間位置へと繋がる。

脚外側ライン2 - 側臥位

このラインは次の5つのポイントを通る:

1. アキレス腱外角の外くるぶしと平行の位置
2. 大腿二頭筋の内側の膝窩外縁
3. 臀部下のハムストリングスの外側頭(大腿二頭筋)
4. 臀部の大転子と坐骨の間の窪み
5. 仙骨外縁の第3、4仙椎と水平位置

- この線は踵の上のアキレス腱外角から始まる。
- 腓骨上の腓腹筋とふくらはぎの中間を通り、膝窩横紋の外縁へと繋がる。
- 更に外側広筋後縁と大腿二頭筋前縁に沿った窪みを通る。
- そして臀部へと続き、坐骨と大転子の間の窪みを通り仙骨外縁の第3、4仙椎と水平位置へと繋がる。

脚後側中心ライン

このラインは次の3つのポイントを通る:

1. 踵とアキレス腱の境目
2. 膝窩の中心
3. 殿溝の中央

- このラインは踵から始まり、アキレス腱、ふくらはぎの中心線を通り、膝窩横紋中央の大腿二頭筋と半腱様筋の中間へと繋がる。
- この更にハムストリングスの中心(大腿二頭筋と半腱様筋)の窪みを通り、坐骨粗面下の殿溝へと繋がる。

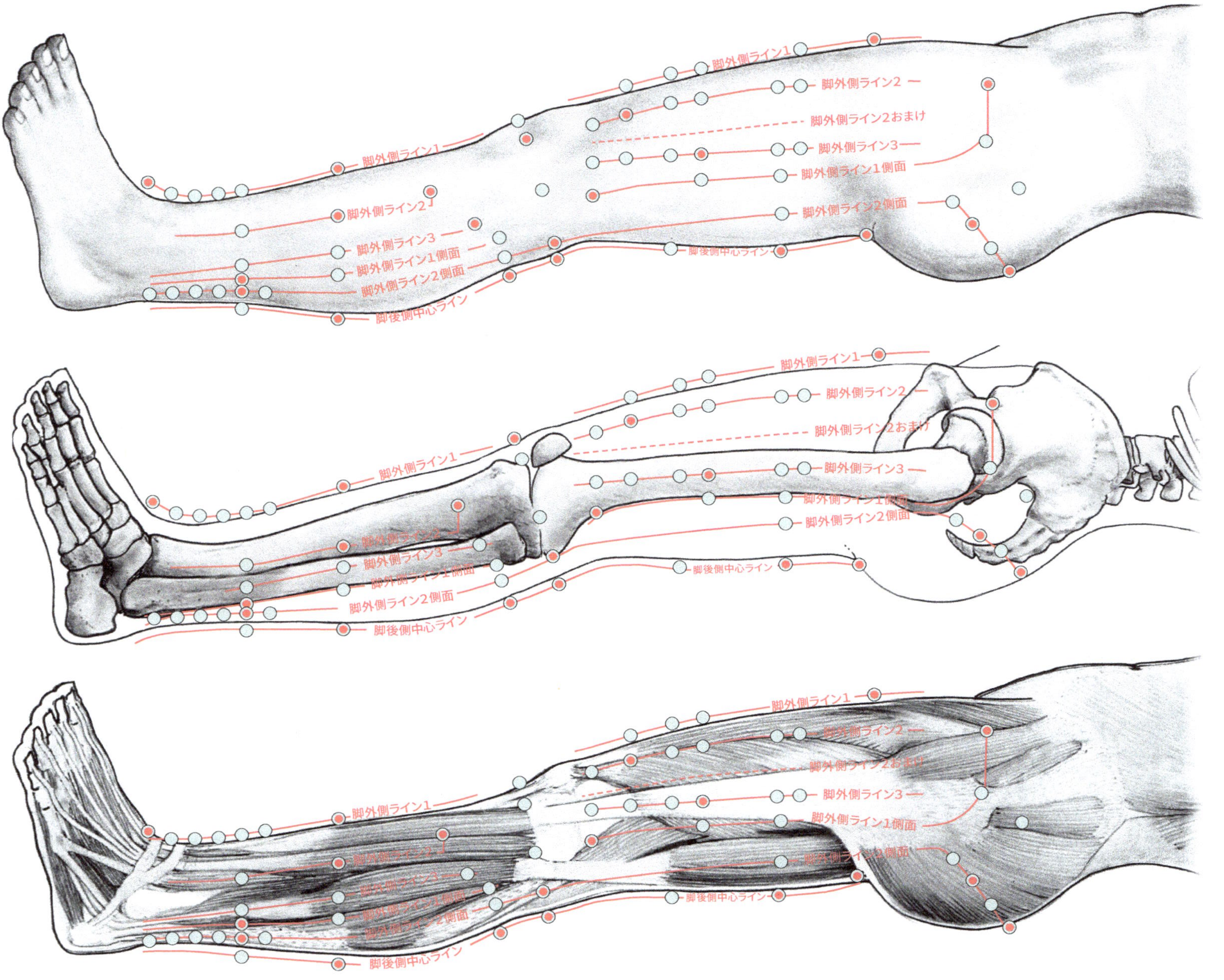

脚外側ライン1
脚外側ライン2
脚外側ライン2おまけ
脚外側ライン3
脚外側ライン1側面
脚外側ライン2側面
脚後側中心ライン

腰と脚の側面 ライン

腰と脚の側面のツボ

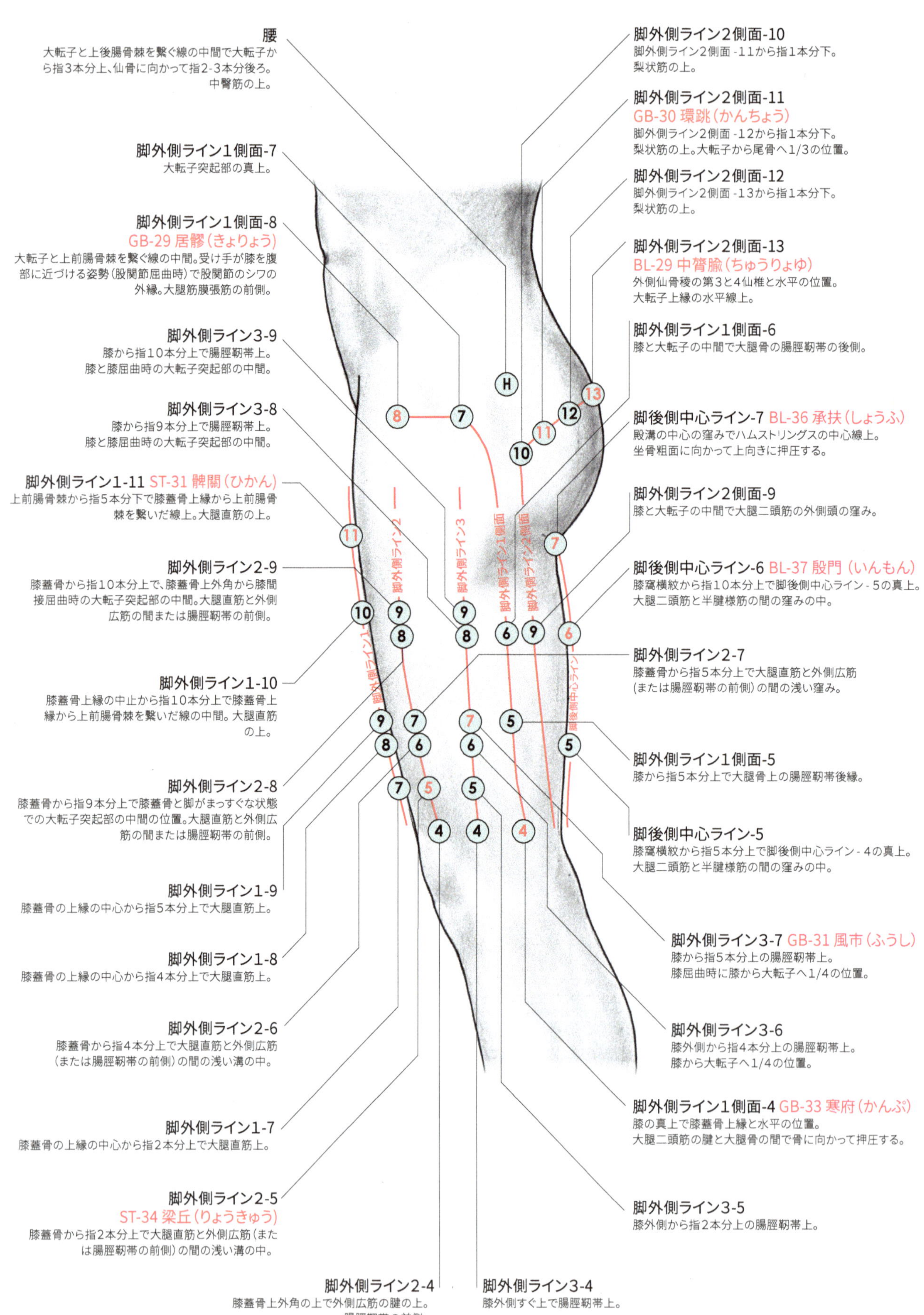

腰
大転子と上後腸骨棘を繋ぐ線の中間で大転子から指3本分上、仙骨に向かって指2-3本分後ろ。中臀筋の上。
脚外側ライン1側面-7
大転子突起部の真上。
脚外側ライン1側面-8
GB-29 居髎（きょりょう）
大転子と上前腸骨棘を繋ぐ線の中間。受け手が膝を腹部に近づける姿勢（股関節屈曲時）で股関節のシワの外縁。大腿筋膜張筋の前側。
脚外側ライン3-9
膝から指10本分上で腸脛靭帯上。膝と膝屈曲時の大転子突起部の中間。
脚外側ライン3-8
膝から指9本分上で腸脛靭帯上。膝と膝屈曲時の大転子突起部の中間。
脚外側ライン1-11 ST-31 髀関（ひかん）
上前腸骨棘から指5本分下で膝蓋骨上縁から上前腸骨棘を繋いだ線上。大腿直筋の上。
脚外側ライン2-9
膝蓋骨から指10本分上で、膝蓋骨上外角から膝関接屈曲時の大転子突起部の中間。大腿直筋と外側広筋の間または腸脛靭帯の前側。
脚外側ライン1-10
膝蓋骨上縁の中止から指10本分上で膝蓋骨上縁から上前腸骨棘を繋いだ線の中間。大腿直筋の上。
脚外側ライン2-8
膝蓋骨から指9本分上で膝蓋骨と脚がまっすぐな状態での大転子突起部の中間の位置。大腿直筋と外側広筋の間または腸脛靭帯の前側。
脚外側ライン1-9
膝蓋骨の上縁の中心から指5本分上で大腿直筋上。
脚外側ライン1-8
膝蓋骨の上縁の中心から指4本分上で大腿直筋上。
脚外側ライン2-6
膝蓋骨から指4本分上で大腿直筋と外側広筋（または腸脛靭帯の前側）の間の浅い溝の中。
脚外側ライン1-7
膝蓋骨の上縁の中心から指2本分上で大腿直筋上。
脚外側ライン2-5
ST-34 梁丘（りょうきゅう）
膝蓋骨から指2本分上で大腿直筋と外側広筋（または腸脛靭帯の前側）の間の浅い溝の中。
脚外側ライン2-4
膝蓋骨上外角の上で外側広筋の腱の上。腸脛靭帯の前側。
脚外側ライン3-4
膝外側すぐ上で腸脛靭帯上。
脚外側ライン2側面-10
脚外側ライン2側面-11から指1本分下。梨状筋の上。
脚外側ライン2側面-11
GB-30 環跳（かんちょう）
脚外側ライン2側面-12から指1本分下。梨状筋の上。大転子から尾骨へ1/3の位置。
脚外側ライン2側面-12
脚外側ライン2側面-13から指1本分下。梨状筋の上。
脚外側ライン2側面-13
BL-29 中膂腧（ちゅうりょゆ）
外側仙骨稜の第3と4仙椎と水平の位置。大転子上縁の水平線上。
脚外側ライン1側面-6
膝と大転子の中間で大腿骨の腸脛靭帯の後側。
脚後側中心ライン-7 BL-36 承扶（しょうふ）
殿溝の中心の窪みでハムストリングスの中心線上。坐骨粗面に向かって上向きに押圧する。
脚外側ライン2側面-9
膝と大転子の中間で大腿二頭筋の外側頭の窪み。
脚後側中心ライン-6 BL-37 殷門（いんもん）
膝窩横紋から指10本分上で脚後側中心ライン-5の真上。大腿二頭筋と半腱様筋の間の窪みの中。
脚外側ライン2-7
膝蓋骨から指5本分上で大腿直筋と外側広筋（または腸脛靭帯の前側）の間の浅い窪み。
脚外側ライン1側面-5
膝から指5本分上で大腿骨上の腸脛靭帯後縁。
脚後側中心ライン-5
膝窩横紋から指5本分上で脚後側中心ライン-4の真上。大腿二頭筋と半腱様筋の間の窪みの中。
脚外側ライン3-7 GB-31 風市（ふうし）
膝から指5本分上の腸脛靭帯上。膝屈曲時に膝から大転子へ1/4の位置。
脚外側ライン3-6
膝外側から指4本分上の腸脛靭帯上。膝から大転子へ1/4の位置。
脚外側ライン1側面-4 GB-33 寒府（かんぷ）
膝の真上で膝蓋骨上縁と水平の位置。大腿二頭筋の腱と大腿骨の間で骨に向かって押圧する。
脚外側ライン3-5
膝外側から指2本分上の腸脛靭帯上。
脚外側ライン1
脚外側ライン2
脚外側ライン3
脚外側ライン1側面
脚外側ライン2側面
脚後側中心ライン

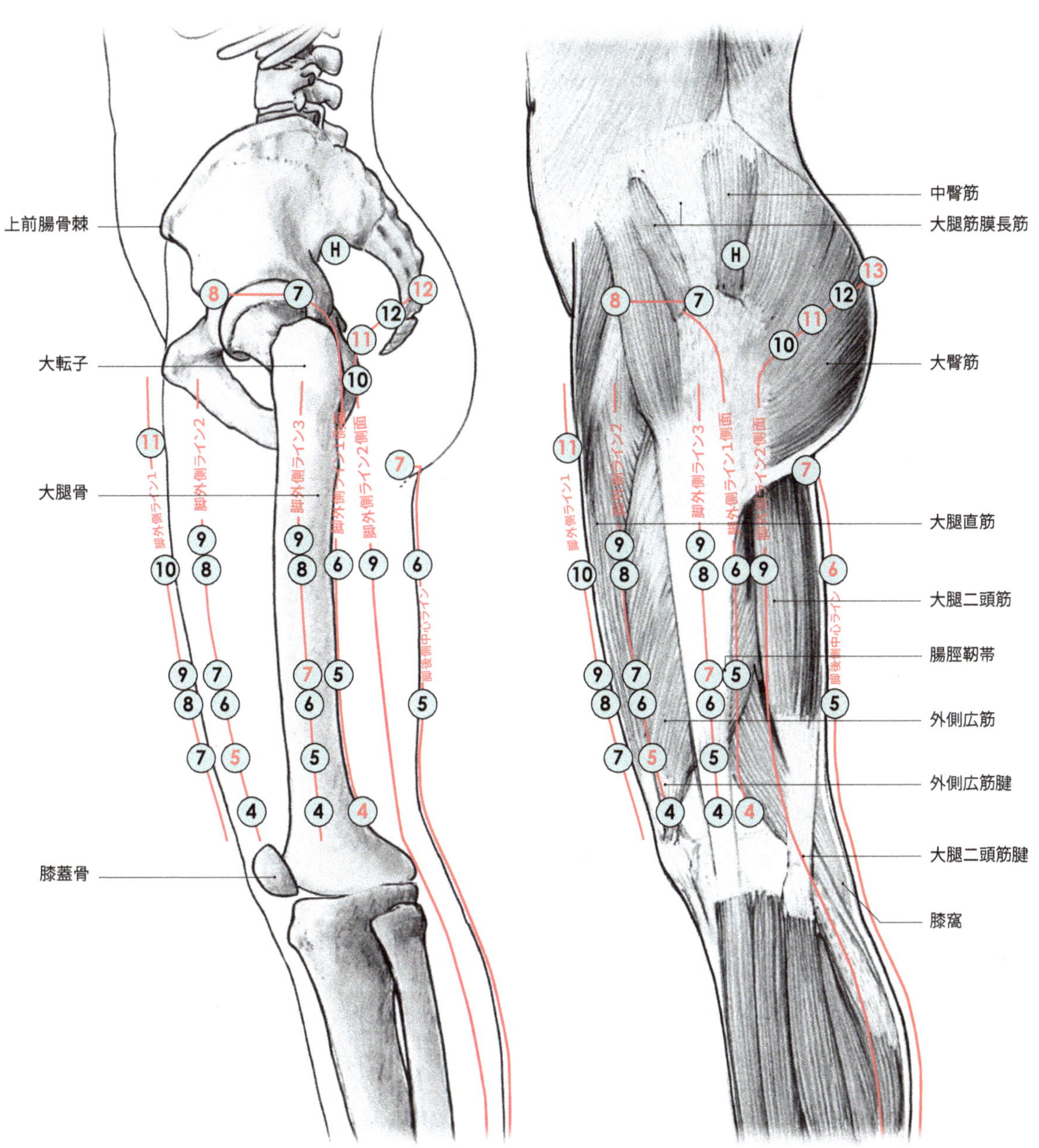
上前腸骨棘
大転子
大腿骨
膝蓋骨
脚外側ライン1
脚外側ライン2
脚外側ライン3
脚外側ライン1側面
脚外側ライン2側面
脚後側中心ライン
中臀筋
大腿筋膜長筋
大臀筋
大腿直筋
大腿二頭筋
腸脛靭帯
外側広筋
外側広筋腱
大腿二頭筋腱
膝窩

上記二つの人体図で腰のツボ10、11、12、13の位置が微妙に異なるのは図が正確に一致しない為です。正確なツボの位置を見つける際は文章での説明を参考にしてください。

腰と脚の側面 のツボ

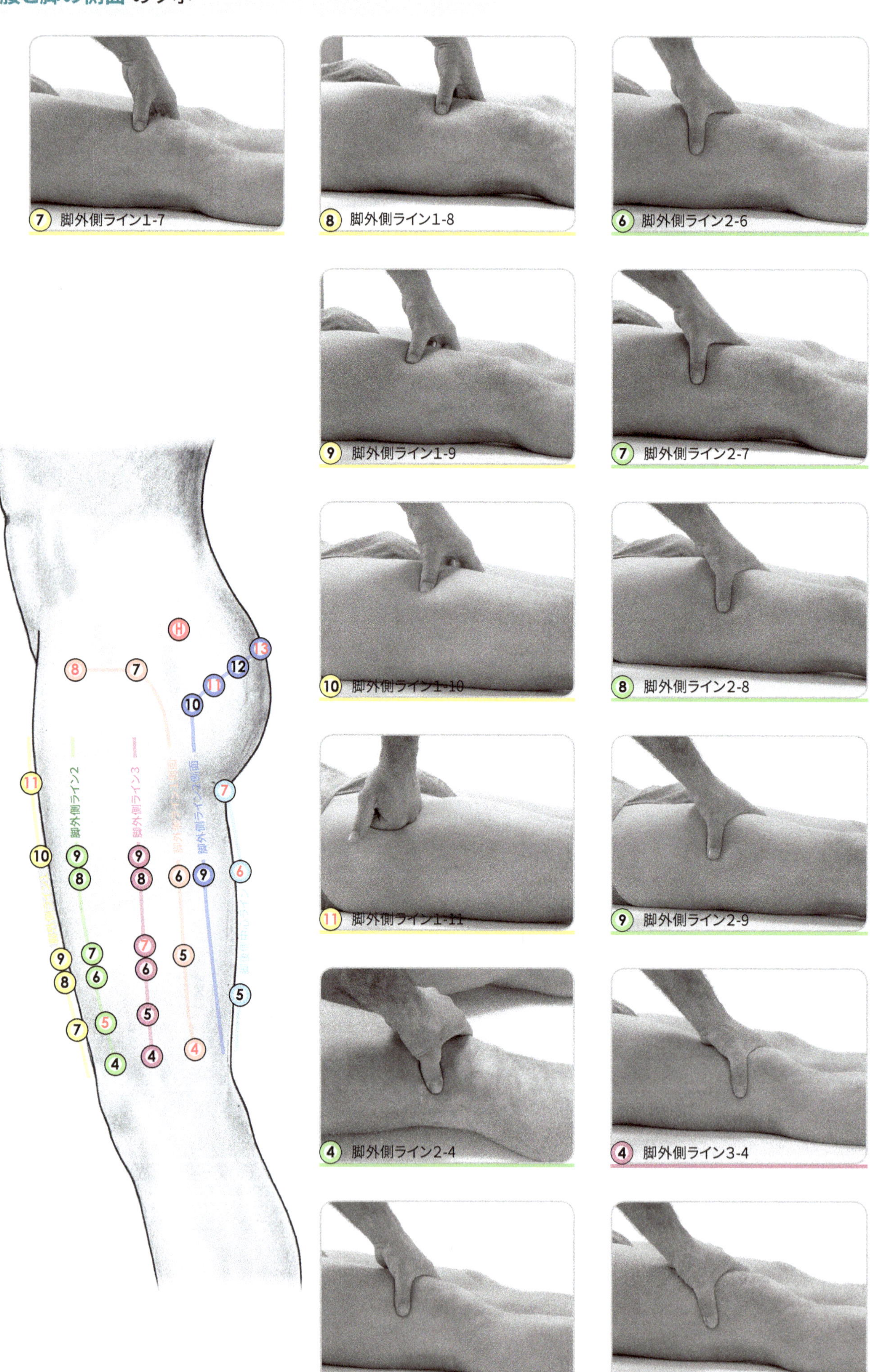
脚外側ライン2
脚外側ライン3
脚外側ライン2側面

7 脚外側ライン1-7
8 脚外側ライン1-8
6 脚外側ライン2-6
9 脚外側ライン1-9
7 脚外側ライン2-7
10 脚外側ライン1-10
8 脚外側ライン2-8
11 脚外側ライン1-11
9 脚外側ライン2-9
4 脚外側ライン2-4
4 脚外側ライン3-4
5 脚外側ライン2-5
5 脚外側ライン3-5

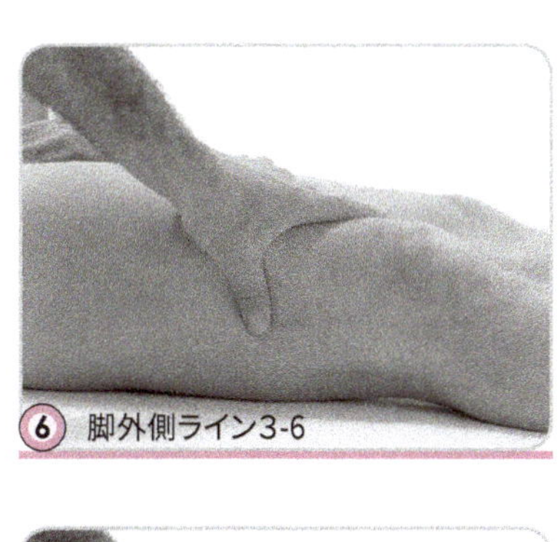
⑥ 脚外側ライン3-6

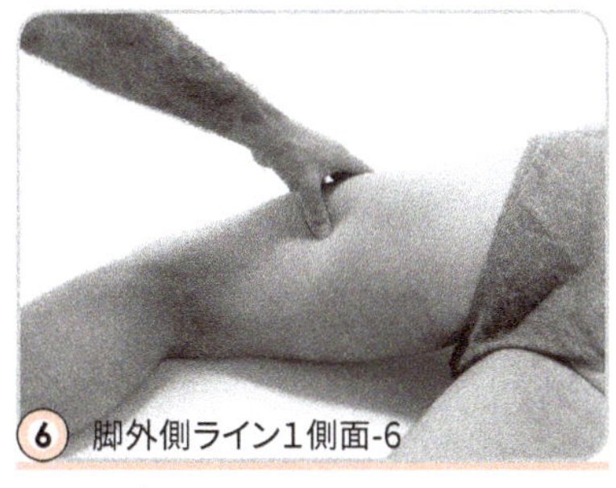
⑥ 脚外側ライン1側面-6

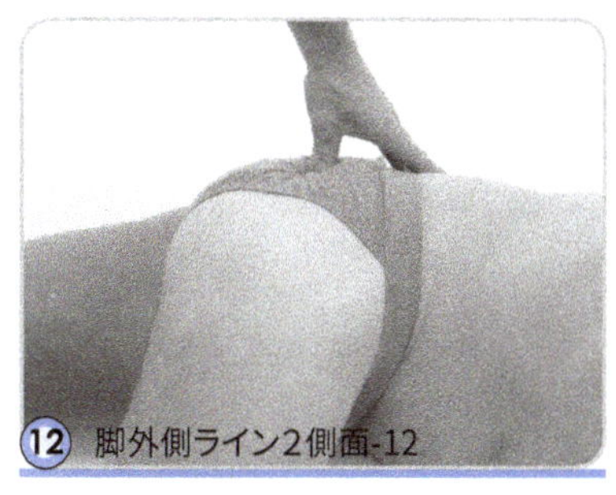
⑫ 脚外側ライン2側面-12

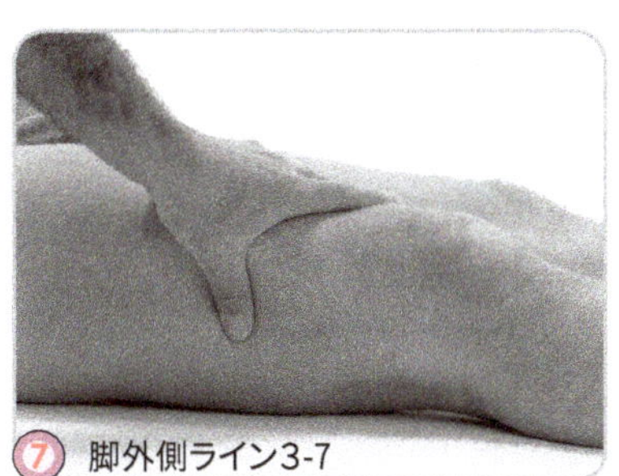
⑦ 脚外側ライン3-7

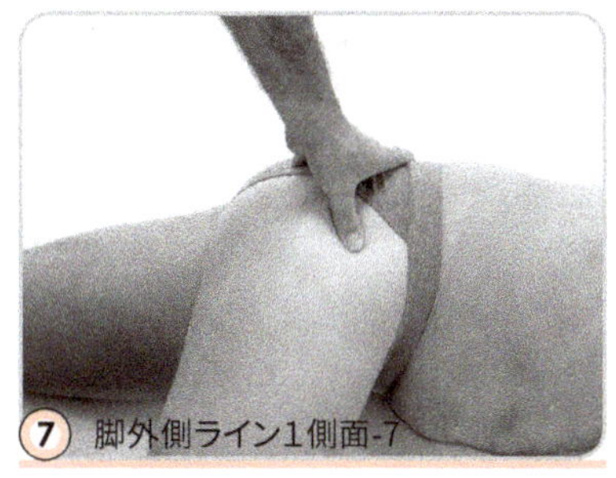
⑦ 脚外側ライン1側面-7

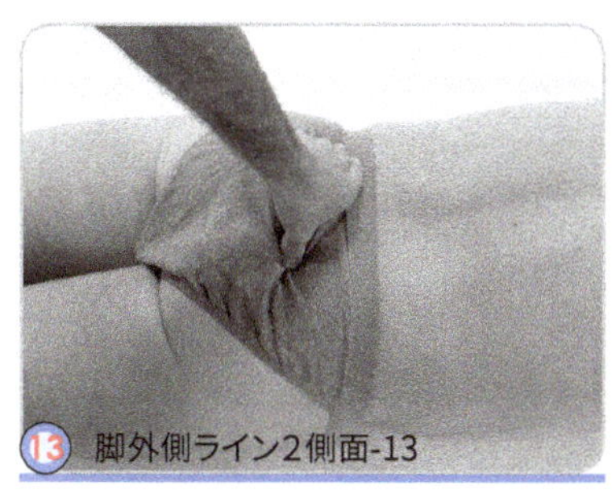
⑬ 脚外側ライン2側面-13

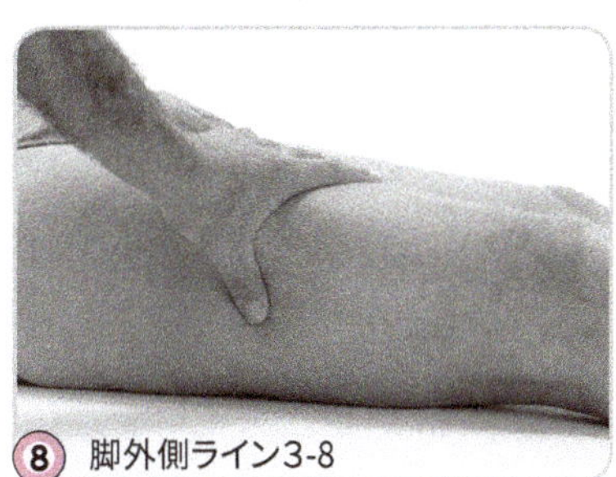
⑧ 脚外側ライン3-8

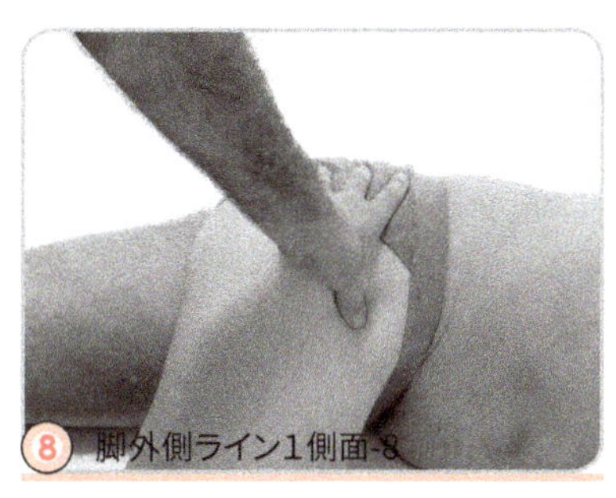
⑧ 脚外側ライン1側面-8

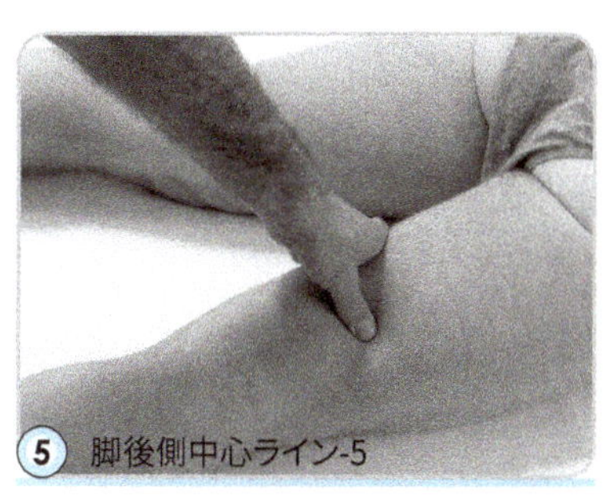
⑤ 脚後側中心ライン-5

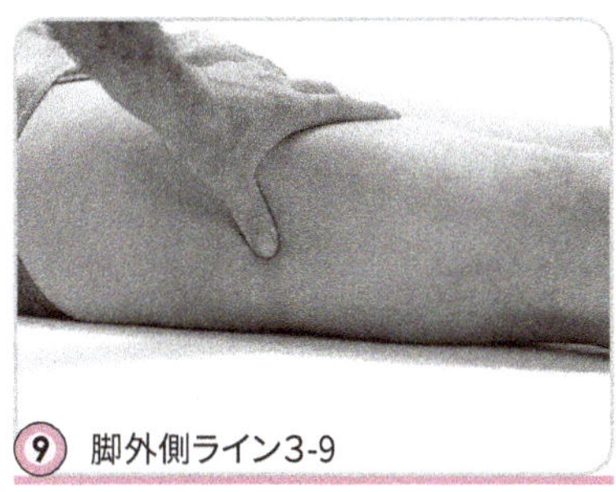
⑨ 脚外側ライン3-9

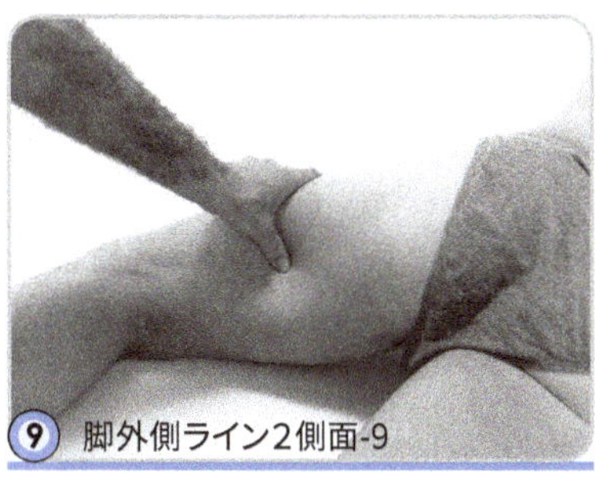
⑨ 脚外側ライン2側面-9

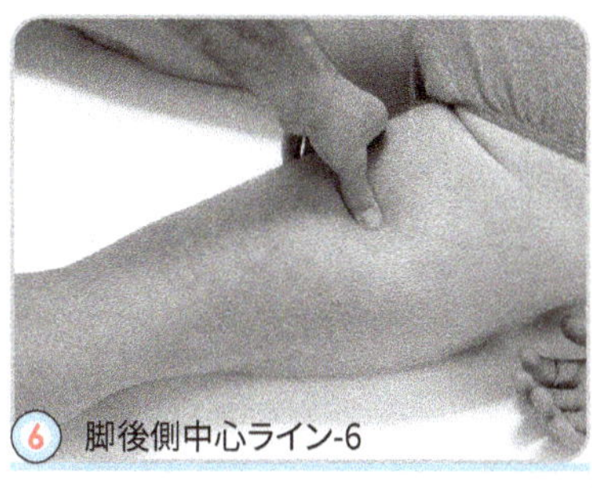
⑥ 脚後側中心ライン-6

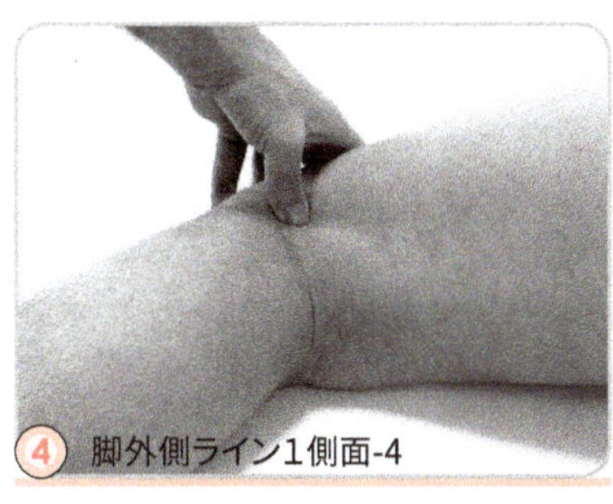
④ 脚外側ライン1側面-4

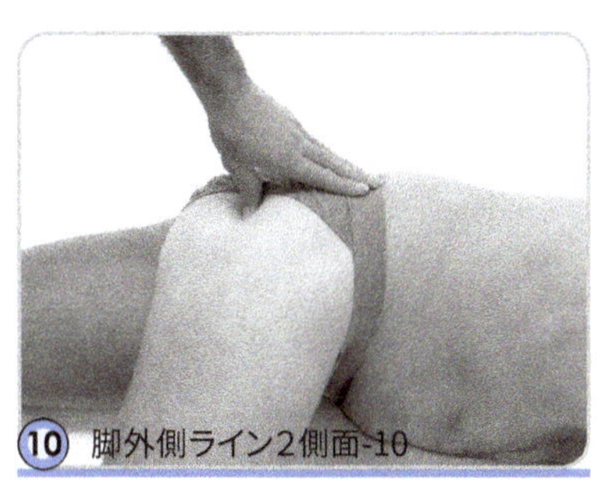
⑩ 脚外側ライン2側面-10

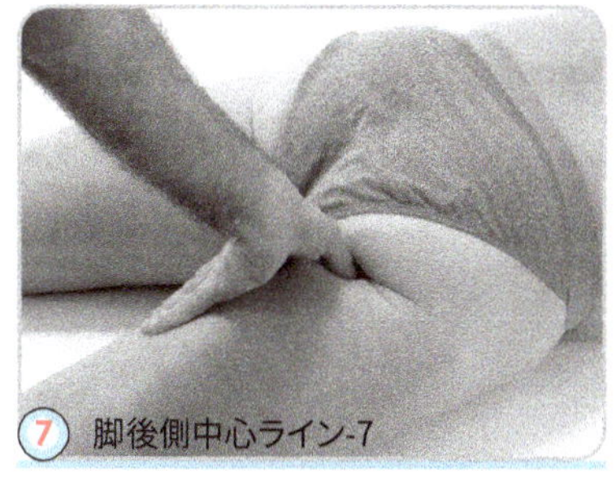
⑦ 脚後側中心ライン-7

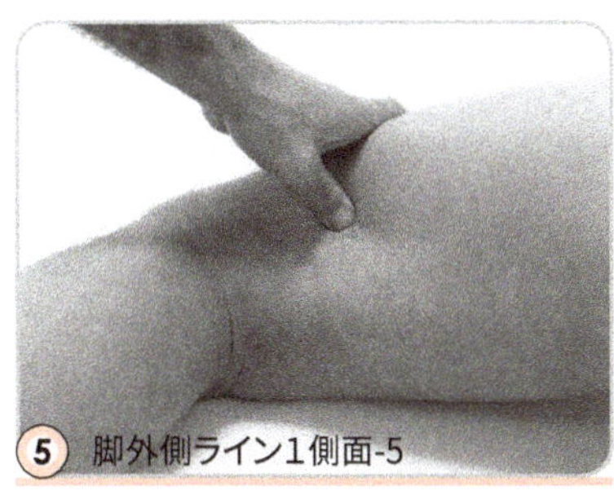
⑤ 脚外側ライン1側面-5

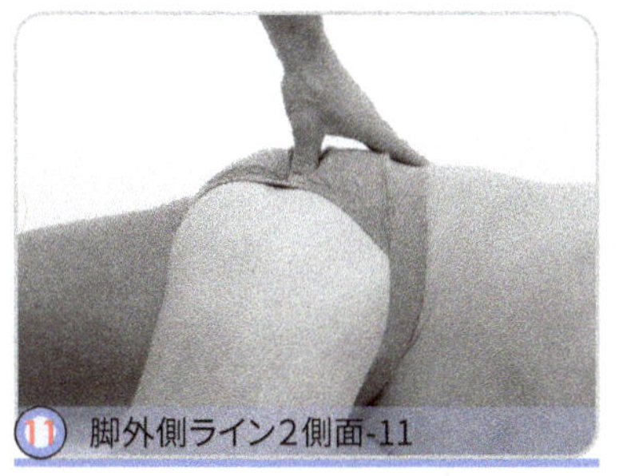
⑪ 脚外側ライン2側面-11

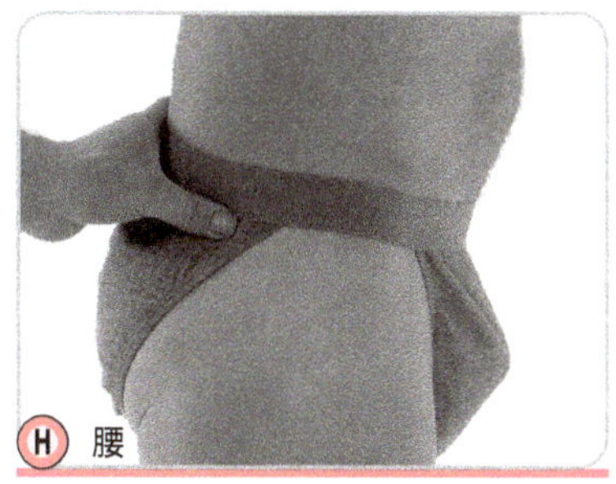
Ⓗ 腰

脛側面のツボ

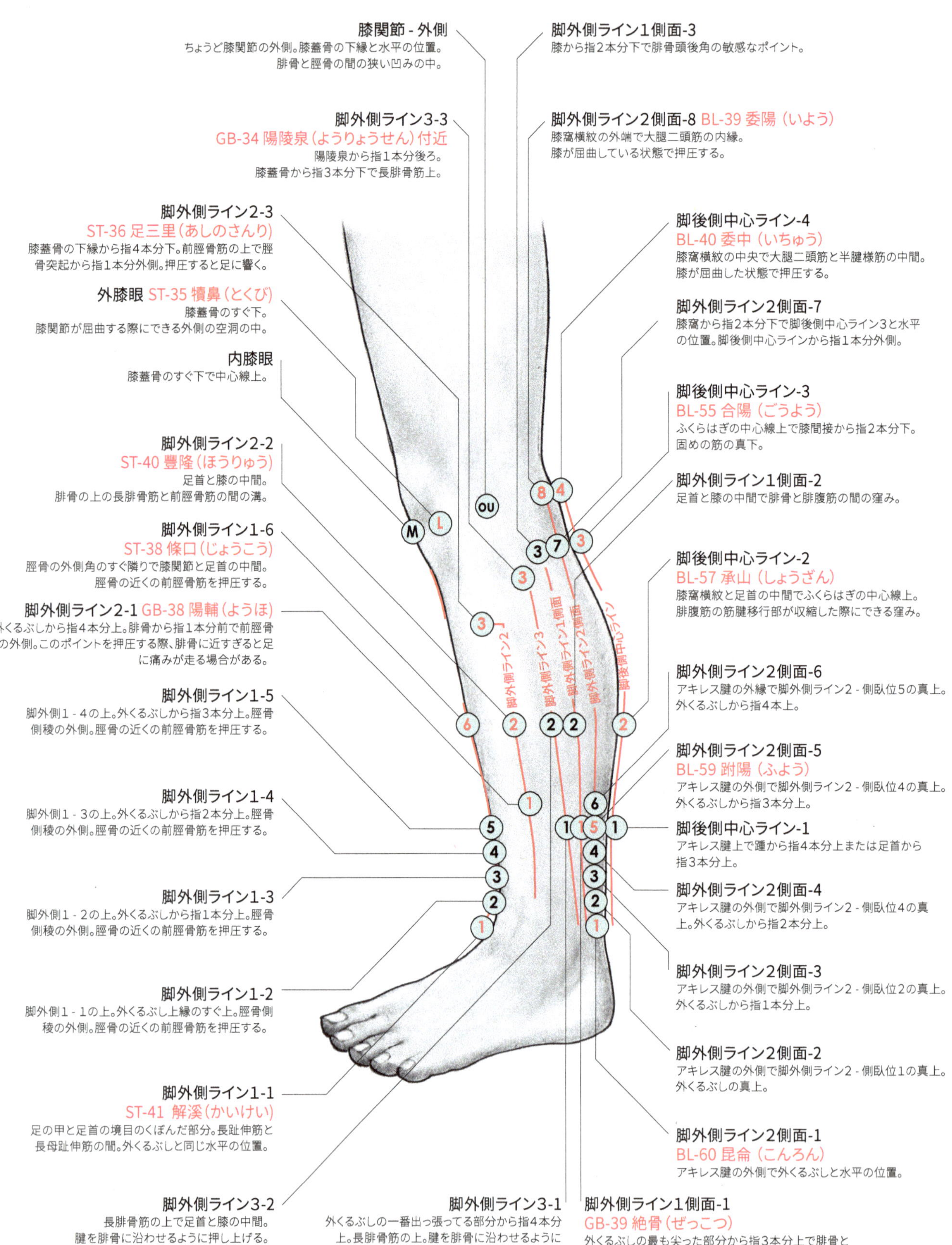

膝関節 - 外側
ちょうど膝関節の外側。膝蓋骨の下縁と水平の位置。
腓骨と脛骨の間の狭い凹みの中。
脚外側ライン1側面-3
膝から指2本分下で腓骨頭後角の敏感なポイント。
脚外側ライン3-3
GB-34 陽陵泉（ようりょうせん）付近
陽陵泉から指1本分後ろ。
膝蓋骨から指3本分下で長腓骨筋上。
脚外側ライン2側面-8 BL-39 委陽（いよう）
膝窩横紋の外端で大腿二頭筋の内縁。
膝が屈曲している状態で押圧する。
脚外側ライン2-3
ST-36 足三里（あしのさんり）
膝蓋骨の下縁から指4本分下。前脛骨筋の上で脛骨突起から指1本分外側。押圧すると足に響く。
脚後側中心ライン-4
BL-40 委中（いちゅう）
膝窩横紋の中央で大腿二頭筋と半腱様筋の中間。
膝が屈曲した状態で押圧する。
外膝眼 ST-35 犢鼻（とくび）
膝蓋骨のすぐ下。
膝関節が屈曲する際にできる外側の空洞の中。
脚外側ライン2側面-7
膝窩から指2本分下で脚後側中心ライン3と水平の位置。脚後側中心ラインから指1本分外側。
内膝眼
膝蓋骨のすぐ下で中心線上。
脚後側中心ライン-3
BL-55 合陽（ごうよう）
ふくらはぎの中心線上で膝間接から指2本分下。
固めの筋の真下。
脚外側ライン2-2
ST-40 豊隆（ほうりゅう）
足首と膝の中間。
腓骨の上の長腓骨筋と前脛骨筋の間の溝。
脚外側ライン1側面-2
足首と膝の中間で腓骨と腓腹筋の間の窪み。
脚外側ライン1-6
ST-38 條口（じょうこう）
脛骨の外側角のすぐ隣りで膝関節と足首の中間。
脛骨の近くの前脛骨筋を押圧する。
脚後側中心ライン-2
BL-57 承山（しょうざん）
膝窩横紋と足首の中間でふくらはぎの中心線上。
腓腹筋の筋腱移行部が収縮した際にできる窪み。
脚外側ライン2-1 GB-38 陽輔（ようほ）
外くるぶしから指4本分上。腓骨から指1本分前で前脛骨筋の外側。このポイントを押圧する際、腓骨に近すぎると足に痛みが走る場合がある。
脚外側ライン2
脚外側ライン3
脚外側ライン1側面
脚外側ライン2側面
脚後側中心ライン
脚外側ライン2側面-6
アキレス腱の外縁で脚外側ライン2 - 側臥位5の真上。
外くるぶしから指4本上。
脚外側ライン1-5
脚外側1 - 4の上。外くるぶしから指3本分上。脛骨側稜の外側。脛骨の近くの前脛骨筋を押圧する。
脚外側ライン2側面-5
BL-59 跗陽（ふよう）
アキレス腱の外側で脚外側ライン2 - 側臥位4の真上。
外くるぶしから指3本分上。
脚外側ライン1-4
脚外側1 - 3の上。外くるぶしから指2本分上。脛骨側稜の外側。脛骨の近くの前脛骨筋を押圧する。
脚後側中心ライン-1
アキレス腱上で踵から指4本分上または足首から指3本分上。
脚外側ライン2側面-4
アキレス腱の外側で脚外側ライン2 - 側臥位4の真上。外くるぶしから指2本分上。
脚外側ライン1-3
脚外側1 - 2の上。外くるぶしから指1本分上。脛骨側稜の外側。脛骨の近くの前脛骨筋を押圧する。
脚外側ライン2側面-3
アキレス腱の外側で脚外側ライン2 - 側臥位2の真上。
外くるぶしから指1本分上。
脚外側ライン1-2
脚外側1 - 1の上。外くるぶし上縁のすぐ上。脛骨側稜の外側。脛骨の近くの前脛骨筋を押圧する。
脚外側ライン2側面-2
アキレス腱の外側で脚外側ライン2 - 側臥位1の真上。
外くるぶしの真上。
脚外側ライン1-1
ST-41 解溪（かいけい）
足の甲と足首の境目のくぼんだ部分。長趾伸筋と長母趾伸筋の間。外くるぶしと同じ水平の位置。
脚外側ライン2側面-1
BL-60 昆侖（こんろん）
アキレス腱の外側で外くるぶしと水平の位置。
脚外側ライン3-2
長腓骨筋の上で足首と膝の中間。
腱を腓骨に沿わせるように押し上げる。
脚外側ライン3-1
外くるぶしの一番出っ張ってる部分から指4本分上。長腓骨筋の上。腱を腓骨に沿わせるように押し上げる。
脚外側ライン1側面-1
GB-39 絶骨（ぜっこつ）
外くるぶしの最も尖った部分から指3本分上で腓骨とアキレス腱の間の窪み。腓骨に向かって押圧する

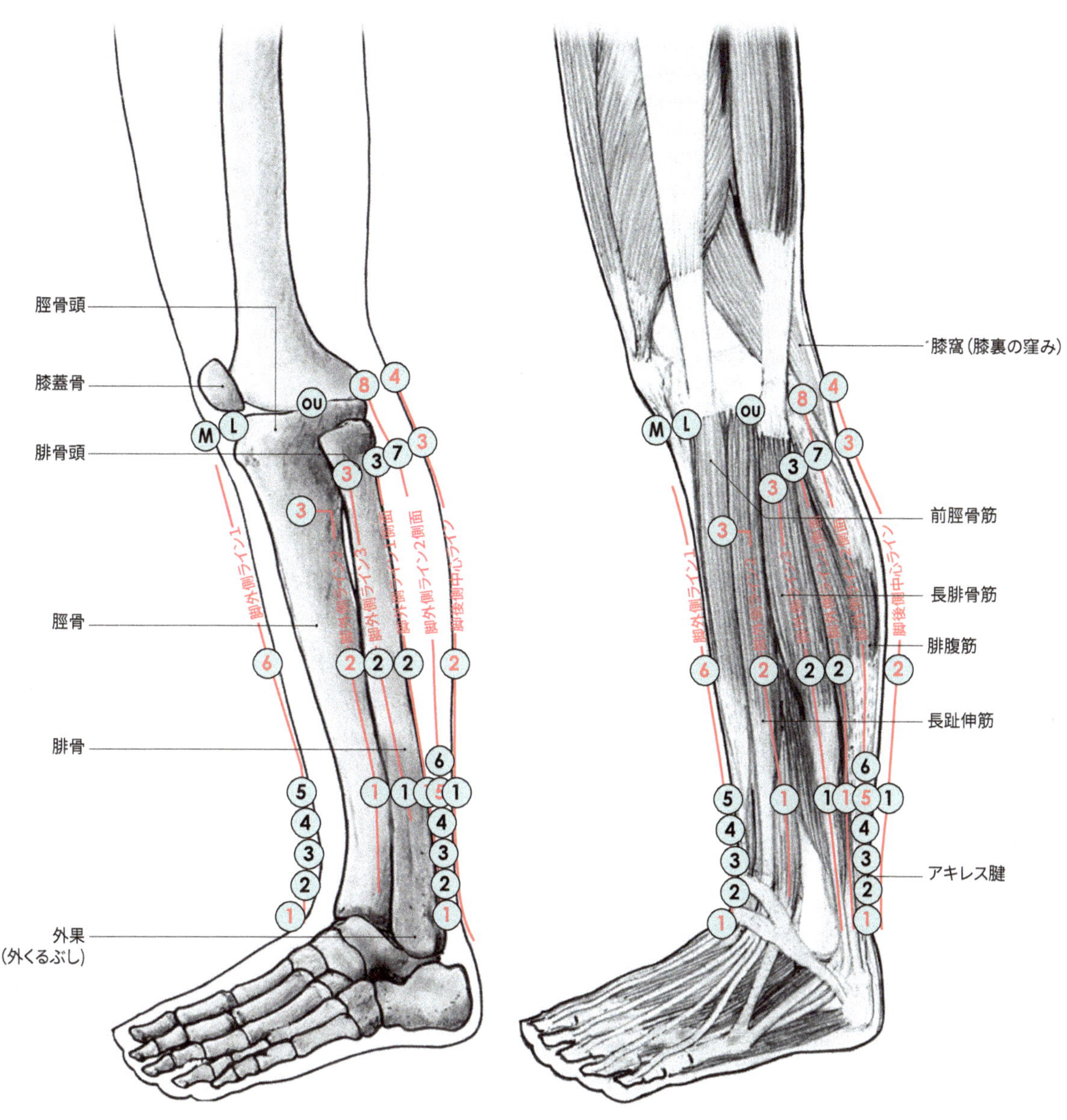

脛骨頭
膝蓋骨
腓骨頭
脛骨
腓骨
外果
（外くるぶし）
脚外側ライン1
脚外側ライン3
脚外側ライン2側面
脚後側中心ライン
膝窩（膝裏の窪み）
前脛骨筋
長腓骨筋
腓腹筋
長趾伸筋
アキレス腱

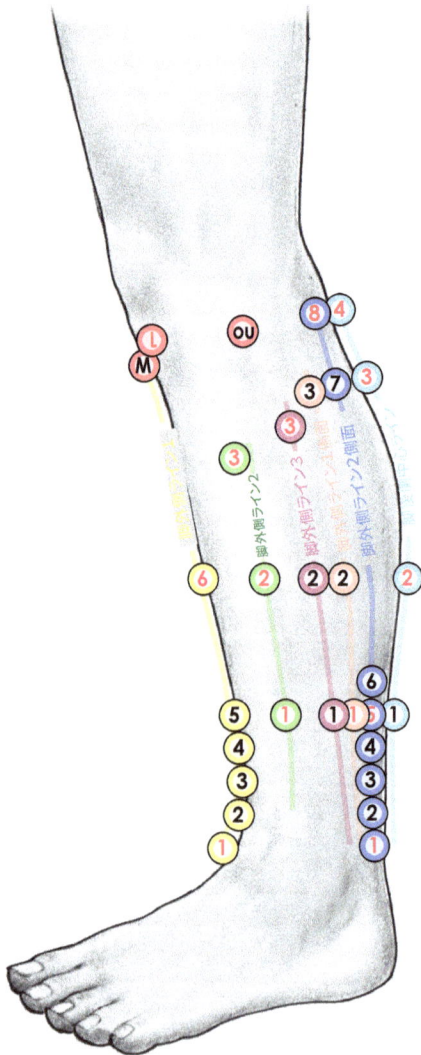

脛側面 のツボ

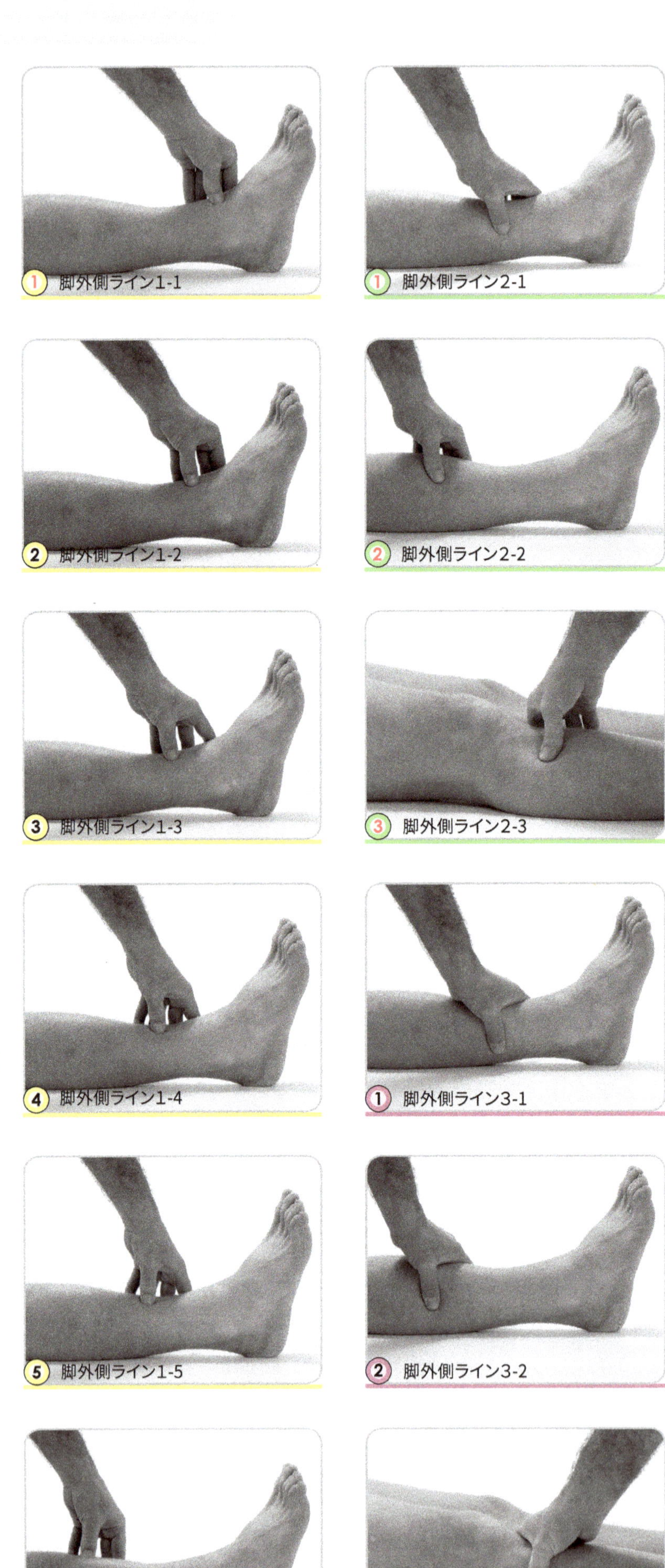

1 脚外側ライン1-1

1 脚外側ライン2-1

2 脚外側ライン1-2

2 脚外側ライン2-2

3 脚外側ライン1-3

3 脚外側ライン2-3

4 脚外側ライン1-4

1 脚外側ライン3-1

5 脚外側ライン1-5

2 脚外側ライン3-2

6 脚外側ライン1-6

3 脚外側ライン3-3

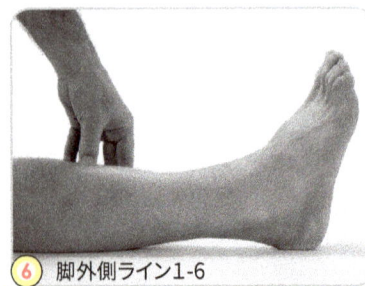

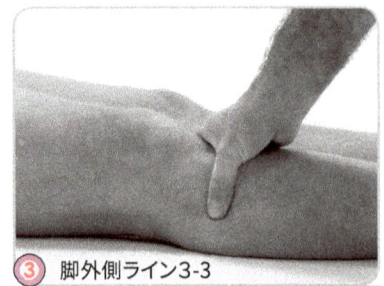

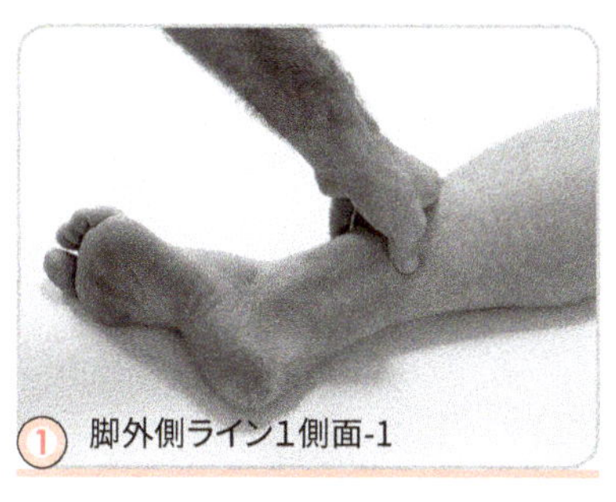
1 脚外側ライン1側面-1

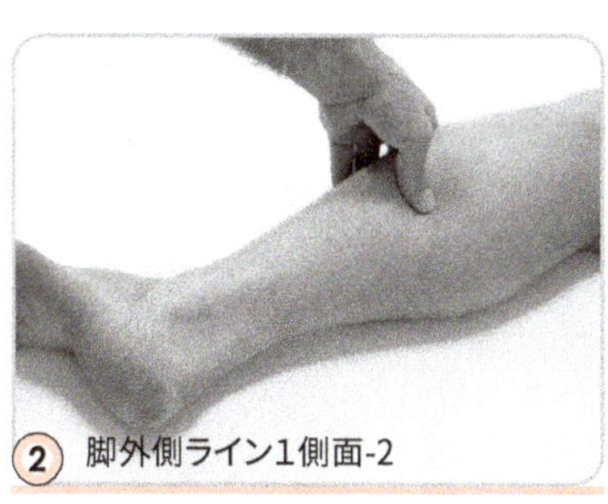
2 脚外側ライン1側面-2

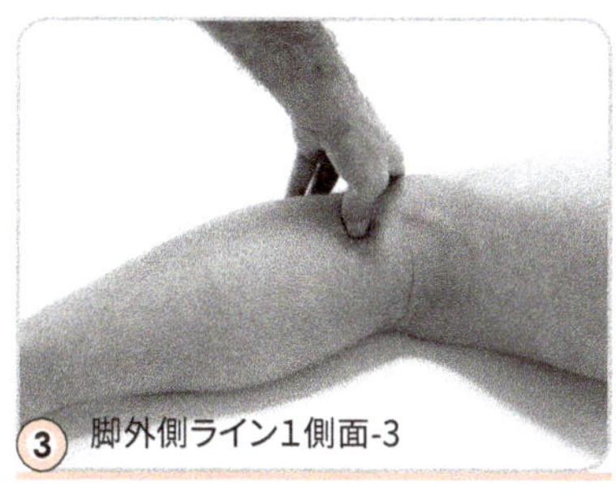
3 脚外側ライン1側面-3

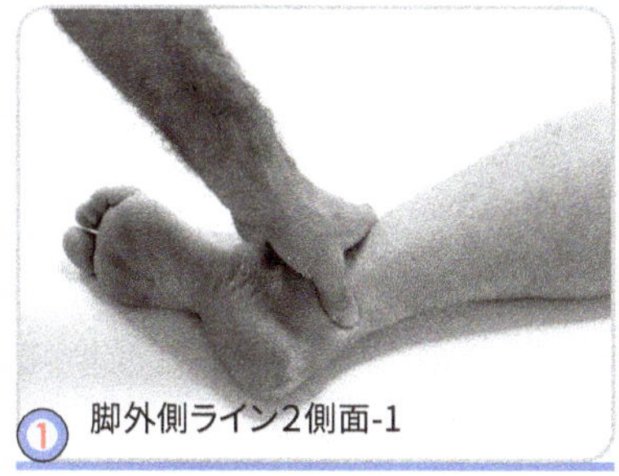
1 脚外側ライン2側面-1

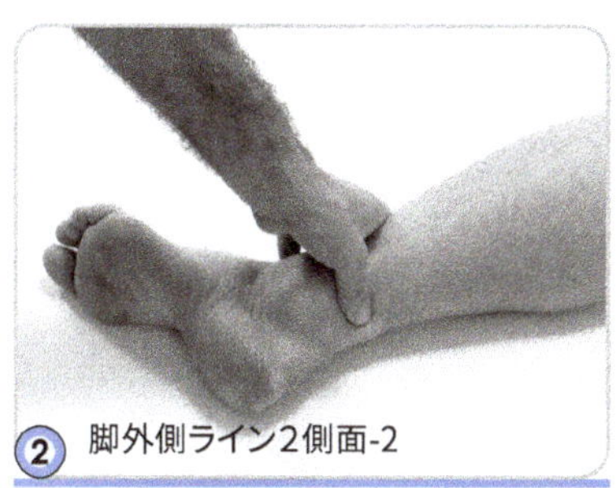
2 脚外側ライン2側面-2

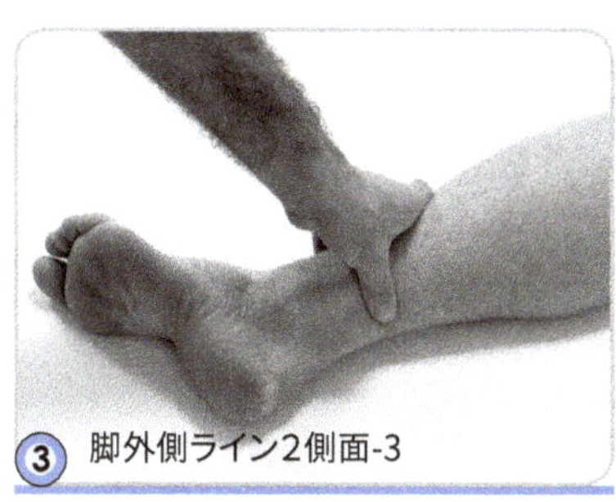
3 脚外側ライン2側面-3

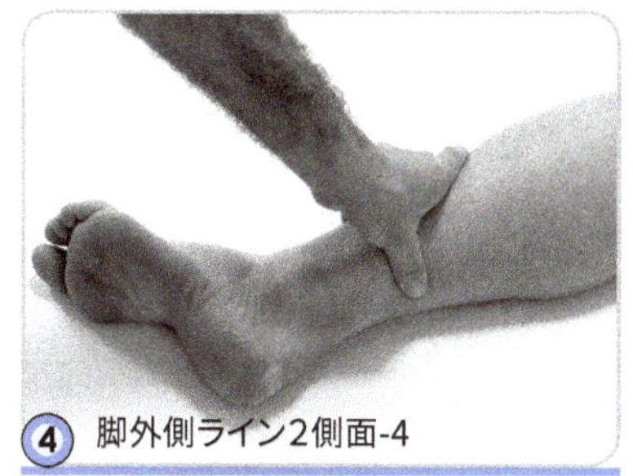
4 脚外側ライン2側面-4

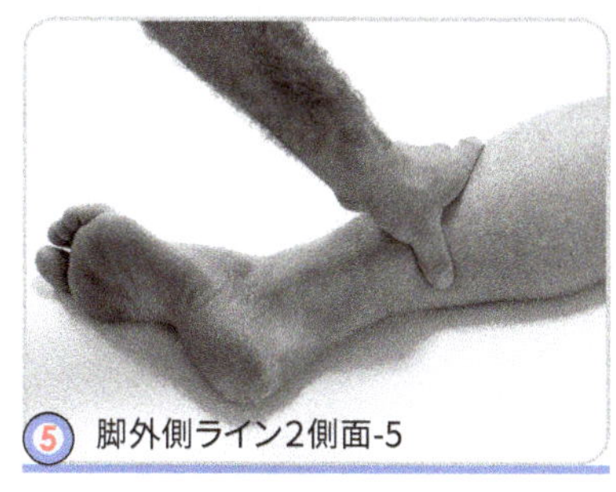
5 脚外側ライン2側面-5

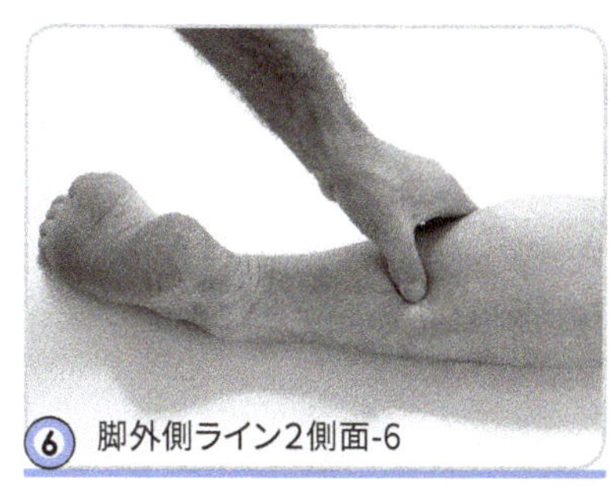
6 脚外側ライン2側面-6

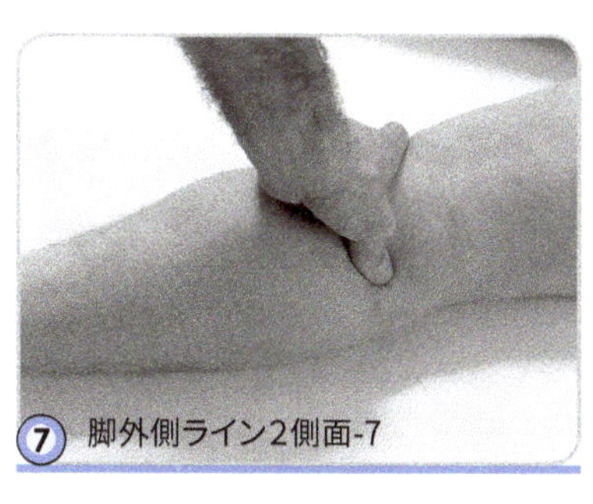
7 脚外側ライン2側面-7

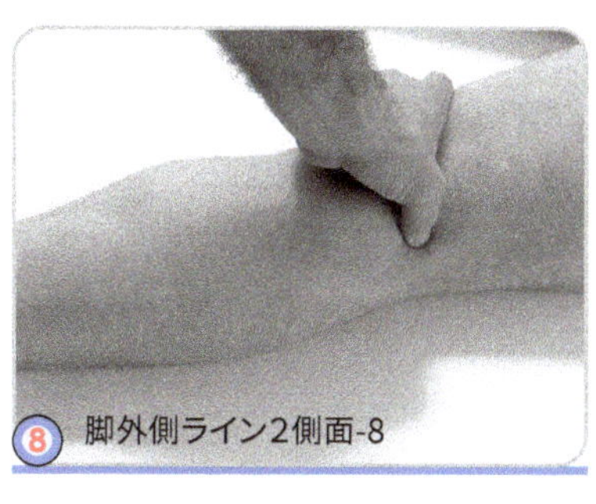
8 脚外側ライン2側面-8

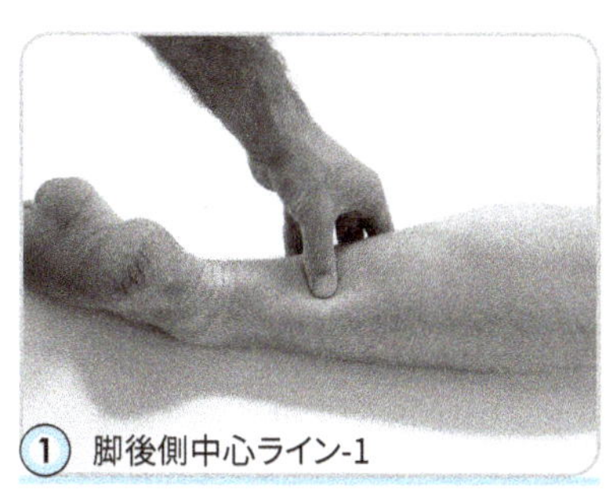
1 脚後側中心ライン-1

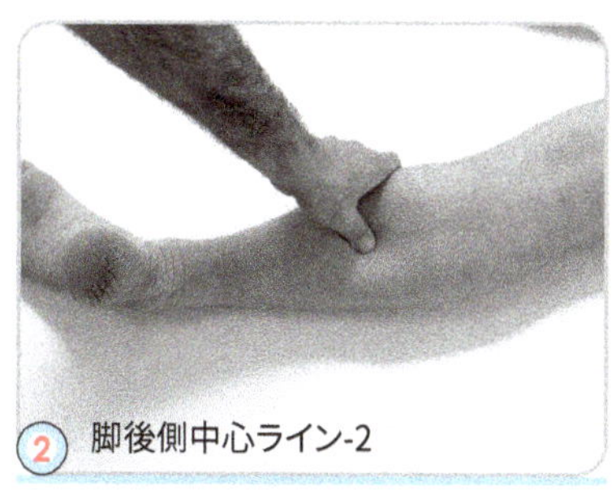
2 脚後側中心ライン-2

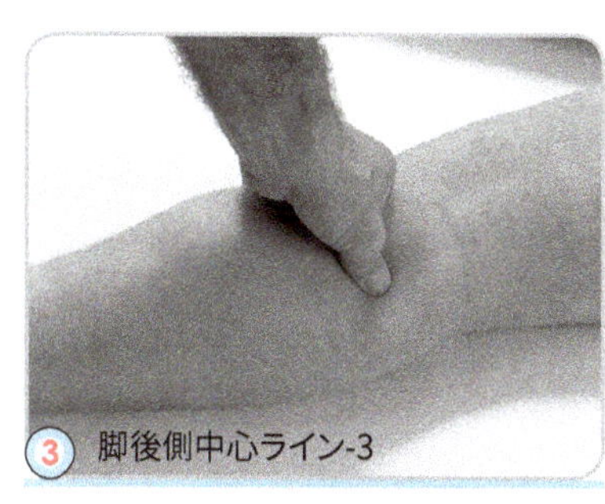
3 脚後側中心ライン-3

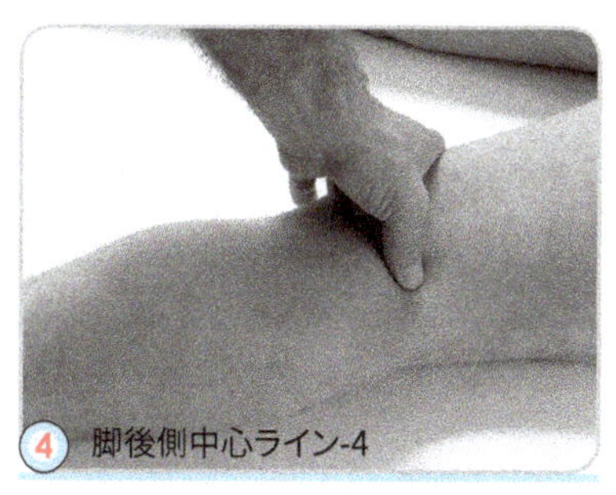
4 脚後側中心ライン-4

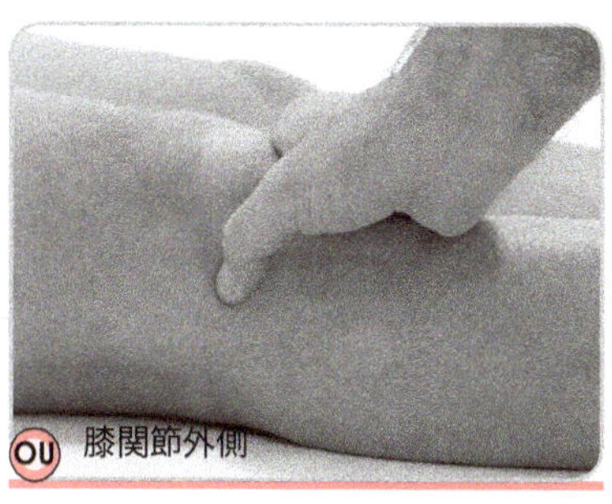
OU 膝関節外側

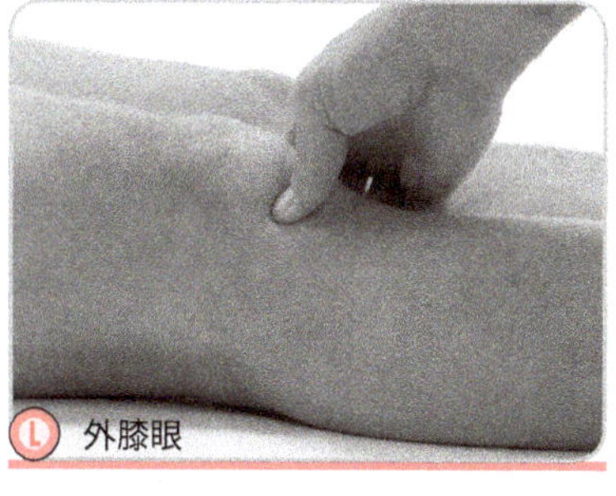
L 外膝眼

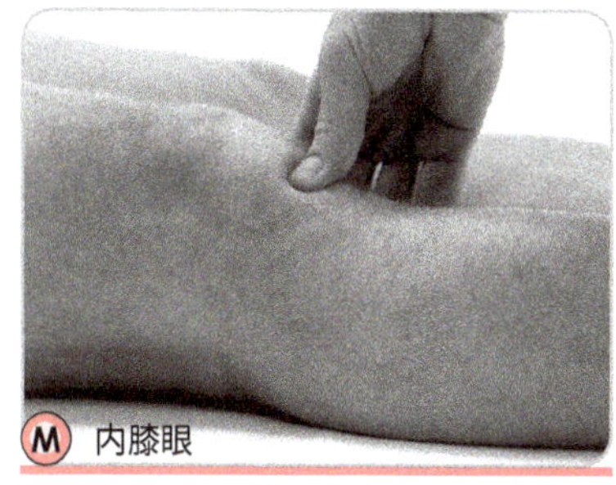
M 内膝眼

脚の内側

脚内側ライン1 - 仰臥位

このラインは次の4つのポイントを目印とする:

1. 内くるぶし後方の際
2. 脛骨頭のすぐ下
3. 膝蓋骨の上内側の角
4. そけい部で上前腸骨棘の内側縁

- 内くるぶしとアキレス腱の間の凹みが起点である。
- 脛骨の長拇指屈筋の内側縁の隣の溝とヒラメ筋の上を通り、膝下の脛骨の骨頭まで繋がる。
- 次に膝蓋骨の上内側角から内側広筋へ続き大腿直筋の内側縁につながる。
- 更に腿の膝蓋骨内側縁と上前腸骨棘の内側縁の溝の上を通りそけい部の下までつながる。

脚内側ライン2 - 仰臥位

このラインは次の4つのポイントを目印とする:

1. アキレス腱の内側で内くるぶしと水平の位置
2. 脛骨内側顆の下、脛骨の内側の際とヒラメ筋と腓腹筋先端から指2本分後側
3. 大腿骨内側上顆の上、内側広筋と内転筋の間
4. そけい部の溝にある大腿動脈の腸腰筋と恥骨筋の間

- このラインはアキレス腱の内側、内くるぶしと水平の位置からはじまる。
- ヒラメ筋と腓腹筋の膨らんだ部分の間、脛骨の内側縁から指2本分後ろを通る。
- 大腿骨の内側上顆をすぎ、膝まで届く。
- 更に縫工筋の後ろのくぼんだ部分、大転筋を通り、そけい部の腸腰筋と恥骨筋の間にある大腿動脈の位置までつながる。

脚内側ライン3 - 仰臥位

このラインは次の2つのポイントを目印とする:

1. 膝上で大腿薄筋の後方
2. そけい部下で大腿薄筋の後方

- このラインは膝上からはじまる
- 大腿薄筋の後方のくぼみから大腿骨の後方をとおり、そけい部で止まる。

腿内側ライン1側臥位 - 側臥位

このラインは次の2つのポイントを目印とする:

1. 膝上の半膜様筋
2. そけい部下の大内転筋

- このラインは膝上から始まり、側臥位で腿の一番高い線上を通る。
- 半膜様筋と大内転筋を通り、そけい部へと繋がる。

脚後側中心ライン

このラインは次の3つのポイントを目印とする:

1. アキレス腱と踵の境目
2. 膝窩- 膝裏の窪み
3. 殿溝-尻の下方の境界線

- このラインは踵から始まり、アキレス腱とヒラメ筋の中心を通る。
- そして大腿二頭筋と半膜様筋の間の膝窩へと続く。
- 更にハムストリングス(大腿二筋と半膜様筋)の中央の溝を通り、坐骨粗面下の殿溝へ繋がる。

脚内側 ライン

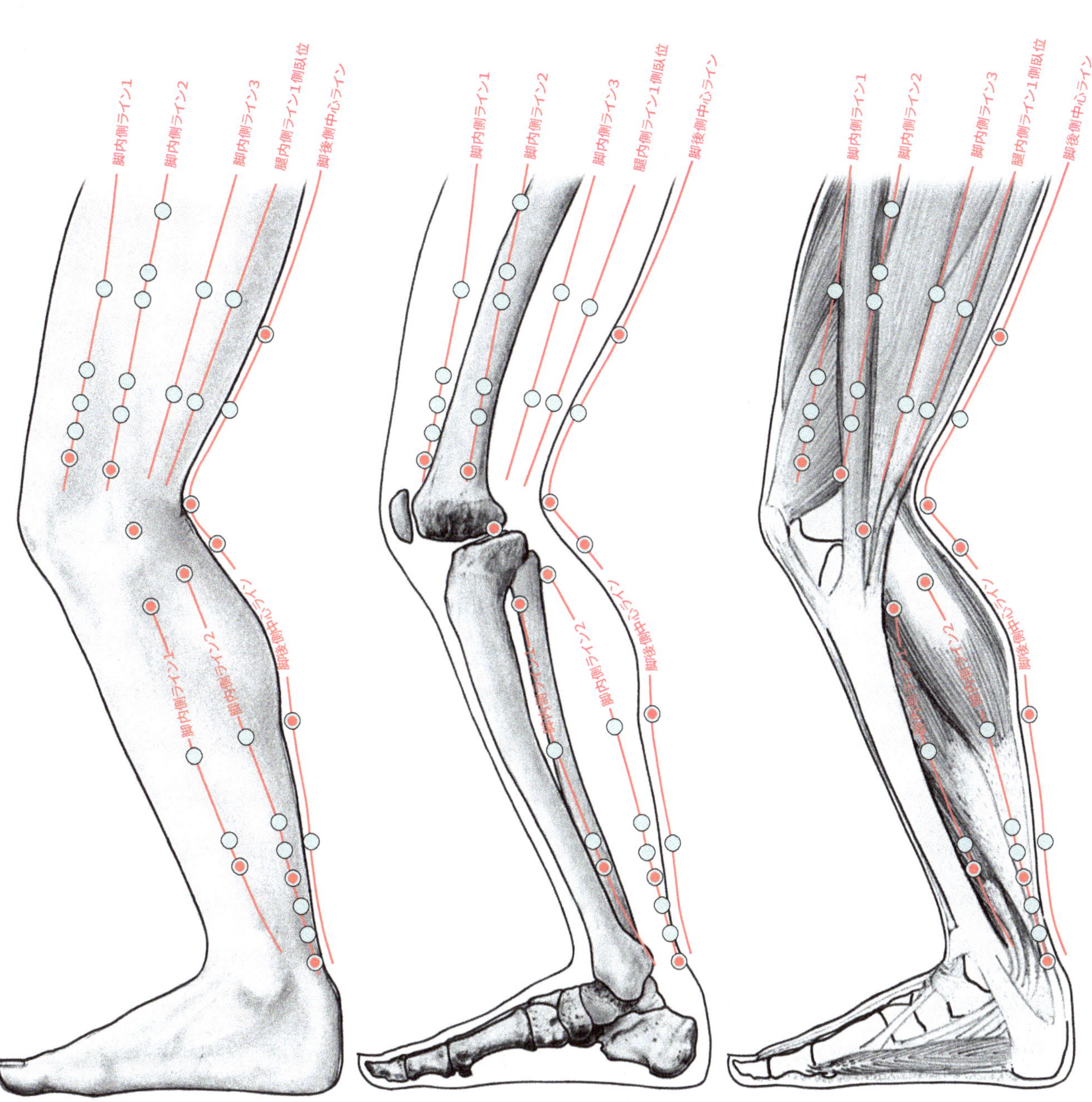

脚内側ライン1
脚内側ライン2
脚内側ライン3
腿内側ライン1側臥位
脚後側中心ライン
脚内側ライン1
脚内側ライン2
脚後側中心ライン
脚内側ライン1
脚内側ライン2
脚内側ライン3
腿内側ライン1側臥位
脚後側中心ライン
脚内側ライン1
脚内側ライン2
脚後側中心ライン
脚内側ライン1
脚内側ライン2
脚内側ライン3
腿内側ライン1側臥位
脚後側中心ライン
脚内側ライン1
脚内側ライン2
脚後側中心ライン

腿内側 のツボ

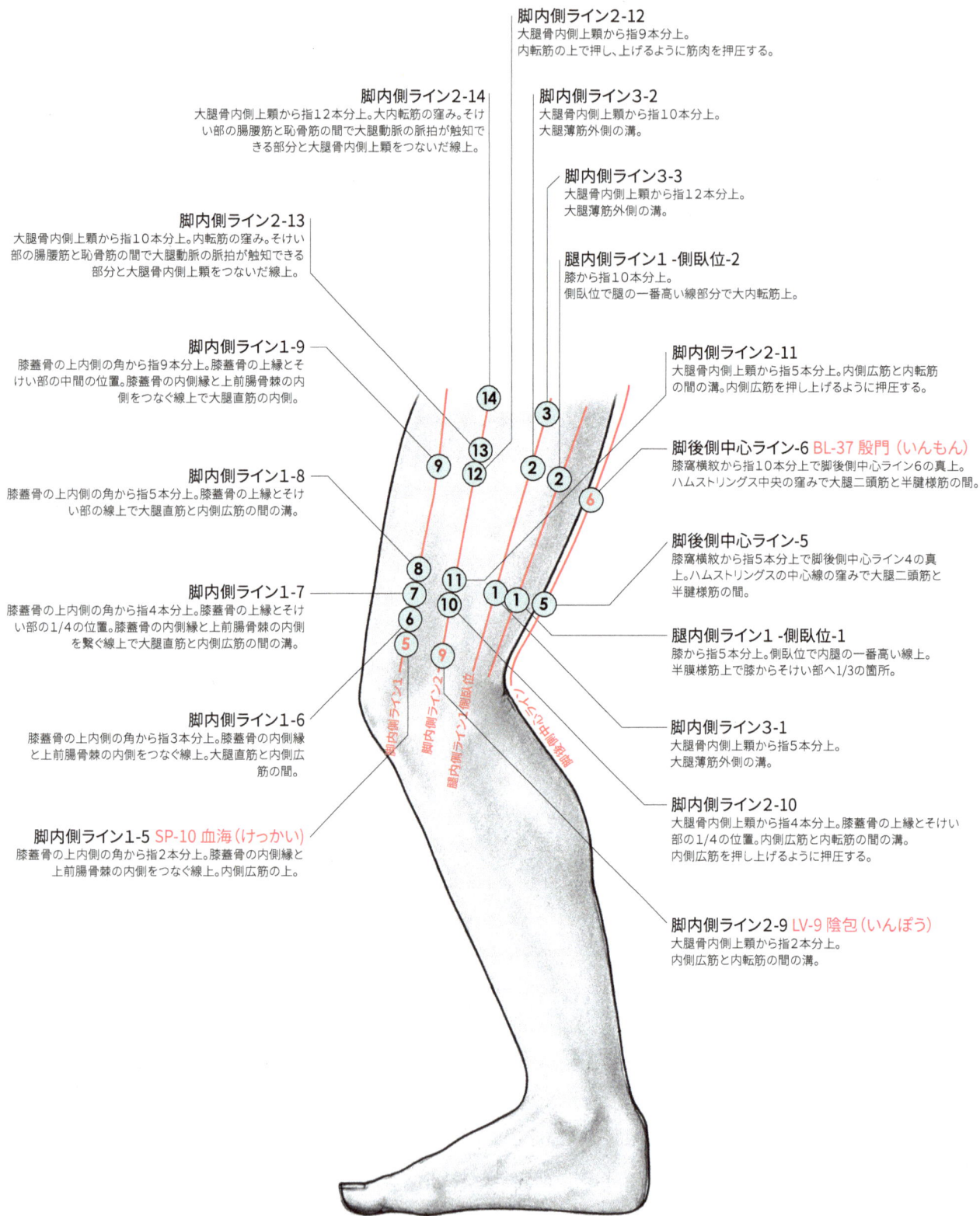

脚内側ライン2-12
大腿骨内側上顆から指9本分上。
内転筋の上で押し、上げるように筋肉を押圧する。

脚内側ライン2-14
大腿骨内側上顆から指12本分上。大内転筋の窪み。そけい部の腸腰筋と恥骨筋の間で大腿動脈の脈拍が触知できる部分と大腿骨内側上顆をつないだ線上。

脚内側ライン3-2
大腿骨内側上顆から指10本分上。
大腿薄筋外側の溝。

脚内側ライン3-3
大腿骨内側上顆から指12本分上。
大腿薄筋外側の溝。

脚内側ライン2-13
大腿骨内側上顆から指10本分上。内転筋の窪み。そけい部の腸腰筋と恥骨筋の間で大腿動脈の脈拍が触知できる部分と大腿骨内側上顆をつないだ線上。

腿内側ライン1 -側臥位-2
膝から指10本分上。
側臥位で腿の一番高い線部分で大内転筋上。

脚内側ライン1-9
膝蓋骨の上内側の角から指9本分上。膝蓋骨の上縁とそけい部の中間の位置。膝蓋骨の内側縁と上前腸骨棘の内側をつなぐ線上で大腿直筋の内側。

脚内側ライン2-11
大腿骨内側上顆から指5本分上。内側広筋と内転筋の間の溝。内側広筋を押し上げるように押圧する。

脚後側中心ライン-6 BL-37 殷門（いんもん）
膝窩横紋から指10本分上で脚後側中心ライン6の真上。ハムストリングス中央の窪みで大腿二頭筋と半腱様筋の間。

脚内側ライン1-8
膝蓋骨の上内側の角から指5本分上。膝蓋骨の上縁とそけい部の線上で大腿直筋と内側広筋の間の溝。

脚後側中心ライン-5
膝窩横紋から指5本分上で脚後側中心ライン4の真上。ハムストリングスの中心線の窪みで大腿二頭筋と半腱様筋の間。

脚内側ライン1-7
膝蓋骨の上内側の角から指4本分上。膝蓋骨の上縁とそけい部の1/4の位置。膝蓋骨の内側縁と上前腸骨棘の内側を繋ぐ線上で大腿直筋と内側広筋の間の溝。

腿内側ライン1 -側臥位-1
膝から指5本分上。側臥位で内腿の一番高い線上。
半膜様筋上で膝からそけい部へ1/3の箇所。

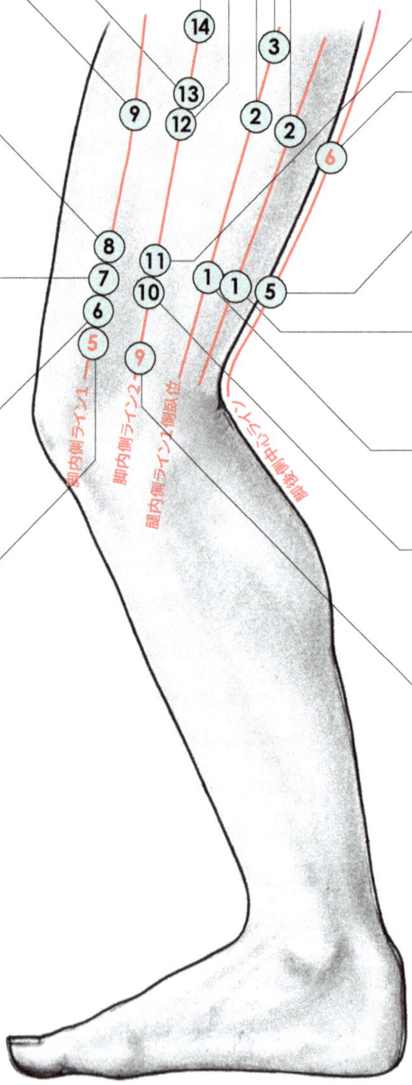

脚内側ライン1-6
膝蓋骨の上内側の角から指3本分上。膝蓋骨の内側縁と上前腸骨棘の内側をつなぐ線上。大腿直筋と内側広筋の間。

脚内側ライン3-1
大腿骨内側上顆から指5本分上。
大腿薄筋外側の溝。

脚内側ライン2-10
大腿骨内側上顆から指4本分上。膝蓋骨の上縁とそけい部の1/4の位置。内側広筋と内転筋の間の溝。
内側広筋を押し上げるように押圧する。

脚内側ライン1-5 SP-10 血海（けっかい）
膝蓋骨の上内側の角から指2本分上。膝蓋骨の内側縁と上前腸骨棘の内側をつなぐ線上。内側広筋の上。

脚内側ライン2-9 LV-9 陰包（いんぽう）
大腿骨内側上顆から指2本分上。
内側広筋と内転筋の間の溝。

14
3
13
9
12
2
2
6
8
11
7
1
1
5
10
6
5
9
脚内側ライン1
脚内側ライン2
腿内側ライン1側臥位
脚後側中心ライン

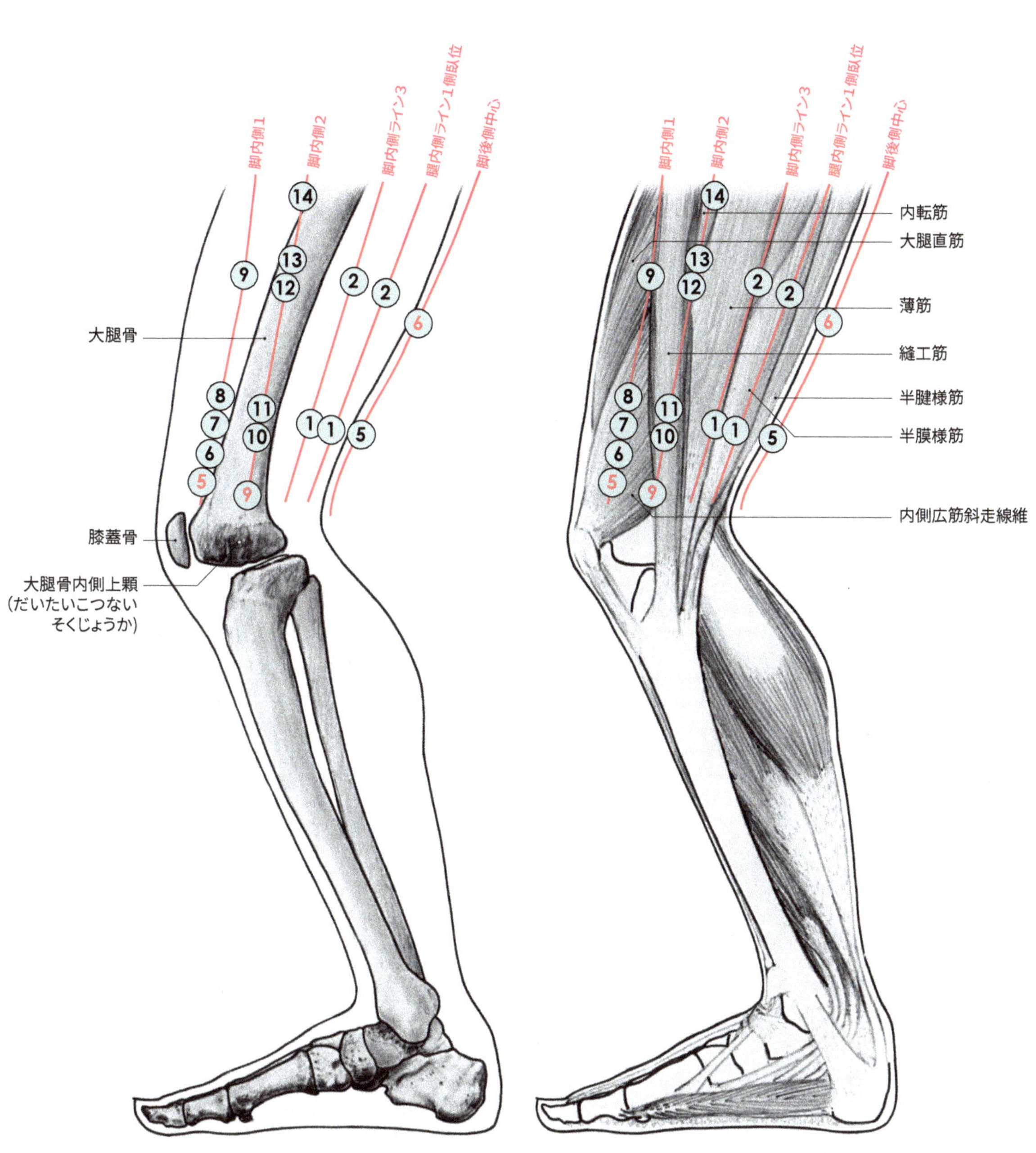
脚内側1
脚内側2
脚内側ライン3
脚内側ライン1側臥位
脚後側中心
大腿骨
膝蓋骨
大腿骨内側上顆
(だいたいこつない
そくじょうか)
内転筋
大腿直筋
薄筋
縫工筋
半腱様筋
半膜様筋
内側広筋斜走線維

腿内側 のツボ

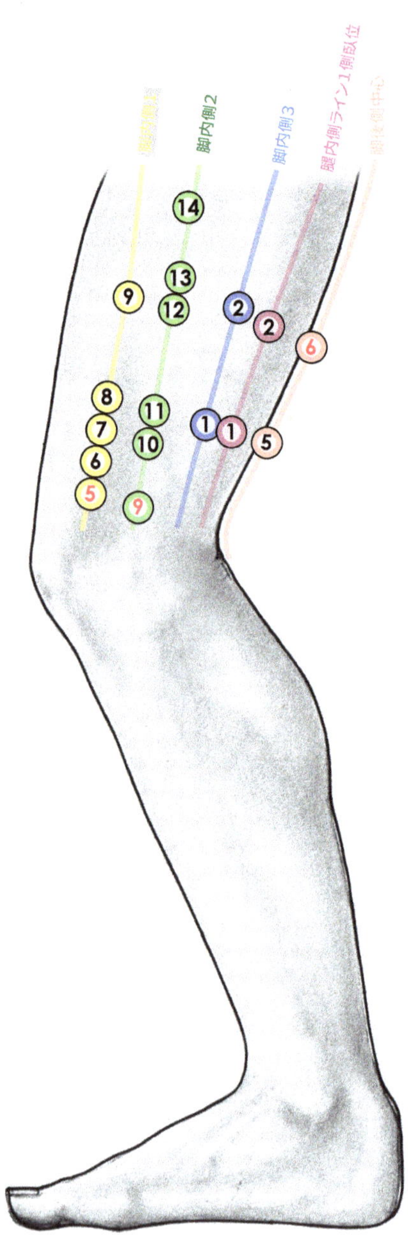
脚内側1
脚内側2
脚内側3
腿内側ライン1側臥位

- 脚内側ライン3 - 仰臥位は補足のラインで、
ツボ1、2、3の写真は掲載していません。

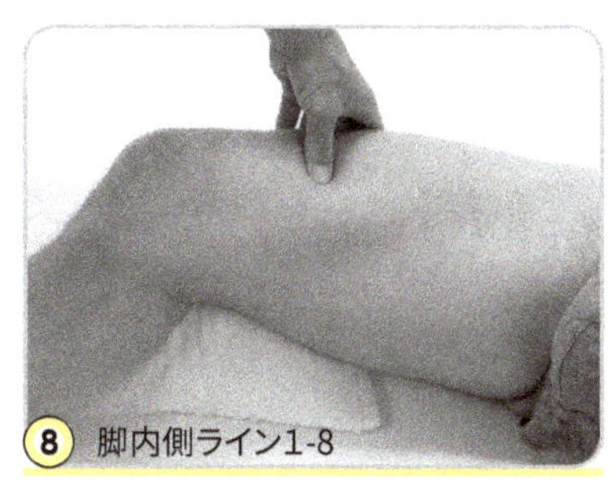
8 脚内側ライン1-8

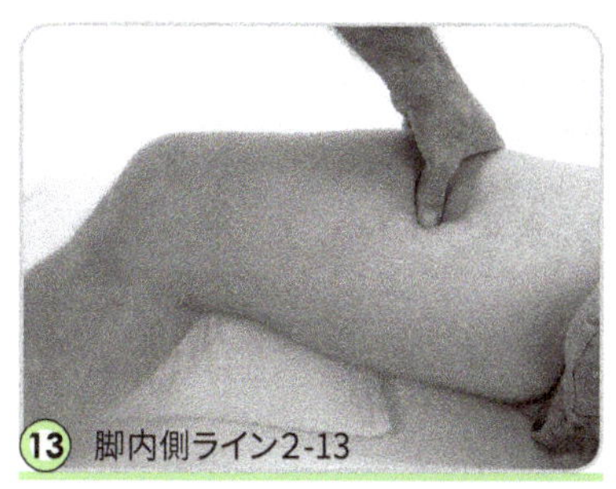
13 脚内側ライン2-13

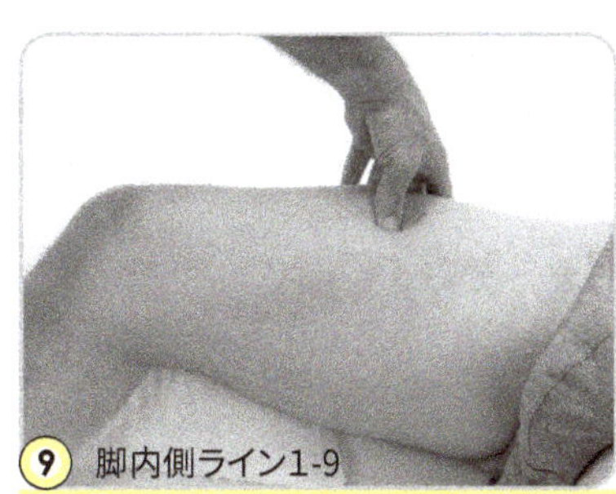
9 脚内側ライン1-9

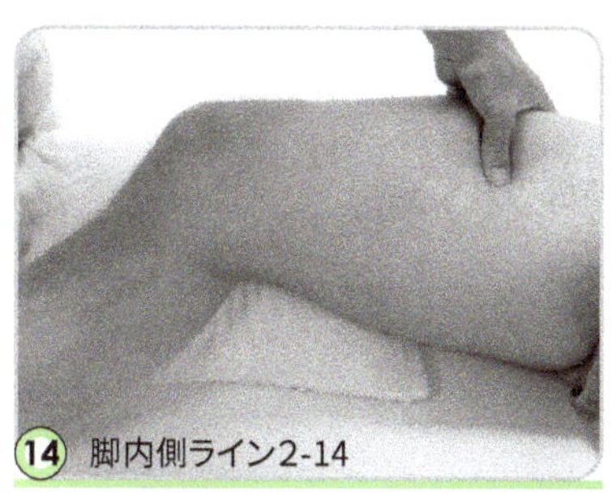
14 脚内側ライン2-14

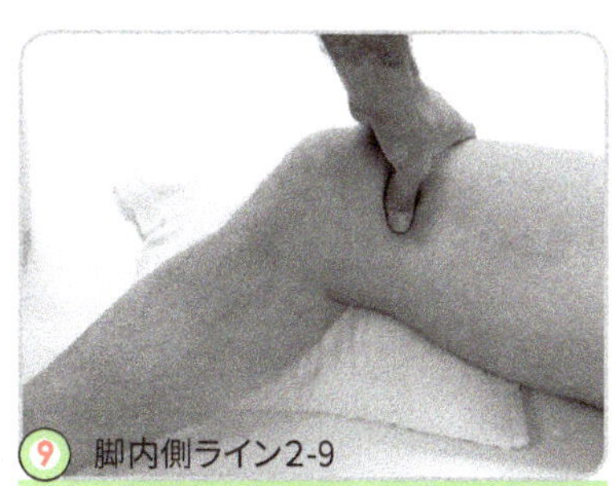
9 脚内側ライン2-9

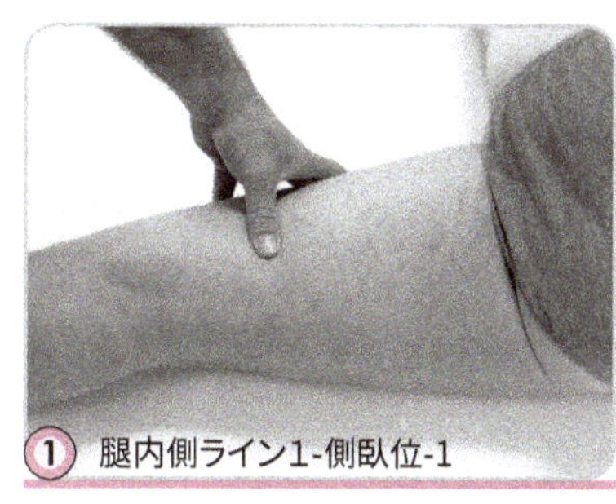
1 腿内側ライン1-側臥位-1

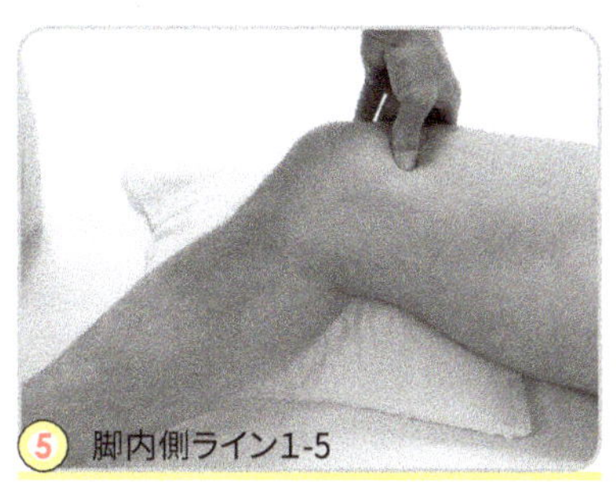
5 脚内側ライン1-5

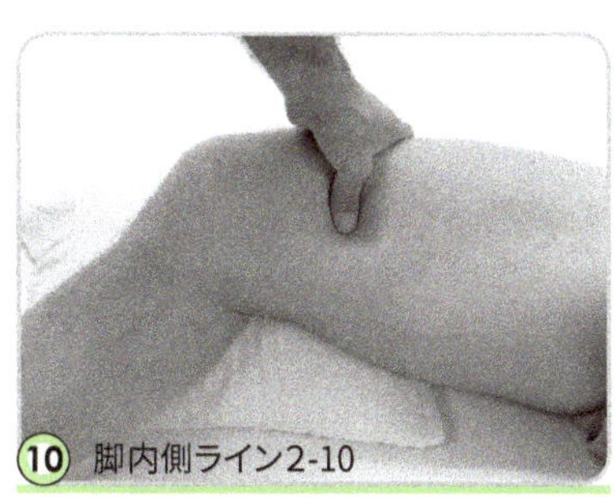
10 脚内側ライン2-10

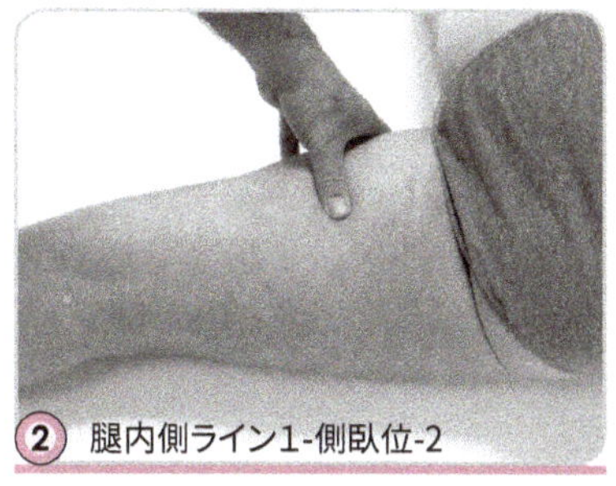
2 腿内側ライン1-側臥位-2

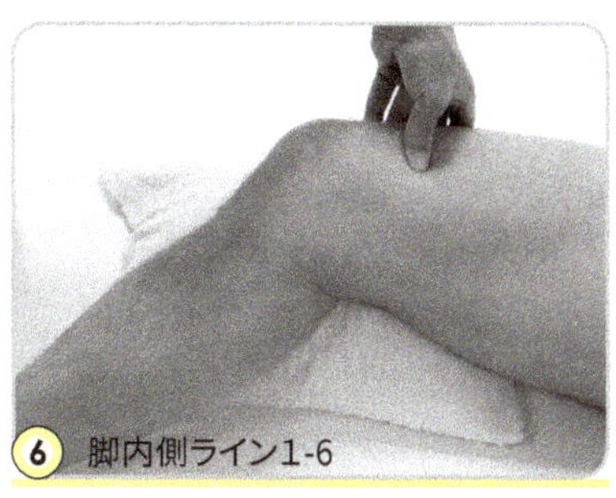
6 脚内側ライン1-6

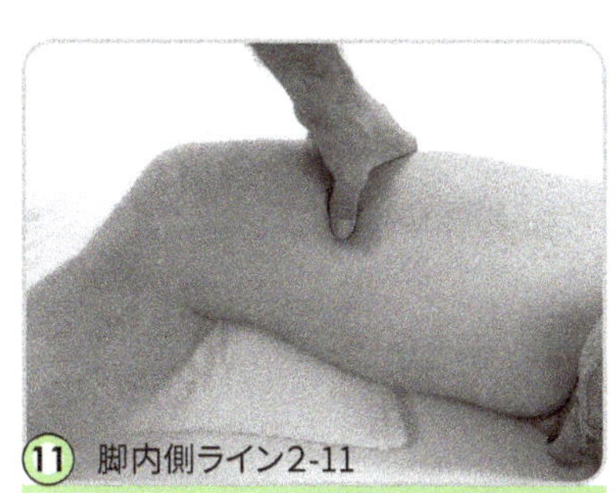
11 脚内側ライン2-11

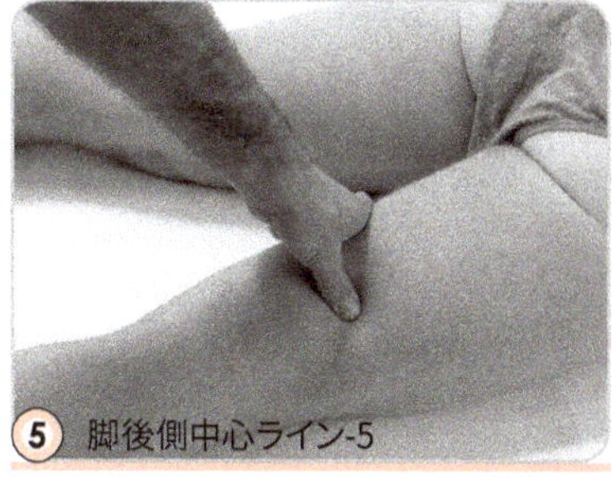
5 脚後側中心ライン-5

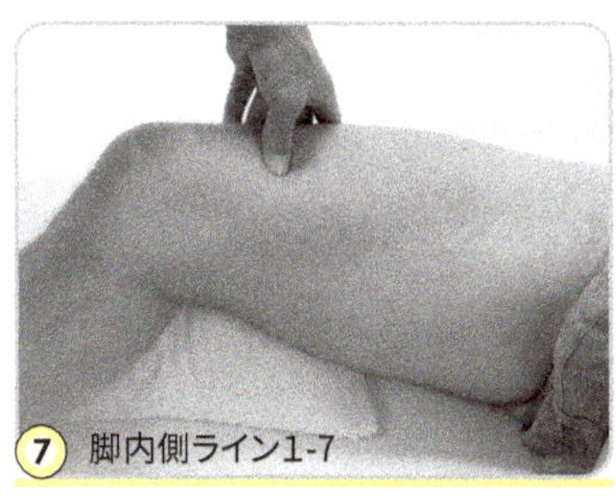
7 脚内側ライン1-7

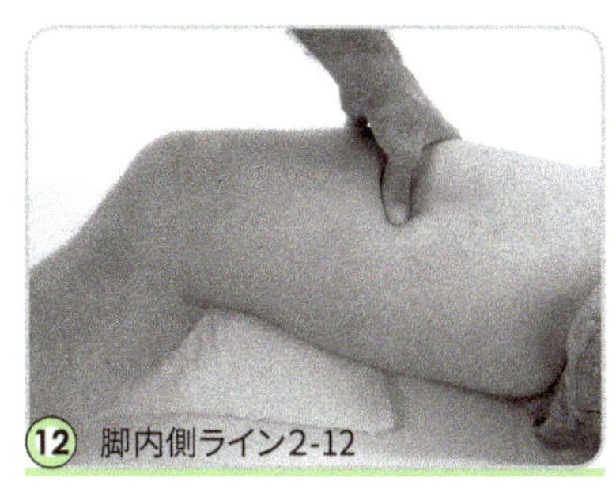
12 脚内側ライン2-12

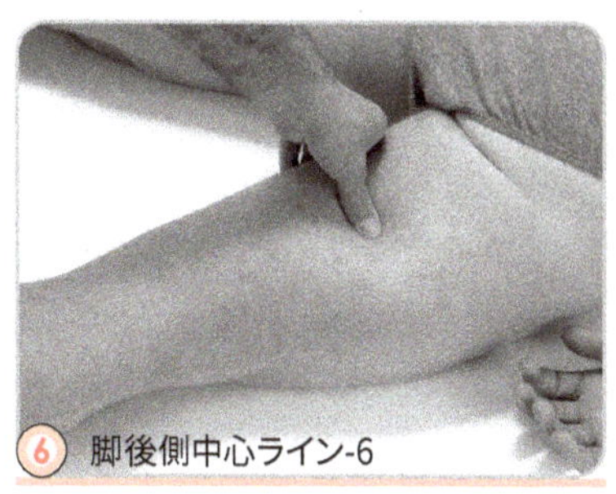
6 脚後側中心ライン-6

脛内側 のツボ

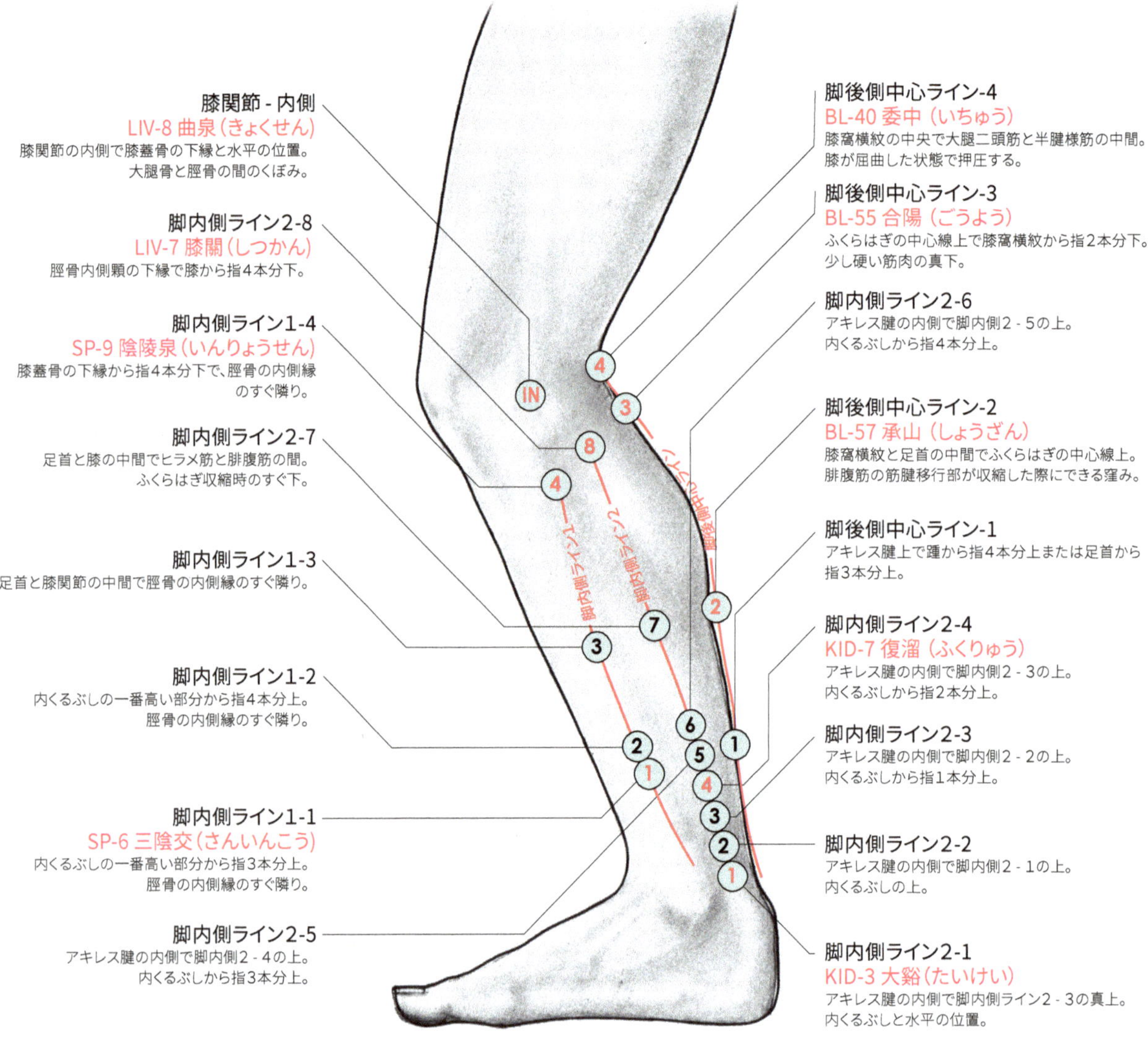

膝関節 - 内側
LIV-8 曲泉（きょくせん）
膝関節の内側で膝蓋骨の下縁と水平の位置。
大腿骨と脛骨の間のくぼみ。
脚内側ライン2-8
LIV-7 膝關（しつかん）
脛骨内側顆の下縁で膝から指4本分下。
脚内側ライン1-4
SP-9 陰陵泉（いんりょうせん）
膝蓋骨の下縁から指4本分下で、脛骨の内側縁
のすぐ隣り。
脚内側ライン2-7
足首と膝の中間でヒラメ筋と腓腹筋の間。
ふくらはぎ収縮時のすぐ下。
脚内側ライン1-3
足首と膝関節の中間で脛骨の内側縁のすぐ隣り。
脚内側ライン1-2
内くるぶしの一番高い部分から指4本分上。
脛骨の内側縁のすぐ隣り。
脚内側ライン1-1
SP-6 三陰交（さんいんこう）
内くるぶしの一番高い部分から指3本分上。
脛骨の内側縁のすぐ隣り。
脚内側ライン2-5
アキレス腱の内側で脚内側2 - 4の上。
内くるぶしから指3本分上。
脚後側中心ライン-4
BL-40 委中（いちゅう）
膝窩横紋の中央で大腿二頭筋と半腱様筋の中間。
膝が屈曲した状態で押圧する。
脚後側中心ライン-3
BL-55 合陽（ごうよう）
ふくらはぎの中心線上で膝窩横紋から指2本分下。
少し硬い筋肉の真下。
脚内側ライン2-6
アキレス腱の内側で脚内側2 - 5の上。
内くるぶしから指4本分上。
脚後側中心ライン-2
BL-57 承山（しょうざん）
膝窩横紋と足首の中間でふくらはぎの中心線上。
腓腹筋の筋腱移行部が収縮した際にできる窪み。
脚後側中心ライン-1
アキレス腱上で踵から指4本分上または足首から
指3本分上。
脚内側ライン2-4
KID-7 復溜（ふくりゅう）
アキレス腱の内側で脚内側2 - 3の上。
内くるぶしから指2本分上。
脚内側ライン2-3
アキレス腱の内側で脚内側2 - 2の上。
内くるぶしから指1本分上。
脚内側ライン2-2
アキレス腱の内側で脚内側2 - 1の上。
内くるぶしの上。
脚内側ライン2-1
KID-3 大谿（たいけい）
アキレス腱の内側で脚内側ライン2 - 3の真上。
内くるぶしと水平の位置。
脚内側ライン1
脚内側ライン2
IN

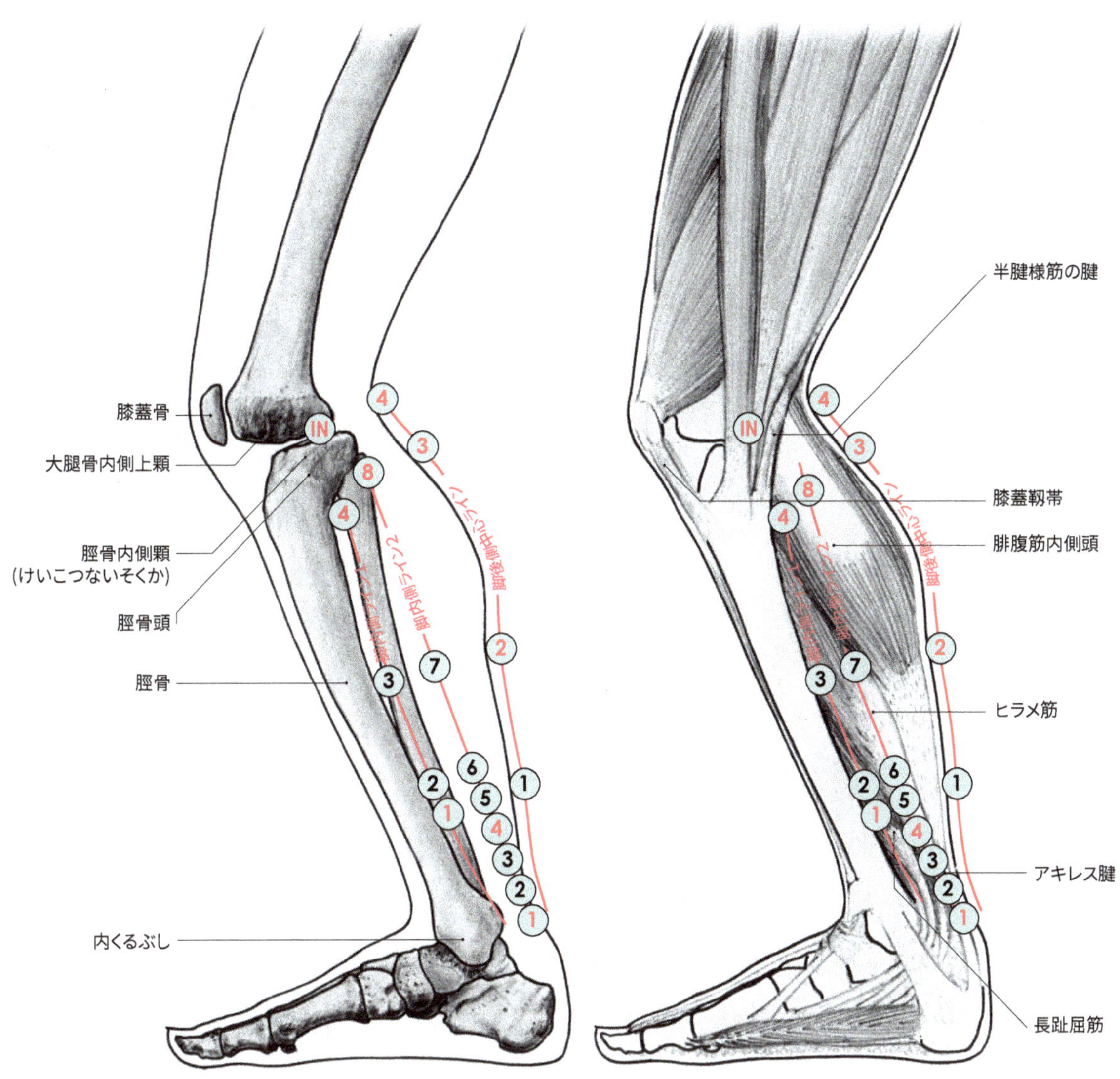
膝蓋骨
大腿骨内側上顆
脛骨内側顆
(けいこつないそくか)
脛骨頭
脛骨
内くるぶし
脚内側ライン2
脚後側中心ライン
半腱様筋の腱
膝蓋靭帯
腓腹筋内側頭
ヒラメ筋
アキレス腱
長趾屈筋

脛内側 のツボ

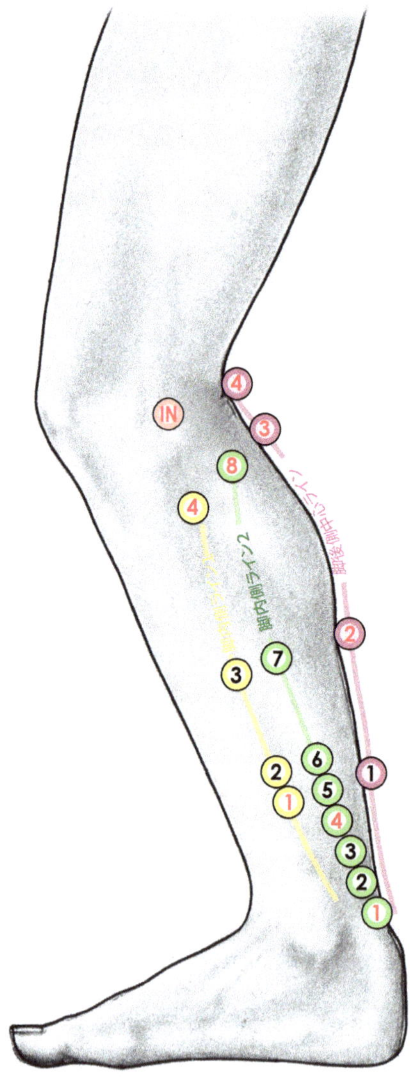
脚後側中心ライン
脚内側ライン2

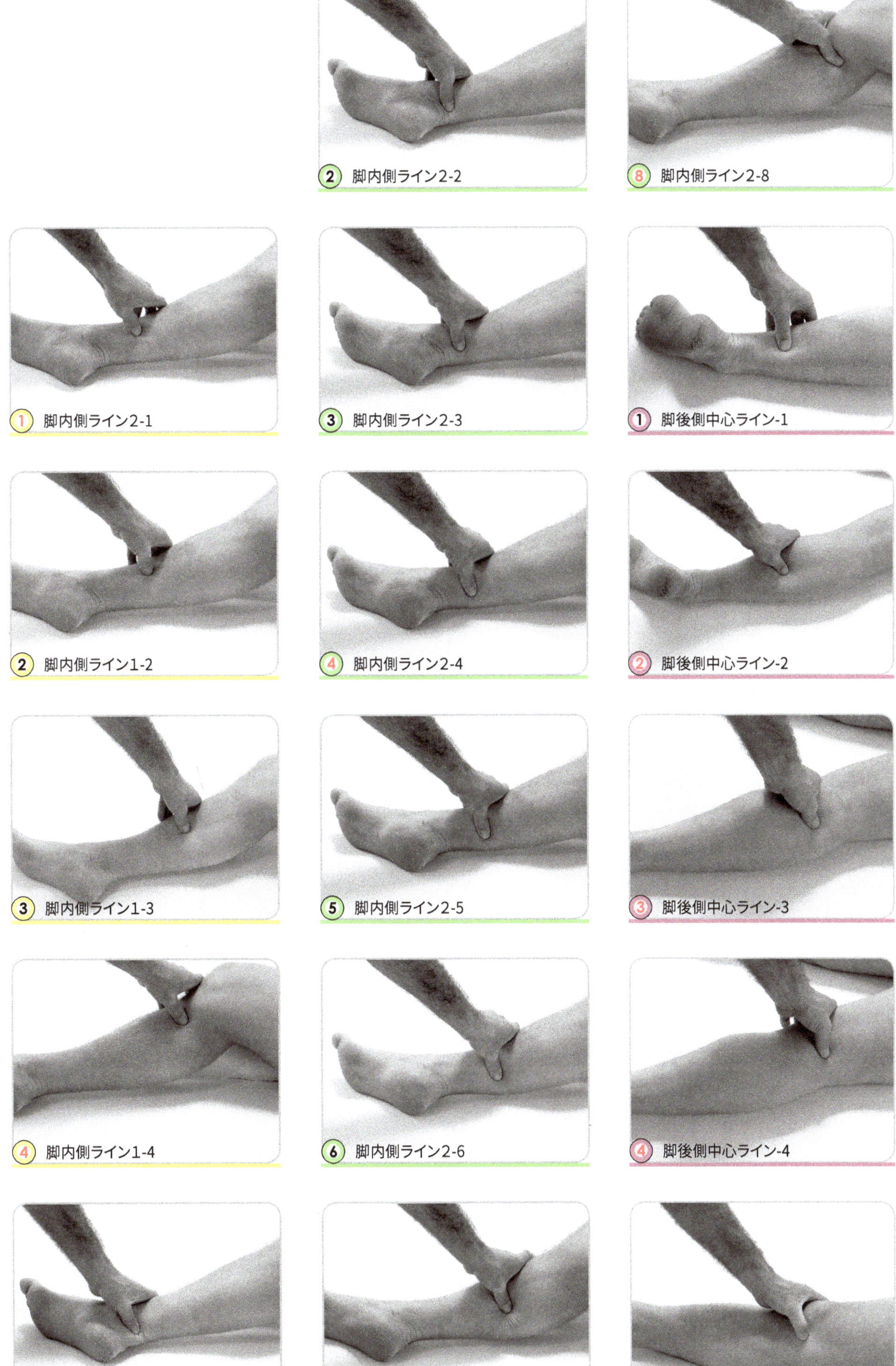

1 脚内側ライン2-1
2 脚内側ライン1-2
3 脚内側ライン1-3
4 脚内側ライン1-4
1 脚内側ライン2-1
2 脚内側ライン2-2
3 脚内側ライン2-3
4 脚内側ライン2-4
5 脚内側ライン2-5
6 脚内側ライン2-6
7 脚内側ライン2-7
8 脚内側ライン2-8
1 脚後側中心ライン-1
2 脚後側中心ライン-2
3 脚後側中心ライン-3
4 脚後側中心ライン-4
IN 膝関節内側

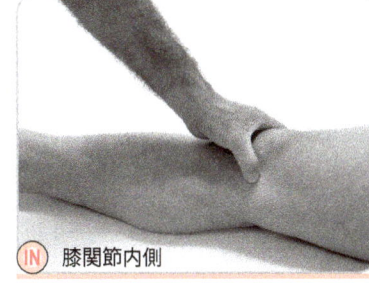

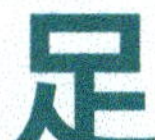

足のツボ

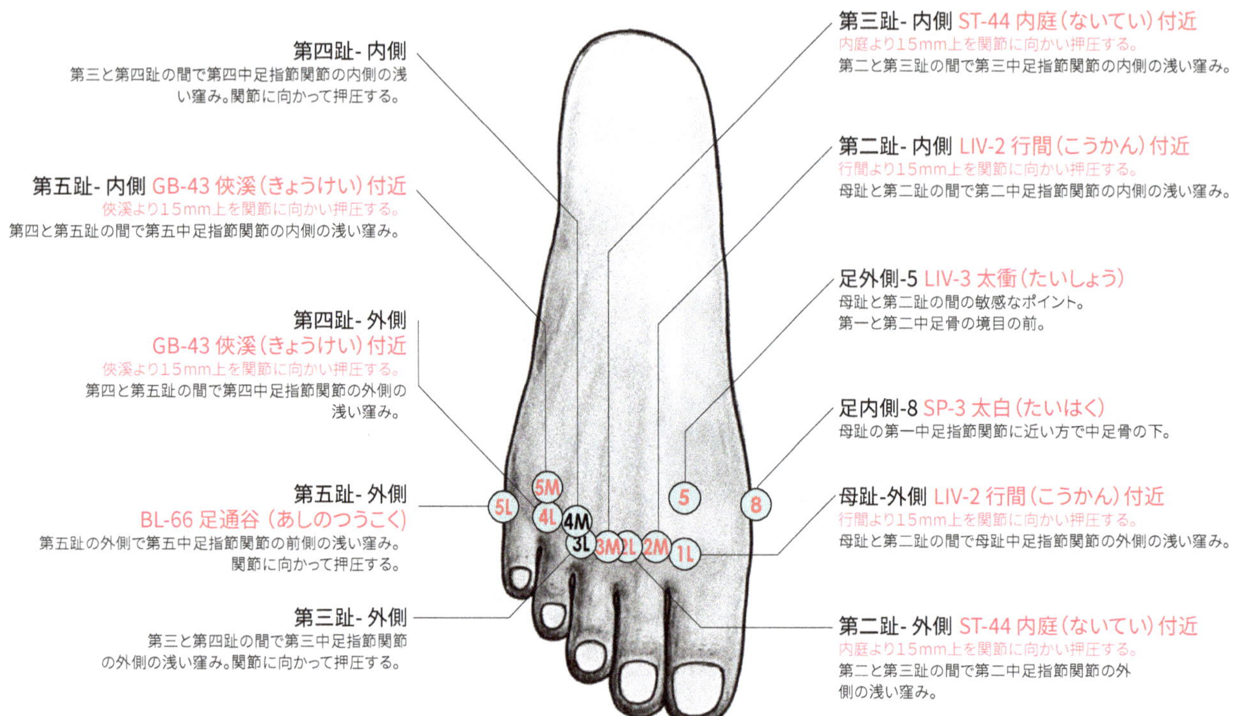

第四趾- 内側
第三と第四趾の間で第四中足指節関節の内側の浅い窪み。関節に向かって押圧する。
第五趾- 内側 GB-43 侠溪(きょうけい)付近
侠溪より15mm上を関節に向かい押圧する。
第四と第五趾の間で第五中足指節関節の内側の浅い窪み。
第四趾- 外側
GB-43 侠溪(きょうけい)付近
侠溪より15mm上を関節に向かい押圧する。
第四と第五趾の間で第四中足指節関節の外側の浅い窪み。
第五趾- 外側
BL-66 足通谷 (あしのつうこく)
第五趾の外側で第五中足指節関節の前側の浅い窪み。関節に向かって押圧する。
第三趾- 外側
第三と第四趾の間で第三中足指節関節の外側の浅い窪み。関節に向かって押圧する。
第三趾- 内側 ST-44 内庭(ないてい)付近
内庭より15mm上を関節に向かい押圧する。
第二と第三趾の間で第三中足指節関節の内側の浅い窪み。
第二趾- 内側 LIV-2 行間(こうかん)付近
行間より15mm上を関節に向かい押圧する。
母趾と第二趾の間で第二中足指節関節の内側の浅い窪み。
足外側-5 LIV-3 太衝(たいしょう)
母趾と第二趾の間の敏感なポイント。
第一と第二中足骨の境目の前。
足内側-8 SP-3 太白(たいはく)
母趾の第一中足指節関節に近い方で中足骨の下。
母趾-外側 LIV-2 行間(こうかん)付近
行間より15mm上を関節に向かい押圧する。
母趾と第二趾の間で母趾中足指節関節の外側の浅い窪み。
第二趾- 外側 ST-44 内庭(ないてい)付近
内庭より15mm上を関節に向かい押圧する。
第二と第三趾の間で第二中足指節関節の外側の浅い窪み。
5M
5L
4L
4M
3L
3M
2L
2M
1L
5
8

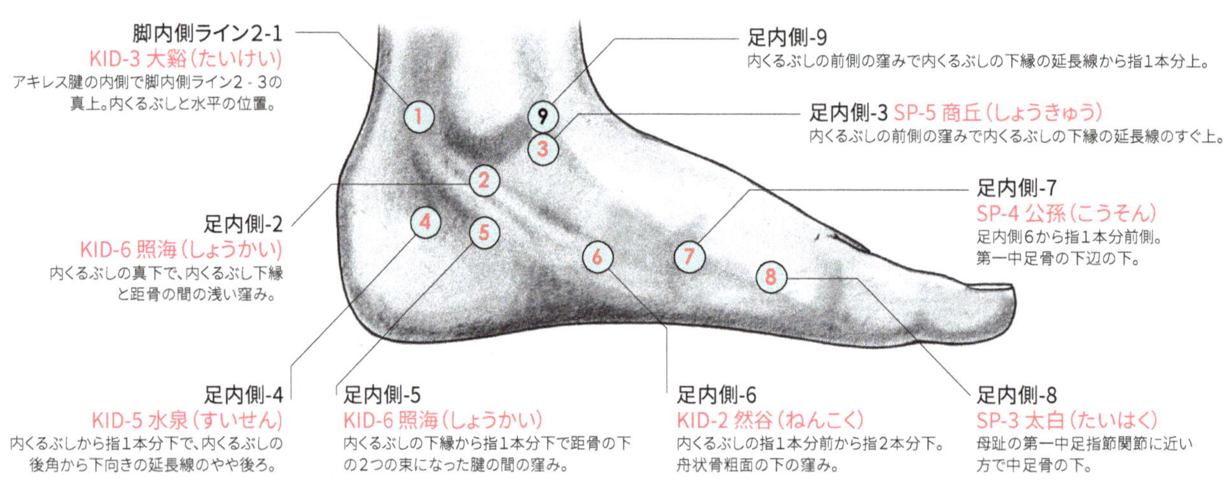

脚内側ライン2-1
KID-3 大谿(たいけい)
アキレス腱の内側で脚内側ライン2 - 3の真上。内くるぶしと水平の位置。
足内側-9
内くるぶしの前側の窪みで内くるぶしの下縁の延長線から指1本分上。
足内側-3 SP-5 商丘(しょうきゅう)
内くるぶしの前側の窪みで内くるぶしの下縁の延長線のすぐ上。
足内側-7
SP-4 公孫(こうそん)
足内側6から指1本分前側。
第一中足骨の下辺の下。
足内側-2
KID-6 照海(しょうかい)
内くるぶしの真下で、内くるぶし下縁と距骨の間の浅い窪み。
足内側-4
KID-5 水泉(すいせん)
内くるぶしから指1本分下で、内くるぶしの後角から下向きの延長線のやや後ろ。
足内側-5
KID-6 照海(しょうかい)
内くるぶしの下縁から指1本分下で距骨の下の2つの束になった腱の間の窪み。
足内側-6
KID-2 然谷(ねんこく)
内くるぶしの指1本分前から指2本分下。舟状骨粗面の下の窪み。
足内側-8
SP-3 太白(たいはく)
母趾の第一中足指節関節に近い方で中足骨の下。
1
2
3
4
5
6
7
8
9

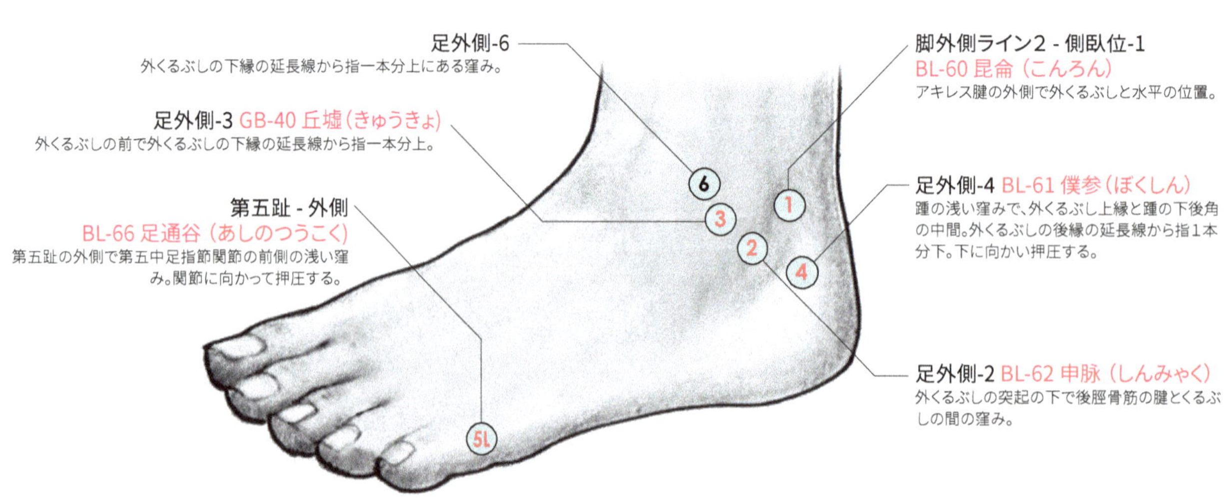

足外側-6
外くるぶしの下縁の延長線から指一本分上にある窪み。
足外側-3 GB-40 丘墟(きゅうきょ)
外くるぶしの前で外くるぶしの下縁の延長線から指一本分上。
第五趾 - 外側
BL-66 足通谷 (あしのつうこく)
第五趾の外側で第五中足指節関節の前側の浅い窪み。関節に向かって押圧する。
脚外側ライン2 - 側臥位-1
BL-60 昆侖 (こんろん)
アキレス腱の外側で外くるぶしと水平の位置。
足外側-4 BL-61 僕参(ぼくしん)
踵の浅い窪みで、外くるぶし上縁と踵の下後角の中間。外くるぶしの後縁の延長線から指1本分下。下に向かい押圧する。
足外側-2 BL-62 申脈 (しんみゃく)
外くるぶしの突起の下で後脛骨筋の腱とくるぶしの間の窪み。
6
3
1
2
4
5L

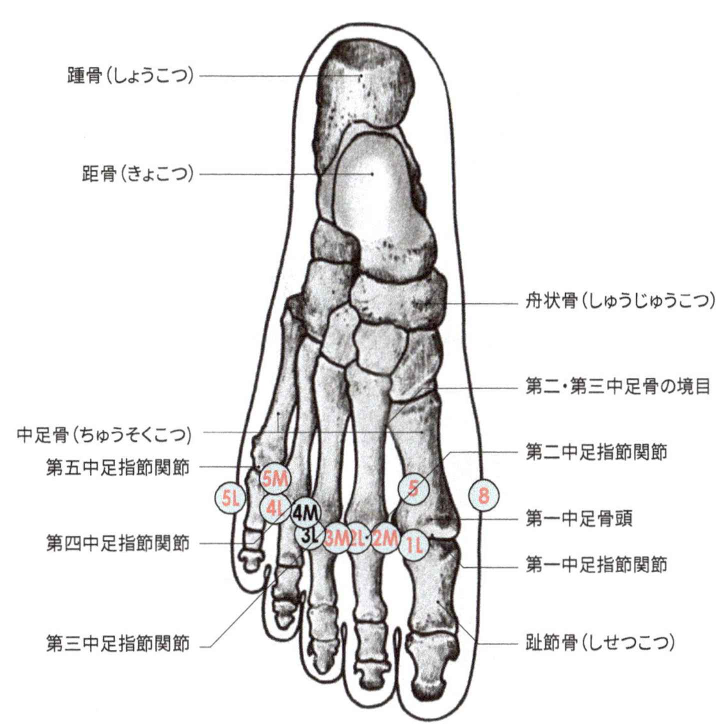
踵骨（しょうこつ）
距骨（きょこつ）
舟状骨（しゅうじゅうこつ）
第二・第三中足骨の境目
中足骨（ちゅうそくこつ）
第五中足指節関節
第二中足指節関節
5M
5L
4L
4M
3L
3M
2L
2M
1L
5
8
第一中足骨頭
第四中足指節関節
第一中足指節関節
第三中足指節関節
趾節骨（しせつこつ）

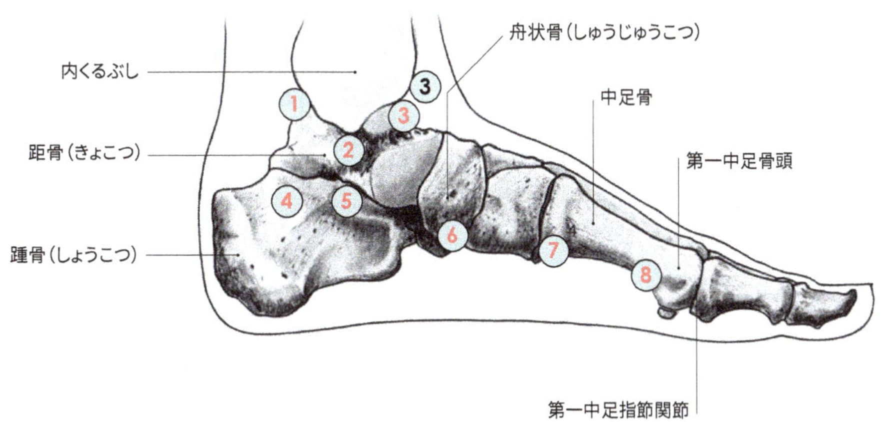
舟状骨（しゅうじゅうこつ）
内くるぶし
3
1
3
中足骨
2
距骨（きょこつ）
第一中足骨頭
4
5
6
7
踵骨（しょうこつ）
8
第一中足指節関節

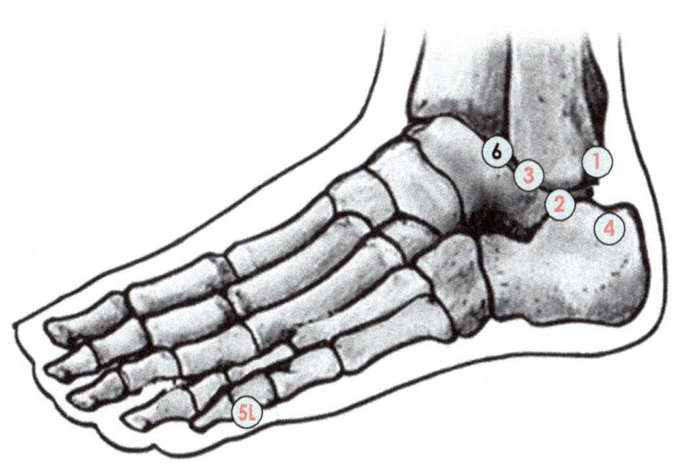
6
3
1
2
4
5L

足のツボ

青の6と9のツボは補足のポイントで足指の捻挫への施術に効果が期待できる。
写真の掲載はありません。

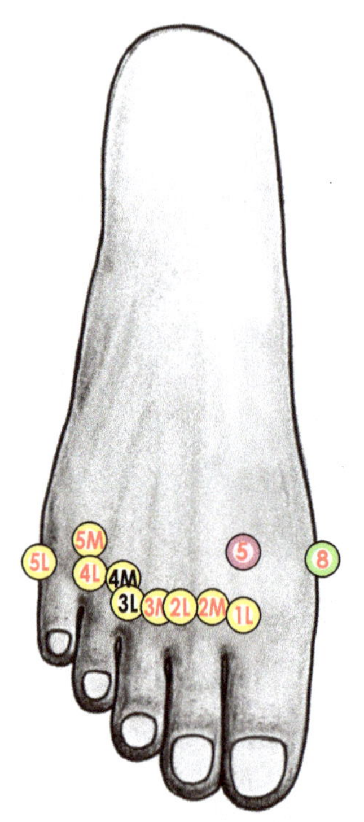

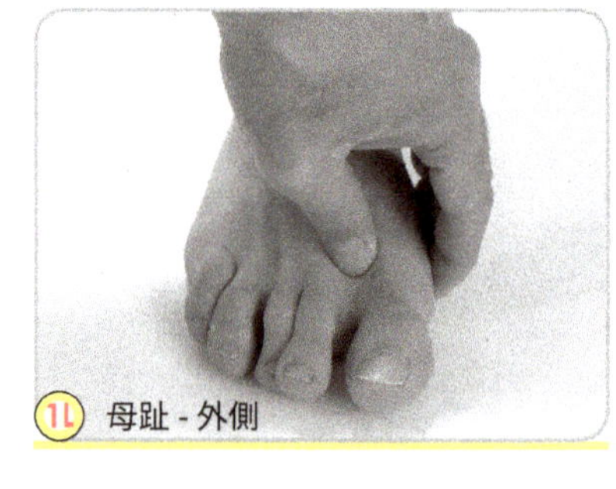

1L 母趾 - 外側

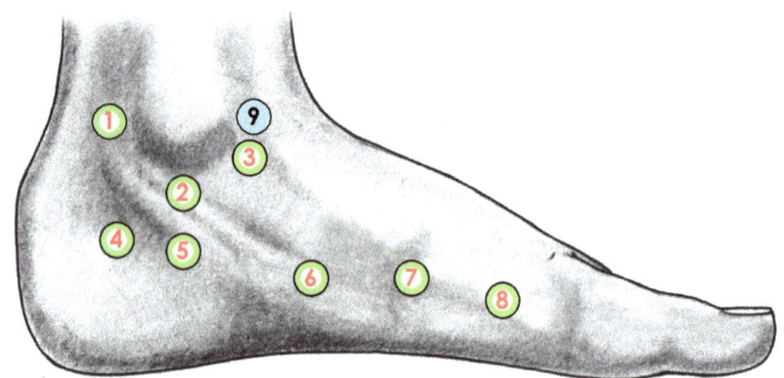

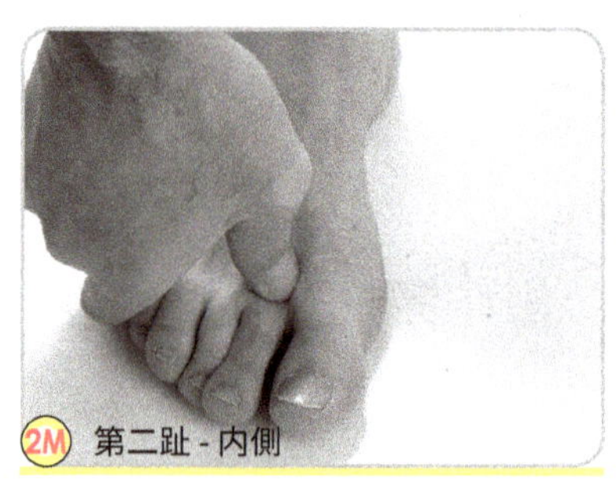

2M 第二趾 - 内側

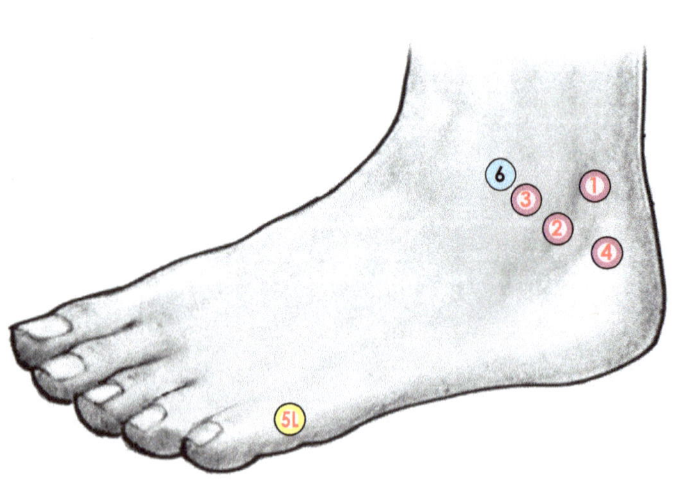

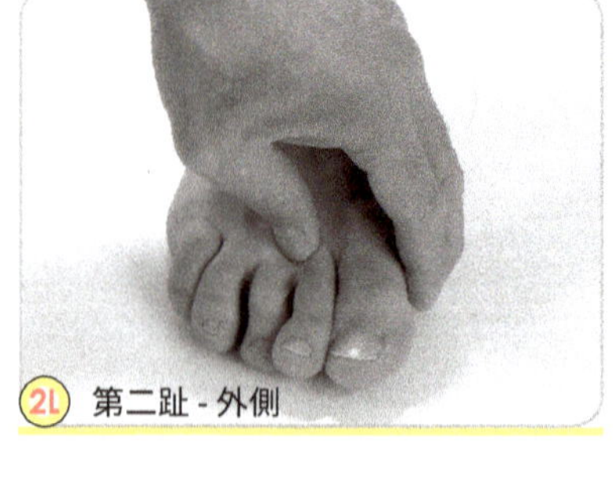

2L 第二趾 - 外側

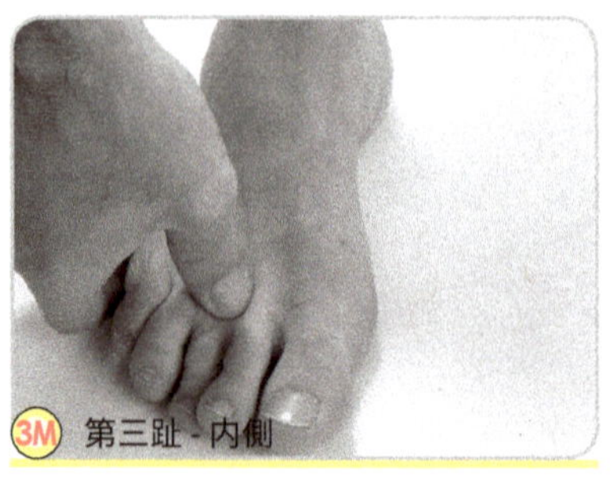

3M 第三趾 - 内側

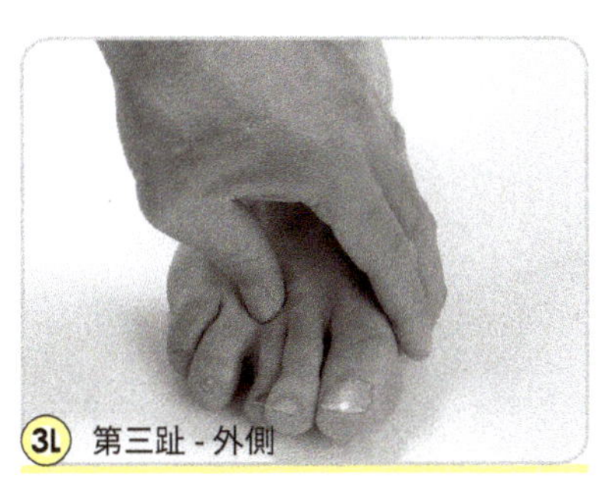
3L 第三趾 - 外側

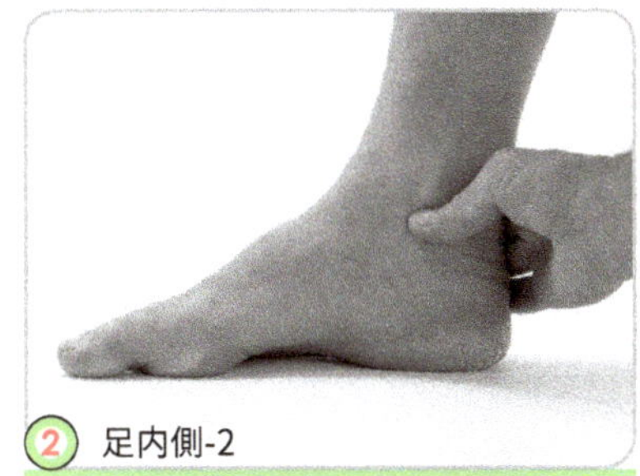
2 足内側-2

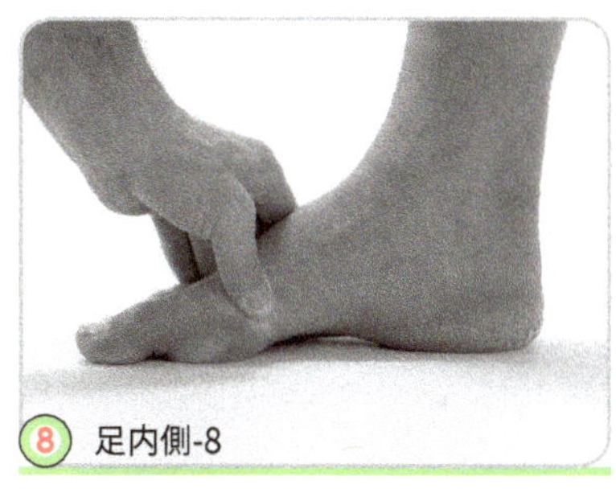
8 足内側-8

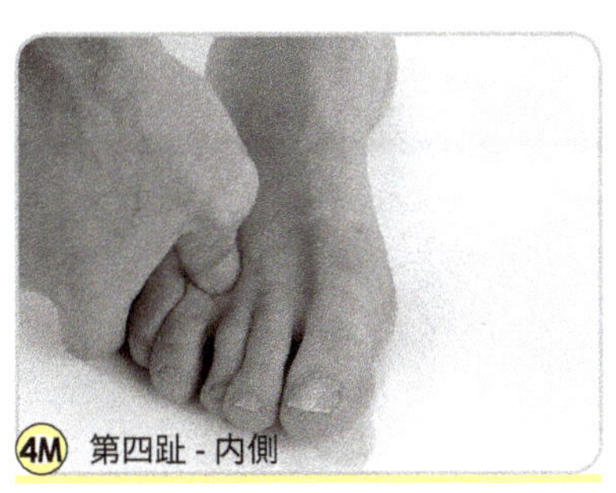
4M 第四趾 - 内側

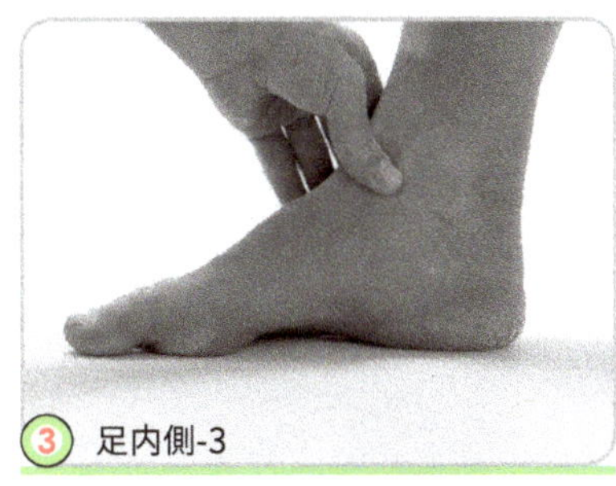
3 足内側-3

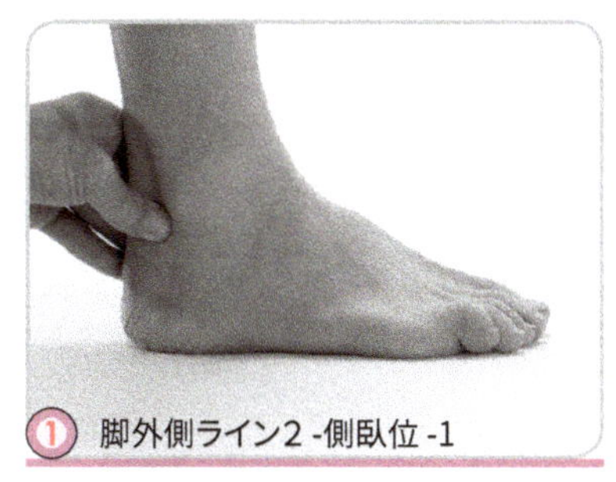
1 脚外側ライン2 -側臥位 -1

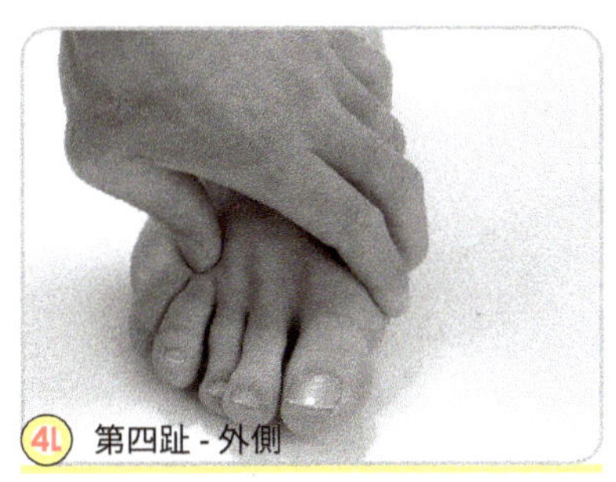
4L 第四趾 - 外側

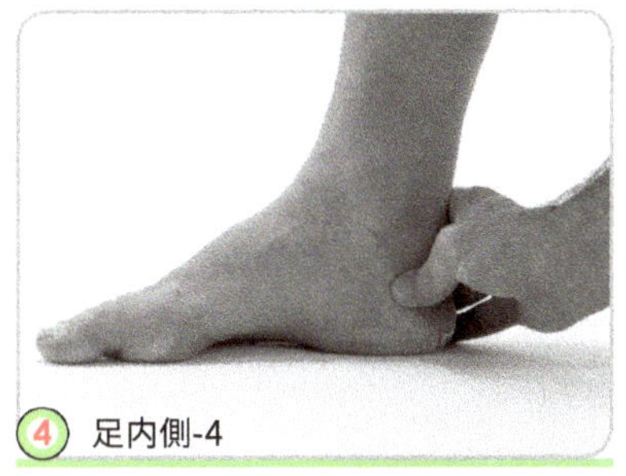
4 足内側-4

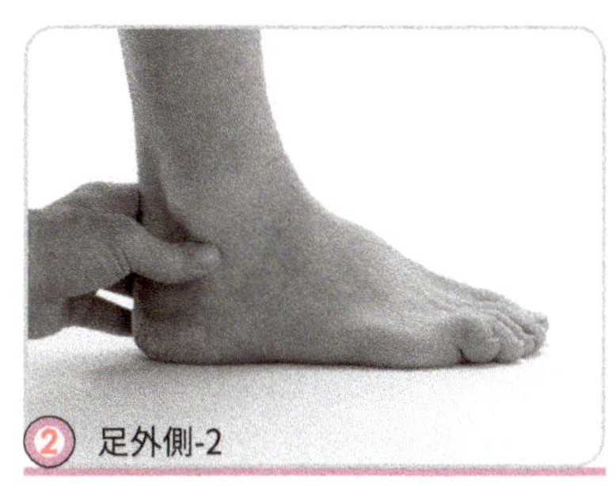
2 足外側-2

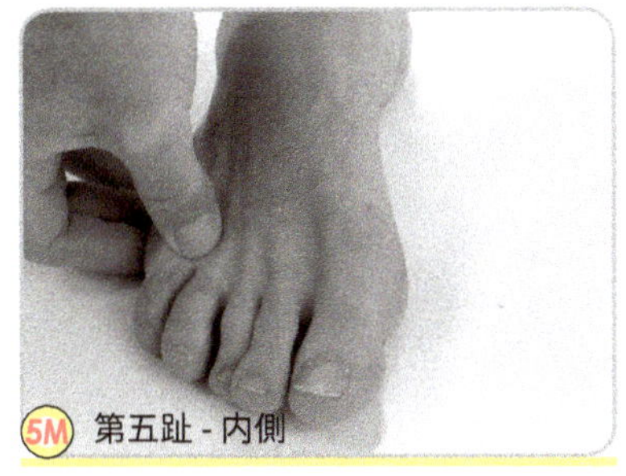
5M 第五趾 - 内側

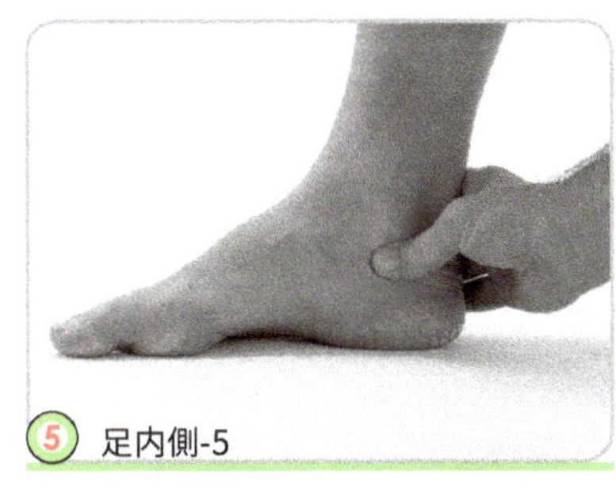
5 足内側-5

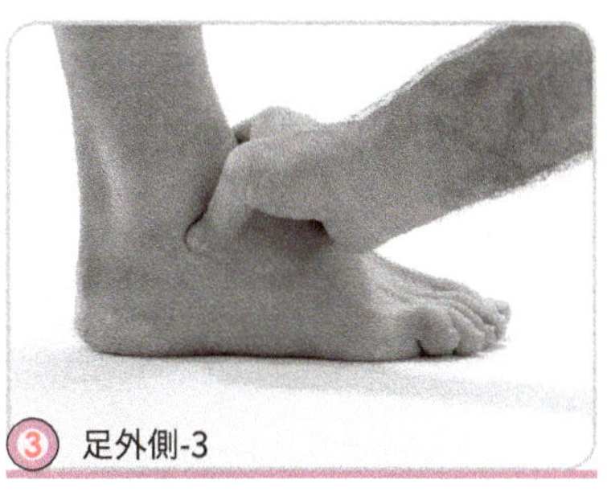
3 足外側-3

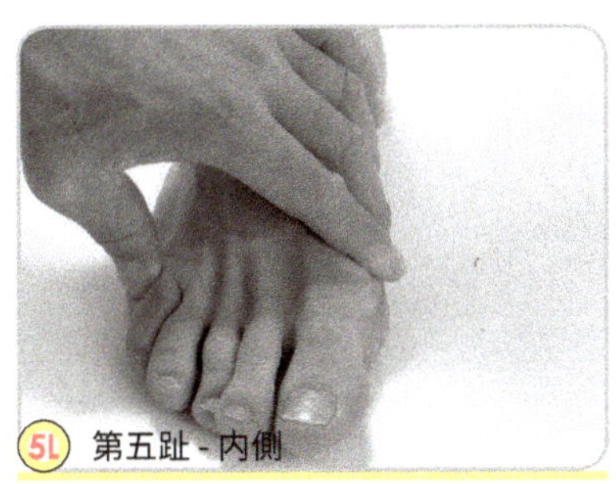
5L 第五趾 - 内側

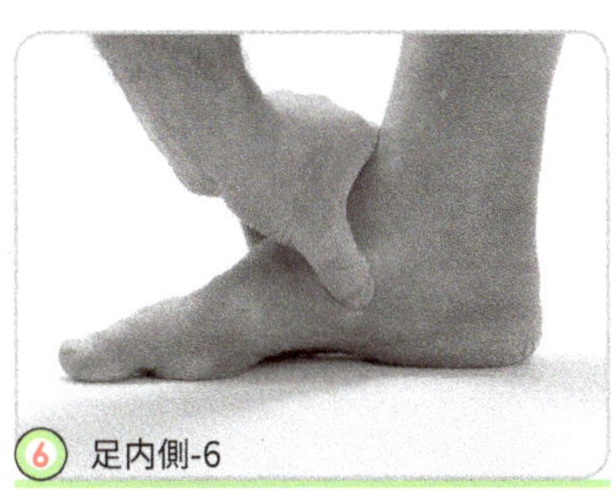
6 足内側-6

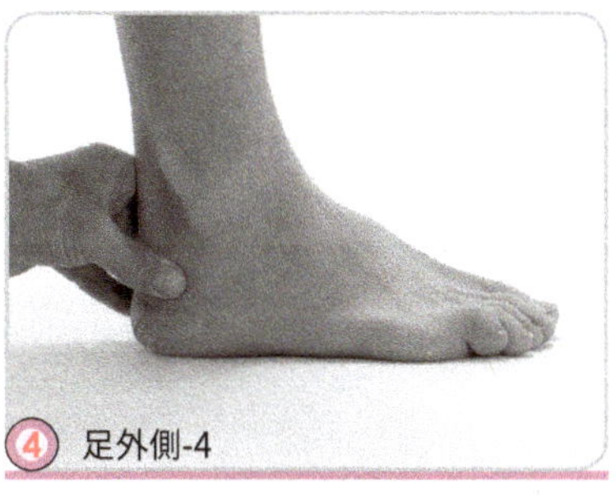
4 足外側-4

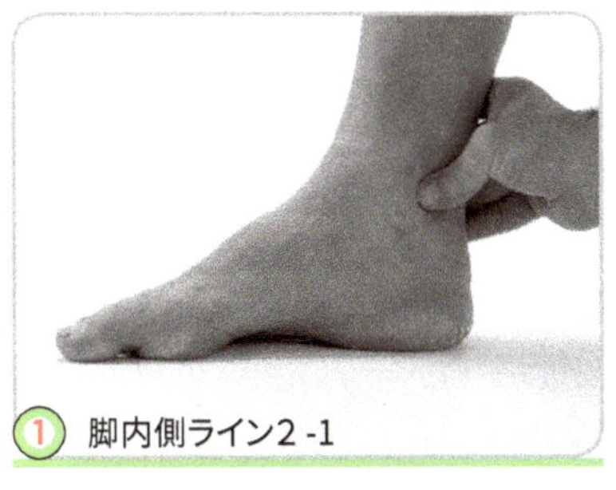
1 脚内側ライン2 -1

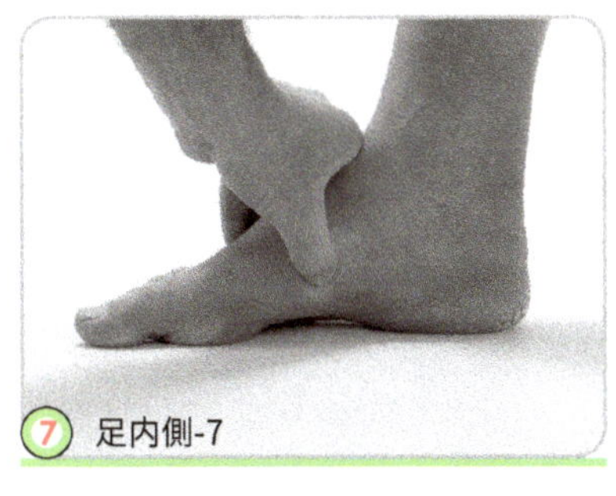
7 足内側-7

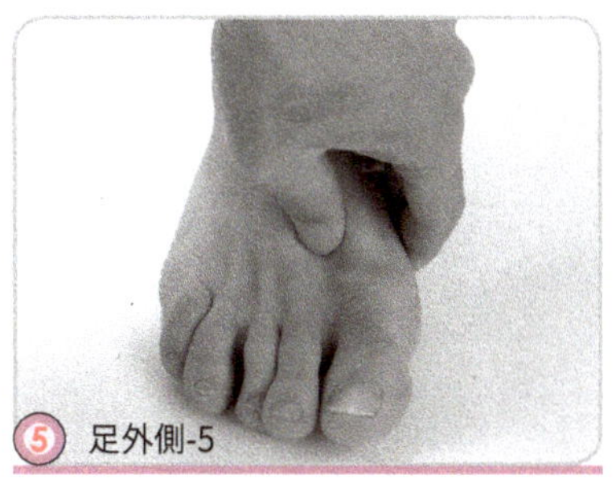
5 足外側-5

www.ingramcontent.com/pod-product-compliance
Lightning Source LLC
Chambersburg PA
CBHW041153220326
41598CB00045B/7421
* 9 7 8 9 6 5 9 2 2 4 2 5 8 *

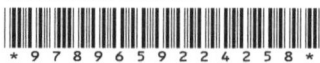